Dagmar Brauer · Matthias Girke (Hrsg.) · **Anthroposophische Maltherapie**

DAGMAR BRAUER · MATTHIAS GIRKE (HRSG.)

Anthroposophische Maltherapie

Anthroposophische Kunsttherapie

Band 3

Grundlagen — Indikationen — Durchführung

Mit Beiträgen von 35 Autorinnen und Autoren

salumed
VERLAG

Bibliografische Information der Deutschen Nationalbibliothek
Die Deutsche Nationalbibliothek verzeichnet diese Publikation in der Deutschen Nationalbibliografie; detaillierte bibliografische Daten sind im Internet über http://dnb.d-nb.de abrufbar.

c/o Gemeinschaftskrankenhaus Havelhöhe
Kladower Damm 221, 14089 Berlin
www.salumed-verlag.de
info@salumed-verlag.de

salumed VERLAG

1. Auflage 2024
ISBN: 978-3-928914-50-5

Lektorat: Dr. Jette Anders, Prof. Dr. Ulrich Meyer
Gestaltung: www.ninapolumsky.de
Bildnachweis: Cover: Rita Eckart

Printed in Latvia (Jelgavas Tipogrāfija, Jelgava, Lettland)

WICHTIGER HINWEIS: Die Medizin ist in ständiger Entwicklung begriffen. Die Angaben in diesem Buch wurden mit Sorgfalt und in Übereinstimmung mit dem gegenwärtigen Wissensstand der AutorInnen und des Verlags erarbeitet, sind allerdings Änderungen durch neue Erkenntnisse unterworfen. Insofern ist jede BenutzerIn angehalten, eigenverantwortlich mit den Inhalten umzugehen, da hierfür weder die AutorInnen noch der Verlag die Gewähr übernehmen können. Für eine Rückmeldung etwaiger Ungenauigkeiten sind AutorInnen und Verlag dankbar. Die Nennung von Handelsnamen oder Warenbezeichnungen geschieht im Rahmen der allgemeinen Pressefreiheit ohne Rücksicht auf Erzeugerinteressen.

Inhalt

KAPITEL IV.5

KAPITEL IV.6

KAPITEL V

KAPITEL V.1 — Dagmar Brauer

KAPITEL V.2 — Bernadette Gollmer

KAPITEL V.3 — Hildegard Pütz

KAPITEL V.4 — Anita Kapfhammer

„Denn das Künstlerische ist immer das Erscheinen des Übersinnlichen hier in unserer sinnlichen Welt. Und wir können solches an allen Künsten gewahr werden, wenn diese Künste in Formen uns vorliegen, in denen sie echt aus der Menschennatur heraus entsprungen sind."

„Man kann geistig nämlich nicht nur in Worten sein, man kann geistig auch in Formen, Farben, in Tönen und so weiter sein."

Rudolf Steiner[1]

Vorwort

Kunst und Medizin sind eng miteinander verbunden und finden sprachlich in der Bezeichnung „Heilkunst“ zusammen. Die therapeutische Wirksamkeit der Farben und Formen, das Heilende des aktiven Malens und auch der Bildbetrachtung haben in der Anthroposophischen Medizin ihren festen Platz. Durch die Kunst erscheint das Übersinnliche, das Geistige in der Sinneswelt, so formulierte es Rudolf Steiner in dem angeführten Motto. Im künstlerischen Erleben kommt es zur therapeutischen Wirksamkeit. So setzt die Maltherapie Formen, Farben, Farbklänge und motivische Gestaltungen ein, um – dem jeweiligen Krankheitsbild und Patienten entsprechend – die heilenden Kräfte zu unterstützen. Die vorliegende Publikation beschreibt die in Kliniken und auch im ambulanten Zusammenhang, in sozialtherapeutischen und heilpädagogischen Institutionen praktizierte Anthroposophische Maltherapie. Ihre methodische Orientierung am viergliedrigen Menschenbild Rudolf Steiners weist sie als ein über die psychodynamische Wirkrichtung hinausgehendes Verfahren aus. Intendiert werden auch vital-funktionelle Regulationen sowie seelisch-geistige Entwicklungen. Anthroposophische Maltherapeut:innen setzen sich berufspolitisch im Konsens mit Kunsttherapeut:innen anderer Schulen für eine qualitäts- und kompetenzgesicherte Anerkennung ihres Berufsbildes ein.

Vor etwa 20 Jahren veröffentlichte die Medizinische Sektion der Freien Hochschule für Geisteswissenschaft am Goetheanum erstmals zusammenfassende Darstellungen zu den vier großen, therapeutisch wirksamen Künsten – dem Plastizieren, der Mal- und Musiktherapie und der Sprachgestaltung. Nun sollen diese Künste erneut und dem aktuellen Stand der Praxis entsprechend als Lehr- bzw. Praxisbücher dargestellt werden. Die Kunsttherapie lebt von dem Zusammenwirken von Therapeut:in und Arzt bzw. Ärztin. Dabei fügt sie sich in die gesamte Behandlung ein und erfährt ihre Orientierung durch das Verständnis des Krankheitsbildes und des Therapiebedarfs. Aus diesem Grunde sind die dargestellten Kasuistiken von Therapeut:innen und Ärzt:innen in Koautorenschaft verfasst. Etliche unserer Autor:innen arbeiten seit vielen Jahren stationär oder ambulant zusammen und blicken auf eine reiche maltherapeutische Erfahrung zurück. Wie die anderen Werke dieser in Entwicklung befindlichen Reihe richtet sich die Publikation zur Maltherapie an eine breite Leserschaft, vor allem natürlich an therapeutisch Tätige, aber auch an Pädagog:innen und Heilpädagog:innen, welche diese Therapieform nutzen. Das Buch stellt die menschenkundlichen Grundlagen und wichtige Gesichtspunkte zum Verständnis der Farben dar, beschreibt die Wege von der Diagnose zum praktischen Vorgehen und erläutert diese durch Kasuistiken beispielhaft in den unterschiedlichen Gebieten der Medizin, Heilpädagogik und Sozialtherapie. Therapeutische Berufe bedürfen nicht nur der professionell-fachlichen Kompetenz, sondern auch der ethisch-spirituellen Entwicklung. Wie komme ich zur richtigen kunsttherapeutischen Diagnose? Wie gestalte ich den Behandlungsweg? Und wie entwickelt sich eine gute therapeutische Beziehung zum Patienten? Zum Umgang mit diesen Fragen regt ein Kapitel zum ethisch-spirituellen Entwicklungsweg des Therapeuten an.

In der anthroposophischen Maltherapie haben sich in den vergangenen 100 Jahren mehrere Methoden entwickelt und ihre Verbreitung gefunden – z.B. nach Margarethe Hauschka (1896-1980), Liane Collot d'Herbois (1907-1999) und Rose Maria Pütz (1913-2002) – sowie angelehnt an die Schulungsskizzen Rudolf Steiners und die Stella Maris. Diese Publikation stellt sie zusammenfassend dar und beschreibt die Stella-Maris-Methode in ihren jeweiligen Vorgehensweisen und Indikationen. Entwicklungsrichtungen des

Berufsbildes in der Schweiz, Deutschland und Österreich sowie Hinweise zur internationalen Aus- und Weiterbildung schließen das Buch ab.

Als Herausgeber danken wir sehr herzlich den Kunsttherapeut:innen und Ärzt:innen, die – zum Teil zusätzlich pädagogisch und psychotherapeutisch qualifiziert – als Autor:innen zu dieser umfassenden Publikation beigetragen haben. Es entstand eine intensive und fruchtbare Zusammenarbeit, die in diesem Buch ihren Niederschlag findet. Ein sehr herzlicher Dank geht an Prof. Dr. Ulrich Meyer und Dr. Jette Anders vom Salumed-Verlag sowie Nina Polumsky, die mit zahlreichen Hilfestellungen, inhaltlichen Anregungen und Rat zum Gelingen beitrugen. Einen großen Dank schulden wir den wichtigsten Lehrmeistern: unseren Patient:innen. Durch ihre (anonymisierten) Krankengeschichten und maltherapeutischen Verläufe ließ sich – mit ihrem Einverständnis – die Praxis der anthroposophischen Maltherapie durch zahlreiche Kasuistiken verdeutlichen. Das Buch begleitet die Hoffnung, dass es den Weg zu vielen interessierten Leserinnen und Lesern finden und sich als fruchtbar für die Arbeit mit den Patient:innen, für Studium und Ausbildung erweisen möge!

DAGMAR BRAUER MATTHIAS GIRKE

1 Steiner, R.: Das Künstlerische in seiner Weltmission (GA 276). Rudolf Steiner Verlag Dornach 2002. S. 117.

KAPITEL I

Medizinische Grundlagen der Anthroposophischen Maltherapie

KAPITEL I

Medizinische Grundlagen der Anthroposophischen Maltherapie

MATTHIAS GIRKE

> *„Farbe ist Seele der Natur und des ganzen Kosmos, und wir nehmen Anteil an dieser Seele, indem wir das Farbige miterleben.“*
>
> Rudolf Steiner[1]

1. Einleitung

Die anthroposophische Kunsttherapie[2,3] reicht in die Begründungszeit der Anthroposophischen Medizin zurück. Im Unterschied zur Heileurythmie, für die Rudolf Steiner (1861-1925) einen eigenständigen Kurs gab und sie auch in seinem zusammen mit Ita Wegman (1876-1943) veröffentlichten Buch *Grundlegendes für eine Erweiterung der Heilkunst* erwähnte, existieren zwar zahlreiche Ausführungen von ihm zu Licht, Finsternis und den Farben, aber kein eigenständiger Kunsttherapiekurs. Allerdings ist anzunehmen, dass die ersten Anfänge anthroposophischer Kunsttherapie schon in den frühen Jahren der Arlesheimer Patientenbetreuung (Klinisch-Therapeutisches Institut) liegen und erste Verordnungen zum therapeutischen Malen den von Ita Wegman und Rudolf Steiner eingerichteten Sprechstunden entstammen.[4] Auf Wegmans Anregung hin wurde die Maltherapie ab 1929 durch die im Klinisch-Therapeutischen Institut (heutige Klinik Arlesheim) angestellte Ärztin Margarethe Hauschka-Stavenhagen (1896-1980) eingeführt.[5] Liane Collot d'Herbois (1907-1999) malte therapeutisch wirksame Bilder, die auch in dieser Klinik hingen. Später (nach dem Zweiten Weltkrieg) arbeitete die Künstlerin die Licht-Finsternis-Farbe-Maltherapie aus.[6] Damit fügt sich die anthroposophische Maltherapie in die Geschichte der künstlerischen Therapien, die ihre Wurzeln in der Medizin des Altertums und der Mysterienmedizin hatte und im Anfang des 20. Jahrhunderts im englischsprachigen und europäischen Raum wieder deutlicher in das Bewusstsein traten. So wurde der Zusammenhang von Erkrankungen des Menschen und ihrem bildnerischen Ausdruck beschrieben, allerdings besonders auf die psychischen Leiden bezogen.[7] Demgegenüber ist es das Ziel der anthroposophischen Kunsttherapie, nicht nur die psychische Dimension anzusprechen und hier auf die seelischen Leiden oder die zum Teil erhebliche emotionale Last bei somatischen Heilkunde zu wirken, sondern ihre Indikation auch bei körperlichen Leiden zu finden. Für die Kunsttherapie und auch die Heileurythmie liegt inzwischen eine wachsende Zahl von Studien zur Wirksamkeit bei verschiedenen somatischen Leiden vor.[8,9,10,11,12] Sie zeigen, dass die Kunst als Therapie wirkt und sich das künstlerische Erleben der Patient:innen in ihren geistigen und seelischen Dimensionen heilend auf die körperlichen Erkrankungen auswirkt. Eine Studie dokumentiert im 14-jährigen follow-up die prognostische Wirksamkeit künstlerischer Rezeption: *„Menschen, die sich häufig (alle paar Monate oder länger) mit rezeptiven Kunstaktivitäten beschäftigten, hatten ein 31% niedrigeres Sterberisiko, unabhängig von demographischen, sozioökonomischen, gesundheitsbezogenen, verhaltensbezogenen und sozialen Faktoren.“*[13]

Die künstlerische Betätigung hat viele Wesensmerkmale mit der meditativen Aktivität gemeinsam: Beide brauchen eine aktive Konzentration, entwickeln eine Hingabe an den Inhalt, verwirklichen sich im Prozessualen, schöpferisch Werdenden und nicht im Statischen und führen in der künstlerischen Betätigung zum „Werk“, dass aber erst dann zu den Betrachtenden spricht, wenn es aus der fertigen Form gelöst und „wieder in Bewegung“ gebracht wird. Meditative Arbeit wirkt bis in die physiologischen Prozesse und verstärkt heilende Kräfte im Organismus.[14] So findet sich eine Brücke zwischen der künstlerischen Betätigung und der Physiologie, d. h. der Lebensorganisation des Menschen. Die Kunst muss sich für eine heilende Wirksamkeit verwandeln. So ist es ein langer Weg, um vom Künstler zum künstlerischen Therapeuten zu reifen. In gewissem Sinne muss sich die Kunst für das Heilen „opfern“. Ita Wegman soll in diesem Zusammenhang von der Heilkunst als „geopferter Kunst“ gesprochen haben.[15]

In der künstlerischen Betätigung wird ein geistiger Inhalt gestaltet und später von den Betrachtenden erlebt. „*Des Geistes Schattenwurf im Raume ist das Schöne; der Schatten wird zum Lebewesen durch des Künstlers Bildegeist*“ beschrieb es Rudolf Steiner für die plastische Kunst.[16] Ähnliches gilt auch für die Malerei: Auch hier kommt es zum Schattenwurf des Geistes, nun aber nicht im dreidimensionalen Raum, sondern im zweidimensionalen Bild. Schönheit entsteht, wenn die künstlerische Darstellung das Wesen des Geistigen offenbart. Schönheit ist aber nicht nur ein Wert für sich oder das ästhetische Erleben des Menschen, sondern wirkt heilend. Der Leib des Menschen ist voller Weisheit und im Anschauen schön: Wir staunen über die Ordnung, Form und Gestaltung im menschlichen Körper, genauso aber auch in den Naturreichen mit ihren Ordnungsprinzipien und Zahlenverhältnissen (wie dem Goldenen Schnitt in jeder fünfstrahligen Blüte). Wenn Leben zerfällt, schwindet seine innere und äußere Form. Auch lösen sich bei der Befruchtung vorbestehende Zellstrukturen auf, gehen durch ein „Chaos“, um neu in die Gestaltung des werdenden Organismus zu finden. Aber nicht nur diese Weisheit und Wahrheit des Lebendigen beeindruckt uns, genauso auch seine Schönheit: Wer zum ersten Mal die inneren Organe des Menschen während einer Operation sieht, wird von deren Schönheit berührt. Sie offenbaren eben ihr inneres Wesen, das sich im „Schattenwurf“ der leiblichen Organbildung realisiert und dann auch lebt. Das Zusammenwirken der Organe ist harmonisch abgestimmt, das eine passt zu dem anderen und dient einem größeren Ganzen. Wenn Gedanken oder Ideen sich in einen größeren Begriffsorganismus fügen, werden sie als wahr erkannt. Insofern realisiert sich im Lebendigen des Organismus „Wahrheit“. Dabei sind die Organfunktionen nicht „egozentrisch“ orientiert, sondern selbstlos und dem Ganzen des Organismus dienend. Seelisch angeschaut, empfindet man die Selbstlosigkeit, welche die Egozentrik überwindet, als „Güte“. Insofern wirken im Lebendigen die moralischen Qualitäten des Menschseins, nämlich Wahrheit, Schönheit und Güte. Sie heilen seine Lebensorganisation und verstärken im schöpferischen Tun die Selbstwirksamkeit, Autogenese: „*Wenn der Mensch irgend etwas als schön, als wahr, als groß, als herrlich, als gut nicht durch seine Überlegung, nicht durch die kalte, nüchterne Verstandesüberlegung einsieht, sondern wenn er unmittelbar, ohne Verstandesüberlegung herantritt an ein Schönes, an ein Wahres, an ein Gutes, dann wird er schon an dem höhern Schlag des Herzens seine Zustimmung zu dem betreffenden Schönen, Wahren, Guten bemerken. Unser Herz schlägt wirklich anders im unternormalen Bewusstsein gegenüber dem Schönen, Herrlichen, Großen, Guten und anders gegenüber dem Verderblichen, Bösen, Hässlichen, Niedern. Da ist wiederum etwas in dieser ursprünglichen Logik des Herzens, was genannt werden kann ein unmittelbares Miterleben ... Wir können sehen, was ein wiederholter Schmerz über irgendeinen Verlust, der uns immer wieder vor Augen steht, unmittelbar in uns auslösen kann. Er kann unmittelbar in uns auslösen das, was sich dann in der ganzen Leiblichkeit ausdrückt, sich ausdrückt vielleicht sogar bis zum Dahinsiechen der Leiblichkeit. Das arbeitet allerdings auf dem Umweg des Herzens. Das ließe sich physiologisch nachweisen.*“[17] Gegenwärtig wird die Bedeutung der Psychokardiologie immer deutlicher. Auch kennen wir Zusammenhänge, wie das Erleben der Natur in ihrer Schönheit gesundend auf den Menschen wirkt. Kunst kann durch ihre Gestaltungen, ihre Farbe, ihre Schönheit und motivische Botschaften zur Heilung des Menschen beitragen.

Maltherapie: Somatische, seelische und geistige Wirksamkeit

Licht, Farbe und Finsternis haben eine leibliche, seelische und geistige Wirksamkeit und begründen dadurch ihre Anwendung in der anthroposophischen Maltherapie. Wir kennen viele physiologische Wirksamkeiten des Lichtes, der Farben, aber auch der Dunkelheit. Das Licht beeinflusst beispielsweise das Serotonin, das mit der Entwicklung der Bewusstseinswelt und Tageswirksamkeit des Menschen in Beziehung steht. Mit Der Dunkelheit kommt es zum Anstieg des Melatonins mit seiner differenzierten, auch Schlaf anstoßenden Wirksamkeit. Dem „Nachthormon" Melatonin steht das „Tageshormon" Serotonin polar gegenüber; der Syntheseweg verbindet beide miteinander (Melatonin entsteht über Serotonin aus Tryptophan).

In der Farbe entwickelt sich eine Beziehung zum seelischen Erleben. In der Maltherapie drücken Farbwahl, -auftrag und -komposition das Fühlen, die Gestimmtheit des Patienten aus. Menschen mit körperlichen Schmerzen oder seelischem Leid malen anders als solche mit ungetrübtem Seelenleben. Wir sprechen von „Farbklängen", genauso auch von „Klangfarben", und verbinden damit sprachlich die musikalischen Seelenerlebnisse mit der Welt der Farben.

Licht steht aber auch mit dem geistigen Wesen des Menschen in Beziehung. So ist das Denken mit dem Licht verbunden. Es strahlt von der Sonne, genauso aber auch – wenngleich in schwächerer Leuchtekraft – von den Sternen oder rhythmisch bewegt von den Planeten. Es gibt ein geistiges Licht, das in dem Denken leuchtet und dazu beiträgt, dass etwas „einleuchtet". Der Mensch steht mit seinem inneren Licht des Denkens in einem äußeren Lichtgewebe, das in den Sinneswahrnehmungen erscheint. Seine seelisch-geistige Gesundheit ist auch von diesem „Atmen im Licht" abhängig. So geht zu wenig Sonnenlicht mit kognitiven Einschränkungen und Depressionen einher.[18]

In der Maltherapie sind entsprechend die Beziehungen zum leiblichen, seelischen und geistigen Wesen des Patienten entscheidend: Die erste Ebene ist krankheitsspezifisch und gestaltet einen kunsttherapeutischen Prozess, der die charakteristischen Ausdrucksformen der Erkrankung aufgreift: Im spontanen Erstbild bekommen die unterschiedlichen Erkrankungen einen phänomenologischen Ausdruck, der auf die leibliche, körperorientierte Ebene weist. Oftmals zeigen die ersten Bilder von Patient:innen mit Mamma- bzw. Lungenkarzinom erhebliche Unterschiede. Pigmentstarke Farbauftragungen mit wenig aktiv gestalteten Übergängen und vielfach gegenständlicher Motivbildung finden sich den bisherigen Beobachtungen zufolge häufiger beim Lungenkarzinom- als bei Mammakarzinom-Patient:innen.

Die zweite Therapieebene bezieht sich auf das seelische Wesen der Patient:innen. Schmerz, Verzweiflung, Hoffnungslosigkeit oder Perspektivverlust lassen sich in der maltherapeutischen Arbeit ausdrücken und bearbeiten. Diese zweite Ebene steht oftmals gegenüber der ersten im Vordergrund, da sie dem Erleben zunächst zugänglicher erscheint. In der Therapie muss sie um die erste Ebene und damit die tieferen Gesten der Erkrankung ergänzt werden.

Die dritte Ebene betrifft die geistigen Entwicklungsprozesse der Patient:innen. Hier beobachten wir immer wieder erstaunliche Gestaltungen und Transformationen, die mit der inneren, aus der Erkrankung errungenen Frucht in Zusammenhang stehen und Sinngebungen sowie Entwicklungsperspektiven zum Ausdruck bringen. Unter diesem Aspekt sind gerade die letzten Bilder von Patient:innen vor ihrem Tode sehr eindrücklich.[19] Oftmals weitet sich hier die malerische Perspektive in die Ferne bis zu einem hereinscheinenden Lichtraum.

Damit ergeben sich drei Indikationen für die Maltherapie:

- **Krankheitsspezifisch:** Unterstützung der spezifischen Wirksamkeit der Wesensglieder im Heilungsprozess
- **Seelisch:** Hilfe in der Bearbeitung und Verwandlung von z. B. Unruhe, Angst, Schmerz, Depression und Müdigkeit
- **Unterstützung der Auseinandersetzung mit der Erkrankung und der geistigen Entwicklung** (neue Lebensmaximen, Werte, Sinnfindung, Perspektiven)

Die Maltherapie spricht wie jede Kunsttherapie die schöpferisch-kreativen Kräfte des Menschen an. Diese sind mit dem Gesunden verbunden. Insofern bringt die Maltherapie zunächst vieles von der bestehenden Erkrankung zum Ausdruck und auch von dem mit ihr verbundenen seelischen Leid, unterstützt im therapeutischen Prozess die Kräfte des Gesundens.

Die Wirksamkeit des einstrahlenden Umgebungslichtes und diejenige von Farbe und Licht eines Bildes sind natürlich unterschiedlich. Dennoch bestehen bei entsprechend intensivem Farberleben – sinnesphysiologisch vermittelt – auch Gemeinsamkeiten. In der Maltherapie werden u. a. landschaftliche Motive gestaltet. Naturerfahrungen haben eine seit langem bekannte ausgleichende und gesundende Wirksamkeit auf den Menschen. So ergab eine Metaanalyse von Daten aus verschiedenen Studien zu selbstberichteten Gefühlen Hinweise auf eine positive gesundheitliche Wirksamkeit (weniger Traurigkeit, Ärger) nach dem Erleben einer natürlichen im Vergleich zu einer synthetischeren Umgebung. Ähnliches gilt auch für Landschaftsbilder: In einer Studie stellten Gamble et al. bei der Betrachtung von Naturbildern gegenüber städtischen Motiven eine Steigerung der Aufmerksamkeit bei jungen und alten Studienteilnehmer:innen fest (siehe Abb. 1, ms = Millisekunde). Sowohl die konkrete Erfahrung der Natur als auch das Bild einer natürlichen Landschaft wirken sich positiv auf die Seele aus.

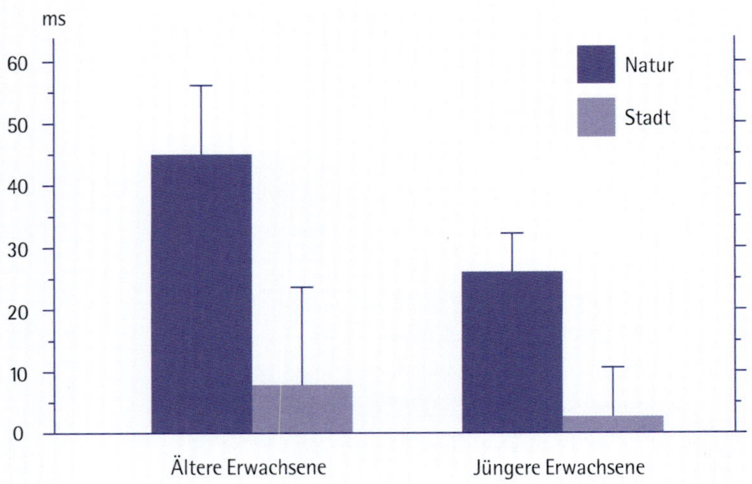

Abb. 1: Verbesserung der Aufmerksamkeit nach der Betrachtung von Natur- im Vergleich mit Stadtbildern bei jungen und älteren Erwachsenen[20]

2. Medizin und Menschenbild

Rudolf Steiner und Ita Wegman begründeten am Beginn des 20. Jahrhunderts die Anthroposophische Medizin als integratives System, und diese hat in der zurückliegenden Zeit ihre weitere Entwicklung erfahren. Sie findet eine weltweite Verbreitung in Praxen, Therapeutika und den anthroposophischen Kliniken. Das Menschenbild der Anthroposophischen Medizin umfasst die unterschiedlichen Seinsdimensionen („Wesensglieder") des Menschen und ihr funktionales Zusammenwirken im menschlichen Organismus („funktionelle Dreigliederung"). Es führt zu einem Krankheitsverständnis, das den Menschen mit seinem gesamten Wesen einschließt und differenzierte Vorgehensweisen in Arzneibehandlung, anthroposophischer Physio- bzw. Körpertherapie, Heileurythmie, künstlerischer Therapie und in der anthroposophischen Krankenpflege umfasst.

2.1 Die vier Wesensglieder

Für die maltherapeutische Diagnose und Therapie bilden menschenkundliches Grundlagenwissen und das daraus resultierende Krankheitsverständnis die Basis. Durch sie entwickelt sich aus der Kunst der Malerei ihre therapeutische Kraft. Die Maltherapie spricht die verschiedenen Wesensglieder des Menschen an. Aus deren Heilbedarf leitet sich das therapeutische Vorgehen ab.

Der physische Leib

Der *physische Leib* erscheint als der Körper des Menschen. Es handelt sich um die stofferfüllte, räumliche Gestalt des Menschen, die den Sinnen und der anatomischen Betrachtung zugänglich ist.

Anatomie und Histologie beschreiben seine durch Maß, Zahl und Gewicht charakterisierte Wirklichkeit. Im Todesaugenblick wird dieser Leib für einen Moment in seiner eigenen Gestalt „sichtbar", indem die Lebendigkeit und die Äußerungen des seelischen und geistigen Menschenwesens gerade gewichen sind. Die stoffliche, noch die Form und Gestalt tragende Körperlichkeit bleibt zurück. Damit erscheint die *Beziehung* des *physischen Leibes* zum *Festen* und *Mineralischen*, das ihn als *Formwesenheit* ausfüllt und in die Erscheinung treten lässt.

Der ätherische Leib

Das Phänomen des Todes weist nun auf diejenigen Prozesse, die andauernd während des Lebens den Leib vor dem Zerfall bewahren, die ihm also ständig Form und Gestaltung geben. Form ist ein „überzelluläres" Phänomen.[21] Man denke an die unterschiedlichen Gewebe und Zellen, die eine Hand konstituieren und einem gemeinsamen, übergeordneten Formprinzip folgen. Ähnlich eindrucksvoll gilt dies für die Wundheilung: Eine Vielzahl unterschiedlicher Zellen folgt einem gestaltenden Prinzip, das über die Einzelzellen hinausweist. Im Unterschied zu dem Leblosen, das unveränderliche, vergleichsweise beständige Formen zeigt, sind im lebenden Organismus „überzelluläre" Bilde- und Lebensprozesse anzutreffen, die Form und Gestalt entwickeln und verwandeln. Sie konstituieren die ätherische Organisation.

Die mit dem Todesaugenblick einsetzenden Verfallsprozesse lassen die Aufmerksamkeit auf diejenige Organisation fallen, die während des Lebens ständig Verfall und Abbau verhindert und dem physischen Körper die Form durch umfassende Bildeprozesse verleiht.

Die Lebensprozesse können sich nicht im Mineralischen des physischen Körpers entfalten, sondern nur in dem Flüssigkeitsorganismus, der sich in die den Lebensprozessen besonders nahe intrazelluläre und extrazelluläre Flüssigkeit differenziert. Die Bildeprozesse zeigen sich nicht im Bereich des Festen, das die gewordene Struktur offenbart. Für ihre Wirksamkeit ist der differenzierte Flüssigkeitsorganismus die elementare Voraussetzung.

Das Ätherische steht als das „Werdende" dem „Gewordenen" des physischen Leibes gegenüber. Kommt es beispielsweise nach einer Verletzung zur Wundheilung, so wirkt in den Heilungsprozessen der ätherische Leib. Die ätherischen Kräfte schaffen die Grundlage für alles Heilen, Gesunden, für das salutogenetische Vermögen des Menschen.

Der astralische Leib

Der physische Organismus zeigt die gewordene Form und Gestalt im Raum, der ätherische Leib ihr Werden und ihre Entwicklung in der Zeit. Eine vollständig neue Dimension wird mit der *Bewusstseinsentwicklung*, der *Empfindungsfähigkeit* und der inneren *Impulskraft* erreicht. Der menschliche Organismus ist nicht nur ein lebender, sondern er wird zur Grundlage des *empfindenden Wesens* des Menschen, offenbart seine Seele. Der *astralische Leib* trägt die seelische Innenwelt. Er führt den lebenden Organismus zur Bewusstseinsentwicklung. Dies geschieht auf der Grundlage von Abbauprozessen, die, falls sie überwiegen, zur Krankheit führen.

Der astralische Leib bildet eine „Innenwelt", die sich der „Außenwelt" gegenüber abgrenzen kann. Die Beseelung eines Lebewesens zeigt sich in der Beziehung dieser Innen- zur Außenwelt und damit in allen Prozessen, die mit der *Atmung* in Verbindung stehen. So lebt die astralische Organisation in der Luft.

Wie sich im Zusammenhang ätherischen Wirkens die Verbindung mit dem Flüssigkeitsorganismus zeigt, beim physischen Leib sich diejenige zum Mineralischen ergibt, so verbindet sich das Astralische mit dem differenzierten Luftorganismus. Zu diesem gehören nicht nur die rhythmisch geprägte *Lungenatmung*, sondern genauso auch die *Gewebeatmung* und die luftartigen Prozesse im Menschen wie die Stickstoffmonoxidbildung.

Das astralleibbegabte Wesen – und damit außer dem Menschen auch das Tier – entwickelt Bewegungsfähigkeit. Beseelte Wesen sind nicht nur zur inneren, sondern auch zur äußeren Bewegung fähig und verfügen im Allgemeinen über Muskulatur. Der astralische Leib prägt in diesem Sinne sein *physisches Instrument*. Es kann immer wieder von neuem zum Erstaunen anregen, wie die *Eiweißsubstanz* diese unterschiedlichen Wirksamkeiten der Wesensglieder in sich aufnimmt. Als kollagene Substanz dient sie dem Aufbau der physischen Leiblichkeit. Als prozessual wirksame Substanz findet sie z. B. in den Enzymen Anschluss an die Aktivität des Ätherischen. Als zur Bewegung befähigte Substanz wird sie als Muskeleiweiß mit seinen Aktin- und Myosinfilamenten durch das astralische Wesen geformt. Als individuell geprägte Substanz weist sie auf die Ich-Organisation.

Das Ich

Das *Ich* erscheint in der Bewusstseinswelt als ihr aktives Zentrum, als der „Kern" der Seele. Wir erfahren in unserer Seele *Eindrücke*, die schnell vorüberziehen, und solche, die einen eher bleibenden Charakter besitzen. Hätten wir nur dieses immer wieder Vergehende in unserer Seele, so wäre jeder Eindruck neu, es entstünde kein „Ich-Gefühl". Wir hätten zwar

Bewusstsein, aber noch kein *Selbstbewusstsein.* Erst durch das in der *Erinnerung* Bleibende, das Zurückliegendes mit dem Gegenwärtigen verbinden kann, dämmert das Gefühl von unserem *Ich-Wesen* auf.

Damit ist auf das ewige, geistige Wesen des Menschen gewiesen, das in der Biografie seine Spur zeichnet und durch alle Erfahrungen von Freud und Leid Früchte für die weitere Entwicklung gewinnt. Auch der Weg durch die *Erkrankungen* dient dieser *Entwicklung* der *Individualität.* Das *Ich-Wesen* des Menschen ist auf Entwicklung angelegt.

Selbsterkenntnis bedeutet unter diesem Gesichtspunkt nicht die grübelnde Vertiefung in das eigene Wesen, sondern vielmehr seine andauernde Entwicklung, um immer mehr Mensch zu werden.

Für eine Anthroposophische Medizin ist diese Entwicklung untrennbar mit den *wiederholten Erdenleben* verbunden. Durch diese reift die Individualität und findet im Zusammenwirken mit den anderen Menschen ihr Schicksal. Demzufolge liegt der mitteleuropäischen Auffassung der wiederholten Erdenleben nicht der Erlösungs-, sondern der Entwicklungsgedanke zugrunde.

Viele Erkrankungen des jungen Menschen, der noch keine lange Biografie mit ihren möglichen Erkrankungskonsequenzen erlebt hat, stellen sich vor diesem Hintergrund in einen großen Zusammenhang. Es ist der entscheidende Gedanke, der zu der genetischen Sichtweise und ihrer angenommenen Zufälligkeit genomischer Mutationen gehört und die notwendigen ethischen Dimensionen erschließt.

In dichterischen Worten hat es der 19-jährige *Christian Morgenstern* (1871-1914) beschrieben:

Wie oft wohl bin ich schon gewandelt
auf diesem Erdenball des Leids,
wie oft wohl hab ich umgewandelt
den Stoff, die Form des Lebenskleids?
Wie oft mag ich schon sein gegangen
durch diese Welt, aus dieser Welt,
um ewig wieder anzufangen,
von frischem Hoffnungstrieb geschwellt?
Es steigt empor, es sinkt die Welle –
So leben wir auch ohne Ruh;
Unmöglich, dass sie aufwärts schnelle
und nicht zurück – dem Grunde zu.

Einerseits ist das Ich als geistiges Wesen des Menschen unabhängig von seinem leiblichen Instrument. Andererseits „benutzt" es dieses und verbindet sich mit ihm. Die Verbindung des Ichs mit dem Leib geschieht über die Wärme. Eine erfrorene Hand wird als fremd und nicht mehr zu dem Organismus gehörend erlebt. Mit der einziehenden *Wärme* verbindet sich die Individualität des Menschen mit ihrem Leib. Insofern entsteht in den Differenzierungen des Wärmeorganismus ein Bild vom Wirken des Ichs. Der tägliche Inkarnations- und Exkarnationsrhythmus, der sich mit dem Erwachen und Einschlafen vollzieht, bildet sich ab in der zirkadianen Rhythmik der Kerntemperatur. So lebt das *Ich* des Menschen in der Wärme.

Es gibt nun nicht nur diese *leibliche*, sondern auch eine *seelische Wärme.* Diese innere Wärmequalität weist ebenso auf die Ich-Präsenz des Menschen. Aber auch die Begeisterungswärme, die bereits durch diese Bezeichnung auf einen geistnahen Wärmeursprung weist *(geistige Wärme)*, begleitet die Wirksamkeit des Ichs. Die mit dem Ich innerlich verbundenen Willensprozesse, ohne die es nicht denkbar ist, sind ihrem Wesen nach Wärmeprozesse. Die *Wärme* verbindet das leibliche Sein mit dem Geistigen. Sie bildet die Brücke zwischen der Stofflichkeit und dem übersinnlichen Wesen des Menschen.

Wesensglied	Beziehung zu	Grundlage für	Verbindung zu
Ich-Organisation	Individualität, Geist	Selbstbewusstsein, selbstbestimmtes Erleben und Handeln	Wärme
Astralische Organisation	Seele	Bewusstseinsentwicklung, Empfindungsfähigkeit, Bewegung, abbauende Stoffwechselprozesse	Luft
Ätherische Organisation	Bilde- und Lebensprozesse	Wachstum, Regeneration, Gesunden, salutogenetisches Vermögen, aufbauende Stoffwechselprozesse	Flüssigkeit
Physische Organisation	Körper, Gestalt	Räumliche Gestalt	Festem, Mineralischem

Abb. 2: Die vier Wesensglieder

Die Bezeichnung „Organisation" bezieht sich auf die leiborientierte Wirksamkeit der Wesensglieder. Insofern ist zwischen dem Ich-Wesen des Menschen als seiner wesenhaften Entelechie und deren leiborientierter Wirksamkeit (Ich-Organisation) zu unterscheiden. Entsprechendes gilt für die anderen Wesensglieder.

2.2 Das Wirken der Wesensglieder in der Krankheit

In den verschiedenen Erkrankungen wird das Wirken der Wesensglieder anschaubar. Wenn beispielsweise im Rahmen eines Gallensteinleidens Konkremente entstehen oder Verkalkungen im Zusammenhang mit einer schmerzhaften Schultersteife röntgenologisch nachzuweisen sind, so dominiert physische Substanz im regulären Wirken der Lebensprozesse. Substanzen ordnen sich nicht mehr dem Funktionszusammenhang des menschlichen Organismus ein, sondern folgen ihren eigenen Gesetzmäßigkeiten. *Krankheit* erscheint als ein Vorgang, der Prozesse der außermenschlichen Natur im Menschen stattfinden lässt. Heilung ist demzufolge ein wieder „In-das-Menschliche-Verwandeln" derjenigen Bereiche des Organismus, die in der Gefahr stehen, „Natur" zu werden.

Viele *Skleroseprozesse* führen zu einem Überwiegen des physischen Leibes, der in seiner zunehmenden Erstarrung nicht mehr von den verwandelnden Lebenskräften ergriffen wird und damit der therapeutischen Unterstützung bedarf.

Aber auch die Ebene der *Lebenskräfte* kann sich in krankhafter Weise entwickeln und nicht mehr ausreichend durch die urbildhaften Gesetzmäßigkeiten gelenkt erscheinen, die dem astralischen Leib entstammen. Wenn sich in einer ehedem gesunden Kolonschleimhaut ein Polyp bildet, wirken Kräfte, die nicht mehr genügend durch die hier physiologische Gesetzmäßigkeit und Struktur geprägt werden, sondern sich von ihr entfernen. Die histologische Gestalt eines tubulären oder villösen Adenoms offenbart eindrucksvoll andere Formprinzipien, bis schließlich im Rahmen zunehmender Dysplasie und *Entdifferenzierung* die formende Qualität immer mehr verschwindet und das sich aus dem Gesamtzusammenhang isolierende Zellprinzip überwiegt. Das Karzinom, gelegentlich als

„Katastrophe der Form“ charakterisiert, scheint sich in seiner zunehmenden Entdifferenzierung von seinem formenden Urbild zu entfernen, um andere Gesetzmäßigkeiten zu verwirklichen.

Auch der *astralische Leib* kann sich von seinem physiologischen Wirken entfernen. In der *Hyperthyreose* erscheint eine unruhige, zum Wachen drängende astralische Dynamik, welche die Ich-Wesenheit nicht mehr ausreichend lenkt. Das Wachbewusstsein ist im Gegensatz zum aufbauenden und regenerativen Schlaf durch Abbauprozesse charakterisiert und führt in der Vereinseitigung zur Krankheit. Das weist auf einen grundsätzlichen Zusammenhang, der einer großen Gruppe von Erkrankungen zugrunde liegt: *„In der Geist- und Seelenfähigkeit liegen die Ursachen für das Erkranken des Menschen.“*[22]

Das Ich des Menschen kennt keine Krankheit. Als ein auf Entwicklung angelegtes Wesen erwirbt es im *Krankheitsschicksal neue Fähigkeiten*, die es als Frucht der Erkrankung gewinnt.

Insbesondere ist es bei psychiatrischen Leiden von großer Bedeutung, sich diesen Gesichtspunkt immer wieder vor Augen zu führen. Das *geistige Wesen* des Menschen kann behindert, verdunkelt, „umnachtet“, aber niemals von Krankheitsprozessen ergriffen oder gar zerstört werden.

Wie die Sonne am nebeligen Tage nicht sichtbar ist, so kann das Ich des Menschen in der psychiatrischen Erkrankung, bei *Demenzen* oder *Durchgangssyndromen* nebelartig verschleiert und dadurch wie „unsichtbar“ werden. Man spricht in diesem Zusammenhang in nicht sachgemäßer Weise gelegentlich von „Wesensveränderung“ oder „Persönlichkeitsstörung“. Diese Bezeichnungen beziehen sich nur auf die veränderte Offenbarung des Menschen, nicht auf sein eigentliches geistiges Wesen. Der Begriff „Behinderung“ trifft den Sachverhalt besser, indem sein Wortsinn etwas voraussetzt, das behindert wird und das seinem eigentlichen Wesen nach gesund ist. Allerdings kann seine leiborientierte Wirksamkeit eingeschränkt sein. Dann wird der Leib „fremd“; ein Wesensmerkmal, dass vielen autoimmunen Erkrankungen zugrunde liegt.

2.3 Tages- und Nachtwirksamkeit der Wesensglieder

Im menschlichen Organismus stehen den katabolen Stoffwechselprozessen die anabolen gegenüber. Während die abbauenden Prozesse zum Funktionsstoffwechsel gehören und mit der „Tagesaktivität“ des seelisch-geistigen Wesens verbunden sind, stehen die aufbauenden Stoffwechselprozesse mit dem Erhaltungs- und Regenerationsstoffwechsel in Beziehung, der sich mit den Aufbauprozessen während des Schlafes und der Nacht vollzieht.

Dem Wachen und dem Schlafen liegt eine unterschiedliche Wirkungsweise der Wesensglieder zugrunde. Während des Wachens ist das geistig-seelische Wesen mit dem Organismus verbunden, während des Schlafens von ihm getrennt. Mit jedem Erwachen ergreifen Seele und Leid erneut ihr leibliches Instrument und tragen zu der „Erquickung“ bei, die ein gesunder Schlaf entstehen lässt.

Der astralische Leib führt den Organismus einerseits zum Bewusstsein (abbauende Tagesaktivität), andererseits trägt er die Urbilder in die ätherische Organisation (aufbauende Nachtwirksamkeit). Der Leib erscheint in allen Einzelheiten als Instrument von Seele und Geist des Menschen. Der Regeneration, dem Wachstum und dem Erhaltungsstoffwechsel liegt die aufbauende Nachtwirksamkeit der Wesensglieder zugrunde, dem abbauenden Funktionsstoffwechsel ihre Tagesaktivität.

2.4 Wesensglieder und Naturreiche

Auf den Wesensgliedern beruht die evolutive Verwandtschaft des Menschen mit den drei Naturreichen und die Möglichkeit, aus Mineralien, Pflanzen und Tieren Heilmittel zu bereiten.

Christian Morgenstern drückte dies in seinem Gedicht „Die Fußwaschung"[23] in poetischer Form aus.

Die Fußwaschung
Ich danke Dir, Du stummer Stein,
und neige mich zu Dir hernieder:
Ich schulde Dir mein Pflanzensein.
Ich danke euch, Ihr Grund und Flor,
und bücke mich zu Euch hernieder:
Ihr halft zum Tiere mir empor.
Ich danke Euch, Stein, Kraut und Tier,
und beuge mich zu Euch hernieder:
Ihr halft mir alle drei zu Mir.
Wir danken Dir, Du Menschenkind,
und lassen fromm uns vor Dir nieder:
weil dadurch, dass Du bist, wir sind.
Es dankt aus aller Gottheit Ein-
und aller Gottheit Vielfalt wieder.
Im Dank verschlingt sich alles Sein.

2.5 Die funktionelle Dreigliederung des Menschen

Rudolf Steiner veröffentlichte 1917 Resultate einer dreißigjährigen geisteswissenschaftlichen Forschung zur Beziehung des Seelischen zum Physisch-Leiblichen.[24] Die dort entwickelte und im Nachfolgenden charakterisierte *funktionelle Dreigliederung* des Menschen gehört zu den zentralen Grundlagen der Anthroposophischen Medizin. Auf der in ihr sich aussprechenden Polarität basiert ein umfassendes, die seelisch-geistige Wesensschicht des Menschen umgreifendes Konzept der Krankheitsentstehung. Andererseits entwickeln sich aus dem dreigliedrigen Verständnis der menschlichen Wesenheit Einblicke in die heilenden, gesundenden Kräfte des menschlichen Organismus, die sich einer Vereinseitigung im Krankheitsgeschehen entgegenstellen und im therapeutischen Vorgehen unterstützen lassen.

Die seelisch-geistige Wesensschicht des Menschen kennt *zwei polare Orientierungen* zum Leib. Wenn wir uns konzentrieren und im klaren Wachbewusstsein einem geistigen Inhalt folgen, so erleben wir die Fokussierung dieser Tätigkeit im oberen Menschen und dem Haupt, während unser Bewegungsdrang und die sonstige motorische Aktivität mitunter augenblicklich zur Ruhe kommen. Der während eines Spazierganges plötzlich festgehaltene Gedanke führt so zum Unterbrechen des Gehens und lenkt alle Kräfte dem neu gewonnenen geistigen Inhalt zu.

Umgekehrt gewinnen wir bei intensiver, körperlicher Tätigkeit, in der sich die Seele willensbetont entfaltet, nicht die notwendige Ruhe zur konzentrierten geistigen Arbeit. Hier wendet sich das seelisch-geistige Menschenwesen der *Bewegung*, dem unteren Menschen zu.

Damit erscheint zunächst eine Doppelorientierung des Seelischen: seine Hinwendung zum vorstellenden Bewusstsein einerseits und seine Willensentfaltung in den Bewegungen andererseits, also sein Erwachen am *Nerven- und Sinnes-System* bzw. sein Wirken im *Stoffwechsel-Gliedmaßen-System* des menschlichen Organismus. Diese polaren Ausrichtungen vermittelt das *Rhythmische System*. In der Zusammenfassung Rudolf Steiners erscheint dieses in ähnlicher Weise mit dem Fühlen des Menschen verbunden, wie sich sein Vorstellen und Denken auf das Nerven-Sinnes-System, sein Wollen auf das Stoffwechsel-Bewegungs-System gründet.[25]

Das Nerven-Sinnes-System

Das Nerven-Sinnes-System als Ort seelischen Erwachens ist gekennzeichnet durch die Ausbildung einer differenzierten neuronalen Struktur, die sich mit der Schädelkalotte und dem Wirbelkanal knöchern umhüllt und damit die Qualität der Verhärtung und Mineralisierung als begleitendes Phänomen zeigt. Dies weist auf einen Zusammenhang zwischen einem Innenerlebnis, nämlich dem Wachbewusstsein, und einer organisch auftretenden Verhärtungs- und Sklerosequalität.

Diesen inversen Zusammenhang von Leben und Bewusstsein arbeitete bereits der Jenenser Psychologe Karl Fortlage (1806-1881) heraus. Rudolf Steiner wies darüber hinaus auf die zentrale Bedeutung für die Medizin und Pädagogik hin.

Aus dem Dargestellten ergibt sich ein erstes Bild für das Nerven-Sinnes-System, das dem Erwachen des Menschen dient: Auf der *physischen Ebene* der knöchern umhüllten Nervenorganisation findet sich die Betonung von *Struktur* und *Form*. Die *Lebendigkeit* hat sich erschöpft: Das dem Wachbewusstsein dienende Nervensystem lässt eine deutlich ausgeprägte regenerative Potenz vermissen. Die Lebenskräfte erscheinen metamorphosiert als *Denkkräfte* und bilden die Grundlage der von Vorstellungen und Gedanken getragenen *Bewusstseinssphäre*. In dieser erfährt der Mensch nicht nur über die Sinne die Welt, sondern es entsteht auch das Wissen um die *eigene Persönlichkeit*, das *Ich-Bewusstsein*.

Im Nervensystem sind zwei polare Funktionsweisen zu differenzieren. Zunächst ist es mit der Metamorphose von Lebenskräften in Bewusstseinskräfte verbunden. Der wachbewusste Gedanke entsteht erst durch „Spiegelung“ an der Nervenorganisation.

Das berührt die *zweite Funktionsweise* der Nervenorganisation. Sie dient der *Formung* und Gestaltung des lebendigen *Denkstromes* zur konturierten wachbewussten *Gedankenwelt* des Menschen. Diese formende Qualität trägt das Nervensystem bereits in seiner differenzierten mikroskopischen Struktur. Über diese morphologische Ebene hinaus wirkt es auch funktionell gestaltend und differenzierend in den Organismus hinein. Es vermittelt den aufbauenden Lebensprozessen die urbilderartigen Gestaltungsimpulse oder wirkt als modulierende, formende Qualität in den verschiedenen Funktionsabläufen des Leibes. Das Wirkungsspektrum des Nerven-Sinnes-Systems erstreckt sich somit von seinen Bewusstseins- bis zu seinen Gestaltungsfunktionen, die sich metamorphisch bis zur neuronalen Modulation, Neuroimmunologie und endokrinen Regulation von Stoffwechsel- und Bewegungsprozessen verfolgen lassen. Durch das *Nerven-Sinnes-System* prägen sich Form und Gestalt in den Organismus.

Das Stoffwechsel-Gliedmaßen-System

Welche Situation ergibt sich nun für die andere Seite der seelisch-geistigen Wirksamkeit, die den Organismus in der Bewegung ergreift?

Im Gegensatz zur oben beschriebenen Funktionsgeste ist nun die Ebene des Wachbewusstseins verlassen. Dies mag zunächst überraschend klingen, weiß doch der Mensch in der Regel genau, was er tun oder lassen will. Eine kurze Reflexion kann hier die notwendige Unterscheidung bringen: In der Tat erscheint wachbewusst lediglich die Handlungsvorstellung, also das geplante Ziel des Handelns. Wie dieses sich in die ausführende Bewegung menschlichen Wollens verwandelt, ist bewusst nicht erfahrbar.

Für das Wachbewusstsein „schläft" das geistig-seelische Wesen in dieser Wirkungsrichtung ein, um, in Schlafbewusstsein gehüllt, nun in der Bewegung zu leben und sich zu offenbaren. Man denke beispielsweise an die verschiedenen Bewegungsqualitäten der Hände, von der gewalttätigen über die liebevoll berührende bis hin zur segnenden Hand, um ein Bild von der Wirksamkeit des geistig-seelischen Wesens in der menschlichen Bewegung zu gewinnen. Das *Ich* und der *astralische Leib* verbinden sich in der *Bewegung* mit dem *Stoffwechsel-Gliedmaßen-System.* Diese Entfaltung des Willens in der *Bewegungsorganisation* ist begleitet von intensiven *Stoffwechselprozessen.*

Hier denke man zunächst an die metabolischen Vorgänge der Muskulatur, aber diese weisen bald darüber hinaus auf intensive Substratbewegungen hin, die weite Bereiche des menschlichen Leibes betreffen. Beispielsweise ist der Leberstoffwechsel durch die Glukosefreisetzung direkt mit der muskulären Tätigkeit verbunden und minutiös auf diese abgestimmt. Der Stoffwechsel zeigt sich in diesen und ähnlichen Phänomenen in enger Beziehung zur Gliedmaßentätigkeit und weist bereits dadurch auf deren inneren Zusammenhang hin, wie ihn Rudolf Steiner als „Stoffwechsel-Gliedmaßen-System" benannte.

Die *zentralen Organe* des Stoffwechselsystems entfalten ihre Tätigkeit weit entfernt vom Wachbewusstsein des Menschen. Hier haben die Lebenskräfte keine Metamorphose zu den Bewusstseinsfähigkeiten erfahren, zeigen sich aber in zum Teil eindrücklichen Regenerationsprozessen. So ist beispielsweise die Regenerationsfähigkeit der Leber nach einer Lappenresektion ein immer wieder bestauntes Phänomen. Mit dem Einschlafen der Seele im Stoffwechselsystem entfalten sich aufbauende, der Gewebeerhaltung, seinem Wachstum und der Regeneration dienende Lebensprozesse, die deutlich zur schwindenden Vitalität des Nervensystems kontrastieren. Die im Stoffwechsel-Gliedmaßen-System dynamisch wirkenden Wesensglieder bilden ihr physisches Instrument. Die Muskelhypertrophie, die sich durch Bewegung einstellt, oder auch die Zunahme der Knochendichte im Achsen- und Gliedmaßenskelett, die ebenfalls durch Bewegung eintritt, verdeutlichen diesen Zusammenhang. Umgekehrt führen Inaktivität und Immobilisation zur muskulären Atrophie und Abnahme der Knochendichte. Funktion prägt also den physischen Leib. Im Stoffwechsel-Gliedmaßen-System ist der physische Leib durch metabolische und Bewegungsprozesse bestimmt. Auf der ätherischen Ebene lassen sich die abbauenden von den aufbauenden regenerierenden Prozessen (Funktions- bzw. Erhaltungsstoffwechsel) unterscheiden. Der astralische Leib wirkt dynamisch in der Bewegung, moduliert die Stoffwechselprozesse im Organismus und erfährt durch das Ich die intentionale Lenkung.

Aber nicht nur in der Bewegung, sondern auch in den metabolischen Prozessen ist die astralische Organisation aktiv. So stehen z. B. die *Verdauungsfunktionen* mit dem Seelischen in einer engen funktionalen Beziehung: Mit dem Appetit „läuft das Wasser im Munde zusammen".

Im Unterschied zur Wirksamkeit des Nerven-Sinnes-Systems, das Form und Struktur in den Organismus trägt und eine lenkende, regulative Funktion im Stoffwechsel entfaltet, ist die Aktivität des Stoffwechsel-Gliedmaßen-Systems dynamisch, prozessual und bewegend. Sie wird dadurch nicht zu Form und Struktur „gerinnen", sondern diese eher verändern und sogar auflösen. Das *Stoffwechsel-Gliedmaßen-System* zeichnet sich nicht durch Form und Struktur, sondern durch die Prozesse von Metabolismus und Bewegung aus.

So stehen sich mit dem Nerven-Sinnes- und dem Stoffwechsel-Gliedmaßen-System Form und Prozess polar gegenüber und verlangen ihre Vermittlung.

Das Rhythmische System

Das *Erwachen der Seele* als funktionale Bestimmung des Nerven-Sinnes-Systems und ihr Einschlafen im Bewegungs- und Stoffwechselsystem stehen nun nicht übergangslos nebeneinander, sondern erfahren in den verschiedenen *Rhythmen* ihre Vermittlung.

Gerade der *Rhythmus* der *Atmung* verdeutlicht die zwischen beiden Funktionsgesten vermittelnde Aufgabe des Rhythmischen Systems. Die Inspiration führt mit der begleitenden Aktivierung des sympathischen Nervensystems zum Erwachen, während die Exspiration die entgegengesetzte Charakteristik zeigt. Lebensgeschichtlich steht die erste Einatmung mit der Inkarnation des seelisch-geistigen Wesens, die letzte Ausatmung mit dem Todesaugenblick und damit ihrem Lösen vom Leib in Zusammenhang.

Ferner zeigt die Atmung einen engen Zusammenhang mit dem *Fühlen des Menschen.* In dessen Modulation leben unmittelbar die Gefühlserlebnisse und damit dasjenige, was der Mensch an den Sinneswahrnehmungen und Vorstellungen, die sich auf das Nervensystem gründen, innerlich erfährt und erlebt.

Rudolf Steiner charakterisierte diesen andersartigen Bewusstseinsgrad der Gefühle, der sich von demjenigen der wachbewussten Gedanken unterscheidet, als *traumbewusst.* Man vergleiche beispielsweise den regelmäßigen Atem während eines gesunden Schlafes mit demjenigen des erwachten Menschen. Die verschiedenen Seelenerlebnisse des Tages, das Lachen wie auch das Weinen, führen zu einer differenzierten Modulation des Atemrhythmus.

Ähnliches gilt für die Herzfrequenz. In den rhythmischen Prozessen des Menschen öffnet sich somit der Blick auf seine fühlende Seele.

Johann Wolfgang von Goethe (1749-1832) schrieb im „West-Östlichen Diwan":

Im Atemholen sind zweierlei Gnaden:
Die Luft einziehn, sich ihrer entladen;
Jenes bedrängt, dieses erfrischt;
So wunderbar ist das Leben gemischt,
Du danke Gott, wenn er Dich presst,
und dank' ihm, wenn er Dich wieder entlässt!

Die Polarität zwischen dem Nerven-Sinnes- und dem Stoffwechsel-Gliedmaßen-System vermittelt das Rhythmische System. Die rhythmische Ordnung des Organismus ist dabei keine Resultante, die sich als „laue Mitte" aus Gegensätzen ergibt, sondern eine eigenständige Qualität, die das Zusammenwirken der polaren Systeme ordnet.

So ist bei allen Vorgängen im Organismus die Ebene der Prozesse von deren Lenkung, Formung, Strukturierung und Gestaltung (Regulation) als Qualitäten des Stoffwechsel-Bewegungs-Systems bzw. Nerven-Sinnes-Systems zu unterscheiden. Beide Ebenen vermittelt das Rhythmische System. Jede Entzündung benötigt als Stoffwechselprozess Lenkung und Modulation, jedes proliferative Wachstum verlangt nach Gestaltung und Form. *Form* und *Prozess* stehen sich als Qualitäten des *Nerven-Sinnes-* und des *Stoffwechsel-Bewegungs-Systems* polar gegenüber.

Nerven-Sinnes-System	**Form**	**Denken**
	Struktur, Regulation, Modulation	leibbefreite Wirksamkeit der Wesensglieder
Rhythmisches System	**rhythmische Zeitgestalt**	**Fühlen**
Stoffwechsel-Gliedmaßen-System	**Prozess**	**Wollen**
	Stoffwechsel, Bewegung	leiborientierte Wirksamkeit der Wesensglieder

Abb. 3: Die funktionelle Dreigliederung

Form entsteht, wenn Prozesse zu einem Ende gekommen sind, wenn aus der Bewegung Ruhe entsteht und sich Struktur entwickelt. Auf der anderen Seite löst sich in den Prozessen eine zur Erstarrung und Verfestigung neigende Form und Struktur auf und wird in die Dynamik von Stoffwechselprozessen geführt. Rhythmus schafft zwischen diesem Form- und Prozesspol eine mittlere, verbindende Qualität. In den zeitlichen Mustern organismischer Prozesse wechseln sich Beschleunigung und Verlangsamung ab. Rhythmus ist in diesem Sinne nicht die taktartige Wiederholung des Gleichen. Bereits der Atemrhythmus zeigt nicht zeitgleiche Inspirations- und Exspirationsphasen, sondern besteht in einer kürzeren Inspiration und einer längeren Exspiration, also rhythmologisch gesehen in einem jambischen (kurz-lang) Rhythmus. Dabei entspricht die Verlangsamung dem Formpol (Nerven-Sinnes-System). In Form und Struktur kommen schließlich alle Bewegungen zur Ruhe. Umgekehrt entspricht die beschleunigende Qualität dem Prozesspol (Stoffwechsel-Gliedmaßen-System). In der Formbildung befreien sich die Wesensglieder zunehmend aus ihrer leibzugewandten Aktivität, der Plastiker hat sein Werk vollendet. In den Prozessen entfalten sie demgegenüber ihre leiborientierte Wirksamkeit. Die beiden polaren Bereiche brauchen sich gegenseitig und sind auf die Vermittlung durch das Rhythmische System angewiesen. Einseitigkeit führt zum Ungleichgewicht und damit zur funktionellen Dominanz eines der Systeme: Aus der Physiologie der Dreigliederung entsteht die Pathologie.

2.6 Das polare Wirken der Wesensglieder im dreigliedrigen Organismus

Der ätherische Leib zeigt eine *polare Differenzierung*: im *unteren Menschen* erscheint er in den *Regenerations- und Wachstumsprozessen*, im *oberen Menschen* metamorphosiert er sich in die *Kräfte* des *Denkens*. Der *Astralleib* entfaltet ebenfalls eine polare Wirksamkeit im oberen und im unteren Menschen. Der Übergang von der lebenden Pflanze zum seelenbegabten Tier ist charakterisiert durch die *Bewegungsfähigkeit*. In den motorischen Phänomenen des menschlichen Organismus drückt sich sein astralisches Wesen aus. Die willensaktive Seele findet ihr Instrument in der Muskulatur und damit im unteren Menschen. Auf der anderen Seite wird der Astralleib zum Träger des *Bewusstseins* auf der Grundlage des Nervensystems. Er entwickelt und formt die lebendige Denktätigkeit zum bewussten Gedanken. Der plötzlich bewusst werdende Gedanke ist seiner Qualität nach verfestigend, indem er aus dem lebendigen Denken zu konturierter Form gerinnt. Bewegung und Bewusstsein stehen sich als Polarität astralischen Wirkens im unteren und oberen Menschen gegenüber.

Auch für die *Individualität* ergibt sich eine polare Wirksamkeit. Das Bewusstsein verdichtet sich von einem wachen Erfahren der Welt zu dem *Eigen- oder Selbstbewusstsein (Ich-Bewusstsein)*. Der Kern des menschlichen Wesens leuchtet anfänglich als Bewusstseinsinhalt auf.

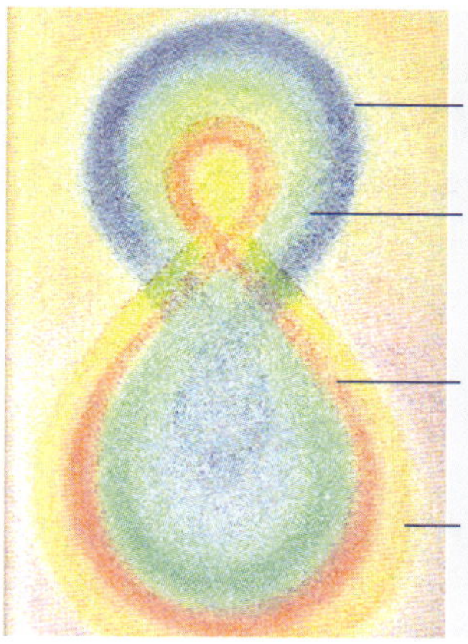

Abb. 4: Wesensgliederwirksamkeit in der Dreigliederung des menschlichen Organismus

Auf der anderen Seite wirkt das Ich in den *Willensintentionen*. Wenn man einen Gegenstand zielsicher wirft, verlangt es die gesamte Anwesenheit des Ichs, das nun lenkend in den Bewegungsablauf hineinwirkt. Es ist die intentionale Aktivität des Ichs, die sich in Wille und Bewegung offenbart. Die Individualität erwacht im oberen Menschen zum Ich- oder Selbstbewusstsein und verwirklicht sich im unteren Menschen in den intentional geführten Bewegungen.

Damit ergibt sich ein polares Wirken der Wesensglieder im oberen und unteren Menschen. Dieses vermittelt der *mittlere Mensch*, der die *Bewusstseinsorientierung* zum oberen und die *Willensaktivität* im unteren in ein *rhythmisch geprägtes Verhältnis* bringt. Das Fühlen ist mit dem Rhythmischen System verbunden, das Denken mit dem Nerven-Sinnes- und der Wille mit dem Stoffwechsel-Gliedmaßen-System.

2.7 Funktionsgesten des dreigliedrigen Organismus im Tag-Nacht-Rhythmus

Am Morgen entwickelt sich das *Wachbewusstsein, konzentriertes Denken* fällt in den Vormittagsstunden besonders leicht. Gleichzeitig durchzieht sich der Organismus mit einer Verhärtungsqualität und „Sklerose". Die Entwicklung des Wachbewusstseins geht mit einer Verfestigungstendenz im Organismus einher. Wir kennen den mit der Schlaftiefe abnehmenden Muskeltonus und umgekehrt die mit dem Erwachen zunehmende Spannung der Muskulatur. Bei schreckhaftem Erleben kann diese sich bis zur „Erstarrung" steigern. Auch die rhythmisch-atmende Gefäßfunktion (endotheliale Funktion) zeigt unter seelischer Anspannung und damit der Entwicklung von Bewusstsein eine Verfestigungstendenz bis zur endothelialen Dysfunktion, die kein ausreichendes Lösen und „Entspannen" mehr kennt. Ähnliches gilt für die Gerinnungsprozesse. Bewusstsein und damit die Dominanz des Nerven-Sinnes-Systems führen in die Verfestigung und schließlich Sklerose. Im zirkadianen Rhythmus der Körperkerntemperatur tritt in den Morgenstunden die maximale Auskühlung ein.

Im weiteren Tagesverlauf ändert sich die Bewusstseinsqualität. Nach den Vormittagsstunden verstärkt sich die *Willensaktivität* des Menschen. In den Morgenstunden überwiegt die Funktion des Nerven-Sinnes-, in den frühen Abendstunden diejenige des Stoffwechsel-Gliedmaßen-Systems.

Gleichzeitig wird in diesem *Tagesrhythmus* der Bezug zu entsprechenden *Erkrankungen deutlich.* Der Morgen ist durch die Häufung kardialer Ereignisse auf dem Boden einer Koronarsklerose gekennzeichnet. Der Rheumatiker klagt über die Morgensteifigkeit. Der depressiv Erkrankte erfährt eine Willenshemmung während des morgendlichen Tiefs. Überwiegen am Morgen sklerosierende, verfestigende Prozesse, so zeigt bei zahlreichen entzündlichen Erkrankungen die Körpertemperatur ihr Maximum am Abend. Während des Tageslaufs durchlebt der Mensch tendenziell das Erkrankungsspektrum seines Lebens, das sich zwischen sklerosierenden, durch das Nerven-Sinnes-System geprägten und entzündlichen, durch das Stoffwechsel-Gliedmaßen-System bedingten Pathologien ausspannt.

2.8 Die Dreigliederung am Beispiel der Lunge

Die *Dreigliederung* der *Lunge* zeigt sich auch in ihrem *Erkrankungsspektrum.* So ist die Pneumonie durch die Dominanz von Stoffwechselprozessen in der akuten Entzündung gekennzeichnet. Makroskopisch erscheint die Lunge in der roten, grauen und gelben Hepatisation leberähnlich. Es ist die *Dominanz des Stoffwechsel-Gliedmaßen-Systems,* die mit *entzündlichen Prozessen* einhergeht und zu den pneumonischen Erkrankungen führt. Ihnen gegenüber steht am anderen Ende des Spektrums das Emphysem. Hier erscheint die Lunge überbläht; es entsteht ein kopfartig gewölbter und erstarrter, kaum noch Atmungsexkursionen zulassender Thorax. Infolge der begleitenden Dyspnoe entwickelt sich häufig ein qualvolles Erwachen der Seele, das eindrücklich mit der Schlafneigung des akut pneumonieerkrankten Menschen kontrastiert. Im Unterschied zur Pneumonie ist das Emphysem nicht durch entzündliche, sondern durch *sklerosierende Prozesse* charakterisiert. Hier zeigt sich die Vorherrschaft des *Nerven-Sinnes-Systems* im Bereich der Lunge.

Dominanzen in der Dreigliederung führen zu den unterschiedlichen Formen der Organerkrankungen. Wie hier für die Lungenleiden beispielhaft gezeigt, gelten entsprechende Beziehungen auch für die anderen Organsysteme.

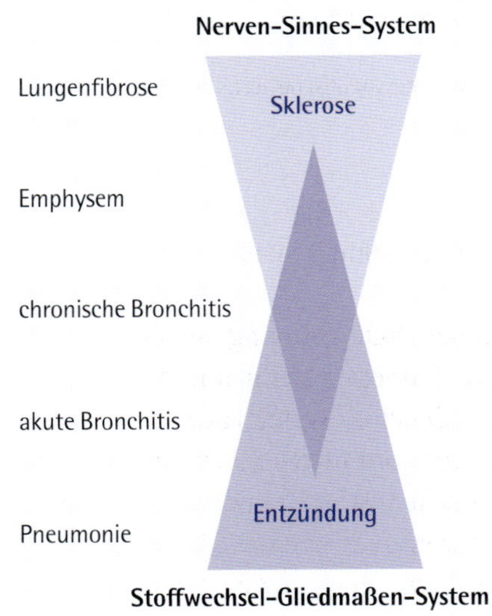

Abb. 5: Entzündliche und sklerosierende Lungenerkrankungen vor dem Hintergrund der Dreigliederung

2.9 Salutogenese und Dreigliederung – Therapeutische Verfahren der Anthroposophischen Medizin

Unter diesen Aspekten erscheint *Gesundheit* nicht als garantierter Normzustand, aus dem die Patient:innen durch ihre Erkrankung herausfallen, sondern als eine *Qualität,* die im Zusammenspiel polarer Funktionsweisen ständig zu erringen ist. Das dem pathogenetisch wirksamen Ungleichgewicht entgegenstehende gesundende Prinzip lässt sich auf unterschiedlichen Ebenen *therapeutisch unterstützen.* Die *Arzneitherapie* will nicht vorrangig die pathogenen Faktoren eliminieren oder supprimieren, sondern die *heilenden Prozesse* unterstützen. Vielfache Ansätze ergeben sich aus der Heileurythmie und den künstlerischen Therapien der Anthroposophischen Medizin. Wesentlich ist dabei die unmittelbare Bedeutung seelisch-geistiger Tätigkeit des Menschen für seine Lebensprozesse und damit für die Heilung. Schließlich gehört hierzu die Aktivität der Individualität des Menschen, die sich selbst durch ihren „Willen zum Gesundwerden" der durch die Krankheit gestellten Aufgaben annimmt. Fragen nach dem Sinn der Erkrankung gewinnen nun an Bedeutung und weisen darauf hin, wie Krankheit zur Geburtswehe eines Entwicklungsschrittes wird.

Die verschiedenen Verfahren fügen sich nicht „additiv" zusammen, sondern sind in Indikation und Durchführung sowohl vom Verständnis der Erkrankung als auch dem der Gesundungsprozesse geleitet.

Medikamentöse Therapie
Physiotherapie (Rhythmische Massage, Pressel-Massage, externe Anwendungen, Öl-Dispersionsbäder)
Therapeutische Verfahren der anthroposophischen Krankenpflege Heileurythmie
Künstlerische Therapien
Psychotherapie, Gesprächsarbeit (Biografie, Unterstützung in der Auseinandersetzung mit der Erkrankung, Meditation)
Entwicklung einer dem erkrankten Menschen und den unterschiedlichen Erkrankungsphasen entsprechenden Patienten-Arzt/Therapeut-Beziehung.

Abb. 6: Therapeutische Verfahren der Anthroposophischen Medizin

2.10 Krankheitstendenzen im menschlichen Organismus

In der Dreigliederung des menschlichen Organismus stehen sich *Form und Struktur* (Nerven-Sinnes-System) auf der einen Seite sowie *Prozesse und Bewegung* (Stoffwechsel-Gliedmaßen-System) auf der anderen polar gegenüber und werden durch das *Rhythmische System* vermittelt. So entsteht das gesunde Zusammenwirken dieser drei Systeme in den einzelnen Bereichen des Organismus, das seine Gesundheit ausmacht. Kommt es zu Dominanzen oder Vereinseitigungen in dieser Dreigliederung, so entsteht aus der Physiologie die Pathophysiologie und damit Krankheit.

Dominiert der Formpol in einseitiger Weise und wird er nicht mehr von dynamischen Veränderungsprozessen ergriffen, so gerinnt aus der lebendigen Form die erstarrte, sklerosierte Struktur. Das dominante Wirken der Wesensglieder im Sinne des *Nerven-Sinnes-*

Systems führt damit zur *Sklerose* und *Verfestigungsprozessen.* Sklerose begleitet die Bewusstseinsentwicklung des Menschen.

Bei jedem Verfestigungsprozess ist unter diesem Gesichtspunkt auf die Bewusstseinswelt des Menschen zu achten. Er kann sich allerdings auch durch eine zu geringe dynamische Aktivität der Wesensglieder im Sinne des Stoffwechsel-Gliedmaßen-Systems entwickeln, die nun indirekt ein Überwiegen des Nerven-Sinnes-Systems entstehen lässt. Beispiele hierfür sind die zahlreichen Skleroseerkrankungen unserer Zivilisation, die durch Bewegungsmangel entstehen. Das verdeutlicht die therapeutische Bedeutung der *Bewegung,* insbesondere der „beseelten Bewegung", wie sie in der Heileurythmie erfolgt, für viele Skleroseleiden (z. B. Diabetes mellitus, koronare Herzkrankheit, arterielle Hypertonie).

Dominiert die polare Wesensgliederaktivität, also die Funktionen des *Stoffwechsel-Gliedmaßen-Systems,* so entwickeln sich *entzündliche Prozesse.* Jede körperliche Bewegung ist von Erwärmung und weiteren Phänomenen, die der Entzündung nahestehen, begleitet. Schließlich ist die Inflammation selbst ein intensiver Stoffwechselprozess. Entzündungsvorgänge führen nun nicht in Verfestigung und Struktur, sondern haben eine formauflösende Qualität. Damit steht die *Sklerose* dem *oberen, dem Nerven-Sinnes-System,* die *Entzündung* dem *unteren Menschen, dem Stoffwechsel-Gliedmaßen-System* nahe.

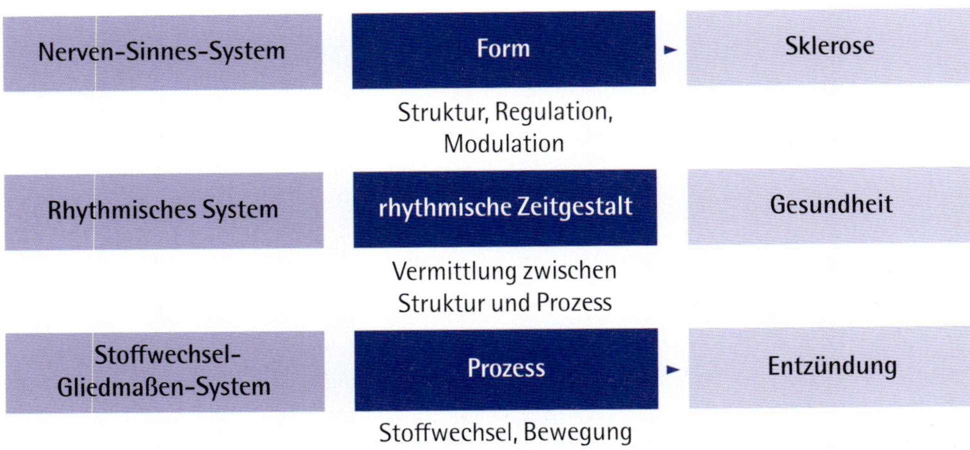

Abb. 7: Von der Physiologie zur Pathophysiologie: Dominanzen in der Dreigliederung und ihre typischen Krankheitsprozesse

Entwickeln sich nun unausgeglichene Dominanzen in der Dreigliederung, so entsprechen diese oftmals der physiologischen Konstitution in einem anderen Bereich des Organismus. Die für das Nerven- oder auch das Sinnessystem typische Wesensgliederwirksamkeit kann am „falschen Ort" auftreten und dadurch zur Krankheit führen. So entwickelt sich *Krankheit* durch Dislokation physiologischer Prozesse an einen unphysiologischen Ort.

Skleroseerkrankungen entstehen demzufolge durch die Dislokation einer für das Nervensystem typischen Wesensgliederwirksamkeit an einem „falschen Ort". Diese liegt z. B. der Atherosklerose des Gefäßsystems zugrunde. Eindrucksvoll ist in diesem Zusammenhang die Mediasklerose Mönckeberg, die eine dislozierte Knochenbildung im Gefäßbereich, also am falschen Ort, entstehen lässt. Kommt es in gleicher Weise zu einer Dislokation der für die Sinne typischen Wesensgliederwirksamkeit, so entwickelt sich das Karzinom. Umgekehrt führt die Dislokation der Qualitäten des Stoffwechsel-Gliedmaßen-Systems zu den *entzündlichen Krankheitsbildern.* Erreichen inflammatorische Stoffwechselprozesse die Grenzflächen des Organismus, so entstehen *allergische Erkrankungen.* Bei diesen ist das normale Wahrnehmen der Sinne durch die begleitende, entzündungsverwandte allergische Reaktion verändert und eingeschränkt. Stoffwechselprozesse dringen in das Sinnessystem vor.

Im *mittleren Menschen* begegnen sich die beiden Erkrankungstendenzen der Verhärtung und entzündlichen „Auflösungsprozesse". Ein Beispiel hierfür sind die Gerinnungs- und Fibrinolyseprozesse im rhythmisch bewegten Blut: Es wechselwirkt die Gerinnungs- und damit die Sklerosetendenz mit der auflösenden Qualität der Fibrinolyse.

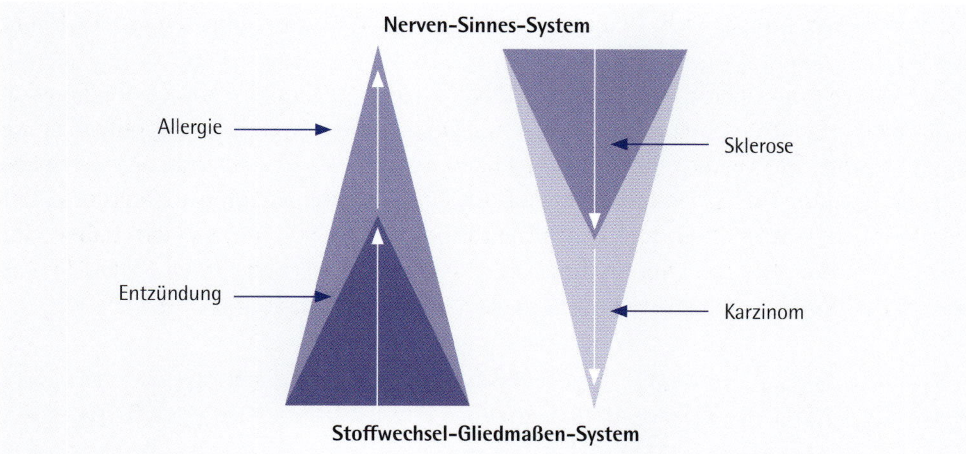

Abb. 8: Vier Krankheitsprozesse unter dem Gesichtspunkt der Dreigliederung des menschlichen Organismus

Polare Wirksamkeiten konstituieren den menschlichen Organismus. Von ihrem regulären Zusammenspiel hängen die Gesundheit des Menschen und damit die Entfaltungsmöglichkeit der Individualität ab. Ungleichgewichte fordern die ausgleichende Aktivität des entgegengesetzten Pols. Zu jeder *Erkrankungstendenz* ist ein *heilender, salutogenetischer Prozess* im menschlichen Organismus aufrufbar. Einer *umfassenden Behandlung* obliegt es, diesen nicht als weitere Krankheitssymptomatik zu missdeuten, sondern *aktiv* in den *Heilungsprozess* einzubeziehen und durch die verschiedenen therapeutischen Verfahren zu unterstützen.

3. Licht, Farbe, Finsternis

Die Maltherapie arbeitet mit Licht, Farbe und Dunkelheit und führt diese in verschiedene Gestaltungen und Motive. Gewöhnlich haben wir ein reduziertes Verständnis von Farbe und Licht und sehen Finsternis nur als die Abwesenheit des Lichtes. Licht wird u. a. als elektromagnetische Welle verstanden und Farben scheinen durch unterschiedliche Frequenzen beschrieben. Damit ist allerdings nur der naturwissenschaftliche Aspekt, gewissermaßen der „Leib" des Lichtes und der Farben charakterisiert, noch nicht deren Leben, ihre vom Menschen gefühlte „Seele" oder der im Licht und den Farben wirkende Geist. Hier braucht es eine entscheidende Erweiterung des Verständnisses, um die eingesetzten therapeutischen Mittel besser zu verstehen, zu schätzen und dadurch auch zu einem wesensgemäßen Umgang zu kommen. Wir bevorzugen aus diesen Gründen Pflanzenfarben oder Farben mit natürlichen Pigmenten.

Farben entstehen aus der Begegnung von Licht und Finsternis, im Sinne Goethes von Helligkeit und Trübe. Sie sind Taten und Leiden des Lichtes und sprechen intensiv das menschliche Fühlen an: Wir fühlen uns anders in einer roten Umgebung als in einer blauen und erleben entsprechend die Farbqualität auf dem Bild.

Licht, Farbe und Dunkelheit bzw. Finsternis stehen mit der Dreigliederung in Zusammenhang. Licht wirkt im Nerven-Sinnes-System und ist seiner Qualität nach mit den Kräften des Denkens verwandt. Das Rhythmische System steht mit der Welt der Farben in Beziehung und die Dunkelheit mit den unterbewussten Vorgängen im Stoffwechselsystem und der Willensbetätigung des Menschen.

Wir brauchen aber nicht nur das Licht, sondern gleichermaßen die Finsternis und Dunkelheit. Störlicht in der Nacht führt zur „Lichtverschmutzung" unseres Lebensraumes und geht mit Erkrankungen einher. Auch führt ein Anstieg der abendlichen Lichtexposition von 17,5 auf 37,6 Lux (25-75 Perzentile) zur Zunahme der Prävalenz von Diabetes um 51,2% (95% CI, 8,2-111,4%).[26] Darüber hinaus ist die Licht-Exposition während der Nacht bei älteren Menschen signifikant mit einem erhöhten nächtlichen Blutdruck verbunden.[27]

4. Wirksamkeit der vier Wesensglieder in der Maltherapie

Die Maltherapie spricht alle Wesensglieder des Menschen an. Zunächst beobachten wir die innere Beteiligung des Patienten. Viele gestalten fast selbstvergessen und mit großer Hingabe ihre Bilder. Man spürt unmittelbar ein Wärmeelement, dass das **Ich-Wesen** mit dem Malprozess verbindet und in der Bildgestaltung wirkt.[28] Dabei ist es immer ein Wechsel zwischen aktivem Tun und betrachtendem Gegenüberstellen, also dem Anschauen des Entstandenen. Das Ich des Menschen bewirkt diese Aktivitäten, sie sind als Willensprozesse mit ihm unmittelbar verbunden. Bei der Arbeit können eine konzentrierte Stille und Stimmung entstehen, die an die meditative Arbeit erinnern. Maltherapeutische Übungen wirken auch durch diese, der Meditation ähnlichen Aktivität des Menschen. Meditation ist dabei einerseits Erkenntnisweg, der das Geistige im Menschenwesen zum Geistigen im Weltall führen möchte. Andererseits unterstützt sie das Heilen. Eine wachsende Anzahl von Untersuchungen belegt diese heilende Wirksamkeit der Meditation. Während das wache Tagesbewusstsein abbauende Prozesse fördert, hat die lebendige und wärmedurchdrungene Qualität des geistigen Menschenwesens eine gesundende Wirkung. Meditation atmet zwischen dem Licht des Erkennens und dem Leben des Heilens. Nicht umsonst klingt in ihrem Namen das lateinische Wort „mederi" für heilen mit. Kunsttherapien wirken also auch über diese geistige Aktivität, die mit den seelischen und physiologischen Wirkungen einhergeht.

In der Farbwahl wirkt das Fühlen des Patienten. Farben sprechen den **astralischen Leib** an, sind Ausdruck seelischer Stimmungen, werden zu Bildern der Seele und wirken auch therapeutisch auf das Fühlen.

Licht und Dunkelheit berühren demgegenüber die **ätherische Organisation**. So fördert das Licht die Lebenserscheinungen. Der Sonne verdanken wir das Leben auf dieser Erde. Pflanzen nehmen Licht in ihren „Lichtstoffwechsel", die Photosynthese auf. Die Gestaltung von Helligkeit und Dunkelheit gibt einen Einblick in die Wirksamkeit des ätherischen Leibes. Während die Farbwahl Fenster zur Seele öffnet, führen Licht und Finsternis über diese Ebene hinaus bis zum Ätherischen.

In den Gestaltungen des Bildes kommen maltherapeutische Prozesse zur Ruhe. Aus der künstlerischen Bewegung entsteht das Bild mit u. U. figürlichen oder motivischen Darstellungen. Diese beziehen sich auf die Ebene der **Physis.** So leben im maltherapeutischen

Prozess die Wesensglieder der Patient:innen und lassen sich für die Maltherapeut:innen in ihrer Wirksamkeit erfahren.

4.1 Wie entwickelt man die Wesensgliederdiagnose in der Maltherapie?

Grundlage der Wesensgliederdiagnose in der Maltherapie ist die Kenntnis des Krankheitsbildes und das spontane Erstbild. Hier lassen sich verschiedene Aspekte beobachten. Diese stellen sich in die Dreigliederung des menschlichen Organismus und können dadurch den Krankheitsprozess und Therapiebedarf verdeutlichen.

4.1.1 Gestaltung des Bildes – die physische Organisation

Die physische Organisation bildet sich in konturierten, oftmals gegenständlichen Darstellungen ab: Äußere Konturen begrenzen die Bildelemente. Die Farben erscheinen oftmals intensiv und deckend aufgetragen. Es fehlen malerische Übergänge. Das Bild bekommt eine „harte" Qualität. Der Malprozess kommt zu einem Ende und erstarrt in der gewordenen Gegenständlichkeit des Bildes. Der Bildcharakter zeigt die Elemente des Festen.

Ein erster Gesichtspunkt bezieht sich damit auf die Gestaltungen im Erstbild, also die durch Linie, Form und Fläche gestaltete physische Ebene. Hier finden wir bereits eine erste Polarität: Ist der Gegenstand konturiert und formbetont dargestellt oder verfließen die Formen, so dass es kaum noch für einen Außenstehenden erkennbar ist? Bei intensiver Betonung der Form, Umrisse, Gestalt und Struktur haben wir es mit einer Dominanz der gestaltenden, oft verfestigenden Kräfte des Nerven-Sinnes-Systems und seiner ihm entsprechenden Wesensglieder zu tun. Diese verbinden sich dann nicht über die Wärme mit den Stoffwechselprozessen des Organismus, sondern orientieren sich zum Bewusstsein und damit zum Nerven-Sinnes-System. Das entstandene Erstbild offenbart somit die veränderte Wesensgliederkonstellation als „bildschaffende" Methode. Umgekehrt können zu wenig Formprozesse wirken, also die strukturierenden Kräfte des oberen Menschen zu schwach sein. Dann überwiegt in den gegenständlichen Bildern und Zeichnungen der dynamische Pol. Es bildet sich nicht eine konkrete Form als eine zur Ruhe gekommene Bewegung, sondern der Patient verharrt in dieser und lässt im Erstbild mehr Dynamik als Form entstehen. Aus dieser unterschiedlichen Wesensgliederwirksamkeit ergibt sich der Heilbedarf: So braucht eine überformte Bildgestaltung die dynamische, durchwärmende Aktivität, umgekehrt die formlose Struktur und Gestaltung. Beim therapeutischen Zeichnen ergeben sich entsprechende Gesichtspunkte. Es ist dabei auf die Strichführung zu achten: Manche Patienten ziehen kräftige Linien, andere ausgesprochen schwache und filigrane. Mal erscheint eine Linie mit vielen Unterbrechungen, mal ist sie kontinuierlich durchgezogen. Die exakten, zarten Linien weisen auf die Qualität des Nerven-Sinnes-Systems, die kräftigen, manchmal auch breiten auf die Dynamik des Stoffwechsel-Gliedmaßen-Systems. Ähnliches gilt für die Linienführung. Manche Patient:innen lassen besonders runde Formen entstehen, andere zeichnen strahlige Gestaltungen. Beide Formprinzipien stehen mit dem dreigliedrigen Menschen, seiner sphärischen Kopfform und den strahlig gestalteten Gliedmaßen in Beziehung. Oftmals verbinden die Patient:innen beide Elemente oder zeichnen rhythmische Gestaltungen (z. B. Wellenlinien).

Manchmal unterscheidet sich die maltherapeutische Aktivität, die dem seelischen Erleben entspringt, von der leiblichen Konstitution. So kann beispielsweise ein Parkinson-Patient körperlich Skleroseprozesse, rigide Muskelanspannung und mimische Starrheit zeigen und die Bilder dennoch sehr lebendig, farbenreich und dynamisch gestalten. Hier kommt es darauf an, diesen inneren Reichtum der Seele als therapeutische Kraft dem Leib zu übermitteln. Innere Arbeit des Menschen wirkt auf die leibliche Ebene zurück und verstärkt auch – wie für die meditative Arbeit beschrieben – physiologische Prozesse.

4.1.2 Hell und Dunkel – Licht und Finsternis: Die ätherische Organisation

Die ätherische Organisation lebt im Wässrigen. Oftmals finden sich in der Nass-in-Nass-Technik fließende Bewegungen, die nicht zu konturierten Formen „gerinnen", sondern einen verfließenden Charakter haben. Die Patient:innen gestalten Farbübergänge. Das Motivisch-Gegenständliche entsteht aus der Farbe und der malerischen Bewegung, es erscheint nicht umrissartig „konstruiert". Manchmal sind rhythmische Prozesse wie wellenartige Bewegungen zu entdecken, die sich von mechanischen, taktartigen Motiv-Wiederholungen unterscheiden. Leben führt immer zu organismischen Ganzheiten. Insofern leitet es im malerischen Ausdruck zum Bildzusammenhang: Wir unterscheiden die „addierten Motive" auf einem Bild von der zusammenhängenden Gesamtdarstellung, die das Einzelne in das Ganze stellt. Das Lebendige nimmt dabei eine „schlafende" Bewusstseinsstufe ein, lebt in träumenden Bewegungen und erwacht nicht in Kanten und festen Formen. Zum Lebendigen gehören rhythmische Formverwandlungen und Metamorphosen, die sich in den Bildern finden.

Das Licht ist mit den Lebensprozessen verbunden, somit hat es eine Beziehung zur ätherischen Organisation des Patienten. Sie zeigt in ihren Wirksamkeiten eine entscheidende Metamorphose, die sich auch zwischen Dunkelheit und Licht vollzieht. So wirkt der ätherische Leib im Stoffwechselsystem in den aufbauenden Lebensprozessen. Die erstaunlichen Regenerationskräfte der Leber, aber auch der Darmschleimhaut sind Ausdruck ihrer regenerativen Wirksamkeit. Die extrem intensiven Proliferationsprozesse der Blutbildung im Knochenmark gehören ebenfalls hierher. Es bilden sich jeden Tag ca. 200 - 250 Milliarden rote und ca. 15 Milliarden weiße Zellen sowie ca. 500 Milliarden Thrombozyten.[29] Die roten Blutzellen verlieren mit ihrer Reifung durch die Wirksamkeit der Milz ihren Zellkern und damit ihr replikatives Leben. Wir haben im Blut ständig Abbau- und Todesprozesse. Dabei nimmt sich das vorher so intensiv wirkende Leben zurück und metamorphosiert sich zu Lichtkräften des Denkens. Bereits im Fühlen entsteht ein erstes Licht. Anders als den schlafbewussten Willen erfährt man das Fühlen traumbewusst und entwickelt somit ein erstes aufdämmerndes Bewusstseinslicht. Im Denken und in der sich aus ihm bildenden Begriffswelt entsteht dann das volle Bewusstseinslicht auf der Grundlage des Nerven-Sinnes-Systems. Es handelt sich um die entscheidende Metamorphose, die Ätherisation des Blutes, die sich zwischen dem „Dunkel" der Lebensprozesse und dem Licht des Bewusstseins entfaltet[30] und für die Maltherapie eine besondere Bedeutung hat.

Somit stellt sich die ätherische Organisation in die Polarität von Licht und Finsternis.[31] Manche Patient:innen gestalten eine überwältigende Lichtfülle und es findet sich kaum noch „Erde" auf dem Bild. Bei Landschaftsbildern oder auch Baumdarstellungen überwiegt der Himmel und für Stamm, Wurzel und Boden ist „kein Platz". Umgekehrt malen Patient:innen hingebungsvoll die dunkle Erde und den aufstrebenden Stamm, wobei dann die Baumkrone und der Himmel fehlen. Die Lichtqualitäten entsprechen dem Nerven-Sinnes-System. Wir begegnen hier dem Licht in den Sinneswahrnehmungen, und es entfaltet sich das Licht des Denkens. Umgekehrt sind die Stoffwechselprozesse bewusstseinsmäßig nicht zu erfahren, sondern in Dunkelheit gehüllt. Auch hier kommt es darauf an, den Patient:innen zu einem Ausgleich zu verhelfen und in den therapeutischen Malreihen ihr individuelles Gleichgewicht zwischen Licht und Dunkelheit in der Bildgestaltung finden zu lassen.

4.1.3 Farben und die astralische Organisation

Die astralische Organisation drückt sich in der Stimmung, Anmutung des Bildes aus und führt zu kompositorischen Zusammenhängen. Die verwendeten Farben bilden seelische empfindbare „Farbklänge", Formen erscheinen als Ausdruck emotionalen Erlebens. Die astralische Organisation lebt in der Luft und im Atmen. Im malerischen Prozess können einschließende, wie einatmende Gestaltungen oder sich nach außen öffnende, „ausatmende" Motive entstehen. Die astralische Organisation entwickelt das Bewusstsein, führt den schlafenden Menschen zum Erwachen. Im Bild und auch im malerischen Prozess lassen sich unterschiedliche Bewusstseinsstufen erkennen: Hat das Bild einen träumenden Charakter und entstand es vielleicht in „Selbstvergessenheit"? Oder regt das Betrachten des Bildes das Bewusstsein an, weckt auf und wurde es ggf. mit vielen Überlegungen, Vorstellungen und Kompositionsideen gestaltet? Schließlich ist die astralische Organisation mit der Bewegung verbunden, welche die lebende, ortsständige Pflanze vom mobilen Tier unterscheidet. Insofern blicken wir auf die Bewegungsqualitäten im Bild. Findet sich hier mehr Ruhe, ja Erstarrung, oder dominiert Bewegung, vielleicht sogar Unruhe, welche die Persönlichkeit, das Ich nicht lenken kann? Diese Qualitäten von Bewusstsein, Atmen und Bewegung lassen sich im Bild erkennen. Sie stehen mit der Seele des Menschen und den Seelenfähigkeiten, also Denken, Fühlen und Wollen in Beziehung, denn der astralische Leib trägt die Seele. So können sich Gedanken und Perspektiven im Bild wiederfinden, es kommt das Leid der Seele oder auch eine sich entwickelnde Freude des Genesenden zum Ausdruck oder auch der dynamische Wille des Patienten.

Die Farben sprechen die Seele des Menschen und den Seelenträger, den astralische Leib an. Farben sind nicht mit der Nacht, sondern mit dem Tag und damit der Sonne verbunden. In der Nacht verschwinden in einer Landschaft die Farben und Farbkontraste, alles kann mehr oder weniger grau und schließlich ganz dunkel werden. Mit der aufgehenden Sonne erscheinen die Farben: Das vorher Graue entwickelt nun Farbigkeit. Auch beim Menschen verschwinden in „trüben Stunden" die seelischen Farben und innere Dunkelheit entsteht, die alles grau in grau erscheinen lässt. Farben beleben hier die Seele, tragen Sonnenqualitäten in das Fühlen und wirken dadurch heilend. So ist die Lichttherapie der vor allem saisonalen Depression bekannt, wenngleich hier sehr hohe Lichtintensitäten auf den Menschen einstrahlen. Manche Patient:innen malen mit sehr hellen Farben, das Bild zeigt dann keine Dunkelheit. Andere drücken ihren Schmerz und Verzweiflung in finsteren Farben aus. Das Fühlen schwingt mit den Farben, die deshalb eine besondere Beziehung zum Rhythmischen System haben. Ähnlich wie in den sieben Tönen der Tonleiter die Seele „klingt", so lebt sie entsprechend in den sieben Farben des Regenbogens. Das Spektrum reicht dabei von den dunklen violetten und blauen Tönen über das Gelb und Grün bis zu den roten Farbtönen. Die blau-violette Farbwelt entspricht ihrer physiologischen Wirksamkeit nach mehr dem Nerven-Sinnes-System und seinen Gestaltungskräften, die rote und auch die wärmeverwandte infrarote (nicht mehr sichtbare nur fühlbare) Strahlung der Wärmebildung des Stoffwechsel-Gliedmaßen-Systems. Anders verhält es sich mit ihrer Wirksamkeit im seelischen und geistigen Wesen des Menschen. Hier ist der obere Mensch mit seinen Bewusstseinskräften den hellen Farben nahe, der untere den dunklen. Rudolf Steiner gab eine aus der Farbe gestaltete Darstellung des dreigliedrigen Menschen (siehe Abb. 9), die auch für die Maltherapie von grundlegender Bedeutung ist: Das Grün steht in der Mitte, zum Rhythmischen System besonders zugehörig. Nach oben entfalten sich die hellen, nach unten die dunklen Farben. Wenn im Erstbild des Patienten helle Töne überwiegen, so spricht das für eine Leichtigkeit im Fühlen. Dieses orientiert sich dann mehr zur Bewusstseinswelt, die ja eine Welt der Leichte und nicht der Schwere ist. Auf der anderen Seite kann das Fühlen Schwere entwickeln und sich in dunklen Farben aussprechen. Sie führen mehr in die „dunkleren" und verhüllten Bereiche des Organismus, also in sein Stoffwechsel-Gliedmaßen-System. Aus der Farbwahl ergibt sich vor diesem Hintergrund der jeweilige Heilbedarf: Manchmal kommt es darauf an, in die Übermacht der hellen Töne Dunkelheit zu tragen, anderenfalls hingegen die dunklen Farben aufzulichten. Auf der anderen Seite steht die physiologische Wirksamkeit der Farbe: Hier stehen die blauen Tönungen mit den Gestaltungskräften in Zusammenhang. Eine Wunde heilt interessanterweise langsamer unter der Einwirkung von blauem Licht, umgekehrt intensiviert das rote Licht Heilungsprozesse. Zudem wies man inzwischen die blutdrucksenkende Wirkung blauen Lichtes nach: „*Ganzkörperbestrahlung mit blauem Licht verbessert den Blutdruck, die Endothelfunktion und die arterielle Steifigkeit durch Stickstoffmonoxid, das aus photolabilen intrakutanen Stickstoffmonoxid-Metaboliten in das zirkulierende Blut abgegeben wird.*"[32] Es kommt vor allem zu einer Veränderung des systolischen Druckes. Offensichtlich löst sich der astralische Leib mit der blauen Farbe aus dem Rhythmischen System und sucht das Nerven-Sinnes-System mit seinen Gestaltungskräften. Dadurch sinkt der Blutdruck einerseits, andererseits verstärken sich die Funktionen des Nerven-Sinnes-Systems und treten bis in die organische Wirksamkeit. Das Spannungsfeld von Blau und Rot erwähnte Steiner 1920 im Zusammenhang mit der Farblichttherapie. Sie ist selbstverständlich etwas anderes als der malerische Umgang mit der Farbe, gibt aber doch wesentliche Anregungen und Hilfen für das Verständnis der Farbwirksamkeit: „*Wenn man einfach den Menschen in einen Raum bringt und ihn bescheinen lässt von objektiver Farbe und Licht oder einen Teil von ihm aussetzt einer nur objektiven Wirkung von Farbe oder Licht, so wird direkt eine Organwirkung hervorgebracht. Es ist etwas, was durchaus von außen auf den Menschen wirkt. Wenn man aber die Exposition so macht, dass irgendwie dasjenige in Anspruch genommen wird, was sonst nur durch das Bewusstsein in Anspruch genommen wird, der Farbeneindruck, die Tatsache, dass die Farbe da ist, wenn ich also, statt dass ich auf den Menschen farbiges Licht scheinen lasse, ihn bringe in ein Zimmer, das mit einer gewissen Farbe ausgekleidet ist, dann ist die Wirkung eine andere, nämlich eine solche, die doch immerhin geht durch alle diejenigen Organe, die nach den Bewusstseinsorganen zu liegen. Bei dieser subjektiven Farbentherapie wird unter allen Umständen auf das Ich gewirkt, während bei der objektiven Farbentherapie auf das physische System gewirkt wird und erst auf dem Umwege durch das physische System auf das Ich. Sagen Sie deshalb nicht, dass es unnötig ist dann, wenn man blinde Menschen in einen Raum bringt, der mit einer bestimmten Farbe ausgekleidet ist, weil sie keinen Eindruck haben können und die Folge sein müsste, dass eigentlich die Abwesenheit jeder Wirkung da sei. Das ist nicht der Fall. Da treten die, ich möchte sagen, unter der Oberfläche des Sinnlichen gelegenen Wirkungen des Sinnlichen eben sehr stark auf. Auch wenn ich einen blinden Menschen in einen Raum bringe, der rot oder blau ausgekleidet ist, so ist auch das für ihn ein Unterschied. Es ist also ein wesentlicher Unterschied, und es ist zu sagen, dass, wenn ich einen Menschen, der blind ist, in einen Raum bringe, der blaue Wände hat, ich dann so auf ihn wirke, dass seine ganze Organisation, sein Funktionieren vom Kopfe nach dem übrigen Organismus sich zurückzieht. Bringe ich ihn in einen Raum, der rot ausgeschlagen ist, so geht sein Funktionieren von dem übrigen Organismus nach dem Kopfe hin. Daraus ersehen Sie allerdings, dass in diesem Rhythmus, der dann hervorgerufen wird, wenn ich eine Farbe mit der anderen abwechseln lasse, bei solcher objektiver Farbentingierung der Umgebung das Wesentliche liegen muss. Weniger liegt daran noch, ob man einen Menschen in einen blauen oder in einen roten Raum bringt, sondern mehr noch daran, ob man einen Menschen, nachdem man ihn in Rot gehabt hat, ins Blau bringt, oder wenn man ihn im Blauen gehabt hat, ins Rot bringt. Das ist von einer wesentlichen Bedeutung. Sehe ich einem Menschen im Allgemeinen an, dass ich nötig habe, sein übriges System durch starke Anregung der Kopffunktionen ausbessern zu lassen, dann bringe ich ihn von einem blauen Raum in einen roten. Will ich durch den übrigen Organismus seine Kopffunktionen ausbessern lassen, bringe ich ihn von einem roten in ein blaues Zimmer. Das sind die Dinge, die in der, wie ich glaube, nicht fernen Zukunft doch sehr wichtig sind und bei der nun nicht Licht-, sondern Farbentherapie eine große Rolle spielen wird.“*[33] Auch in der Maltherapie kommt es darauf an, auf diesen Wechsel der Farben zu achten und eine rhythmische Abfolge zu entwickeln.

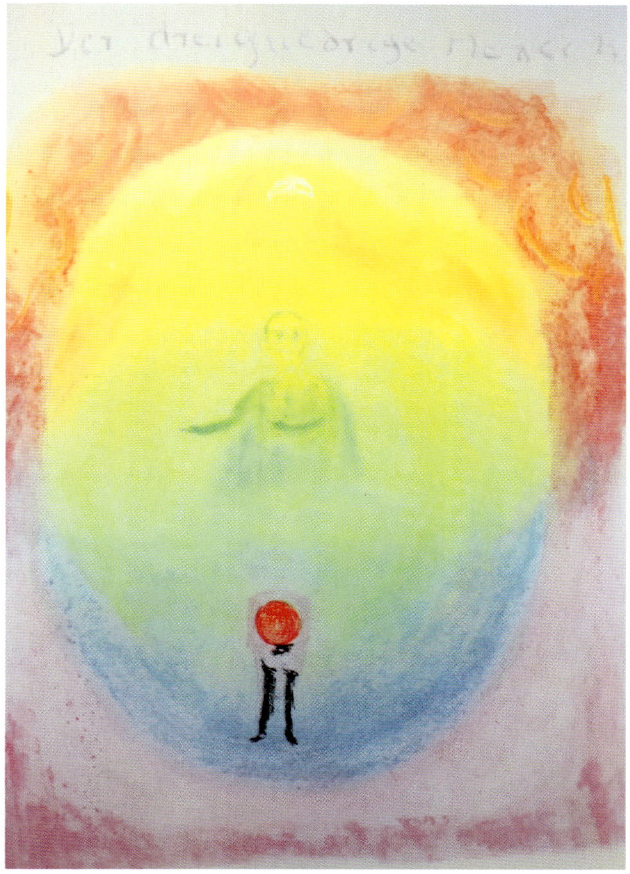

Abb. 9: Der dreigliedrige Mensch (Rudolf Steiner, 12. Juni 1923)[35]

Dabei geht es, wie angeführt, um die Polarität von Blau und Rot, die sich an der Dreigliederung orientiert. Bestimmte Blautöne lösen das geistige und seelische Wesen des Menschen vom Leib und „führen in die Ferne“. Mit dieser dem Einschlafen ähnlichen Konstellation der Wesensglieder sollte der Blutdruck sinken. Inzwischen ist die blutdrucksenkende Wirkung blauen Lichtes tatsächlich nachgewiesen.[34] Insofern ist die von Steiner erwähnte Zukunft der Farbtherapie tatsächlich nicht mehr so fern.

Licht und Helligkeit stehen vom Gesichtspunkt des Bewusstseins dem oberen Menschen, seinem Nerven-Sinnes-System nahe. Finsternis und dunkle Farben entsprechend dem unteren Menschen, dem Stoffwechsel-Gliedmaßen-System. Im mittleren Menschen begegnen sie sich und lassen die Welt der Farben entstehen. Das Rhythmische System vermittelt zwischen dem oberen und unteren Menschen, zudem gleichermaßen zwischen dem Zentrum und dem Umkreis. Mit der Atmung öffnet sich der Mensch dem umgebenden Luftraum und verbindet in der Atmungstätigkeit sein Inneres mit dem Umkreis. In der Maltherapie wählt man hier das Bild des Regenbogens und die Morgen- und Abendstimmungen. Diese atmosphärischen Phänomene entwickeln sich aus der Begegnung von Licht und Finsternis. So erhellt sich die Dunkelheit der Nacht durch das beginnende Tageslicht und lässt die Farben des Sonnenaufganges entstehen. Umgekehrt verdunkelt sich das Tageslicht zur Finsternis der Nacht am Abendhimmel mit seiner oft intensiven Farbentwicklung. Auch der Regenbogen braucht das Zusammenspiel von Licht und Finsternis. Insofern lebt in der Maltherapie die Kreuzesgestalt der Dreigliederung: Das Verhältnis von oben zu unten in der Polarität von Licht und Finsternis, die Beziehung zum Umkreis, gewissermaßen zum Ost- und Westhorizont in den Farbstimmungen des Sonnenauf- und -unterganges. Bei Erkrankungen des Rhythmischen Systems und seiner Hauptorgane Herz und Lunge sind diese Übungen therapeutisch wesentlich. Dabei vermittelt das Herz zwischen oben und unten, stellt sich in die Mitte zwischen Licht und Finsternis, die Lunge entsprechend durch die Atmung zwischen Zentrum und Umkreis, und verbindet sich mit der atmosphärischen Farbentwicklung am Morgen- und Abendhimmel.

Die beschriebene Farbentwicklung in der Dreigliederung bezieht sich auf die Bewusstseinserfahrung und ihre Differenzierung im menschlichen Organismus. Von diesem Gesichtspunkt aus stehen das helle (Bewusstseins-)Licht „oben“ und die unterbewussten Stoffwechselprozessen als dunkle Farben „unten“. Betrachtet man demgegenüber nicht diese „moralisch-sittliche“ Wirkung der Farben, sondern ihre physiologische, so steht dem Nerven-Sinnes-System der dunkle Teil des Farbspektrums nahe: Die blaue Farbe hat ordnende und gestaltende Funktionen, sie wirkt nicht belebend, sondern eher lebenshemmend. So verlangsamt sich die Wundheilung bei blauer Beleuchtung. Umgekehrt steht die aktivierende, warme rote Farbe mit dem Stoffwechsel-Gliedmaßen-System in Verbindung. Sie aktiviert diesen Funktionsbereich des Menschen und unterstützt ihn in seiner Wärmebildung. So ist zwischen der bewusstseinsorientierten und der physiologischen, leibgerichteten Farbaktivität zu unterscheiden. Diese Differenzierung beschreibt Steiner bereits 1920 für die therapeutische Farbwirksamkeit im Zusammenhang der Farblichttherapie und schloss damit an die entsprechende Unterscheidung der Goetheschen Farbenlehre an, die zwischen der sinnlichen und der sinnlich-sittlichen Farbwirkung differenziert. In den Farbdarstellungen Rudolf Steiners gibt es mannigfaltige Aspekte, die sich vordergründig sogar zu widersprechen scheinen. Die jeweils gewählte Perspektive bringt diese Charakterisierungen in einen Gesamtzusammenhang und löst damit ihre Widersprüchlichkeit auf.

„Dabei ist die blaue Seite des Spektrums den kühlen Kopfkräften verwandt, ... sie wirkt deshalb beruhigend von oben nach unten ... Das Gegenteil bewirkt das Anschauen von Rot. Rot holt als Reaktion die Blutprozesse in das Haupt herauf ... Bei den Tieren ohne regulierendes Ich ist das alles viel deutlicher. Der Stier wird aggressiv bei Rot."[36]

4.1.4 Wirksamkeit von Farbenkreis und Tierkreis im dreigliedrigen Organismus

Die Regenbogenfarben finden sich auch in den eurythmischen Gestaltungen der Sternbilder des Tierkreises wieder. Der Tierkreis ist eurythmisch mit den Konsonanten verbunden. Diese haben im Unterschied zu den klingenden Vokalen nur eine mitklingende („kon-sonare") Qualität und wirken viel stärker formend und gestaltend. Insofern stehen sie den leiblichen Gestaltungskräften der physischen Organisation nahe, während die Vokale im lebendig-Ätherischen „klingen". In der eurythmischen Tierkreisdarstellung mit Beginn im Widder, der Kopforganisation entsprechend, finden sich die hellen Farben (mit dem Rot beginnend), sie werden zum Grün im Sternbild des Krebses, das mit den umhüllenden Qualitäten des Brustkorbs (Rippen) in Verbindung steht und seine rhythmisch aktiven Organe, Lunge und Herz, umschließt. Das Herz steht demgegenüber schon mehr im inneren, bewusstseinsmäßig dunkleren Bereich: Das Grün dunkelt sich zum Blau. Hier würde man natürlich am ehesten die rote, warme Farbe erwarten, die dem Gefühlseindruck nach dem Herzen entspricht und in unzähligen Darstellungen zu finden ist. Das Geheimnis des Herzens liegt aber tiefer als dieses seelische Erleben. In ihm schwinden die Lebenskräfte des Blutes, die sich noch in der Gewebeperipherie, also im kapillären Bereich so eindrucksvoll entfalten. Demgegenüber nehmen sie sich im Herzen zurück, das – zum Beispiel anders als die Leber – keine nennenswerte regenerative Kraft besitzt. Damit entsteht die Stimmung des lebenmindernden Blaus. „*Blut nach dem Herzen strebend ist der verfeinerte Prozess des Sterbens*", formulierte es Rudolf Steiner.[37] Auf der anderen Seite „lodern" aus dem Herzen die Wärmekräfte (85% der Wärme aus dem Energiestoffwechsel dieses Organs werden als freie Wärme nicht stoffwechselwirksam, sondern abgestrahlt). Diese Wärmequalität bildet sich nicht im ätherischen Bereich der Farben ab, sondern lebt in der ausstrahlenden Gebärde, die zum Tierkreissternbild des Löwen in seiner eurythmischen Gestaltung gehört (siehe Abb. 10).

Der untere Mensch bis zum Becken ist den Farben der entsprechenden Tierkreisbilder folgend in dunkleren Farbtönen gehalten. Dieser Bogen realisiert sich vom Widder bis zur Waage und bildet die Regenbogenfarben ab. Dann folgen die fünf Wintersternbilder (für die Nordhalbkugel), gewissermaßen gegenüber der sommerlichen Tagesseite nun die Nachtseite des Tierkreises und jährlichen Sonnenlaufs. „*Hier sind die Farben fünf Nuan-*

cen von Pfirsichblüt" charakterisierte es Margarethe Hauschka (1896-1980).[38] Sie beziehen sich auf die Nachtseite des Menschen, in der sein eigentliches geistiges Wesen wirkt. Wir erleben das Regenbogenspektrum „bandartig", es ist nicht zum Farbenkreis geschlossen, wie es Goethe beschrieb (siehe Abb.). Der „fehlende" Farbenbogen ist nicht in unserem Bewusstsein präsent. Wir haben also die Tagesseite des dreigliedrigen Menschen in dem bekannten Farbspektrum des Regenbogens und seine Nachtseite in den verschiedenen Tönungen des Pfirschblüt. Die Nachtwirksamkeit der Wesensglieder trägt die aufbauende Wirksamkeit des Ätherischen: *„Da ... hat man als Mensch innerlich das, was man in der grünen Pflanzenwelt äußerlich hat, da ist man innerlich als menschlicher Ätherleib, wie ich oftmals gesagt habe, pfirsichblütfarbig."*[39] Während des Tages erleben wir uns im dreigliedrigen Organismus in unterschiedlicher Wachheit, also in den hellen und abgedunkelten Farben des Regenbogens. In der Nacht leben wir als geistiges Wesen. Der Spiegel des Leibes entfällt und mit ihm die gewohnte Bewusstseinswelt: *„Man hat auf der einen Seite das Bläuliche, Finstere, auf der anderen Seite das Helle, Rötlich-Gelbliche. Aber weil man in dem Pfirsichblütigen drinnen ist, weil man da drinnen lebt, kann man das zunächst im gewöhnlichen Leben ebensowenig wahrnehmen, wie man den Gedanken als Licht wahrnimmt. Was man erlebt, das nimmt man nicht wahr, deshalb läßt man da das Pfirsichblüt aus und sieht nur auf das Rot hin, das man auf der einen Seite erweitert, und nach dem Blau hin, das man nach der anderen Seite erweitert; und so erscheint einem solch ein Regenbogenspektrum. Das ist aber nur eine Täuschung. Das wirkliche Spektrum würde man bekommen, wenn man dieses Farbenband kreisförmig biegen würde."*[40] Diesen Kreisbogen finden wir in der Farbgestaltung des Tierkreises (siehe Abb. 10).[41, 42]

Aus den Beziehungen der Farben zur menschlichen Gestalt ergeben sich die therapeutischen Anwendungen.

4.1.5 Qualitäten der Einzelfarben

Jede der Farben des Regenbogens hat eine eigenständige Qualität, die zwischen dem mehr warmen bzw. kühlen Charakter schwingt. So birgt die einzelne Farbe qualitativ den ganzen Regenbogen in sich. Für die Maltherapie ist es wesentlich, zwischen der „Symbolik" der Farbe und ihren Wesenseigenschaften zu unterscheiden. Es kommt nicht auf eine interpretatorische Erfassung der „Symbolik" an, sondern auf die Wirksamkeit der Farbqualitäten, also ihres Wesens. Des Weiteren ist der Unterschied zwischen der frei-flutenden Farbe und der Körperfarbe, also der fixierten Farbe wesentlich. Farbe führt das Geformte durch ihr Wesen in die Bewegung. In der Maltherapie löst sich das Erleben von der Gegenständlichkeit in die bewegliche Dynamik der Farbe: *„Aber in dem Moment, wo die Form Farbe hat, in dem Moment hebt sich durch die innere Bewegung der Farbe die Form aus der Ruhe heraus, und es geht der Wirbel der Welt, der Wirbel der Geistigkeit durch die Form hindurch. Färben Sie eine Form, so beleben Sie sie unmittelbar mit dem, was in der Welt Seele, Weltenseele ist, weil die Farbe nicht der Form allein gehört, weil die Farbe, die Sie der einzelnen Form erteilen, diese Form hineinstellt in den ganzen Zusammenhang ihrer Umgebung, ja, in den ganzen Zusammenhang der Welt."*[43]

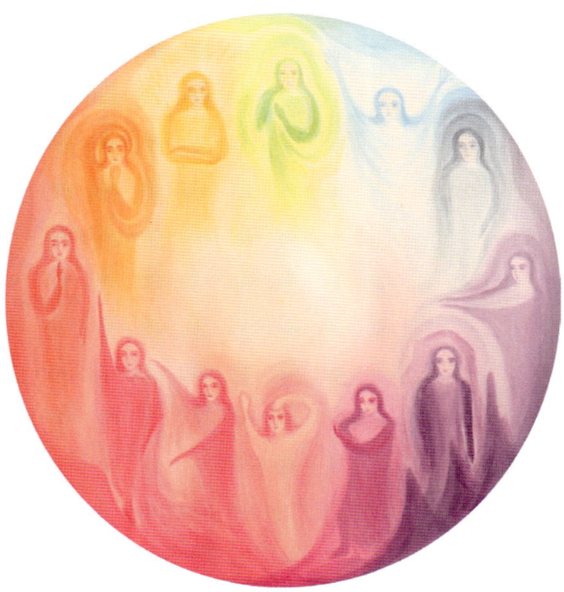

Abb. 10: Tierkreis und Menschengestalt[41], Farbgestaltungen im eurythmischen Tierkreis nach den Angaben Rudolf Steiners (Johanna Girke), beginnend bei 9 Uhr: Widder, Stier, Zwilling, Krebs, Löwe, Jungfrau, Waage, Skorpion, Schütze, Steinbock, Wassermann und Fische[42]

Blau

Das Blau umschließt polare Qualitäten. Neben seinen warmen Tönungen kann das Blau ausgesprochen kalt sein (Preußischblau). Daraus folgt, dass es einerseits die Seele bis zur Himmelbläue und dem Kobaltblau weitet, diese aber auf der anderen Seite in der kühlen Farbtönung zum Erwachen, also aus der hingebenden Verbindung mit der Himmelswelt zu dem irdisch gerichteten Bewusstsein führt. Im Blau leben die zum Nerven-Sinnes-System orientierten astralischen Kräfte, die einmal sich dem Umkreis, das andere Mal dem Eigenbewusstsein zuwenden. Therapeutisch wird das Blau in seinen Farbtönungen einmal Hingabefähigkeit, auch zum Göttlichen, also der Himmelswelt entwickeln und Verehrungskräfte anregen (Kobaltblau)[44], andererseits in den kühleren Farbtönen die Bewusstseinskräfte verstärken. Insofern befreit es den in sich gefangenen Menschen und führt ihn zur Verbindung mit dem Kosmischen durch warme Blautöne („*Das Blau, es hat etwas, was von uns fortgeht, was uns verläßt, dem wir mit einer gewissen Wehmut nachblicken, vielleicht mit Sehnsucht nachblicken*“[45]), umgekehrt bringt es den mehr verträumten Menschen durch die kühleren Tönungen zur Verstärkung seiner Bewusstseinskräfte. So ist bekannt, dass das Blau die Vigilanz und Kognition unterstützt: „*Studien haben auch gezeigt, dass die Exposition gegenüber blauem Licht die Wachsamkeit steigern und die kognitiven Funktionen stimulieren kann.*“ Auch kann „*die Exposition gegenüber lichtemittierenden E-Readern zur Schlafenszeit den Schlaf und das zirkadiane System negativ beeinflussen*“.[46] Die Exposition gegenüber blauem Licht während des Tages unterdrückt die Sekretion von Melatonin, dem Hormon, das vor allem die Zirbeldrüse produziert und das während der Dunkelheit und des Schlafes mit der kosmischen Wirksamkeit des astralischen Leibes in Beziehung steht.[47] Dieser trägt die Urbilder der Leibesgestaltung in die ätherische Organisation.

Tagsüber erwacht der astralische Leib zum Wachbewusstsein, während des Schlafes dient er der Gestaltung des Leibes. Hier gilt der Satz „*Anima forma corporis*“ des Thomas von Aquin (1224-1275): Formende geistige Urbilder treten während des Schlafes an den sich regenerierenden Leib heran. Diese beiden Wirksamkeiten sind offensichtlich mit der blauen Farbe verbunden. Ihre kühleren Varianten aktivieren die astralische Organisation und führen sie zum Erwachen. Die wärmeren Tönungen leiten das seelische Wesen in die Ferne und bereiten das Lösen der Wesensglieder für den Schlaf vor. Ein Urbild hierfür und gleichzeitig auch ein gestalterisches Motiv für die Maltherapie ist das Blau des in manchen Darstellungen sternentragenden Marienmantels: Das werdende Leben des Kindes ist eingehüllt von der blauen Farbe des Mantels. Seine Sterne weisen auf die „astralen“, also „sternenartigen“ Urbilderkräfte des menschlichen Leibes, die sich mit den aufbauenden Lebensprozessen verbinden und auch in jeder Nacht die leibliche Regeneration ermöglichen. Ein vergleichbares Motiv findet sich in den blauen Fenstern des Goetheanum-Baues, die auf die Urbilder und gestaltenden Kräfte des menschlichen Leibes weisen.[48]

Neben dieser Qualität wirkt das Blau gestaltend durch das Nerven-Sinnes-System. Es fördert damit diejenigen Strukturen, die den polaren Bewusstseinshaltungen organisch entsprechen. So schließt sich die Nervenorganisation durch das Neurocranium von der Welt ab und entwickelt das Bewusstsein, während sich die Sinne nach außen öffnen. Sie entfalten kein helles Bewusstsein, sondern haben eher einen träumenden Charakter. Vieles sehen wir nicht, auch wenn wir die Augen geöffnet haben. Es wird „verschlafen“ oder nur träumend erfahren. Deswegen sprach Rudolf Steiner von den Sinnen als einem träumenden Schlafen oder schlafenden Träumen.[49] Erst die aktive Gedankentätigkeit erhellt sie zum vollen Bewusstsein. Die in sich polaren Blautöne entsprechen dem polaren Aufbau des nach innen gekehrten Nerven- und des sich nach außen öffnenden Sinnes-Systems.

Blau hat durch diese Beziehungen zum Nerven-Sinnes-System eine Bedeutung für neuronale Heilungsprozesse. So führte es bei Patienten mit leichten traumatischen Hirnverletzungen als tägliche 30-minütige blaue Lichtimpulse (λ 469 nm) gegenüber gelbem Plazebo-Licht (λ= 578 nm) *„zu einem phasenvorverlegten Schlafzeitpunkt, verringerter Tagesschläfrigkeit und verbesserter exekutiver Funktion"* und war mit einem erhöhten *„Volumen des Thalamus (Pulvinar), einer größeren thalamo-kortikalen funktionellen Konnektivität und einer erhöhten axonalen Integrität dieser Bahnen verbunden."*[50]

Der dreigliedrige Organismus entfaltet unterschiedliche Bewusstseinsstufen. Im Nerven-Sinnes-System erwacht das Denken und das Alltagsbewusstsein entwickelt sich. Im Rhythmischen System schwingt das träumende Fühlen, die Funktionen des Stoffwechsel-Gliedmaßen-Systems sind unterbewusst. In der farblichen Differenzierung entwickeln die hellen Farben und hier besonders das Gelb eine Beziehung zum Nerven-Sinnes-System, das Grün zum Rhythmischen und schließlich die dunklen Farben und insbesondere das Blau zum Stoffwechsel-Gliedmaßen-System. Warme Blautöne führen das seelische Erleben in dessen Tiefen. So bedingt das Cobaltblau im Nerven-Sinnes-System das Lösen des Bewusstseins und geleitet den Menschen in die makrokosmische Welt. Auf der anderen Seite führt es in die Tiefen des Stoffwechsel-Gliedmaßen-Systems. Zwischen beiden Bereichen besteht eine Beziehung. Der Himmel ist nicht nur „oben", sondern wirkt auch im Leib des Menschen, also im „Unteren". Die Bezeichnung „tiefes Blau" macht deutlich, wie diese Farbe zu einer Schwelle des Bewusstseins führt, hinter der sich die Tiefe der geistigen Welt öffnet. Der Schlaf zeigt diese beiden Aspekte: Mit dem Einschlafen löst sich das geistige und seelische Wesen des Menschen vom Leib und verbindet sich mit dem Umkreis. Es ist die in die Ferne führende „Blaustimmung". Während des Schlafens ist der Mensch aber nicht nur von seinem Leib getrennt, sondern wirkt aufbauend in den Regenerationsprozessen. Diese Nachtwirksamkeit der höheren Wesensglieder bezieht sich auf das Stoffwechsel-Gliedmaßen-System und entspricht dem blauen, sternentragenden Marienmantel. Während sich die Ich- und die astralische Organisation vom Nerven-Sinnes-System mit dem Einschlafen lösen, verbinden sie sich tiefer mit dem Stoffwechsel-Gliedmaßen-System und lenken dort die Regenerations- und auch Wachstumsprozesse. *„Es ist der Geist, der sich den Körper baut"*, formulierte es Friedrich Schiller (1759-1805).[51] Während der Nacht bauen wir unser leibliches Instrument, während des Tages nutzen wir es. Die Stimmung des tiefen Blaus ist nicht nur mit dem Lösen des seelisch-geistigen Wesens vom Nerven-Sinnes-System verbunden, sondern ebenfalls mit dessen leiborientierter Aktivität im Stoffwechsel-Gliedmaßen-System.

Grün

Das Grün ist die Farbe des Lebendigen – wenn auch das *„tote Bild des Lebens"*.[52] Denn im Chlorophyll wird die lebende Farbe zum Stofflichen verdichtet und „gegenständlich", schafft sich ihr nicht mehr farbig lebendes, sondern nun totes Abbild. Grün kann sich in den hellen Tönen dem Licht nähern und damit dieses Licht ins Leben führen, in seinen dunkleren orientiert es sich zur Bildung lebendiger Substanz. Das aufkeimende Mai-Grün in unseren Breiten spricht von der beginnenden Lebensentfaltung im Frühsommer und von der Wirksamkeit des stärker werdenden Lichtes im Lebendigen. Die dunkleren Grüntönungen des Sommers sind mit der Bildung der lebenden Substanz, die in den Blättern erscheint, verbunden. Damit steht das Grün mit dem mittleren Menschen in Beziehung. Hier vermittelt es zwischen den hellen, zum oberen Menschen orientierten Farben und den dunkleren, zum unteren Menschen gehörenden. Im Rhythmischen System ereignet sich die Metamorphose der Lebenskräfte in die Lichtkräfte des Bewusstseins, also die sogenannte Ätherisation des Blutes (s. o.). Damit hat das Grün eine Beziehung zu den Auferstehungskräften und ist in vollendeter Form im Isenheimer Altar von Matthias Grünewald (um 1480 bis um 1530) anzutreffen. Neben dieser Orientierung zwischen dem Oben und Unten hat das Grün eine Verbindung zur Atmung und ihren Bewegungen zwischen Punkt und Umkreis. Insofern setzt man das Grün zur Belebung des Atmungsprozesses der Sinne ein.[53]

Grün führt in die Mitte. Es lässt sich bei vielen Patient:innen anwenden und auch als durchgehend grünes Bild malen.[54] Während das kühlere Blau die Bewusstseinsorientierung der Wesensglieder anspricht, das Rot hingegen deren dynamische Wirksamkeit im Stoffwechsel-Gliedmaßen-System, so gleicht das Grün aus und vermittelt. Grünes Licht kann entsprechend den arteriellen Blutdruck senken, während bestimmte Blauqualitäten und rotes Licht ihn erhöhen.[55] Möglicherweise wirkt das kühlere blaue Licht über die Anregung der Bewusstseinsprozesse konstriktorisch auf die arteriellen Gefäße, rotes Licht dürfte die Blutdynamik anregen und damit ebenso druckerhöhend wirken. Anspannung der Seele und die Dominanz des Bewusstseins führen zum entsprechenden Tonus der Gefäße, verändern deren atmende Rhythmik und bedingen die endotheliale Dysfunktion. Die willensaktive Dynamik der Wesensglieder im Stoffwechsel-Gliedmaßen-System wirkt gegenteilig. Die Anspannung löst sich, und es kommt zu einer dynamischen Durchblutungssteigerung. Damit hat das Grün Eigenschaften, die zwischen dem Licht des oberen und der Dunkelheit des unteren Menschen vermitteln. Diese Transformation zwischen den Polen der Dreigliederung ist für die Nierenfunktion charakteristisch.[56] Sie führt die zum Bewusstsein und damit zum Nerven-Sinnes-System orientierten Wesensglieder in die aufbauenden Prozesse des Stoffwechsel-Gliedmaßen-Systems. Bei sklerosierenden Nierenerkrankungen (Glomerulonephritis, diabetische Nephropathie) kommt die therapeutische Anwendung von Grün in Betracht. Die Maltherapie begleitet dabei die Arzneitherapie (wie v. a. Equisetum cum Sulfure tostum, Renes/Cuprum, Silex Lapis Cancri solutus comp.) und die äußeren Anwendungen (Ingwer-Nierenwickel, Kupfereinreibung der Nierenlager). Kupfer unterstützt den Übergang der zum Nerven-Sinnes-System orientierten Wesensglieder in ihre aufbauenden Aktivitäten im Stoffwechsel-Gliedmaßen-System. Seine rote Farbe führt im komplementären Nachbild zum Grün.

Dunklere Grüntöne können den Menschen „zu pflanzlich" machen und ihn in eine gewisse Lethargie führen. Therapeutisch bedarf es dann der „Auflichtung" des Grüns und auch der Aktivierung der Wesensglieder über die gelben bis zu den karminroten Farben. In der roten Komplementärfarbe steht dem Grün als stofflich-totem Bild des Lebens die aufbauende, das keimende Leben begleitende und umhüllende Wärme gegenüber: „*Das Grün ist das Bild des Lebendigen, und das Rot ist der Glanz des Lebendigen.*"[57]

Gelb

Das Gelb entwickelt andere Qualitäten. Als helles Gelb ist es die feinste Abdunkelung des Lichtes. „*Gelb ist der Glanz des Geistes*", formulierte es Rudolf Steiner.[58] Es steht also den Kräften des Lichtes besonders nahe. Licht ist mit dem Denken, das als „inneres Licht" die Bewusstseinswelt erleuchtet, verbunden. Die Denkkräfte stehen dabei mit dem Vorgeburtlichen des Menschen in Beziehung: Schon früh bilden sie das Nerven-System, das „am und für das Denken" entsteht. Insofern weisen sie auf die Vergangenheit und lassen aus ihr heraus das Nervensystem und die an ihm „erglänzende" Gedankenwelt entstehen. Erst wenn in das Denken Wille und Wärme einziehen, entwickeln sich die Zukunftskräfte, die zur Erkenntnis, geistigem Erschauen führen. Dunkelt sich das Gelb zum Goldgelb, so bekommt es mehr Wärme, wird zum Sonnengelb. In der Dreigliederung steigt die Metamorphose des

Gelbs nun in das Rhythmische System, zum Herzen, als „Sonne des Menschen". Gewinnt das Gelb rötliche Tönungen, die es beinahe schon zum Orange werden lassen, so entstehen Beziehungen zum Stoffwechsel-Gliedmaßen-System. Goldgelb und seine Qualitäten lassen sich bei kardiovaskulären Erkrankungen einsetzen. Sie wirken auch im Seelischen und „hellen" eine oftmals begleitende Depression auf. Dabei braucht es weiterer Farbübergänge, die auch den Willen und die Wesensglieder im Stoffwechsel-Gliedmaßen-System stärken (siehe Abschnitt Skleroseerkrankungen).

Eine wichtige Übung besteht in der malerischen Begegnung von Gelb und Blau. Für die Gestaltung gab Rudolf Steiner einen wesentlichen Hinweis: *„Dann ist das Blaue in seinem ureigenen Elemente, wenn wir es am Rande gesättigter und im Inneren weniger gesättigt machen. Dadurch unterscheidet es sich von dem Gelben. Das Gelbe will in der Mitte am gesättigtsten sein und dann auslaufen. Das Blau, das staut sich an seinen Grenzen und rinnt in sich selber, um so einen Stauwall um ein helleres Blau herum zu machen. Dann offenbart es sich in seiner ureigenen Natur."*[59]

Blau hat mit der Bewusstseinswelt des Menschen zu tun und führt die Seele einerseits zu sich selbst und in die eigene Gedankenwelt, andererseits in den himmelblauen Farbtönen zum Umkreis, in den Makrokosmos. Das Goldgelb ist dabei mit den Denkkräften verbunden, die mit zunehmender Helligkeit und Kühle des Gelbs stärker zum Bewusstsein erwachen und vom „Denken mit dem Herzen" zum „Denken mit dem Kopf" führen. Die kühlen Blautöne weisen das Leben des Denkens in die Erstarrung und lassen wachbewusste Gedanken entstehen. Bei einem zum Abstrakten neigenden, kühlen Denken eignen sich Farbübergänge von zitronen- zu goldgelben Farbtönen.

Rot

Mit dem Rot dunkelt sich das Licht weiter ab, es bekommt Wärme und Willenskraft. Während das Denken mit dem Licht in Beziehung steht, so verbindet sich der Wille mit dem Rot. Auch hier kennen wir die Farbabstufungen, die von dem erdnahen Rot (Zinnoberrot) über das Rosen- bis zum Purpurrot reichen. Im Purpurrot findet sich die Schwelle zur geistigen Welt. Wir sehen es in zarter Andeutung im menschlichen Inkarnat und damit im Gesicht, aus dem das geistige Wesen des Menschen leuchtet. Die Purpurfarbe wirkt wie eine Vermittlung zwischen der irdisch-körperlichen Erscheinungsform und dem geistigen Wesen des Menschen. Die Veränderungen der Gesichtsfarbe deuten entsprechend auf Dominanzen in der Dreigliederung: Mit der Rötung des Gesichtes steigt astralische Aktivität vom Stoffwechsel-Gliedmaßen- zum Nerven-Sinnes-System und führt bis zu den „hektischen Flecken". Umgekehrt lässt die Dominanz des Nerven-Sinnes-Systems das Gesicht „erbleichen". Wir kennen das fahle, manchmal bis in das Grünliche gehende Antlitz bei einem gewaltigen Schreck, der nicht nur „in die Glieder fährt", sondern auch die Gesichtsfarbe verschwinden lässt. Auch unterscheiden wir bei der arteriellen Hypertonie zwischen dem „weißen" und dem „roten" Hochdruck.[60]

In der Blutfarbe tritt uns das „menschliche" Rot entgegen, zeigt aber eine Aufhellung im arteriellen und eine Abdunkelung im venösen Blut. Das helle, arterielle Blut entsteht durch die Sauerstoffaufnahme, die Inspiration, also – dem Wortsinn nach – durch das Sich-Verbinden und Einatmen des Spiritus, des Geistigen. Das „blaue", venöse Blut ist demgegenüber von Stoffwechselkräften geprägt und strömt der Exspiration, also dem Ausatmen des Geistigen entgegen.

Das Rot setzt man zur Verstärkung der Willens- und Wärmekräfte ein. Es verbindet sich über purpurne Tönungen mit dem geistigen Wesen des Menschen, führt es über die „Inspiration" in die hellen, arteriellen Rottöne und erreicht im dunkleren, zum Blauen tendierenden Rot die Stoffwechselwelt. Als warmes Rot ist es den aufbauenden Stoffwechselprozessen verwandt, steht in gewisser Beziehung der aufbauenden „Brutwärme“ nahe. Es hat dann eine ausgeglichene Qualität: *„Es will die Mitte halten zwischen Strahlen und Stauen, zwischen Verfließen und Stauen. Das ist die Wesenheit des Roten.“*[61] Das Rot des Kleides der Chartres-Madonna oder auch das Rot im Westfenster des Goetheanums haben etwas „Königliches“ und Würdevolles, das Geistiges zur Wirksamkeit und Erfahrbarkeit bringt. *„Wir lernen durch das Leben im Rot beten“*, formulierte es Rudolf Steiner.[62]

Ihm gegenüber steht die gelbrote Feuerflamme mit ihren abbauenden, verzehrenden Verbrennungsprozessen. Der Wille kennt einmal eine belebende und aufbauende Nachtseite, die den warmen Rottönen entspricht, andererseits die abbauende, feuerartige Wirksamkeit, die mit dem katabolen Energiestoffwechsel in Zusammenhang steht und zu den feuerartigen Rottönen gehört. Das Rot zeigt dadurch seine Beziehung zum Eisen und verstärkt die Wesensgliederaktivität im Stoffwechsel-Gliedmaßen-System. Warme Rottöne fördern die aufbauenden Lebensprozesse und auch die Wundheilung (bei entsprechender Bestrahlung durch rotes Licht) und führen die gestaltenden Urbilder aus dem sternentragenden Himmelsblau in den Organismus. Feuerartige Rottöne aktivieren demgegenüber die Tagesaktivität des Menschen und seine Willenskraft. Durch diese Beziehung zum Willen und dem Wirken der Ich-Organisation ist das Rot oftmals auch die Farbe der Könige, und wir sprechen dann von einem Königsrot. Es ist Ausdruck der Würde des Menschen und verleiht ihm diese auch. Entsprechende Farbreihen unterstützen den therapeutischen Weg, der von der Berührung mit dem Geistigen im Purpur über das Rhythmische System bis zum Stoffwechsel-Gliedmaßen-System führt. Allerdings ist zu beachten, dass man das Rot in Farbfolgen integrieren sollte. Denn gerade der Wechsel zwischen Rot und Blau ist entscheidend und für die Skleroseerkrankungen des Nerven-Systems therapeutisch bedeutsam (siehe Abschnitt Skleroseerkrankungen). Rudolf Steiner beschrieb dies schon früh: *„All das, was der Mensch empfangen soll an Sehnsuchtsgewalten, ist etwas, was sich etwa in dem Blauen ausleben könnte. Das müßte der Mensch auf der einen Seite in seinem Haupte gestaltet tragen, und alles das, was in dem Roten ausgedrückt ist, das müßte der Mensch in der Gestalt haben, daß es hinaufflutet aus dem Organismus bis zum Gehirn. Und diese zwei Strömungen sind tätig im menschlichen Gehirnbau. Äußerlich die Welt – das, nach dem der Mensch Sehnsucht hat, und das immer überflutet wird durch das, was aus dem eigenen Leib aufwärts führt. Bei Tage ist es so, daß dasjenige, was in der blauen Hälfte ist, stärker flutet als dasjenige, was in der rot-gelben Hälfte ist. Bei Nacht ist es umgekehrt mit dem menschlichen physischen Organismus.“*[63]

Violett

Das Violett steht am anderen Ende des Regenbogens und führt in den unsichtbaren (ultravioletten) Bereich des Spektrums. Es ist gegenüber dem Purpur *„schwerer und ernster nach innen gewendet“*.[64] Es verbindet sich qualitativ mit dem religiösen Streben des Menschen und mit seiner Beziehung zur geistigen Welt. Damit führt das Violett über die Schwelle zur Nachtwirksamkeit der Wesensglieder mit ihrem kosmischen Ursprung. Entsprechend weisen die violetten Glasfenster des Goetheanums auf die vorgeburtliche und nachtodliche Entwicklung des Menschen.[65]

Steiner beschrieb violette, aber auch rötlich-blaue Farbtöne im Zusammenhang mit der schon in alten Mysterien bekannten spirituellen Erfahrung der Sonne um Mitternacht: *„Wenn wir die gelbweiße Sonnenscheibe hellglänzend am Mittag erblicken im gewöhnlichen Anschauen, im initiierten Anschauen erblicken wir die bläulich-violette Sonne an der entgegengesetzten Stelle des Himmels, indem uns die Erde erscheint wie ein durchsichtiger Kör-*

per, durch den hindurch eben die weißlich-gelbe Sonnenscheibe des Mittags, auf der anderen Seite bläulich-rötlich gefärbt, glimmend erscheint.“[66] Es folgt die genaue Beschreibung dieser Erfahrung mit ihrem wesenhaften Grund. Die Sonne erscheint tagsüber in ihrem goldgelben Licht, nachts – im geistigen Erfahren – annähernd in der Komplementärfarbe.

Violett entwickelt sich im Zusammenspiel von Blau und Rot. Das tiefe Blau ist mit der sternentragenden Himmelswelt verbunden, das warme Rot mit der aufbauenden Nachtwirksamkeit. Das wache Bewusstsein des Nerven-Sinnes-Systems löst sich über das Blau aus seiner alltäglichen Funktion und nähert sich der geistigen Welt. Das warme „Königsrot“, wie wir es im Marienfenster der Kathedrale von Chartres bestaunen können, führt demgegenüber aufbauende Willenskräfte in das Stoffwechsel-Gliedmaßen-System. Das Violett entsteht durch die Verbindung dieser Farben und nimmt damit eine Mittelstellung ein. Es verbindet sich mit den geistigen Sonnenkräften, in Bezug auf die Dreigliederung also mit dem Herzen als einem zentralen Organ des Rhythmischen Systems. Das vermittelnde Grün steht mit der Metamorphose der Lebenskräfte in die Lichtkräfte des Bewusstseins in Beziehung, vermittelt also im Ätherleib zwischen den polaren Systemen der Dreigliederung. Das Sonnenlicht wendet sich in der grünen Farbe dem Lebendigen zu. Das durchscheinende Gold erscheint entsprechend grün. Das Violett als komplementäre Sonnenfarbe vermittelt nicht im inkarnierten, sondern geistigen, makrokosmischen Menschen. Es steht an der Schwelle zur geistigen Welt und führt über das Rot die aufbauenden geistigen Kräfte in das Stoffwechsel-Gliedmaßen-System, über das Blau die Gestaltungskräfte in das Nerven-Sinnes-System. Das Pfirsichblüt steht in farblicher Nähe zum Violetten und wird zum Bild des Seelischen im Lebendigen. In der Inkarnatfarbe des Menschen offenbart sich das Seelische, sie wird zu dessen Bild im Lebendigen.

4.1.6 Farbkompositionen

Farbgestaltungen und -kompositionen lassen sich für die Patient:innen an Naturbildern, vor allem am Jahres- und Tageslauf entwickeln. Im Frühjahr scheint auf die noch dunkle, braune Erde das wachsende Licht der Sonne. Es entwickeln sich erste hellgrüne Blätter. Sie nehmen an Substanz zu und schatten sich ab zum Dunkelgrün. Im frühen Herbst nimmt sich die Farbe des Lebendigen, das Grün, zurück; erste gelbe Farbtöne erscheinen. Sie strahlen gewissermaßen das Licht zurück, das sich im Frühsommer als Sonnenlicht der Blattentwicklung zugewandt hat. Dann flammen rötliche Farben auf als Ausdruck eines feuerartigen Verbrennungsprozesses, der das Leben zurückdrängt. Schließlich kommen dunklere, dann braune Tönungen: Die Erdfarben dringen in das verfallende Blatt. Der Jahreskreislauf ist so zwischen das Licht des Himmels und die Finsternis der Erde gestellt und zeigt in seinem Farbenspiel das atmende Verhältnis zwischen Licht und Irdischem.

Für den Tagesgang der Sonne und das begleitende Farbenspiel sind insbesondere die Morgen- und Abendstimmungen von therapeutischer Bedeutung. Oftmals sind es auch Farbmeditationen und eigenkünstlerische Kompositionen, die PatientInnen unter verschiedenen Aspekten wie Kontrast, Gleichgewicht, Harmonie, Leichte und Schwere malen und anschauen.

4.1.7 Wärme und Kälte in der malerischen Gestaltung – Die Ich-Organisation

Die Ich-Organisation lebt in der Wärme. Wir kennen die aufbauende Wärme in den organischen Bildungsprozessen, jedoch auch das verzehrende Feuer. Das Bild der Flamme ist dabei unmittelbarer Bildausdruck des Ichs: Die Flamme sucht die Aufrechte, entwickelt Wärme und führt zum erleuchtenden Licht. In ihr finden sich immer Bewegung und „Intentionalität". Auch die „ruhige" Kerzenflamme ist bei genauerem Beobachten in ständiger Bewegung, indem sich Wachs verflüssigt, aufsteigt und über luftartige Qualitäten zum Brennen und Leuchten führt. „Flamme bin ich sicherlich" schrieb Friedrich Nietzsche (1844-1900). Die Flamme hält Aufrechte, Bewegung, Wärme und Licht und führt sie zu einer zusammenhängenden Erscheinung. Wir suchen in der Maltherapie nach diesen Qualitäten der Ich-Organisation. Wie entwickelt sich die Wärme im Bild? Überwiegt Kälte oder Wärme und ist diese intentional gehalten oder „außer Kontrolle geraten"? Wärme muss aber nicht nur in den Farbstimmungen oder auch Formqualitäten erscheinen, sondern lässt sich auch in der willenshaften Intention und damit im Ich-geführten Gestaltungsprozess wahrnehmen. So kann man mit viel Wärme auch eine frostige Winterlandschaft malen! Wir achten auf die Aufrechte-Qualitäten im Bild, zudem auf die Wahl des Bildformats, das im Hochformat besonders die Aufrechte betont. Das Motiv des Bildes ist Ausdruck der Intentionalität des Malenden und damit „Bild" seiner Ich-Wirksamkeit.

Das Erstbild strahlt manchmal viel Wärme aus oder hinterlässt einen kalten, frostigen Eindruck. Wärme und Kälte sind Qualitäten der Farben. Wir sprechen von warmen Farbtönen und erleben andere als kühl. Wir kennen aber auch Wärme und Kältequalitäten in der Art und Weise der Bildgestaltung: So entsprechen runde, dynamische Formen mehr der Wärme, die eckigen und kantigen der Kälte. Wärme löst auf, lässt wachsen, kann zu „Wärmeräumen" führen und umhüllen. In der Kälte kommt es demgegenüber zum Erfrieren und zu kristallinen Strukturen. Die maltherapeutische Arbeit bewegt sich dabei im Spannungsfeld einer ungesteuerten Wärmeentwickelung in Farbe und dynamischer Bildgestaltung, andererseits kann die Kälte überwiegen. In der menschlichen, mittleren Qualität der Wärme wirkt das Ich. Seine Gestaltungskraft steht in der Polarität von auflösender Hitze und erstarrender Kälte. Auch dieses Spannungsfeld ist in der Maltherapie erkennbar. Wir bemerken, wie Patient:innen mit ihrem Bild „warm" und mit Interesse verbunden sind, in ihm euphorisch „aufgehen" oder es gar ablehnen und am Ende des Malens mit chaotischem Farbauftrag sogar zerstören.

4.2 Auswahl der Malmaterialien: Pastell, Aquarell- und Ölfarben

Sehr häufig kommen Aquarellfarben zum Einsatz. Sie haben durch ihre Beziehung zum wässrigen Element eine verfließende, manchmal formauflösende Qualität. Für die Patient:innen ist es schwer, mit Wasserfarben konkrete Gestaltungen mit Grenzen und scharfen Linien zu schaffen. Die Nass-in-Nass-Technik eignet sich demzufolge bei skleroseartigen, in die Verhärtung führenden Erkrankungen. Meistens zeigen diese Erkrankten eine erschöpfte Lebensorganisation. Viele Skleroseerkrankungen gehen mit Abbauprozessen der chronischen Entzündung einher und resultieren aus einer nicht genügend anabol wirksamen, sondern geschwächten ätherischen Organisation. Die Arbeit mit Wasserfarben kann diese stärken und durch die Wahl der Farben vom seelischen Empfinden aus beleben. Wasserfarben haben darüber hinaus eine therapeutisch wichtige Beziehung zum Licht. Sie werden auf eine weiße, helle Fläche aufgetragen und lassen Lichttransparenz entstehen. Das Spiel des Hellen mit der Abschattung durch die Farbe, also die mit dem Ätherischen zusammenhängende Qualität des Lichts, wirkt hier therapeutisch. Eine die astralische Organisation ansprechende und ätherisch belebende Wirksamkeit haben die Pflanzenfarben. Bei konsumierenden Erkrankungen lassen sie sich in ähnlicher Weise wie die Wasserfarben einsetzen und scheinen ihnen gegenüber noch stärker die ätherische Organisation anzusprechen. Die Malerin, Waldorflehrerin und Kunsttherapeutin Rose Maria Pütz (1913-2002) entwickelte das Verfahren der Farbmeditationen.[67] Hier trägt man Pflanzenfarben – mit hellen, dünnen Farben beginnend – in täglicher Folge auf. Sie erzeugen kräftige Nachbilder. Bekanntermaßen entwickelt sich beim Betrachten einer grünen Farbe die rote Komplementärfarbe als eigene, farbenschaffende Aktivität des Menschen. Es ist die Antwort des ätherischen Leibes, die vermutlich durch die Anregung über die Farbe und Ausbildung der Komplementärfarbe eine besondere Verstärkung und Kräftigung erfährt.

Demgegenüber zeigen Pastellfarben eine andere Qualität. Sie sind mehr mit dem Festen verbunden, werden auf das zu ihnen passende, in der Oberfläche nicht zu feine Papier aufgetragen und oftmals mit den Fingern vermalt. Es können leuchtende Farbflächen entstehen, genauso aber auch scharfe Konturen. Hier verläuft der therapeutische Malprozess von den weniger transparenten als eigenleuchtenden Farben bis zur festen und schließlich konturierten Qualität. Bei Erkrankungen, die den Übergang zur Form brauchen (s. u.) kommen oftmals die Pastellfarben zum Einsatz. Sie sprechen in ihrer Leuchtekraft stark zur Seele, verfließen aber nicht, sondern bedürfen der aktiven malerischen Gestaltung mit den Fingern auf dem Papier und lassen sich bis zur scharfen Kontur und Gegenständlichkeit führen.

Möchte man diese Wirksamkeit von der Farbe lösen und in die Polarität von Licht und Finsternis stellen, so kommt die Kohlekreide in Betracht. Kohlezeichnungen leben vom Verhältnis von Licht und Finsternis, sie entwickeln keine Beziehung zur seelischen Farbenwelt. Setzt man die Kohle zum Zeichnen und nicht mehr zur flächenhaften Gestaltung ein, so wendet sie sich der Gegenständlichkeit zu. Aus dem fühlenden Erleben der Farben entwickelt sich die gedankenbestimmte gegenständliche oder geometrische Zeichnung.

Ölkreiden haben wiederum eine andere Indikation. Sie erlauben durch einen intensiveren Kraftaufwand ebenfalls leuchtende Farben und lassen sich auch zur Form und Gestaltung nutzen. Allerdings ist das Bild nicht „staubig" wie bei den Pastellfarben und auch nicht feucht, wie bei den Wasserfarben, sondern ölig und – bei Wachskreiden – auch wachsartig. Öle und Fette zeigen eine Beziehung zur Wärme, sind chemisch gesehen gewissermaßen „kondensierte Wärme". Insofern wirkt bei der Öl- und Wachsfarbenanwendung ein Wärmeprozess mit. Es erreicht also das farbige Malen mit den Pastellfarben die trockene, physische Ebene, das Malen mit den Wasserfarben die ätherische und die Verwendung der Ölfarben die Wärme und damit die Ebene der Ich-Organisation. Die mit Ölfarben arbeitenden Patient:innen gestalten Bilder durch eine vermehrte Willensaktivität, die in- und nicht exkarnierend wirken. Ölfarben bleiben länger „flüssig", haben eine recht lange Trocknungszeit und vermitteln – anders als Acrylfarben mit ihrer manchmal grellen Qualität – eine warme Atmosphäre. Dabei sprechen Farben unmittelbar den Astralleib an und stärken diesen in seiner belebenden Aktivität, die einerseits in den Ölfarben die Ich-Organisation intensiver einbezieht und andererseits in den Wasser- und Pastellfarben die ätherische und die physische Ebene erreicht.

4.3 Maltherapeutische Techniken

4.3.1 Formenzeichnen

Die Grundformen der menschlichen Organisation sind die Rundung des Hauptes und die Streckung der Gliedmaßen. Diese vermittelt die rhythmisch und saitenartig schwingende Wirbelsäule. Das Nerven-Sinnes-System ist in seiner Gestalt durch die Seitensymmetrie und Kreuzungsphänomene gekennzeichnet. Die vom Peritoneum umgebenen Stoffwechselorgane entfernen sich demgegenüber aus ihrer zunächst bilateral-symmetrischen Anlage und entwickeln u. a. durch Spiralbewegungen die Asymmetrie. Das Herz als ein Zentralorgan des Rhythmischen Systems nimmt eine Mittelstellung ein: Es zeigt bilaterale Symmetrie in den Vorhöfen und beiden Kammern. Auf der anderen Seite kennen wir den Vortex cordis mit spiraligem Verlauf der Muskelfasern im Bereich der Herzkammer (siehe Abb. 11).

Das Herz vermittelt also die zum Nerven-Sinnes-System gehörende Symmetrie mit den spiralig-asymmetrischen Formtendenzen im Stoffwechsel-Gliedmaßen-System. Ist die Wirksamkeit des Nerven-Sinnes-Systems mit seiner Form- und Strukturkraft zu verstärken, so wählt man symmetrische Formen. Geht es darum, das Stoffwechsel-Gliedmaßen-System und die mit ihm verbundene Willenskraft zu unterstützen, so kommen spiralig-dynamische Formen zum Einsatz.

Form und Gestaltung lassen sich durch unterschiedliche maltherapeutische Verfahren stärken. Besonders geeignet ist hier das therapeutische Zeichnen. Es spricht besonders Patient:innen an, die konstitutionell eine Dominanz des Nerven-Sinnes-Systems und der gedankengetragenen Bewusstseinswelt entwickeln. Sie lassen sich durch das therapeutische Zeichnen „abholen“ und dann nach und nach in die Qualitäten des Rhythmischen Systems mit seiner seelischen Farbigkeit und auch in die Dynamik des Stoffwechsel-Gliedmaßen-Systems in Gestaltung, Farbwahl und -material leiten. Umgekehrt profitieren Patient:innen mit wenig betonter Struktur und Formkraft von dem therapeutischen Zeichnen. Sie werden konzentrierter, wacher und auch die Unruhe weicht dem konzentrierten Gestalten.[68] Auch hier beginnt man u. U. mit einer der Konstitution des Patienten entsprechenden Maltechnik, um dann – ggf. über das Schichten als flächig „gestaltetes Aquarellfarbenmalen“ – zum therapeutischen Zeichnen zu kommen. Bei Adipositas und Metabolischem Syndrom ist die Bewegung und damit das Stoffwechsel-Gliedmaßen-System zu unterstützen. Darüber hinaus zeigt sich in der adipösen Körpergestalt ein Form- und Strukturverlust. Rudolf Steiner beschrieb in diesem Zusammenhang „Gerüste“ im menschlichen Organismus[69], die u. a. mit seiner Form und Gestalt in Beziehung stehen. Diese fördert und verstärkt das therapeutische Zeichnen.

Zur therapeutischen Unterstützung des Rhythmischen Systems ist die Verbindung der polaren Formelemente geeignet. Sie führt zu rhythmisch-ornamentalen Zeichnungen und auch zu den Flechtbändern. Die Patient:innen kommen durch die rhythmisch schwingende Arbeit aus dem gedankenbetonten Bewusstsein in eine atmende, dem Fühlen nahestehende maltherapeutische Bewegung. Gleiches gilt für jene Patient:innen, die mit dem dynamischen Zeichnen beginnen: Auch hier kräftigt die rhythmisch gestaltete Arbeit mit wechselnden Formelementen das Rhythmische System und lässt sich im therapeutischen Verlauf aufgreifen. Die unterschiedlich gestaltete Lemniskate steht ebenfalls mit dem Rhythmischen System in Beziehung. Sie lässt sich in eine fließende Bewegung bringen, um sich dann mit ihren zunehmend ausschwingenden Schleifen selbst zu begegnen und dadurch einen schützenden Innenraum zu bilden („schützende Lemniskate“).[70,71]

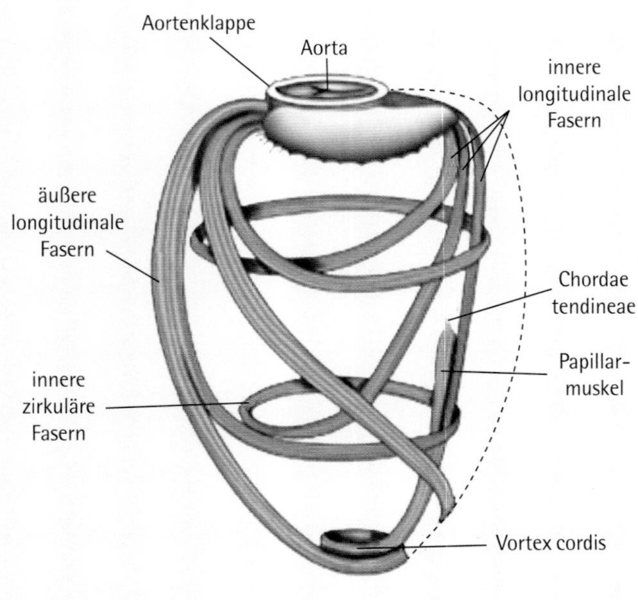

Abb. 11: Spiraliger Verlauf der Muskelfasern der Herzkammer

Nerven-Sinnes-System	**Licht**	geometrisches Zeichnen 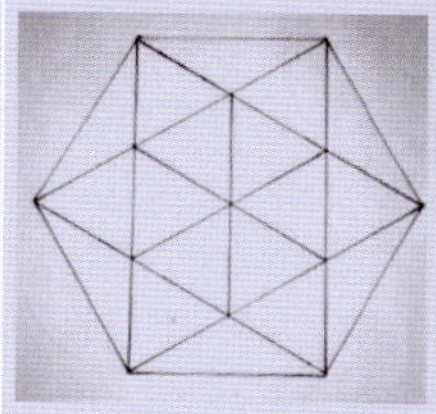
Rhythmisches System	**Farbe**	rhythmisches Zeichnen (ornamental, wiederholend) 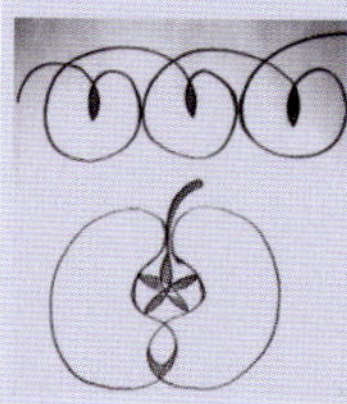
Stoffwechsel-Gliedmaßen-System	**Finsternis**	dynamisches Zeichnen (Linie als dynamische Spur einer Gebärde) 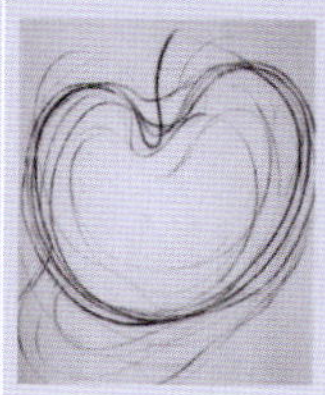

Abb. 12: Die Dreigliederung in Beispielen aus der Maltherapie (Therapeutisches Zeichnen)[72]

Neben den beschriebenen Linienführungen kommen auch geometrische Figuren zum Einsatz. Unter den geradlinigen Gestaltungen hat das Dreieck eine Beziehung zum geistigen Wesen, das Viereck zu seiner irdischen Wirksamkeit. Das Fünfeck zeigt eine vermittelnde Qualität und ist als aufrecht stehender Stern das Grundprinzip der menschlichen Form. Auf die in ihm verborgenen Proportionen des Goldenen Schnittes sei hingewiesen.

Bei Geraden und ihren Schnittpunkten entsteht wieder die Polarität des oberen und unteren Menschen: Punkte kommen zur Ruhe, sie geben Fokussierung und Sicherheit, stehen mit der Kopfgestaltung in Zusammenhang. Demgegenüber entsprechen Linien der Bewegung, also dem strahlig gebauten Gliedmaßen-System, erreichen die Unendlichkeit in ihrem Verlauf und werden gar als unendlich ferner Kreis zur unendlich fernen Gerade. Punkt und Gerade bilden vom Gesichtspunkt der Projektiven Geometrie die entscheidende Polarität in der Ebene, genauso auch vor dem Hintergrund der Dreigliederung des menschlichen Organismus. Alle geometrischen-linienhaften Zeichnungen entstehen durch Geraden und ihre Schnittpunkte. Die senkrechten Linien sprechen die Aufrichtekraft der Ich-Organisation an. Sie führen geistig zur vermehrten Selbstwirksamkeit, zum Erleben des „Ich bin", seelisch zum Verwandeln von Hoffnungslosigkeit und depressiver Stimmung, körperlich zur Unterstützung der Aufrechte. Hierzu lassen sich Metamorphosereihen gestalten, die beispielsweise in rhythmischer Abfolge aus der horizontalen Linienführung in die Senkrechte führen.

Der senkrechten Linienführung gegenüber ist die waagerechte Linie mit dem Umkreis verbunden. Sie weitet die Seele, erlöst sie aus Anspannung und Enge.

Neben den therapeutischen Gestaltungselementen ist oft eine genaue Abbildung der umgebenden Natur (nicht des Zimmers oder anderer menschengeschaffener Dinge) hilfreich. Der Mensch entfernt sich durch den westlichen Lebensstil und Mediengebrauch immer mehr von der Natur. Damit gehen ihm ihre heilenden Kräfte verloren. Denn der Aufenthalt in der Natur zeigt unmittelbar erlebbar eine harmonisierende, erfrischende, die Seele entspannende und die ätherische Organisation belebende Wirksamkeit. Durch das aufmerksame Abbilden der Natur kommt es zu einem interessierten, liebevollen Verbinden mit der Welt. Der Mensch befreit sich aus seiner angespannten Alltagsverfassung und öffnet seine Seele. Nun nimmt er Farben, Farbstimmungen, Formen und viele andere Sinneseindrücke wahr, die mit dem von der Sonne erhellten Tag heilend wirken.

Eine wichtige maltherapeutische Anwendung ist das Schraffieren. Es verbindet das zeichnerische Element der Linienführung mit der flächigen Gestaltung. Durch die schnellen, von rechts oben nach links unten in wechselnder Länge und Intensität geführten Schraffurlinien (Rechtshänder) stellt sich eine schnelle Bewegung der Hand in die Führung durch die Individualität des Patienten. Unruhe und Nervosität lassen sich dadurch „in die Kontrolle bringen", Angst schwindet, die Konzentrationsfähigkeit erhöht und die seelische Anspannung löst sich.[73] In der anthroposophischen Heilpädagogik kommt die Technik bei ADHS und kindlicher Hypermotorik zum Einsatz.[74] Schraffieren kann sich im Spannungsfeld von Licht und Finsternis entwickeln (Bleistiftschraffur) oder – durch Buntstifte – die Farbwelt aufnehmen. Gegenüber dem Zeichnen entstehen durch die flächigen Elemente und das Verhältnis von Licht und Finsternis atmosphärische Qualitäten, die das Fühlen besonders ansprechen.

4.3.2 Farbwahl

Zu Beginn einer Maltherapie ist jede/r Patient:in frei in ihrem bzw. seinem spontanen Ausdruck. Im anschließenden therapeutischen Prozess geht man beispielsweise von ein oder zwei Farben aus. Man gestaltet ein Blau, ihm folgt dann das dazu passende Gelb. Beide Farben kommen in der Nass-in-Nass-Technik in eine Bewegung und schließlich zur Begegnung: Das Grün entsteht.

Bei somatischen Erkrankungen findet sich eine zu starke Aktivität der astralischen Organisation. Sie orientiert sich zum Bewusstsein und führt dadurch zu Skleroseprozessen. Andererseits kann sie in der Entzündung wirken (nur das seelenbegabte Wesen vermag sich körperlich – und seelisch – zu entzünden). Wenn die Seele über die astralische Organisation zu stark im Körperlichen wirkt, dringt ihr Licht, ihre Leuchtekraft zu intensiv in die unteren Wesensglieder, den Äther- und den physischen Leib. Maltherapeutisch verlangen diese Erkrankungen also eine Begegnung der hellen mit den dunklen Farben, die oftmals zu rhythmisch gestalteten Übergangsbereichen führt, wobei das Rhythmische System zwischen den Polen der Bewusstseinsorientierung auf der Grundlage des Nerven-Sinnes- und der „schlafenden" Wirksamkeit des Stoffwechsel-Gliedmaßen-Systems vermittelt. Diese Prozesse lassen sich bei Kenntnis der Diagnose des Patienten und auf der Grundlage seines Erstbildes gestalten.

Umgekehrt führen Depression und seelische Bedrückung zu den verdunkelnden Farben: Schwere und Finsternis dringen in das Licht. Auch diese Neigung lässt sich therapeutisch aufgreifen und verwandeln.

Die Arbeit mit den Farben steht vor dem Hintergrund des Regenbogens mit seinen sieben Hauptfarben. Man kann ihn am Ende einer Therapiereihe gestalten, er wirkt harmonisierend. Schließlich bildet er die Brücke, die das Geistige mit dem Irdischen verbindet und entsprechend auch die oberen Wesensglieder mit den unteren. In der Darstellung Steiners werden die Regenbogenfarben in der Dreigliederung des Menschen anschaubar: Die hellen Farben orientieren sich zum oberen Menschen, dem Nerven-Sinnes-System, die dunkleren zum unterbewussten Stoffwechsel-Gliedmaßen-System. Bei einseitigen Auslenkungen in der Dreigliederung, die im beschriebenen Sinne zur Erkrankung führen, gibt dieses Bild eine Anleitung zur therapeutischen Farbwahl. Denn dann dominiert die „eine Seite des Regenbogens" im dreigliedrigen Menschen, die andere scheint zu fehlen. Es handelt sich dabei um die Tagesaktivität, der eine Nachtwirksamkeit der Wesensglieder gegenübersteht. Sie führt in den peripheren Bereich des Bildes. So schließen sich oben die roten, unten die violetten Farben an.

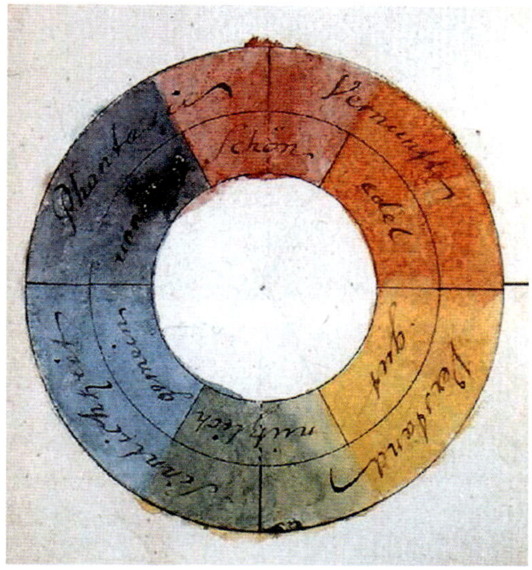

Abb. 13: Farbenkreis von J. W. Goethe[76]

Im Farbkreis der Goetheschen Farbenlehre findet sich unten der vom Blau über das Grün zum Gelb und zu den rötlichen Farbtönen führende Verlauf, der Dreigliederung des wachen Menschen entsprechend. An ihn schließt sich der komplementäre Bogen an, der – vom Rot ausgehend – über das Purpur bis zu den dunklen, violetten und blauen Tönen reicht. Es scheint sich hierin die Nachtwirksamkeit der Wesensglieder auszudrücken. In der Mitte steht dabei einmal das Grün für die vermittelnde Funktion des Rhythmischen Systems im wachen Menschen, das andere Mal Purpur als Ausdruck seiner geistigen Nachtwirksamkeit. In Rudolf Steiners Worten: „*Man hat das Grüne, die Pflanzenwelt – so würde Goethe empfinden, wenn er es auch noch nicht in Geisteswissenschaft oder Geheimwissenschaft umgesetzt hat –, daran anknüpfend die Finsternis, wo sich das Grüne bläulich abstuft. Das sich Aufhellende, von Wärme Erfüllende aber, das würde sich wiederum anschließen nach der oberen Seite hin. Da steht man aber selbst als Mensch, da hat man als Mensch innerlich das, was man in der grünen Pflanzenwelt äußerlich hat, da ist man innerlich als menschlicher Ätherleib, wie ich oftmals gesagt habe, pfirsichblütfarbig. Das ist auch die Farbe, die hier erscheint, wenn das Blau in das Rote übergreift. Das ist man aber selber. So daß man eigentlich, wenn man in die farbige Welt hinaussieht, sagen kann: Man steht selber in dem Pfirsichblütigen drinnen, hat gegenüber das Grün.*"

4.3.3 Beispielhafte therapeutische Motive

Tages- und Jahreslauf

Neben den bereits erwähnten Morgen- und Abendstimmungen und damit dem Tageslauf bekommt in der therapeutischen Motivwahl der Jahreslauf mit den vier Jahreszeiten der gemäßigten Breiten eine Bedeutung. Die Winterbilder mit dem weißen Schnee vermitteln Qualitäten des Nerven-Sinnes-System, indem sie durch Kälte zu Kontur und Gestaltung führen und im sechseckigen Schneekristall geometrische Formen entstehen lassen. Der Sommer führt mit der sich entwickelnden Wärme in die „Ausatmung" der Erde, entfaltet Leben und später die Fruchtbildung. Das sind Qualitäten des Stoffwechsel-Gliedmaßen-Systems. Frühlings- und Herbststimmungen stellen den Übergangsbereich dar, entsprechen also dem mittleren, Rhythmischen System. Bei einem Ungleichgewicht in der Dreigliederung wirken die jahreszeitlichen Motive ausgleichend und regen durch die Winterstimmungen die Formkräfte, durch Sommerbilder die Wärmebildung an.

Die vier Elemente

Die malerische Begegnung mit den vier Elementen ist von therapeutischer Bedeutung und für Patienten eine Hilfe bei der Bildgestaltung. Darstellungen des festen, erdigen Elementes geben Stütze, Haltekraft und betonen Struktur- und Verdichtungsqualitäten. Sie kommen zur Formung und Gestaltung bei strukturzerstörenden Erkrankungen und allergischen Krankheitsprozessen zum Einsatz (siehe Abschnitt Allergie).

Bei geschwächter Lebensorganisation und somit bei sklerosierenden Erkrankungen (s. u.) lassen sich Motive des Wasserkreislaufes einsetzen: Das aus Wolken herabfallende Wasser und seine Verdunstung als Wasserdampf vermitteln zwischen Schwere und Leichte. Wellen bringen sklerosierende Erkrankungen in Bewegung und lösen den Patienten auch seelisch aus innerer Erstarrung. Die weite Wasseroberfläche des stillen Sees führt in die Beruhigung und öffnet die Seele. Sie bildet eine Fläche, in der sich das Obere spiegelt und das unter der Wasseroberfläche Lebende im Dunklen verbirgt.

Während die Wassermotive mehr der ätherischen Organisation entsprechen, stehen die Luftmotive mit der Atmung und der astralischen Organisation in Beziehung. Die Luft kann sich unter Druck verdichten und wiederum lösen, wobei dynamische Bewegungen und Wind entstehen. Entsprechend führt die malerische Gestaltung über anspannende Motive zur Lösung (z. B. ein- und auswickelnde Spiralen) mit rhythmischem Wechsel. Das spricht die Atmungsorganisation und das kardiovaskuläre System besonders an. Die endotheliale Funktion mit den Phänomenen der Vasomotion stellt ein „Atmen des Gefäßsystems" dar. Wir kennen die gestörte Relaxation als verhärtende Qualität, die der Arteriosklerose vorausgeht. Die malerische Begegnung mit der Luft kann hier eine Hilfe sein. Die Luft erscheint durchlichtet und mit den Himmelsfarben verbunden. Die Beziehungen von Luft und Licht sind auch maltherapeutisch wichtig und bringen die Seele nicht nur in ein gesundes Atmen, sondern schenken ihr auch Farbigkeit.

Feuer und Wärme aktivieren den Willen. Bei sklerosierenden Erkrankungen verstärken diese malerischen Motive die dynamische Wesensgliederaktivität. Wärmestimmungen können aber auch einen aufbauenden Charakter haben und als „Brutwärme" das werdende Leben begleiten sowie den Aufbau unterstützen. Neben der mehr einhüllenden, also nicht flammenden Gestaltung ist auf warme Rottöne zu achten (s. o.).

Motive aus Legenden und Märchen

Legenden- und Märchenmotive entfalten eine geistige Sprache, die der Patient durch das künstlerische Erleben und Empfinden gestaltet und aufnimmt. Meistens stehen sie am Ende einer therapeutischen Arbeit, allerdings kann man mit ihnen auch schon recht früh beginnen. Denn für ihre Realisierung braucht es nicht das perfekte malerische Können. Wichtige Motive aus Märchen und Legenden, z. B. die Verwandlung eines Bären in einen edlen Prinzen, wie wir es in dem Märchen von Schneeweißchen und Rosenrot finden, oder die Metamorphose des Frosches in den Königssohn aus dem Grimmschen Märchen „Der Froschkönig" sind entscheidende und kraftgebende Entwicklungsmotive. Sie lassen sich ganz einfach beginnen: Eine dunkle Farbgestaltung steht für das verzauberte Menschliche, und es braucht noch nicht die anspruchsvolle Darstellung eines Bären oder Frosches. Eine helle Farbpalette stellt dann das sich befreiende und das Niedere überwindende Wesen des Menschen dar. Übergangsgestaltungen entwickeln das eine aus dem anderen. Viele Patient:innen gewinnen durch diese Bilder eine große Kraft für das Durchstehen der Erkrankung. Sie ahnen manchmal auch etwas von deren Sinn, nämlich auf der Entwicklungsbahn weiterzuführen, um immer mehr Mensch zu werden. Ähnliche Verwandlungsmotive lassen sich auch mit ganz anderen Gestaltungen ausführen. So kann sich eine im Dunkeln wachsende Pflanze zunehmend der Sonne zuwenden und ihr Licht, ihre Kraft empfangen. Bilder wirken stark auf die Seele des Menschen und vermitteln wesentliche Botschaften, die von Sinnfindung, Kraftzuwachs für den Weg und nicht zuletzt Hoffnung sprechen.

Bei einigen Patient:innen ist eine Bildbtrachtung hilfreich (rezeptive Kunsttherapie). Es eignen sich z. B. die Madonnenbilder Raffaels (1483-1520) oder die Malereien des Isenheimer Altars von Matthias Grünewald (1470-1528). Bei entsprechender Vorbereitung berühren diese Bilder tief. Das darin Erfahrene kann anschließend in die aktive Bildgestaltung führen. Hier sind es oftmals kleine Details oder Motive, die nicht als Kopie, sondern ihrer inneren Aussage und Botschaft nach zum malerischen Ausdruck kommen. Andere Patient:innen gehen mehr in die konkrete Bildgestaltung und hoffen hier auf die Unterstützung durch den Maltherapeuten. Bildbetrachtungen und aktive Gestaltungen, in denen sie nachklingen, haben eine therapeutische Wirksamkeit. Früher fanden sich Patienten vor den großen Gemälden des Isenheimer Altars ein, um seine heilende Kraft zu empfangen. Eine besondere Qualität haben die letzten, vor dem Sterben gemalten Bilder, die sich meist erst rückblickend als solche erkennen lassen. Sie zeigen manchmal in der Motivwahl eine große Öffnung: Berge in der Umgebung treten zurück und geben den Blick frei auf das weite Meer und den Himmel. Patient:innen ahnen manchmal ihren bevorstehenden Tod und sprechen sich hierzu malerisch aus (siehe Abb. 15).

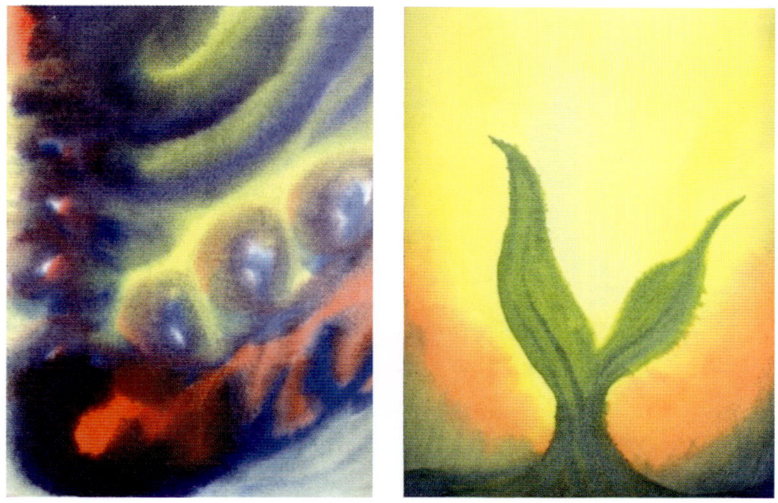

Abb.14: Erstes und letztes Bild einer malerischen Therapiesequenz (Patientin mit Mamma-Ca)[78]

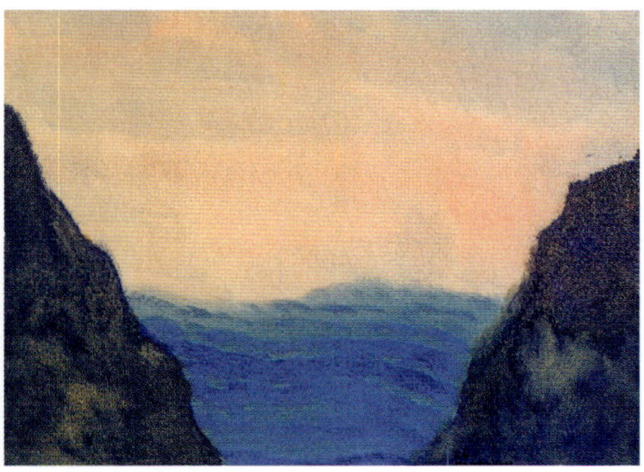

Abb. 15: Das letzte Bild[79]

5. Therapieprinzipien in der Maltherapie

In der Maltherapie gehen wir von der Wesensgliederdiagnose des Patienten mit seiner Erkrankung aus und entwickeln daraus und auf der Grundlage des Erstbildes den Heilbedarf. Dieser ist noch allgemein formulierbar: Geht es darum, die Wesensgliederaktivität im Stoffwechsel-Gliedmaßen-System durch dynamisches Zeichnen, durch wärmeverbundene Farben zu verstärken? Oder sind die formenden Kräfte des Nerven-Sinnes-Systems zu unterstützen? Es gibt demzufolge unterschiedliche Therapieziele. Sie fügen sich zu einem Organismus von sieben therapeutischen Prozessen, die dann durch konkret differenzierte Anwendungen (z. B. Auswahl des Farbmaterials, Farbe, Motiv) zur Wirksamkeit kommen. Dabei regt die Maltherapie Prozesse an, die mit dem dreigliedrigen Organismus in Beziehung stehen. Denn das Nerven-Sinnes-System vermittelt formende und gestaltende Prozesse im menschlichen Organismus. Das Stoffwechsel-Gliedmaßen-System betont demgegenüber nicht die Form, sondern den Prozess: Mannigfaltige dynamische Stoffwechselabläufe und Bewegungsvorgänge charakterisieren diesen funktionellen Bereich des menschlichen Organismus. Durch das Rhythmische System bringt der Mensch sich in ein „atmendes" Verhältnis zum Umkreis. Diesen drei Qualitäten entsprechen Prinzipien, die sich sowohl in der Arznei- als auch in der Heileurythmie, der künstlerischen und der Gesprächstherapie wiederfinden. Sie stellen ein dem dreigliedrigen Organismus entsprechendes, den verschiedenen therapeutischen Verfahren der Anthroposophischen Medizin zugrunde liegendes Instrument dar.

Das **erste Therapieprinzip** besteht in dem Begrenzen und Formen eines Krankheitsprozesses: Bei der Allergie entwickeln sich zentrifugale Prozesse, die bis in die Peripherie des Organismus reichen und eine exsudativ-auflösende Qualität zeigen. Die notwendige therapeutische Geste besteht in dem Formen, Gestalten und Begrenzen dieser entzündungsartigen Krankheitsprozesse. Quarz oder Citrus/Cydonia kommen unter diesem Aspekt zum Einsatz und formen die allergische „Entzündung". Entsprechende Qualitäten finden sich in der Maltherapie. So führen das Schichten, geometrische und Formen-Zeichnen zu Formung und Begrenzung.

Das **zweite Therapieprinzip** nannte Rudolf Steiner das Abnehmen. Bei einer Sklerosekrankheit der Nieren oder auch der Arteriosklerose kommen Arzneimittel zur Anwendung, die diesen Krankheitsprozess dem Patienten abnehmen, damit die Wesensglieder wieder gesundend in den Leib eingreifen. Man wählt also eine Substanz in geeigneter pharmazeutischer Zubereitung, die eine pathologische Wesensgliederwirksamkeit abnimmt. Auch dieses Prinzip findet sich in der Maltherapie. Hier tritt dieser Prozess nun in das Bewusstsein ein: Im Erstbild begegnet der Patient in vielen Aspekten sich selbst. „So bist Du!" ist die Aussage, die im Beginn der kunsttherapeutischen Behandlung sicht- oder hörbar wird. Sie führt zu einem Impuls der Verwandlung. Durch das Erkennen befreit sich der Mensch von der bindenden Wirksamkeit der in der Krankheit wirkenden Kräfte, schaut sie an und entwickelt nun den Impuls zur Verwandlung. Beim Arzneimittel geschieht dies unterhalb der Schwelle des Bewusstseins, hier nimmt es den Krankheitsprozess prozessual ab und die von ihm befreiten Wesensglieder können sich physiologisch reorganisieren. In der Kunsttherapie realisiert sich dieses Prinzip im bewussten Anschauen und Erkennen, das dann zur heilenden Aktivität leitet. Erkennen und Heilen erscheinen in ihrem inneren Zusammenhang.

Das **dritte Therapieprinzip** „übernimmt" einen notwendigen Gesundungsprozess. Dieses Prinzip kommt bei zahlreichen entzündlichen Erkrankungen zum Einsatz. Gibt man beispielsweise bei einem fieberhaften Infekt Belladonna, so übernimmt das Arzneimittel teilweise den entzündlichen Gesundungsprozess. Das Fieber sinkt deswegen nicht gleich, doch fühlen sich die Patient:innen besser, weil sie von einer enormen Anstrengung durch die Entzündung entlastet sind. So dient das übernehmende Therapieprinzip dem verantwortungsvollen Umgang mit der Inflammation. Entzündung und fieberhafte Erkrankungen sind in der Regel keine Indikationen für die Kunsttherapie. Allerdings können die Therapeut:innen vielen seelisch und leiblich geschwächten Patienten dadurch helfen, dass sie sie im Malprozess direkt unterstützen und dadurch die Arbeit für sie „überehmen". Der Patient ist im rezeptiven Mittun aktiv, bis er dann selbst die Bilder gestalten kann.

Das **vierte Therapieprinzip** charakterisierte Rudolf Steiner im Sinne eines „Lernens am Modell". Er entwickelte das Prinzip an Arzneimitteln, die dem dreigliedrigen Organismus das Vorbild für eine gesunde Wesensgliederwirksamkeit geben. Auch in der Malttherapie gestaltet sich der therapeutische Prozess am gesunden Vorbild, das der Patient dann nachschafft. Wenn Patient:innen ein zu ihrer Erkrankung passendes Motiv aus den Grimmschen Märchen gestalten, so orientiert sich der therapeutische Prozess an einem „gesunden" Vorbild, das eine tiefe Wirksamkeit im Organismus entwickelt.

Das **fünfte Therapieprinzip** transformiert einen Krankheitsprozess: Eine z. B. dem Nerven-Sinnes-System entsprechende Wesensgliederwirksamkeit, die aber am falschen Ort erscheint, wandelt sich in diejenige des Stoffwechsel-Gliedmaßen-Systems. Bei einem muskulären Krampf z. B. löst sich durch Bewegung und Wärme der astralische Leib aus seiner zum Nerven-Sinnes-System orientierten schmerzhaften Aktivität und zieht in gesunder Weise wieder in das Stoffwechsel-Gliedmaßen-System ein. Das transformierende Prinzip führt also einen dislozierten Prozess an seinen physiologischen Ort. Im Erstbild erscheint zunächst die in der Erkrankung veränderte Dreigliederung. Möglicherweise zeigen sich harte, gegenständliche Gestaltungen, die auf die Sklerose deuten und nun in einen lösenden und in die Bewegung führenden Prozess zu transformieren sind.

Ein **sechstes Therapieprinzip** erwähnte Rudolf Steiner 1921 und bezeichnete es mit „Stoß und Gegenstoß". Einem therapeutischen Reiz folgt die Antwort des Organismus. In der Naturheilkunde finden wir dieses Prinzip in der Reiztherapie, welche die heilende Antwort des Organismus induziert. Die Originalstelle bei Steiner bezieht sich auf die Anwendung von Aschepräparaten. Wir setzen diese vor allem bei Erkrankungen der Atmungsorganisation ein: Ein mineralisierendes Arzneimittel lässt als therapeutische Antwort heilend-regenerierende Lebenskräfte entstehen. Die Kunsttherapie setzt entsprechende Elemente ein, die als „Reiz" wirken und nachfolgend die heilende Reaktion entstehen lassen. So wirkt beispielsweise in der Maltherapie nicht nur die eingesetzte Farbe, sondern auch ihre Komplementärfarbe, die sich als innere Antwort im Patienten entwickelt. Diese spielt bei den sog. Farbmeditationen nach Rose Maria Pütz (1913-2002) eine besondere Rolle und wirkt offensichtlich mit der reaktiven farberschaffenden Aktivität stärkend auf die ätherische Organisation. Rudolf Steiner erwähnte in einem anderen, nämlich pädagogischen Zusammenhang die Bedeutung der Komplementärfarbe: *„Ein aufgeregtes Kind muß man mit roten oder rot-gelben Farben umgeben und ihm Kleider in solchen Farben machen lassen, dagegen ist bei einem unregsamen Kinde zu den blauen oder blaugrünen Farben zu greifen. Es kommt nämlich auf die Farbe an, die als Gegenfarbe im Inneren erzeugt wird. ... Hat das aufgeregte Kind eine rote Farbe in seiner Umgebung, so erzeugt es in seinem Inneren das grüne Gegenbild. Und die Tätigkeit des Grünerzeugens wirkt beruhigend, die Organe nehmen die Tendenz des Beruhigung in sich auf."*[77] Obgleich sich diese Aussagen auf einen anderen Zusammenhang beziehen, geben sie doch einen Hinweis auf die therapeutische Wirkung der Reaktion im menschlichen Organismus. Auch M. Hauschka wies auf dieses Prinzip in der Maltherapie: *„Es gibt nur ein Gesetz, das auch für die Hydrotherapie gilt. Dieselbe Kraft, die ich von außen heranbringe, locke ich aus dem Inneren an die Peripherie ... und die Farben rufen daher auch die Komplementärfarben hervor."*[78]

Mit dem **siebenten Therapieprinzip** verstärken wir eine Wesensgliederaktivität im Organismus. Wenn in der Onkologie eine Fieberinduktion erfolgt oder Bitterstoffe die exokrine Drüsenaktivität unterstützen, so verstärken die angewandten Arzneimittel die jeweilige Wesensgliederwirksamkeit. Auch beim Malen setzen wir das verstärkende Therapieprinzip ein: Dynamisches Zeichnen und die aktivierende Farbwahl unterstützen die Wirksamkeit der Wesensglieder.

Diese sieben Prinzipien sind zur Orientierung in der Behandlung eine große Hilfe. Wir nehmen den Patienten mit Fragen wahr: Was brauchst Du? Wie finde ich mit Dir das für Dich Gute? Ist ein Krankheitsprozess abzunehmen oder bedarf es einer Verstärkung von Wärme und Bewegung? Braucht es orientierende Kräfte im Sinne des Lernens am Vorbild, am „Modell"? Ist ein Reiz zu setzen, so dass sich die therapeutische Antwort als Eigenaktivität des Patienten ergibt? Kann er überhaupt aktiv werden und verfügt er über die hierzu notwendigen Ressourcen, wenn ein therapeutischer Reiz erfolgt? Insofern ist bei jeder Behandlung zu entscheiden, ob ein formendes Therapieprinzip dem Krankheitsprozess gegenüberzustellen ist, ob er sich abnehmen lässt oder ob eine dynamisierende Durchwärmung erforderlich scheint.

Die sieben Therapieprinzipien verstärken die heilenden Kräfte, die der Patient selbst zum Gesunden aufruft. *„Heilen besteht eben darin, dass man dasjenige, was im menschlichen Organismus als ursprüngliche Heilkraft schon vorhanden ist, durch äußere Mittel unterstützt.“*[79] Dabei lassen sie sich miteinander kombinieren und im Verlauf differenziert einsetzen. Durch sie entsteht ein gemeinsames, verbindendes Instrument für alle in der Patientenbehandlung beteiligten Berufsgruppen, so dass ein abgestimmtes Zusammenwirken, also eine therapeutische Gemeinschaftsbildung entsteht.

1. Begrenzung, Formung	Zeichnen, Schichten
2. Abnehmen	Im Erstbild die Erkrankungstendenzen erkennen und im therapeutischen Prozess verwandeln
3. Übernehmen	Maltherapeutische Anleitung und Führung
4. Lernen am Modell	Legenden- und Märchenmotive
5. Transformieren	Aus der Anspannung und Verkrampfung lösende malerische Prozesse wie Flechtbänder, „atmende Lemniskaten“
6. Stoß/Gegenstoß	Reiz und Reaktion, Komplementärfarbe
7. Verstärken	Dynamisches Formenzeichnen, aktivierendes Malen

Abb. 16: Die sieben Prinzipien in der Maltherapie

6. Indikationen und Krankheitsbilder

Die Maltherapie orientiert sich an den ersten Arbeiten der Patient:innen, die wie eine „bildgebende Diagnostik“ die leibliche, seelische und geistige Wesenheit offenbaren. Für ihre Interpretation und die daraus folgende Therapie sind die vier großen Krankheitsprozesse, wie sie sich aus der Dreigliederung des menschlichen Organismus ergeben, zu berücksichtigen. In der Maltherapie entwickelt sich meist eine konzentrierte Stille mit einem mediationsähnlichen Erleben der Farben und Motive. Das hat physiologische Rückwirkungen auf den Organismus, die für die Meditation bereits beschrieben sind und immer besser verstanden werden. Eine Einstimmung und Vorbereitung leitet in die maltherapeutische Tätigkeit des Patienten. Sie gestaltet den Übergang von dem meist hektischen Alltag oder auch Krankenhausbetrieb zur konzentrierten Aufmerksamkeit im Malen. Dieser schließt sich eine „Nachbereitung“ an, in der das Erlebte in der Nachruhe wirkt.

6.1 Sklerosierende Erkrankungen

Kommt es zu einem Überwiegen des Nerven-Sinnes-Systems, so entstehen Skleroseprozesse im Organismus. Diese entwickeln sich sehr unterschiedlich und betreffen verschiedene Organsysteme. Zu den besonders häufigen Skleroseerkrankungen zählen das metabolische Syndrom und der Diabetes mellitus Typ 2. Die Maltherapie muss hier die Wesensgliederaktivität im Stoffwechsel-Gliedmaßen-System verstärken. Oftmals ist die ätherische Organisation geschwächt, ggf. im Rahmen chronisch-entzündlicher, in die Sklerose führender Prozesse. Zur Belebung des Ätherleibes eignet sich die Maltherapie. Dabei kommt z.B. die Nass-in-Nass-Technik zum Einsatz: Das wässrige Element kann seelische Verhärtungen auflösen und zum inneren Loslassen führen. Die wässrige Farbe spricht darüber hinaus die Lebensorganisation an und wirkt der Erschöpfung vitalisierend entgegen. Bei sklerosierenden Erkrankungen besteht eine funktionelle Dominanz der verhärtenden Kräfte des Nerven-Sinnes-Systems. Entsprechend sind Bewegung und Wärme zu aktivieren. Dies geschieht im Sinne der leiborientierten, physiologischen Farbwirkung mit karminroten, warmen Farben in dynamischen Gestaltungen. Sie lassen sich bis zum Orange führen und in der „Feuerkraft" steigern.[80] Das regt den Willen der Patient:innen an und führt ihn in das Stoffwechsel-Gliedmaßen-System. Wie die äußere, körperliche Bewegung und Wärmeanwendung therapeutisch wirkt[81], so die innerliche Bewegung und Erwärmung in der Maltherapie. Bei neurodegenerativen Skleroseerkrankungen braucht die Aktivierung des Stoffwechsel-Gliedmaßen-Systems ihre Lenkung zum Nerven-Sinnes-System. Das erreicht man, indem man die roten Farben zu den blauen führt. Das unterstützt die gesundenden Strukturkräfte.

In der Arzneitherapie setzen wir die Mistel bei sklerosierenden Erkrankungen – auch außerhalb ihrer onkologischen Indikation[82] – zur Anregung der Wärmeorganisation ein. In dieser Wirksamkeit entspricht sie den rötlich-warmen Farben. Umgekehrt verstärkt die Christrose die Strukturkräfte des Nerven-Sinnes-Systems. In die Maltherapie übersetzt, entspricht die Wirksamkeit der Christrose eher den blauen Farbtönen und deren strukturierender Kraft. So spricht die Maltherapie bei sklerosierenden Erkrankungen die Wesensglieder differenziert an: Zur Verstärkung der Willensaktivität des Ichs kommen die dynamischen Zeichnungen und farblichen Gestaltungen in rötlichen Tönen zum Einsatz. Bei depressiver Seelenstimmung eignen sich sonnengelbe Farben zum Aufhellen der Seele. Der Zusammenhang der Farben mit dem Lebendigen stärkt die ätherische Organisation. Besteht hier eine Problematik, kenntlich an innerlich erlebter Erschöpfung, Appetitlosigkeit und Schwäche, so kommt das Grün als Farbe des Lebendigen in Betracht. Dabei kann es sich aus Blau und Gelb als vermittelnde Qualität in der Bildgestaltung ergeben und seine therapeutische Kraft gerade im Spannungsfeld dieser Farben entwickeln. Geeignete Übungen für die Unterstützung der ätherischen Organisation sind beispielsweise motivische Gestaltungen zum Entstehen und Werden in der Natur, die mit den Prozessen des Verwelkens und Vergehens kontrastieren.

6.1.1 Arteriosklerose

Skleroseprozesse kennen unterschiedliche Manifestationen. Wir unterscheiden die Arteriosklerose im Nervensystem (cerebrovaskuläre Insuffizienz), die kardiale Sklerose (koronare Herzkrankheit) und diejenige der Gliedmaßen (peripher arterielle Verschlusskrankheit). Für diese Skleroseerkrankungen gilt, dass sie zwar hauptsächlich im Gefäßsystem auftreten, aber auch in ihre Umgebung hereinwirken. So geht die koronare Herzkrankheit mit einer myokardialen Fibrose einher. Die Komplikationen der cerebrovaskulären Insuffizienz führen zu Hirninfarkte und ebenso geht die peripher arterielle Verschlusskrankheit mit Skleroseprozessen in den Gliedmaßen einher bis hin zum angiopathischen diabetischen Fußsyndrom. Für alle diese Skleroseerkrankungen gelten die dargestellten maltherapeutischen Gesichtspunkte in einer der Dreigliederung entsprechenden Gewichtung. Für die koronare Herzkrankheit ist einerseits das vermittelnde Grün therapeutisch wichtig, andererseits sind es die sonnengelben Farben. Die rhythmischen Funktionen tragen das Leben der ätherischen Organisation. Andererseits stehen sie mit dem Sonnenrhythmus (Synchronisierung der zirkadianen Rhythmen durch den Tageslauf) in Beziehung. Grüntönungen orientieren sich dabei mehr auf die Ebene des Lebendigen und verstärken seine

Wirksamkeit (z.B. bei erschöpften Patient:innen), sonnengelbe Farben entsprechen den Sonnenkräften (bei seelischer Lichtlosigkeit, depressiver Stimmung und seelischer Finsternis). Sonnenkräfte ermöglichen im Lebendigen der Pflanze erst das Grün. Die therapeutischen Indikationen für die gelben und grünen Farben zeigen sich in diesem Naturbild. Pfirsichblüt steht den aufbauenden ätherischen Kräften nahe und wirkt durch seine vermittelnde Qualität (s.o.) über die Nachtaktivität der Wesensglieder in der Herzregion. Damit schließt sich der Tages- mit dem Nachtbogen des Farbenkreises in der Therapie der kardialen Erkrankungen..

6.1.2 Herzinsuffizienz

Die Herzinsuffizienz ist eine verhärtende, stauende und sklerosierende Erkrankung und führt zu Fibrosen der gestauten Organe und auch des Herzens. Zur Metalltherapie gehören das Eisen zur Verstärkung der Wesensgliederaktivität im Stoffwechsel-Gliedmaßen-System, das harmonisierende Gold (auch beim depressiven Patient:innen z.B. als Hypericum Auro cultum) und aufgrund der endothelialen Dysfunktion und kardialen Relaxationsstörungen das Kupfer. In das Malen übertragen spricht das für die Anwendung der sonnengelben Farben und von hier ausgehend für Variationen zum Grün, das in Kupferverbindungen (z.B. Malachit) erscheint, und zum Karminrot, das der Eisenwirksamkeit entspricht. Es sind die Farben, die das Gold kennt: In kolloidaler Zubereitung entwickelt sich aus der sonnengelben Farbe das leuchtende Rot, wie es in den Kathedralenfenstern zu finden ist, im durchscheinenden Licht zeigt der aufgedampfte Goldspiegel die grüne Farbe. Rudolf Steiner beschrieb hierzu eine meditative Vertiefung in das Wesen des Goldes, die von seiner Farbigkeit ausgeht und auch die Komplementärfarben einschließt: „*Ich schlage es in eine dünne Platte und bekomme, wenn ich so durchschaue, Grünliches. Es sieht grünlich aus. Es erweckt, indem es so grünlich ausschaut, nicht nur durch eine verworrene Analogie, sondern gerade, wenn ich mit tieferen Seelenkräften an dieses Goldplättchen herangehe, dasselbe innere Erlebnis, was die grüne Wiese, die grüne Pflanzendecke der Erde erweckt. Aber dadurch, daß ich mich recht vertiefe mit meinen Seelenkräften in das kleine durchschimmernde Goldplättchen, wird auch die entgegengesetzte Seelenkraft erweckt. Und ich bekomme, indem ich das grünlich schimmernde Goldplättchen hier habe, wenn ich überall aufschaue, überall hinschaue, wegschaue, ich bekomme – nicht wie der physiologische Physiker sagt, nur eine Kontrastwirkung, sondern in diesem allem liegt in der Kontrastwirkung eine ganze Welt – den Eindruck einer ganzen in sich schimmernden Welt, einer ganzen in sich schimmernden Welt, die da wie im mattrötlichen, bläulichrötlichen Lichte um mich herum überall schimmert. Und ich weiß in dem Augenblicke, in dem Stückchen Gold, das so klein ist, liegt die ganze Welt da. Und dieses kleine Stückchen Gold, das ich in der Hand habe, das hier grünlich schimmert, das ist eigentlich eine ganze Sphäre. In dieses kleine atomistische Stückchen, in das ist sie verdichtet. Ich kann nicht ein Stückchen Gold haben, ohne daß es eine ganze Sphäre ist, ohne daß es ein Knotenpunkt ist aus einer Sphäre, einer ganzen Sphäre, so daß ich gewissermaßen lerne, in dem Blau-Roten, in dem Blau-Violetten einer Sphäre zu leben ... Ihr bekommt durch diesen leuchtenden Eindruck in mattblau-rotem Lichte eigentlich die innere Wahrheit des Satzes: Das Gold ist Sonne. Es ist ganz Sonne. - Nun, da habt Ihr diesen einen Knoten, der hier einfach anzeigt, daß im Weltenraum Gold Sonne ist und daß Gold-Sonne mit dem ätherischen Leibe verwandt ist.*“[83]

Bei der linksführenden Herzinsuffizienz mit kardial bedingter Luftnot muss man die astralische Organisation aus ihrer verfestigenden Aktivität führen. Es bedarf einer lösenden „Kupferqualität“, die man durch den Übergang von kühlen Blautönen zum Cobaltblau erreicht. Die Seele löst sich aus ihrer Anspannung und weitet sich im meditativen Farberleben in die Ferne des Himmels. Die Übungen führen dann zum Rot, das die Bewegungs- und Willenskraft energetisiert und in dynamischen Malbewegungen gestaltet wird. Rhythmische, zum Beispiel lemniskatische Bewegungen harmonisieren die zum Nerven-Sinnes-System ausgelenkte Wesensgliederwirksamkeit und fördern das Rhythmische System. Die maltherapeutischen Reihen sollen in Farbwahl und Motivgestaltung zu einem Ausgleich führen, welche die Leuchtekraft im Nerven-Sinnes-System mit der bei der Herzinsuffizienz so deutlich im Stoffwechsel-Gliedmaßen-System wirkenden Schweremacht harmonisiert. Beispielsweise lässt sich Gelb in ein kühleres, mit dem Nerven-Sinnes-System verbundenes Blau (in dieser Übung also kein Kobaltblau) in aufrechter, nach oben gerichteter lemniskatischer Bewegung führen und dringt nach unten in das Rot des Stoffwechsel-Gliedmaßen-Systems. Die Malbewegung muss dabei „mit frischer Farbe" vom gelben Zentrum des Bildes immer wieder neu beginnen, um Vermischungen im Zentrum des Bildes zu vermeiden. Im mittleren Bildbereich entstehen dadurch (das aufrechte Format ist hier besonders geeignet) Grüntöne, im unteren Menschen aktiviert sich die rötliche Farbe zum willensaktiven Feuerrot.

Bei der rechtsführenden Herzinsuffizienz ist die ätherische Organisation besonders eingeschränkt. Wir bemerken Unterschenkelödeme als desintegrierte Flüssigkeit und genauso die Appetitlosigkeit mit ggf. kardialer Kachexie. Hier bedarf es nun der Unterstützung der ätherischen Organisation. Dies geschieht durch die Verstärkung der Nachtwirksamkeit der Wesensglieder. Gelbe Farben werden in der Begegnung mit unterschiedlichen Blautönen zum Grün, das in seinem Farbspektrum vom Mai- bis zum Sommergrün der Blätter die Verwandlung des Sonnenlichtes in das Leben der Pflanzen verbildlicht und im meditativen Farberleben wirkt. Geeignete Übungen sind auch hier motivische Gestaltungen zum Entstehen und Werden in der Natur, im Kontrast zum Verwelken und Vergehen. Warme Blautöne führen über die karminrote Farbe die aufbauende Wesensgliederaktivität in das Stoffwechsel-Gliedmaßen-System. Zur Unterstützung der ätherischen Organisation sind die Aquarellfarben besonders geeignet.

6.1.3 Chronisch obstruktive Lungenerkrankung (COPD)

Die chronisch obstruktive Lungenerkrankung ist eine fortschreitende, typischerweise nur teilweise reversible Atemwegsobstruktion und gehört zu den Sklerosen. Zentrale Risikofaktoren sind das Rauchen und die Belastung mit Umweltschadstoffen. Akute infektiös bedingte Exazerbationen können in die chronische Inflammation übergehen und die Progression der COPD vorantreiben. Aufgrund ihres progredienten klinischen Verlaufs stellt sie erhebliche therapeutische Herausforderungen, die ein integratives Konzept einfordern. Die COPD geht oft mit weiteren „Skleroseerkrankungen" wie dem Diabetes mellitus, Metabolischem Syndrom und kardiovaskulären Leiden, auch mit Depression und Angsterkrankungen einher. Den chronisch obstruktiven Lungenerkrankungen und den begleitenden Erkrankungen liegt eine Dominanz des Nerven-Sinnes-Systems zugrunde. Die akute Entzündung kann dieses Ungleichgewicht nicht ausgleichen und wird zum chronischen, in die Sklerose führenden Krankheitsprozess. Dabei entwickelt sich eine Polarität: Beim pinkpuffer-Typ überwiegen die Verhärtungs- und Sklerosequalitäten; die Lunge entwickelt eine Tendenz des „Kopfwerdens". Das übersteigerte Bewusstsein in der oftmals quälenden Dyspnoe ist begleitet von einem zunehmend in seinen Atemexkursionen eingeschränkten und damit in seiner Beweglichkeit eingeengten Thorax. Diesem Erkrankungspol steht der blue-bloater-Typ gegenüber, der eine chronisch-inflammatorische Symptomatologie prädominieren lässt. Hier sind es Stoffwechselprozesse der Entzündung, die das Krankheitsbild beherrschen.

In der Maltherapie geht es um die Harmonisierung des Atemrhythmus, um das Weiten des Atmungsraumes und die Verstärkung der Wesensgliederaktivität im Stoffwechsel-Gliedmaßen-System. Bei der COPD eignen sich besonders Aquarellfarben: Den Pinsel führt man in der Waagrechten mit dem Atem von links nach rechts („Raumen"). Die Patient:innen arbeiten mit der „Horizontalen" und bringen die Bildgestaltung in das Fließen. Neben Aquarellfarben ist auch Pastellkreide geeignet.[84] Die rhythmische Maltechnik spricht den Atemrhythmus an. Es lassen sich „atmende Lemniskaten" gestalten oder der fließende Charakter von Flechtbändern üben. Die Atmung vermittelt zwischen dem Innen und Außen, aber auch zwischen dem Nerven-Sinnes- und dem Stoffwechsel-Gliedmaßen-System. Insofern kommen Farbübergänge aus dem Regenbogen in Betracht, der sich als Farbenwelt zwischen dem Licht des Nerven-Sinnes-Systems und der Dunkelheit im Stoffwechsel-Gliedmaßen-System entfaltet. Farbverläufe vom Grün zum Gelb orientieren die Wesensglieder zum Nerven-Sinnes-System; vom Grün bis zum Blau demgegenüber in das Stoffwechsel-Gliedmaßen-System.

Das Weiten des Atmungsraumes erfolgt über die Farbwahl: Cobaltblau führt in die Weite und löst die seelische Anspannung. Geeignet ist ein Farbübergang vom hellen Blau zum Cobaltblau. Im hellen Blau scheint noch das Weiß des Papiers durch, es spricht das wache Bewusstsein des Menschen an. Beim Übergang zum Cobaltblau entsteht „Tiefe". Das seelische Empfinden weitet sich. Als Bildmotiv eignet sich der Übergang vom hellen, horizontnahen Blau zum tiefen Himmelsblau. Motivische Bildgestaltungen lenken die Seele aus der Anspannung und öffnen den Atemraum: Bilder mit dem Motiv des weiten Meeres, mit Himmelsstimmungen und dem Sonnenauf- oder -untergang lösen die angespannte Seele und führen in die Weite mit unmittelbarer Rückwirkung auf die Atmung. Diese maltherapeutischen Übungen entsprechen der Kupferwirksamkeit in der Arzneitherapie.

Das Rot aktiviert den Willen im Stoffwechsel-Gliedmaßen-System und unterstützt die dynamische Qualität der Bildgestaltung. Diese Übung entspricht der Eisenwirksamkeit in der Arzneitherapie der COPD.

Klagen Patient:innen über Erschöpfung und Schwäche, so kommt das Grün als Farbe des Lebendigen in Betracht. Violett und Magenta unterstützen die aufbauende Nachtwirksamkeit der Wesensglieder und verstärken damit die ätherische Organisation.

6.1.4 Neurodegenerative Erkrankungen

Zu den Skleroseerkrankungen gehören die demenziellen Syndrome, sowohl vaskulärer als auch neurodegenerativer Genese. Auch hier gilt, dass man die durchwärmende, willensaktive Wirksamkeit der Wesensglieder unterstützen muss. Hierfür eignen sich maltherapeutische Folgen, die zum warmen Rot führen. Demgegenüber fördern kühlere Blautöne die Strukturkräfte des Bewusstseins. Letztere werden dann bis in die Gestaltung geführt, ggf. bis zum geometrischen Zeichnen. Die Willensaktivität leitet demgegenüber von den roten Farbtönen in dynamische Gestaltungsprozesse, ggf. bis zum dynamischen Zeichnen. Bei Unruhe kann das Schraffieren hilfreich sein. Es steigert die Konzentrationsfähigkeit und führt über die motorische Aktivität die innere Unruhe in die äußere Bewegung. Einzelne Studien bei milden Alzheimer-Formen sprechen für einen positiven Einfluss der Maltherapie bei diesen Krankheitsbildern. (Ein Vergleich mit der Musiktherapie (Singen) ergab, dass sowohl Gesangs- als auch Malinterventionen zu einer signifikanten Schmerzreduktion, verminderten Angstzuständen und verbesserter Lebensqualität führten. Nur die Maltherapie reduzierte die Depression. Die Leistung des verbalen Gedächtnisses blieb in der Musiktherapiegruppe über die Zeit stabil, nahm aber in der Maltherapiegruppe ab.[85])

Das Denken hat eine innere Beziehung zum Licht. Wir kennen entsprechend die Abhängigkeit kognitiver Funktionen vom Sonnenlicht[86], aber auch von der Pflege des inneren Lichtes, das sich in der Meditation als lichtvolle Denkaktivität entwickelt.[87] Insofern kommt der Maltherapie eine besondere Bedeutung für die Unterstützung der kognitiven Fähigkeiten bei Patient:innen mit neurodegenerativen Erkrankungen zu. Dabei stehen unterschiedliche Gelbtöne im Mittelpunkt: Das kühlere Gelb entspricht dem klaren, aber kalten Licht der Gedanken, das sonnenfarbene Licht dem schöpferischen, warmen und lebensvollen Denken, dem „Herzdenken". Weitere Abdunkelungen des Gelbs durch rötliche Farben verstärken die Willensaktivität im Denken. In der Bildgestaltung betonen die geometrisch-zeichnerischen Elemente die strukturierten Gedanken das Nerven-Sinnes-System; die atmenden Formverwandlungen und -wiederholungen den mittleren Menschen und die dynamische malerische Aktivität die Willenskraft im Denken. Das Malen von Mineralien, Pflanzen und Tieren aus der natürlichen Umgebung fördert die Schulung und Aufmerksamkeit. Dabei kann man Motive nach Farbgesichtspunkten auswählen (Herbstfarben der Blätter, gelbe Sonnenblume, rötliche Rosenmotive, grüne Pflanzen) und mit geeigneten Umgebungsfarben (grüne Wiese, blauer Himmel) in das „Gespräch" bringen.

Skleroseerkrankungen gehen sehr häufig mit der Depression als seelischer Lichtlosigkeit einher. Hier bedarf es eines maltherapeutischen Ansatzes, der darüber hinaus Licht, Wärme und Bewegung in die Seele trägt und sie dadurch aus der oftmals gefühlten Erstarrung löst. Bei einigen Skleroseleiden atmet die Seele nicht ausreichend zwischen innen und außen. Die Betonung der Bewusstseinswelt führt dann zu einer „Gefangenschaft" im eigenen Seelenleben und zu wenig Interesse für die umgebende Welt. Bei diesen eher verschlossen wirkenden Patient:innen eignet sich das Scharlachrot.[88]

Schließlich braucht es geistig neue Perspektiven, welche die Maltherapie mit motivischen Gestaltungen vorbereitet.

6.2 Karzinom

Entwickelt sich eine für das Sinnessystem typische Wesensgliederwirksamkeit „am falschen Ort", so bildet sich das Malignom.[89] In der Sinneswahrnehmung verbinden sich Seele und Geist des Menschen mit dem Umkreis. Der Wahrnehmende ist mehr bei den Dingen seiner Umgebung, als bei sich selbst. Eine ähnliche Wesensgliederwirksamkeit findet sich beim Karzinom. Auch hier lösen sich die astralische und die Ich-Organisation von den unteren Wesensgliedern. Diese entbehren dann der Gestaltungskräfte und entwickeln eine autonomisierte Proliferation. Nun muss man diese Dominanz des Sinnessystems in der Karzinomentwicklung ausgleichen und die Wesensgliederaktivität im Stoffwechsel-Gliedmaßen-System verstärken. Dabei brauchen die ungeformten proliferativen Lebensprozesse Gestaltungskräfte durch die oberen Wesensglieder.

6.2.1 Verstärkung der Lebensorganisation

Die durch den Tumor geschwächte ätherische Organismus der Patient:innen benötigt eine Anregung ihrer Lebensprozesse. Hier ist die Maltherapie von einer wesentlichen therapeutischen Bedeutung. Die seelische Ebene spielt in der onkologischen Behandlung eine große Rolle und beeinflusst die Lebensorganisation. Anspannung und Unruhe haben nicht nur auf das Immunsystem negative Auswirkungen. Stress und seelische Anspannung orientieren die astralische und Ich-Organisation zum Nerven-Sinnes-System. Lebensprozesse – wie die immunologischen Reaktionen auf den Tumor – werden dadurch eingeschränkt. Die immunsuppressiven Effekte von Stress und seelischer Belastung sind hinsichtlich der Infektanfälligkeit bekannt.[90,91,92] Umgekehrt führt die Abnahme von Unruhe und Stressgefühl zu verbesserten immunologischen Funktionen (gesteigerte zytolytische Aktivität der natürlichen Killerzellen).[93] Die unter „Stressbedingungen" aktivierte chronische Entzündung beruhigt sich mit abfallenden CRP-Werten.[94]

Daraus ergeben sich die maltherapeutischen Konsequenzen. Es geht zunächst um die Stärkung der ätherischen Organisation bei den oftmals kachektischen Patient:innen. Der Tumor entwickelt autonomisierte Lebenskräfte, die sich aus dem Ganzen des Ätherleibes desintegriert haben. Demgegenüber führt die konsumierende Erkrankung zu einer Schwächung der Lebensorganisation des Patienten. Maltherapeutisch ist die aufbauende Nachtwirksamkeit der Wesensglieder zu stärken. Hierzu führen die hellen Tagesfarben über das Grün in die dunkleren Nachtfarben. Geeignet sind die Farbverwandlungen des Abendhimmels, die über das leuchtende Goldgelb der Sonne, dann das milde Grün der beschienenen Wiesen zu den purpurnen, dann violetten und schließlich cobaltblauen Farbtönen reichen. Lichtkräfte der Sonne werden so im Lebendigen wirksam. Entscheidend ist hier das zugrundeliegende Prinzip und nicht die beispielhafte Übung. Es kommen vor allem Wasserfarben zum Einsatz, die über die Verbindung der Farbwelt mit dem wässrigen Element in besonderer Intensität die ätherische Organisation ansprechen und zu ihrer Kräftigung beitragen. Patienten fühlen eine vermehrte innere „Vitalität" sowie weniger Erschöpfung, Schwere und depressive Stimmungen in der Seele.[95,96]

Viele Patient:innen klagen über Appetitlosigkeit. Sie entsteht einerseits durch eine geschwächte ätherische Organisation, die nicht mehr ausreichend die astralischen, stoffwechselorientierten Impulse aufnimmt. Andererseits kann auch die astralische Organisation selbst durch Anspannung und seelische Erfahrungen, „die den Appetit verschlagen", Ursache der Appetitlosigkeit sein. Für die Verstärkung der Wesensgliederaktivität im Stoffwechsel sind die folgenden Gesichtspunkte eine Hilfe. Im Nerven-Sinnes-System erleben sich die oberen Wesensglieder zentriert. Das Ich bildet das Zentrum des Bewusstseinsraumes. Im Stoffwechsel-Gliedmaßen-System wirkt das Ich demgegenüber aus der „Peripherie", dem Umkreis (siehe Abb. 16). Insofern kommen Bildfolgen in Betracht, die eine in den dunkleren Umkreis strahlende, zentral gelegene Helligkeit in die Peripherie führen, und die von dort aus in die dunkleren Farben einstrahlt und schließlich in dynamischen Formen wirkt. Die Farbempfindung führt die Lichtkraft der Seele in die bewusstseinsferne und in diesem Sinne „finstere" Stoffwechselorganisation.

6.2.2 Cancer related fatigue

Die Krebskrankheit geht oftmals mit Müdigkeit und Erschöpfung einher. Hier gibt es bereits Studien zur positiven Wirksamkeit eines integrativen Konzepts der Anthroposophischen Medizin, das die Maltherapie einschließt. Beim Karzinom haben sich die oberen Wesensglieder von den unteren schlafähnlich gelöst.[97] Dadurch entwickelt sich nicht nur die Müdigkeit, sondern auch eine eingeschränkte gestaltende Funktion mit der Folge der Entdifferenzierung und schließlich Malignisierung des Tumorwachstums. An der Stelle der Krebsentwicklung schläft der Mensch – so lässt es sich verkürzt formulieren. Damit braucht es eine der Tumorlokalisation im dreigliedrigen Organismus entsprechende Verstärkung der Wirksamkeit von Ich- und astralischer Organisation. Einerseits unterstützt die Kräftigung der ätherischen Organisation die Aktivierung der Wesensglieder und die Überwindung der Müdigkeit, andererseits braucht es nun die Farbgestaltungen einer „therapeutischen Morgenstimmung". Aus der Dunkelheit entwickelt sich über die Morgenröte das Licht mit sonnengelben Farben. Diese Übungen lassen sich dann zum Blau weiterführen, das dann die Bewusstseinskräfte und das Nerven-Sinnes-System unterstützt. Diese Motivwahl ist selbstverständlich beispielhaft gemeint. Morgen- und Nachtmotive gehören zu den maltherapeutischen Übungen im Rahmen eines integrativen Behandlungskonzepts für Mamma-Karzinom-Patient:innen mit cancer related fatigue, dessen Wirksamkeit dokumentiert ist.[98, 99]

6.2.3 Eine Hülle bilden

Die Karzinomerkrankung braucht als Versuch der „Sinnesorganbildung" therapeutisch die Schaffung einer Hülle. Diese entwickelt die Heileurythmie durch den Konsonanten B und ist maltherapeutisch durch warme, cobaltblaue bis in das Karminrote gehende motivische Gestaltungen zu erreichen, die ein helleres Zentrum umgeben. Hülle bedeutet einerseits Schutz, andererseits kann in ihr etwas Neues wachsen. So umgeben den Embryo vier Hüllen, die mit der Geburt als „erster Leichnam" zurückbleiben. Das Werdende in der Umhüllung lässt sich ebenfalls motivisch und in der Farbgebung aufgreifen, zumal es dem sich mit und durch die Erkrankung entwickelnden Menschen entspricht. Die Madonnenbilder sind hier eine wesentliche Anregung: Der himmelblaue Mantel umhüllt die warmen Rottöne des Kleides der Maria, auf deren Schoß das Kind sitzt. In ähnlicher Weise bedarf es einer umhüllenden Qualität im „Gespräch" mit der Wärme des Rots, aus dem sich die Werdekräfte für das Wesen des Menschen entwickeln.

6.2.4 Tumor und Atmung

Das Karzinom hat viele Beziehungen zur Atmung, in der die astralische Organisation lebt. So kommt es zu einem hypoxieähnlichen Stoffwechsel mit aerober Glykolyse. Sauerstoffmangel (Hypoxie) ist ein zentrales Charakteristikum des Mikromilieus solider Tumoren. Hypoxie stellt darüber hinaus einen ungünstigen Prognosefaktor dar. Sauerstoff dient der inkarnatorischen, den Leib ergreifenden Wesensgliederaktivität: „*Wenn im Menschen Sauerstoff ist, der noch nicht zur Kohlensäure verarbeitet wurde ..., so ist das, nach einer gewissen Richtung hin, das materielle Korrelat für den Willen*", formulierte es Rudolf Steiner.[100] Hypoxie weist umgekehrt auf die Lösung der astralischen und Ich-Organisation und führt zu Einschränkungen aufbauender Lebensprozesse (Ischämie). Den Zusammenhang der Tumorentwicklung mit der Atmung beschrieb Steiner schon früh: „*Wir können an eine Geschwulstbildung nur dadurch herankommen, daß wir uns sagen, es ist ein falsches Verhältnis zwischen dem physisch-ätherischen Organismus einerseits, insofern er sich in dem ausstrahlenden Stoffwechsel ausdrückt, und zwischen dem Ich-Organismus und dem astralischen Organismus andererseits, indem sie sich ausdrücken in dem Wärmeorganismus* und in dem Luftorganismus [Hervorhebung des Autors]. *Wir haben also vor allen Dingen, wenn wir die äußersten Grenzen nennen, das Verhältnis des Stoffwechsels zur Wärmeorganisation des Menschen ins Auge zu fassen, und wir erreichen das am besten gegenüber einer Geschwulst, namentlich wenn sie im Innern sitzt, aber auch im Äußeren ist das möglich ... dadurch, daß wir die Geschwulst umhüllen mit einem Wärmemantel. Es muß uns nur gelin-*

gen, die Geschwulst zu umhüllen mit einem Wärmemantel."[101] Für die Therapie geht es dann vor allen Dingen um die Berücksichtigung der Wärme.

Das oftmals anaerobe Tumormilieu führt zu einschneidenden Stoffwechselveränderungen, die als Warburg-Effekt seit den 1920er Jahren bekannt sind: Die „aerobe" Glykolyse (d. h. „anaerobe" Glykolyse auch bei ausreichendem Sauerstoffangebot) löst zunehmend den aeroben Stoffwechsel ab und es entwickelt sich ein saures Milieu (Umwandlung von Pyruvat in Lactat) – selbst in Gegenwart von Sauerstoff. Die abbauende Glykolyse entspricht einer autonomisierten astralischen Aktivität im Bereich des Tumors. Der Organismus „durchatmet" diesen nicht mehr ausreichend, und die Wesensglieder ergreifen und gestalten ihn dadurch nicht mehr in physiologischer Weise. Die geringere „Energieeffizienz" dieses Stoffwechselweges kompensiert der Tumor durch die hohe Glukoseaufnahme. Beseelte, atmende Wesen brauchen in aller Regel für ihr irdisches Dasein den Sauerstoff. Der Tumor entwickelt mit seinem veränderten Atmungssystem – ebenso wie in seinen zahlreichen Ähnlichkeiten zur Embryonalzeit – eine „vorirdische" Qualität. Er steht deswegen mit der Mistel als Heilpflanze in Beziehung, die entsprechend zu einer zurückliegenden Evolutionsstufe (Mondzustand der Erde) gehört. Mit der veränderten Atmungsphysiologie des Tumors kommt es zu dessen Desintegration und Herausgliederung aus dem Luftorganismus des menschlichen Leibes. Es entstehen Bereiche, die nicht physiologisch durchatmet sind. Insofern bedarf es der therapeutischen Anregung des Atmungsprozesses, zumal die Krebspatient:innen häufig auch seelisch in einer gestauten Einatmungsqualität leben. Dies geschieht in der Heileurythmie durch die Konsonanten L und M. Die Maltherapie unterstützt die zur Atmung gehörenden Merkurqualitäten. Jede Inspiration ist mit einem feinen Erwachen (Sympathikotonie) verbunden, jede Exspiration demgegenüber mit einer diskreten Tendenz des Einschlafens und mit relativ betonter Parasympathikotonie. Die hellen, gelblichen Farben fördern die Lichtkräfte des Bewusstseins und lassen sich bis in das Blau als Farbe des Erwachens führen. Umgekehrt leiten dunklere warme Farbtöne in den Schlaf. In der Bildgestaltung kann man das Grün in diese beiden Richtungen führen und in „atmende" Formen und Malbewegungen bringen. Mit dem Atmen hängt die Polarität von Peripherie und Zentrum zusammen. Manchmal ist es erforderlich, die Patient:innen wiederum zu sich selbst zu führen und in ihrem Leib verstärkt wirksam werden zu lassen. Metamorphosen von Punkt und kreisförmiger Fläche kommen hier in Betracht, die in ihren jeweiligen Übergängen (wachsendes Zentrum in die flächige Umgebung hinein, umgekehrt sich zum Zentrum zusammenziehende umgebende Flächengestaltung) gemalt werden.

6.2.5 Die Wärmeorganisation anregen

Die Ich-Organisation hat sich beim Karzinom aus dem Leib-Zusammenhang gelöst und sinnesorganähnlich eine periphere Wirksamkeit erreicht. Sie ist über die Wärme wiederum mit dem Organismus zu verbinden. Dies erreicht man durch dynamische Gestaltungen der hellen und warmen Farben. Es kommt darauf an, die therapeutischen Prozesse bis zur Aktivierung der Wesensglieder im Stoffwechsel-Gliedmaßen-System zu führen. Das Karzinom ist demgegenüber die Bildetendenz eines Sinnesorgans am falschen Ort. Ihr gegenüber sind die Wesensglieder aus dem Bereich des Nerven-Sinnes-Systems in das Stoffwechsel-Gliedmaßen-System zu führen. In diesem Sinne wirkt die Mistel mit ihren proinflammatorischen Wärme- und gestaltenden Kräften. Dynamisches Zeichnen, Farbgestaltungen und warme Farben sind hier wichtig. Aus den Blau-Stimmungen des Nerven-Sinnes-Systems führen sie zum Rot und tragen Wärmekräfte in das Stoffwechselsystem. Der Metabolismus hat aber nicht nur die abbauende Stoffwechselaktivität, also die Tagesseite, sondern auch eine aufbauende Nachtwirksamkeit. Diese braucht die dunklere Seite des Farbspektrums. So kommt eine Gestaltung in Betracht, die aus sonnengelben Farbtönen zur Abdunkelung in Orange-Rot-Tönen führt und über das Blau bis zum Violett reicht. Während ein kräftiges Zinnober- oder Karminrot die Wesensglieder im Stoffwechsel-Gliedmaßen-System durch eine eisenverwandte Wirksamkeit aktiviert, spricht die Farbreihe für die Nachtwirksamkeit dunklere und warme Töne an und setzt auch das Magenta ein. Von der Formgebung führen sich Gestaltungen, die zunächst zum Licht und nach oben gewandt sind, weiter zu rundlich einhüllenden und auch spiralförmigen Motiven, die dem Stoffwechsel-Gliedmaßen-System entsprechen.

Die oftmals eindrückliche innere Entwicklung des Patienten in und mit der Erkrankung erfährt so therapeutische Unterstützung (siehe auch[102]). „*Wo Gefahr ist, wächst das Rettende auch*" formulierte es Friedrich Hölderlin (1770-1843).[103] Dieses Rettende und damit das sich entwickelnde Ich lässt sich in motivischen Gestaltungen zum Ausdruck bringen und unterstützen. Das bereits angeführte Pflanzenbild mit seiner Orientierung zum Licht, dem Leben und den Wärmekräften der Sonne ist hierfür ein Beispiel. Auch das schon genannte Marienmotiv lässt sich weiterführen. Es ist mit dem Werden des Menschen verbunden und gewinnt dadurch eine wesentliche therapeutische Qualität. Die Darstellungen des Christophorus, der in zahlreichen hospizlichen und palliativen Stationen ein oft gewählter „Patron" ist, bezieht sich auf die Kraft des Tragens und auch Ertragens. Eine tiefe Sinnsetzung und geistige Erfüllung weckt Kräfte des Durchhaltens und Tragens. Das Durchschreiten des Wassers, die Gefahr den Boden zu verlieren und dennoch von einem Ufer zum anderen zu gehen, ermöglicht das Licht des Christuskindes, des werdenden Menschen. Schließlich lebt in den Bildern der Auferstehung der Sieg des Lebens über den Tod. („*In dem Christus wird Leben der Tod*" heißt es entsprechend in der zentralen Grundsteinmeditation Rudolf Steiners.[104]) Dieses Motiv ist bereits in der angeführten Pflanzendarstellung erkennbar und lässt sich in zahlreichen Motiv- und Farbgestaltungen realisieren. Diese großen Bildmotive haben eine den Menschen aufrichtende, sinnstiftende und letztlich heilende Kraft.[105, 106]

Die Bildbetrachtung verläuft über mehrere Stufen: Wahrnehmen des Bildes und Beschreiben, was dargestellt ist; dann die Bewegungen und Prozesse im Bild: Farb- und Formverläufe, gestische Elemente. Licht und Dunkelheit im Bild. Ein dritter Schritt führt vom prozessualen Betrachten zur Komposition: Anordnungen, Relationen der Bildelemente untereinander, Farbverhältnisse und -spannungen. Die erste Betrachtungsstufe aktiviert die Sinneswahrnehmung, die zweite das denkend-betrachtende Nachvollziehen von Bildbewegungen und Metamorphosen, die dritte spricht das Empfinden und Fühlen an und erlebt zum Beispiel die Farb"klänge". Die vierte Ebene bezieht sich auf das Wesen des Bildes, seine Aussage und ggf. Botschaft. Diese vier Schritte leiten die Therapeut:innen an und begleiten sie. Sie entwickeln Qualitäten der meditativen Bildbetrachtung und brauchen entsprechend eine Vorbereitung, also einen Weg, bevor Patient:innen dann in das Bilderleben eintreten. Nach der Bildbetrachtung bzw. -meditation ist das Nachlauschen und Nachempfinden wesentlich. Es lassen sich unterschiedliche Bildmotive verwenden. Eine Studie zur Wirksamkeit der Bildbetrachtung bei Krebspatienten im Zusammenhang mit einer Strahlentherapie verwendete eine Bildreihenfolge, bestehend aus einem „*Landschaftsgemälde in der ersten Sitzung, einem Figurenbild in der zweiten Sitzung, einem farbzentrierten Gemälde in der dritten Sitzung und einem christlichen Gemälde in der vierten Sitzung*".[107]

6.2.6 Den Diagnoseschock überwinden

Oftmals geht die Mitteilung oder das Bewusstwerden der Diagnose mit einem Schock und manchmal auch einem Zusammenbruch der Kräfte einher. Eine heilende Farbe in dieser Situation ist Magenta. Sie gibt „der Seele unterstützenden Halt"[108] und führt die Wesensglieder wiederum harmonisch zusammen.[109] Die violetten Farbtöne vermitteln die moralischen, aus der geistigen Welt kommenden Kräfte des Mutes und der Zuversicht. Während das warme Gelb mit den Entwicklungskräften des Ichs in Zusammenhang steht, so seine komplementäre Farbe, das Violett mit den geistigen Kräften, die eine Stütze geben, wenn die gewohnten Stützen des Alltags und persönlichen Lebens nicht mehr ausreichend tragen.

6.3 Allergische Erkrankungen

Die hierzu polare Dominanz des Stoffwechselsystems manifestiert sich als Entzündung oder – bis in die Peripherie des Organismus reichend – als Allergien. Einige autoimmune Erkrankungen stehen mit diesem Prozess in Verbindung. In den allergischen Erkrankungen öffnen sich inflammatorische Stoffwechselprozesse dem Umkreis und verlangen ihre Begrenzung und Formung sowie die Rückführung in das Stoffwechsel-Gliedmaßen-System. Bei der Pollinosis erreichen sie als allergische Entzündung die Sinnesorgane. Aus dieser Dislokation von Stoffwechselprozessen bis in das Sinnessystem ergeben sich die therapeutischen Zielsetzungen. Die Maltherapie greift zunächst die entzündlich-auflösenden ätherischen Prozesse, die bis in die Peripherie des Organismus reichen, auf. Geometrisches Zeichnen oder Schichten im Aquarellmalen regen gestaltende Prozesse im Bereich des ätherischen Organismus an (siehe Abb. 17). Sie entsprechen dem medikamentösen Wirkprinzip: Zur Formung allergischer Prozesse dienen Früchte, die lederartige Schalen entwickeln. Dies sind vor allem Zitrone und Quitte. Erstere hat einen zusammenziehenden, besonders auf den astralischen Leib bezogenen Effekt, letztere wirkt verfestigend auf den Flüssigkeitsorganismus und damit begrenzend auf den Ätherleib. Diese verhärtenden Qualitäten greift entsprechend die gestaltende Maltherapie auf.

Viele Patient:innen mit Allergien berichten über Müdigkeit, Schläfrigkeit und eine „Abdämpfung" des Bewusstseins.[110] Diese resultiert aus den zum Nerven-Sinnes-System orientierten entzündlichen Stoffwechselprozessen. Therapeutisch ist entsprechend die formende Wirksamkeit des Nerven-Sinnes-Systems zu unterstützen. Dies geschieht zum Beispiel durch „geometrische" Gestaltungen, die zu blauen Farbtönen führen.

Der zum Nerven-Sinnes-System dislozierte entzündliche Prozess ist nicht nur zu begrenzen und formen, sondern auch in das Stoffwechselsystem zurückzuführen (siehe Abb. 17, Nr. 3). Dies gilt umso mehr für Patient:innen, die über eine begleitende Symptomatik im Verdauungstrakt berichten. Medikamentös kommen hierzu die Bitterstoffe zum Einsatz. Maltherapeutisch geht es um die entsprechende Wesensgliederaktivierung im Verdauungstrakt. Die Digestion hat eine kephale Phase und wird eingeleitet durch Bewusstseinsprozesse, also Funktionen des Nerven-Sinnes-Systems. Der „Appetitsaft" als Drüsensekretion im Anblick einer Mahlzeit ist gut bekannt. Danach wirken die Wesensglieder – vermittelt über die rhythmischen Prozesse der Verdauung – dynamisch im Gastrointestinaltrakt. Wir haben es also mit einer „absteigenden" Verdauungsfunktion zu tun. Eine Therapiefolge, die von blauen Farbtönen zu roten, aktivierenden Motiven führt, unterstützt die Wesensgliederwirksamkeit im Stoffwechsel-Gliedmaßen-System.
Allergische Erkrankungen brauchen eine therapeutische „Hüllebildung" (siehe Abb. 17, Nr. 1).

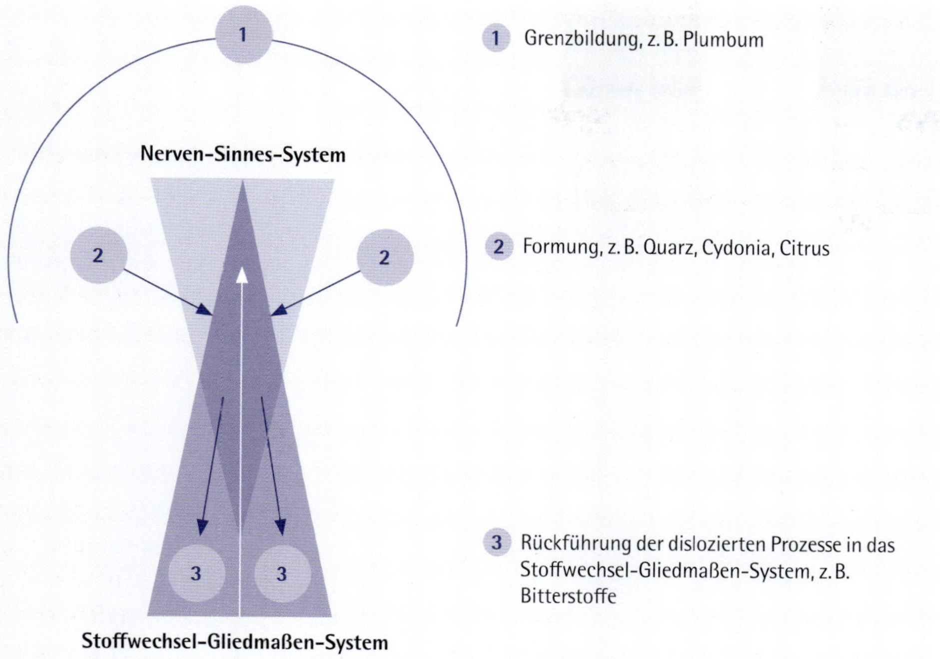

Abb. 17: Allergie: Dislokation eines Stoffwechselprozesses in das Sinnessystem und die sich daraus ableitenden Therapieziele (1-3)[113]

Die höheren Wesensglieder sind zu stark und traumähnlich mit dem Umkreis verbunden. Hüllebildende Motive in schichtender Aquarelltechnik mit eher blauen Farben können hier therapeutisch wirken. Sie hüllen eine zentrale Farb- und Motivgestaltung – z. B. nach außen strahlende rötlich gelbliche Farben – ein. Das veranlagt im Künstlerischen den notwendigen therapeutischen Prozess und macht ihn durch den innerlichen Nachvollzug körperlich wirksam. Die Hüllebildung geschieht medikamentös, z. B. durch potenzierte Bleipräparate. Ihre abschließende Saturnqualität (Blei ist seit alten Zeiten dem Saturn zugeordnet) findet sich maltherapeutisch in dem kühleren Blau. Gestaltungskräfte vermittelt demgegenüber der Quarz. Dieser zeigt eine intensive Beziehung zum Licht. Quarzkristalle erscheinen wie vom Licht geformt und sind für dieses „durchsichtig". Helle, nicht warme, sondern zitronenfarbene Gelbtöne verstärken diese strahlenden und formend wirksamen Kräfte. Durch das Blau orientieren sie sich aus ihrer organischen Aktivität zum Bewusstsein.

Patient:innen mit allergischen Erkrankungen weisen unterschiedliche Konstitutionen auf. Bei manchen sind es die präponderierenden Stoffwechselprozesse, insbesondere bei der metabolisch-adipösen Konstitution. Bei anderen ist es eine wie hüllenlos erscheinende Umweltoffenheit, die Außenweltqualität zu stark in sich hineinnimmt. Diese Patient:innen zeigen oftmals eine neurasthenische, vom Nerven-Sinnes-System geprägte Konstitution. Entsprechend richten sich die maltherapeutischen Übungen aus: Einmal steht die Stoffwechselaktivierung der Wesensglieder im Vordergrund und man ergänzt gestaltende Farben, das andere Mal braucht diese eine Hülle- und Eigenraumbildung.

Die akute, fieberhafte Entzündung geht vielfach mit Müdigkeit und einer verstärkten Stoffwechselaktivität der Wesensglieder einher. Ihre Behandlung ist durch die Kunsttherapie nicht zu erreichen. Allerdings gibt es eine Indikation zur Prävention entzündlicher Erkrankungen. Inflammation entwickelt sich dann, wenn eine Fremdqualität in den Organismus eingedrungen oder entstanden und nun entzündlich zu überwinden ist. Hier liegen unterschiedlich entwickelte Dispositionen vor. So neigen zahlreiche Patient:innen zu rezidivierenden Infekten der oberen Atem- oder Harnwege. Diese stellen vor dem Hintergrund der weltweit zunehmenden Antibiotikaresistenz ein gravierendes Problem dar. Insofern ist eine Prophylaxe, welche die Infektdisposition im Fokus hat, von großer Bedeutung. Entzündungen entwickeln sich an Orten, welche die Wesensglieder nicht genügend ergreifen. Bei Harnwegsinfekten ist die Neigung zu kalten Akren bekannt. Die Wesensglieder sind dann nicht genügend im Stoffwechsel-Gliedmaßen-System dynamisch wirksam. Bei den häufigen Atemwegsinfekten ist entsprechend auf eine zu starke Betonung des Bewusstseins und damit des Nerven-Sinnes-Systems zu achten. Grundsätzlich geht eine zu diesem ausgerichtete Wesensgliederwirksamkeit mit „Erkältung" und damit einer Disposition zu Infektionen einher. Dieses Ungleichgewicht in der Dreigliederung überwindet die fieberhafte Entzündung und führt zur Gesundung auch der zugrundliegenden Disposition. Die Maltherapie gleicht die einseitige Betonung des Nerven-Sinnes-Systems aus. Ziel ist es, die überfordernde Bewusstseinsaktivität zu dämpfen und die Wesensglieder verstärkt mit dem Stoffwechsel-Bewegungs-System zu verbinden. Entscheidend ist dabei die Pflege des Rhythmischen Systems: Rhythmisch verlaufende Therapiereihen können aus dem Blau mit seiner Bewusstseinsorientierung zu wärmeren Blautönen, Violett und später Karminrot führen. Diese Farbe ähnelt in ihrer Wirksamkeit dem Eisen[112], das gerade bei den entzündlichen Erkrankungen und ihrer konstitutionellen Prophylaxe eine große Bedeutung hat (z. B. als Meteoreisen). Der Übergang vom Gelb über das Orange zum Zinnoberrot verstärkt die Wesensgliederaktivität im Stoffwechsel-Gliedmaßen-System und führt in eine dynamische Form- und Motivgestaltung. Rhythmische Qualitäten in Verbindung mit Farbbegegnungen von Blau, Gelb und dem entstehenden Grün unterstützen das Rhythmische System. Flechtbänder führen durch ihren wiederkehrenden Formverlauf zu einer aus der Anspannung gelösten und in rhythmischen Prozessen belebten Bewusstseinsqualität.

Seelische Anspannung und intellektuelle Überforderung entfernen den Menschen von dem Erleben der Natur. Oftmals tritt an dessen Stelle die Gefangenschaft in eigenen Vorstellungen, Gedanken und Gefühlen. Demgegenüber öffnet sich die Seele mit den Sinnen nach außen. Die Sinneswelt kann heilend auf den Menschen wirken, das Erleben des Makrokosmos den Mikrokosmos heilen. Insofern stärken Naturstimmungen und Landschaften den Menschen in seinem mittleren System, befreien ihn aus der Isolation und verbinden ihn in tiefen Empfindungen mit der Welt. Die Maltherapie unterstützt diese Prozesse.

Die Maltherapie kommt nicht nur in der Behandlung dieser vier Krankheitsprozesse zum Einsatz, sondern unterstützt auch kritische Therapiephasen positiv. Wie eine Studie an drei- bis zwölfjährigen Kindern zeigte, scheint sie in präoperativer Anwendung die Angst und Anspannung zu reduzieren.[114]

Eine besondere Bedeutung hat die Maltherapie in der Intensivmedizin. Es können sich physische, seelische und geistig-kognitive Behinderungen (z. B. kognitive Einschränkungen oder Depressionen) durch den Aufenthalt auf der

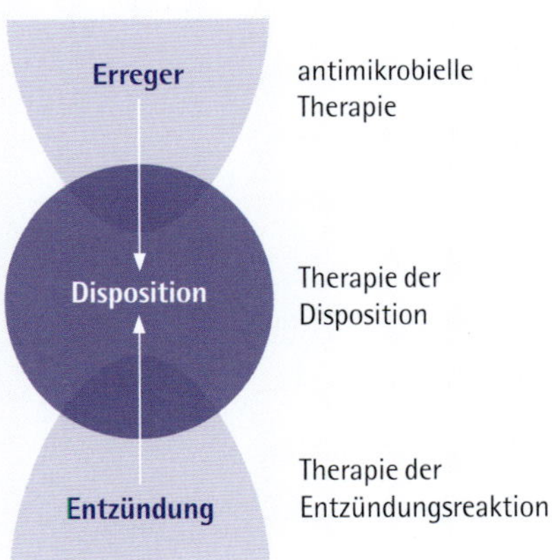

Abb. 18: Drei Therapieziele bei entzündlich-infektiösen Erkrankungen: Die Maltherapie bezieht sich nicht auf die eindringende Fremdqualität bzw. die entzündliche Aktivität des Organismus, sondern auf die Verbesserung der Disposition. Hierauf beruht ihre infektionsprophylaktische Wirkung.[117]

Intensivstation ergeben sowie soziale Einschränkungen entstehen. Man spricht dann von einem Post Intensiv Care Syndrom (PICS). Der Anteil Betroffener ist erschreckend hoch: Drei Monate nach der Krankenhausentlassung sind einer US-Studie zufolge mehr als die Hälfte der Patient:innen in mindestens einem von drei Bereichen (kognitive Defizite, Depression, Einschränkungen in Aktivitäten des täglichen Lebens) auffällig.[115] Diese Zahl ist auch nach zwölf Monaten nur unwesentlich geringer. Auf der anderen Seite mehren sich Hinweise auf die positive Wirkung integrativer Ansätze wie der Musik- und Maltherapie. Die Stressminderung durch Betrachtung von Naturlandschaften wurde im experimentellen Design untersucht.[116]

7. Therapeutische Wirksamkeit der Maltherapie für die Seele und den Leib

Verwandlungsmotive in Märchen, Naturbildern oder auch -stimmungen, die aus der Finsternis das Licht entwickeln und damit zum inneren Aufrichten der Patient:innen führen, haben eine heilende Wirksamkeit auf die Seele und den Leib. Schwere Erkrankungen bedeuten immer besondere Herausforderungen im Leben. Vieles lässt sich nicht mehr in der gewohnten Weise fortführen oder wird sogar grundsätzlich in Frage gestellt. Es ist eine Art „Feuerprobe", in der der Mensch sich aus dem Niedergedrücktsein, aus Dunkelheit und Finsternis wieder aufrichten muss. Hier gewinnen gerade die angeführten Märchenmotive eine beeindruckende Kraft durch ihren tiefen, in Bildern erscheinenden spirituellen Inhalt. Aus dieser maltherapeutischen Aktivität entstehen dann neue Perspektivkräfte, die nicht nur theoretische „Optionen" darstellen, sondern eine innere Kraft und Vertrauen erwecken, durch die der Patient an sie „glauben" kann – Licht und Perspektivität entwickeln sich.

Dank der aktiven, malerischenVerbindung mit diesen motivischen Gestaltungen werden sie nicht mehr nur äußerlich angeschaut wie bei einer Bildbetrachtung, sondern mit den künstlerischen Hingabekräften gestaltet. Es handelt sich um eine Qualität der Liebe, die zu den vielleicht nur ahnbaren Schicksalsperspektiven durch die maltherapeutischen Arbeit führt. Patient:innen bekommen eine neue Sicherheit. Der vorher unbekannte Weg erhält eine neue Ausrichtung und Entschlusskraft. Der vorher unsichere Boden gewinnt neue Festigkeit und Tragekraft. Dies ist eine Qualität, die Rudolf Steiner als die Wasserprobe bezeichnete: *„Man nennt diese Probe die ‚Wasserprobe', weil bei der Tätigkeit in diesen höheren Gebieten dem Menschen die Stütze durch die äußeren Verhältnisse so fehlt, wie beim Bewegen im Wasser, dessen Grund man nicht erreicht, die Stütze fehlt ... Wer sich die Fähigkeit erworben hat, hohen Grundsätzen und Idealen mit Hintansetzung der persönlichen Laune und Willkür zu folgen, wer versteht, die Pflicht auch immer da zu erfüllen, wo die Neigungen und Sympathien gar zu gerne von dieser Pflicht ablenken wollen, der ist unbewußt schon mitten im gewöhnlichen Leben ein Eingeweihter."*[117]

Schließlich sind Perspektiven zukunftsorientiert und geben Hoffnung. Die richtige Idee, zur richtigen Zeit und im Leben umgesetzt, gehört zu den Herausforderungen der sogenannten Luftprobe: *„Bei dieser* [dritten Probe] *wird ihm kein Ziel fühlbar. Es ist alles in seine Hand gelegt. Er befindet sich in einer Lage, wo ihn nichts zum Handeln veranlaßt. Er muß ganz allein aus sich seinen Weg finden ... Personen, die es dazu gebracht haben, daß sie, vor plötzlich an sie herantretende Lebensaufgaben gestellt, ohne viel Bedenken eines raschen Entschlusses fähig sind, ihnen ist das Leben eine solche Schulung ... Wer rasch bei der Hand ist, zuzugreifen, wenn ein Unglück in Sicht ist, während durch einige Augenblicke Zögerung das Unglück bereits geschehen wäre, und wer eine solche Entschlußfähigkeit zu einer bleibenden Eigenschaft bei sich gemacht hat, der hat unbewußt die Reife für die dritte 'Probe' erworben."*[118]

Damit bilden sich die entscheidenden seelischen Kräfte von Glaube, Liebe und Hoffnung aus. Nicht nur die Heileurythmie in ihren großen hygienischen Übungen des A-Verehrung, Liebe-E und Hoffnung-U, sondern auch die Maltherapie unterstützen diese Seelenkräfte des Menschen. Sie wirken dabei nicht nur in der Seele, sondern gewinnen eine leibliche, heilende Aktivität. Licht im Sinne neuer Perspektiven führt zu einer Stabilisierung und Heilung des Seelenleibes, der astralischen Organisation. Unsicherheit, depressive Verdunkelung lassen sich maltherapeutisch aufhellen, indem Lichtkräfte in die Seele getragen werden. Erkennen wir Perspektiven, innere Wertsetzungen, erleben also das Licht in der Seele und „glauben" daran, wie wir an alles glauben, was wir vorher verstanden, eingesehen und gefunden haben, so entwickeln sich heilende Kräfte. Aus diesem Grunde nannte Rudolf Steiner den astralischen Leib auch den „Glaubensleib", da unsere tiefen, gefühlten Überzeugungen und nicht oberflächlich theoretischen Ideen den astralischen Leib in seinen Entwicklungskräften unterstützen und dadurch heilen. Die Hingabekräfte in der Maltherapie sind vielfach erstaunlich entwickelt: Patient:innen setzen sich oft und mit großer Anteilnahme an die Arbeit[119] und gestalten das Bild manchmal auch außerhalb der Therapieeinheiten in der Klinik weiter. Es entwickelt sich eine tiefe, seelisch gefühlte Verbindung zum Prozess und zur Motivgestaltung. Es sind Liebekräfte, die sich entfalten und mit einem Motiv verbinden. Sie ergreifen die ätherische Organisation leiblich. Während Hass, Sorgen und Kummer an den Lebenskräften zehren, kräftigen Liebekräfte die ätherische Organisation. Aus der Palliativmedizin kennen wir die auch therapeutisch wirksame Bedeutung menschlichen Interesses und liebevoller Zuwendung zum Patienten. Insofern sprach Rudolf Steiner vom Ätherleib als dem „Liebeleib". Maltherapie unterstützt diese warme Seelenkraft und wirkt dadurch von der Seele aus positiv auf die ätherische Organisation. Schließlich entwickeln sich durch den maltherapeutischen Prozess Hoffnungskräfte. Der Patient ahnt eine neue Perspektive und mit ihr entstehen diese Kräfte. Sie wirken nun bis auf die Ebene des äußeren Verlaufs der Erkrankung und damit bis zur physischen Organisation. *Die Hoffnung stirbt zuletzt* heißt das Buch einer Holocaustüberlebenden[120], die über diese wirksame Kraft infolge ihres so berührenden Schicksals aus berufenem Munde berichtete. Rudolf Steiner nannte den physischen Leib auch „Hoffnungsleib" und wies damit auf die heilenden Kräfte der Hoffnung für dieses Wesensglied.

Literatur

1 Steiner, R.: Das Wesen der Farben (GA 291). Rudolf Steiner Verlag Dornach 1991. Vortrag vom 26.7.1914.

2 Rolff, H., Gruber, H. (Hrsg.): Anthroposophische Kunsttherapie. Grundlagen und Aspekte. EB-Verlag Berlin 2015.

3 Treichler, M.: Mensch-Kunst-Therapie. Anthropologische, medizinische und therapeutische Grundlagen der Kunsttherapien. Verlag Urachhaus Stuttgart 1996.

4 Hauschka, M.: Zur Künstlerischen Therapie, Bd. II. Wesen und Aufgabe der Maltherapie. Schule für Künstlerische Therapie und Massage Bad Boll 1978. Kostenloser Download auf www.salumed-verlag.de.

5 Glöckler, M., Brauer, D.: Zur Entwicklung und Perspektive künstlerischer Therapie als Heilmittel in der Anthroposophischen Medizin. In: Rolff, H., Gruber, H. (Hrsg.): Anthroposophische Kunsttherapie. Grundlagen und Aspekte. EB-Verlag Berlin 2015. S. 11-26.

6 Ebd.

7 Gruber, H.: „Ich sehe was, was Du nicht siehst..." Wissenschaftstheoretische Implikationen der Bildanalyse von Patientenbildern. In: Henn, W., Gruber, H. (Hrsg.): Kunsttherapie in der Onkologie. Claus Richter Verlag Köln 2004. S. 33-45.

8 Hamre, H. J., Witt, C. M., Glockmann, A. et al.: Anthroposophic art therapy in chronic disease: A four-year prospective cohort study. Explore 2007; 3 (4). S. 365-371.

9 Hamre, H. J., Witt, C. M., Glockmann, A. et al.: Anthroposophische Kunsttherapie bei chronischen Erkrankungen: eine vierjährige prospektive Kohortenstudie. Der Merkurstab 2009; 62 (2). S. 113-121.

10 Hamre, H. J., Witt, C. M., Kienle, G. S. et al.: Anthroposophic therapy for migraine: a two-year prospective cohort study in routine outpatient settings. Open Neurology Journal 2010; 4 (1). S. 100-110.

11 Kloter, E., Gerstenberg, G., Berenyi, T. et al.: Treatment of hyperemesis gravidarum with anthroposophic complex therapy in 3 case reports. Complementary Therapies in Medicine 2019; 44 (6). S. 14-17.

12 Winnubst, M. E., de Almeida Leme, R. J.: Decreasing the Symptoms of Essential Tremor With Medical Painting Therapy. The Permanente Journal 2022; 26 (2). S. 132-137.

13 Fancourt, D., Steptoe, A.: The art of life and death: 14 year follow-up analyses of associations between arts engagement and mortality in the English Longitudinal Study of Ageing. British Medical Journal 2019; 367. doi: l6377.

14 Park, S. H., Han, K. S.: Blood Pressure Response to Meditation and Yoga: A Systematic Review and Meta-Analysis. Journal of Alternative Complementary Medicine 2017; 23 (9). S. 685-695.

15 Hauschka, M.: Zur Künstlerischen Therapie Bd. II. Wesen und Aufgabe der Maltherapie. Schule für Künstlerische Therapie und Massage Bad Boll 1978. S. S. 23. Kostenloser Download auf www.salumed-verlag.de.

16 Steiner, R.:. Wahrspruchworte (GA 40). Rudolf Steiner Verlag Dornach 1998. S. 275.

17 Steiner, R.: Makrokosmos und Mikrokosmos (GA 119). Rudolf Steiner Verlag Dornach 1988. Vortrag vom 30.3.1910.

18 Kent, S. T., Kabagambe, E. K., Wadley, V. G. et al.: The relationship between long-term sunlight radiation and cognitive decline in the REGARDS cohort study. International Journal of Biometeorology 2014; 58 (3). S. 361-370.

19 Gutknecht, K.: Das 'letzte' Bild - eine kunsttherapeutische Betrachtung. Der Merkurstab 1997; 50 (6). S. 351-354.

20 Gamble, K. R., Howard, J. H. Jr, Howard, D. V.: Not just scenery: viewing nature pictures improves executive attention in older adults. Experimental Aging Research 2014; 40 (5). S. 513-30.

21 Kiene, H., Kienle, G. S.: Die Misteltherapie in der Onkologie. Schattauer Verlag Stuttgart 2003.

22 Steiner, R., Wegman, I.: Grundlegendes für eine Erweiterung der Heilkunst nach geisteswissenschaftlichen Erkenntnissen (GA 27). Rudolf Steiner Verlag Dornach 1991. Kapitel: Warum erkrankt der Mensch?

23 Morgenstern, C.: Die Fußwaschung. In: Ders.: Wir fanden einen Pfad. Zbinden Verlag Basel 2014.

24 Steiner, R.: Von Seelenrätseln (GA 21). Rudolf Steiner Verlag Dornach 1983.

25 Ebd.

26 Obayashi, K., Saeki, K., Iwamoto, J. et al.: Independent associations of exposure to evening light and nocturnal urinary melatonin excretion with diabetes in the elderly. Chronobiology International 2014; 31 (3). S. 394-400.

27 Obayashi, K., Saeki, K., Iwamoto, J. et al.: Association between light exposure at night and nighttime blood pressure in the elderly independent of nocturnal urinary melatonin excretion. Chronobiology International 2014; 31 (6). S. 779-786.

28 Kröz, M., Mehl, A., Didwiszus, A. et al.: Reliability and first validity of the inner correspondence questionnaire for painting therapy (ICPTh) in a sample of breast cancer patients. Complementary Therapy and Medicine 2019; 42 (12). S. 355-360.
29 Bucher, O., Wartenberg, H.: Cytologie, Histologie und mikroskopische Anatomie des Menschen. Verlag Hans Huber Bern 1997. S. 202.
30 Girke, M.: Innere Medizin. Salumed Verlag Berlin 2020. Kapitel: Kardiologie.
31 Collot d'Herbois, L.: Licht, Finsternis und Farbe in der Maltherapie. Verlag am Goetheanum Dornach 1993.
32 Stern, M., Broja, M., Sansone, R. et al.: Blue light exposure decreases systolic blood pressure, arterial stiffness, and improves endothelial function in humans. European Journal of Preventive Cardiology 2018; 25 (17). S. 1875-1883.
33 Steiner, R.: Geisteswissenschaft und Medizin (GA 312). Rudolf Steiner Verlag Dornach 2020. Vortrag vom 5.4.1920.
34 Stern, M., Broja, M., Sansone, R. et al.: Blue light exposure decreases systolic blood pressure, arterial stiffness, and improves endothelial function in humans. European Journal of Preventive Cardiology 2018; 25 (17). S. 1875-1883.
35 Steiner, R.: Das malerische Werk (GA K 13-16/52-56). Rudolf Steiner Verlag Dornach 2007. S. 339.
36 Hauschka, M.: Zur Künstlerischen Therapie. Bd. II. Wesen und Aufgabe der Maltherapie. Schule für Künstlerische Therapie und Massage Bad Boll 1978. S. 18. Kostenloser Download auf www.salumed-verlag.de.
37 Selg, P.: Mysterium Codis. Verlag am Goetheanum Dornach 2003. S. 130.
38 Hauschka, M.: Zur Künstlerischen Therapie, Bd. II. Wesen und Aufgabe der Maltherapie. Schule für Künstlerische Therapie und Massage Bad Boll 1978. S. 20. Kostenloser Download auf www.salumed-verlag.de.
39 Steiner, R.: Das Wesen der Farben (GA 291). Rudolf Steiner Verlag Dornach 1991. Vortrag: Licht und Finsternis als zwei Welt-Entitäten.
40 Steiner, R.: Die Brücke zwischen der Weltgeistigkeit und dem Physischen des Menschen (GA 202). Rudolf Steiner Verlag Dornach 1993. Vortrag vom 5.12.1920.
41 Limburg, J.: Der anatomische Mensch, aus dem Stundenbuch des Duc de Berry, 15. Jahrhundert, Musée Condé Chantilly. Ms. 65.
42 Girke, Johanna (27.8.1925-5.11.2018): Konsonanten und Tierkreis (ca. 2000).
43 Steiner, R.: Das Wesen der Farben (GA 291). Rudolf Steiner Verlag Dornach 1991. Vortrag vom 26.7.1914.
44 Collot d'Herbois, L.: Licht, Finsternis und Farbe in der Maltherapie. Verlag am Goetheanum Dornach 1993. S. 195.
45 Steiner, R.: Das Wesen der Farben (GA 291). Rudolf Steiner Verlag Dornach 1991. Vortrag vom 26.7.1914.
46 Tosini, G., Ferguson, I., Tsubota, K.: Effects of blue light on the circadian system and eye physiology. Molecular Vision 2016; 22 (1). S. 61-72.
47 Vgl. Girke, M.: Innere Medizin. Salumed Verlag Berlin 2020. S. 856.
48 Schmelzer, A.: Goetheanum Glasfenster. Verlag am Goetheanum 2013.
49 Steiner, R.: Allgemeine Menschenkunde als Grundlage der Pädagogik (GA 293). Rudolf Steiner Verlag Dornach 2019.
50 Killgore, W. D. S., Vanuk, J. R., Shane, B. R.: A randomized, double-blind, placebo-controlled trial of blue wavelength light exposure on sleep and recovery of brain structure, function, and cognition following mild traumatic brain injury. Neurobiological Disease 2020; 134 (2). doi: 104679.
51 Schiller, F.: Wallensteins Tod III, 13.
52 Steiner, R.: Das Wesen der Farben (GA 291). Rudolf Steiner Verlag Dornach 1991. Vortrag vom 6.5.1921.
53 Hauschka, M.: Zur Künstlerischen Therapie, Bd. II. Wesen und Aufgabe der Maltherapie. Schule für Künstlerische Therapie und Massage Bad Boll 1978. S. 47. Kostenloser Download auf www.salumed-verlag.de.
54 Collot d'Herbois, L.: Licht, Finsternis und Farbe in der Maltherapie. Verlag am Goetheanum Dornach 1993. S. 178.
55 Scholkmann, F., Hafner, T., Metz, A. J. et al.: Effect of short-term colored-light exposure on cerebral hemodynamics and oxygenation, and systemic physiological activity. Neurophotonics 2017; 4 (4). doi: 045005.
56 Girke, M.: Innere Medizin. Salumed Verlag Berlin 2020. Kapitel: Nephrologie.
57 Steiner, R.: Das Wesen der Farben (GA 291). Rudolf Steiner Verlag Dornach 1991. Vortrag vom 7.5.1921.
58 Ebd.
59 Ebd.
60 Girke, M.: Innere Medizin. Salumed Verlag Berlin 2020. Kapitel: Hypertonie.
61 Steiner, R.: Das Wesen der Farben (GA 291). Rudolf Steiner Verlag Dornach 1991. Vortrag vom 7.5.1921.
62 Steiner, R.: Kunst im Lichte der Mysterienweisheit (GA 275). Rudolf Steiner Verlag Dornach 1990. Vortrag vom 1.1.1915.
63 Steiner, R.: Das Wesen der Farben (GA 291). Rudolf Steiner Verlag Dornach 1991. Vortrag vom 26.7.1914.

64 Hauschka, M.: Zur Künstlerischen Therapie, Bd. II. Wesen und Aufgabe der Maltherapie. Schule für Künstlerische Therapie und Massage Bad Boll 1978. S. 52. Kostenloser Download auf www.salumed-verlag.de.
65 Schmelzer, A.: Goetheanum Glasfenster. Verlag am Goetheanum Dornach 2013.
66 Steiner, R.: Esoterische Betrachtungen karmischer Zusammenhänge (GA 236). Rudolf Steiner Verlag Dornach 1988. Vortrag vom 27.Juni 1927.
67 Pütz, R. M.: Farbmeditation. Bertelsmann Verlag Bielefeld 1991.
68 Rickert, R.: Lehrbuch der Kunsttherapie. Param Verlag Ahlerstedt 2015. S. 168 ff.
69 Steiner, R.: Geisteswissenschaft und Medizin (GA 312). Rudolf Steiner Verlag Dornach 2020.
70 Ellis, M.: Im Bild Sein. Beispiele aus der Praxis anthroposophischer Kunsttherapie. In: Rolff, H., Gruber, H. (Hrsg.): Anthroposophische Kunsttherapie. Grundlagen und Aspekte. EB-Verlag Berlin 2015. S. 63-94.
71 Frieling, E.: Therapiewege im Formenzeichnen. VAS Verlag Berlin 2008.
72 Mees-Christeller, E., Denzinger, I., Altmaier, M. et al.: Therapeutisches Zeichnen und Malen. Anthroposophische Kunsttherapie. Verlag Urachhaus Stuttgart 2003. S. 23, 27, 31.
73 Rickert, R.: Lehrbuch der Kunsttherapie. Param Verlag Ahlerstedt 2015. S. 186 ff.
74 Girke, P.: Persönlicher Hinweis (ca. 2000).
75 https://www.sugartrends.com/de/goethes-farbenkreis-doppelkarte?fee=40&fep=77812&utm_source=google%20shopping&utm_medium=cpc&gclid=CjOKCQjw9YWDBhDyARIsADt6sGbskOMZrnfKPZF_mdGE6COMbg59KxH4cDsAlLD9uH8vmH7y8NTcIX0aApxHEALw_wcB (Abfrage März 2021).
76 Steiner, R.: Die Brücke zwischen der Weltgeistigkeit und dem Physischen des Menschen (GA 202). Rudolf Steiner Verlag Dornach 1970. Vortrag vom 5.12.1920.
77 Steiner, R.: Lucifer-Gnosis 1903-1908. Grundlegende Aufsätze zur Anthroposophie und Berichte (GA 34). Rudolf Steiner Verlag Dornach 1987. Kapitel: Die Erziehung des Kindes vom Gesichtspunkte der Geisteswissenschaft. S. 327.
78 Hauschka, M.: Zur Künstlerischen Therapie, Bd. II. Wesen und Aufgabe der Maltherapie. Schule für Künstlerische Therapie und Massage Bad Boll 1978. S. 19. Kostenloser Download auf www.salumed-verlag.de.
79 Steiner, R.: Erdenwissen und Himmelserkenntnis (GA 221). Rudolf Steiner Verlag Dornach 1998. Vortrag vom 11.2.1923.
80 Collot d'Herbois, L.: Licht, Finsternis und Farbe in der Maltherapie. Verlag am Goetheanum Dornach 1993. S. 195.
81 Laukkanen, T., Khan, H., Zaccardi, F. et al.: Association between sauna bathing and fatal cardiovascular and all-cause mortality events. Journal of the American Medical Association Internal Medicine 2015; 175 (4). S. 542-548.
82 Girke, M.: Nichtonkologische Misteltherapie. Der Merkurstab 2021; 74 (3). S. 242-250.
83 Steiner, R.: Meditative Betrachtungen und Anleitungen zur Vertiefung der Heilkunst (GA 316). Rudolf Steiner Verlag Dornach 2008. Vortrag vom 9.1.1924.
84 https://www.anthromedics.org/PRA-0589-DE (Abfrage Februar 2023).
85 Pongan, E., Tillmann, B., Leveque, Y. et al.: Can Musical or Painting Interventions Improve Chronic Pain, Mood, Quality of Life, and Cognition in Patients with Mild Alzheimer's Disease? Evidence from a Randomized Controlled Trial. Journal of Alzheimers Disease 2017; 60 (2). S. 663-677.
86 Xin, S., Luan, D., Wang, X. et al.: Relationship between cumulative ultraviolet exposure and cognitive function in a rural elderly Chinese population. International Journal of Geriatrical Psychiatry 2018; 33 (8). S. 1121-1126.
87 Chan, J. S. Y., Deng, K., Wu, J. et al.: Effects of Meditation and Mind-Body Exercises on Older Adults' Cognitive Performance: A Meta-analysis. Gerontologist 2019; 59 (6). S. 782-790.
88 Collot d'Herbois, L.: Licht, Finsternis und Farbe in der Maltherapie. Verlag am Goetheanum Dornach 1993. S. 121.
89 Girke, M.: Innere Medizin. Salumed Verlag Berlin 2020. Kapitel: Onkologie.
90 Cohen, S., Tyrrell, D. A., Smith, A. P.: Psychological stress and susceptibility to the common cold. The New England Journal of Medicine 1991; 325 (9). S. 606-612.
91 Pedersen, A., Zachariae, R., Bovbjerg, D. H.: Influence of psychological stress on upper respiratory infection – a meta-analysis of prospective studies. Psychosomatic Medicine 2010; 72 (8). S. 823-832.
92 Kalula, S., Ross, K.: Immunosenescence-inevitable or preventable? Current Allergy & Clinical Immunology 2008; 21 (3). S. 126-130.
93 Fang, C. Y., Reibel, D. K., Longacre, M. L. et al.: Enhanced psychosocial well-being following participation in a mindfulness-based stress reduction program is associated with increased natural killer cell activity. Journal of Alternative and Complementary Medicine 2010; 16 (5). S. 531-538.
94 Ebd.

95 Bozcuk, H., Ozcan, K., Erdogan, C. et al.: A comparative study of art therapy in cancer patients receiving chemotherapy and improvement in quality of life by watercolor painting. Complementary Therapie and Medicine 2017; 30 (2). S. 67-72.

96 Bar-Sela, G., Atid, L., Danos, S. et al.: Art therapy improved depression and influenced fatigue levels in cancer patients on chemotherapy. Psychooncology 2007; 16 (11). S. 980-984.

97 Girke, M.: Innere Medizin. Salumed Verlag Berlin 2020. Kapitel: Onkologie.

98 Mehl, A., Reif, M., Zerm, R. et al.: Impact of a Multimodal and Combination Therapy on Self-Regulation and Internal Coherence in German Breast Cancer Survivors With Chronic Cancer-Related Fatigue: A Mixed-Method Comprehensive Cohort Design Study. Integrative Cancer Therapies 2020; 19 (7). doi: 1534735420935618.

99 Kröz, M., Reif, M., Glinz, A. et al.: CRF-2 study group. Impact of a combined multimodal-aerobic and multimodal intervention compared to standard aerobic treatment in breast cancer survivors with chronic cancer-related fatigue - results of a three-armed pragmatic trial in a comprehensive cohort design. BMC Cancer 2017; 17 (1). S. 166.

100 Steiner, R.: Die soziale Grundforderung unserer Zeit. In geänderter Zeitlage (GA 186). Rudolf Steiner Verlag Dornach 1990. Vortrag vom 15.12.1918.

101 Steiner, R.: Physiologisch-Therapeutisches auf der Grundlage der Geisteswissenschaft (GA 314). Rudolf Steiner Verlag Dornach 1989. Vortrag vom 27.10.1922.

102 Rakici, S. Y., Karaman, E.: Colorful Screams of Silent Emotions: A Study with Oncological Patients. Indian Journal of Palliative Care 2019; 25 (3). S. 361-366.

103 Friedrich Hölderlin, aus der Hymne „Patmos".

104 Steiner, R.: Die Weihnachtstagung zur Begründung der Allgemeinen Anthroposophischen Gesellschaft 1923/24 (GA 260). Rudolf Steiner Verlag Dornach 1994. Grundsteinlegung am 25. Dezember 1923.

105 Lee, J., Choi, M. Y., Kim, Y. B. et al.: Art therapy based on appreciation of famous paintings and its effect on distress among cancer patients. Quality of Life Research 2017; 26 (3). S. 707-715.

106 Koom, W. S., Choi, M. Y., Lee, J. et al.: Art therapy using famous painting appreciation maintains fatigue levels during radiotherapy in cancer patients. Radiation Oncology Journal 2016; 34 (2). S. 135-144.

107 Ebd.

108 Collot d´Herbois, L.: Licht, Finsternis und Farbe in der Maltherapie. Verlag am Goetheanum Dornach 1993. S. 93.

109 Ebd.

110 Tamm, S., Cervenka, S., Forsberg, A. et al.: Evidence of fatigue, disordered sleep and peripheral inflammation, but not increased brain TSPO expression, in seasonal allergy: A [11C]PBR28 PET study. Brain Behavior and Immunology 2018; 68 (2). S. 146-157.

111 Girke, M.: Innere Medizin. Salumed Verlag Berlin 2020. Kapitel: Die Krankheitslehre.

112 Collot d´Herbois, L.: Licht, Finsternis und Farbe in der Maltherapie. Verlag am Goetheanum Dornach 1993. S. 103.

113 Girke, M.: Innere Medizin. Salumed Verlag Berlin 2020. Kapitel: Akute und chronische Entzündung.

114 Forouzandeh, N., Drees, F., Forouzandeh, M. et al.: The effect of interactive games compared to painting on preoperative anxiety in Iranian children: A randomized clinical trial. Complementary Therapy and Clinical Practice 2020; 40. doi:101211.

115 Marra, A., Pandharipande, P. P., Girard, T. D. et al.: Co-Occurrence of Post-Intensive Care Syndrome Problems Among 406 Survivors of Critical illness. Critical Care Medicine 2018; 46 (9). S. 1393-1401.

116 Gamble, K. R., Howard, J. H. Jr, Howard, D. V.: Not just scenery: viewing nature pictures improves executive attention in older adults. Experimental Aging Research 2014; 40 (5). S. 513-30.

117 Steiner, R.: Wie erlangt man Erkenntnisse der höheren Welten? (GA 10). Rudolf Steiner Verlag Dornach 1993. S. 82-83.

118 Ebd. Kapitel: Die Einweihung.

119 Kröz, M., Mehl, A., Didwiszus, A. et al.: Reliability and first validity of the inner correspondence questionnaire for painting therapy (ICPTh) in a sample of breast cancer patients. Complementary Therapy and Medicine 2019; 42. S. 355-360.

120 Birenbaum, Halina

KAPITEL II

Zur Entstehung und therapeutischen Wirkung von Licht- und Malfarben

KAPITEL II

Zur Entstehung und therapeutischen Wirkung von Licht- und Malfarben

JOHANNES WEINZIRL*

1. Einleitung

Das Urphänomen des Farbigen erscheint im Sinne Goethes (1749-1832) in der Begegnung von Licht und Finsternis. Damit eröffnen sich auch zwei Zugänge zu Wesen und Wirkung der Farbe. Am Licht der Sonne entdeckten die Naturforscher der Neuzeit die Farben durch das prismatische Experiment. Die klassische Medizin, als Kind dieser naturwissenschaftlichen Strömung, knüpft an diesem Zugang an und versucht, farbiges Licht für die Therapie zugänglich zu machen. Anders ist dies bei der Kunst. Sie entdeckt und entnimmt ihre Malstoffe – mineralische und pflanzliche Pigmente, Erdfarben, Öle und anderes – der stofflichen Natur. Immaterielle Lichtfarben und materielle Farbstoffe lassen sich ihrem Ursprung nach also unterscheiden. So finden die Lichtfarben bei einer Mischung bekanntlich auch zum hellen Weiß zurück, während die stofflichen Farben in ihrer Mischung über Grau, Braun und Schwarz zur Finsternis führen. Hat diese Unterscheidung für die kunsttherapeutische Anwendung eine Relevanz? Der folgende Beitrag möchte beide Erscheinungsbereiche der Farbe – über das Licht hin zum Stoff – vertiefen und auf therapeutische Wirkungen untersuchen.

2. Die Entdeckung der prismatischen Lichtfarben

Wenn wir uns zunächst den Lichtfarben zuwenden, wollen wir auf den Spuren von Isaac Newton (1643-1727) folgendes Experiment im 17. Jahrhundert bedenken: In einem verdunkelten Raum fällt durch ein kleines Loch im Fensterladen Sonnenlicht, vor das ein gewöhnliches Glasprisma gehalten wird. An der gegenüberliegenden Wand, der Projektionsfläche, erscheinen die bekannten Farben des Regenbogens: Violett, Indigo, Türkisblau, Grün, Gelb, Orange und Rot (Abb. 1). Dieses kontinuierliche Farbspektrum sei im Folgenden als *Vollspektrum* bezeichnet.

* Mit herzlichem Dank an Wolfram Engel, Peter Heusser, Dagmar Brauer und Matthias Girke für Hinweise und Ergänzungen.

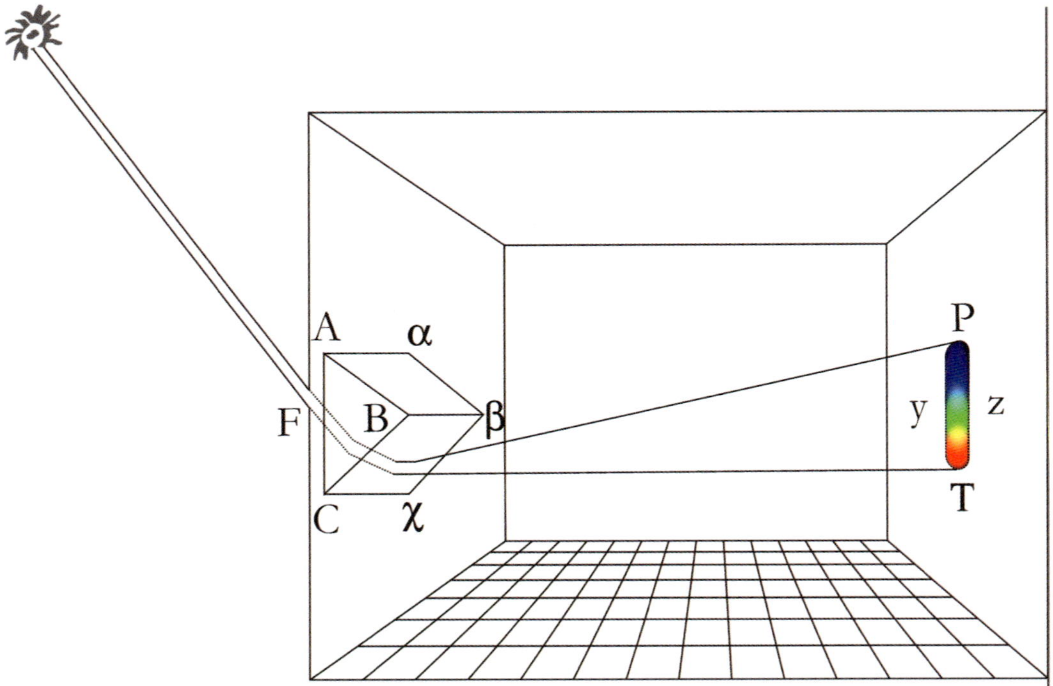

Abb. 1: Dunkelkammer, Prisma und Vollspektrum. Farbentstehung nach Newton[1]

Das Vollspektrum erfährt bemerkenswerte Veränderungen, wenn man den Abstand zwischen Prisma und Projektionsfläche verändert (Abb. 2): *Vergrößert* man die Distanz zwischen Prisma und Projektionsfläche, verstärkt sich das Spektrum im Rot-, Grün- und Blaubereich. Die übrigen Farben weichen zurück und ein dreigliedriges Bild der Farben Blau, Grün und Rot erscheint, das üblicherweise als *Endspektrum* bezeichnet wird. Diese drei Farben gehören unabhängig von Kultur und Geschlecht zu den am häufigsten genannten Lieblingsfarben.[2] Sie stehen – wie bereits in Kapitel I ausgeführt – in enger Beziehung zur funktionellen Dreigliederung des Menschen mit Nerven-Sinnes-System (Blau), Rhythmischem System (Grün) und Stoffwechsel-Gliedmaßen-System (Rot). In der therapeutischen Arbeit setzt die Verwendung von Blau, Grün und Rot daher besonders an der funktionellen Polarität von Kopf und Gliedmaßen, Nerv und Blut, Sklerose und Entzündung an, was in zahlreichen Anregungen Rudolf Steiners zur Farbgestaltung von Räumen, in der Malkunst, in der Pädagogik und eben auch bei der Farben- und Lichttherapie als Grundlage zu sehen ist.[3]

Verkleinert man die Distanz zwischen Prisma und Projektionsfläche, entschwindet innerhalb des Vollspektrums das Grün zu einem weißen Spalt, der sich zunehmend verbreitert und schließlich nur noch von zwei schmalen Farbpaaren umgrenzt wird. An der einen Kante zeigt sich die Farbkombination Türkis-Blau, an der anderen Kante Gelb-Rot. Diese Erscheinung wird als *Kantenspektrum bezeichnet* (Abb. 2). Gelb ist gemäß Goethes Farbenlehre die *„nächste Farbe am Licht"*[4] und kann sich *„durch Verdichtung und Verdunklung ins Rötliche steigern und erheben"*.[5] Das Türkisblau führt umgekehrt schon *„immer etwas Dunkles mit sich"*[6] und kann sich zum Blauviolett steigern, wobei man sich hier wünscht, nicht *„wie beim Rotgelben, immer tätig vorwärtszuschreiten, sondern einen Punkt zu finden, wo man ausruhen könnte"*.[7] Das Kantenspektrum mit den beiden Farbpolaritäten Gelb und Blau bildete für Goethe den Ausgangspunkt seiner prismatischen Farbforschungen. Sie führten zur Entdeckung des Purpurs als *„höchste aller Farberscheinungen"*, die als Lichtfarbe am ehesten an der Pfirsichblüte, als stoffliches Pigment am Karmin der Cochenille zu erleben ist.[8] Die Dreiheit von Gelb, Blau und Purpur stehen komplementär den Farben Violett, Orange und Grün gegenüber.[9] Insgesamt lässt sich dadurch die Gesamtheit des Farbenkreises finden.[10] [→ Kapitel I]

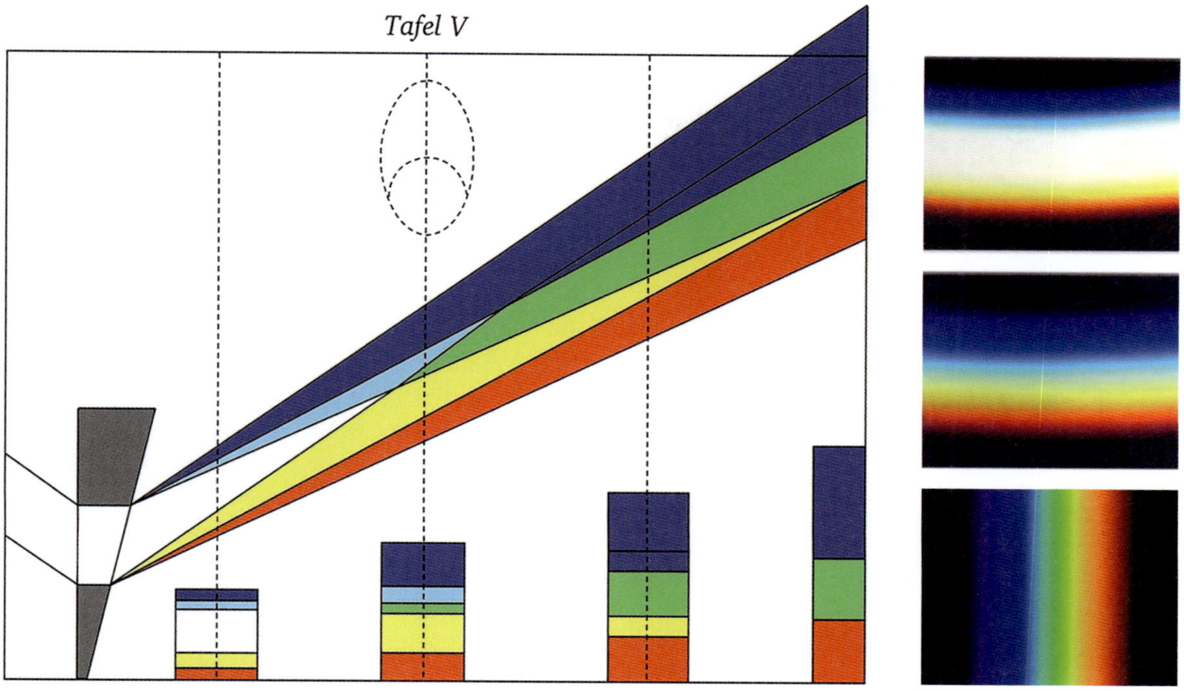

Abb. 2: Kantenspektrum, Vollspektrum und Endspektrum abhängig vom Abstand zwischen Prisma und der gegenüberliegenden Wand; Farbentstehung nach Goethe[58]

3. Wärmewirkungen im gelb-roten Spektralbereich

Es war der deutsch-britische Astronom Friedrich Wilhelm Herschel (1738-1822), der im 18. Jahrhundert bei seinen Beobachtungen der Sonne abhängig von der Verwendung verschiedener Farbgläser im Teleskop sein Gesicht mal wärmer oder kälter erlebte. Davon angeregt kam er auf die Idee, ein Thermometer unter das prismatische Vollspektrum zu legen. Er beobachtete, dass von Gelb nach Rot die Temperatur um mehrere Grad anstieg, während sie im blau-violetten Bereich konstant blieb. Die maximale Temperatur fand Herschel jenseits des Gelb-Roten, im unsichtbaren Bereich. Er entdeckte damit im Jahr 1800 die „kalorische Strahlung", die man heute als Infrarotstrahlung bezeichnet.

Kühle und wärmere Farben entsprechen also nicht bloß einem psychologischen Empfinden, sondern lassen sich bis in die Physik hinein bestimmen. Unklarheit schafft hier heute die physikalische Bezeichnung *Farbtemperatur.* Diese beruht auf einem anderen Phänomen: Wenn ein Schmied ein Metall erhitzt, beginnt dieses zunächst rot, dann gelb und schließlich bei hohen Temperaturen weiß-blau zu glühen. Auch das rot-gelb leuchtende Kerzenlicht ist weniger heiß als die blau-violett gerichtete Gasflamme eines Gasbrenners. Während Herschels Experiment die mit den gelb-roten Lichtfarben verbundene Wärme aus Sicht des *Wahrnehmenden* (physikalisch mit dem Thermometer oder psychologisch in der Empfindung) erfasst, verweist die Farbtemperatur auf die Temperatur der glühenden und leuchtenden *Quelle.* Die eigentliche Begriffsverwirrung entfaltete sich dann mit der modernen Beleuchtungstechnik, wo zum Zweck der Energieeffizienz bekanntlich Leuchtquellen mit geringer Wärmeentwicklung hergestellt wurden. Während bei der klassischen Glühbirne bei höheren Lichtintensitäten immer auch eine Temperatursteigerung vom gelb-roten Glühen zum weiß-blauen Leuchten erlebbar war, ist dies in der modernen LED-Technik, die einem mineralischen Glimmen ohne Wärmeausstrahlung entspricht, nicht mehr der Fall. Die LED-Leuchte bleibt kühl, auch wenn die technische Angabe von einer niedrigen (LED mit Spektrum-Peak im gelb-roten Bereich) oder höheren Farbtemperatur (LED mit Spektrum-Peak im blau-violetten Bereich) spricht. Den künstlerisch empfindenden Menschen verwirrt das zurecht, da nicht mehr nachvollziehbar ist, warum ein Lichtfachmann heute bei einer kalten, bläulich-weißen Leuchte von einer hohen Farbtemperatur spricht.

Auch in der modernen Medizin schafft die Entkoppelung der Wärme von der Farbe zunehmend Verwirrung, da es oft gerade Wärmequalitäten sind, welche durch die roten Farblichtlampen eine breite und erfolgreiche Anwendung finden[11]: Rotes Licht dringt tief in die Haut ein, führt zur Erwärmung des Gewebes und einer verstärkten Durchblutung, was mit einer Erhöhung von Wachstums-, Stoffwechsel- und Regenerationsvorgängen einhergeht. Dermatologisch setzt man dies unter der Bezeichnung Photobiomodulation zur Hauterneuerung besonders in der akuten und chronischen Wundheilung ein.[12] Unter Rotlicht kommt es dabei zu deutlich schnelleren Heilungsverläufen als ohne Bestrahlung. In diesem Sinne können Wärme-Rotlichtlampen auch bei der chronischen Sinusitis oder bei hartnäckigen Abszessen helfen, indem sie stockende Entzündungsprozesse zur Ausreifung bringen.

Seelisch geht mit diesen Rotlichtbehandlungen – sofern sie nicht mit hohen Lichtstärken erfolgen – eine Dämpfung des Bewusstseins einher. Entsprechend der Stimmung eines abendlichen Kerzenlichts fördern sie den Schlaf, was physiologisch mit höheren Melatoninausschüttungen einhergeht. Melatonin (griech. melas = dunkelfarbig, tonos = Spannung) ist ein körpereigenes Hormon, das die Zirbeldrüse bildet und regenerierende wie aufbauende Stoffwechselprozesse vor allem mit der Tiefschlafphase induziert.

Vom Gesichtspunkt der anthroposophischen Menschenkunde zeigen die mit der Wärme verbundenen Lichtfarben Gelb-Orange-Rot somit eine deutliche Beziehung zu den aufbauenden, wachstums- und regerationsfördernden Lebensprozessen des Stoffwechsel-Gliedmaßensystems [→ Kapitel I].

Chemische Wirkungen im blau-violetten Spektralbereich

Der deutsche Physiker und Philosoph Johann Wilhelm Ritter (1776-1810) war von der Entdeckung der „kalorischen Strahlung" angetan und untersuchte infolge eifrig den gegenüberliegenden Pol des Farbspektrums. Als klassischer Vertreter der Frühromantik, auch in Austausch mit Goethe und Novalis (1772-1801), war es für ihn selbstverständlich, dass es im ganzheitlichen Gepräge der Natur auch unsichtbare Wirkungen im und jenseits des blau-violetten Bereichs geben müsse. Ritter legte ein mit „Hornsilber" (chem. Silberchlorid) beschichtetes Papier unter das Vollspektrum und beobachtete, dass sich dieses vom Türkisblau zum Violett zunehmend intensiver schwärzte, während es im rot-gelben Bereich unverändert blieb. Die stärkste Schwärzung trat tatsächlich im nichtsichtbaren Bereich jenseits des Blau-Violetten auf. Er entdeckte damit im Jahr 1801 die Ultraviolettstrahlung, die er als „chemische Strahlung" bezeichnete. „Chemisch" deswegen, weil diese mit dem blau-violetten Licht verbundene Strahlung fähig ist, stoffliche Konfigurationsänderungen hervorzurufen (beim „Hornsilber" etwa eine chemische Zersetzungsreaktion, aus der das Silber in reduzierter Form hervorgeht).

Heute zählen diese Wirkungen zum Gebiet der Photochemie. Photochemische Lichtwirkungen finden in der Medizin eine breite therapeutische Anwendung. Blauviolettes Licht wird in den oberen Hautschichten absorbiert und bewirkt dort eine Hemmung von Wachstums- und Regenerationsprozesse der Hautzellen, was man sich etwa bei Erkrankungen wie der Schuppenflechte zu Nutze macht.[13] Die höhere Energie des blauen, kurzwelligen Lichtes tötet auch Viren und Bakterien ab, was bei der Behandlung der Hauttuberkulose 1903 zum therapeutischen Durchbruch und Nobelpreis für Niels Ryberg Finsen (1860-1904) führte.[14] In der Dermatologie findet dies heute bei vielen entzündlichen Erkrankungen wie etwa der gewöhnlichen Akne, Gesichtsrose oder atopischen Dermatitis eine erfolgreiche Anwendung.[15] Es gibt heute Wissenschaftler, welche die photochemischen Lichtwirkungen des blau-violetten Spektrums sogar als „Breitspektrum-Antibiotikum" bezeichnen.[16] Am Auge führt das blau-violette Licht zu photochemischen Abbauprozessen der Netzhaut, die degenerative Veränderungen zur Folge hätten, wenn nicht der gelbe Farbstoff Lutein (lat. luteus, goldgelb; Makula lutea, gelber Fleck) das Blaulicht zuvor abschirmen würde. Bei längerer oder intensiverer Exposition hilft sich das Auge zusätzlich durch gelb-bräunliche Verfärbungen in der Linse im Krankheitsbild des Katarakt, der ebenfalls eine Gelbfilterfunktion ermöglicht. Wenn die Intensität des blauvioletten Lichts weiter überwiegt, führen die degenerativen Prozessen der Netzhaut zum Krankheitsbild der Makuladegeneration.[17] Diese mit längeren oder höheren Lichtdosen verbundenen degenerativen Wirkungen steigern sich bekanntlich nochmals im ultravioletten Bereich. An der Haut kommt es zu verstärkten Hautalterungsprozessen (vor allem UV-A-Strahlung) und DNA-Spaltungen, was mit der Entwicklung von Hautkrebs einhergehen kann (UV-B-Strahlung). In physiologischen Dosen ist die strukturierende Wirkung des UV-Lichtes aber auch wichtig. Sehr bekannt ist die von der chemischen Strahlung initiierte Bildung von Vitamin D_3, das zahlreiche Gestaltungsprozesse des Organismus bis in die Knochenbildung hinein reguliert.

Seelisch führt das blaue Licht über eine Hemmung des Melatoninstoffwechsels in der Zirbeldrüse zu einer erhöhten Wachheit mit gesteigerter Herzfrequenz und Zentralisierung der Wärme im Körper. Dies lässt sich therapeutisch einerseits bei der Winterdepression, aber auch bei Konzentrationsstörungen anwenden. Umgekehrt beobachtet man durch die moderne Lichttechnik und Mediennutzung aber auch eine zunehmende Blaulichtbelastung, die besonders bei der Nachtschichtarbeit mit erhöhten Krankheitsrisiken bis hin zu häufigeren Karzinombildungen einhergeht.[18] Auch die nächtliche Straßen- und Stadtbeleuchtung ist vor diesem Hintergrund kritisch zu diskutieren, da dosisabhängig erhöhte Krebsrisiken auftraten.[19]

Das blaue Licht zeigt also bewusstseinsfördernde und strukturierende Eigenschaften entsprechend dem Nerven-Sinnes-Systems, gleichzeitig geht dies mit vitalitätsmindernden, antientzündlichen Eigenschaften einher, was sich bei höheren Dosen bzw. im ultravioletten Bereich zu sklerotisch-degenerativen und kanzerogenen Wirkungen steigern kann. Besonders ansichtig wird dies bei der nochmals kurzwelligeren UV-C-Strahlung. Diese wird bereits in den obersten Luftschichten der Erde absorbiert und gelangt normalerweise nicht auf die Erdoberfläche. Technisch hergestellt sind damit jedoch starke vitalitätsmindernde, antivirale und antibakterielle Wirkungen verbunden, was erfolgreich für die physikalische Entkeimungstechnik in der Trinkwasseraufbereitung sowie bei der Luft- und Oberflächendesinfektion in der Labor- und Krankenhaushygiene eingesetzt wird.

4. Zur Polarität von Rot und Blau im Vollspektrum

Wir können mit Steiner konstatieren: „*Wenn also einer bloß vom Licht redet, so umfasst er nicht das Ganze dieser Erscheinung. Er muss davon reden, wie das Licht nach zwei Seiten hin polarisch umgeändert wird. Er muss davon reden, dass außerhalb des Rot das Licht in die Wärme hinein versinkt und außerhalb des Violett in die chemischen Wirkungen.*“[20]

Dass es sich hier um eine tatsächliche Wirkpolarität im Farbspektrum handelt, zeigte sich schon bei den frühen Studien von J. W. Ritter. Er beobachtete, dass das durch Blaulicht geschwärzte „Hornsilber“ unter rotem Licht wieder heller wurde, was Experimente kürzlich erneut bestätigten.[21] Heutige Studien zur UV-abhängigen Krebsentstehung in der Dermatologie zeigen, dass mit Infrarot vorbehandelte Hautzellen unter UV-Bestrahlung weniger DNA-Schäden entwickeln und umgekehrt, sich UV-Schäden unter Infrarot vermindern ließen.[22] Es gibt Krankheitsbilder wie etwa die Lichturtikaria, wo Ausschläge durch blau-violettes Licht ausgelöst werden und unter Rotlicht wieder abheilen.[23] Und auch die Gelbsucht des Neugeborenen ist ein sprechendes Beispiel für die Farbpolarität im Spektrum: Infolge eines noch unausgereiften Leberstoffwechsels sammelt sich der Gallefarbstoff in der Haut des kleinen Kindes an. Durch Blaulichtbestrahlungen wird dieser chemisch gespalten und über die Nieren ausgeschieden.[24] Es ist schon bemerkenswert, dass sich das zu starke „Gelb“ des Neugeborenen durch das „Blau“ heilen lässt. Gelb und Blau, Rot und Violett, Infrarot und Ultraviolett – das Farblichtspektrum durchzieht eine geheimnisvolle Symmetrie und Polarität, die für den therapeutischen Ansatz in der funktionellen Gegensätzlichkeit von Sklerose und Entzündung den Weg weist.

Diese beiden Pole stehen sich aber nicht bloß gegenüber, sondern können sich auch wunderbar ergänzen. Als Beispiel sei nochmals die gewöhnliche Akne betrachtet: Akneläsionen verbessern sich bekanntlich unter Sonnenlichtbestrahlung, was zu einer differenzierten Forschung geführt hat. Diese konnte bald zeigen, dass *sowohl* Rot- *als auch* Blaulichtbehandlungen bei dieser Hauterkrankung heilsam sind. Die Behandlungen mit Blaulicht wirken dabei über photochemische, antibakterielle Wirkungen. Die mit der Akne assoziierten Propionibakterien produzieren lichtsensible Porphyrine, die durch das Blaulicht photochemisch aktiviert werden und die Bakterien damit zerstören. Bei den Bestrahlungen mit Rot- und Infrarotlicht stehen hingegen die mit dem Stoffwechsel verbundenen Talgdrüsen und eine Beeinflussung der Entzündungsmediatoren im Vordergrund. Die Talgdrüsen reifen unter dem Rotlicht schneller und kräftiger aus, weshalb die Akneläsionen besser abheilen. Studien zeigen daher eine besonders gute Wirkung, wenn man Blau- und Rotlichtbestrahlungen im Wechsel miteinander kombiniert.[25]

5. Mit Goethes Farbstudien zum Lebensäther

Die Experimente von Newton, Herschel und Ritter erzeugten in der damaligen Wissenschaft eine große Aufbruchsstimmung, die auch Johann Wolfgang von Goethe anregte. Indem Goethe durch das Prisma einen weißen Punkt auf einem schwarzen Hintergrund betrachtete, konnte er das von Newton beschriebene Experiment eines weißen Lichtstrahls in der dunklen Kammer nachempfinden und sah das Vollspektrum Violett – Indigo – Türkisblau – Grün – Gelb – Orange – Rot. Goethe entdeckte aber bekanntlich, dass auch die umgekehrte Konstellation möglich ist. Wer einen schwarzen Punkt auf einem weißen Hintergrund betrachtet, findet ein komplementäres Spektrum mit der abgewandelten Farbfolge Gelb – Orange – Rot – Pfirsichblüt – Violett – Indigo – Türkis (Abb. 3). Schloss Newton, dass alle Farben homogen seien und durch Brechung aus dem zusammengesetzten Licht stammten, so postulierte Goethe, dass sich anhand des umgekehrten Phänomens ebenso alle Farben aus der Finsternis erwarten lassen. Er fasste für sich das Postulat, dass Farbe nicht aus dem Licht, sondern vielmehr durch die Wechselwirkung zwischen Licht und Finsternis erscheint, was den Ausgangspunkt seiner umfangreichen Farbenlehre bildete.[26]

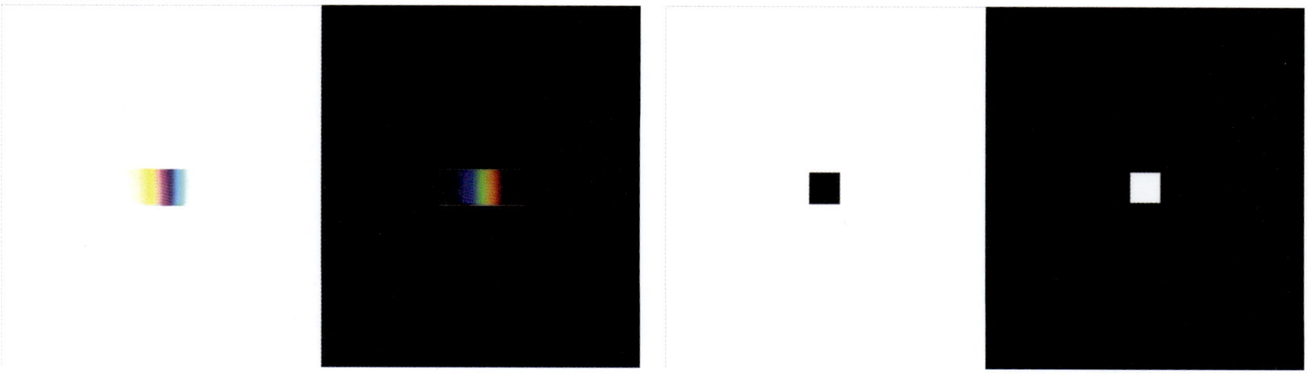

Abb. 3: Blickt man durch ein Prisma auf einen weißen Punkt auf einer schwarzen Fläche (entsprechend dem Experiment Newtons – ein Lichtstrahl in der dunklen Kammer), so erscheint das bekannte Farbspektrum des Regenbogens mit der zentralen Farbe Grün. Blickt man auf einen schwarzen Punkt auf einer weißen Fläche, so erscheint das von Goethe entdeckte, komplementäre Farbspektrum mit der zentralen Farbe Magenta (Pfirsichblüt).

Die wissenschaftstheoretische Auseinandersetzung zwischen Newton und Goethe[27], die Symmetrie und Komplementarität dieser beiden Spektren und ihre Vereinigung in Goethes Farbenkreis.[28] sind in Hinblick auf die Kunsttherapie in Kapitel I dargestellt. An dieser Stelle sei lediglich hervorgehoben, dass Steiner zeitlebens versuchte, die Vereinigung der beiden Spektren zum Farbkreis physikalisch nachzuweisen: „*Ich lasse in Stuttgart Versuche machen – leider kommen die Leute nicht rasch genug vorwärts –, das Spektrum so zu schließen, dass Ultraviolett auf Ultrarot zu liegen kommt. Es muss dann dort eine ganz eigentümliche Farbe entstehen, die stark vitalisierend wirkt.*“[29] Man kann zurecht fragen, wie die vierte Wirkqualität dieser „eigentümlichen Farbe“ beschaffen sein würde, wenn durchdringend-aufbauende Wärmeprozesse und strukturierend-gestaltende Chemie sich zusammen in höchster Steigerung im Pfirsichblüt vereinen. Das Grün vermittelt die beiden Pole des Vollspektrums im Sinne eines ruhenden Gleichgewichts, d. h. Wärme und Chemismus treten darin jeweils zurück. Anders ist das im Pfirsichblüt, wo sich die Pole der Wärme und der Chemie in gesteigerter Qualität zum Leben verbinden.

Wärme, Licht, Chemismus und die (vierte) „stark vitalisierende“ Wirkung stellen vier differenzierbare Wirkqualitäten des Sonnenlichts dar. In einem frühen Kurs zur Farbenlehre führte Steiner diese vier Qualitäten mit der Bezeichnung *vier Ätherarten* ein: „*Die Sonnenstrahlen schwingen in vier verschiedenen Ätherarten. Sie ergeben Wärme, Licht und chemische Wirkungen – in ihrer feinsten Rate sind sie der Lebensstoff.*“[30] Es zählt zu den Meilensteinen der letzten Jahrzehnte, dass es an der Naturwissenschaftlichen Sektion am Goetheanum gelungen ist, diese „eigentümliche Farbe“ des Lebensäthers am Prisma mit Hilfe von Spiegelblenden experimentell zu erzeugen.[31] Während in der heutigen Medizin die Lichtfarben mit ihren Qualitäten von Wärme, Licht und Chemismus gut erforscht sind, stehen das Pfirsichblüt und der damit verbundene Lebensäther noch am Anfang der Erforschung.

6. Von den Lichtfarben zum Rätsel der Körperfarben

Wenn wir von den Lichtfarben nun zu den Körper- bzw. Gegenstandsfarben und Pigmenten der Natur kommen wollen, so sei das zunächst mit ein paar Gedanken eingeleitet. Newtons Postulat, dass alle Farben aus dem Licht entspringen, war eine bahnbrechende und folgenreiche Aussage, die bis heute unser naturwissenschaftliches Weltverständnis prägt. Sie wurde nicht nur von der Wissenschaft, sondern auch von der Malerei mit viel Enthusiasmus aufgenommen – alle Farben kommen von der Sonne! In einer zweiten Besinnung kann Newtons Aussage aber auch Ernüchterung hervorrufen, wenn all die farbenfrohe Vielfalt der Natur und Körper ursächlich mit einem bloßen Reflexionsvorgang aus dem Sonnenlicht erklärt werden soll. Ein konkretes Beispiel möge dieses nicht triviale Problem verdeutlichen: Gemäß der klassischen Physik besitzt ein gelbes Schwefelmineral im eigentlichen Sinne keine Farbe, sondern nur eine besondere Materialität, die am Licht den blauen Anteil des Spektrums absorbiert, den gelben Anteil reflektiert. Der Schwefel erscheint dem Betrachter also durch den teilreflektierten gelben Lichtanteil gelb, seinem eigentlichen Wesen nach ist er jedoch farblos. Auch Steiner vertrat diese Vorstellung in einem früheren Vortrag, wenn es 1903 in einer überlieferten Mitschrift lautet: „*Was uns als Farbe an dem Stoff erscheint, ist nur das Zurückstrahlen derjenigen Lichtstrahlen, welche ihrem Farbencharakter entspricht, alle anderen werden absorbiert.* (...) *Farben sind die Inkarnation des Lichtes, die entstehen, wenn die Lichtstrahlen durch eine Materie aufgehalten und zurückgestrahlt werden*“[32] oder 1907 noch konkreter: „*Ein roter Gegenstand ist deshalb rot, weil er die roten Strahlen zurückwirft und das übrige in sich aufnimmt.* (...) *Wenn zum Beispiel das Licht auf ein rotes Tischtuch fällt, das über einem Tisch ausgebreitet ist, so empfinden wir die Farbe Rot. Die anderen im Sonnenlicht enthaltenen Farben werden aufgesaugt, die grüne Farbe zum Beispiel wird von dem Tischtuch aufgenommen und nicht wiedergegeben.*“[33]

Die Konsequenz dieser Ansicht lautet, dass der Schwefel immer dann, wenn er unbeleuchtet ist, seine Farbigkeit verliert. Ein Schwefelmineral im Keller ist farblos wie Kohle. Nicht weil durch die fehlende Beleuchtung das Gelb des Schwefels abgedunkelt im Schatten liegt, sondern weil das Gelb ohne Licht schlichtweg nicht vorhanden ist. Ähnlich, wie man heute durch eine einseitig verstandene Sinnesphysiologie alle Farbwahrnehmung als bloßes subjektives Produkt unseres Sehsystems und Gehirns versteht[34], so führt diese einseitig verstandene Farbphysik dazu, die Natur auf eine farblose Materie zu reduzieren, an der sich das bunt zusammengesetzte Sonnenlicht zum Schein der Farbe spiegelt. Farbe verschwindet aus der Welt also immer dann, wenn man entweder die Augen schließt oder die Sonne untergeht. Die Natur verliert damit jede Nacht ihre Farbigkeit und erhält sie erst mit dem Sonnenaufgang oder einer künstlichen Lichtquelle zurück. Sind die stofflichen Farben also wirklich nur eine besondere Ausdrucksform des Lichtes?

Im Jahr 1910 vertrat Steiner bereits eine deutlich präzisere Ansicht, die er in seinem Fragment gebliebenen Schriftstück zur Anthroposophie wie folgt formulierte: „*Es hängt von dem Wesen eines Körpers ab, ob er sich zu dem farblosen Sonnenlicht so verhält, dass er unter dem Einflusse desselben rot oder blau erscheint. – Die Farbe gibt sich als Oberfläche eines Körpers kund. Aber man kann sagen, wie da der Körper in seiner Oberfläche sich offenbart, das ist ein Zutagetreten seiner inneren Wesenheit durch das Mittel des Lichtes*“.[35] Zu beachten ist zunächst, dass er hier das Sonnenlicht nun als *farblos* charakterisierte, dieses aber dennoch als Mittel erforderlich sei, damit sich die Farbe an der Oberfläche eines Körpers im Sinne dessen innerer Wesenheit offenbare. Wie lässt sich eine solche nicht *aus dem Licht*, sondern *an dem Licht* erscheinende Farbigkeit genauer vorstellen und was sind konkrete Folgen dieser eher erkenntnisphilosophischen Einleitung für die Kunsttherapie?

7. Leuchtende Steine als Vorstufen des Farbigen

Wir wollen zunächst ein weiteres Phänomen betrachten, das sowohl Goethe als auch Steiner beschäftigte: die sogenannten Leuchtsteine. Es war der Alchemist Vincencio Casciarolo (1571-1624), der 1603 rund um die italienische Stadt Bologna ein besonderes Schwefelmineral (Schwerspat, chem. Bariumsulfat) fand und mit Eiweiß und Mehl angeteigt auf Kohlen erhitzte. Der daraus entstandene weißliche Körper (chem. Bariumsulfid) hatte die besondere Eigenschaft, nach Bestrahlung mit Sonnenlicht im Dunkeln eine Weile nachzuleuchten. Casciarolo entdeckte damit das Phänomen der Phosphoreszenz, das man in Folge auch bei anderen schwefligen Stoffen fand. Die Hoffnung der Alchemisten, nun den „Stein der Weisen" erkannt zu haben, erfüllte sich zwar nicht, dennoch erreichten die Bologneser Leuchtsteine in Europa bald eine weite Bekanntheit. Auch Goethe war davon fasziniert und untersuchte mehrere dieser Leuchtsteine unter dem Vollspektrum, neben den bläulich schimmernden „Barytphosphoren" etwa auch die aus Schwefel und Austernschalen gebrannten „Kalkphosphoren".[36] In einem Brief an Schiller (1759-1805) schrieb er 1801, direkt an die Auffindung der kalorischen und chemischen Strahlung anknüpfend: *„Die neuen Entdeckungen Herschels, welche durch unsern jungen Naturforscher* [Anm.: gemeint ist J. W. Ritter] *weiter fortgesetzt und ausgedehnt worden, schließen sich gar schön an jene Erfahrung an, von der ich Ihnen mehrmals gesagt habe: dass die bononischen Leuchtsteine an der gelbrothen Seite des Spectrums kein Licht empfangen, wohl aber an der blaurothen. Die physischen Farben identificiren sich hierdurch mit den chemischen. Mein Fleiß, den ich in dieser Sache nicht gespart habe, setzt mich bey Beurtheilung der neuen Erfahrungen in die größte Avantage, wie ich denn auch gleich neue, die Sache weiter auszuführende Versuche ausgesonnen habe."*[37] Zum wichtigsten Ergebnis dieser „weiter auszuführenden Versuche" gehört, dass es tatsächlich der chemische Anteil des Lichtes ist, der die Steine zum farbigen Leuchten bringt. So phosphoreszierten bei Goethe die Barytphosphoren nach Anregung durch blau-violettes Licht etwa über 10 Minuten weiter. Unter gelb-roter Lichtbestrahlung blieben sie dunkel. Goethe konnte auch erneut die Polarität des Vollspektrums bekräftigen, wenn die durch Blaulicht angeregten Leuchtsteine unter gelb-rotem Licht unmittelbar erloschen.[38]

Dem Phänomen des Nachleuchtens verwandt ist auch die sogenannte Fluoreszenz. Diese tritt im Unterschied zur Phosphoreszenz nur *während* der Bestrahlung auf, was sich ebenfalls an einer Vielzahl an Mineralien, wozu auch der Flussspat (Fluorit, chem. Calciumfluorid) gehört, beobachten lässt. Auch im Pflanzenreich ist dieses Phänomen prominent vertreten. So findet unter Lichtbestrahlung an dem gewöhnlichen Blattgrün ein leises Fluoreszieren in purpurnem Rot statt, das besonders eindrücklich bei einem wässrigen Pflanzenauszug ersichtlich und mit UV-Licht spezifisch verstärkt werden kann (Abb. 4). Wer diese am Pflanzengrün ausstrahlende Farbe zum ersten Mal erblickt, mag dabei tief berührt werden. Ja, man könnte diese Leuchtphänomene gar mit dem physiologischen Nachbild des menschlichen Auges vergleichen: Ähnlich wie bei einem optischen Farbeindruck unmittelbar und für eine Weile andauernd ein inneres, komplementäres Nachbild entsteht, so schaffen gewisse Bereiche der Natur gegenüber dem Sonnenlicht unmittelbar (Fluoreszenz) und für eine kurze Weile andauernd (Phosphoreszenz) ein farbiges Gegenleuchten.

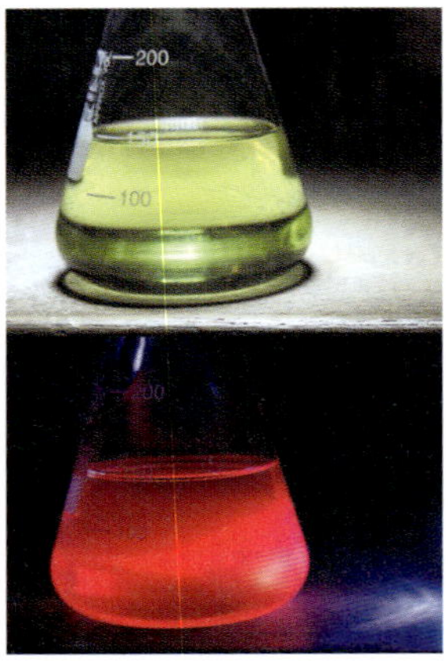

Abb. 4: Fluoreszenz von einem alkoholischen Pflanzenauszug (Chlorophyll-Fluoreszenz) unter Tageslicht (oben) und UV-Bestrahlung (unten)[39]

Steiner war durch sein Physikstudium an der Technischen Hochschule in Wien und durch die Herausgeberschaft von Goethes Farbenlehre mit diesem „farbigen Gegenleuchten" der Natur sehr vertraut. In seinen späten Kursen über *„Geisteswissenschaftliche Impulse zur Entwicklung der Physik"* führte er diese Leuchtphänomene einen wesentlichen Schritt weiter, was für das Verständnis der natürlichen Körperfarben nun entscheidend ist: *„Wenn farbloses Sonnenlicht – worunter der Physiker eine Versammlung aller Farben versteht – auf einen Körper fällt, der da rot erscheint, so rühre das davon her, dass dieser Körper alle anderen Farben, außer Rot, verschlucke und nur dieses Rot zurückwerfe. Man hat es auch einfach zu erklären, wie ein Körper blau ist. Der verschluckt eben alle anderen Farben und wirft nur das Blau zurück. Nun handelt es sich darum, überhaupt ein solches spekulatives Prinzip des Erklärens auszuschließen und sich dem offenbar etwas komplizierten Faktum des Sehens der sogenannten farbigen Körper durch ein Faktum zu nähern, Faktum an Faktum zu reihen, um so einzufangen dasjenige, was sich als das komplizierteste Phänomen darstellt. Nun führt uns auf den Weg das Folgende.*

Wir erinnern uns, dass schon im siebzehnten Jahrhundert, als die Leute noch viel Alchimie getrieben haben, von den sogenannten Phosphoren gesprochen worden ist, von den Lichtträgern. Unter Phosphoren hat man dazumal das Folgende verstanden. Da hat – nehmen wir ein Beispiel – ein Schuster in Bologna alchimistisch experimentiert mit einer Art Schwerspat, mit dem sogenannten Bologneser Stein. Er hat ihn dem Lichte ausgesetzt, und es stellte sich ihm die merkwürdige Erscheinung her, daß der Stein dann, wenn er ihn dem Lichte exponierte, hinterher eine Zeitlang noch in einer gewissen Farbe leuchtete. (...) Nun ist aber diese Erscheinung des Nachleuchtens, des Phosphoreszierens, eigentlich auch schon nicht mehr das ganz Einfache, sondern das Einfache ist eine andere Erscheinung. (...) Besonders interessant wird es, wenn man Chlorophyll, Pflanzengrün, auflöst. Wenn man durch eine solche Lösung ins Licht schaut, so erscheint sie grün, wenn man sich aber gewissermaßen dahinter aufstellt, so daß man hier die Lösung hat und hier das durchgehende Licht, und man sieht nun von hinten die Stelle an, wo hier das Licht durchgeht, dann leuchtet das Chlorophyll zurück rötlich, rot (...). Diese Erscheinung des Leuchtens des Körpers mit einem Licht, während er von jenem Licht beschienen ist, die nennt man nun Fluoreszenz. (...) Jetzt haben Sie zwei Stufen: Die eine ist die Fluoreszenz – wir machen einen Körper farbig, solange wir ihn beleuchten -, die zweite Stufe ist die Phosphoreszenz – wir machen einen Körper farbig eine gewisse Zeit hinterher noch. Und jetzt ist eine dritte Stufe: Der Körper erscheint dauernd farbig durch irgend etwas, was das Licht mit ihm vornimmt – Fluoreszenz, Phosphoreszenz, Körperfarbigsein. So haben wir gewissermaßen die Erscheinungen nebeneinandergestellt. Es handelt sich jetzt nur darum, daß wir uns in sachgemäßer Weise den Erscheinungen mit unseren Vorstellungen nähern."[40]

8. Zum ersten Urphänomen in der Farbenlehre der Natur: Schwefel

Steiner betrachtete die Farben der Körper und Natur also als weitere Stufe des Fluoreszenz- und Phosphorenzphänomens. So wie man eine anorganische Schwefelverbindung (Bologneser Leuchtstein) zu Leuchtprozessen anregen kann, so repräsentiert die gelbe Farbe des mineralischen Schwefels ein dauerndes, zur Ruhe gekommenes Leuchten. Ein Leuchten, das gewissermaßen in die Materialität des Stoffes geronnen ist und damit zugleich einen inneren Charakter bildet, der bei äußerer Beleuchtung in Form von Farbe zum Ausdruck kommt. Vielleicht lässt sich dieser Vorgang psychologisch nachempfinden, wenn man bedenkt, dass es auch innerhalb des Seelischen Stimmungen und Gefühle gibt, die zunächst nur durch einen äußeren Auslöser erscheinen. Ähnlich der Fluoreszenz gibt es Begegnungen, die in uns ein Gefühl entzünden und unser Inneres zum Aufleuchten bringen. Ähnlich wie bei der Phosphoreszenz mag es auch Begegnungen geben, die uns nachhaltiger berühren und diese innere Stimmung für einige Zeit nachwirken lassen. Das Geheimnis der Farbe entspräche in diesem Vergleich einer Stimmung, die nicht sogleich flüchtig verschwindet, sondern sich zum fortdauernden Charakter verinnerlicht, gewissermaßen eine Seeleneigenschaft bildend, die unabhängig von dem äußeren Reiz bestehen bleibt. Das bedeutet nicht, dass die Umgebung später keine Bedeutung mehr habe. Im Gegenteil: Wie der gelbe Schwefel weiterhin des Sonnenlichtes oder einer anderen Beleuchtung bedarf, um sein inneres Wesen in Form der charakteristischen Farbe an der Oberfläche zu zeigen, so bedarf auch das Wesen unserer Seele immer neu eines aufmerksamen Bewusstseins, um seinen zugrundeliegenden Charakter zu offenbaren – *„Die Farbe gibt sich als Oberfläche eines Körpers kund. Aber man kann sagen, wie da der Körper in seiner Oberfläche sich offenbart, das ist ein Zutagetreten seiner inneren Wesenheit durch das Mittel des Lichtes."*[41]

Wenn der alte Alchemist einen gelben Schwefelkristall anzündete, so konnte er aus der freiwerdenden Wärme und der mild-bläulichen Flamme schließen, dass auch im nicht brennenden Zustand diese ätherischen Wärme- und Lichtkräfte dieser Substanz innewohnen müssen. Die latente Leuchtkraft wird in der Schwefelflamme oder auch fluoreszierend direkt erlebbar, in der Ruhe konsolidiert sie sich im Phänomen der Farbe. Es handelt sich beim Gelb des Schwefels also nicht um ein eigentliches Leuchten, das einen dunklen Raum erhellen könnte, sondern mehr um einen zum Bild geronnenen Prozess, der zugleich Ausdruck für den inhärenten Lichtcharakter dieser Substanz ist. Mit Goethes erstem Urphänomen gesprochen, ist es ein abgedämpftes, getrübtes Licht, das wir am gelben Schwefelkristall erleben: *„Das höchstenergische Licht, wie das der Sonne, des Phosphors in Lebensluft verbrennend, ist blendend und farblos. So kommt auch das Licht der Fixsterne meistens farblos zu uns. Dieses Licht aber durch ein auch nur wenig trübes Mittel gesehen, erscheint uns gelb. Nimmt die Trübe eines solchen Mittels zu, oder wird seine Tiefe vermehrt, so sehen wir das Licht nach und nach eine gelbrote Farbe annehmen, die sich endlich bis zum Rubinroten steigert."*[42]

Zusammengefasst lässt sich also die gelbe Schwefelfarbe im Sinne von Goethe und Steiner nicht bloß als Reflexion eines heterogen zusammengesetzten Sonnenlichts ableiten, sondern verweist auf einen im Schwefel selbst innenwohnenden, leuchtenden Prozess. Und doch ist zu beachten: Ohne äußeres Licht erscheint der Schwefel nicht. Erst mit der Sonne oder einer anderen Beleuchtung kommt die Wirklichkeit seiner inneren Lichtnatur zur Offenbarung.

9. Zum zweiten Urphänomen in der Farbenlehre der Natur: Meer, Himmel und Saturn

Wie ist das aber nun an dem anderen Pol der Farben? Wie ist eine blaue Farbe in der Natur zu verstehen? Wie reiht sich diese in die Wechselwirkung von Licht und Finsternis ein? Steiner widmete diesem Rätsel in seinen Vorträgen für die Arbeiter am Goetheanum einen ganzen Vortrag. In schlichter Sprache heißt es da: *„Die Sache ist so, dass es in der Welt Substanzen gibt, die ausstrahlen. Andere Substanzen gibt es, die strahlen nicht aus, sondern, man kann sagen, die glimmen und überziehen sich an der Oberfläche mit solchen Wellen. Die Substanzen, die sich an der Oberfläche mit solchen Wellen überziehen, sind bläulich; die Substanzen, die ausstrahlen, sind gelblich. (...) wir haben in der Welt die Körper so, daß sie zum Teil strahlen und dadurch die hellen Farben zeigen, die auf der einen Seite vom Regenbogen sind, und daß sie auf der anderen Seite nicht strahlen, sondern solche Wellen aussenden.*

Dadurch bekommt man die bläulichen Farben, die auf der anderen Seite des Regenbogens sind.“[43]

Eine Substanz, deren Wesen nicht nach außen strahlt, sondern sich an ihrer Oberfläche mit einem glimmend-wellenden Mantel überzieht, erscheint bläulich. Hier ist es zunächst schwieriger, ein anschauliches Beispiel zu finden. Das zeigt sich bereits an den Rohstoffen für blaue Pigmente, die in der Natur nur selten vorkommen, sie werden heute meist chemisch synthetisiert. Zu den kulturgeschichtlich geschätzten Ausnahmen gehört das tiefblaue Gestein Lapislazuli, das einem natürlichen Ultramarinblau mit seinem farbgebenden Bestandteil Lasurit entspricht. Es ist interessant, dass dieses Lasurit sich chemisch durch eine besondere Verbindung zwischen einem Natrium-Calcium-Silikat-Gerüst und darin schwingenden Schwefelionen begründet. Es seien – so die heutigen Physiker – diese Schwefelionen, die durch ihre überschüssige Energie eine Ladungsverteilung entlang der Oberfläche bewirken und damit dem Mineral seine besondere Farbgebung ermöglichen. Je höher der Schwefelanteil, desto himmelblauer und wertvoller das Pigment. Ob solche molekularen Erklärungsansätze dem von Steiner angesprochenen oberflächlichen Glimmen entsprechen könnte, muss offen bleiben. Goethe hätte vermutlich bereits einen Einwand gemacht und schlicht auf sein zweites Urphänomen verwiesen, wonach eine blaue Substanz als aufgehellte Finsternis zu betrachten ist: „*Wird hingegen durch ein trübes, von einem darauffallenden Lichte erleuchtetes Mittel die Finsternis gesehen, so erscheint uns eine blaue Farbe, welche immer heller und blässer wird, je mehr sich die Trübe des Mittels vermehrt, hingegen immer dunkler und satter sich zeigt, je durchsichtiger das Trübe werden kann, ja bei dem mindesten Grad der reinsten Trübe als das schönste Violett dem Auge fühlbar wird.*“[44]

Als prominentes Beispiel für dieses zweite Urphänomen gilt die Erscheinung des Himmelsblau. Mit dem Blick durch die durchlichtete Atmosphäre in das Dunkle des Weltalls erscheint gemäß Goethe das Blau am Himmel und repräsentiert damit eine aufgehellte Finsternis. Beim Aufstieg auf einen hohen Berg nimmt diese atmosphärische Trübe ab, wodurch die Abstufungen vom Türkis zum dunklen Blau erlebt werden können. Forscher wie Alexander von Humboldt (1769-1859) oder der Schweizer Alpinist Horace-Benedict de Saussure (1740-1799) haben dieses Phänomen untersucht und mittels sogenannter Cyanometer vermessen – wobei „*die Farbe des Himmels als der Maßstab der Menge undurchsichtiger Dünste oder Ausdünstungen, welche in der Luft schweben, angesehen werden kann.*“[45]

Auch die Farbe des Meeres lässt sich aus dieser Perspektive betrachten. Das Sonnenlicht erhellt die oberen Wasserschichten und mit dem Blick durch diesen helleren Bereich hinab in die Dunkelheit des Meeres entsteht im tiefen Ozean das Dunkelblau, im seichten Gewässer die Empfindung des Türkis. Man könnte vielleicht erneut von Stufen verwandter Phänomene sprechen, wenn das Himmelsblau im Atmosphärisch-Luftigen und das Meeresblau im Bereich des Wässrigen nach dem selben Prinzip erscheinen, wobei im Wasser die Berührung zwischen Helligkeit und Finsternis bereits innerhalb desselben elementaren Zustands stattfindet. Was wäre nun, wenn wir dieses Prinzip noch einen Schritt weiter auf materielle Körper übertragen? Wie müsste eine feste Substanz beschaffen sein, die an ihrer Oberfläche ein leuchtendes, wellendes Glimmen besitzt und in ihrem Kern eine tiefe Dunkelheit und dadurch dem Betrachter blau erscheint?

Steiner überraschte hier nochmals mit einer Perspektive, indem er sich dieser Frage durch die Charakterisierung von zwei Himmelskörpern annäherte, dem bläulich erscheinenden Saturn und dem gelb-rötlich wirkenden Mars: „*Es gibt solche Sterne wie zum Beispiel den Mars, der strahlt gelblich-rötlich, oder wie zum Beispiel den Saturn, der strahlt bläulich.* (...) *Der Saturn ist ein Körper, der sich ruhiger verhält und sich mit Wellen überzieht. Man sieht fast die Wellen um ihn herum. Wenn man den Saturn hat, so kann man noch die*

Wellen um ihn herum als Ringe sehen. Er erscheint blau, weil er sich mit Wellen umgibt. (...) Im Mars sehen wir also einen Körper, der fortwährend im Inneren strahlend wird. (...) es kribbelt fortwährend, er will fortwährend strahlig werden. (...) Er hat also eigentlich eine Natur, die fortwährend innerlich kribbelig, das heißt, lebendig werden will. Der Mars will fortwährend ins Leben übergehen. – Das kann man an seiner ganzen Färbung und an seiner ganzen Art und Weise, wie er sich verhält, sehen. Hat man es mit dem Mars zu tun, so muß man wissen, daß das ein Weltenkörper ist, der eigentlich fortwährend ins Leben übergehen will. Mit dem Saturn ist es anders. Der Saturn ist von bläulichem Schimmer, das heißt, er strahlt nicht, sondern er umgibt sich mit einem Welligen. Er ist gerade das Gegenteil vom Mars. Der Saturn will fortwährend in das Tote übergehen, fortwährend Leichnam werden. Man sieht am Saturn, daß er sich gewissermaßen mit Helligkeit umgibt, so daß wir dann seine Dunkelheit durch die Helligkeit bläulich sehen. (...) Der Saturn, der verwest eigentlich fortwährend. Der Saturn verwest. Dadurch hat er ringsherum ein Helles, aber er selber ist dunkel, und dadurch erscheint er blau, weil wir seine eigene Dunkelheit, ich möchte sagen, durch seine Verwesungsstoffe, die er um sich herum hat, anschauen. Beim Mars sieht man also, wie er fortwährend leben will, beim Saturn sieht man, wie er fortwährend sterben will. Das ist das Interessante, daß man Weltkörper so betrachten kann, daß man von ihnen sagen kann: Die Weltkörper, die einem in bläulichem Schimmer erscheinen, gehen zugrunde, und diejenigen, die einem in rötlichem, gelblichem Schimmer erscheinen, das sind erst entstehende."[46]

Um dieses oberflächliche Schimmern bei Verwesungsprozessen der Natur zu bekräftigen, verwies Steiner dann auf ein weiteres damals prominent untersuchtes Phänomen[47]: Wer während eines Nachtspazierganges im Dunkeln absterbendes Laub, z.B. Eichen- oder Buchenblätter, betrachtet, kann abhängig vom Feuchte- und Zersetzungsgrad tatsächlich ein mildes Glimmen beobachten. Auch vermodernde Grashalme, Farnwedel oder kleine Stengelstücke weisen mitunter das mit der Fäulnis verbundene Leuchten auf.[48] Dieses besondere Phänomen findet sich bereits bei Aristoteles detailliert beschrieben, wobei er dieses „kalte Leuchten" der absterbenden Natur dem glühenden Feuer gegenüberstellte und auf entsprechende Erscheinungen im Pflanzen- und Tierreich hinwies.[49] Heute findet sich all dies unter der Bezeichnung Biolumineszenz zusammengefasst und entspricht einem chemischen Leuchten, das im Vergleich zur Phosphoreszenz und Fluoreszenz nun keine äußere Lichtanregung benötigt, sondern von Organismen selbst ausgeht. Bei der Holz- und Blattfäule ist es genauer gesprochen der mit dem Verwesungsprozess verbundene Pilzbefall, welcher das Glimmen emittiert.[50]

Zusammengefasst können wir also auch bei der blauen Körperfarbe einen zur Ruhe gekommenen Leuchtprozess finden, der jetzt aber nicht wie beim Schwefel einer inhärenten Wärme- und Lichtkraft entspricht, die im Gelb nach außen strahlend sich konsolidiert, sondern mehr einem mit Abbauprozessen verbundenen glimmenden Chemismus. Dieses kühle Glimmen, das sich an der Oberfläche einer sich verinnerlichenden, zurücknehmenden bis verwesenden Substanz bildet, konsolidiert sich in der blauen Farbe. Die aktiv-lebendige und nach außen strahlenden Substanzgeste des Gelb-Roten steht damit der passiv sich zurücknehmenden und verinnerlichenden Substanzgeste des Blau-Violetten gegenüber. Wir finden damit im Bereich der stofflichen Farben erneut eine Polarität von aufbauenden Wärme- und Lebensprozessen und verinnerlichend-abbauenden Sterbeprozessen – *„Die Weltkörper, die einem in bläulichem Schimmer erscheinen, gehen zugrunde, und diejenigen, die einem in rötlichem, gelblichem Schimmer erscheinen, das sind erst entstehende.*"[51] In diesen wenigen Worten ist wahrhaftig eine weite Perspektive zur Farbe als Vermittlerin zwischen Lebendigem und Totem ausgesprochen. Mit dem Versuch, diese Dimension zu den beiden Urphänomenen zu ergänzen, lässt sich vielleicht formulieren: Das Gelb-Rote ist strahlender Ausdruck einer sich inkarnierenden, nach außen ins Leben dringenden

Substanz. Das Blau-Violette ist Offenbarung einer sich exkarnierenden, sich aus dem Leben zurücknehmenden und sterbenden Substanz. Inkarnation und Exkarnation, Geburt und Tod. Die Farben und Substanzen in einer solchen Weise betrachtet, eröffnen eine geheimnisvolle Brücke zwischen der irdischen und geistigen Welt.

Freilich ist zu erwähnen, dass diese Prinzipien an der konkreten Natur stets beweglich zu handhaben sind. Es wäre unrichtig, nun jeden gelben Kristall als schwefelähnlich zu bezeichnen oder jede bläuliche Substanz der Natur als passiv einzuordnen. Es gilt hier Ähnliches wie in der Formensprache der Botanik. Wer einmal den strahligen Grundtypus der gelben Blüte erfasst hat, interessiert sich umso mehr für den gelben, innenraumbildenden Blütenkelch des gelben Fingerhuts oder für die hellblau-strahlende Blüte der gemeinen Wegwarte. Gerade die scheinbaren Ausnahmen ermöglichen, die Wunder der Natur erst recht zu entdecken.

10. Ausblick und Konsequenzen für die Mal- und Farblichttherapie

Wir möchten abschließend nach möglichen Folgen dieser Ausführungen für die Praxis der Kunsttherapie fragen. In Hinblick auf die Maltherapie ist es tatsächlich nicht nur eine Erkenntnisfrage, ob ich die Farben auf meinem Gemälde als Reflexion eines bunt zusammengesetzten Sonnenlichtes erachte oder ihnen selbst leuchtende oder glimmende Eigenschaften zuspreche. Wer ein gemaltes Ultramarinblau mit der heutigen naturwissenschaftlichen Vorstellung betrachtet, denkt darin bloß den Schein eines reflektierten blauen Lichtes, das in seiner Intensität vielleicht schwächer, aber dennoch in der gleichen Wirkungsweise liegen müsste wie eine Blaulichtbestrahlung. Wir haben die Wirkung einer direkten Blaulichtbestrahlung bei den entzündlichen Hauterkrankungen, beim Neugeborenikterus oder auch bei der Winterdepression schätzen gelernt und die konzentrationsfördernden, strukturierenden, abbauenden bis degenerativen Wirkungen im Sinne der damit verbundenen photochemischen Effekte beschrieben. Nun sind bei einer gemalten blauen Fläche solche Wirkungen aber gerade nicht erlebbar. Ein gemaltes Blau eröffnet vielmehr einen Tiefenraum, der zur Innerlichkeit und Sehnsucht einlädt. Der Blick weitet sich und entspannt. Newton würde bei einem blauen Gemälde von der Wirkung einer spezifisch gebrochenen Lichtfarbe sprechen, Goethe hingegen vom Erleben einer aufgehellten Finsternis, die gerade nicht dem Betrachter entgegenstrahlt, sondern diesen in das Bild hineinzieht. Goethe ordnete die blau-violette Farbseite daher auch der passiven Minusseite zu, während die gelb-roten Farben der aktiven Plusseite *„regsam, lebhaft, strebend"* stimmen.[52] Dem schloss sich Steiner unmittelbar an und machte noch auf die damit verbundene Farbdynamik von Druck und Sog aufmerksam, denn *„wir finden in den Farbenerscheinungen nur den symptomatischen Ausdruck für dasjenige, was ja tiefer hinter den Farbwirkungen liegt, (...) so daß wir, wenn wir es subjektiv machen und zum Beispiel das Blau sehen, wir das Auge im Grunde genommen einer Saugwirkung exponieren, im Rot einer Druckwirkung in einem gewissen Sinne, was aber nun nicht mechanisch, sondern intensiv zu denken ist."*[53] In einer anderen Hörernotiz heißt es dazu schlicht: *„Beim Blau empfindet man: da ist jemand hinter der Fläche, der saugt einem die Fläche weg. Beim Rot: da kommt jemand von vorn heran. (...) Blau liegt zurück, Rot liegt vorne durch innere Farbenqualität. Das ist die wahre Farbenperspektive (Farben-Dynamik)."*[54]

Das Wesen und die besondere Ordnung der Farben lässt sich bei den prismatischen Lichtfarben wie auch in der stofflichen Farbenwelt entdecken. Hinsichtlich ihrer therapeutischen Wirkung scheinen diese beiden Farbwelten jedoch unterschiedlich. Wie ist das zu erklären? Warum beruhigt und weitet uns der Sog einer gemalten blauen Fläche, während die klassische Blaulichtbestrahlung der heutigen Medizin mit erhöhter Wachheit, Konzentration und begleitenden Struktur- und Abbauprozessen im Körper einhergeht?

Dieses Rätsel mag sich lösen, wenn wir den genauen Wirkansatz dieser Therapien vertiefen. Die Wirkung von materiellen Malfarben und Pigmenten richtet sich nämlich primär an unsere Empfindung und damit an unser Bewusstsein, während die Farblicht-Bestrahlungen der modernen Medizin am Körper ansetzen. Selbst wenn eine solche Bestrahlung auf eine psychische Beeinflussung abzielt, z.B. bei der Winterdepression, so fokussiert diese gerade nicht das bewusste Erleben einer blauen Farbe, sondern körperliche Prozesse wie etwa die photochemische Anregung einer besonderen Rezeptorkaskade zur Veränderung des Zirbeldrüsenstoffwechsels. Wir finden hier also eine durchaus interessante Verschränkung: Die stoffliche Farbe richtet sich an das seelisch-geistige Erleben des Menschen. Das nicht-stoffliche Farblicht wendet sich primär an den Körper. Steiner hat diese Verschränkung bemerkt und in seinen medizinischen Vorträgen hervorgehoben: *„Es ist notwendig, namentlich auch einzugehen dann auf den Unterschied der eigentlichen Farbenwirkung, die ganz an den oberen Menschen appelliert, und der Lichtwirkung, die einfach mehr ins Objektive gezogen ist, die an den ganzen Menschen appelliert. Wenn man einfach den Menschen (...) oder einen Teil von ihm (...) bescheinen lässt von objektiver Farbe und Licht, so wird direkt eine Organwirkung hervorgebracht. Es ist etwas, was durchaus von außen auf den Menschen wirkt. Wenn man aber die Exposition so macht, dass (...) durch das Bewusstsein in Anspruch genommen wird, der Farbeneindruck, (...) wenn ich also, statt dass ich auf den Menschen farbiges Licht scheinen lasse, ihn bringe in ein Zimmer, das mit einer gewissen Farbe ausgekleidet ist, dann ist die Wirkung eine andere (...). Und bei dieser subjektiven Farbentherapie wird unter allen Umständen auf das Ich gewirkt, während bei der objektiven Farbentherapie auf das physische System gewirkt wird und erst auf dem Umwege durch das physische System auf das Ich (...). Das sind die Dinge, die in der, wie ich glaube, nicht fernen Zukunft doch sehr wichtig [sein werden und] bei der nun nicht Licht-, sondern Farbentherapie eine große Rolle spielen werden.*“[55]

Eine solche primär auf den Farbeindruck ausgerichtete Therapieform ist anhand mehrerer maltherapeutischer Ansätze in diesem Band ausführlich dargestellt. Es gibt seit Begründung der anthroposophischen Medizin jedoch auch einige Methoden, wo man von Seiten der Lichtfarben versucht, das Erleben der Farbe zu intensivieren. Erste Ansätze führte ab 1908 der Nervenarzt Felix Peipers (1873-1944) in München in Zusammenarbeit mit Steiner durch.[56] Peipers beizte und polierte zwei Farbkammern einmal in Rot und einmal in Blau und beleuchtete diese mit elektrischem Licht. Dabei bestrahlte man die Patienten nicht direkt, sondern sie erlebten primär den von den Wänden ausgehenden Farbeindruck über ihr Bewusstsein. Auch in der Lukas-Klinik in Arlesheim (CH) führte man über viele Jahre solche indirekten Farblichtexpositionen durch, wobei man hier jedoch die Räume nicht bemalte, sondern durch Farblicht (erzeugt mittels Farbfolien) ausleuchtete. Eine direkte Bestrahlung der Patienten wurde ebenfalls sorgsam vermieden. Die Patienten wurden den von der Seite her beleuchteten Farbwänden gegenüber gesetzt. Auch in der Camphill-Bewegung der anthroposophischen Heilpädagogik entwickelte sich im 20. Jahrhundert eine „Color-Light-Therapy“, wobei man farbiges Licht mittels Farbfenstergläser erzeugte und auf einen Bühnenvorhang projizierte. Wenn zwischen den durchleuchteten Gläsern und dem Vorhang Gegenstände positioniert werden oder Menschen etwa eurythmische Bewegungen ausführen, so erscheinen deren farbige Schatten auf dem Vorhang, was von der anderen Seite her gesehen als ein eindrückliches Farbenspiel wahrnehmbar ist. All diese Methoden wurden zudem mit anderen Kunstformen, sei es musikalisch, lyrisch oder gar mit mediativen Sprüchen und Symbolen begleitet. Die jüngste Methode der anthroposophischen Farblichttherapie ist die sogenannte „Metallfarblichttherapie“, welche die Kunsttherapeutin Marianne Altmaier (1949-2013) entwickelte, inspiriert vom Erleben der farbigen Fenster im Goetheanum.[57] Auch hier werden Gläser mit Metalloxiden eingefärbt und als Fenster in einem abgedunkelten Raum montiert. Die Patienten sitzen diesen Therapiefenstern gegenüber, wobei das diffuse Tageslicht zu keiner fokussierten Bestrahlung führt, sondern vor allem das Farbfenster als Medium erhellt. Dabei leuchtet die Farbe eines solchen Therapieglases deutlich intensiver, als eine blau angemalte oder blau projizierte Fläche.

Zusammengefasst bilden diese Therapieansätze vor dem Hintergrund dieses Beitrags selbst ein methodisches Spektrum zwischen der Exposition gegenüber gemalten Farbflächen, schattenwerfenden oder leuchtenden Farbfenstern sowie der direkten Farblichtbestrahlung. Wahrscheinlich gehört das sogar mit zum Geheimnis aller Farbe, dass sich darin stets Mitte ausspricht und so in Spektren, Bögen und Kreisen ansichtig wird, was nicht nur Licht und Finsternis, sondern auch Natur- und Geisteswissenschaft zu verbinden vermag.

Literatur

1 Abb. von Ingo Nussbaumer nach einer Schwarz/Weiß-Abbildung von Isaac Newton. In: Müller, O.: Mehr Licht. Goethe mit Newton im Streit um die Farben. Fischer Verlag Frankfurt/Main 2015. Farbtafel 1.
2 Ellis, L., Ficek, C.: Color preferences according to gender and sexual orientation. Personality and Individual Differences 2001; 31 (8). S. 1375.
3 Vgl. Steiner, R.: Farbenerkenntnis (GA 291a). Rudolf Steiner Verlag Dornach 1990. S. 452 f.
4 Goethe, J. W.: Zur Farbenlehre. In: Ders.: Werke, Bd. 13: Naturwissenschaftliche Schriften I. C. H. Beck München 2005. § 765.
5 Ebd. §772.
6 Ebd. §778.
7 Ebd. §788.
8 Ebd. §794 f.
9 Ebd. §810.
10 Ebd. §803 ff.
11 Cohen, L., Brodsky, M. A., Zubair, R. et al.: Cutaneous interaction with visible light: what do we know. Journal of the American Academy of Dermatology 2020; 9622 (20). doi: 10.1016/j.jaad.2020.03.115.
12 Mosca, R. C., Santos, S. N., Nogueira, G. E. C. et al.: The Efficacy of Photobiomodulation Therapy in Improving Tissue Resilience and Healing of Radiation Skin Damage. Photonics 2022; 9 (1). doi: 10.3390/photonics9010010.
13 Liebmann, J., Born, M., Kolb-Bachofen, V.: Blue-light irradiation regulates proliferation and differentiation in human skin cells. Journal of Investigative Dermatology 2010; 130 (1). S. 259-269.
14 Møller, K. I., Kongshoj, B., Philipsen, P. A. et al.: How Finsen's light cured lupus vulgaris. Photodermatology, Photoimmunology & Photomedicine 2005; 21 (3). S. 118-124.
15 Cohen, L., Brodsky, M. A., Zubair, R. et al.: Cutaneous interaction with visible light: what do we know. Journal of the American Academy of Dermatology 2020; 9622 (20). doi: 10.1016/j.jaad.2020.03.115.
16 Gwynne, P. J., Gallagher, M. P.: Light as a broad-spectrum antimicrobial. Frontiers in Microbiology 2018; 119. doi: 10.3389/fmicb.2018.00119.
17 Zhao, Y. Z., Zhou, Y., Gang Tan, G.: Research progress about the effect and prevention of blue light on eyes. International Journal of Ophthalmology 2018; 11 (12). doi: PMC6288536.
18 Rabstein, S., Burek, K., Lehnert, M. et al.: Differences in twenty-four-hour profiles of blue-light exposure between day and night shifts in female medical staff. Science of The Total Environment 2019; 653. S. 1025-1033.
19 Jones, R. R.: Exposure to artificial light at night and risk of cancer: where do we go from here? British Journal of Cancer 2021; 124 (9). S. 1467-1468.
20 Steiner, R.: Nationalökonomischer Kurs (GA 340). Rudolf Steiner Verlag Dornach 2002. S. 17.
21 Müller, O.: Ultraviolett. Johann Wilhelm Ritters Werk und Goethes Beitrag. Zur Geschichte einer Kooperation. Wallstein Göttingen 2021.
22 Jantschitsch, C., Majewski, S., Maeda, A. et al.: Infrared radiation confers resistance to UV-induced apoptosis via reduction of DNA damage and upregulation of antiapoptotic proteins. Journal of Investigative Dermatology 2009; 129 (5). S. 1271-1279.
23 Botto, N. C., Warshaw E. M.: Solar urticaria. Journal of the American Academy of Dermatology 2008; 59 (6). S. 909-920.
24 Ebbesen, F., Hansen, T. W., Maisels, M. J.: Update on phototherapy in jaundiced neonates. Current Pediatric Reviews 2017; 13 (3). S. 176-180.
25 Hamilton, F. L. et al.: Laser and other light therapies for the treatment of acne vulgaris: systematic review. British Journal of Dermatology 2009;160 (6). S. 1273-1285.
26 Goethe, J. W.: Zur Farbenlehre. In: Ders.: Werke, Bd. 13: Naturwissenschaftliche Schriften I. C. H. Beck München 2005. § 1810a.
27 Müller, O.: Mehr Licht. Goethe mit Newton im Streit um die Farben. Fischer Verlag Frankfurt am Main 2015.
28 Kühl, J., Löbe, N., Rang, M.: Experiment Farbe: 200 Jahre Goethes Farbenlehre. Verlag am Goetheanum Dornach 2010.
29 Steiner, R.: Farbenerkenntnis (GA 291a). Rudolf Steiner Verlag Dornach 1990. S. 74.
30 Steiner, R.: Kosmologie und menschliche Evolution (GA 91). Rudolf Steiner Verlag Dornach 2018. S. 37.
31 Rang, M.: Phänomenologie komplementäre Spektren. Logos-Verlag Berlin 2015.
32 Steiner, R.: Kosmologie und menschliche Evolution (GA 91). Rudolf Steiner Verlag Dornach 2018. S. 45.
33 Steiner, R.: Farbenerkenntnis (GA 291a). Rudolf Steiner Verlag Dornach 1990. S. 200.

34 Heusser, P.: Über die Realität des Seelisch-Geistigen im Sinnesprozess. Entwurf einer ganzheitlichen Sinneslehre. In: Weinzirl, J., Lutzker, P., Heusser, P. (Hrsg.): Bedeutung und Gefährdung der Sinne im digitalen Zeitalter. Verlag Königshausen und Neumann Würzburg 2017. S. 13.
35 Steiner, R.: Anthroposophie (GA 45). Rudolf Steiner Verlag Dornach 2021. S. 27.
36 Goethe, J. W.: Zur Farbenlehre. In: Ders.: Werke, Bd. 13: Naturwissenschaftliche Schriften I. C. H. Beck München 2005. § 1810b.
37 https://www.friedrich-schiller-archiv.de/briefwechsel-von-schiller-und-goethe/1801/807-an-schiller-6-april-1801/ (Abfrage November 2022).
38 Ebd.
39 https://de.wikipedia.org/wiki/Chlorophyllfluoreszenz#/media/Datei:Fluorescence_of_chlorophyll_under_UV_light.jpg
(Abfrage Oktober 2022).
40 Steiner, R.: Erster naturwissenschaftlicher Kurs (GA 320). Rudolf Steiner Verlag Dornach 2020. S. 95 f.
41 Steiner, R.: Anthroposophie (GA 45). Rudolf Steiner Verlag Dornach 2021. S. 27.
42 Goethe, J. W.: Zur Farbenlehre. In: Ders.: Werke, Bd. 13: Naturwissenschaftliche Schriften I. C. H. Beck München 2005. § 150.
43 Steiner, R.: Rhythmen im Kosmos und im Menschenwesen (GA 350). Rudolf Steiner Verlag Dornach 1991. S. 78.
44 Goethe, J. W.: Zur Farbenlehre. In: Ders.: Werke, Bd. 13: Naturwissenschaftliche Schriften I. C. H. Beck München 2005. § 151.
45 Zitiert nach: Werner, P.: Himmelsblau. Bemerkungen zum Thema Farben in Humboldts Alterswerk Kosmos. Entwurf einer physischen Weltbeschreibung. Internationale Zeitschrift für Humboldt-Studien 2006; 7 (12). VII, 12. doi.org/10.18443/76.
46 Steiner, R.: Rhythmen im Kosmos und im Menschenwesen (GA 350). Rudolf Steiner Verlag Dornach 1991. S. 78 ff.
47 Vgl. Bothe, F.: Ueber das Leuchten verwesender Blätter und seine Erreger. Zeitschrift für wissenschaftliche Biologie. Planta 1931; 14 (3/4) S. 752-765.
48 Ebd.
49 Harvey, E. N.: A history of luminescence from the earliest times until 1900. The American Historical Review 1957; 63 (4). S. 937–939.
50 Renehan, R.: Aristotelian Explications and Emendations: II. Passages from the De Anima, De Partibus Animalium, De Generatione Animalium, De Motu Animalium, Politics, and Nicomachean Ethics. Classical Philology 1996; 91 (3). S. 223.
51 Ebd.
52 Goethe, J. W.: Zur Farbenlehre. In: Ders.: Werke, Bd. 13: Naturwissenschaftliche Schriften I. C. H. Beck München 2005. § 764.
53 Steiner, R.: Erster naturwissenschaftlicher Kurs (GA 320). Rudolf Steiner Verlag Dornach 2020. S. 19.
54 Steiner, R.: Farbenerkenntnis (GA 291a). Rudolf Steiner Verlag Dornach 1990. S. 354.
55 Steiner, R.: Geisteswissenschaft und Medizin (GA 312). Rudolf Steiner Verlag Dornach 2020. S. 293 f.
56 Vgl. Steiner, R.: Farbenerkenntnis (GA 291a). Rudolf Steiner Verlag Dornach 1990. S. 467.
57 Altmaier, M.: Metallfarblichttherapie, Zur Forschung und Entwicklung einer neuen Therapie auf anthroposophischer Grundlage. Mayer-Verlag Stuttgart 2010.
58 Müller, O.: Mehr Licht. Goethe mit Newton im Streit um die Farben. Fischer Verlag Frankfurt/Main 2015. Farbtafel 9.

KAPITEL III

Grundlagen der Anthroposophischen Maltherapie

KAPITEL III.1

Therapeutisches Malen und Zeichnen – Einführung und historischer Überblick

DAGMAR BRAUER · DAGMAR VON FREYTAG-LORINGHOVEN

„Der Mensch muss von innen heraus produktive Kraft entwickeln. Alles ist gesundend, was den Menschen veranlasst, sich zum Mittelpunkt von schaffender, von produktiver Kraft zu machen."

Rudolf Steiner[1]

Seit fast einem Jahrhundert sind die Anthroposophischen Kunsttherapien – Plastizieren, Malen und Zeichnen, Musik und Gesang, Sprache und Drama – Teil des integrativen Systems Anthroposophische Medizin (AM). Diese stellen den Menschen in den Mittelpunkt. Sie beziehen seine körperliche, lebendig-funktionelle, seelische und geistige Dimension in die Diagnose und in das hieraus resultierende Therapiekonzept mit ein. Dieses ganzheitliche Menschbild liegt allen Therapien der AM zugrunde und fördert die Patient:innen darin, sich selbst auf die verschiedenen Ebenen ihrer Ganzheitlichkeit zu besinnen. Das therapeutische Malen und Zeichnen möchte hierfür einerseits eine freie Ausdrucksmöglichkeit bieten und andererseits Übungen bereitstellen, die regulierende, ordnende und harmonisierende Prozesse anregen.

Während Rudolf Steiner vor der Wende zum 20. Jahrhundert erste Aufsätze zu den Aufgaben der Künste und ihren Zusammenhang mit dem Kosmischen und dem Leben aus geisteswissenschaftlicher Sicht verfasste, ging er 1921 auf die Psychologie der Künste ein.[2] Für ihn waren die Künstler:innen diejenigen, die Zugang zu schöpferischer Erkenntnis und Freiheit haben und in der Lage seien, diese in ihrem Werk erlebbar zu machen: *„Und ich glaube, dass man das Künstlerische psychologisch nicht verstehen kann, wenn man es erfassen will in dem normal Seelischen, sondern dass man es nur erfassen kann in dem über dieses normal Seelische hinausgehenden, für übersinnliche Welten veranlagten höheren Geistig-Seelischen des Menschen."*[3] Auf dem Weg in das psychologische Verständnis *„liegt ein Erlebnis, das auf dem Gebiete der Kunst innerlich erlebt wird, und dem gegenüber es seine größte Wirklichkeitsaufgabe ist, es auch äußerlich in die Welt hineinzutragen: das Erlebnis der menschlichen Freiheit."*[4] Das Erleben von innerer Erweiterung und Freiheit wohnt auch den künstlerischen Therapien inne. Und wie alle anderen therapeutischen Künste, appelliert die Maltherapie an das schöpferische Ich des Menschen.

Die Anfänge der Anthroposophischen Kunsttherapien gehen auf die Zusammenarbeit von der Ärztin Ita Wegman (1876-1943) mit Rudolf Steiner (1861-1925) zurück.[5] Die Anregungen Steiners zur Behandlung einzelner Patient:innen in der ersten anthroposophischen Klinik (Klinisch-Therapeutisches Institut, Arlesheim bei Basel) im Austausch mit Wegman, sowie seine künstlerischen Farben- und Formenlehren bildeten die Grundlagen. Ita Wegman nannte für ein therapeutisches Wirken drei noch heute gültige Voraussetzungen:

- die Beherrschung der Kunstmittel,
- ein offenes Auge für alles, was mit Krankheitszuständen und Heilungsmöglichkeiten zusammenhängt und
- ein nicht nur künstlerisches, sondern auch wissenschaftliches Vorgehen.[6]

Von Wegman impulsiert, ergriff die Ärztin Margarethe Hauschka-Stavenhagen (1896–1980) die Initiative, eine Maltherapie zu entwickeln [→ Kapitel V.1]. Sie wurde 1925 bei dem Psychiater Friedrich Husemann (1887–1959) im neu gegründeten Sanatorium in Güntherstal, Freiburg/Breisgau (heute Friedrich-Husemann-Klinik in Buchenbach) tätig und sammelte erste Erfahrungen mit einfachen Mal- und Plastizierübungen für die Patient:innen, die sie in den Jahren ihrer ärztlichen Tätigkeit kontinuierlich weiterentwickelte.[7,8] Mit Wegman und Hauschka wirkte auch die Künstlerin Liane Collot d'Herbois (1907–1999) zusammen. Sie malte heilsam wirkende Bilder für die Klinikpatient:innen und arbeitete später die Licht-Finsternis-Farbe Maltherapie aus [→ Kapitel V.2].

Erst nach dem Zweiten Weltkrieg wurde es möglich, Ausbildungen für künstlerische Therapeuten, basierend auf den gewonnenen Erfahrungen, im anthroposophisch-medizinischen Bereich zu entwickeln. Im Lauf der Zeit differenzierten sich unterschiedliche „Schulen“, die jedoch alle ihren Konsens in den Grundlagen der Menschenkunde Rudolf Steiners und seinen künstlerischen und medizinischen Anregungen finden [→ Kapitel V].[9,10,11,12,13,14]

Die folgenden Kapitel führen in die künstlerischen und therapeutischen Grundlagen ein und bieten eine Übersicht der Herangehensweisen anthroposophisch fundierter Mal- und Zeichentherapie.

Literatur

1 Steiner, R.: Erkenntnis der Seele und des Geistes (GA 56). Rudolf Steiner Verlag Dornach 1986. Vortrag vom 3.12.1907. S. 200.

2 Steiner, R.: Kunst und Kunsterkenntnis. Grundlagen einer neuen Ästhetik (GA 271). Rudolf Steiner Verlag Dornach 1985.

3 Ebd. S. 218.

4 Ebd. S. 215.

5 In den Jahren 1920 bis 1924 hielt Rudolf Steiner mehrere Kurse für Ärzte und Medizinstudenten, Heilpädagogen und Priester, die sich auf medizinisch-therapeutische Fragen bezogen. Diesen verdankt die Anthroposophische Medizin ihren menschenkundlichen und geisteswissenschaftlichen Beginn. Konsultationen mit Rudolf Steiner im Klinisch-Therapeutischen Institut in Arlesheim gaben praktische Hinweise zur Umsetzung.

6 von Bonin, D. (Hrsg.): Materialien zur Therapeutischen Sprachgestaltung. Förderstiftung Anthroposophische Medizin Dornach 2008. S. 22.

7 Glöckler, M., Brauer, D.: Zur Entwicklung und Perspektive künstlerischer Therapien als Heilmittel der Anthroposophischen Medizin. In: Rolff, H., Gruber, H. (Hrsg.): Anthroposophische Kunsttherapie. Grundlagen und Aspekte. EB-Verlag Dr. Brandt Berlin 2015. S. 11-26.

8 Zeylmans van Emmichhoven, J. E.: Wer war Ita Wegman. Eine Dokumentation, 1925 bis 1943. Band 2. Natura Verlag Dornach 1992. S. 71-76.

9 Collot d'Herbois, L.: Licht, Finsternis und Farbe in der Maltherapie. Verlag am Goetheanum Dornach 1993.

10 Collot d'Herbois, L.: Farbensphären. Kooperative Dürnau Dürnau 2005.

11 Mees-Christeller, E.: Kunsttherapie in der Praxis. Verlag Urachhaus Stuttgart 1995.

12 Mees-Christeller, E.: Heilende Kunst und künstlerisches Heilen: Anregungen für Kunsttherapeuten. Futurum Verlag Dornach 1996.

13 Hauschka-Stavenhagen, M.: Zur Künstlerischen Therapie. Band I und II. Schule für Künstlerische Therapie und Massage Bad Boll 1978. Vertrieb über www.salumed-verlag.de

14 Pütz, R.-M.: Kunsttherapie: Eine Alternative zur Regeneration des Menschen. Band 1: Maltherapie. Bertelsmann Verlag Bielefeld 1981.

KAPITEL III.2

Das Bild als Medium im therapeutischen Malen und Zeichnen

DAGMAR VON FREYTAG-LORINGHOVEN

„Bilder sind Sprache der Seele. Wir können gar nicht anders, als Vorstellungsbilder zu produzieren. Sie wirken deshalb unmittelbar, weil sie an unserer bildhaften Seele andocken."

Monika Heimann und Michael Schütz[1]

Im Mittelpunkt der Mal- und Zeichentherapien steht die Bildfläche, auf ihr findet Gestaltung statt. Auf der Bildfläche wird Vorgestelltes, Bekanntes oder auch ganz Neues, nie da Gewesenes, thematisiert und künstlerisch bearbeitet. Das Bild in seinem Entstehungsprozess ist Spiegel und Katalysator für Veränderungsprozesse im Patienten. Am Bild findet Begleitung durch die Kunsttherapeut:innen ihren Ort, hier begründet sich therapeutische Intervention. Das Bild ist wesentlicher Bestandteil dieser Behandlungsform, so wird der Therapieprozess „ins Bild gesetzt". Generell unterscheidet die Mittelpunktstellung des Werkes Kunst- von Psychotherapien. In der Triade Werk – Patient:in – Therapeut:in erweitert sich der Raum vom Gespräch hin zur konkreten Ausgestaltung von Inhalten auf der Fläche. Themen werden anschaubar, malerisch oder zeichnerisch bearbeitet: ins Bild gesetzt lassen sie konkrete Schritte zu.

Was im Lauf einer Therapiestunde in einem Mal- oder Zeichenprozess entsteht, wird wahrgenommen, angeschaut, interpretiert und reflektiert. Während einer kunsttherapeutischen Maßnahme steht zunächst der aktive Gestaltungsprozess im Zentrum der Aufmerksamkeit, dann rückt die Ausgestaltung des Werkes in den Mittelpunkt. In den rezeptiven Formen von Kunsttherapie können Abbildungen den Kern des Zuganges bilden.[2] Für beide Wege sind Wirkungen auf Befinden, Selbstgestaltung und Ressourcenbildung zu erwarten.[3] Setzt man Vorlagen für Wahrnehmungsprozesse oder das direkte zeichnerische oder malerische Gestalten ein, geschieht Rezeption an außerhalb des eigenen Innern liegenden Vorbildern. Konzentration auf Bildaussage und -aufbau des fremden Werkes stehen im Fokus, bilden einen Orientierungsrahmen, bieten in der Umsetzung auf der eigenen Bildfläche praktische Gestaltungshilfe und ermöglichen die Konzentration auf außerhalb des eigenen Selbst liegende Fragen.

Im Ausgestalten innerer Bilder ist der Mensch auf sich zurückgeworfen. Innere Bilder sind zunächst räumlich und zeitlich unbegrenzt erfahrbar. Werden sie greifbar, können sie im Malprozess auf der Fläche zum Bild gerinnen. So wird das Bild zum Ausdrucksmittel. Im Entstehungsprozess, in der Korrespondenz zwischen Gestalter:in und Werk, ist es gleichzeitig „Eindrucksmittel" und Spiegelbild. Jede Stufe der ikonografischen Ausgestaltung ist ein Schritt in der Auseinandersetzung, der sichtbar macht, ins Bild setzt, was Thema ist.

In den Herangehensweisen der anthroposophischen Kunsttherapie stehen Entstehungsprozess eines Werkes und dieses selbst im Mittelpunkt der Aufmerksamkeit. Im Therapieprozess baut sich eine Dreiecksbeziehung zwischen Patient:in, Therapeut:in und Werk auf. Kreations-, Rezeptions- und Reflexionsprozesse greifen ineinander und ermöglichen die eigentliche Therapie – die Auseinandersetzung, die über das Bild hinausgeht und Veränderungsprozesse bewirkt. Lassen Patient:innen diese zu, werden sie fruchtbar für Entwicklung, Veränderung, Ressourcenbildung und Selbstgestaltung des malenden Menschen.[4]

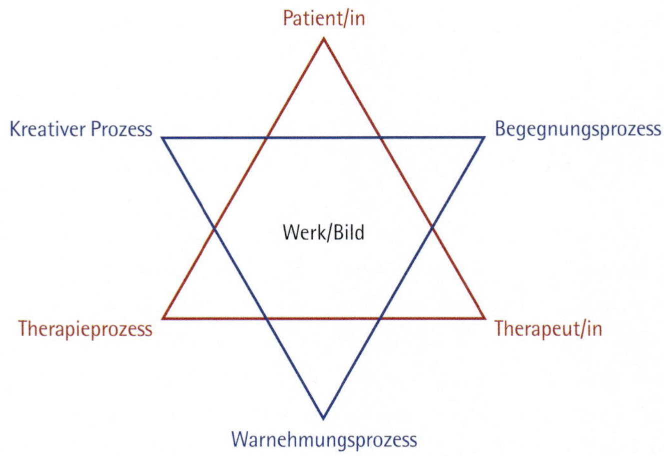

Abb. 1: Das Werk im Mittelpunkt der Aufmerksamkeit

1. Der Mensch im Prozess zwischen Bild und Spiegelbild

„Nichts schützt ein Kunstwerk vor Missverständnis. Erst recht nicht die Bemühung um eindeutige Bestimmungen, umfassende Formeln oder endgültige Wahrheiten."

Michael Bockemühl (1943-2009)[5]

Die Welt des alltäglichen Bilderlebens prägt und gestaltet den Erfahrungshorizont. Fehlen innere Bilder, welche die Seele nähren und mit Inhalten bereichern, die nicht unmittelbar an die tägliche Notwendigkeit gebunden sind, kommt es zu Gefühlen von Leere, innerer Verödung und Langeweile. Verlusterfahrungen, Irritationen, Depressionen, Ängste und psychosomatische Störungen treten auf und stürzen den Menschen in Sinnkrisen. Die Entwicklung der inneren Bilderwelt, von Fantasiekraft, Vorstellungsvermögen und Imaginationsfähigkeit, hat für jeden Bedeutung, um sich als selbstwirksam, als Persönlichkeit, als Mensch im eigentlichen Sinn zu erleben und zu begreifen. Um etwas von dieser inneren Bilderwelt in Zeichnungen oder Malereien zu fassen und zum Ausdruck zu bringen, bedarf es der Fähigkeit, diese für sich aufzurufen. Bilder lassen sich gestalten, wenn der Austausch zwischen Innen und Außen, zwischen sinnlichen, seelischen und geistigen Prozessen ungestört verläuft. Ist dieser Fluss jedoch unterbrochen – zum Beispiel bei Demenz, Konzentrations- und Gedächtnisstörungen – durch traumatische Erlebnisse besetzt, schwere Krankheit belastet oder von Ängsten, Halluzinationen oder Zwängen geprägt, so zeigen sich entsprechende Hindernisse im schöpferischen Prozess. Die Fantasiefähigkeit versiegt, Gestaltungskräfte stehen nicht ausreichend zur Verfügung, Bilder lassen sich nicht in einen Sinnzusammenhang bringen oder wirken destruktiv auf ihre Schöpfer zurück.

In jeder Kunsttherapie wirken Ausdrucksformen von dem Bewusstsein verborgenen, manchmal unaussprechlichen Botschaften. Die Maltherapie als primär nonverbale Therapieform ermöglicht es, das im Bild Ausgedrückte so wahrzunehmen, dass sich vielschichtige Ebenen der Bedeutung erschließen.[6] Die imaginative Welt sucht sich ihren Raum in der Seele und kann in Bilder münden, die im Hin- und Nachlauschen konkreter werden. Ein dem Atemprozess vergleichbares geschieht hier zwischen Imagination und Malprozess. Auch wenn eine Vorlage als Orientierung am Anfang des Malens steht, können sich Bilder entwickeln, die man dann frei gestaltet, verändert und wiederum betrachtet. Am Werk arbeiten die Patient:innen *ihre Bilder* aus, machen sie sichtbar und stellen sie in den Raum, auch wenn Heilbedarf und Therapeut:in den Prozess intendieren, anleiten und durchführen. Nur dieses Eigene macht die Bilder für sie verfügbar.

Jeder gezeichnete oder gemalte Strich tritt in einen Dialog mit seiner Schöpfer:in. Diesen Dialog muss man zunächst erlernen – die Beziehungsbildung zwischen der Kreation und ihren Gestalter:innen bildet sich nicht selbstverständlich unproblematisch oder unbelastet. Kinder sind hier freier als Erwachsene, sie erscheinen oft noch unvoreingenommen, sie malen oder zeichnen gern. Sobald jedoch Negativerfahrungen mit Malen oder Zeichnen vorliegen, ändern sich die Voraussetzungen. Das vorsorglich zu Beginn einer Therapie ausgesprochene „Ich kann nicht malen" legt davon vielfältig Zeugnis ab.

Das Bild als Gegenüber im Gestaltungsdialog wird gleichzeitig zum Ausdruck und zum *Spiegel* für den Gestaltenden. Auch wenn, wie in verschiedenen Ansätzen der anthroposophischen Maltherapiemethoden, bestimmte Bilder zu Beginn einer Therapie zur *Diagnostik* dienen, ist dies der Fall. [→ Kapitel III.8 Maltherapeutische Diagnostik]

Zum Spiegel wird das Bild in dem Moment, in dem die Patient:innen in den direkten Dialog mit ihrem Werk eintreten. Dies geschieht nicht nur während der Bildbetrachtungen selbst, sondern im gesamten Schöpfungsprozess, denn jede sichtbar auf das Papier gebrachte Spur bringt zum Ausdruck, wie die Gestaltende sich verhält. Verfestigungen, motorische Steifheit, geringer Zugriff auf verbindende Gestaltungselemente, Auflösung oder Nicht-fassen-können von Motiven spiegeln auf alle Ebenen des Seins: als Malende nehme ich meine Ungeschicklichkeit wahr, mein Nicht-einfühlen-können in einen Prozess oder auch die fehlende Fähigkeit zur Zentrierung. „Das, was ich ausdrücken möchte, ist nicht deutlich" oder einfach: „Ich kann das nicht", „Ich bin zu ungeschickt" sind Kommentare, die Hilflosigkeit trotz der Bemühungen signalisieren. Hier treten Kunsttherapeut:innen als drittes Element in den Dialog. Ihre Aufgabe ist es, Hilfestellung so zu geben, dass die Klient:innen an ihrem Tun wachsen. Machen sich Therapeut:innen nicht bewusst, dass das Werk der Klient:innen wie ein Spiegel auf diese zurückwirkt, können einfache Handlungsanweisungen als Kritik und Ungeduld erscheinen und sich Leistungsdruck aufbauen.

2. Kraft und Wirkung der Malerei

> *„Denn dem Bild eignet eine belebende, schöpferische Kraft, die dem bloßen Begriff nicht innewohnt. Was in der einen Welt symbolisch erscheint, entspricht einer Wirklichkeit in einer höheren Welt."*
>
> Rudolf Steiner (1906)[7]

Während des wachen Tageserlebens tauchen Seele und Ich mit Hilfe des Seelenleibes in die ätherisch-physische Organisation ein. Hier entwickeln sie Selbstbewusstsein im Leib. Der Mensch erfährt sich als Einheit von Geist, Seele und Körperlichkeit. Es ist ihm möglich, sowohl die Sinneseindrücke seelisch-geistig zu durchdringen, durch Vorstellungen zu steigern oder zu dämpfen, als auch geistige oder seelische Erfahrungen leiblich zu spüren. Der Leib kann die Bildhaftigkeit der Vorstellungswelt ausdrücken (z. B. durch Tanz, Sprache, Musik oder bildende Kunst). Rudolf Steiner sprach der Malerei vor allem eine Wirksamkeit über den Astralleib in den Ätherleib zu: Im Bildentstehungsprozess schiebt sich der Seelenleib als Träger seelischer Bilder etwas tiefer in den Lebensleib hinein – weil jedoch der ätherische Leib nicht dreidimensional-räumlich erscheint, sondern in seinem Wesen rhythmisch, fließend, zusammenklingt, *„kann nur entstehen ein Bild, und es entsteht in der Tat ein Bild: es entsteht die Malerei. Die Malerei ist diejenige Kunst, welche* (...) *die Gesetze unseres Astralleibes in sich enthält.*" [8] Das verstärkte Eintauchen des Astralleibes in die Sphäre der Lebenskräfte im Bildschöpfungsprozess wirkt belebend und findet auch mittelbar leiblichen Niederschlag. Imaginative, seelische Vorstellungsbilder kommen auf diese Weise nicht nur zum Ausdruck, sondern auch in den menschlichen Wesensgliedern zur Wirkung.

3. Die inneren Quellen: Vorstellungsbildung, Fantasie und Imaginationsfähigkeit

Mal- und Zeichenprozesse bedingen Vorstellungsbildung, Fantasie und Imaginationsfähigkeit. Sind diese Fähigkeiten reichlich ausgeprägt, lassen Bilder und Zeichnungen inneres Erleben lebendig werden. Fehlen sie, gerät der Bildgestaltungsprozess mühsam, wenn er sich nicht an einer äußeren Vorlage orientieren kann. Die Maltherapie spricht diese Kräfte an und bringt sie in Bewegung, sie sind die Fundamente der Kreativität.

Vorstellungen

Vorstellungen bilden sich aus dem, was man sinnlich, emotional und geistig wahrnimmt. Sie fließen ineinander und beeinflussen als Erfahrungen wiederum das menschliche Wahrnehmungsvermögen.[9] Bildhaft anschauliche Vorstellungen können passiv ablaufen, sie sind jedoch auch willentlich aktiv hervorrufbar. Hier ist zu unterscheiden zwischen den Bildern, die sich aus dem zusammenfügen, was erlebt und erfahren wurde und dem, was wir uns vorstellen *wollen*. Frei von äußeren Anlässen Bilder im Innern zu entwickeln, sich bildhaft Situationen vorzustellen, ja sogar Bilder rein in der Vorstellung zu „malen", in poetische Sprache zu verwandeln und zu verändern, ist eine Fähigkeit, die man als Einbildungskraft bezeichnet. Vorstellung, Einbildungskraft und Einfallsreichtum liegen nah beieinander, ergänzen sich und befruchten zu schöpferischen Taten.

Die innere Vorstellungswelt ist individuell und anderen Menschen nur partiell zugänglich.

Menschen beeinflussen sich durch ihr Vorstellungsvermögen sehr gut selbst. Vorstellungen vermögen zu befreien, sie können sich jedoch auch so entwickeln, dass sie einengen, misstrauisch machen oder Ängste auslösen. Falsche Vorstellungen wirken sich auf die Weltsicht, die Lebensgestaltung, das Wohlbefinden, das Verhältnis zu den Mitmenschen und zum eigenen Körper destruktiv aus. Diffuse Vorstellungen führen zu unklaren Einschätzungen und halbwahren oder verkehrten Schlüssen, die Vorstellung „trügt", es entstehen Trugbilder, die an der Wirklichkeit vorbeigehen. In der Vorstellung bleiben wir subjektiv. Viele psychotherapeutische Verfahren, Coaching und Training arbeiten mit diesen Fähigkeiten der Selbstbeeinflussung durch Vorstellung. Selbsterleben, -erkennen und sogar -heilung initiiert der Mensch mit Hilfe von Vorstellungskräften. Kurzzeittherapien, lösungsorientierte Ansätze und Positivtherapien nutzen diese Möglichkeiten der inneren Bilder. Visualisierungstechniken und Mentaltraining helfen, Veränderungsschritte umzusetzen.[10]

Fantasie

Die Fantasie ist eine Quelle der schöpferischen Gedankenbildung, für künstlerisches Schaffen und Erfindungsreichtum. Ohne Fantasie entsteht aus Vorstellungen nichts Neues, weder gedanklich noch praktisch. Vorstellungskraft und Fantasie ergänzen sich dahingehend, dass sich erstere aus der Summe der Wahrnehmungen und Erfahrungen speist, die letztere jedoch aus ideellen, geistigen Quellen schöpft.[11] Für eine gesunde emotionale und geistige Entwicklung ist es wichtig, dass sich Fantasiekräfte ausbilden. Diese werden durch frei flutende, nicht organisch gebundene Ätherkräfte getragen und beleben Vorstellungs- und Denkprozesse in jedem Alter.[12] Mangel an Fantasie kann erstarrtes Gefühlsleben, verfestigtes Denken, unbelebte Verstandestätigkeit zur Folge haben, den Sinn des Daseins, den Sinn von Veränderung in Frage stellen. Schwerwiegende Krankheiten, Erschöpfung und Ausgebranntsein, Depressionen und Ängste führen zu Einengung und Versiegen der schöpferisch quellenden Seelenkräfte. Für viele Patient:innen stellt sich die Frage, wie sie wieder Anschluss an innere Bilder in sich selbst finden. Werden im Verlauf des Therapieprozesses die inneren Quellen der Fantasie wieder zugänglich, bilden sie Ressourcen für neues Denken, für Lebensveränderungen und Selbstheilungskräfte.

Imagination

Sich ein mentales Bild zu machen und es geistig anschaulich vor die Seele zu stellen, ist eine psychische Fähigkeit, über die der Mensch verfügt, jedoch nicht jeder in gleichem Maß. In der Imagination lassen sich Bilder seelisch erleben, die sowohl Erinnerungscharakter haben als auch gegenwarts- und zukunftsbezogen gestaltbar sind. Insofern ist dieser innere Bildraum ein Raum der Freiheit. Was genau meint Imagination? Ist ausschließlich die Vorstellungsfähigkeit angesprochen oder füllt sich der innere Raum mit Fantasiebildern? Der Begriff findet mehrdeutig Verwendung: Imaginative Verfahren in der Psychotherapie umfassen angeleitete Fantasie- oder Körperreisen, Imaginationen von Situationen oder von Vorstellungsbildern, die sich auf noch nicht Gewesenes beziehen oder Vergangenes willentlich verändern. Die Imaginationsfähigkeit erlaubt es, Bilder in Bewegung zu bringen und neu zu gestalten, Vergangenheit und Zukunft zu verbinden, Zukünftiges bildhaft in die Gegenwart zu holen. Imagination bezieht ihre Bilder aus dem, was an Erfahrung, an Eindrücken an der sinnlichen Welt entstand und dem, was im Innern lebt. Deshalb haben Imaginationen durchaus synästhetische Qualität. Berührung, Riechen, Schmecken, Sehen und Hören lassen sich zu umfassenden Bildern zusammensetzen, die sowohl Gewesenes als auch noch nicht Gewesenes zum Inhalt haben.

Imaginationen und die Imaginationsfähigkeit nutzte man seit jeher für Heilungsprozesse und sind aus allen Kulturen überliefert. Sie kommen bewusst zum Einsatz, unterstützen mentale Prozesse und verändern Sichtweisen. Wie oben angedeutet, wenden viele psychotherapeutische Verfahren Imaginationstechniken an, um Selbstheilungskräfte in den Patient:innen zu aktivieren und zu unterstützen.[13] In der Traumatherapie sind sie bei der Errichtung und Aufrechterhaltung eines inneren Schutzraumes und der Ich-Funktionen oft eine entscheidende Hilfestellung.[14]

Imagination als spirituelle Kraft

Imagination als eine Stufe der Entwicklung zu spiritueller Erkenntnisbildung im engeren anthroposophischen Sinn beschrieb Rudolf Steiner (1910) als ein geistiges Schauen, das sich auf dem inneren Schulungsweg erwerben lässt.[15] Imagination als geistige Kraft entsteht, wenn sich das Bewusstsein aus seiner leiblichen Verbundenheit löst und im Seelischen aktiv wird. Spirituell gesehen entwickelt sich Imagination an geistig wahren Urbildern. Die spirituelle Kraft der Imagination zeigt sich anschaulich in der Malerei. Durch alle Zeiten meditierten und imaginierten Künstler:innen Bilder mit spirituell motivierten Themen, bevor sie diese auf die Bildfläche brachten. Der innerliche Vorgang des Herantastens an eine spirituelle Bildgebung bleibt dann wahrhaftig, wenn er frei von Willkür, Fantasterei und Umdeutung geschieht.

In der Mal- und Zeichenkunst lassen sich Bildinhalte durchaus dahingehend unterscheiden, ob es sich um geistige Imagination, konkrete oder abstrakte Vorstellung, Traumbild oder eine Fantasie handelt.

Rudolf Steiner beschrieb die Gesetze der imaginativen Welt als differierend von denen der physisch-stofflichen. Jegliches Leben auf der Erde steht zwischen Werden und Vergehen. Geburt und Tod gibt es in der imaginativen Welt nicht: *„In der imaginativen Welt tritt an Stelle dieser Erscheinung eine fortdauernde Verwandlung des einen in das andere. Man sieht z. B. in der physischen Welt eine Pflanze vergehen. In der imaginativen Welt zeigt sich in dem Maße, wie die Pflanze dahinwelkt, das Entstehen eines anderen Gebildes, das physisch nicht wahrnehmbar ist und in welches sich die vergehende Pflanze ganz allmählich verwandelt. Wenn nun die Pflanze dahingeschwunden ist, so ist dieses Gebilde an ihrer Stelle voll entwickelt da.“*[16] Das geistige Urbild entsteht in der Seele.

Verwandlung des einen in das andere ist das Prinzip, das in der imaginativen Welt an die Stelle von Geburt und Tod in der stofflichen Welt tritt. Bezogen auf die Wesenheit des Menschen bedeutet dies, dass nur der Stoffleib den Gesetzen des Entstehens und Vergehens unterworfen ist. Die anderen Glieder seines Wesens – Ätherleib, Seelenleib und Ich-Organisation – unterliegen den Prinzipien von Verwandlung und Weiterentwicklung. Unter dem Aspekt von Verwandlung, vom Übergang des einen in das andere, lassen sich Interventionen in der anthroposophischen Mal- und Zeichentherapie entwickeln. Die Metamorphosen eines Themas, einer Farbe, eines Motivs in ein anderes führen weiter, lassen keinen Stillstand aufkommen, sondern Veränderung. Unter dem Veränderungsprinzip entstehende Werke oder Werkserien lassen sich an allen Themen entwickeln, die für den Patienten von Bedeutung sind. Sie zielen auf innere Beweglichkeit im lebendig-vitalen Bereich ab, auf seelische Aspekte und auch auf intentionale Veränderungsbereitschaft und Erkenntnisbildung.[17]

4. Es war einmal – Imaginationen der Menschheit

> *„Bilder bewirken Affekte, und sind sie wahre Weltenbilder, Imaginationen, so wirken sie gesundend. Wenn der Mensch das, was er äußerlich sieht, umwandelt in diese Bilder (Wahrbilder), dann kommt er los von seinem Innern, dann wird der Sturm in Harmonie gelöst* (...) *Je weniger der Mensch die Möglichkeit hat, im allgemeinen Weltendasein aufzugehen, desto mehr spürt er, was in seinem Organismus vorgeht. Das ist die Ursache für falsche Angstgefühle und falsche Krankheitsvorstellungen.“* Rudolf Seiner (1907)[18]

Eine besondere Erscheinungsform der imaginativen Bilderwelt sind Märchen und Mythen. Der Ursprung der Bilder, die in den einfachen Märchen der Völker tradiert sind, liegt in den Mysterien der Menschheit. Die darin verborgenen Urbilder reichen bis in den Kosmos hinauf, sie verbinden den Menschen mit seinen eigenen Ursprüngen. Alles, was die Seele im Leben, im Schlaf, im Nachtodlichen oder im Vorgeburtlichen durchlebt, kleidet sich im Märchen in einfachste Bilder, die auf jeden Menschen wirken. Kinder und Jugendliche lieben es, in die märchenhaften Bilderwelten einzutauchen und Erwachsene fühlen sich durch Märchenbilder berührt, unterstützt und oft auch getragen.[19] So ist der Einsatz von Märchen in der Maltherapie ein nicht zu unterschätzendes Mittel. Patient:innen kommen in der Bilderwelt der Märchen durch Erzählung, Vorlesen, selbst Lesen und Erinnern an und setzen dies dann gestalterisch fort. Um die Bilder tiefergehend wirken zu lassen, ist es von Vorteil, keine bloßen Illustrationen zu schaffen, sondern sich in die Stimmungen der Märchenbilder einzuleben, sich mit diesen zu verbinden und aus diesen heraus ein Bild anzulegen. Malen aus einer Farbstimmung, Einfühlen in eine Bewegungsstimmung „öffnen" das Bild, sodass der malende Mensch allmählich eintaucht und in den für ihn passenden Gestaltungsprozess findet.

Um mit Märchenbildern authentisch zu arbeiten, ist es für Therapeut:innen unerlässlich, Beziehung zu den darin enthaltenen Urbildern zu entwickeln und selbst in deren Bilderwelten einzutauchen. Im Malprozess begeben sich die Gestalter:innen seelisch in einen Zustand des Mitschwingens, eines innerlich bewegten Miterlebens. Die Ur- und Wahrbilder der Märchendichtungen erschließen sich auf einer imaginativen Ebene völlig neu. Eine unvoreingenommene Herangehensweise ist bereichernd und trägt unabhängig vom therapeutischen Einsatz in bestimmten Situationen auch zu Sicherheit im Umgang mit der eigenen Bilderwelt bei.

5. Wege der Bildrezeption in der Kunsttherapie

> *„Menschen glauben, was sie sehen (schon in der Bibel wird darauf hingewiesen). Worte können lügen, aber was man selbst gesehen hat, das überzeugt. Insofern erschafft das Bild eine neue Wirklichkeit."*
>
> Martin Schuster (1992)[20]

Bilder der Kunst ergreifen die Betrachter:innen oft so, dass sie sich mit ihren Fantasie- und Vorstellungskräften in sie einleben. Sie entfalten dann eine Wirkung, die nicht nur den Intellekt anspricht, sondern vor allem das Empfindungsleben tangiert. Wer hat sich nicht schon selbst durch ein Bild intensiv berühren lassen und festgestellt, dass man die Geschichte, die das Bild erzählt, weiterspinnt, spekuliert, was Personen erleben, imaginiert, welche Wege man durch eine Landschaft gehen würde oder einfach nur überwältigt ist von einer besonderen Harmonie und Schönheit? Auch ungegenständlich gemalte Bilder können in ähnlicher Weise ansprechen. So vermittelt eine in Blautönen gehaltene ungegenständliche Malerei Empfindungen von Weite, Raum oder auch Kühle. Auf dem Bild sichtbare strukturierende Elemente (Linien- und Flächenbildungen) regen die Imaginationsfähigkeit zusätzlich so an, dass man meint, konkret wahrzunehmen, was der Maler zum Ausdruck bringen wollte. Ein Bild lässt sich in Aufbau, Struktur und Aussage über das Denken nachvollziehen, wenn man es nach bestimmten (festgelegten) Kriterien anschaut und seine Gestaltungselemente einordnet. Sobald jedoch Empfindung in die Betrachtung mit hineinspielt, verlässt man den Boden des objektiven Anschauens und der Prozess wird ganz subjektiv.[21] Selbst mit dem eigenen Körpergefühl lassen sich Bilder nachvollziehen. Stimmt eine Komposition, eine Körperhaltung, ist sie ohne Unbehagen wahrzunehmen. Stimmt sie nicht, tritt sowohl seelisch wie auch körperlich Irritation ein. Der Abgleich der beabsichtigten Aussage des Bildschöpfers mit eigenen Empfindungen und Imaginationen fällt deshalb nicht immer kongruent aus. Entsteht ein Zwiespalt zwischen den eigenen Wahrnehmungen und Vorstellungen und der Absicht des Künstlers, gibt dies Anlass für eine kritische Haltung gegenüber Künstler und Werk. Das Bild ist dann für das Erleben nicht stimmig, eventuell lehnt man es spontan ab. In der Bildbetrachtung legen sich Wahrnehmungserwartungen über das Wahrgenommene. Je nach kulturellem Kontext, Zeitgeist und antrainierten Sehgewohnheiten erfolgt die Rezeption der Bilder unterschiedlich.[22]

Rezeptionen sind interaktionelle dialogische Prozesse, sie spielen sich zwischen der das Bild betrachtenden Person und dem Bild direkt ab. Findet eine Erweiterung dieses Dialoges in der Kunsttherapie statt, indem die Therapeutin mit in diesen Wahrnehmungsraum eintritt, entsteht ein Gespräch zu dritt. Trialogische Prozesse gestalten sowohl die Beziehung im kunsttherapeutischen Prozess als auch den Gestaltungsraum der Klient:innen. Insofern man das Bild als wichtigen und gleichwertigen Partner betrachtet, bekommt es seinen zentralen Stellenwert und seine Wirkung im kunsttherapeutischen Prozess.

Die Rezeption von Bildern stößt in der Maltherapie verschiedene Prozesse an. Bildbetrachtung mit Patient:innen im Rahmen einer Kunsttherapiestunde erfolgt daher unter unterschiedlichen Gesichtspunkten:

1. *Die Betrachtung des Werkes der Klient:innen* im Rahmen der Kunsttherapie geschieht während und nach Abschluss der Entstehung unter Gesichtspunkten von Erleben, Prozessgestaltung, Inhalt, Bedeutung, Veränderung, Weiterentwicklung oder auch maltechnischen Hilfestellungen. Diese Form der Bildbetrachung im Austausch zwischen Klient:in und Therapeut:in ist zentraler Bestandteil einer Mal- und Zeichentherapie. Im Trialog mit dem werdenden oder gewordenen Bild werden die für den Klienten wichtigen Aspekte thematisiert und und bewusst gemacht [→ Kapitel III.5].
2. Die *Reflexion des gesamten Behandlungsverlaufes* anhand der Bilder erfolgt bei Abschluss einer Mal- oder Zeichentherapie. Staunen über das Entstandene, Fragestellungen an das, was sich entwickelt hat und das, was man erwartete, was (biografisch) mitzunehmen ist und welche Bedeutung das am Werkprozess Erlebte haben könnte, gestalten eine solche Überschau [→ Kapitel III.5].
3. Im Rahmen eines *rezeptiven Ansatzes der Kunsttherapie* ist, je nach Anlass, Fragestellung und Zielsetzung dieser therapeutischen Interventionsform zu differenzieren und zu überlegen, unter welchen Aspekten die Wahrnehmung der Bilder stattfindet. Hier sind vor allem passende Kriterien für die Auswahl von Bildern zu entwickeln.
4. *Situationen*, in denen Klient:innen damit überfordert scheinen, eigene Bilder zu entwickeln, entspannen sich durch ein *Angebot an Vorlagen* aus Malerei, Zeichnungen oder auch Fotografien. Es gibt Menschen, die sich gerne durch Bildbetrachtung zu eigenen Werken anregen lassen. Sie nehmen eventuell auch ein Bild direkt zum Vorbild und malen oder zeichnen es ab, weil sie sich dann sicherer fühlen. In einer Kunsttherapie ist dies mitunter kurzzeitig hilfreich, um Ängste vor der vermeintlichen eigenen Gestaltungs-(un-)fähikeit zu überwinden oder sich an einem Vorbild zu orientieren. Die Rezeption von Kunstwerken anderer zieht die Aufmerksamkeit zunächst nach außen, weg von eigenen inneren Bildern. Malerisches oder zeichnerisches Nachvollziehen vertieft den Rezeptionsprozess, wodurch eine Verinnerlichung am fremden Werk stattfindet, die sich auch nutzen lässt, um eigene Imaginationen daran zu knüpfen oder durch kleine Veränderungen Schritte in die Eigengestaltung zu tun [→ Kapitel III.4].

Literatur und Anmerkungen

1 Heimann, M., Schütz, M.: Wie Design wirkt. Psychologische Prinzipien erfolgreicher Gestaltung. Rheinwerk Design Bonn 2017. S. 54.

2 Pöppel, S.: Das therapeutische Potenzial der Kunstrezeption. Logos Verlag Berlin 2015.

3 Fancourt, D., Steptoe, A.: The art of life and death: 14 year follwo-up analyses of associations between arts engagement and mortality in the English Longitudinal Study of Ageing. British Medical Journal 2019; 367. doi: l6377. Diese Studie aus England belegt die lebensverlängernde Wirkung regelmäßiger Kunstrezeption (Bildende Kunst, Musik, Theater) bei älteren Menschen.

4 Sinapius, P.: Therapie als Bild – Das Bild als Therapie. Peter Lang Frankfurt/Main 2007.

5 Vgl. Bockemühl, M.: Bildrezeption als Bildproduktion. Walter de Gruyter Berlin 2016. S. 226.

6 Symbole und Metaphern im Bild lassen sich wahrnehmen und mit der Patientin zusammen in ihrer Bedeutung erschließen.

7 Steiner, R.: Kosmogonie (GA 94). Rudolf Steiner Verlag Dornach 2001. S. 97.

8 Steiner, R.: Kunst im Lichte der Mysterienweisheit (GA 275). Rudolf Steiner Verlag Dornach 1990. S. 45.

9 Vgl. Hüther, G.: Die Macht der inneren Bilder. Wie Visionen das Gehirn, den Menschen und die Welt verändern. Vandenhoeck & Ruprecht Göttingen 2015.

10 Vgl. Kast, V.: Imagination. Zugänge zu inneren Ressourcen finden. Patmos Verlag Ostfildern 2016.

11 Steiner, R.: Mein Lebensgang (GA 28). Rudolf Steiner Verlag Dornach 2000. S. 216.
In seiner Autobiografie äußerte Steiner: „Mir erschien, was in der Phantasie lebt, nur dem Stoffe nach angeregt von den Erlebnissen der menschlichen Sinne. Das eigentlich Schöpferische in den echten Phantasiegestaltungen zeigte sich mir als ein Abglanz der außer dem Menschen bestehenden geistigen Welt. Ich wollte zeigen, wie Phantasie das Tor ist, durch das die Wesenheiten der geistigen Welt schaffend auf dem Umwege durch den Menschen in die Entfaltung der Kulturen hereinwirken."

12 Im Kindesalter beginnen sich echte Fantasiekräfte etwa im sechsten bis siebten Lebensjahr auszubilden. Dafür bedarf es eines Teiles der Bildekräfte des ätherischen Leibes, die als gestaltbildende Kräfte in der frühen Kindheit noch leibgebunden wirken. Erst wenn die differenzierte plastische Ausgestaltung der Leiblichkeit so weit erfolgt ist, dass sie primär „nur" noch wachsen muss, stehen gestaltbildende (ätherische) Kräfte zur Verfügung, die eine Grundlage für verstandesmäßiges Lernen und die Ausbildung von Fantasie bilden.

13 Es gibt Berührungspunkte mit der somatischen Medizin und psychosomatischen Verfahren. Die Herangehensweisen und Ansätze sind sehr unterschiedlich motiviert, gehen über den Körper (z.B. Entspannungstechniken, Wahrnehmung von Zuständen), greifen seelische Verhaltensmuster auf und können Anschluss vermitteln zu den eigenen Intentionen, Sinn- und Persönlichkeitsgestaltung (mentales Training).

14 Vgl. Reddemann, L.: Imagination als heilsame Kraft. Klett-Cotta Stuttgart 2010.

15 Steiner, R.: Die Geheimwissenschaft im Umriss (GA 13). Rudolf Steiner Verlag Dornach 2021.

16 Ebd. S. 350.

17 Viele in der anthroposophischen Maltherapie verwendeten Verwandlungsübungen gehen auf die Anregungen der Ärztin Margarethe Hauschka (1896-1980) zurück. Solche Übungen lassen sich gezielt in Korrespondenz zu Krankheits- oder Störungsbildern entwickeln und einsetzen. Weiterführende Literatur mit Abbildungen: Hauschka, M.: Zur künstlerischen Therapie, Bd. 2. Wesen und Aufgabe der Maltherapie. Salumed Verlag Berlin 2000. Pütz, R. M.: Kunsttherapie. Eine Alternative zur Regenration des Menschen. Band 1: Die Maltherapie. Bertelsmann Verlag Bielefeld 1981.

18 Steiner, R.: Erkenntnis der Seele und des Geistes (GA 56). Rudolf Steiner Verlag Dornach 1985. S. 204 f.

19 Märchen, die negative Bilder beinhalten (Strafen, Folterungen, Kriege, evtl. auch Inzest), sind mit Vorsicht zu wählen, da sie Traumata aktivieren können.

20 Schuster, M.: Wodurch Bilder wirken. Psychologie der Kunst. Dumont Köln 2003. S. 24.

21 Michel, B.: Bildrezeption als Praxis. Dokumentarische Analyse von Sinnbildungsprozessen bei der Rezeption von Fotografien. Zeitschrift für qualitative Bildungs-, Beratungs- und Sozialisationsforschung 2004; 1. S. 67-86.

22 Vgl. Schuster, M.: Wodurch Bilder wirken. Psychologie der Kunst. Dumont Köln 2003.

KAPITEL III.3

Farben in der Maltherapie

DAGMAR VON FREYTAG-LORINGHOVEN

> *„Farbe ist Leben, denn eine Welt ohne Farben erscheint uns wie tot. Farben sind Ur-Ideen, Kinder des uranfänglichen farblosen Lichtes und seines Gegenpartes, der farblosen Dunkelheit. Wie die Flamme das Licht, so erzeugt das Licht die Farben. Farben sind Kinder des Lichtes, und Licht ist die Mutter der Farben. Das Licht, dieses Urphänomen der Welt, offenbart uns in den Farben den Geist und die lebendige Seele dieser Welt."* [1]
>
> Johannes Itten (1888–1967)

Zwischen Licht und Finsternis erscheinen die Farben als eine ganz eigene, dritte Qualität. Im Licht-Luftraum sind die Farben durchleuchtet, scheinen selbst zu leuchten. Die Krönung aller lichten Farberscheinungen zeigt sich als Regenbogen vor dem dunklen Wolkenhimmel: In seiner Leuchtkraft liegt ein besonderer Zauber, und sein Farbenschauspiel ruft von jeher Ehrfurcht und Staunen hervor. Der Regenbogen gilt in vielen Mythen und Schöpfungsgeschichten der Völker als Brücke zwischen Himmel und Erde, den Göttern und den Menschen. Stofflich gebundene Farben treten mal fein, stumpf, mal glänzend oder auch durchleuchtet ins Erleben. Sie verlieren mit Einsetzen der Dämmerung sukzessive ihre Farbigkeit. Ein besonderes Phänomen ist an farbigen Blüten zu beobachten: Wenn die äußeren Farben zu verblassen beginnen, scheinen sie wie von innen zu erstrahlen, als hätten sie die Sonnenqualität in sich bewahrt [→ Kapitel II].

Farben, aus Licht geboren und an diesem erscheinend, bereichern das Sichtbare für unser Bewusstsein mit Empfindungsqualitäten. So vermag sich der Mensch fühlend mit der Welt und die Welt sich mit ihm zu verbinden. Inneres Licht als Bewusstseinsqualität bildet die Grundlage für ein denkendes Erfassen der Welt und des Selbst. Wie im Außen, so entsteht auch im Innern ein Farbenraum, der die Seele bereichert.

Alle heute praktizierten maltherapeutischen Verfahren bieten Farben an. Man misst ihnen Gefühlswert bei, sie haben metaphorische Bedeutung für Urheber und Betrachter eines Werkes und sprechen für sich selbst. In der Regel bleibt die Farbgebung der inhaltlichen Aussage eines gemalten oder gezeichneten Werkes untergeordnet. Farben im gemalten Bild vertiefen die Bedeutung oder heben ein Thema besonders hervor, enthalten versteckte Botschaften oder sorgen für Verfremdung des Bildgegenstandes, sie beleben oder überstrahlen, ordnen sich unter oder nehmen dem Werk eventuell auch jede Kraft. Sich mit unterschiedlichen Farbenlehren auseinanderzusetzen, gehört zum Handwerkszeug von Kunsttherapeut:innen, die mit maltherapeutischen Verfahren arbeiten. Besonders im Einsatz und in der Art der Verwendung von Farben unterscheidet sich die anthroposophische Maltherapie von anderen kunsttherapeutischen Ansätzen. So geht die anthroposophische Maltherapie von engen Zusammenhängen zwischen der Farbenwelt, dem Makrokosmos mit seinen planetarischen und stellaren Wirkungen und den menschlichen Wesensanteilen aus, die eine therapeutische Wirksamkeit des Farbigen bis in die Organsysteme begründen [→ Kapitel I.7 Therapeutische Wirksamkeit der Maltherapie für die Seele und den Leib]. Deshalb nehmen sie in unseren Behandlungsansätzen einen breiten Raum ein und seien im Folgenden differenzierter betrachtet.

1. Farben und ihre Wahrnehmung

„Auf diese Weise wird man auf dem Umwege durch die Farbe sich hineinleben in das Kreative, in das Schöpferische der Welt. Nur so kann es geschehen, dass gemalt wird in der Art, dass das Malerische nicht nur die Fläche bedeckt, sondern hinausweist in den ganzen Kosmos, mitlebt das Leben mit dem ganzen Kosmos.“[2]

Rudolf Steiner

Was Farben sind, beruht auf den Betrachtungsweisen von Physik, Chemie, Biologie, Physiologie, Anthropologie, Kunstgeschichte, seelischen Bezügen, philosophischen sowie geistigen Forschungen, denn das Farbenthema ist komplex und die Auseinandersetzung mit ihm basiert auf unterschiedlichen Interessen. Die Erkenntnisse lassen sich nicht zu einem Begriff „Farbe“ oder einer Definition, was diese genau sei, vereinheitlichen. Schon die antiken Philosophen beschäftigten sich mit ihrem Wesen und über die Jahrhunderte bis heute entstanden immer neue Sichtweisen und Ordnungsversuche. Seit Isaac Newton (1643–1727) 1666 darstellte, dass sich Licht mit Hilfe eines Prismas in einzelne Farben „zerlegen“ lässt, werden Farben und Farbphänomene naturwissenschaftlich untersucht und messbar gemacht [→ Kap. II]. Gegenwärtig nötigt der Gebrauch von farbigen Spektren im digitalen Bereich zu immer feineren und komplexeren Messverfahren, die Farben möglichst realitätsgetreu am Computer- oder Fernsehbildschirm oder für digitale Druckverfahren verfügbar machen (Farbmetrik). Für die Physik ist die Farbe fester Körper (Körperfarben), eine Teilreflektion von Licht. Man nimmt nur den Anteil des Lichtes wahr, den der Gegenstand reflektiert. So entsteht *im Auge des Betrachters* eine Farbe, alle anderen Farbanteile des Lichtes absorbiert der Gegenstand, sie sind für das Auge nicht wahrnehmbar. Farbe ist als Wellenlänge messbar und in Ordnungssystemen verfügbar.

Wir wissen inzwischen sehr viel darüber, wie Farbensehen und -wahrnehmen zustande kommen, welche Vorgänge im Auge ablaufen und wie das Gehirn Farbreize verarbeitet. Sinnesphysiologisch und neurologisch scheinen die Prozesse beschrieben und gefasst. All dieses Wissen erklärt jedoch nicht die Empfindungen und Gefühle, die wir an Farben entwickeln. Hier versuchen sich Philosoph:innen, Künstler:innen und Psycholog:innen an Theoriebildungen. Auch diese Aspekte werden wissenschaftlich untersucht, durch Befragungen, Testsituationen und Bildbetrachtungen eruiert. Sie berücksichtigen die Wirkung der Farben über Effekte auf die menschliche Psyche. Dabei entstehen Annäherungen, niemals jedoch eine zu hundert Prozent zutreffende Definition, was ein Grün oder ein Rot wirklich ist. Auch die *Qualität* einer Farbe liegt im Auge des Betrachters.

Warum nimmt man Farben so verschieden wahr? Zum einen gibt es unterschiedliche Voraussetzungen: Farbwahrnehmung im Auge ermöglichen die in der Retina sitzenden Fotorezeptoren, die Zapfen. Einige Menschen bilden Fehlsichtigkeiten, wie z. B. die Rot-Grün-Blindheit aus oder sehen kaum Farben (Dichromaten, Monochromaten). Die meisten Menschen sind Trichromaten, besitzen drei verschiedene Farbrezeptoren im Auge und können ein vollständiges Farbspektrum wahrnehmen. Bei etwa 12 % der Frauen finden sich jedoch vier verschiedene Farbrezeptoren (sekundäre Tetrachromasie). Nicht alle von ihnen nehmen Farben differenzierter wahr als der Durchschnitt, aber in einigen Fällen ist die Sensibilität besonders ausgeprägt.[3]

Farbsensiblere Menschen lassen sich von Farben stark berühren und beeinflussen, während andere fast unbeeindruckt bleiben. Auch können Depressionen und Angst das Farb*erleben* herabdämpfen.[4] Die Aussagen von Menschen ähneln sich, wenn man sie zu Farben befragt, gleichen sich jedoch nicht, denn jeder hat ein individuelles Verhältnis zu Farben.[5]

In der Dunkelheit schränkt sich der Wahrnehmens- und Erlebenshorizont ein – der Mensch ist mehr auf sich selbst fokussiert. Licht zaubert hingegen Farben hervor und weckt Interesse für das Umfeld. Farbigkeit wirkt belebend, kann jedoch auch zu stark, grell oder bunt empfunden werden. Vorlieben für bestimmte Farben, vehemente Ablehnung einer Farbgruppe und die Lieblingsfarbe ändern sich bei den meisten Menschen im Lauf des Lebens. Die Psychologie setzte Testverfahren, wie z.B. den Lüscher Farb-Test oder den Frieling-Test[6] ein, um herauszufinden, was Farbbevorzugungen über konstitutionelle Merkmale wie z.B. die Temperamentslage einer Person aussagen. Diese Zuordnungen bergen jedoch keine wirklich neuen Erkenntnisse, Lieblingsfarben sind nicht ausschließlich von Charaktereigenschaften abhängig.

Sicher ist: Man nimmt Farben subjektiv wahr, sie wecken Emotionen, berühren auf der seelischen Ebene und beeinflussen Stimmungen und Wohlbefinden. Farben haben daher in der Maltherapie einen besonderen Stellenwert in ihrer Wirkung auf und über die Psyche. Die anthroposophische Mal- und Zeichentherapie legt auf einen differenzierten Umgang mit Farben besonderen Wert. Wirkungen einzelner Farben und der „Gesamtorganismus“ des Farbigen begründen einen großen Teil der therapeutischen Interventionen.

2. Farbenforschung bei Goethe und Steiner

„Das Auge hat sein Dasein dem Licht zu danken. Aus gleichgültigen tierischen Hülfsorganen ruft sich das Licht ein Organ hervor, das seinesgleichen werde, und so bildet sich das Auge am Licht für das Licht (...) Wär nicht das Auge sonnenhaft, wie könnten wir das Licht erblicken?“

Johann Wolfgang von Goethe (1749-1832)[7]

Die Forschungen zu Farben und deren Wirkungen von J.W. von Goethe und R.Steiner sind für die Ansätze der anthroposophischen Maltherapien deshalb von besonderer Bedeutung, weil sie sich auf den Menschen in seiner Gesamtgestalt beziehen. Die ausführliche Beschäftigung mit Goethes Farbenlehre bildet eine solide Basis, auf der sich die Farbenlehre von Steiner erschließen lässt. Die Forschungshaltung und die Farbenstudien von Goethe[8] waren für Steiner von grundlegender Bedeutung. Goethe forschte an Phänomenen ganzheitlich und offen beobachtend, niemals abstrahierend. Aus einer Haltung der „anschauenden Urteilskraft“ heraus entwickelte er eine qualitative Herangehensweise an Forschungsfragen, so auch über viele Jahre zu den Farbphänomenen. Seine Beobachtungen zur Sinnesphysiologie des Eindrucks und der „sinnlich-sittlichen Wirkung“ von Farben gehen ganz vom Menschen aus und beeinflussten Psychologen und Philosophen.

Steiner griff Goethes Herangehensweise auf und prägte den Begriff des Goetheanismus als ein phänomenologisches Vorgehen.[9] Sein eigener Zugang zur Erforschung geistiger Zusammenhänge war geprägt von der Schulung eines genauen und wertfreien Wahrnehmens. Vor allem über die Beobachtung und Schulung des Denkens als innerseelische Aktivität zeigt er Wege auf, hin zu der Entwicklung einer über das gewöhnliche Bewusstsein hinausgehenden Wahrnehmungsfähigkeit für übersinnliche Tatsachen. Seine Farbenlehre baut auf der von Goethe auf, ist jedoch um kosmische Bezüge erweitert und erkennt den Farben eigene Wesenhaftigkeit zu. Vor allem dieser Zugang sei hier als Verständnisgrundlage für die anthroposophischen Maltherapien dargestellt.

Aus der Farbenlehre Goethes – das Urphänomen und der Farbenkreis

„Gegenwärtig sagen wir nur so viel voraus, dass zur Erzeugung der Farbe Licht und Finsternis, Helles und Dunkles, oder, wenn man sich einer allgemeineren Formel bedienen will, Licht und Nichtlicht gefordert werde." [10]

Johann Wolfgang von Goethe

Goethe hatte in seinen Studien schnell festgestellt, dass sich die Farben zwischen Licht und Finsternis (Nichtlicht) zeigen. Seine prismatischen Experimente führten zur Beobachtung, dass Licht *und* Dunkles notwendig sind, damit Farbe erscheinen kann. Die Polarität von Licht und Dunkel war für ihn ein leitender Gedanke seiner weiteren Versuche, dem Geheimnis der Farben nachzuspüren. [11, 12]

Die Experimente zum Phänomen der *farbigen Nachbilder* im Auge waren für ihn Bestätigung, dass das Auge lebhaft am Sehvorgang beteiligt sei, nicht nur ein mechanisches Organ (wie eine Camera obscura). Er beobachtete, dass sich im Sehvorgang ein Farbformeindruck in seiner Gegenfarbe zeigt, wenn man das Auge schließt oder auf eine weiße Fläche blickt. Das Phänomen tritt immer auf, sobald ein solcher Farbformeindruck zur Wahrnehmung kommt. Goethe machte eine weitere Beobachtung, bei der ebenfalls die Gegenfarbe, jetzt jedoch als Schattenbildung, erscheint: das Auftreten farbiger Schatten, wenn zwei Lichtquellen einen Gegenstand so beleuchten, dass er Schatten wirft. Dabei verwendet man eine farbige Lichtquelle und eine nichtfarbige (weißes Licht). Das farbige Licht ruft einen Schatten hervor, der in der gleichen Farbe erscheint. Daneben entsteht jedoch ein zweiter Schatten, der komplementär gefärbt ist.

Die „Farbadaptation", die das Sehsystem leistet, ist ein aktiver Vorgang, er spielt sich im Farbensehen ständig ab. Gudrun Hofrichter beschreibt anschaulich, was passiert, wenn man über einen etwas längeren Zeitraum ein fast monochromes Bild wahrnimmt: *„Ich saß eine halbe Stunde vor einem roten Bild mit wenig Orange von Marc Rothko in einer Galerie in Basel. Allmählich verschwand die rote Farbe, leuchtende grüne Ränder traten auf, die immer mehr flackerten und wieder verschwanden. Dann wurde das Rot stumpf, bekam matte Überzüge, schließlich hatte ich den Eindruck, vor einem grauen Bild zu sitzen, was mich sehr erschütterte."* [13]

Goethe beobachtete Farbentstehung nicht nur in und an der Natur, sondern verifizierte seine Eindrücke experimentell, bis er der Reproduzierbarkeit sicher war. Für ihn wurde zur Gewissheit, dass es nur zwei Primärfarben gebe, das Gelbe und das Blaue, wobei sich das Gelbe bis zum Roten steigern könne. Hilfreich waren ihm hier die Beobachtungen am Himmel. An klaren Tagen sind in der Abenddämmerung zuerst Gelb und dann Rottöne wahrnehmbar. Am Morgen ist es umgekehrt. Dieses Phänomen entsteht dadurch, dass die tiefstehende auf- oder untergehende Sonne durch die dunstigen Schichten der Atmosphäre scheint. Besonders beeindruckend wird die Steigerung bis zum Rot an Wolken, die sich vor die Morgen- oder Abendsonne schieben. Kurzzeitig werden sie von unten durchleuchtet und steigern ihre Farben bis zum Purpurrot. Farbloses Licht, das durch eine Trübe scheint, ruft Gelb hervor, das sich zum Rot hin steigert, je dicker die trübe Schicht ist. Umgekehrt erscheint das Blau des Tageshimmels dann, wenn die Sonne etwas höher steht – jetzt nimmt man die Dunkelheit des Weltraums durch eine durchleuchtete Trübe der Atmosphäre wahr. Goethe nannte diese beiden Erscheinungen – das Gelb-Rote und das Blaue des Himmels – ein *Urphänomen.* Für Maler sind diese beiden Urphänomene bedeutend, denn sie geben dem gemalten Bild Tiefenraum durch *Farbenperspektive.* In Bildern des englischen Malers William Turner (1775–1851), einem Zeitgenossen Goethes, sind sie bewusst aufgegriffen. [→ Kapitel I] Goethes Beobachtungen waren exakt. Heute gibt es mathematisch berechenbare Modelle der Farbentstehung, welche die Urphänomene durch

Streuung des Lichtes (spektrale Verteilung der Lichtstrahlung) in der Trübe der Atmosphäre erklären. *„Wo Licht auf Dunkelheit trifft, entfaltet sich Farbe. Insofern sind Farben das Produkt der größten Polarität, die unser Universum zu bieten hat.“*[14]

Goethe entwickelte aufgrund seiner Beobachtungen und Experimente das Modell eines sechsteiligen Farbenkreises [→ die Originalzeichnung von Goethe 1809 in Kapitel I]. Dieser baut auf den komplementären Farben auf und orientiert sich an Helligkeit und Dunkelheit. Purpur und Grün stehen sich gegenüber. Violett-Blau und Gelb sind für Goethe die größten Gegensätze: tiefste Dunkelheit und hellste Helligkeit. Er teilte die Farben in eine Plusseite (vom Gelb zum Rot) und eine Minusseite (von Grün bis Violett) ein. Sein Farbenkreis ist nicht nur als schematische Ordnung zu verstehen, sondern als übergeordnete Idee. Diese bezieht sich sowohl auf die in der Natur liegenden Gesetzmäßigkeiten wie auch auf den Menschen und die Ebenen seiner Wahrnehmung. So verband er seine Farbenlehre sowohl mit den Naturerscheinungen wie auch mit den physiologischen Prozessen im Auge und mit psychologischen Beobachtungen. Seine Erkenntnisse fasste er unter dem Titel zusammen: *Sinnlich-sittliche Wirkung* der Farbe. *„Aus der Idee des Gegensatzes der Erscheinung, aus der Kenntnis, die wir von den besonderen Bestimmungen desselben erlangt haben, können wir schließen, dass die einzelnen Farbeindrücke nicht verwechselt werden können, dass sie specifisch wirken, und entschieden specifische Zustände in dem lebendigen Organ hervorbringen müssen* (...) *Eben auch so im Gemüthe. Die Erfahrung lehrt uns, dass die einzelnen Farben besondere Gemüthsstimmungen geben.“*[15] Goethe charakterisierte hier einzelne Farben und Farbzusammenstellungen aufgrund seiner inneren Empfindungen, gibt differenzierte Hinweise für Maler und scheut auch vor negativen Attributen nicht zurück. Psychologisch und ästhetisch betrachtete er Farbe aus dem Blickwinkel ihrer Wirkung auf den Menschen. So begründete er mit dem letzten Abschnitt seiner Darstellung, über *die sinnlich-sittliche Wirkung*, die moderne Farbpsychologie. Auch viele der Begriffe, die in heutigen Farben- und Kompositionslehren für Künstler selbstverständlich sind – wie Kalt-Warm-Kontrast, Polarität und Komplementarität – gehen maßgeblich auf Goethe zurück.[16]

3. Die Evolution der Farbenwelt aus anthroposophischer Sicht

> *„... und ich habe mich bemüht zu zeigen, wie die Farbe tatsächlich nicht bloß etwas ist, was gewissermaßen an der Oberfläche der Dinge und Wesenheiten hinzieht, sondern was aus dem Inneren, aus dem wirklich Wesenhaften der Welt heraus leuchtet, dieses Wesen offenbart.“*[17]
>
> Rudolf Steiner

Steiner setzte sich schon früh mit der Farbenlehre Goethes auseinander[18] und beschrieb über die Zeit seines Wirkens hin wiederholt die Evolution von Welt und Mensch aus anthroposophischer Sicht. Diese Perspektive unterscheidet sich grundlegend von den heute gängigen Auffassungen, die sich auf die geologische, physikalische und biologische Entwicklung unserer Erde beziehen. Steiner ging davon aus, dass sich die Evolution des Menschen und die ihn umgebende Welt der Naturreiche in bisher vier aufeinanderfolgenden Phasen ereignete, die er als *planetarische Zustände* schilderte und als Teil einer umfassenden Entwicklungsgeschichte des Menschen zu einem höheren, rein geistigen Wesen sah. Der heutige Mensch, der sich physisch inkarniert, um bestimmte Erfahrungen machen zu können, befindet sich auf der „Erdenstufe“, der vierten planetarischen Verkörperung von insgesamt sieben – also etwa in der Mitte seiner Entwicklung. Die Aufgabe des Menschen auf dieser Stufe ist es, die Eingliederung des Ichs in seinen Organismus zu bewältigen. Im gesamten Weltenplan entwickelt sich der Mensch unter einer Hierarchie von Geistwesen hin zu Liebe und Freiheit.[19]

Die Vorgänge, die zur Evolution des Farbigen beitrugen, fasste Steiner 1924 zusammen.[20] Zum Verständnisgewinn sei hier eine Folge von Bildern skizziert:

Stellen wir uns eine absolute, unbelebte und unendliche Finsternis vor. Höchste Wesenheiten, die allumfassend wirken, bilden den Ursprung einer neuen Entwicklung. Der Raum, die Leere, die Finsternis werden von ihnen allmählich durchdrungen mit Wärme. Strömend und sich verstärkend bildet sich die Wärme im Urbeginn in der lichtlosen Finsternis als sich steigernde Qualität. Diese Schöpfermächte schaffen einen ersten Seinszustand der Evolution, den „alten Saturn". Seelisch-geistig fühlbare Wärmedifferenzierungen füllen die Atmosphäre, „Begeisterungsfeuer" hüllt ihn ein. Kein Festes, Materielles ist vorhanden.

Die Wesen der ersten Schöpfung bringen neue hervor. Die Welt erneuert sich und Wesen, die sich im Licht offenbaren, durchdringen das Element der Wärme. Sie durchleuchten die durchwärmte Finsternis. Dabei verdichtet sich die Wärme und es entsteht als finsterster Schatten die Luft. Die zweite Evolutionsstufe, die „alte Sonne", von Wärme getragen, ist lichtdurchflutet und hat eine lufterfüllte Atmosphäre. Im Licht weben die Schöpfermächte dieser zweiten Hierarchie und ziehen Finsternis nach sich, die nun nicht mehr einfach Abwesenheit des Lichtes ist, sondern sich *am Licht gebildet* hat.

Und wieder beginnt eine neue planetarische Entwicklungsstufe. Andere Wesenheiten entstehen und mit ihnen ein neuer Seinszustand. Die Wesen der dritten Hierarchie bringen neue Eigenschaften mit sich, sie sind durchdrungen von dem, was *„ähnlich ist unserem Begehren, unseren Trieben, etwas zu erlangen, nach etwas sich zu sehnen."*[21] Sie sind empfänglich für das Lichte. Treffen sie nun auf Orte des Lichtes, weckt dies in ihnen ein Verlangen nach Finsternis. So beginnt auf dem „alten Mond" eine rege Aktivität: Engelwesen[22] tragen wie Boten Licht in die Finsternis, Finsternis ins Licht. *„Und die Folge davon war, dass dann dasjenige, was früher nur im Lichte erglänzte, und seinen Schatten, die dunkle Finsternis, nach sich gezogen hatte, dass das anfing, in allen Farben zu schillern, dass Licht in Finsternis, Finsternis in Licht erschien. Die dritte Hierarchie ist es, die die Farbe hervorgezaubert hat aus Licht und Finsternis."* [23] Die Aktivitäten der dritten Schöpfungsmacht bringen die Farben hervor, sie verdichten jedoch auch die Atmosphäre des alten Mondes bis zu einem wässrigen Nebel.

Noch einmal gibt es einen Neubeginn der Schöpfung. Jetzt wird der Mensch als *vierte* Hierarchie geschaffen. Mit dieser kommt *das Leben* als ein neues Element in die Entwicklung. Die sich nun bildende Erde wiederholt alle vorhergehenden planetarischen Zustände auf einer höheren Stufe. So wie die anderen Hierarchien Macht über die vorherigen Evolutionsstufen hatten, gewann der Mensch in einer ursprünglichen reinen Form Macht über die Erde (der Mensch vor dem Sündenfall). Der Mensch durchlebte nun alle Evolutionszustände, er war reiner Wärmekeim, lebte als geistig-seelisches Wesen in Licht und Luft, und erfuhr die Farbenwelt im wässrigen Element. Doch jetzt wurde die „farbenschillernde Welt" durchlebt, das Ätherisch-Leibliche manifestierte sich. So, wie sich der belebte Leib nun um den Menschenkeim herum bildet und zu der dem Menschen eigenen Form ausgestaltet, beginnt sich Innenwelt nach außen abzuschließen. Sein seelisch-geistiges Wesen verinnerlicht die Farbenwelt zwischen Licht und Finsternis als *„seelisches Farbenwirken, seelisches Farbenschillern."* Die Kräfte, die das Farbenschillern durchpulsen und mit Leben erfüllen, entfalten ihre Wirkung. Konturen bilden sich: *„Das Leben, das die Farben innerlich abrundete, abeckte, abkantete, rief das feste Kristallinische hervor. Und wir sind im Erdendasein drinnen."* [24]

Evolutionsstufe	Weltenbildung	Licht und Farbe	Mensch
Alter Saturn	wärmedurchdrungen Begeisterungsfeuer	unendliche leere Finsternis	Wärmeleib wärmedurchdrungen
Alte Sonne	lichtdurchdrungen Luft	Licht und Finsternis Schattenbildung	Wärmeleib Lichtleib ätherisches Licht- und Schattenwahrnehmen
Alter Mond	Licht und Dunkelheit Wasser	Licht und Finsternis Schatten atmosphärische Farben	Wärmeleib Lichtleib Farbenleib seelisches Farbenwahrnehmen
Erde	Licht und Dunkelheit Leben Festes	Licht und Finsternis Schatten atmosphärische Farben Formen Körperfarben	Wärmeleib Lichtleib Farbenleib verinnerlichtes Farbenerleben Ich-Bewusstsein Emanzipation Körperlichkeit, physische Sinnesorgane

Tabelle 1: Entstehung der Farben durch die Evolutionsstufen

Aus diesen hier nur angedeuteten Bildern kann ein anfängliches Gefühl dafür entstehen, wie verwoben das seelische Erleben mit dem Farbigen ist. Durch das „Lebenselement" bildet der belebte physische Leib auf der Erdenstufe seine Sinnesorgane so aus, dass er nun auch sinnlich-leiblich wahrnehmen kann, was sich in seiner irdischen Umgebung konturiert. Jeder äußere Eindruck wandelt sich in der Seele zum inneren Bild. Vom Gesichtspunkt der hier beschriebenen Evolution ist das Farbige nicht getrennt vom Seelenleben zu denken. Eine Welt ohne Farben wäre wie eine Seele ohne Regungen.

In der Gegenwart hat der Mensch seine Ich-Kräfte so weit herausgebildet, dass er sich aus dem flutenden Farbenmeer heraushebt. Wäre der Mensch mit dem flutenden Farbigen mit Leib und Seele in der Weise verbunden geblieben, wie gerade geschildert, könnte er sich nicht von seiner Umgebung emanzipieren.[25]

Licht und Finsternis sind die Elemente, zwischen denen Farben entstehen und vergehen. Licht und Finsternis werden nicht nur in der Natur, in den Wirkungen von Tag und Nacht spürbar, sondern leben als Qualitäten auch im Menschen selbst. Das wachbewusste Denken ist ein durchlichteter Vorgang – mir „geht ein Licht auf", wenn ich eine gute Idee habe. Auch im Herzen kann ich mich durchlichten mit Empfindungen, die zu guten Gedanken werden. Hier gesellt sich zum Licht die Wärme des Gefühls. So wie Gedankenklarheit und Reinheit des Gefühls sich mit Licht verbinden, bleibt als Gegenbild das Dunkle den unbewussten Vorgängen vorbehalten. Die Dunkelheit birgt alle Geheimnisse, auch die der Zukunft. „Wille" ist der unbewusste Pol unseres Wesens, er ist dem Licht weitgehend entzogen. Im mittleren Bereich durchdringen sich Licht und Finsternis und die Gefühlswelt glänzt auf in allen Farben. Helle durchlichtete Farben erlebt man als leicht, frisch, freudig und feinfühlig, dunklere eher als schwer, geheimnisvoll, bedrohlich oder auch bedrückend. Zwischen dem Licht des Denkens, des Wachbewusstseins und der Finsternis des schlafenden Willens atmet die „farbige" Seele. *„Die Farbe ist der Träger des Ichs und des astralischen Leibes in den physischen und in den Ätherleib hinein."*[26]

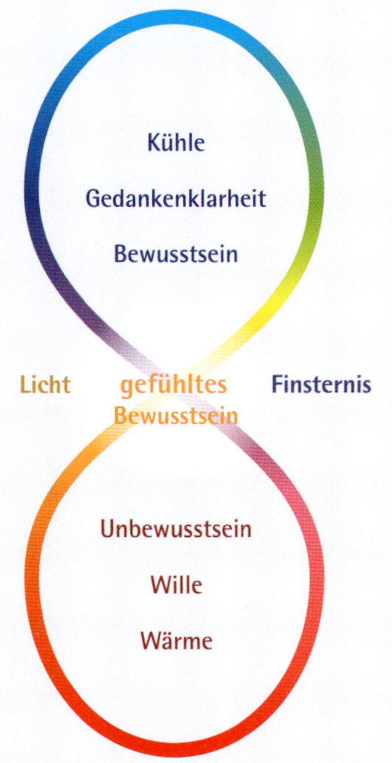

Abb. 1: Farben zwischen Denken und Wollen

Eine Meditationsübung zur Annäherung an die geistig-seelische Dimension des Farbigen

Rudolf Steiner fasste Farben immer in ihrer ganzen Dimension auf. In einer Meditationsübung für die Farbe Rot stellte er einen Weg der umfassenden Annäherung an das Wesen von Farben dar. Hierbei ging er von der Wahrnehmung einer gleichmäßig „*in starkem zinnobrigen Rot*“ leuchtenden Fläche aus. Auf diese werde der Blick konzentriert gerichtet „*und wir nehmen ferner an, dass wir dazu gelangen, alles Übrige um uns herum zu vergessen, uns zu konzentrieren ganz auf die Farbe, sodass wir diese Farbe nicht bloß als etwas vor uns haben, was auf uns wirkt, sondern so, dass wir diese Farbe als etwas haben, worin wir selber sind, dass wir eins werden mit dieser Farbe. Wir werden dann gleichsam die Empfindung haben können: Du bist jetzt in der Welt, du bist selbst in dieser Welt ganz Farbe geworden, das Innerste deines Seelenwesens ist ganz Farbe geworden, wo du auch hinkommen magst in der Welt mit deiner Seele, wirst du als roterfüllte Seele hinkommen, du wirst überall in Rot, mit Rot und aus Rot leben.* (...) *Wenn man so gleichsam die Welt durchschwimmt als Rot, identisch geworden ist mit dem Rot, wenn einem also selbst die Seele und auch die Welt ganz rot ist, so wird man nicht umhin können, in dieser rot gewordenen Welt mit der man selber rot ist, zu empfinden, als wenn diese ganze Welt im Rot uns zugleich durchsetzt mit der Substanz des göttlichen Zornes, der uns von allen Seiten entgegenstrahlt für alles dasjenige, was an Möglichkeiten des Bösen und der Sünde in uns ist. Wir werden uns gleichsam in dem unendlichen roten Raum wie in einem Strafgerichte Gottes empfinden können, und unser moralisches Empfinden wird wie eine moralische Empfindung unserer Seele im ganzen unendlichen Raum sein können. Und wenn dann die Reaktion kommt, wenn irgendetwas auftaucht in unserer Seele, wenn wir uns also im unendlichen Rot erleben, ich könnte auch sagen, in einem einzigen Rot erleben, so kann es nur so sein, dass man es bezeichnen möchte mit dem Worte: Man lernt beten. Wenn man im Rot erleben kann das Erstrahlen und Erglühen des göttlichen Zornes mit allem, was an Möglichkeiten des Bösen in der menschlichen Seele liegen kann, und wenn man im Rot erfahren kann, wie man beten lernt, dann ist das Erleben mit dem Rot unendlich vertieft.*“ [27]

Das Besondere dieser Meditation liegt darin, dass sich der Übende ganz durchdringt mit der Farbe, *eins mit ihr wird.* Die Dimensionen, die sich dann eröffnen, tun sich nicht auf durch die betrachtete Farbfläche oder bloßes Sitzen in einem farbigen Raum, sondern erst dann, wenn man *willentlich* eine solche Farbdurchdringung des ganzen eigenen Wesens zuließ. Indem man innerlich zu dem *wird,* was hier am Beispiel des Rot dargestellt wurde, dringt man bis zu dem vor, was dieser Farbe als Wesen eigen *ist.* In der geistigen Wahrnehmung hat das Zinnoberrot eine moralisch-spirituelle Qualität. Sie ist gewaltig und nicht für jeden Menschen in dieser Gewalt zu verkraften.[28] Das Sich-durchdringen, das Einswerden mit einer Farbe erfordert viel Mut. Nicht jeder Mensch kann jede Farbe aushalten. Hat man die Farben jedoch erst einmal in ihrer ganzen Dimension erlebt, lässt sich die Übung zu einem solchen vertieften Verständnis wohldosiert anwenden.

4. Die Farbenlehre Steiners – Herangehensweisen und Gliederung

Eine Ordnung der Farben entfaltete Steiner unter anderem in drei Vorträgen im Mai 1921, einem Kurs über das Wesen Farben, der sich an Künstler:innen richtete und vieles von dem zusammenfasst, was über die Jahre erarbeitet und praktisch angewendet worden war.[29] Hier entwarf er einen Farbenkreis, der ähnlich wie der Goethes auf drei Grundfarben aufbaut: auf Blau, Gelb und Rot. Er erweiterte diesen jedoch und fügte ein Band der Schattenfarben Weiß, Grün, Inkarnat und Schwarz dazu. Die drei Grundfarben Gelb, Blau und Rot nannte er *Glanzfarben*, die vier anderen *Bildfarben*. Um diese Unterscheidung lebendig zu machen, führte er die Zuhörer:innen an das anschauliche Erleben einzelner Qualitäten sowie an die verschiedenen Beziehungen der Farben untereinander heran. So zeigte er bildlich an der Tafel, wie sich Rot, Pfirsichblüt und Blau zum Grün verhalten und welche unterschiedlichen Empfindungen entstehen, wenn man sich der Betrachtung *fantasievoll* überlässt. Man solle sich vorstellen, dass es farbige Menschen wären, die auf der grünen Fläche herumgehen. Jeder wäre in seinem Charakter anders – die roten lebhaft, unruhig, die pfirsichblütfarbenen zurückhaltender und die blauen wegführend, ruhiger. Dabei belebe sich die Grünfläche durch die roten Menschen, das Grün wird grüner, gesättigter, leuchtender und die roten Gestalten bewegen sich ständig. Die pfirsichblütfarbenen Gestalten verändern nichts – sie verhalten sich neutral zum Grün. Die blauen wirken auf das Grün herabdämpfend, sie entziehen der Farbe die Grünheit – das Bild wird monoton.

Einerseits schloss Steiner hier an die Harmonielehre Goethes an: Grün-Pfirsichblüt ist ein harmonischer (in der Wirkung ausgeglichener) Farbklang, Rot-Grün ein charakteristischer (kontrastierender) und Blau-Grün ein charakterloser, sich gegenseitig abschwächender Farbkontrast. Andererseits bezog er die Fantasiekräfte des Betrachters als Vorstellung mit ein, weshalb in diesem kein Schema entsteht, sondern ein lebendiges Bild erscheint.

4.1 Die Bildfarben Grün, Inkarnat, Schwarz und Weiß

Bildfarben bilden ab, was vordergründig erscheint – hinter ihnen liegen Geheimnisse verborgen. Sie sind Schattenfarben dessen, was sich hinter ihnen offenbart. Die vier Bildfarben entstehen an den vier Naturreichen: das tote Reich (das Stoffliche), das lebende, das beseelte und das geistige Reich bringen sie hervor. Es ist offensichtlich, dass hier auch Bezüge zu den vier Wesensgliedern des Menschen bestehen. *„Ich habe eine Welt vor mir: mineralisches, pflanzliches, tierisches, geistiges Reich, insofern der Mensch das Geistige ist. Ich steige auf durch die Wirklichkeiten; aber die Natur gibt mir selbst die Bilder dieser Wirklichkeiten: Sie bildet sich ab. Die farbige Welt ist keine Wirklichkeit, die farbige Welt ist schon in der Natur selber Bild: und das Bild des Toten ist das Schwarze, das Bild des Lebenden ist das Grüne, das Bild des Seelischen ist das Pfirsichblüt, das Bild des Geistes ist das Weiß.“*[30]

Um ein tieferes Verständnis zu entwickeln, wenden wir uns den einzelnen Farben zu. Rudolf Steiner selbst ging in seiner Einführung der Bildfarben von Grün und Pfirsichblüt aus, also von dem, was sich durch die belebte Welt und das Seelische in der Natur und im Menschen äußert. Hier seien zunächst die Bildfarben eingeführt, anschließend ihre malerische Verwendung behandelt.

Das Grüne

Wollen wir Grün in der Natur wahrnehmen, können wir uns dem Eindruck einer grünen Wiese oder einer grünen Landschaft hingeben. Diese lässt uns durchatmen und Erholung erfahren. In ihr ist Leben mit allen Sinnen erfahrbar und sichtbar. Wir fühlen uns sicher, Grün gibt uns Boden unter den Füßen und verspricht Nahrung. Sobald die Winterkälte sich in unseren nord- und mitteleuropäischen Lebensräumen zurückzieht, beginnt die Pflanzenwelt zu wachsen und sich grün zu färben. Hellgrün, Frühlingsgrün erscheint und erfreut das Auge und die Seele mit dem Gefühl, durchatmen zu können und mit neuer Kraft ausgestattet zu sein. Im Sommer färbt sich die Pflanzenwelt dunkler, das Grün wird schattiger. Im Herbst, wenn es abkühlt, verfärbt sich das Grün in der Natur zu Gelb, Rot und Braun, im Winter ist es fast verschwunden. Grün entsteht nicht in der Dunkelheit. Mit dem Licht vergeht es im Herbst bei stärker werdender Kälte auch wieder. Das Grün in der Pflanze ist stofflicher Natur, wird Substanz, bildet Substanz (Chlorophyllbildung, Photosynthese). Die Pflanze selbst ist ihrem Wesen nach Leben, sie hat einen mineralischen Leib, der durchlebt, belebt ist von einem Ätherleib. *„Aber dieser Ätherleib ist nicht grün. Das Wesen, das die Pflanze grün macht, ist eben schon im physischen Leib der Pflanze gelegen, so dass das Grün zwar der Pflanze ureigentümlich ist, aber doch nicht das eigentliche Urwesen der Pflanze ausmachen kann. Das eigentliche Urwesen der Pflanze liegt im Ätherleib; und hätte die Pflanze keinen Ätherleib, so wäre sie ein Mineral. In ihrem Mineralischen lebt sich uns die Pflanze eigentlich dar durch das Grün. (...) Wir haben in dem Grün, was da vor uns auftritt, nur das Bild der Pflanze. (...) bei der Pflanze ist das Wesen das Leben; die grüne Farbe ist das Bild. (...) Grün stellt dar das tote Bild des Lebens.“* In dem Moment, wo das Grün beginnt, sich aus der Pflanze zurückzuziehen, besteht die Pflanze weiterhin, sie geht jedoch in eine Winterruhe über.

Das Pfirsichblütfarbene

Die zweite zu betrachtende Farbe bezeichnete Rudolf Steiner als Pfirsichblüt. Es handelt sich um eine Farbe, die in etwa dem menschlichen Inkarnat[31] entspricht. Am Menschen zeigt sich diese Farbe unterschiedlich – blasser oder rosiger, gut durchblutet oder zarter gefärbt. Die rosige Tingierung der Haut deutet auf das Durchseeltsein des Menschen. *„Wenn der Mensch wirklich versucht, sich vorzustellen, dass er innerlich durchseelt ist und dieses sein Durchseeltsein übergehend denkt in seine physisch-leibliche Gestaltung, so kann er sich vorstellen, dass das, was ihn durchseelt, sich in irgendeiner Weise sich in seine Gestaltung ergießt.“* So erscheint das Inkarnat als Farbe zum bildlichen Ausdruck des Seelischen im Leib. Rudolf Steiner nannte es: *„Pfirsichblüt stellt dar das lebendige Bild der Seele.“*[32] Zum besseren Verständnis setzte er es in ein Verhältnis zum Grün: Ist der Mensch nicht mehr ausreichend durchseelt, verliert die Haut ihren rosigen Schimmer und bekommt eine grünliche Tingierung.

Das Weiße und das Licht

Das Weiß hat eine große Nähe zum Licht; Farben erstrahlen im Licht und zeigen auf weißem Untergrund ihre größte Leuchtkraft. Licht weckt, führt in den Tag und sorgt für Gedankenklarheit und Orientierung im Raum. So wird die Verwandtschaft von Licht und Bewusstsein offensichtlich. *„Wir haben zum Lichte das Verhältnis, das unser Ich zur Welt hat, aber doch wieder nicht dasselbe; denn wir können nicht sagen, dass dadurch, dass das Licht uns erfüllt, wir schon zum Ich kommen. Aber dennoch, das Licht ist notwendig, damit wir zu diesem Ich kommen, wenn wir sehende Wesen sind. (...) Wir haben in dem Lichte, von dem wir gesagt haben, dass es sich im Weiß hinstellt (...) dasjenige, was uns eigentlich durchgeistigt, was uns zu unserem eigenen Geiste bringt. Es hängt unser Ich, das heißt unser Geistiges, mit diesem Durchleuchtetsein zusammen. Und wenn wir diese Empfindung nehmen – es muss eben alles, was im Licht und in der Farbe lebt, als Empfindung zunächst gefasst werden –, so werden wir sagen: Es ist ein Unterschied zwischen dem Lichte und demjenigen, was sich im Ich als Geist darlebt. (...) Wenn wir das alles zusammenfassen, so können wir nicht anders sagen als: Das Ich ist geistig, es muss sich aber seelisch erleben; es erlebt sich seelisch, indem es sich durchleuchtet fühlt. Und das jetzt in eine Formel gefasst, werden Sie sehen: Weiß oder Licht stellt dar das seelische Bild des Geistes.“*[33] Als Menschen erleben wir uns Ichbewusst im Seelischen. Dafür erscheint als Bild das Weiß.

Das Schwarze und die Dunkelheit

Für unser Erleben ist die schwarze Farbe mit Dunkelheit, mit Finsternis assoziiert. Dunkelheit nimmt alle Farben hinweg. Schwarz, in Farben hineingemischt, tönt diese herab bis zu ihrem stärksten Dunkelheitswert oder lässt sie in sich verschwinden. Dunkelheit lässt uns in den Schlaf finden, dämpft unser Bewusstsein herab. Sie kann auch Angst machen – abgrundtiefe Dunkelheit entzieht der Orientierung jeglichen Boden. Als Bild für die Sterbeprozesse in der Natur stellte Rudolf Steiner das Bild der Kohle vor uns hin. In der Natur ist sie das Resultat, wenn der Sterbeprozess zum Abschluss kam. Schwarze Kohle schluckt jegliches Licht. Das Besondere an der Kohle ist jedoch, dass sie sich bei starker Verdichtung zum Diamanten wandelt. *„Aber so bedeutsam ist das Schwarze für die Kohle, dass, wenn sie nicht schwarz wäre, sondern weiß und durchsichtig, sie ein Demant wäre. So stark wesenhaft ist das Schwarz für die Kohle, dass eigentlich die Kohle ihr ganzes Kohlendasein der Schwärze verdankt. (...) Geradeso, wie die Pflanze ihr Bild irgendwie hat in dem Grünen, so hat die Kohle ihr Bild in dem Schwarzen.“* Im Schwarz erstirbt alles Leben, bestehen bleibt das Mineralische, Unbelebte. Die Seele zieht sich zurück, einzig der Geist kann dem Schwarz standhalten, vermag es zu überwinden. *„Schwarz stellt dar das geistige Bild des Todes.“* [34]

Der Kreislauf der Bildfarben

In den vier Bildfarben zeigen sich die vier Bereiche der Wirklichkeit der Welt:

Grün stellt dar	das tote Bild des Lebens
Pfirsichblüt stellt dar	das lebendige Bild der Seele
Weiß (oder Licht) stellt dar	das seelische Bild des Geistes
Schwarz stellt dar	das geistige Bild des Toten

Die vier Bildfarben sind mit Adjektiven versehen, die sie näher charakterisieren. Weiß ist nicht einfach ein Bild des Lichtes, sondern zeigt uns das Bild des Geistes in der Seele. Schwarz zeigt dagegen das Bild des Toten im Geistigen, denn nur im Geistigen lässt sich dieses Bild ertragen und überwinden. Grün ist nicht das Leben, aber es erscheint als Abbild des Lebens; Pfirsichblüt zeigt das lebendige Bild der Seele im Menschen. Das Tote leuchtet in den Geist und erzeugt Schwarz als Schatten oder Bild. Im Hereinleuchten des Lebens in das Tote entsteht als Bild das Grün. Durch das Hereinleuchten der Seele in das Leben (Durchseelung des lebendigen Leibes), schattet sich das Bild ab zu Pfirsichblüt. Das Hereinleuchten des Geistes in die Seele bedingt Weiß als Bild.[35]

Das Gebende: Leuchtendes		Das Empfangende: Schattenwerfer		Bildfarben: Schatten oder Bild
Das Tote	→	Der Geist	→	Schwarz
Das Leben	→	Das Tote	→	Grün
Die Seele	→	Das Leben	→	Pfirsichblüt
Der Geist	→	Die Seele	→	Weiß

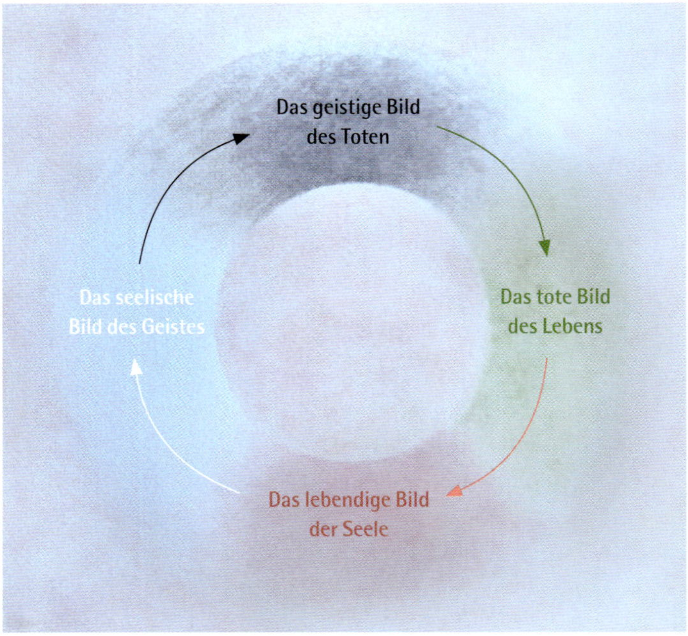

Abb. 2: Der Bildfarbenkreis in seiner Dynamik (Pflanzenfarben, Barbara Ehrhardt)

Aus den Bezeichnungen, die Rudolf Steiner für die Bildfarben wählte, ergeben sich untereinander ergänzende Beziehungen. So ist es naheliegend, diese Farben kreisförmig anzuordnen. Das Tote, das Lebende, die Seele, der Geist drücken sich aus im jeweils Nächstliegenden.

Die vier Bildfarben – eine malerische Annäherung

Wie kann man nun malerisch mit den Farbbereichen umgehen?

Rudolf Steiner war es bei dieser Überlegung wichtig, dass eine lebendige Vorstellung davon entsteht, wie solche Farbprozesse sich entwickeln[36]: *„Denken Sie sich ein ruhiges Weiß. Wir wollen in dieses Weiß, in dieses ruhige Weiß, von zwei entgegengesetzten Seiten verschiedene Farben hereinstrahlen lassen. (...) Aber Sie müssen sich vorstellen, dass Sie ein ruhiges Weiß haben, und dass wir in dieses ruhige Weiß – es kann ein ruhender weißer Raum sein – von der einen Seite Gelb und von der anderen Seite Blau hereinstrahlen lassen.“* Er fixierte die Farbe nicht auf der Fläche, sondern ließ sie im Schwebenden – es darf auch ein ruhender weißer Raum sein. So bildet sich frei fluktuierendes Grün. Gleichzeitig entsteht die Vorstellung: Grün vermag auf einer ruhigen weißen Fläche aus Blau und Gelb zu entstehen, malerisch ist uns das ganz geläufig und auch gut auf der Fläche zu begrenzen.

Abb. 3: Von Gelb und Blau zum Grün

Pfirsichblüt ist jedoch eine Farbe, die in der hier gemeinten Art nicht so einfach zugänglich ist. Steiner entwickelte den Gedanken, dass Schwarz und Weiß so vorzustellen seien, dass sie *ineinander wellen*. Auf der Bildfläche werden sie im Wechsel gemalt und geraten in Bewegung. Solange die Vorstellung im räumlichen bleibt, ist sie bildbar – auf dem Papier bedarf es einer anderen Lösung. Malerisch kann man sich dem Vorgang des sich ständig verändernden Farbigen des Pfirsichblüts nur annähern. Dennoch: *„Dieser Vorgang ist ja auch vorhanden im menschlichen Organismus; da ist niemals Ruhe, da ist immer alles in Bewegung und dadurch entsteht eben (im Inkarnat oder Pfirsichblüt) diese Farbe, von der wir hier* *sprechen.*“[37] Immer geht also eine freie Vorstellung, die man lebendig in sich erzeugt, der malerischen Realität voraus. Die malerischen Möglichkeiten, die Pfirsichblüt-Farbe auf dem Papier oder auf der Leinwand entsprechend zu erzeugen, sind eingeschränkt. Im Gegensatz zum Grün, das sich gut flächig auftragen und begrenzend malen lässt, ist das Pfirsichblüt eher eine Stimmung, es ist als Farbe auf dem Maluntergrund freier und unbegrenzter einzusetzen, da es sonst seine Lebendigkeit verliert.

Die Bildfarben Schwarz und Weiß lassen sich durch Farbauftrag auf der Malfläche umsetzen. Beiden eignet ein eher ruhiger Charakter. Da wo sie sich begegnen, entstehen Grautöne. Schattenbildung wird möglich.

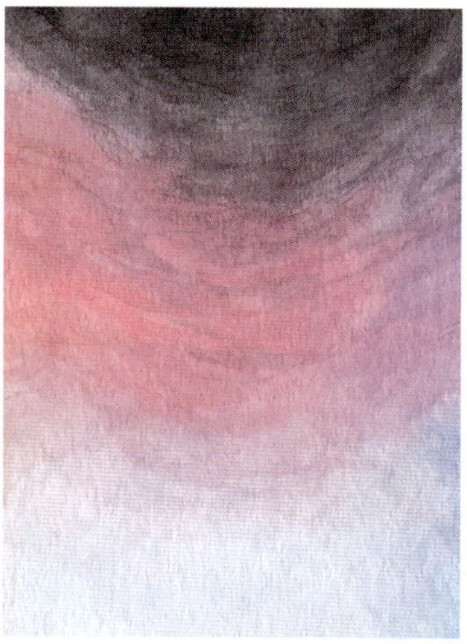

Abb. 4: Schwarz, Rot und Weiß wellen ineinander.

4.2 Das Glanzwesen der Farben Rot, Gelb und Blau

Ganz anders als das Bildwesen der Farben Schwarz, Grün, Pfirsichblüt und Weiß stellen sich die drei Grundfarben Gelb, Blau und Rot dar. Sie leuchten und lassen erglänzen, sind „Außenseite des Wesenhaften.“ Wie ist das zu verstehen? Schwarz, Grün, Pfirsichblüt und Weiß sind Schattenfarben. „*Schatten oder Bilder ist etwas Verwandtes. Dagegen in Blau, Rot und Gelb haben wir es zu tun mit dem Leuchtenden, nicht mit dem Schattigen, mit demjenigen, wodurch das Wesen sich nach außen ankündigt.* (...) *In den Farben Rot, Blau und Gelb haben wir* (...) *das, was Modifikationen des Leuchtenden sind. Daher nenne ich sie Glanz. Es erglänzen, es erstrahlen die Dinge in gewisser Weise.*[38] Diese drei Glanzfarben sind in ihrem Ausdruck, den Bewegungen und Gesten sehr unterschiedlich beschaffen und seien hier näher betrachtet.“ [→ Kapitel IV Wirksamkeit der vier Wesensglieder]

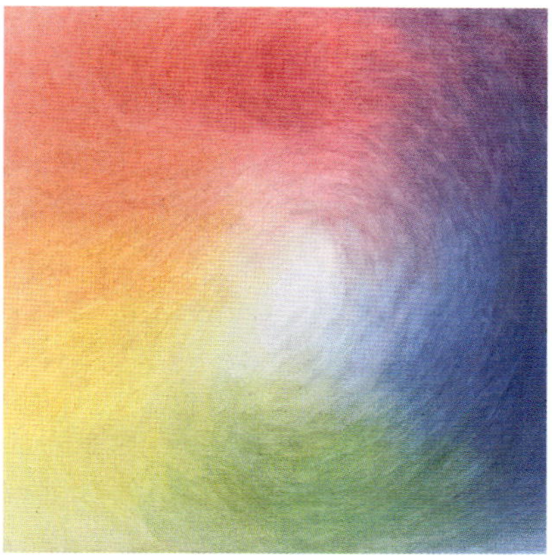

Abb. 5: Dynamischer Glanz-Farbenkreis (Pflanzenfarben, Elisa Dudinsky)

Das Gelbe

In der Vorstellung betreten wir einen hellgelb durchleuchteten Raum. Eine strahlende, leuchtende Welt tut sich auf – wir scheinen direkt ins Licht zu gehen. Stellt man sich in der Imagination in den gelb durchlichteten Raum, so kann man sich leicht und frei fühlen, schwerelos und vielleicht auch beschwingt. In der Imagination erleben wir einen Raum, der hell ist und unendlich verströmt – keine Grenze scheint gesetzt, kein fester Boden spürbar. Es ist nicht möglich, sich in diesem gelben Raum zu orientieren.

Malt man helles Gelb auf eine Fläche, können ähnliche Erlebnisse eintreten. Es überstrahlt die Fläche. Man kann das Gelb zwar gleichmäßig auftragen, es bleibt jedoch unruhig und scheint die Begrenztheit des Malgrundes aufheben zu wollen. Das Strahlende, Unruhige ist dem Gelben eigen. Als Einzelfarbe auf einem weißen Malgrund kommt es nicht zur Ruhe, es breitet sich aus. Das Phänomen ist gut wahrzunehmen, wenn man versucht, hellgelbe Schrift auf weißem Untergrund zu lesen. Sie flimmert vor den Augen und ist nur mit Anstrengung zu entziffern. Wird das Gelb jedoch zentriert, bekommt einen etwas gesättigten Gelbton in die Mitte und darf von dieser her ausstrahlen, wirkt es seinem Wesen gemäß: Gelb will sich verströmen und strahlen.

Abb. 6: Ausstrahlendes Gelb

Abb. 7: Gelb wird im Orange schwerer.

Wirkt das Gelb zu stark auf uns ein, kann es Unruhe und Nervosität auslösen. Ist es jedoch in der für uns stimmigen Dosierung vorhanden, regt es zu Fröhlichkeit an und belebt innerlich. Zwischen Unruhe und innerer Belebung existieren fließende Übergänge. Es erfordert eine gewisse Anstrengung, die Grenzen des eigenen Wesens im Gelb aufrecht zu erhalten, sie gegen das sich Verströmende, Verflüchtigende zu wahren. Diese Anstrengung ist Selbstbehauptung. Als lichtnahe Farbe wirkt das Gelb weckend. So können wir einerseits im Gelb Auflösung fester Grenzen erleben, andererseits jedoch auch eine lebendige Nähe zum Geistigen, wenn wir das Gelb als Qualität in unser Inneres hineinnehmen: „*Wir werden also eigentlich mehr nach unserem Ich hin bestimmt durch das Gelbe. Wir werden durchgeistet, mit anderen Worten. Wenn Sie also das Gelbe in seiner Urwesenheit nehmen, wie es nach außen hin verschwimmt, und wenn sie sich vorstellen, es glänzt nun, weil es ein Glanz ist, nach Ihrem Innern, und wenn es in Ihrem Inneren als Geist aufglänzt, so werden Sie sagen müssen: Das Gelb ist der Glanz des Geistes.*“[39] Gelb kommt erst zur Ruhe, wenn es schwerer wird. Goldgelb kann diese Schwere hineinbringen und im Goldgrund erscheint Gelb in seiner Aktivität ganz zurückgenommen. Der Goldgrund in der Malerei der alten Meister ist so betrachtet ein zur Ruhe gekommenes Gelb: das Himmlische, Heilige entfaltete sich auf dem Goldgrund.

Das Blaue

Das Blaue hingegen wirkt ruhig und friedlich. Kühl und in die Weite ziehend bildet das Blau Räume und gibt diese frei. Dabei scheint es sich nach innen und in die Ferne aufzuhellen. Es weicht immer weiter zurück. Nach außen entsteht Dunkelheit, Blau kann fast schwarz werden. Die Weite des Blauen regt das Durchatmen an, es ruft in seiner Empfindung von Ferne auch Sehnsüchte hervor. Blau auf einer Malfläche bildet Raum, wenn man es in Übergängen von Dunkel nach Hell aufträgt. Es eignet sich auch dafür, Formen hervorzuheben und zu begrenzen. Blau erhellt sich nach innen und schirmt sich nach außen ab – ein in etwa umgekehrtes Verhalten zum Gelb, das sich von innen nach außen verströmt. Deshalb ist Blau auch eine Farbe, die nach innen wirkt und sich nach außen begrenzen kann. Blau ist der Glanz des Seelischen.

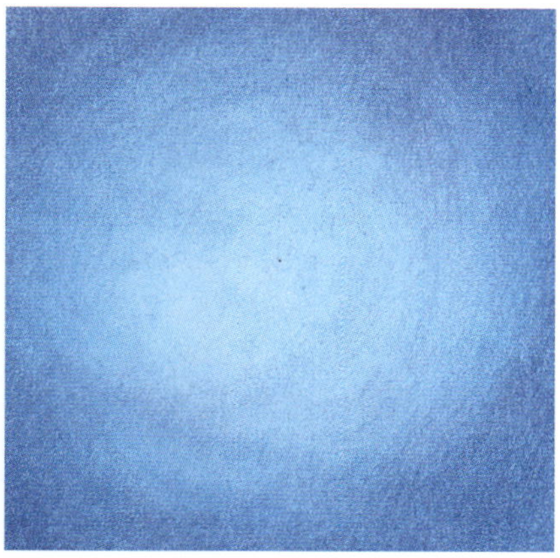

Abb. 8: Blau aufhellend

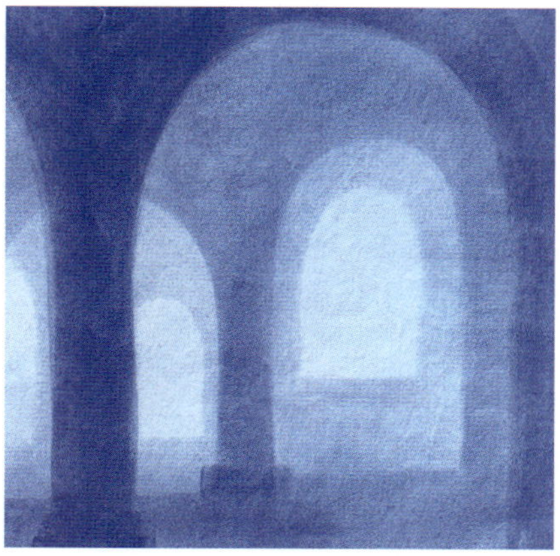

Abb. 9: Raumbildung im Blau

Bei den Meistern im Übergang von der Gotik zur Frührenaissance – z. B. bei Giotto (1267-1337), etwas später bei Fra Angelico (1395-1455) – löste der Blaugrund den Goldgrund ab. Das Überirdische tritt aus dem göttlichen Urgrund in die irdische Sphäre herein. Dabei ist das Blau flächig, ein unbewegt aufgetragener Bildgrund. Erst in der Renaissance wird der blaue Himmel in seiner Erscheinung differenziert und damit Teil der irdischen Landschaft. Blau öffnet den Blick für den Tiefenraum im Bild.

Das Rote

Wie man imaginativ in einen roten Raum eintauchen kann, wurde weiter oben beschrieben. Wie man eine rote Stimmung für sich selbst erlebt, hängt davon ab, wie das Rot beschaffen ist. Wir gehen hier von einem mittleren Rotton aus, weder gelblich noch bläulich tingiert. Dieses mittlere Rot empfindet man zunächst als warm, nicht zu heiß, nicht zu aktiv, in seiner Wärme lässt sich entspannen und wohlfühlen.

Auf der Malfläche trägt man diesen Rotton gleichmäßig auf – die Farbe hält sich in sich selbst, ohne sich einkapseln zu müssen wie das Blau, oder ohne zu viel Strahlkraft nach außen zu entwickeln wie das Gelb. Rot wahrt die Mitte, ist präsent und behauptet sich.

Abb. 10: Rot

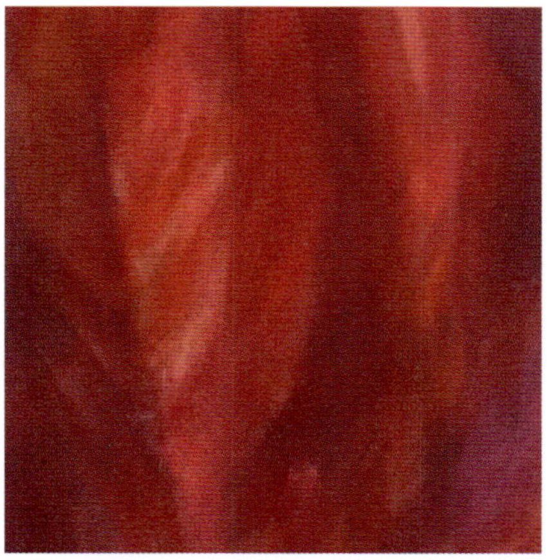

Abb. 11: Rote Raumbildung

Steiner nannte Rot den *Glanz des Lebendigen*, so wie bei ihm Grün *das Bild des Lebens* darstellt. Rot regt an, durchwärmt und kann bedrängen. In seiner Beziehung zur Dunkelheit entfaltet das Rote besondere Kraft im Stoffwechsel-Gliedmaßen-System. Wille pulsiert im Rot, vermag sich bis zu Wut zu steigern, jedoch auch zu warmer helfender Tat verlässlich präsent zu sein. Rot ist, im Gegensatz zum Blau, eine aktive Farbe. Für sich genommen, weitet sie den Bildraum nicht, sondern drängt nach vorne. Im Zimmer sorgen rote Wände dafür, dass der Raum kleiner und wärmer wirkt. Rot steigert sich zu Purpur an der Grenze zur Finsternis. Purpur steht dort zwischen Blau und Rot als erhabener Farbton – die Königsfarbe früherer Zeiten. Blaugetöntes Rot verliert die aktive Stoßkraft. Im Bild wirkt es ausgleichend und anwärmend, ohne zu bedrängen, es lässt sogar etwas Raumbildung zu (siehe Abb. 11). In vielen Madonnenbildern trägt die Maria ein (neutral-)rotes Kleid. Sie hat sich mit den Lebenskräften verbunden. Der blaue Mantel hüllt sie mit Himmelskräften ein. In diese Verbindung zwischen Himmel und Erde – göttlicher und menschlicher Welt – nimmt Maria das heilige Kind auf.

Orange und Violett

Orange und Violett haben gemeinsam, dass sie Rot beinhalten. Mischt sich in das Gelb etwas Wärme hinein, so dunkelt es leicht ab. Im Goldton gewinnt es Schwere und in der Steigerung zu Orange erscheint es irdischer, materieller. Gemalte Stillleben mit Obst, das gelb-orange leuchtet, wirken „zum Anbeißen". Tatsächlich regt das den Appetit an, durch den Rotgehalt wirkt Orange bis in den Stoffwechsel.[40] Auf der seelischen Ebene ist Orange eine freundliche, ermutigende Farbe, sie strahlt Kraft und Präsenz, aber im Unterschied zu Rot keine Aggression aus. Orange wärmt an und bleibt dabei heiter. Wunderschöne Kontraste entstehen im Zusammenklang mit Blautönen. Abgedunkeltes Orange verändert sich zu bräunlichen Farbtönen: Es wird erdig, verliert an Eigenleben und Leuchtkraft. Zu viel und zu dichtes Orange lässt ein Bild schwer, undurchlässig und trüb erscheinen, da kein Tiefenraum entsteht. Bei manchen Menschen führt diese Farbe zu Übelkeitsempfinden. Wenn Orange durchlässig bleibt, behauptet es seinen Lichtanteil und seine Lebenskraft.
Rotviolett (Magenta) wirkt warm und strahlt Geborgenheit aus, es eignet sich als Bilduntergrund, da alle anderen Farben sich auf zarteren Magentatönen gut behaupten können. Der relativ geringe Gehalt an Blau reicht schon aus, um Tiefenempfinden auf der Bildfläche hervorzurufen. Steigert sich der Blauanteil bis hin zu Blauviolett, erscheint die Farbe finsterer und auch sehr viel kühler. Ein tiefes Blauviolett wirkt mitunter fast schwarz. Im lichteren Blauviolett behält das Bewusstsein Leichte und Klarheit, im sehr dichten dunklen Blauviolett versinkt es. Bei seelisch Gesunden kann die Farbe Raum bieten für ernste und spirituelle Gedankenbildungen. Bei Menschen, die zur seelischen Schwere neigen, ruft die Farbe depressive Erlebnisse hervor. Dementsprechend empfindet man das Blauviolett oft als herb und wenig belebend.

Bilden die drei in Glanzfarben einen Kreis, entsteht durch ihre charakteristischen Farbbewegungen starke Dynamik.

Abb. 12: Vom Orange zum Violett

Der Farbenkreis aus Bild- und Glanzfarben

Aus den hier beschriebenen Farben entwickelte Rudolf Steiner nun Beziehungen, die zu einer neuen Anordnung führen. Ein Farbenkosmos entsteht. Zunächst verglich er die ruhigen Bildfarben mit den lebhafteren Glanzfarben in einem kosmischen Bild: So wie die Fixsterne des Tierkreises sich in ruhige Bilder fügen, erscheinen die Bildfarben in sich ruhend, die Glanzfarben hingegen innerlich bewegt. Sie haben etwas „planetarisches, den Kosmos differenzierendes". Dieser Gegensatz zwischen dem Ruhenden und dem Bewegten, zwischen Bild und Glanz erhält nun eine Ordnung. Der Farbenkreis ist gleichzeitig in fluktuierender Bewegung befindlich und zur Ruhe kommend vorzustellen. Er zeigt ein Bild, das ordnet, jedoch nicht fixiert, sondern als aktiv-passive Bewegung zu denken ist.

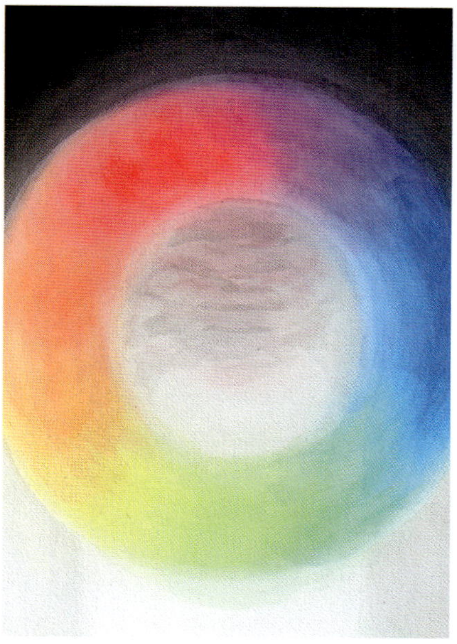

Abb. 13: Farbenkreis nach der Farbenlehre Rudolf Steiners

Der Zwölffarbenkreis

Der so entworfene lebendige Kreis der Farben erfährt noch eine Ergänzung. In mehreren Vorträgen zur Physik (1920)[41] bezog Rudolf Steiner zur Erläuterung der physikalischen Elemente und ihrer Reaktionen und Beziehungen untereinander die Spektralfarben des Lichtspektrums mit ein. Er zeigte auf, wie sie sich als zum Kreis gebogen darstellen: Rot, Orange, Gelb und Grün, Blau, Indigo und Violett. Das ist der Farbenkreis, wie er bei Goethe erscheint. Dieses Spektrum wird ergänzt durch eines, das aus der Dunkelheit herzuleiten ist. Das Spektrum der nun sich zeigenden Farben (aus dem Rot-Violett-Spektrum) wird gebogen gedacht und komplettiert den Farbenkreis des Lichtspektrums. So gewinnt der Kreis zwölf Stufen. [→ Kapitel I]

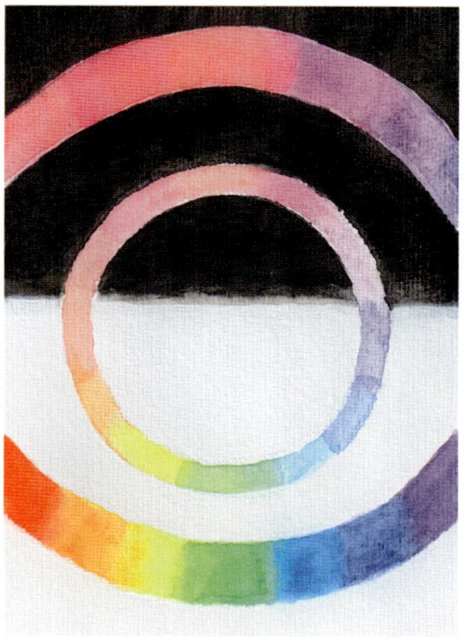

Abb. 14: Der Zwölffarbenkreis aus den gebogenen Licht- und Dunkelheitsspektren

5. Das Entwickeln von Form aus der Farbe – Farbe als Ausgangsidee zur Entwicklung von Bildmotiven – Farbdynamik

> *„Das Ich selber ist in der Farbe drinnen. Es ist das Ich und auch der menschliche Astralleib gar nicht von dem Farbigen zu unterscheiden, sie leben in dem Farbigen und sind insoferne außer dem physischen Leib des Menschen, als sie mit dem Farbigen draußen verbunden sind; und das Ich und der astralische Leib, sie bilden im physischen Leibe und im Ätherleibe die Farben erst ab."* [42]
>
> Rudolf Steiner

Farbe ist lebendig und bewegt in ihren Erscheinungsformen – wie macht man sie also ihrem Wesen gemäß in der Maltherapie fruchtbar? Der Schritt von dem freien Fluktuieren der Farbe als meditatives oder imaginatives Erlebnis im Seelischen hin zur Fixierung von Farbe auf der Malfläche ist ein Prozess, der vom Erleben in ein Konkretes führt. Es ist auch ein Schritt, der etwas vorher frei Bewegliches auf einen Bildträger bannt. Flüssige Farbe dynamisch zu halten gelingt, wenn man sie mit entsprechender Bewegung auf den Maluntergrund aufbringt. Es war Rudolf Steiner vor allem ein Anliegen, Farben nicht nur bewegt, sondern *ihrem Wesen gemäß* auf die Fläche zu bringen. Das Farbenwesen wirkt als Erscheinung lichtdurchlässig und durchleuchtet – so ergab sich die Maltechnik der Schichtung, die mit Pflanzen- oder Aquarellfarben „lichtoffen" erfolgt (Aquarell-Schichttechnik). Eine andere Anforderung von Steiner war das *Malen aus der Farbe heraus.* Sich ganz dem Farbenwesen hinzugeben, es lebendig auf den Malgrund aufzubringen und *daraus* sich die Form entwickeln zu lassen, war bis dahin kein gebräuchlicher Ansatz in der Malerei. Farbe überwindet hier naturalistische Darstellung und ausgedachtes Motiv gleichermaßen. So lässt sich der Bildraum über die Farbanlage ergreifen, bevor man das Motiv ausgestaltet. Desweiteren vermag die Anordnung von Farben Tiefenraum auf der Fläche zu bewirken, Perspektive entstehen zu lassen. So weicht Blau zurück, öffnet den Raum in die Ferne, Rot stellt sich in den Raum und macht eine Bewegung nach vorn, es kommt auf uns zu. Allein durch die Dynamik der beiden Farben gestaltet sich die Bildfläche zum Bildraum. Gelb als dritte Qualität steht zwischen beiden, es ist nicht vorn oder hinten, es strahlt nach allen Seiten. Mischt es sich mit Blau, entstehen die Grüntöne – sie können sich weiter vorne oder weiter hinten im Bild befinden, je nachdem wie hoch der Blauanteil im Grün ist. Mischt sich Gelb mit Rot, entsteht Orange, das leicht nach vorne drängt. Violett als Blau-Rotmischung hält wiederum die Mitte – hat es mehr Rotanteil, kommt es leicht nach vorn, mit mehr Blauanteil weicht es nach hinten in die Dunkelheit zurück.

Raumbildung durch Farbe entsteht im seelischen Erleben. Die Entwicklung von Form zaubert aus den ungeformten Farbbewegungen Bildgegenstände, es entstehen (Seelen-) Landschaften, konkrete Figuren im Farbenraum. Durch die Ich-Kraft formt sich Farbe willentlich zum Motiv.

6. Konsequenzen für die anthroposophische Maltherapie

„Nehmen wir das Wort Rudolf Steiners ernst: ‚Alles Seelische in der Natur ist Farbe', so heißt das, das auch der Mensch einen ‚Farbenleib' hat, der – wenn er in seiner Sternenordnung verbleibt, die Bildekräfte (Ätherleib) harmonisch durchklingt und durch diese auch den physischen Leib in gesundem Zusammenwirken seiner Organe beseelt." [43]

Elisabeth Wagner (1923-2022)

Für die anthroposophische Therapie stellt sich nun die Aufgabe, die Farben in ihren Wirkungen und ihrem Eigenwesen so einzusetzen, dass sie in den Wesensbereichen des malenden Menschen ihre Wirkung entfalten. Die Anwendungsfelder von Einzelfarben oder Kompositionen lassen sich auf die Patient:innen so abstimmen, dass sie ihre Prozesse direkt unterstützen. Anthroposophisch-menschenkundlich betrachtet ist es der Astralleib, den man hier besonders anspricht. Über den Astralleib strahlen die seelischen Erlebnisse in zwei Richtungen: Sie berühren das Ich und sie wirken auf den Ätherleib in seinem physiologischen Verbund mit dem physischen Leib. Zwischen Bewegen und Ich-geführter Formung von Farben liegen alle Nuancen gestalterischen Handelns. Die Hingabe an eine farbige Komposition regt Vorstellungs- und Fantasiekräfte an. Die Ausgestaltung bis hin zum konkreten Motiv spricht die strukturierenden, Ich-geführten Kräfte an. In einer Maltherapie wirkt die Auseinandersetzung mit der bewusst ergriffenen und durchfühlten Farbe durchaus auf alle menschlichen Wesensglieder.

Zwei Beispiele zur Verdeutlichung:

Die Farbe Orange entfaltet zunächst ihre Qualität im durchlichteten Gelb, durchwärmt mit Rot. Die Farbe auf dem Papier entsteht durch einen seelisch durchfühlten, Ich-geführten Malprozess des bewussten Abwägens. Dabei wird der leichte und flüchtige Gelb-Prozess eingefangen, angewärmt und schwerer. Die seelische Begegnung mit den Farbveränderungen gewinnt zunehmend an Bedeutung. Im Heranholen von Gelb und dem Durchwärmen mit Rot kann sich die Seele weiten, wärmen und stärken, jedoch auch träumend entgleiten. Wird das Orange im Malprozess allmählich „irdischer", so dass man es sich beinahe „schmecken" lässt, liegt eine direkte Wirkung auf funktionelle Prozesse nicht fern. In der Formung zum Motiv, z. B. zu süßen Früchten, eingebettet in Grün, regt es mitunter den Appetit an und wirkt bis in die Verdauungsprozesse hinein. So zeigt sich Orange anregend und aufbauend.

Abb. 15: Orangeprozess

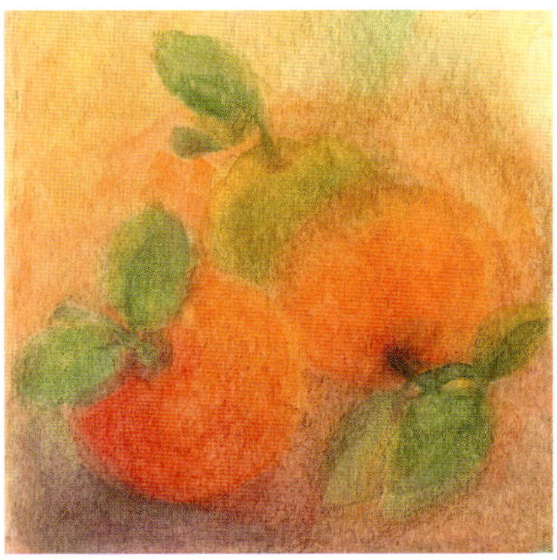

Abb. 16: Früchte

Schauen wir demgegenüber auf eine Komposition in Türkis-Blau-Abstufungen (Abb. 17 und 18). Die Farben sind blaubetont durchlichtet, enthalten zarteste Gelbreste. Kälte weht uns an, Wintergefühle. Die Farben bieten sich für die Ausgestaltung einer Schneelandschaft an, von Eisbergen oder auch von Kristallstrukturen. Die Farbanlage kann von Anfang an bewusst in bestimmten Bewegungsabläufen stattfinden, die das Formen und Strukturieren unterstützen. So entsteht ein Formungsprozess, der zu durchfühlen ist, sich jedoch nicht in Verträumtes auflöst. Das Ich gestaltet, Denken und Vorstellen stehen im Vordergrund. Eindämmungs- und Begrenzungsprozesse finden statt. Wenn klare Strukturen entstehen sollen, ist bewusste Aufmerksamkeit gefordert. Das unterstützt Formprozesse des Nerven-Sinnes-Systems, dämpft entzündliche Wärme und übermäßigen Aufbau im Stoffwechsel herab. Auf der seelischen Ebene werden ausufernde Prozesse eingedämmt.

Abb. 17: Türkisprozess

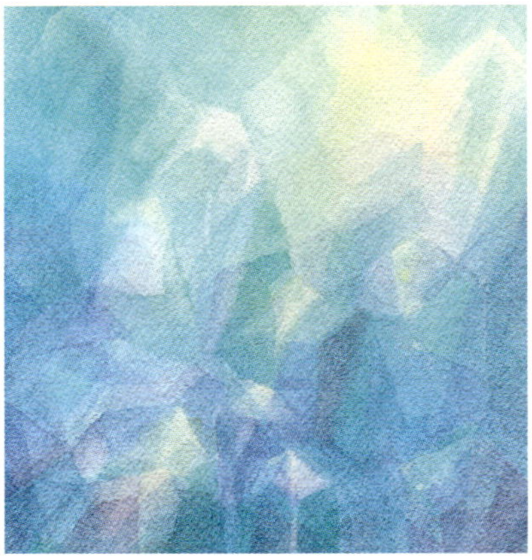

Abb.18: Kristallwerdung

Diese Beispiele zeigen nur einen kleinen Ausschnitt der vielen therapeutischen Möglichkeiten. Menschen, die sich in der Maltherapie mit Farben auseinandersetzten, lernen sich selbst anders kennen.

Literatur und Anmerkungen

1 Itten, J.: Kunst der Farbe. Christophorus Verlag München 2021. S. 8.

2 Steiner, R.: Der Dornacher Bau als Wahrzeichen geschichtlichen Werdens und künstlerischer Umwandlungsimpulse (GA 287). Rudolf Steiner Verlag Dornach 1985. S. 64.

3 Jordan, G., Deeb, S. S.; Bosten, J. M. et al.:The dimensionality of color vision in carriers of anomalous trichromacy. Journal of Vision 2010; 10 (8). doi:https://doi.org/10.1167/10.8.12.

4 Carruthers, H. R., Morris, J., Tarrier, N. et al.: The Manchester Color Wheel: development of a novel way of identifying color choice and its validation in healthy, anxious and depressed individuals. BMC Medical Research Methodology 2010; 10 (1). doi:10.1186/1471-2288-10-12.

5 Heller, E.: Wie Farben wirken. Farbpsychologie. Farbsymbolik. Kreative Farbgestaltung. Rowohlt Verlag Reinbek 2004.

6 Die bekanntesten projektiven Testverfahren unter Verwendung von Farben sind z. B. der Test nach Lüscher (1948) und der Frieling-Test (1961). Beide sind umstritten, da sie zu einseitig interpretieren. Allenfalls durch ausführliche Befragung der Testpersonen lässt sich auf individuelle Charaktereigenschaften schließen.

7 Goethe, J. W., zitiert nach: Schwarzer, Y. (Hrsg.): Die Farbenlehre Goethes in einer Textauswahl für Künstler. Ars Momentum Kunstverlag Witten 2004. S. 26.

8 Rudolf Steiner hatte sich im Rahmen seiner Mitwirkung an der Herausgabe der Naturwissenschaftlichen Schriften Goethes (von 1883 bis 1897) unter anderem in dessen Forschungen zur Farbenlehre eingearbeitet.

9 Steiner, R.: Einleitungen zu Goethes Naturwissenschaftlichen Schriften (GA 1). Rudolf Steiner Verlag Dornach 2022.

10 Goethe, J. W., zitiert nach: Schwarzer, Y. (Hrsg.): Die Farbenlehre Goethes in einer Textauswahl für Künstler. Ars Momentum Kunstverlag Witten 2004. S. 28.

11 Mit dem physikalisch-mathematischen Forschungsansatz Isaac Newtons zur Optik, der Teilchentheorie des Lichtes und der Wellentheorie des Lichtspektrums hatte es Goethe schwer, denn Newtons Denkansatz erschien ihm nicht lebensnah. Goethes Auseinandersetzung mit den Farbtheorien von Newton war leidenschaftlich und zeigt exemplarisch auf, wie unterschiedlich Betrachtungs- und Forschungsansätze zu dem gleichen Themenkomplex aussehen können. Aus heutiger Sicht lässt sich anhand genau nachvollzogener Experimente zeigen, dass Goethe ebenso recht lag wie Newton: Goethes Experimente fanden, initiiert von einer anderen, entgegengesetzten Beobachtung (zu Newtons Dunkelkammer), im Licht statt. So konnte er alle Experimente Newtons umkehren, was beiden Recht gibt. Siehe Müller, O. M.: Mehr Licht. Goethe mit Newton im Streit um Farben. Fischer Verlag Frankfurt am Main 2015. S. 34.

12 Rang, M.: Der Hellraum als Bedingung zur Invertierung spektraler Phänomene. Elemente der Naturwissenschaft 2009; 90. S. 46-79.

13 Hofrichter, G.: Unveröffentlichter Text. Zitiert nach: Schiefer, O., Schiller, R.: Da lebt die Farbe auf unter den Fingern. Verlag Freies Geistesleben Stuttgart 2015. S. 132.

14 Zajonc, A.: Lichtfänger. Die gemeinsame Geschichte von Licht und Bewusstsein. Verlag Freies Geistesleben Stuttgart 2008. S. 271.

15 Goethe, J. W., zitiert nach: Schwarzer, Y. (Hrsg.): Die Farbenlehre Goethes in einer Textauswahl für Künstler. Ars Momentum Kunstverlag Witten 2004. S. 44.

16 Goethe, der als Dichter einen großen Ruf hatte, wurde für seine Farbenlehre weniger bekannt. Erst durch Rudolf Steiner und maßgeblich über Wassily Kandinsky (1866-1940), der Goethes Farbenlehre an das Bauhaus brachte, erlebte seine Farbenlehre unter Künstlern Zuspruch und trug maßgeblich (bei den Expressionisten) zur Befreiung der Farbe im Bild bei.

17 Steiner, R.: Das Künstlerische in seiner Weltmission (GA 276). Rudolf Steiner Verlag Dornach 2002. S. 132.

18 Die Herausgabe von Goethes Naturwissenschaftlichen Schriften verlangte von Steiner sorgfältige und kritische Auseinandersetzung mit den einzelnen Themen und so wundert es nicht, dass er sich vertieft mit der Farbenlehre Goethes und ihrer Bedeutung für den Menschen gleichermaßen auseinandersetzte. Mit der Zeit entwickelte er eine spirituelle Sicht auf das Wesen der Farben. Aus dieser entstand schließlich eine eigene Farbenlehre, die schon bei der Ausgestaltung des ersten Goetheanums praktische Umsetzung fand.

19 Steiner, R.: Die Geheimwissenschaft im Umriss (GA 13). Rudolf Steiner Verlag Dornach 2021.

20 Steiner, R.: Das Wesen der Farben (GA 291). Rudolf Steiner Verlag Dornach 1991.

21 Ebd. S. 224.

22 Steiner, R.: Grundelemente der Esoterik (GA 93a). Rudolf Steiner Verlag Dornach 1972. S. 96 f. Die namentlichen Bezeichnungen der einzelnen Wesen der Hierarchien und ihre Rangordnung übernahm Steiner aus der christlichen Hierarchienlehre und gehen auf Dionysius Aeropagita zurück.

23 Steiner, R.: Das Wesen der Farben (GA 291). Rudolf Steiner Verlag Dornach 1991. S. 224.

24 Ebd. S. 230.

25 Ebd. S. 84.

26 Ebd. S. 73.

27 Ebd. S. 99 f.

28 Es ist selbstverständlich, dass eine solche Übung nur erfolgen sollte, wenn man als gesunder Mensch gut in sich selbst verankert ist. Sie ist ungeeignet für Menschen, die nicht im inneren Gleichgewicht oder erkrankt sind. Für Studierende der Kunsttherapie, die mit Farben so arbeiten möchten, dass diese als Heilmittel dienen, sollte es hingegen möglich sein, sich mit den Farben entsprechend zu verbinden.

29 Steiner, R.: Das Wesen der Farben (GA 291). Rudolf Steiner Verlag Dornach 1991.

30 Ebd. S. 37 f.

31 In der abendländischen Malerei spielte Inkarnat (die Fleischfarbe) über die Jahrhunderte eine große Rolle, die Farbe änderte sich in ihrer Grundtönung je nach Stilepoche.

32 Steiner, R.: Das Wesen der Farben (GA 291). Rudolf Steiner Verlag Dornach 1991. S. 31.

33 Ebd. S. 35.

34 Ebd. S. 35 f.

35 Ebd. Vorträge vom 6. und 7. Mai 1921.

36 Ebd. Meditationsübung zu Rot.

37 Ebd. S. 42.

38 Ebd. S. 46.

39 Steiner, R.: Das Wesen der Farben (GA 291). Rudolf Steiner Verlag Dornach 1991. S. 51.

40 Hegglin, G., Mösch de Carvalho, C., Ritter, A. et al.: Maltherapie und Plastizieren bei Inappetenz, Übelkeit und Erbrechen https://ww.anthromedics.org/PRA-0717-DE (Abruf Januar 2023).

41 Steiner, R.: Zweiter naturwissenschaftlicher Kurs: Die Wärme auf der Grenze positiver und negativer Materialität (GA 321). Rudolf Steiner Verlag Dornach 2021. Vorträge vom 8. und 9. März 1920.

42 Steiner, R.: Das Wesen der Farben (GA 291). Rudolf Steiner Verlag Dornach 1991. S. 73.

43 Wagner, E.: Beitrag 7.1 in: Mees-Christeller, E., Denzinger, I., Altmaier, M. (Hrsg.): Anthroposophische Kunsttherapie: Therapeutisches Zeichnen und Malen. Verlag Urachhaus Stuttgart 2003. S. 335 (kostenloser Download über www.salumed-verlag.de).

KAPITEL III.4

Malerische und zeichnerische Verfahren

DAGMAR VON FREYTAG-LORINGHOVEN

> *„Kunst kennt keine Erfahrung und ist keine Ableitung. Sie setzt sich mit dem Unbekannten in Beziehung."*
>
> Willi Baumeister (1889-1955)[1]

In der Maltherapie erfolgt die Auseinandersetzung des Menschen mit seinen Anliegen in Korrespondenz mit der zu gestaltendenden Bildfläche. Dabei bringt das bildnerische Tun Themen auf der nonverbalen Ebene zum Ausdruck, die bewusst noch nicht fassbar oder formulierbar sind.[2] Dafür stehen sehr unterschiedliche Herangehensweisen und Materialien zur Verfügung und es kommen im therapeutischen Üben impressive oder expressive Verfahren zur Anwendung, deren Gewichtungen auf Erkenntnisgewinn, Erlebnisqualitäten oder Handlungsbetonung ausgerichtet sind. In welcher Mischung oder Einseitigkeit Farben, Formen und Linien auf der Bildfläche erscheinen, entscheidet mit über das „Wie" der Wirksamkeit einzelner Übungen. Im Folgenden werden einige Verfahren der anthroposophischen Mal- und Zeichentherapien, sowie die Bedeutung und Wirkung der Materialien und Techniken im Einzelnen behandelt.

1. Malen

> *„Komm wir malen ein neues Bild,*
> *eine schönere neue Welt*
> *Und wenn du willst, dass sie dir gefällt*
> *dann sieh zu, dass du Pinsel und Farbe in der Hand hältst."*
>
> Culcha Candela[3]

Es zeigt sich immer wieder, dass Patient:innen von Farben und Formen, die sich auf ihrer Bildfläche entwickeln, angerührt, erfreut, ergriffen oder auch tief betroffen sind. Fokussiert man sich in der Malerei auf die Farbe, so ergeben sich zunächst gegenstandsungebundene Imaginationen. Zwischen Meditation und Atmung entfalten sich die Farben so, dass sie ihre Wirkung freilassend in den Raum stellen. Das meditative Malen, Auflockern und Verdichten von Farben eröffnet weite Möglichkeiten des Eintauchens, Erfahrens und Sich-Verbindens mit den Farbklängen [→ Kapitel V.3 Farbmeditationen nach Rose Maria Pütz].

Eine andere Weise der Annäherung an und über die Farbe führt in die Imagination: Seelische Bilder entstehen an den Farben, werden geformter, konkreter, bis sie auf der Bildfläche erscheinen. Malerei per se ist jedoch nicht zwangsläufig meditativ. Sie kann sich auch aus genauen Vorstellungen entwickeln, gegenstandsgebunden, an der Natur orientiert oder einem bestimmten Thema verhaftet sein. Dann entwickelt sich das Bild vielleicht an einer Vorzeichnung, die sich mit Farbe füllt, aus bestimmten Bewegungen, welche die Malfläche vorstrukturieren oder erscheint als Illustration von Erlebnissen oder Geschichten.

In der anthroposophischen Maltherapie eingesetzte Mittel sind häufig flüssige Farben. Der flüssige Malprozess hält Gestaltung im Prozess, bevor sie sich dezidiert auf der Malfläche verdichtet oder verfestigt. Die flüssigen Malprozesse sprechen Empfindung und

Gestaltungswillen an, sie wirken meist lösend und regen auf der ätherischen Ebene Lebens- und Regenerationsvorgänge an. Sind flüssige Prozesse nicht indiziert, entstehen auch mit trockenen Materialien feine, fast fließende Farbverläufe oder -gestaltungen. Hier wirken vor allem Licht- und Finsternisprozesse durch die Farben hindurch und auch hier sind Gewichtungen hinsichtlich Formausgestaltungen oder Verbleiben im Farbenfluss möglich und wirksam. In der malerischen Ausgestaltung von Bildern mit härteren Materialien, z. B. Wachs- oder Ölkreiden, entwickeln sich zudem zeichnerische Elemente. Diese regen in der Auseinandersetzung mit Haptik und Widerstand des Malmaterials den Form- und Gestaltungswillen stärker an, sie wirken eher festigend.

1.1 Malen mit flüssigen Farben auf feuchtem Untergrund

> *„Und in dem Leben, das sich zwischen dem Menschen und der Farbe entwickelt, wenn er die Farbe flüssig hat, und in jenem eigentümlichen Verhältnis, das er hat, wenn er die flüssige Farbe nun auf die Fläche bringt, da entwickelt sich ein Farbenleben, da erfasst man (das Leben) tatsächlich aus dem Farbigen heraus, da wird die Welt aus der Farbe."*
>
> Rudolf Steiner[4]

Anfänglich kamen in der anthroposophischen Maltherapie sowohl Pflanzen- als auch Aquarellfarben zum Einsatz. Maltherapie mit flüssigen Farben entwickelte sich zunächst in der Klinik in Arlesheim. Die Ärztinnen Margarethe Hauschka-Stavenhagen (1896-1980) und Ita Wegman (1876-1943) arbeiteten nach und nach Gesichtspunkte aus, die das Malen als Unterstützung von Heilprozessen zunehmend differenzierter begründeten und einsetzbar machten. So entstand ein Kanon von Malübungen[5], der sich stetig erweiterte. Man führte die Malprozesse auf feuchtem Papier mit der flüssigen Aquarell- oder Pflanzenfarbe durch und konzentrierte sich auf die Wirkung des Prozesses und der ausgewählten Farben auf den erkrankten Menschen. Vor allem wollte man erreichen, dass sich seelische Entspannung und die lösende Malweise regulierend auf die Tendenzen zu Stauung und Verfestigung in leiblichen und seelischen Prozessen auswirken. Die Erfahrung zeigte, dass die Pflanzenfarben besonders aufbauende, vitalisierende Prozesse anregen, sodass man Stärkung und Harmonisierung der Lebenskräfte über dieses Malmedium erreichte. Da später die Farben aus pflanzlichen Pigmenten nicht immer zur Verfügung standen, setzte man Aquarellfarben ein. Diese entfalten ihre Wirkungen ebenfalls im Bereich der Vitalkräfte, sind jedoch nicht in allem der Pflanzenfarbe vergleichbar [→ Kapitel III.7 Pflanzenfarben in Pädagogik und Kunsttherapie].

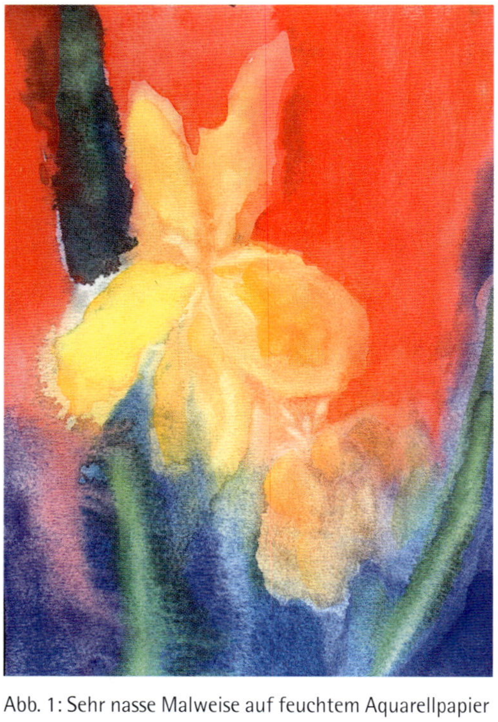

Abb. 1: Sehr nasse Malweise auf feuchtem Aquarellpapier

Auch im flüssigen Malprozess lassen sich Formbildungen durch Farbe erarbeiten. Je nach Beschaffenheit des Papiers und abhängig von der Nässe des Farbauftrages lassen sich diese Prozesse gut oder weniger genau steuern.

Die mit Wasser verdünnbaren Aquarellfarben erlauben dem Malenden einen seelischen Atemprozess. Sie ermöglichen die Konzentration auf die Bewegungen von Farbprozessen, ohne allzu große Hürden des Nichtkönnens überwinden zu müssen. Dabei sind nicht nur Papieruntergrund und Farbe Gestaltungsmittel, sondern auch der Pinselstrich. Der Malende atmet mit dem Pinsel mit, das heißt, hastige und nervöse Bewegungen wandeln sich in einen ruhigen, auf den eigenen Atem abgestimmten Malprozess. Im besten Fall tritt eine Harmonisierung zwischen Rhythmus, Bewegung und Erleben ein, den viele Patient:innen als wohltuend und entlastend erleben.

Diese Herangehensweise an Malprozesse lässt sich an eine vorbereitende Tätigkeit anschließen. Für manche Patient:innen ist es wichtig, das Papier auf der Unterlage selbst zu befeuchten. Durch ein rhythmisches Auftragen des Wassers auf das Papier mit einem Schwamm erfolgt eine Einstimmung in die nachfolgende malerische Handlung. Diese Handlungen mildern die Angst vor dem Malprozess, der eventuell eigenen Unfähigkeit und wirken beruhigend auf unruhiges, nervöses Verhalten. Unterstützend wirkt das Malen im feuchten Medium auf die Lebensfunktionen im Organbereich, auf Erschöpfungszustände und Kraftverlust, bei verhärtenden Prozessen sowie rhythmisierend bei Herz-Kreislauferkrankungen.

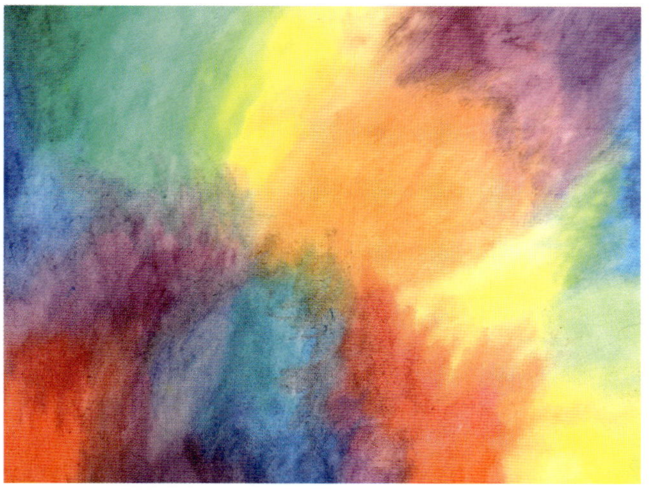

Abb. 2: Feuchte Malweise auf feuchtem Aquarellpapier

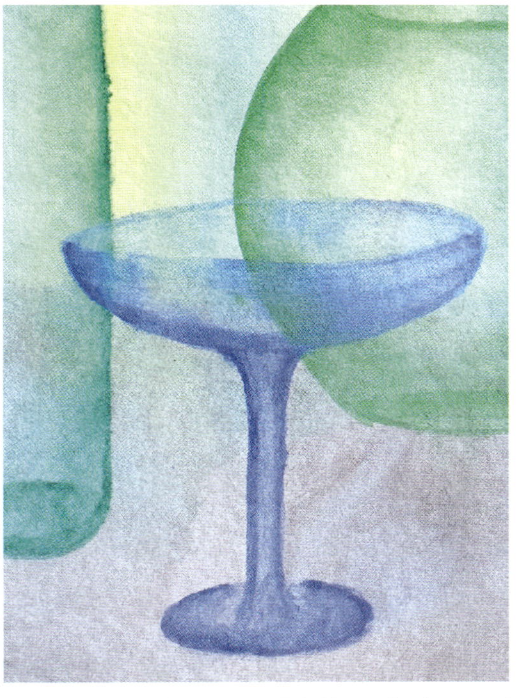

Abb. 3: Malendes Zeichnen auf farbigem, feuchtem und saugfähigem Papier

Geeignet ist diese Maltechnik für alle Altersgruppen, vom kleinen Kind bis zum Senioren. Sie eignet sich jedoch nicht für Menschen, die seelischen oder körperlichen „Auflösungsprozessen" ausgesetzt sind. Akute Infekte oder chronische, auflösende Pathologien sind Kontraindikationen für diese Art des Malens. Auch bei seelisch auflösenden Prozessen, z.B. Psychosen, histrionischen oder dissoziativen Störungen und Desorientierungen sind diese Malweisen nicht indiziert.

1.2 Malen in Lasurprozessen auf leicht angefeuchtetem Untergrund

Die Lasurtechnik eignet sich für Prozesse, die etwas weniger auflösend wirken, jedoch im flüssigen Milieu verbleiben sollen. Neben meditativen Übungen ist die Methode gut geeignet, um Farben und Formen allmählich auf dem Papier zur Erscheinung zu bringen und zu verstärken [→ Kapitel V.3 Farbmeditationen nach Rose Maria Pütz]. Es ist eine „langsame" Art des Malens. Man wiederholt die Malprozesse, bis Ausdruck und Hell-Dunkel-Qualitäten befriedigend entstanden sind, jedoch nicht zu stark in die Verfestigung gehen. Ganz der Farbe hingegeben, erschließt sich im meditativ-träumenden Malen vor allem die Gefühlsebene. Intuitiv entstehen die Bildthemen auf dem Papier. Für diese Tätigkeit feuchtet man das Aquarellpapier an und zieht es mit Papierklebeband auf ein Brett. Die fein verdünnte Aquarellfarbe arbeitet man in das leicht feuchte Papier hinein und verdichtet sie ganz allmählich zu durchlebten und durchlichteten Farbflächen [→ Kapitel III.3.4.2, Abb. 15-18].

1.3 Malen in Schichttechnik auf trockenem Aquarellpapier

Schichtenmalen (nach Hauschka, Collot d'Herbois) mit Aquarellfarben ist eine Maltechnik, die Margarethe Hauschka in der Zusammenarbeit mit Liane Collot d'Herbois (1907-1999) therapeutisch fruchtbar machte. Hier tritt der fließende Prozess der Farben zugunsten einer gezielten Flächengestaltung in den Hintergrund. Schichtenmalen ermöglicht das Lichthafte und Durchscheinende der Farbaufträge besonders herauszuarbeiten. Die Technik des Schichtmalens ist eine Besonderheit der Aquarellmalerei und erzielt durch das Übereinanderlegen feinster Farbschichten eine Art „gläserner" Durchsichtigkeit der einzelnen Aufträge. Die Bilder bekommen so eine hohe Lichtdurchlässigkeit und lassen sich dennoch farblich sehr vertiefen.

Diese Maltechnik führt man an einer Staffelei im Sitzen oder im Stehen aus. Sie bedingt eine langsame und von Überlegung geprägte Art des Farbauftrages. Erforderlich ist ein

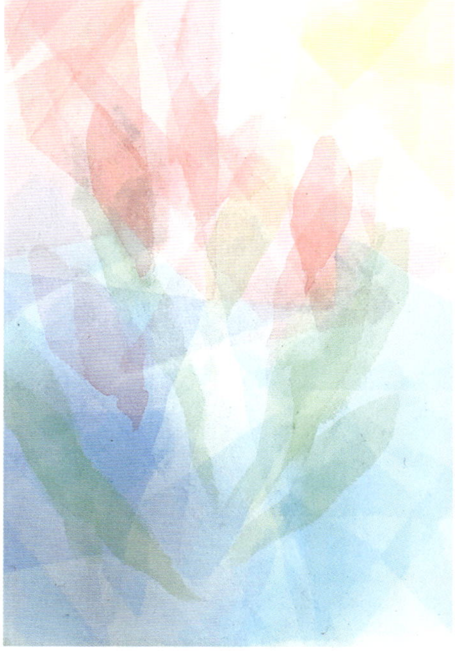

Abb. 4: Anlegen eines Schichtbildes in feinen Lasuren

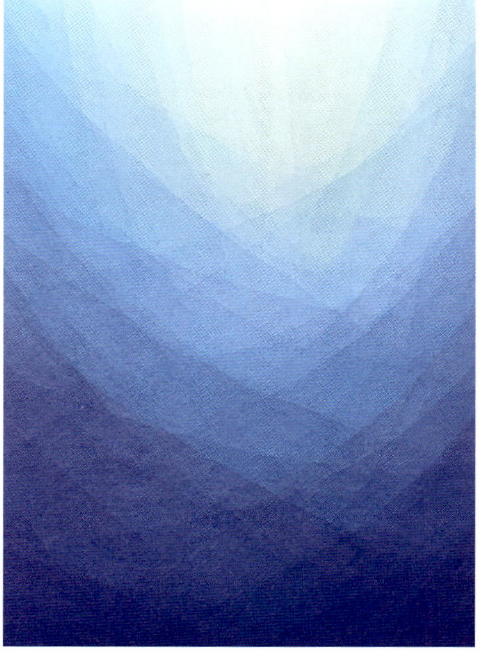

Abb. 5: Vertiefte Blauschichtung in strukturierten Flächen

sehr waches Beobachten und Handeln, da durch Wassertropfen und Unachtsamkeit (z. B. zu schnellen Farbauftrag, wenn eine Schicht noch nicht ausreichend getrocknet ist) Schäden wie Auswaschungen oder Farbränder entstehen. Es muss eine ungefähre Vorstellung bei den Malenden gebildet sein, in welche Richtung sich ihr Bild entwickeln könnte oder sollte, damit nicht ungeplante Linien und Flächen dafür sorgen, dass kein einheitlicher Ausdruck entsteht. Das Malen in Schichttechnik spricht insofern nicht nur das seelische Erleben an, sondern in starkem Maß auch die gestaltende Ich-Funktion. Die zielgerichtete

Ausgestaltung des Bildes appelliert an ausgewogene, das Gleichgewicht haltende Kräfte und fordert ein hohes Maß an Zurückhaltung. Astralleib und Ätherleib erfahren in den transparenten, lichthaften Farbaufträgen Durchlichtung und Durchseelung. Denken, Fühlen und Wollen kommen im Idealfall in einen harmonischen Ausgleich unter der Führung des bewussten Ichs.

Das Schichtenmalen ist nicht gut geeignet für Menschen, die noch nie gemalt, sich nie vorher mit Farben auseinandergesetzt haben bzw. leicht den Überblick verlieren. Da man sie nicht spontan ausführt, empfiehlt sie sich auch nicht für zwanghafte oder zu übertriebener Genauigkeit neigende Menschen. Für jüngere Kinder eignet sich diese Technik ebenfalls nicht.

1.4 Malen mit Pflanzenfarbe in der Therapie

> *„Anders die Pflanzenfarbe. Sie entsteht in jedem Augenblick neu. Sie entsteht aus dem Lebensprozess der Pflanze heraus. So wie in Urzeiten das gefärbte Mineral durch die Einstrahlung der Sternen-Lichtwelt in die gerinnende Erdenmaterie gebildet wurde, so entsteht zu jeder Stunde im wachsenden Organismus der Pflanze durch die Einstrahlung der obersonnigen Planeten in das Substanzweben der Pflanze Blütenfarbe. (...) So sehen wir die Pflanzenfarbe um eine Stufe näher gerückt dem lebendigen, fluktuierenden Farbenwesen.“*
>
> Margarethe Hauschka [6]

Ein ganz besonderes Feld des therapeutischen Malens erschließt sich durch den Einsatz von Pflanzenfarben. Diese haben eine eigene Art der Leuchtkraft und wirken in anderem Maß atmend auf der Malfläche als Aquarellfarbe. Ihnen wohnt eine besondere Lebendigkeit inne, die sich vor allem dem unvoreingenommenen Erleben öffnet. Ihre Gewinnung erfolgt in unterschiedlichen Verfahren [→ Kapitel III.7 Pflanzenfarben in Pädagogik und Kunsttherapie]. Je nach Herstellungsprozess und Verwendung ist sie der Aquarellfarbe ähnlich, unterscheidet sich jedoch in Handhabbarkeit und Umgang in einigen wichtigen Punkten. Malen mit Pflanzenfarben, die in flüssiger Form vorliegen, ist am ehesten mit dem Malen mit Aquarellfarbe vergleichbar. Die flüssigen Farben lassen sich direkt oder verdünnt auf das Papier aufbringen und sowohl für das Malen auf feuchtem Untergrund als auch für Schichtmalprozesse oder meditative Malvorgänge nutzen (Abb. 6).

Pflanzenfarben in Pulverform reibt man hingegen in Reibeschälchen mit dem Stößel an unter Zusatz einer fein duftenden Wachs-Harz-Emulsion. Schon diese Tätigkeit erfordert Aktivität, etwas Geduld und Geschick und bietet vom ersten Moment an einen bewussten Umgang mit jeder einzelnen Farbe. Der Duft des Bindemittels wirkt zusätzlich auf Geruchs- und Geschmackssinne, entspannt und regt neben angenehmen Gefühlen den Stoffwechsel an.

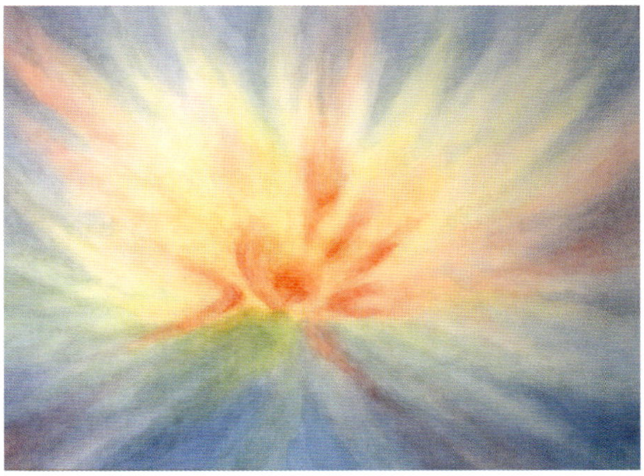

Abb. 6: Lasurschichten auf Papier mit Pflanzenfarben

Das angeriebene Farbpigment zeigt eine große Farbvielfalt und vor allem leicht unterschiedliche Konsistenzen. Der größte Unterschied zur Aquarellfarbe liegt in der Handhabung: Jedes der einzelnen Pflanzenpigmente verhält sich anders auf der Malfläche. Rottöne sind spröder vermalbar als Gelb oder Blau (Abb. 7). Das harzhaltige Bindemittel ermöglicht zudem auf grundierter Leinwand zu malen. Auch die eingesetzte Technik der Pinselführung ist anders, denn die Striche sind etwas kürzer, Schichten lagern sich übereinander und verdichten sich, nicht

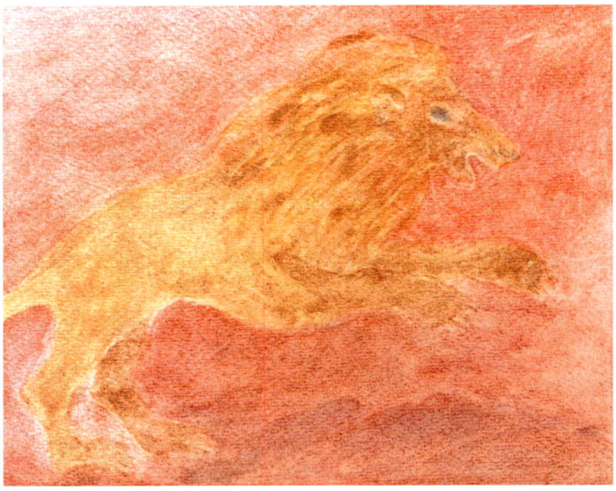

Abb. 7: Aus Pigmenten angeriebene Pflanzenfarbe auf feuchtem Papier

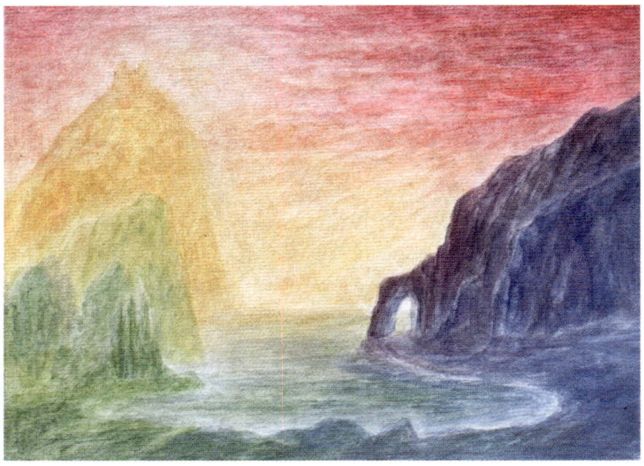

Abb. 8: Aus Pigmenten angeriebene Pflanzenfarbe auf Leinwand (Elisa Dudinsky)

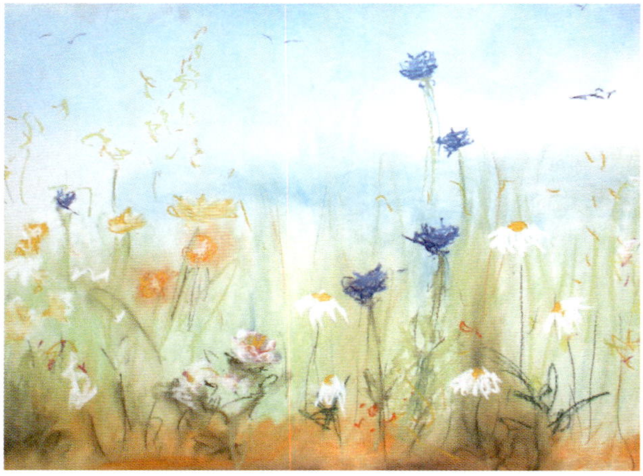

Abb. 9: Direktauftrag der Kreide auf vorbereiteter Farbstimmung

immer in der gleichen Durchlässigkeit, die das Aquarell ermöglicht (Abb. 8). So bieten Pflanzenfarben in der Therapie ähnliche, aber auch andere Einsatzmöglichkeiten als der Umgang mit Aquarellfarbe: Die Malenden werden angeregt, die Farbe selbst anzumischen, müssen sich dann im Malprozess mit den unterschiedlichen Eigenschaften der Pigmente beschäftigen und erfahren so eine aktive Auseinandersetzung mit der Stofflichkeit der Farbe. Willenstätigkeit und rhythmische Bewegung im Anreibeprozess stehen am Anfang des Malprozesses. Auf der Malfläche ist die Aktivität stets von Überlegung geprägt. Zuerst erfolgt die Anregung des Willenspols, Atmung, Rhythmus und Erleben der Farbqualitäten schließen sich an. Gewichtungen mehr zur Vorstellung hin sind durch die Auftragsweise im Lasieren mit kürzeren Pinselbewegungen möglich. Auch für langsame, meditative Prozesse der Farbverdichtung eignet sich das Malen mit Pflanzenpigmenten. Schichtenmalen, wie es im Aquarell in der besonderen Durchsichtigkeit möglich ist, erlauben nicht alle Pigmente in gleichmäßiger Qualität. Hier ist die Maltechnik anders zu handhaben. Die Wirkungen der angeriebenen Pflanzenfarbe sind sinnlich, verlebendigend bis in den Stoffwechsel, stärkend und kräftigend im Bereich der Lebenskräfte. Sie eignen sich für alle Prozesse, die Stoffwechsel und Verdauungsorgane anregen, sowie bei chronisch verhärtenden Krankheitstendenzen und wirken verlebendigend bei degenerativen Prozessen und Tumorerkrankungen.

1.5 Malen mit Pastellen in der Therapie

Leuchtende Farbaufträge auf trockenem Malgrund ermöglichen den Menschen, die aus irgendeinem Grund nicht mit feuchten Farben malen möchten oder können, differenzierte Ausdrucksformen. Pastellkreiden bestehen aus locker gebundenen und gepressten Pigmentteigen (Pasta: Teig). Wegen des geringen Anteils an Bindemitteln sind sie pulvrig und leicht verwischbar auf der Malfläche. Ihre Farbpigmente zeichnen sich durch besondere Reinheit und Leuchtkraft aus. Ein glattes oder leicht angerautes Papier dient als Untergrund für die unterschiedlichen Herangehensweisen in den Pastelltechniken. Trägt man die Kreiden direkt auf das Papier auf, bekommt das Bild eher den Charakter einer Zeichnung (Abb. 9). Malerische Effekte erzielt man durch Auftragen der z. B. in einem Sieb oder auf einem feinen Reibebrett angeriebenen Kreide mit Fingern oder Hilfsmitteln (Wattestäbchen, Pastellwischer etc.). Die Farben lassen sich auf dem Papier durch Übereinanderlegen gut mischen. Im Gegensatz zu Aquarellfarben, die stumpf im Ausdruck werden, wenn man sie zu dick pigmentiert aufträgt, leuchtet Pastellkreide kräftig auch bei dichtem Farbauftrag (Abb. 10).

Dies macht sie zu einem sehr geeigneten Mittel, um leuchtende, dichte Farbeffekte zu erzielen. Ebenso lassen sich sehr lichtdurchlässige zarte Farbwirkungen mit Pastellen darstellen.

Für die Anwendung im Kontext der Therapie mit Farben bieten Pastellkreiden die Möglichkeit feiner Farbaufträge und -abstufungen sowie der Korrigierbarkeit durch Übermalen.

Pastellmalen spricht in besonderem Maß den Tastsinn und über das damit verbundene Körpergefühl den Willen an. Die Tätigkeit des Verreibens oder Einreibens der Pigmente in das Malpapier wirkt seelisch-körperlich unmittelbar integrierend. Deshalb eignen sich diese Techniken besonders gut für Menschen, die von einem direkten Malprozess profitieren, sich jedoch seelisch mehr in ihrer Körperlichkeit verankern müssen. Indikationen zur Verwendung von trockenen Malmaterialien sind entzündliche Prozesse, die ein Malen mit flüssiger Farbe nicht erlauben, sowie seelische Zustände, die Farbe brauchen, ebenso jedoch Verdichtung und Formbildung. Weniger geeignet sind Pastelltechniken für Menschen, die zu Verhärtungen und Verdichtung oder zu sehr „trockenen" Prozessen neigen. Hier besteht die Gefahr, dass sich diese noch vertiefen.

Abb. 10: Anlage einer farbigen Stimmung, zarter Auftrag und Farbverdichtung

1.6 Malen mit Wachsfarben in der Therapie

Malereien mit wachsgebundenen Farben zeigen eine besondere Leuchtkraft in der Verdichtung von Farbe und Form. In der anthroposophischen Kunsttherapie finden meist auf der Basis von Bienenwachs hergestellte Wachsfarben Verwendung. Sie ermöglichen sowohl in Blockform als auch als Stifte differenzierte Farbflächenaufträge und Ausgestaltungen von Malereien und Zeichnungen. Für Kinder sind sie geeigneter als z.B. Pastellkreiden. Die Farben rufen durch ihren speziellen Duft ein Sinneserleben wach, das sich nicht nur auf Seh- und Tastsinn konzentriert, sondern Geruch und Geschmack mit anspricht. Das Material gibt mehr „Halt" in der Handhabung als die sehr locker gebundene Pastellkreide und ist ungiftig.

Der Farbauftrag erfordert eine gewisse Kraftanwendung, die Handhabung aktiviert den Willenspol. Die Farben gewinnen in der Verdichtung auf dem Papier an Leuchtkraft. Ihre besondere Wirksamkeit entfalten die Wachskreiden in einer Mischung aus Malerei und zeichnerischem Malen. Diese Maltechnik ist nicht so gut für Patient:innen geeignet, die sehr schwach und ausgezehrt oder erschöpft sind, da sie kaum Fließprozesse ermöglicht.

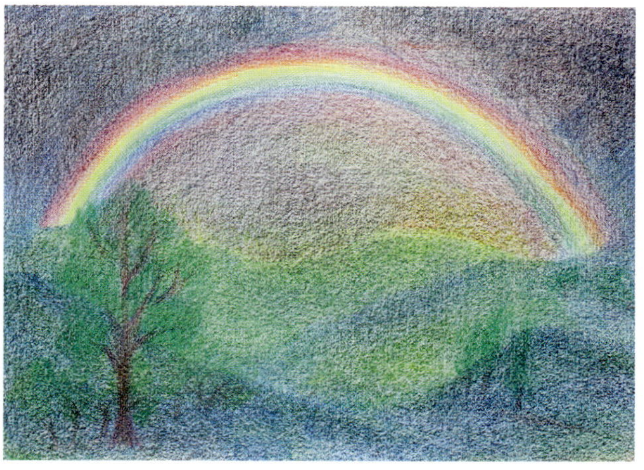

Abb. 11: Flächenbildung mit Wachsblöckchen

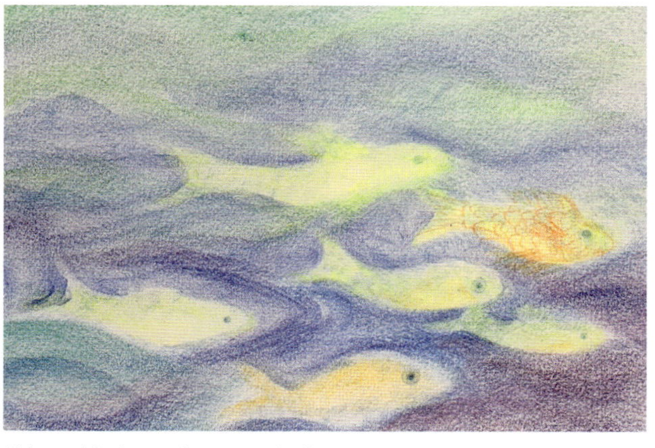

Abb. 12: Motivgestaltung aus der Bewegung

1.7 Malen mit Ölkreiden in der Therapie

Das Malen mit Ölkreiden ist dem mit Wachskreiden vergleichbar. Die Ölpastelle haben jedoch eine weichere Struktur und ermöglichen daher einen sehr viel dichteren Farbauftrag. Ihnen fehlt der besondere Duft der in Bienenwachs gebundenen Farben. Empfindliche Menschen nehmen den Geruch der Ölkreiden als störend und abstoßend wahr. Mit Ölkreiden lässt sich relativ deckend und sehr leuchtend malen, wenn man sie dicht aufträgt.

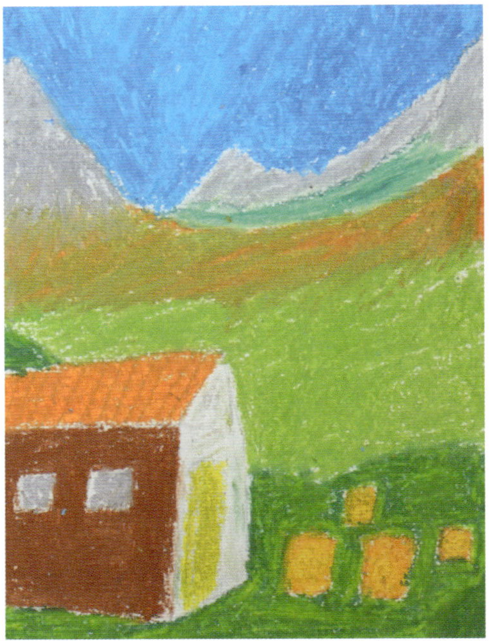

Abb. 13: Stark verdichtender Farbauftrag mit Ölpastell

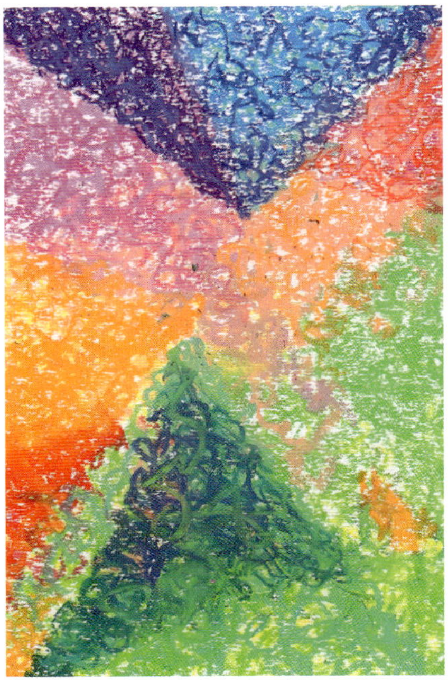

Abb. 14: Farbauftrag in Kritzeltechnik

Da der Malende Druck auf die Ölkreide ausübt, eignet sich diese Technik für Menschen, die sich im Tun körperlich wahrnehmen und aktiv spüren wollen. Auch für ältere Kinder oder Jugendliche, die gerne leuchtend farbig gestalten, bietet sich das Malen mit den Stiften an. Die Handhabung entspricht weitestgehend der der Wachskreiden. Die Sinnlichkeit wird jedoch anders angesprochen, die Willenstätigkeit steht noch stärker im Vordergrund. Da die Farbverdichtung ihre Leuchtkraft steigert, eignen sich Ölkreiden für Prozesse, die eine gewisse Festigung und Farbkraft erreichen wollen. Diese Maltechniken wirken inkarnierend, festigend, sie „erden". Im psychiatrischen Bereich eignen sie sich bei dissoziativen Störungen, desorientierten Zuständen und zur Festigung der Willenskräfte.

1.8 Malen mit Buntstiften in der Therapie

Malen mit Buntstiften tendiert schon stark in die zeichnerische Anwendung. Flächige Farbanlagen sind jedoch über Schraffurtechniken möglich. Buntstifte schaffen durch ihre Länge und die spitze Mine eine gewisse Distanz zwischen Hand und Papier. Die Schraffurtechniken mit Buntstiften sprechen deshalb einerseits das Vorstellungsvermögen an, wenden sich andererseits jedoch genauso Willen und Rhythmus zu, je nachdem mit welcher Intention sie gehandhabt werden. Die rhythmische Führung des Striches innerhalb der flächenbildenden Schraffurtechniken nimmt den einseitigen Bezug zu festgelegten Formvorstellungen aus der Tätigkeit des Malens heraus und ermöglichen durchaus feine malerische Abstufungen. Daher eignen sich die Buntstifte für Prozesse, die sehr feine Nuancen erfordern, jedoch keinen Kraftaufwand bedingen sollen. Die Anwendung begünstigt Zurückhaltung und Überlegung und besonderes Feingefühl in der Strichausführung, die zur Flächenbildung führt. Sie spricht seelische Wahrnehmungsprozesse sowie die Steuerungsfähigkeit des Ichs besonders an, daher eignet sie sich sehr gut bei seelischen Störungen, die zur Verfestigung neigen, auflösendes Malen jedoch nicht gut vertragen.

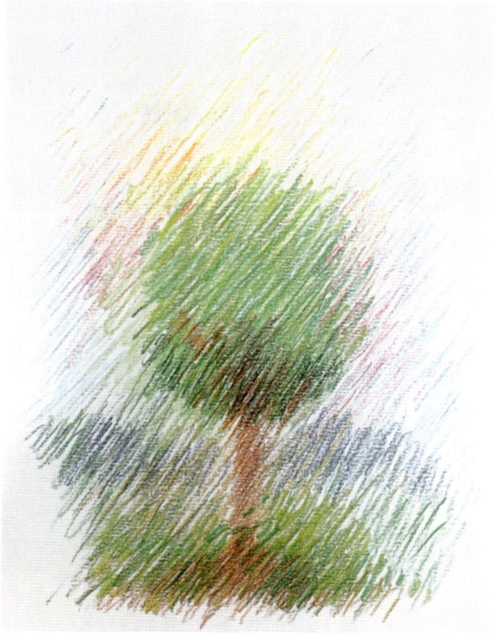

Abb. 15: Buntstiftschraffur

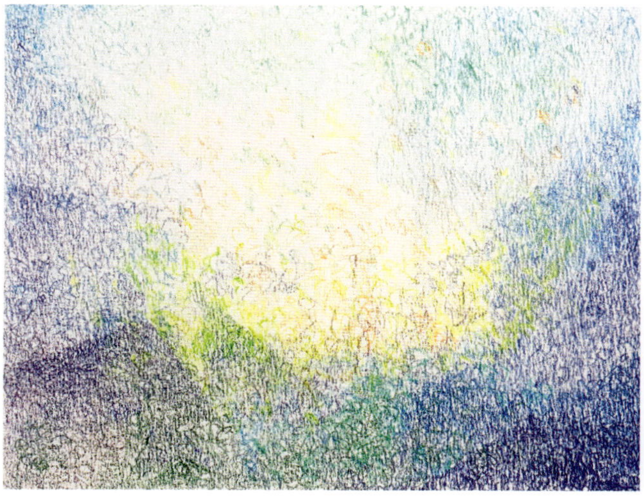

Abb. 16: Lockere Kritzeltechnik

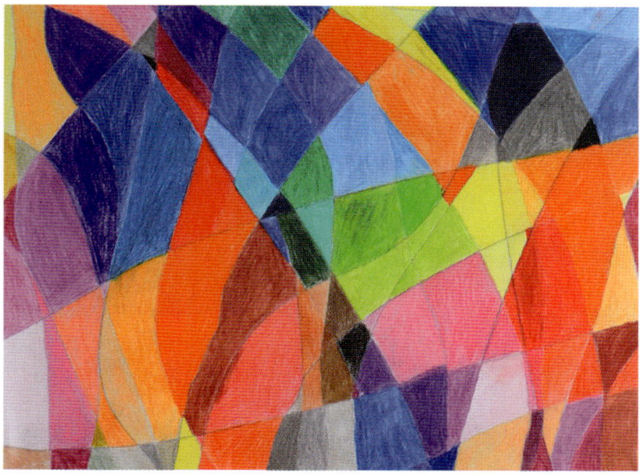

Abb. 17: Fester Druck

1.9 Malen mit Kohle in der Therapie

> *„Man lernt, das Dunkle in die Hand zu nehmen, dass es dem Hellen dient; die Handhabung der Dunkelheit, der Schatten, bringt Licht hervor! Dazu ist Kraft und Mut nötig.“*
>
> Eva Mees-Christeller (1925-2011)[7]

Es gibt Patient:innen, für die Farben zu stark anregend, zu überwältigend sind oder die Farben ablehnen, weil sie die Emotionen zu stark ansprechen. Malprozesse lassen sich auch ohne Farbe intendieren, man konzentriert sich dann z.B. auf Hell-Dunkel-Prozesse, regt Lichtwirkungen an oder führt zu starke Farbprozesse in eine gewisse Beruhigung zurück. Neben schwarzen Aquarell- oder Pflanzenfarben eignet sich besonders gut die Zeichenkohle, um malerische Hell-Dunkel-Gestaltungen zu realisieren.

Zeichenkohle ist ein ursprünglich lebendiges, durch den Feuerprozess transformiertes Material. Verkohlte Weideästchen in unterschiedlichen Stärken stehen zur Verfügung. Die Kohle lässt sich nicht so gut zu Pulver zerreiben wie die Pastellkreide. Deshalb trägt man sie direkt auf das Papier auf. Dafür befestigt man festes, nicht zu glattes, aber auch nicht zu raues Papier auf einer Unterlage. Mit dem Kohlestäbchen ist nun ein flächiger Auftrag möglich, ohne dass das Papier verrutscht. Kohle ist mühelos auf dem Papier von Hand oder mit Hilfsmitteln verwischbar, da ihr Pigment sehr fein ist. Wie bei den Pastelltechniken ist es auch hier möglich, die Arbeit mit den Händen unmittelbar auf dem Papier auszuführen. Man trägt die Kohle zunächst direkt auf und massiert sie dann in das Papier ein. Dabei entsteht für den Tastsinn im sanften Einreiben mit der flachen Hand ein seidiges, weiches Erleben.[8]

Abb. 18: Mit den Fingern eingearbeitete Kohle

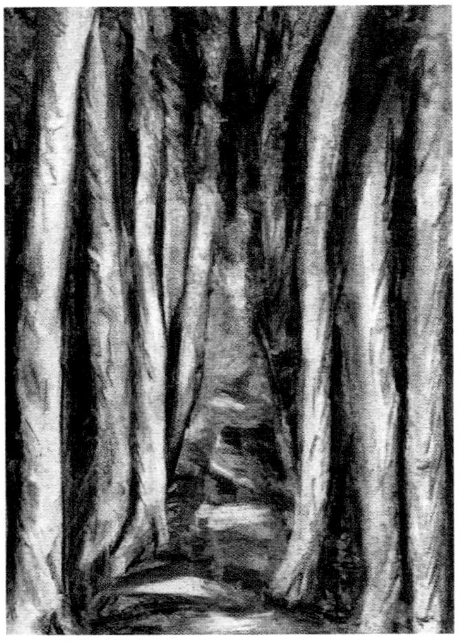

Abb. 19: Hell-Dunkel-Gestaltung eines Waldweges

Im nichtfarbigen Arbeiten entsteht seelisch eine andere Wirkung als bei der Arbeit mit den farbigen Pastellen. Hell-Dunkel-Kontraste beherrschen das Bild. Motivisch entstehen differenzierte Bilder, die gerade über ihre Nichtfarbigkeit die Fantasie sehr anregen, ohne zu beunruhigen. Die Ausgestaltung von Zeichnungen und Malereien mit Kohle spricht das Ich in seiner Ausgleichsfunktion in besonderem Maß an. Kohle kommt dann zum Einsatz, wenn flüssige Maltechniken nicht indiziert sind. Besonders bei ausufernden seelischen Prozessen ist die Arbeit mit Kohle hilfreich. Die Bilder dämpfen das Anregende des Farberlebens. Kohle lässt sich als Heilmittel verwenden, um örtlich zu entgiften und Entzündungsprozesse einzudämmen.[9] Als ursprünglich lebendige Substanz, die in einen toten Zustand überging, kann sie die „Schadstoffe" sowohl seelisch als auch physisch „mitnehmen". Kohle hat daher auf die Wesensglieder eine reinigende Wirkung, wobei zu vermeiden ist, dass die Seele im Dunkelprozess untertaucht oder sich verliert [→ Kapitel V.2 Licht, Finsternis und Farbe: Maltherapie nach Liane Collot d'Herbois].

„Das Mitempfinden bei der Bildentstehung sagt der Seele des Malenden, was in seinem Schaffen notwendig und was möglich ist, und es ruft ihn auf, auch das zunächst unmöglich scheinende möglich werden zu lassen."

Marianne Altmaier (1949-2013)[10]

Aus den vorangehenden Betrachtungen geht hervor, dass die verschiedenen Maltechniken die Patient:innen auf unterschiedlichen Ebenen ansprechen. Das Malen und Ausgestalten von Bildern erfordert neben dem seelischen Mitschwingen vor allem Interesse des Gestaltenden. Damit das seelische Erleben nicht im Prozess verschwimmt oder in Träumerei abschweift, ist eventuell eine motivische Ausgestaltung hilfreich. Dies soll hier nicht bedeuten, dass das Malen und Erleben einer Farbe nichts Gestaltendes habe. Die bewusste Wahrnehmung der Stift- oder Pinselführung im Abwägen der notwendigen gestalterischen Schritte sowie in der kompositorischen Anlage des Bildes spricht die Ich-Intentionen besonders an. Die flüssigen Malprozesse wirken seelisch lösend und belebend auf die Vitalität. Atem und Rhythmus erscheinen in Strichqualität und Pinselführung und lassen sich harmonisieren. Die trockenen Maltechniken ergreifen die Seele über die Farbigkeit, das Ich über Interesse und die Ausgestaltung. Die belebende Kraft, die den flüssigen Prozessen eigen ist, fehlt hier jedoch. Viel stärker kommen Licht und Dunkelheit, Verdichtung oder Zartheit des Farbauftrages zur Geltung. Über die trockenen Prozesse verbinden sich daher Ich und Seele tiefer mit dem Leib. Hier vitalisiert das seelische Erleben, nicht der Flüssigkeitsprozess. Die willensbetonten Maltechniken des Malens mit Wachs- oder Ölkreiden wirken stark inkarnierend und integrierend, sodass sie sich überall da anbieten, wo es um Aufwachprozesse und das Ergreifen der Körperlichkeit durch Ich und Seele geht. Die Hell-Dunkel-Malerei mit Kohle birgt Reduktion. Seele und Ich müssen sich im Raum von Licht und Finsternis behaupten. Hier schwingt der Gestaltungsprozess zwischen den Qualitäten des lichthaften Bewusstseins und der sich verdichtenden Finsternis des Unbewussten. Das Ich kann in der Finsternis des Leibes versinken, es vermag jedoch auch alles zu überstrahlen und Gedankenlicht so stark zu impulsieren, dass der Leib kaum Daseinsberechtigung hat. Seelischer Ausgleich zwischen Licht- und Finsterniskräften geschieht hier im wachen, durchlichteten Fühlen.

2. Von der Farb- zur Formwahrnehmung

„Die Farbigkeit unserer Umgebung ist uns mehr oder weniger gegeben. Zum Erfassen einer Form müssen wir selbst tätig werden. Überspitzt kann man sagen: Form ist für uns nicht da, wenn wir sie nicht durch Eigentätigkeit erzeugen."

Ernst Schuberth[11]

Ebenso wie Farben in sich selbst zu verstehen sind, lassen sich auch Grundprinzipien des Formens, des Formens auf einer Fläche erarbeiten. Formerfassung beschäftigt Tast-, Gleichgewichts- und Bewegungssinn und ist grundlegend für die Ausbildung von Raumgefühl. Wir erfahren unsere Umgebung durch Farbe als belebt und erfassen sie in ihrer Differenzierung anhand von Formen. Ohne Farbe ist die Welt ihrer Lebendigkeit beraubt, ohne Form könnten wir uns nicht orientieren – Form erschließt die Welt und macht sie verstehbar.

Malerei und Zeichnung setzen Formen, Farben und Hell-Dunkel-Kontraste zur Gestaltung ein. Formen und Strukturen führen zu Bildaussagen, sie erleichtern analytisches Betrachten und das sofortige Einordnen des Bildgegenstandes. Sie prägen den Stil, die

Komposition und die Aussage eines Werkes. Interessanterweise rufen beim Anschauen von Bildflächen, die in frei flutenden Farben – oder in frei flutendem Hell-Dunkel – gestaltet sind, beim Betrachter auch dann bestimmte Formassoziationen hervor, wenn sie sich verschwommen und ungeformt präsentieren. Menschen neigen dazu, jederzeit eine überschaubare Ordnung in der Wahrnehmung herzustellen – sie ergänzen oder überlagern daher Unbestimmtes mit dem, was ihnen bekannt ist. Zu diesen Phänomenen der Wahrnehmung gibt es zahlreiche Beispiele aus der Forschung; dazu gehören auch die bekannten optischen Täuschungen (Irrtümer). *„Die grundlegendste Eigenart menschlicher Wahrnehmung ist unser Sehen in Gestalten. Wir tasten nicht mit dem Blick die Umwelt ab, nehmen einzelne Sinneseindrücke wahr und flicken daraus ein Gesamtbild zusammen. Vielmehr begreifen wir unmittelbar zusammenhängende Gebilde: Formen, Farben, Gegenstände, Menschen, Gesichter. Wir sehen auf Anhieb das für uns Wesentliche.*“[12]

Die Tendenz, Formen zu vereinfachen und ganzheitlich wahrzunehmen, ist übergeordnet. Schon der Säugling erkundet Formen über Tast-, Bewegungs- und Gleichgewichtssinn. Selbst der Lebenssinn, der in erster Linie Wohl- oder Missempfinden signalisiert, wird unmittelbar mit einbezogen. So ist auch von dieser Seite her verständlich, dass man Formen und Formzusammenhänge ganzheitlich *subjektiv* empfindet: Über die Sinne setzen wir zur Wahrnehmung von Form auf der Fläche auch das Körpergefühl ein.

Das bewusste Erkennen und Benennen von Bildgegenstand und Motiv benötigt darüber hinaus die Fähigkeit, schon Erfahrenes und Gelerntes in Begriffe zu fassen. „Das Bild sagt mir nichts“ steht schnell im Raum, wenn abstrakt zusammengestellte Elemente einer Gestaltung sich vor dem Erfahrungshintergrund der Betrachter:innen nicht „sinnvoll und nachvollziehbar“ erschließen. Das Sehen von Formen und Zusammenhängen (Gestalt) entwickelt das Kind im Lauf der ersten Lebensjahre und übt es ständig – am Anfang des Lebens sind Augen und Sehzentrum weder ausgereift noch durch Erfahrung geprägt. Im Lauf des ersten Lebensjahres erlangt das Kind eine Sehschärfe von etwa 50% des Erwachsenen, erst mit etwa sechs Jahren ist seine Sehschärfe vergleichbar. Gleiches gilt für das Farbensehen. Und erst mit etwa 10 bis 12 Jahren ist auch das räumliche Sehen vollumfänglich ausgereift. Dabei reagiert die Netzhaut im Auge von Anfang an besonders auf Kanten und Konturen – sie heben sich am deutlichsten aus der Fläche heraus. Es ist daher nicht verwunderlich, dass sehr kleine Kinder, die anfangen zu kritzeln, Freude an deutlichen Linien und Strukturen entwickeln. Bis in das Schulalter hinein ist zu beobachten, dass kleine Kinder gerne linear malen und zeichnen. Abhängig vom Malmittel – z.B. Wasserfarben oder Stifte – gelingt Kindern eine bewusste Farbfüllung von gemalten oder gezeichneten Gegenständen und dem Bildraum erst mit zunehmendem Alter. Absichtsvoll entstehen Farbhintergründe schließlich im Schulalter, wenn man dies lehrt. Kinder zeichnen von sich aus ab einem Alter von etwa vier bis fünf Jahren thematisch. Ästhetische Erziehung gilt zwar als ganzheitlich bildend, wahrnehmungsfördernd und die eigene Ausdrucksfähigkeit sowie die Urteilsfähigkeit schulend[13], doch leider wurden und werden im schulischen Kontext künstlerische Leistungen immer noch benotet. So ist es verständlich, dass Menschen zu Beginn einer Mal- oder Zeichentherapie verunsichert reagieren.

So wie Farben stark mit dem Gefühlsleben verbunden sind und hier ihr besonderes Wirkungsfeld haben, sind Formen und Konturen darauf angelegt, Ordnung und Orientierung zu schaffen. Menschen, die lange nicht gemalt haben, fühlen sich oft sicherer, wenn sie sich linear-konturiert ausdrücken.

2.1 Vom Malen zum Zeichnen

„Zeichne ich eine grade Linie, so folgt mein Blick dieser Graden, er wird auch grade. Wenn ich eine Linie hebe oder senke, so hebe oder senke ich mich mit ihr. Meine Hand zeichnet ja nicht: **Ich** *zeichne mit meiner Hand, und mein ganzes Wesen bewegt sich mit!"*

Eva Mees-Christeller (1925-2011)[14]

Zwischen Zeichnen und Malen gibt es fließende Übergänge, die Techniken lassen sich nicht scharf voneinander trennen. Malendes Zeichnen oder zeichnendes Malen beziehen Farben, Flächenbildung und Linien als Gestaltungsmittel ein. Zur Orientierung dient das verwendete Material: Man zeichnet mit Stiften, Federn, festeren Kreiden oder Kohlestäbchen, alles, was Linien erzeugt, ist als Mittel zum Zeichnen geeignet. Viele Menschen zeichnen spontan gegenständlich, indem sie sich an einem inneren oder äußeren Vorbild orientieren. Ungegenständliches Zeichnen, das Spiel mit Linien und Formen, wird seltener aufgegriffen. Es ist immer interessant, zu welchen Materialien und Techniken Patient:innen zu Beginn einer Therapie greifen, wenn ein freilassendes Angebot besteht. Dabei gibt es Gesichtspunkte, auf bestimmte Materialien zu verzichten, wenn zum Beispiel Flüssigkeitsprozesse aus medizinischer Sicht kontraindiziert sind oder zu feste Materialien im Kontext eines Krankheitsbildes zu vermeiden sind. Das Arbeiten mit festen, schmalen, spitzen Stiften oder Federn bewirkt andere Prozesse im Gestaltenden als Malen mit weichen Materialien, die sich problemlos auf der Fläche verteilen lassen. Die festen, eher schmalen Aufträge konzentrieren auf die entstehenden Punkte oder Linien hin. Dabei wird das Empfinden nicht in seiner „Ausbreitungsqualität" wie beim Malen ergriffen, sondern mehr im Zusammenziehen. In der Liniengestaltung konzentriert sich das Denken, Vorstellungprozesse werden zum Ausdruck gebracht oder bestimmte Eindrücke wiedergegeben. Das Zeichnen ist eine Tätigkeit, die das Nerven-Sinnes-System anspricht und von hier aus seine Wirkung entfaltet. Die Intentionen des Zeichnenden werden dabei willentlich-bewusst umgesetzt. Zeichnen ist in erster Linie Form-orientiert, greift jedoch auch rhythmische Prozesse auf. Schließlich entfalten durch Schraffuren bewusst gestaltete Flächenbildungsprozesse eine weitende Wirkung. Dabei steht der Durchfühlungsprozess im Vordergrund. Die besondere Disziplin des Formenzeichnens wirkt über Rhythmus und Bewegung in die Willensprozesse. Formenzeichnen [→ Kapitel III.4.3] verbindet Unten und Oben, den Ätherleib und das ordnende Ich. Dies beansprucht besonders das Rhythmische System in seiner vermittelnden Eigenschaft. Auch im Dynamischen Zeichnen wirkt Rhythmus. Geometrisches Zeichnen aktiviert Ordnungskräfte, die Denken, Fühlen und Wollen durchgestalten und straffen.

2.2 Die Welt wahrnehmen: Gegenständliches Zeichnen nach der Natur

„Meiner Meinung nach ist die Kunst von essentieller Bedeutung, wo es darum geht, das spezifische, visuelle, ganzheitlich wahrnehmende Denken zu trainieren, genauso, wie Lesen, Schreiben und Rechnen essentiell für das Trainieren spezifischer, verbaler, numerischer, analytischer Denkweisen sind. Ich glaube, dass beide Denkmodi – der eine, um zum Beispiel Einzelheiten zu begreifen, der andere, um das Gesamtbild zu sehen – unerlässlich für das kritische Denkvermögen, für das Erschließen von Bedeutungen und für das Lösen von Problemen sind."

Betty Edwards[15]

Gegenständliches Zeichnen nach der Natur geschieht skizzenhaft oder naturgetreu direkt am Vorbild. Die Zeichner:innen wählen ihren Platz so, dass sie einen sicheren Blick auf ihr

Objekt haben. Dieses tasten die Augen wiederholt ab – ein Vorgang, der einen inneren Prozess in Gang setzt, der sich im Zeichnen intensiviert. Der Gegenstand wird wahrgenommen, mit den Augen abgetastet, man nimmt Maß und beginnt dann zu zeichnen. Um zu einem guten Resultat zu kommen, ist es notwendig, sich mit dem Gegenstand so zu befassen, dass man das, was man sieht, nicht nur wahrnimmt, sondern auch verinnerlicht. Dabei geschieht etwas, das ähnlich einem Verdauungsprozess abläuft: Im Zeichenprozess verinnerlicht der Mensch den zu zeichnenden Gegenstand bis er verfügbar ist, damit er ihn auf seine Zeichenfläche bannen kann. Im wechselnden Abgleich mit dem Vorbild pendelt er ständig in der Konzentration zwischen Gegenstand und seiner Bildgestaltung – bis er das Vorbild „verdaut" hat. Die Zeichentherapie setzt das gegenständliche Arbeiten an einem Vorbild gerne da ein, wo

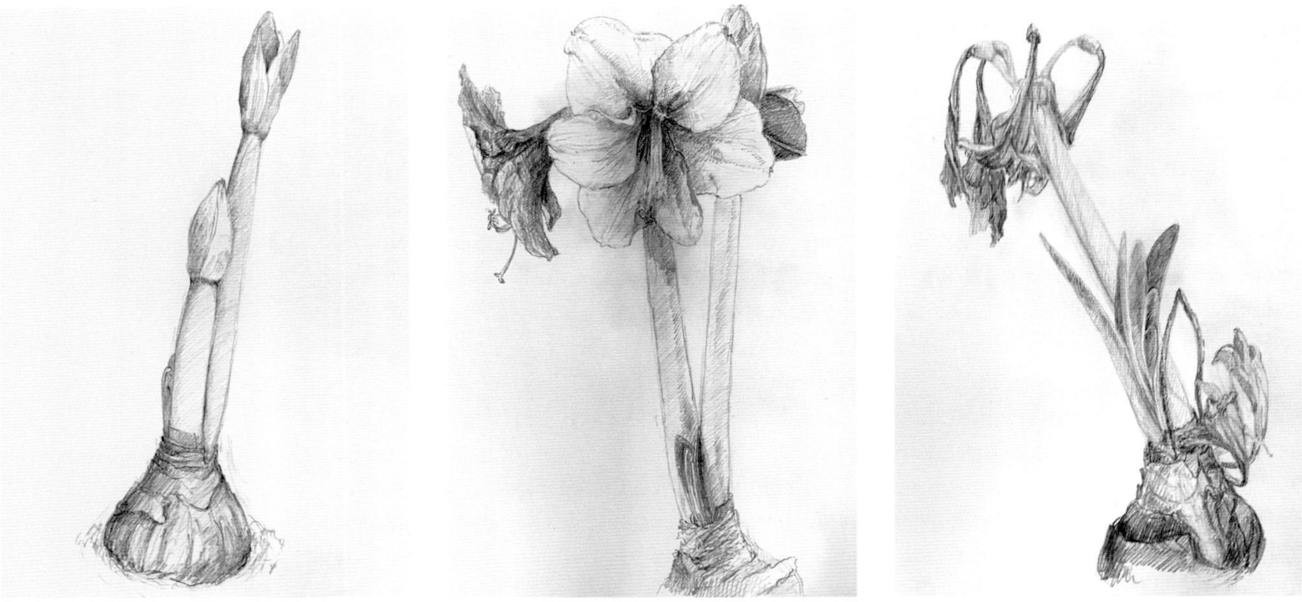

Abb. 20: Zeichnungen nach lebendem Objekt (Eva Borsdorf)

ein konzentrierter Blick auf etwas zu lenken ist, das außerhalb der persönlichen Befindlichkeit liegt. Erfassen von Licht und Schatten, Kontrasten und Körperlichkeit steht im Fokus. Dabei nimmt man Maß und setzt ins Verhältnis. Diese Handlungen fordern Ich-Präsenz, wirken weckend und halten die Aufmerksamkeit auf ein bestimmtes Ziel gerichtet. Viele Menschen, die beginnen gegenständlich zu zeichnen, versuchen sich durch analytisches Vorgehen anzunähern: Sie fügen einen Teilbereich zu einem anderen hinzu und können die Einzelheiten dann oftmals nicht genau aufeinander abstimmen. Zeichnen nach der Natur erfordert ein ganzheitliches Wahrnehmen und Vorgehen, soll es erfolgreich sein.

Das Zeichnen nach Vorbild oder Natur eignet sich sehr gut, um die Wahrnehmung objektiver, außerhalb des Selbst liegender Vorgänge zu unterstützen. Die Aufmerksamkeit wendet sich dem Gegenstand zu und lässt ab von der inneren Befindlichkeit. Gegenständliches Zeichnen ist als therapeutisches Mittel daher gut geeignet, um den Blick von eigenen Assoziationen, Ideen und Vorstellungen „über" die Welt auf die fassbaren Erscheinungen der realen Außenwelt zu lenken. Die Künstlerin Eva Borsdorf beobachtete das Werden und Verblühen einer Amaryllis (Abb. 20). Das Beobachten von Veränderungsgeschehen, hier an einer Pflanze, birgt Möglichkeiten der Öffnung hin zu vertiefter Wahrnehmung von Naturprozessen. Gleichzeitig kann z. B. an eine Fülle von Themen angeknüpft werden, die sich mit Werden und Vergehen, Geburt, Lebensweg, Abschied und Sterben beschäftigen.

2.3 Vom einzelnen Bildgegenstand zum Erfassen des Raumes

„Perspektivisches Zeichnen erfordert, dass wir die Dinge so akzeptieren, wie sie dort draußen in der äußeren Welt sind. Wir müssen unsere Vorurteile, unsere gespeicherten und erinnerten Klischees und Denkgewohnheiten beiseite schieben. Wir müssen falsche Interpretationen überwinden, die oft darauf beruhen, was unserer Meinung nach eigentlich dort sein müsste – selbst wenn wir noch nie wirklich genau hingesehen haben.“

Betty Edwards[16]

Die Fläche erweitert sich zum Bildraum, sobald Dreidimensionalität zur Erscheinung kommt. Die Blicke der Zeichner:innen erfassen nicht nur den Gegenstand selbst, sondern auch einen kleinen Teil des Umraums, setzen beides proportional in Beziehung. Auch hier gibt es mehrere Möglichkeiten: nach dem realen Vorbild zu zeichnen, eine Abbildung zugrunde zu legen oder den Bildraum aus der Vorstellung heraus zu gestalten. Der nach linearperspektivischen Gesetzen gestaltete Raum leitet sich von der Wirklichkeit ab, indem man Augenmaß einsetzt, abmisst (über den Daumen peilt) und so Größen, Richtungen und Bewegungen in Beziehung setzt. Der Tiefenraum im Bild ist eine Illusion, die sich nicht von selbst erschließt. Er bildet sich ab, wenn man nach den Gesetzmäßigkeiten der Perspektive zeichnet: Wendet man diese an, entsteht ein Schema aus Horizontlinien und Fluchtpunkten, in das die Größenverhältnisse einzutragen sind. Dieses Schema trägt jedoch nur den Abstraktionsprozess. Soll eine lebendige Gestaltung entstehen, benötigt man zur Raumbildung auch den Kontrast von Hell und Dunkel, Licht und Schatten. Bei der Betrachtung der Farben und der Malprozesse war die Raumbildung durch Farbe schon Thema.

Raumbildung in der Zeichnung erweitert und schafft Beziehung zum Umraum. Kann der gestaltete Bildraum – wie Landschaft, Architektur, Innenraum – mit dem Atem- und Seelenraum eine Verbindung eingehen, baut der Zeichnende zwischen sich und dem, was ihn umgibt, neue, empfindende Beziehungen auf. Das Erfassen eines Innenraumes mit Wänden, Fenstern und Türen stellt ihn in den gegenwärtigen realen Raum, in dem er sich befindet. Im Heraustreten durch eine Tür eröffnet sich der landschaftliche Umraum, der Blick weitet sich. Die Landschaft selbst bietet Befreiung, Weite. Ängstliche Menschen, die kein Vertrauen in sich selbst und ihr Umfeld haben, können in schrittweisen „Raumerweiterungen“ zeichnerisch „probehandelnd“ zwischen Selbst und Umwelt neue Verhältnisse erleben und festigen.

2.4 Formen und Objekte aus der Bewegung erfassen: dynamisches Zeichnen

„Wir machen großzügige Bewegungen mit dem ganzen Arm. Dabei begegnen sich die verschiedenen Linien wie Fäden eines Gewebes. (...) Aus unseren Zeichenspuren ergeben sich die Möglichkeiten für gewisse Formen.“

Eva Mees-Christeller[17]

Das Erfassen von Formen aus der Bewegung ist eine Möglichkeit, sich der gegenständlich-abbildenden Zeichnung aus dem Umraum anzunähern. Hier verfestigen sich Konturen nicht, sondern bleiben in der Bewegung, der Gegenstand wird „dynamisch“ erfasst. Diese Art der Herangehensweise erscheint im Ausdruck immer lebendig, erstarrt nicht. Im Zeichenvorgang lernt die Hand, der Augenbewegung beim Abtasten eines Objektes zu folgen. Die Linien werden rhythmisch „durchfühlt“, dabei entsteht Gestaltung.

Diese Methode der Erfassung von Bildthemen lässt sich erweitern, indem man aus der Vorstellung oder der Imagination heraus die freie Bewegungsform sucht. Die Dynamik, die im Bewegungsstrom liegt, lässt sich zum Beispiel am Wachstumsstrom in der Pflanzenwelt imaginieren, bevor man eine konkrete Pflanze zeichnet: Wie ist die Wachstumsbewegung,

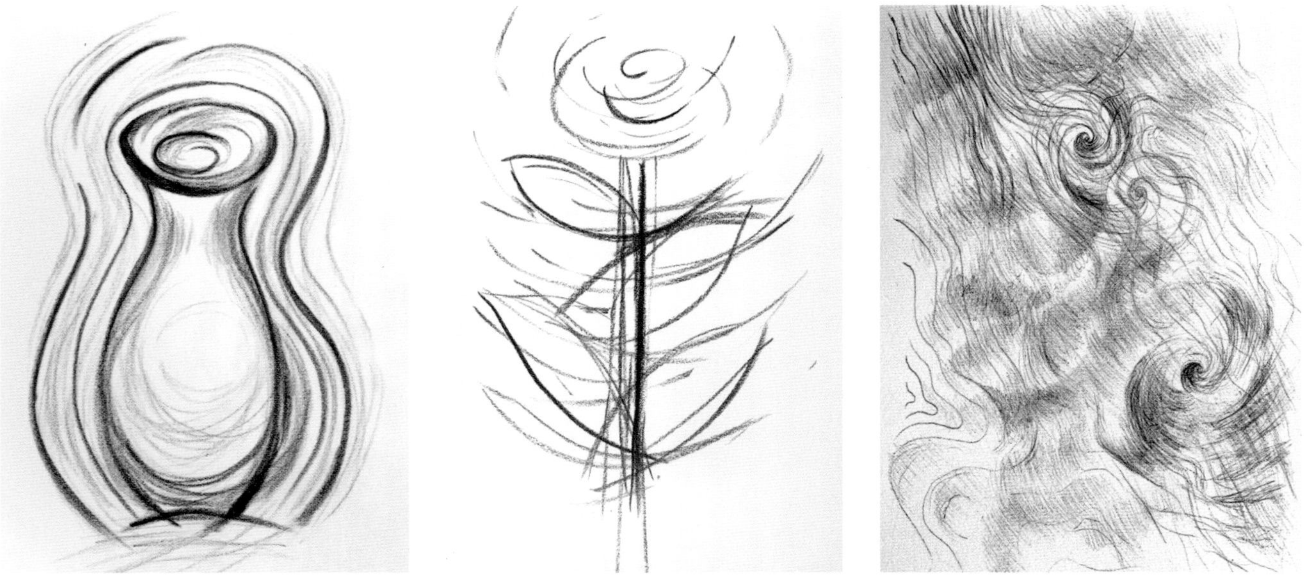

Abb. 21: Dynamisches Erfassen der Formbewegung. Die Dynamik und Führung des Striches sind der Bewegungsgeste des Wahrgenommenen angepasst.

wie entfalten sich die Differenzierungen hin zu Blatt- und Blütenformen? Wie bewegt sich ein Tier, ein Mensch, wie rhythmisch zeigt sich eine Landschaftsform? Noch weiter gefasst lassen sich die vier Elemente in ihren charakteristischen Gesten darstellen. Das dynamisch bewegte Vorgehen im Zeichnen ist eine Methode, um Prozesse zu verlebendigen, ohne sich in Formlosigkeit zu verlieren. Es spricht in besonderem Maß den Ätherleib in seiner Gestaltgebung an und vitalisiert den „inneren Bewegungsorganismus". Menschen, die zu Verfestigung und Erstarrung in seelischen und körperlichen Prozessen neigen – beispielsweise bei Zwängen oder einer sklerosierenden Krankheitsdynamik – profitieren von dieser Art der Herangehensweise an konkrete Bildthemen. Da die Zeichentechnik festes Material, wie Stifte oder Kreiden einsetzt und Linien benutzt, wirkt sie nicht auflösend auf die Gestalter:innen (wie zum Beispiel das Nass-in-Nass-Malen), sondern lösend. Dabei ist das Ich wach und engagiert, in der Formfindung lebt es gestaltend. Das Gefühl bewegt sich dabei mit, denn die Form erstarrt oder löst sich auf, wenn man sie nicht „durchfühlt".

2.5 Das Erfassen von Bildgegenständen über Schraffuren

> *„Die schräg von rechts oben nach links unten geführte Schraffur kommt aus der Organik der Armbewegung, und sie allein ermöglicht sowohl Lockerheit als auch individuellen Ausdruck."*
>
> Michael Martin[18]

Aus der bildenden Kunst sind verschiedene Formen von Schraffuren bekannt. Die Liniensetzung betont bestimmte Richtungen oder es werden sich kreuzende Linien zur Flächenbildung eingesetzt. Schraffuren eigenen sich in Zeichnungen in erster Linie zum Herausarbeiten von Licht und Schattenbildungen. In Landschaftszeichnungen lassen sich bestimmte Bewegungsrichtungen, Wetterphänomene oder charakteristische Gesten durch

Richtungen von Schraffuren betonen. Diese ermöglichen ein „malendes“ Zeichnen, wenn man auf Umrandungslinien zugunsten von Flächenabgrenzungen verzichtet. Schraffurtechniken erfordern eine andere Art des Sehens als zum Beispiel das Erfassen des Bildgegenstandes im dynamischen Zeichnen. Hier erarbeitet man weniger die Bewegung, sondern mehr die Flächenfüllung und Raumbildung Ohne Konturlinien festzulegen, entstehen die Objekte aus der Fläche und ihren Begrenzungen heraus. Das erfordert ein Abwägen von Proportionen, ein vorsichtiges Herantasten an die Flächengrenzen von innen oder außen, um Form zu schaffen. Hell-Dunkel-Abstufungen sind in diesen Findungsprozess mit einzubeziehen (Abb. 23).

Abb. 22: Schrägschraffurtechnik mit Grafitstift, eine Inkarnationsbewegung von rechts oben nach links unten

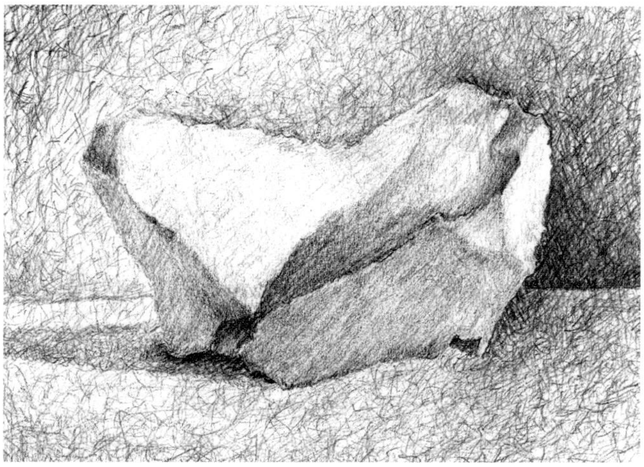

Abb. 23: Unterschiedliche Schraffuren mit Konturen

Die anthroposophische Zeichentherapie setzt häufig die Schrägschraffur ein, um durch ihre Bewegungsrichtung von oben nach unten in disziplinierten, rhythmisch durchgeführten Strichen den Bildgegenstand zu ergreifen (Abb. 22). Die entstehenden Zeichnungen wirken lebendig, die etwas unscharfen Abgrenzungen sorgen für eine malerische Anmutung. Die Bewegungsrichtung der Hand ist in der Schrägschraffur am natürlichsten aufgegriffen. Die Arbeitsweise von oben nach unten führt die Bewegung zum Zeichner hin und festigt den Zusammenhalt von Seele und Leib. Das Ich engagiert sich auch hier besonders in der Formfindung. Diese kann auch aus dem Umraum erfolgen: Den Umraum zu gestalten und den Gegenstand selbst zunächst unbearbeitet stehen zu lassen, ist eine Vorstellungsleistung, die konträr zum herkömmlichen Vorgehen steht: Genügend Raum in der richtigen Form in Bezug zur Bildgröße stehen zu lassen, erfordert waches Bewusst-

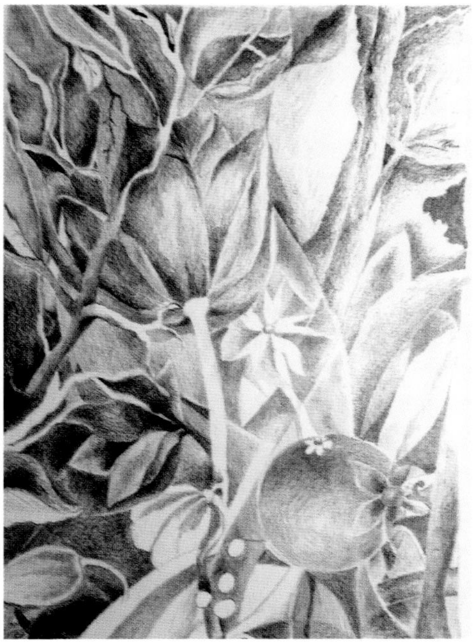

Abb. 24: Bleistiftzeichnung aus der Fantasie, Entstehung der Formen assoziativ ohne Vorzeichnung

sein. Schraffurzeichnen führt man mit Grafitstiften oder Kohlestäbchen, Blei-, Wachs- oder Buntstiften durch, die Materialwahl orientiert sich am konkreten Bedarf der Patient:innen und der Indikation.

Assoziatives Zeichnen (auch Kritzeln) macht Freude und entspannt. Auch hier sind anspruchsvolle Gestaltungen möglich (Abb. 24).

2.6 Malendes Zeichnen mit weichen Kreiden und Kohle

Schon bei den malerischen Verfahren wurden die Gestaltungsmöglichkeiten mit Kohle und Pastellkreiden behandelt. Da über das Verwischen Flächenbildungen möglich sind, schaffen sie so zunächst einen „stimmungsbildendenden" Untergrund im Bild, bevor konkrete Gestaltung über Linienführung erfolgt. Die im Prozess des Verwischens entstehenden feinen Hell-Dunkel-Abstufungen bewirken ähnliche Effekte wie in den Schraffurtechniken, sie wirken jedoch weicher. Das Vorgehen ist sensibel und haptisch orientiert. Das malende Zeichnen erfolgt von zwei Gesichtspunkten aus:

1. Über Stimmungsbildung wird der Gegenstand aus der Fläche entwickelt: ein langsames Hinführen zur konkreten Linie. Beim Arbeiten mit Pastellen kann man die Farbigkeit mit einbeziehen. Beim Arbeiten mit Kohle entsteht aus dem flächigen Auftrag Licht- und Schattenbildung. Diese wirken an der Ausgestaltung der konkreten Formen mit (Abb. 25).
2. Man zeichnet den Gegenstand vor und gestaltet ihn dann nach und nach über Licht und Schatten bzw. Farbabstufungen. Die Stimmung und der Umraum bilden sich im Prozess. Wahrnehmung und Beobachtung stehen im Vordergrund. Der Ausgangspunkt ist konkret geformte Vorstellung oder Vorbild: Ein Ausatmungsprozess ergibt sich in der Stimmungsbildung.

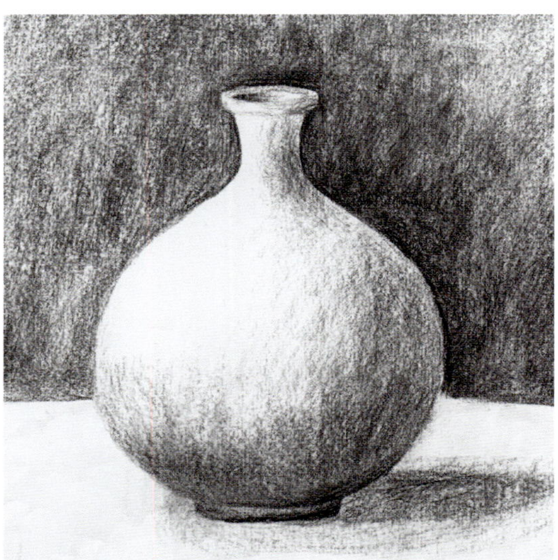

Abb. 25: Die Vase gestaltet sich in ihrer Form aus dem Umraum.

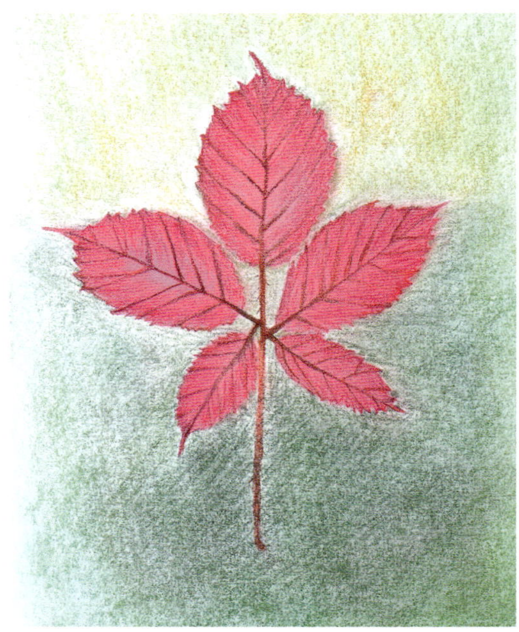

Abb. 26: Das Blatt ist vorgezeichnet und die Farbstimmung nachträglich dazu genommen.

Diese Vorgehensweisen umfassen malerische Elemente, führen jedoch zu Vorstellungen, die durch Formbildung das Bild dominieren. Seelische, träumerische Prozesse werden miteinbezogen, das konkrete Thema bestimmt dennoch die Gestaltung und wirkt in beiden Fällen haltgebend, aber nicht überformend. Das Sich-Annähern an die Form über die Fläche ist ein im Seelischen beginnender Prozess, den das Ich ausgestaltet. Der Beginn mit der konkreten Form setzt direkt im Vorstellen an und führt von da aus in einen gehaltenen Lösungsprozess.

2.7 Anwendung von Mischtechniken

Die zuletzt beschriebenen Vorgehensweisen lassen sich auch mit einer Mischung zwischen trockenen und wässrigen Verfahren durchführen. In der Heilpädagogik oder auch mit Kindern sind Pastell- oder Kohlezeichnungen nicht immer praktikabel. Beide Techniken erfordern Geschicklichkeit und Führungskraft des Ichs. Auch sind Pastellpigmente nicht immer ungiftig, was sie für Kinder und Menschen, die dazu neigen, sich etwas in den Mund zu stecken, ungeeignet macht. Um eine gegenständliche Gestaltung in eine Stimmung einzubetten, bieten sich Wachsstifte an. Beim Malen mit Kindern oder Menschen, die sehr träumerisch-verschwommen oder von Auflösungsprozessen überwältigt gestalten, lassen sich die Bildthemen mit den Wachsstiften zeichnen. Da Hintergründe oder Raumgestaltungen oft nicht möglich sind, bietet es sich an, das Papier einzuweichen und mit einem Tuch etwas abzutrocknen. Jetzt kann man in der Nass-in-Nass-Technik mit Wasserfarbe über die Wachskreide malen. Durch den Fettgehalt stoßen die Wachsaufträge die Wasserfarbe ab, setzten sich aber in alle noch so kleinen Zwischenräume hinein und ermöglichen so eine fließende Hintergrundgestaltung. Umgekehrt sind farbig grundierte Flächen mit Aquarell nach dem Trocknungsprozess gut mit festen Materialien in ein gestaltetes Thema zu überführen. Die farbige Grundierung sorgt für den gemüthaften Untergrund, auf dem sich die Zeichnung entfaltet. Der malerische Prozess präzisiert sich in einem zweiten Schritt, aus dem träumerisch schweifenden Gefühl entwickelt sich Konkretes.

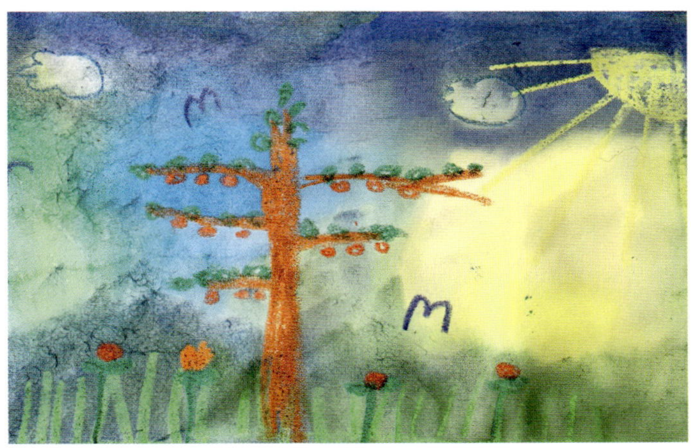

Abb. 27: Mit Wachsstiften gezeichnetes Motiv, mit Wasserfarben übermalt. Nachzeichnung nach dem Bild eines jungen Erwachsenen aus der Heilpädagogik

Sollen scharfe Hell-Dunkel-Kontraste entstehen, bieten sich vorgearbeitete landschaftlich gestaltete Sonnenauf- oder Untergangsstimmungen an. Dabei lässt sich mit Kohle oder schwarzer Farbe Schattenhaftes in den Vordergrund (vor das tiefstehende Licht) malen oder zeichnen. Am dunklen, kontrastierenden Gegenstand ist das Erleben von Präsenz möglich, der Bildgegenstand bietet einen Anker für das Selbst.

2.8 Zeichnen in der Therapie

Im Zeichnen gibt es die unterschiedlichsten Möglichkeiten zur kontrastierenden Darstellung. Was sich beim Malen aus der Farbe in die Form entwickelt, bleibt doch malerisch, lebt aus Mischungen, Schattierungen und Überlagerungen von Farbnuancen.

Eine Zeichnung bringt die Dinge deutlicher zum Ausdruck, sie lebt zwischen Licht und Dunkelheit weniger im Gemüthaften, sondern vielmehr und deutlicher in der Form. Malen wirkt zunächst lösend – seelische Ein- und Ausatmungsprozesse schwingen frei. Beim Zeichnen zieht sich die Seele zusammen, wird zum Beobachtungsorgan, stellt sich dem Ich zur Verfügung. Form und Gestalt stehen auf dem Boden der Tatsachen, sie verdeutlichen. Das Überführen von malerischen in zeichnerische Prozesse, oder umgekehrt, bietet Möglichkeiten von Erweiterung oder Zusammenführung, Einatmung und Ausatmung. Beide Wege ergänzen sich, doch führt jeder auch in sich zu einem ganzheitlichen Erleben von Weitung und Zusammenziehung.

Das Zeichnen spricht die Patient:innen in ihren Denk- und Vorstellungskräften an. Diese strahlen kontrastreich, präzise und ordnend auf die ganze Organisation aus. Alle Formen von Darstellungen konkreter gegenständlicher Motive ergreifen den Realitätssinn. Selbst in der Ausgestaltung von Zeichnungen zur Illustration von Fantasiegeschichten (Abb. 28) sind Gesetzmäßigkeiten wirksam, die den Raum und Figürliches in ein Verhältnis setzen. Zeichnung kann abbilden oder Neues schaffen, bleibt in der Ausführung jedoch immer mit den oben genannten Kräften verbunden. Es schult den Blick hin zu Verdeutlichung. Zeichnen eignet sich zur unfarbigen Darstellung. Im Ausnutzen von Hell-Dunkel-Kontrasten bewegt sich der zeichnende Mensch zwischen Sympathie und Antipathie, zwischen den Kräften von Licht und Finsternis. Manche haben Schwierigkeiten, Hell-Dunkel-Kontraste zu gestalten oder halten starke Gegensätze nur schlecht aus. Oft erscheint die Zeichnung dann etwas gleichförmig, grau, nicht richtig hell oder dunkel, Objekte bekommen keinen wirklichen Raum, die Bildwirkung ist indifferent. Es erfordert Mut, sich den Kontrasten zu stellen, dunkelstes Schwarz gegen hellstes Weiß zu setzen. Es kommt jedoch auch vor, dass es Menschen schwerfällt, die Zwischentöne auszugestalten. Die Zeichnungen sind dann kontrastreich, aber gerinnen gleichzeitig zu festen, schematischen Gebilden. Hier fehlt das Schwingungsvermögen, die Fähigkeit Gegensätze zu verbinden – eine Thematik, die sich auf die Mitte bezieht. In unfarbigen Zeichnungen stellt sich der Mensch zwischen Licht und Finsternis, zwischen Be- und Unbewusstsein in den Bildraum. Die Mitte bilden erfordert Balancekräfte von Seele und Ich.

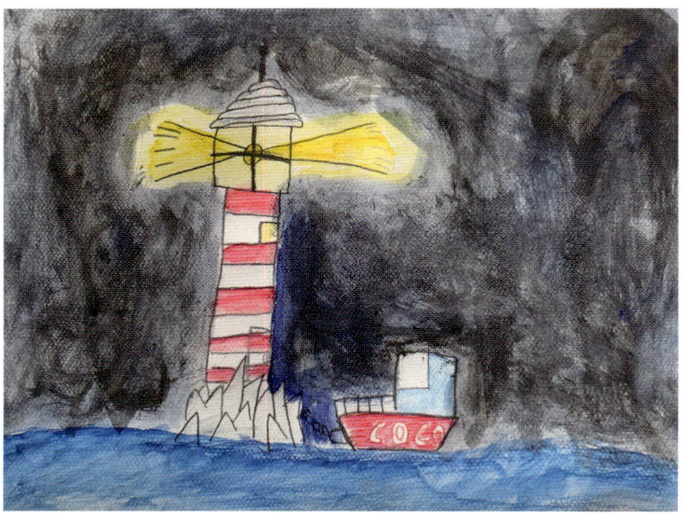

Abb. 28: Die Bildgegenstände sind mit Filzstift vorgezeichnet, die farbige Gestaltung des Umraumes erfolgte nachträglich (freie Zeichnung David, 9 Jahre alt).

3. Zum Formenzeichnen

> *„Formenzeichnen bietet in der Therapie viele einzigartige Möglichkeiten. Obwohl Spuren auf dem Papier zu sehen sind, zähle ich das Formenzeichnen zu den ‚Zeitkünsten' wie Eurythmie, Musik und Gesang oder Sprachgestaltung (...) Formenzeichnen will im Gewordenen das Werdende erlebbar machen."*
>
> Peter Büchi[19]

Formenzeichnen ist eine Methode, die sich aus Anregungen Rudolf Steiners zur Waldorfpädagogik entwickelte und in viele therapeutische Bereiche Eingang fand. Seine thematischen Anregungen sind differenziert und beziehen sich hauptsächlich auf die frühen Schuljahre, etwa bis zum 12. Lebensjahr. Sie gehen dezidiert auf deren Entwicklung ein.

Das Zeichnen von Formen in den ersten Schuljahren arbeitet auf die Entwicklung der Sinne, des Vorstellens und Denkens sowie die Regulierung von Temperamentslagen hin. Für Steiner stand im Vordergrund, Kinder dazu zu erziehen, sich in Formen einzufühlen, sie mit allen Sinnen nachzuvollziehen und als harmonisch, schön und aufeinander bezogen zu erleben. Das Formenzeichnen unterstützt Form-, Gestaltungs- und Harmonisierungskräfte bis in den Organismus hinein. Es wird im Kinderbereich in der Förderung, zur Unterstützung von Entwicklungsprozessen und bei deren Störung therapeutisch eingesetzt. Die anthroposophische Kunsttherapie griff solche Anregungen aus der Pädagogik auf und erweiterte sie nach und nach. So legte man auch viele Elemente aus der Formensprache des ersten Goetheanums, diesbezügliche Zeichnungen, Entwürfe und plastische Ausführungen zu Grunde. Gezeichnete Formen von Entwicklungsbewegungen, Formenwandel, Ein- und Umstülpungen basieren auf dem Metamorphosebegriff, den Rudolf Steiner in seiner Auseinandersetzung mit den Gedanken Goethes in künstlerische Formen überführte.[20]

Sowohl Kunstschaffende als auch -therapeut:innen entwickelten Wege oder auch einzelne Übungen mit bestimmten Indikationen für Kinder und Erwachsene, die in differenzierter Art auf deren individuelle Bedürfnisse eingehen.

3.1 Linienführung zwischen Statik und Dynamik

> *„Unvoreingenommene Beobachtung zeigt uns, dass wir mit unserem Bewegungssinn die Form – nein, nicht ‚sehen'. Wir müssten ein anderes Verb bilden: ‚bewegen'; wir bewegen sie, aber nicht im transitiven Sinne, wir bewegen uns innerlich mit, wir erleben sie in uns als Bewegung."*
>
> Rudolf Kutzli[21]

Gezeichnete Linien sind immer Spuren von Bewegung. Sie zeigen deren Verlauf und Richtung, Schwingung und Rhythmen. Die Linien machen Bewegungen direkt sicht- und nachvollziehbar, im Selbst-Tun entsteht auf der Zeichenfläche aus der Bewegung lebendige Gestaltung. Beim Zeichnen nimmt man die Bewegung körperlich wahr und aktiviert Gleichgewichts-, Tast- und Bewegungssinne. Dynamisch wechselnd zwischen schneller und langsamer Stiftführung, zwischen Druck und Lösen entwickelt sich die Bewegungsspur. Im mehrmaligen, sich wiederholenden Ausführen einer Bewegungsidee, einer Bewegungsgeste, lässt sich diese vertieft wahrnehmen und erleben. Im bewusst geführten Zeichenprozess entwickeln sich neue Wahrnehmungs- und Erlebnisqualitäten, die sich an Formsprache und -gestik orientieren. Wachstumsgesten, Entwicklungsbewegungen und Verwandlungsprozesse von einer Form zur anderen lassen sich im Zeichnen der Linien entdecken, verfolgen und „von innen" begreifen. *„Wird der Mensch in der Hingabe an die Formen aktiv, erlebt er sich in ihnen schaffend, seelisch form-tastend, so werden sie ihm zur Sprache."*[22] Jede Dynamik kommt zum Stillstand, wenn der Bewegungsfluss der Linie stockt oder ganz versiegt. Abgehackte, unharmonische Bewegungsführung zeigt sich auf der Zeichenfläche in aus dem Fluss geratenen festgefahrenen Formbildungen, die im Entstehungsprozess erstarren. Stockendens Erstarren der Linie ist Ausdruck von Stillstand und Ersterben der lebendigen Bewegung. Sehr exakt ausgeführte Abfolgen von Mustern zeigen zwar Ordnung und Systematik, sie wirken jedoch leblos. So liegt zwischen den Gegensätzen von lebendiger Linienführung und exakter, gesetzmäßig ausgeführter Form ein breites Spektrum von Einsatzmöglichkeiten in der Therapie. Abhängig von Krankheitsbild, seelischer Verfassung und Konstitution sind Bewegung, Richtung und Rhythmus der Linienzeichnungen zu variieren.

Linienartige Verzierungen als dekorative Elemente durchziehen alle Kulturen bis in die heutige Zeit. In der reliefartigen Dekoration von Bauten, in der Buchmalerei und im Buchdruck haben sich die Bänder, Verflechtungen und Muster gehalten und der jeweiligen Bildsprache des Kulturkontextes angepasst.

Linienzeichnung ermöglicht die Herstellung von Formen und Mustern, ohne auf einen konkreten Gegenstand Bezug zu nehmen. Neben figürlichen Themen zeigen sich auf Felsen und Höhlenwänden auch lineare Formgesten, die sich von der Frühgeschichte an durch alle Kulturen ziehen. Punkt und Kreis, Dreieck, Viereck, Kreuz, Welle und Spirale sind schon in den prähistorischen Felsritzungen und Malereien zu finden. Sie symbolisieren Lebensströme, Zahlen- und Ordnungssysteme der Welt und des Kosmos. Diese Urformen tauchen nicht nur in einem eng begrenzten Kulturraum auf, sondern zeigen sich in der ganzen Welt. Für das Erleben verbindet eine senkrecht von oben nach unten gezogene Linie Erde und Himmel. Eine waagerecht gezeichnete Linie, von einer Seite zur anderen verlaufend, umgreift die Welt. Miteinander in Beziehung gebracht, sich kreuzend, erlebt sich der Mensch urbildlich in seiner Existenz: zwischen Himmel und Erde, in der aufrechten Haltung, die Weite der Welt durch seinen Herzraum strömend: im Kreuz.

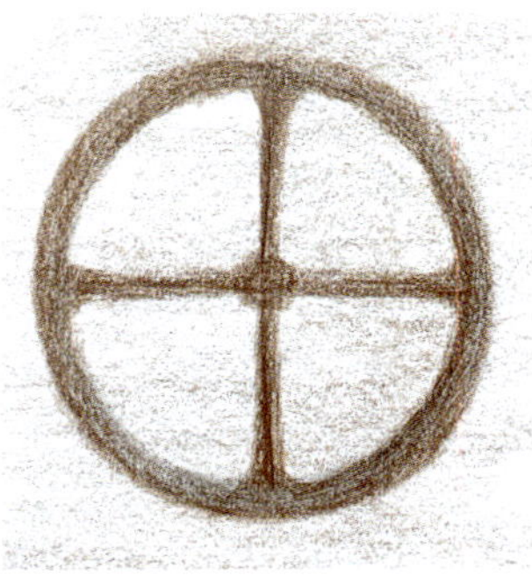

Abb. 29: Nachzeichnung eines Sonnenrades, einer Kreuzform im Kreis. Dänemark (Megalithkultur)[23]

Etwas anderes lässt sich im Nachvollziehen der ein- und auswärts schwingenden Spirale erleben, hier sind Rhythmus und Bewegung eingebunden: Lebensströme.

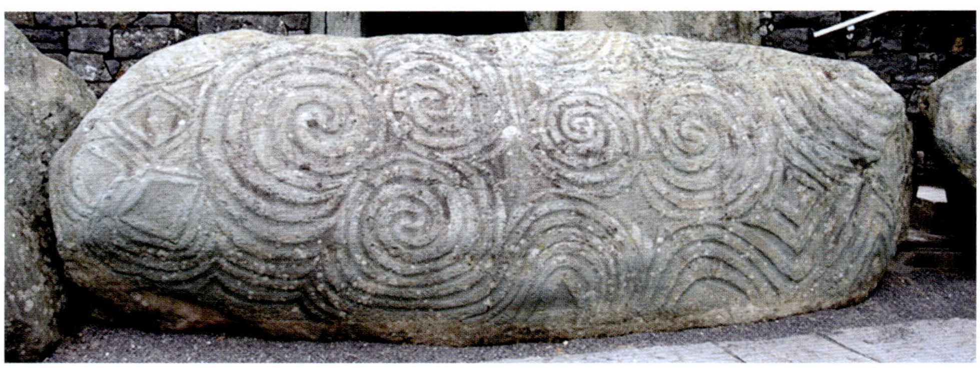

Abb. 30: Der große Schwellenstein von Newgrange, einem keltischen Heiligtum in Irland (Megalithkultur)[24]

In Kinderzeichnungen entstehen Kreis und Kreuz, Dreieck, Viereck und Spirale spontan, sie deuten zeichnerisch auf bestimmte Entwicklungsschritte.

In den antiken Hochkulturen zeigen sich Linienformen in verflochtenen Bändern, Mäandern und Ornamenten. Sie erscheinen fortlaufend, in sich geschlossen oder als Umrahmung und wirken zum einen organisch, schwingend und weich geführt, zum anderen geometrisch streng stilisiert.

Besondere Aufmerksamkeit im Kontext des Formenzeichnens gilt der Kunst der Linie, die sich im nordisch-keltischen Kulturraum in der Nachfolge der Megalithkultur entwickelte. Sie zeigt in den Linienführungen ursprüngliche Lebendigkeit. Etwa ab dem 6. Jahrhundert n. Chr. erreichte sie in der irischen Buchmalerei einen Höhepunkt. In der Gestaltung von Hochkreuzen in Irland finden sich die charakteristischen Flechtbänder und Knotenformen in Stein gehauen, aber auch auf Sarkophagen, an Türstürzen oder Portalen und Schmuckstücken.[25] Starre Muster sind der Kunst der nördlichen Völker fremd. Die im 7.-10. Jahrhundert entstandene, nordisch beeinflusste Flechtbandkunst, die sich vor allem in der Lombardei entwickelte, unterscheidet sich im Ausdruck und in ihrer Lebendigkeit stark von der exakt ausgeführten Ornamentik der griechisch-römischen Kultur. In ihrer Ausführung zeigt sie sich bildhaft, rhythmisch pulsierend und oft ohne symmetrische oder exakte Wiederholungen – atmend, fließend und lebendig.[26]

„Das Grundelement, die Quellform jedes Flechtbandes ist die Welle. (...) Wenn wir aber genauer beobachten, so erblicken wir, an zentraler Stelle vom Künstler ausdrücklich und unmissverständlich ausgeführt, den wirklichen Ursprung des Flechtbandes: es strömt aus dem Munde einer Gottheit."

Rudolf Kutzli (1915-1998)[27]

3.3 Wirkungen von gezeichneten Formen auf den Ätherleib

Rudolf Steiner brachte in seinem Kunstimpuls einen neuen Bezug zu Formen und deren Bewegungen zum Ausdruck. Dabei arbeitete er mit den in den Bewegungen liegenden *Kraftbezügen des Ätherischen* sowohl plastisch wie auch zeichnerisch. Exemplarisch kommen diese in den zur planetarischen Entwicklung geschaffenen Siegelzeichnungen zum Ausdruck. Es entwickelten sich Linienformen, denen geistige Kraftsysteme zugrunde liegen und die von Entwicklungsstufe zu Entwicklungsstufe in immer neuer Gestalt auseinander hervorgehen. Versenkt man sich meditativ im Nachzeichnen dieser Bewegungen, erschließen sich die Zusammenhänge.

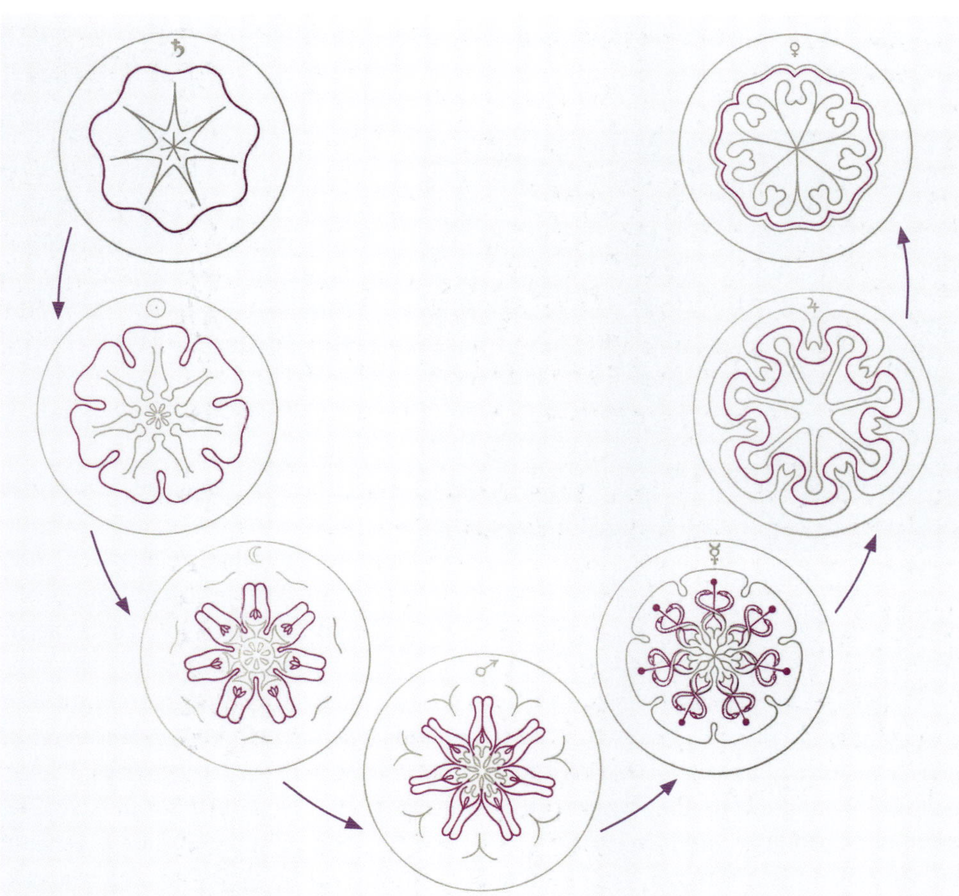

Abb. 31: Zeichnungen der Planetensiegel auf der Grundlage von Entwürfen Rudolf Steiners. Formbezüge zwischen den Außenformen sind in diesen Zeichnungen farblich herausgehoben und verdeutlichen Schritte der Verwandlung im Sinne von Metamorphose.[28]

Rudolf Steiner äußerte sich 1911 zu den Wirkungen: „*Nehmen wir an, wir richten das physische Auge auf irgendeine dieser Figuren, da ist es nicht bloß das physische Auge, sondern es ist die ganze Organisation, vor allem sind es die Strömungen des Ätherleibes, die in einer ganz bestimmten Weise in Bewegung kommen, angeregt durch den Verlauf dieser Linien und durch die Form dieser Figuren, so dass der Ätherleib andere Bewegungen in sich hat, je nach dem man die eine oder andere dieser Figuren ansieht. Das bedeutet, dass innerhalb der Welt der ätherischen Substanz, die uns umgibt mit all den Wesenheiten, die darin zunächst verkörpert sind, die Formen, die wir hier nachzeichnen, wirklich vorhanden sind.* (...) *und indem wir diese Figuren anschauen, richtet sich unser Ätherleib so ein, dass er in seinen eigenen Bewegungen Formen nach den Linien selbst bildet.*“[29] Wir können daraus entnehmen, dass Formen und deren Bewegungen Wirkungen haben, die den Lebensleib beeinflussen. Das Nachzeichnen von Formen wirkt im lebendigen Gefüge der menschlichen Wesensschichten. Die Weiterführung des Metamorphosegedankens von Goethe (1749-1832) im Plastischen und in der gezeichneten Form durch Steiner ist neu und erschließt für alle Felder der bildenden Künste Zugänge zu den Prozessgesten lebendiger Vorgänge.[30]

3.4 Formenzeichnen in der Therapie

> *„Jeder kann bei sich selber feststellen, dass in dem Moment, wo er etwas hört oder sieht, was mit Bewegung zu tun hat, er mehr oder weniger den Reiz verspürt, diese körperlich nachzuvollziehen.“*
>
> Elke Frieling (1939-2022)[31]

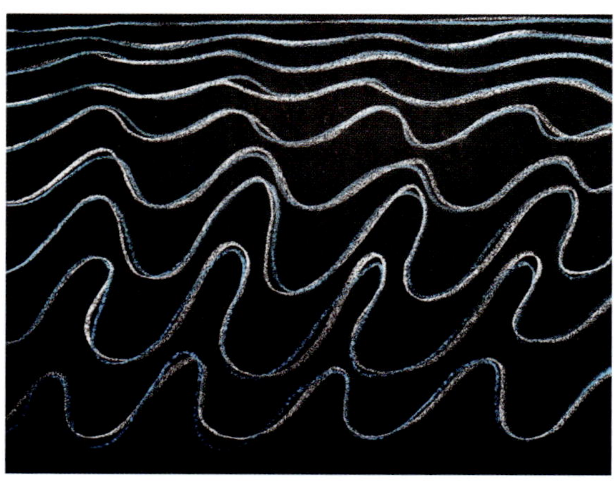

Abb. 32: Steigerung der Dynamik im Bewegungsfluss

Im Formenzeichnen gerinnt die Bewegung des Zeichners auf dem Papier. Damit aus der Bewegung Form entsteht, sind Formgestaltungskräfte erforderlich, die im Menschen veranlagt sind. Die Zeichenbewegung aktiviert diese, bringt sie zum Ausdruck und eröffnete neue Gestaltungsmöglichkeiten.

In der Therapie kann das Zeichnen von Formen integrieren, Orientierung schaffen, konzentrieren, bewegen und lösen. Zugleich regt es rhythmische Prozesse an. Selbst bei Formen, die aus geraden Linien bestehen, machen Rhythmen die Bewegung fließend. Die geordnete fließende Bewegung wirkt dynamisierend und belebend auf den Organismus. Das Ausgestalten von Formen aus dem Bewegungsfluss spricht alle Leibessinne an und aktiviert Gleichgewicht, Bewegung, Tast- und Lebenssinn. Ebenso wirkt die Betätigung rhythmisierend und regulierend auf Atemtätigkeit und Herz. Das Zeichnen bestimmter Formbewegungen spricht in der Konzentration auf die Formgeste das Vorstellen und im Halten des Formimpulses die Ich-Kräfte an. In der Zeichenbewegung selbst ist die Willenstätigkeit besonders gefordert.

Im Formenzeichnen arbeitet man mit der Linie und deren Führung. Dabei geht es nicht nur darum, die Linie zu führen, zu präzisieren oder als Bewegungsausdruck zuzulassen, sondern auch darum, die Zeichnung in einen ausgewogenen und ästhetischen Ausdruck zu bringen. Erst in der Ausgewogenheit einer Form entfaltet sich deren gestaltende Wirkung. Methodisch kommt Formenzeichnen in unterschiedlichen Formaten und Materialien zum Einsatz. Es ist ein großer Unterschied, ob man an einer Tafel mit Kreide im Stehen arbeitet (Abb. 32 und 33), ob jemand vor einer Staffelei steht und mit Wachsstiften auf einem größeren Papierformat malt oder ob der Zeichner am Tisch sitzt und auf einem DIN A3-Format zeichnet (Abb. 34). In manchen Bereichen malt man Formen auch mit Aquarellfarben auf feuchtes Papier.

Formenzeichnen ist in der Anwendung sehr vielfältig und in der Wirkung auf das Wesensgliedergefüge (Konstitution) des Patienten gezielt abzustimmen. Je nach Anwendungskontext ist methodisch unterschiedlich vorzugehen.

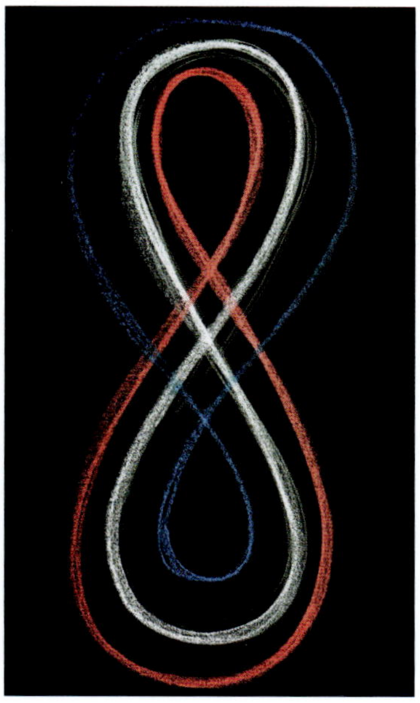

Abb. 33: Innen und Außen – Gleichgewicht und Aufrechte

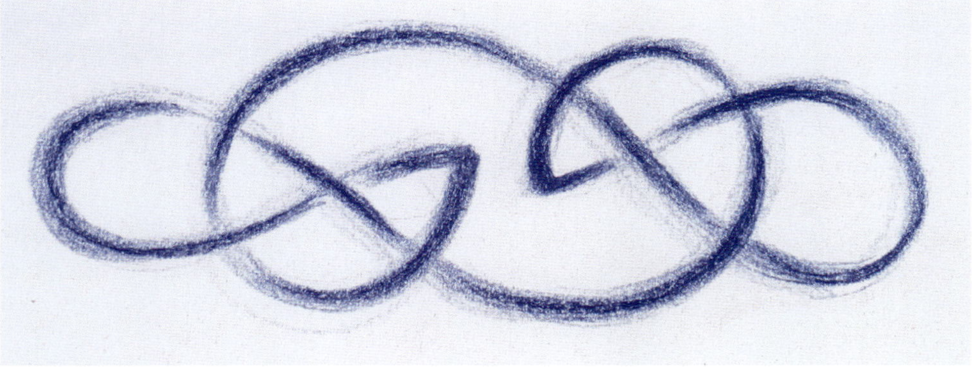

Abb. 34: Dynamik und Pendel-Schwung in einer Flechtbandgestaltung

3.5 Formenzeichnen mit Kindern

„Durch dieses Formenzeichnen wird im heranwachsenden Kind der Zugang zum Empfinden der lebendig-schaffenden Formenwelt freigemacht, belebt und durchs übende Tun gestärkt."

Hans Rudolf Niederhäuser[32]

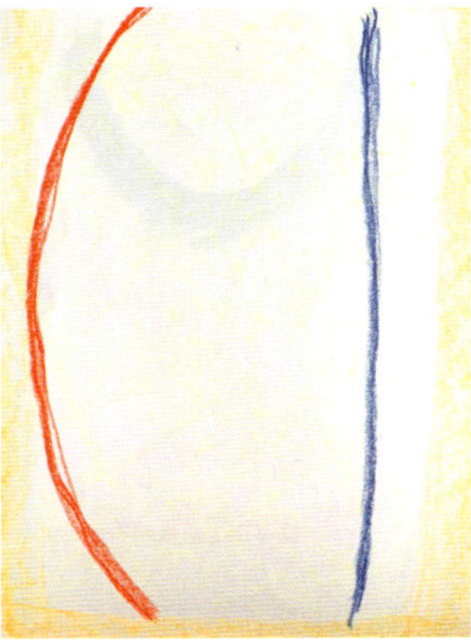

Abb. 35: Die Gebogene und die Gerade, David 6 bis 7 Jahre alt, 1. Klasse

Für das Formenzeichnen mit Kindern verschiedener Altersstufen liegen Angaben Rudolf Steiners vor, die man weiter ausarbeitete und seit nunmehr 100 Jahren anwendet. Steiner ging dabei von den formbildenden Kräften der leiblichen Konstitution aus. Stützen, Tragen und Aufrichtekraft zeigen sich in den geraden Formbildungen des menschlichen Gliedmaßenskeletts. Umfangen und Schützen sind rundende Kräfte, die sich in der sphärischen Gestalt des Schädels und in der Bildung des Brustkorbes, die zugleich Schutz und Bewegung ermöglicht, verdeutlichen. So beginnt man mit den Kindern, diese beiden polaren Gesten der Formbildung zu erkunden: die *Gerade* und die *Gebogene* (Abb. 35). Auf diesen Kraftgesten aufbauend entwickeln sich Formen und Rhythmen, die einerseits in die Formenwelt der Schrift führen, andererseits zu Themen, die dem Kind helfen, diese Grundkräfte leiblich und seelisch in sich auszuformen. Das spricht den Sinn für Harmonie und Ästhetik der Formenwelt an und fördert den Schönheitssinn. Das Laufen der Formen, Bewegungen mit den Armen und auch Eurythmie unterstützen das Formempfinden.

In der nachahmenden Tätigkeit ergreift das Kind die Formen im Tun und findet sich nach und nach in die Formenwelt hinein. Der Unterrichtsplan der ersten vier Klassenstufen für das Formenzeichnen greift für jedes Schuljahr andere Gesten auf. Von den leiblich- architektonischen Kräften ausgehend, wendet es sich der Erarbeitung von Symmetrien zu, wie sie sich in der Leibgestaltung abbilden (Abb. 36). Es folgen symmetrische Asymmetrien (Abb. 37), Formveränderungen und -ergänzungen sowie die Erarbeitung von Flechtbandmotiven (Abb. 38). Das Formenzeichnen führt man unter künstlerischen Gesichtspunkten so durch, dass die Kinder aus dem Bewegen der Form diese auch verstehen und verinnerlichen lernen. Für diesen Bereich erarbeiteten Margit Jünemann und Ernst-Michael Kranich (1929-2007)[33] ausführliche Grundlagen, basierend auf der leiblichen und seelischen Entwicklung der Kinder in den ersten Schuljahren. Auch andere Autor:innen beschäftigten sich mit dem Formenzeichnen für Kinder. Renate Schiller legte 2018 ein reichhaltiges Werk vor, das sich nicht auf die jüngeren Kinder beschränkt und historische und zeitgenössische Kunstimpulse für alle Altersstufen aufgreift.[34]

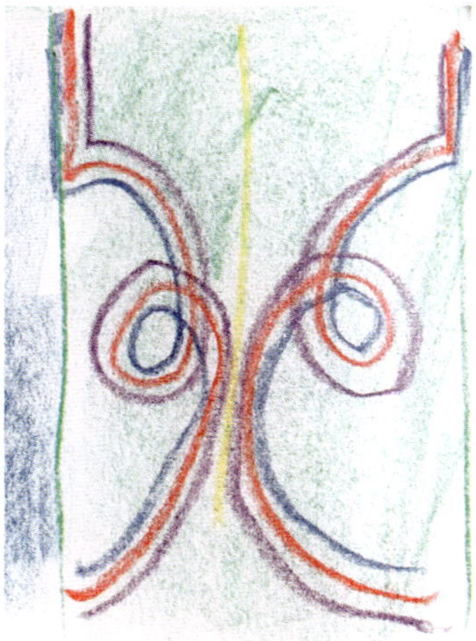

Abb. 36: Symmetrie finden, David, 7 bis 8 Jahre alt, 2. Klasse

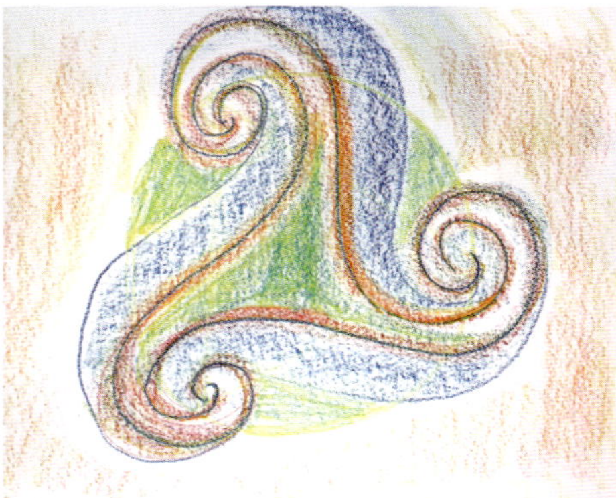

Abb. 37: Asymmetrische Symmetrie, David, 8 bis 9 Jahre alt, 3. Klasse

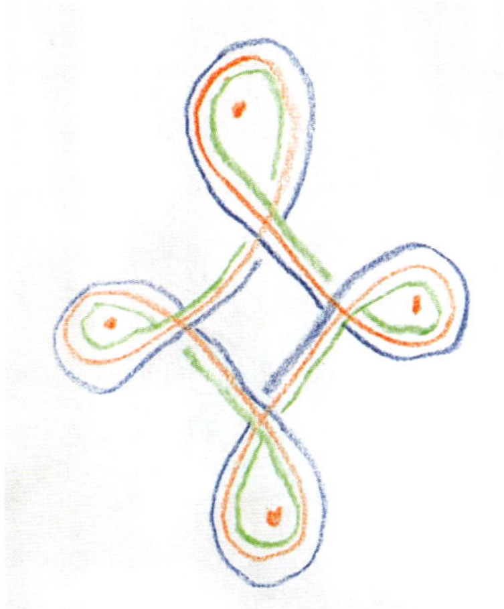

Abb. 38: Flechtband, David, 9 bis 10 Jahre alt, 4. Klasse

Das therapeutische Formenzeichnen mit Kindern spricht durch die gezielte Anwendung von Formgesten und -bewegungen, die man nicht nur auf dem Papier, sondern auch in der Körperbewegung aufgreift, modulierende und ausgleichende Kräfte an.

Der Sinnesorganismus lässt sich insgesamt oder in einzelnen Bereichen stärken, was die Verarbeitung von Reizen erleichtert und einseitige Sinnesschwächen ausgleicht. In der Entwicklungsförderung lassen sich Kinder mit besonderem Bedarf mit und durch Formenzeichnen gezielt unterstützen. Die Therapeutin Audrey McAllen[35] hat in langjähriger Tätigkeit Methoden für Diagnostik und Therapie ausgearbeitet. Ihr Konzept fokussiert auf ein Ergreifen der leiblichen Konstitution und der Integration von Seele und Ich in einen dem kindlichen Alter entsprechenden Entwicklungsstand. Die Kinder zeichnen Formen nicht nur, sondern malen diese auch. Bewährt hat sich die Methode des Malens auf feuchtem Papier mit Aquarellfarbe, sodass das Kind nicht nur die Bewegung der Form spürt, sondern zusätzlich die Farbgebung seelisch bewegt. Vor allem in der Heilpädagogik hat sich gezeigt, dass dieses Verfahren den Kindern den Zugang zur Formung erleichtert.

3.6 Therapeutisches Formenzeichnen mit Jugendlichen und Erwachsenen

> *„Um Formen wahrnehmen und reproduzieren zu können, müssen bestimmte Voraussetzungen erfüllt sein. Nicht nur die Augen müssen sehen können, auch die Bewegungsfähigkeit bzw. der Bewegungssinn muss ausgebildet sein.“* Cornelia Fabricius[36]

Das therapeutische Formenzeichnen mit Jugendlichen und Erwachsenen kann ebenfalls über Grundgesten arbeiten. Indikationen sind in der Konstitution der Wesensglieder im jeweiligen Krankheitsgeschehen zu finden. Gesichtspunkte zur Anwendung ergeben sich aus dem Bedarf:

1. die leibliche und/oder seelische Aufrichtekraft zu stabilisieren
2. die Atmung zu weiten und/oder zu rhythmisieren
3. die Herz-Kreislauf-Tätigkeit zu harmonisieren
4. die Fähigkeit zur Übersicht über komplexe Prozesse zu fördern
5. die Konzentration zu steigern
6. Ordnung und Orientierung zu ermöglichen
7. die integrative Ich-Wirksamkeit in seelisch-leiblichen Prozessen zu stärken
8. Verhärtungen im rhythmischen Bewegungsfluss zu lösen und zu einem Ausgleich zu bringen
9. die Bewegungen zu koordinieren, Einseitigkeiten in der Bewegungsführung auszugleichen
10. Tast-, Bewegungs- und Gleichgewichtssinn zu unterstützen, zu harmonisieren und beweglich zu halten, starre Gedankenformen in Bewegung zu bringen
11. die Willenskräfte zu aktivieren
12. Grenzen zu bilden, zwischen Innen- und Außenraum zu differenzieren

Formenzeichnen ist auf vielfältige Weise einsetzbar. Es aktiviert die Formkräfte im Menschen, seien sie im Denken, Fühlen oder auch im Willen notwendig. Es unterstützt in der Rhythmisierung leibliche Prozesse und wirkt ausgleichend, z.B. bei Schädigungen von Gleichgewicht oder Haltungseinseitigkeiten. Die rhythmisch bewegte Linienführung verfestigt nicht die Form, sondern bleibt in Bewegung. Formenzeichnen wirkt weckend und konzentrierend, da die Linienführung bewusst erfolgt und im Fluss gehalten wird; bei zu starken seelischen und/oder körperlichen Lösungsvorgängen integriert es. Vorzugsweise kommen in diesen Fällen geometrisierte Formen zur Anwendung, die Orientierung und Übersicht ermöglichen und durch ihre harmonische Ordnung auf allen Ebenen ausgleichen.

Die Kunsttherapeutin Elke Frieling (1939-2022)[37] arbeitete Methoden des Formenzeichnens für therapeutische Interventionen aus. Ihrer langjährigen klinischen Erfahrung verdanken wir differenzierte Anregungen für den Einsatz des Formenzeichnens in der Psychiatrie, in der Psychosomatik und auch im somatischen Bereich. Sie regte das Formenzeichnen im Stehen (bei Bedarf auch im Sitzen) auf großem Papierformat an der Staffelei oder auf der Wandtafel an. In der aufrecht stehenden oder aufrecht sitzenden Haltung können sich die Patient:innen frei bewegen und die eigene Körperhaltung und Atmung in die Bewegungsführung einbeziehen. Zudem entwickelte sie Übungen, die im Bewegungsfluss des Zeichnens kontinuierliche Formveränderungen ermöglichen. Diese wirken einerseits belebend und anregend auf Denk- und Vorstellungsprozesse. Sie greifen jedoch auch Formgesten auf, die in Ein- und Umstülpungsprozessen bestehen: Das Außen wandelt sich zum Innen und das Innen wieder zum Außen in gleicher oder veränderter Form. Es entwickelt sich ein dem künstlerischen Prozess verwandter Vorgang: Ein Eindruck, eine Idee wird aufgenommen, umgesetzt und neugestaltet. Diese Prozesse lassen sich auf vielfältige Weise umsetzen. Sie begünstigen eine vertiefte Wahrnehmung von lebendigen Veränderungsprozessen in der Natur und regen auch Wandlungen im Denken und Vorstellen an.

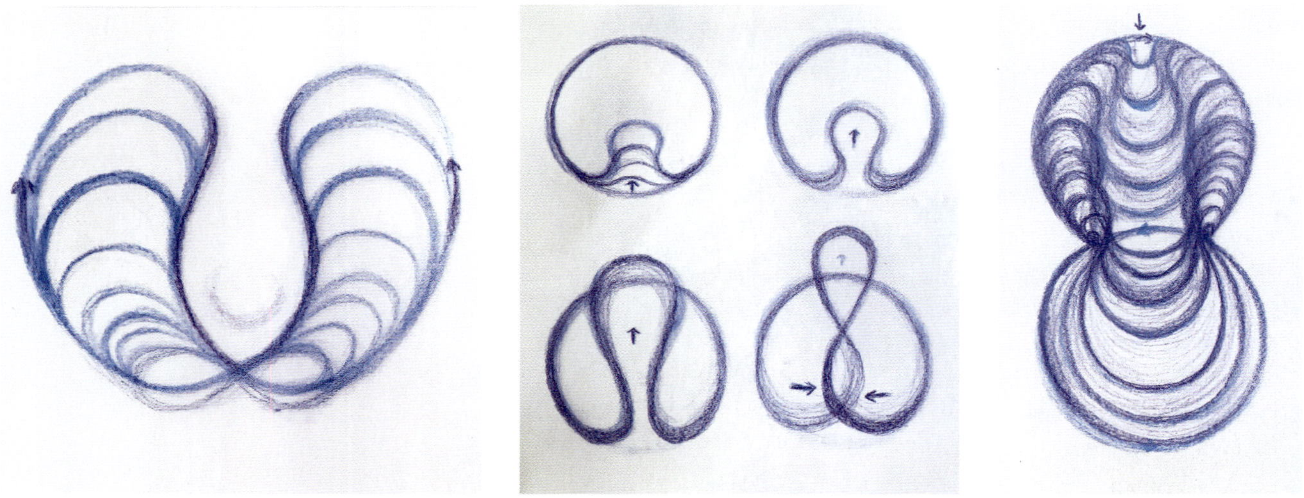

Abb. 39: Dynamische Einstülpungs- und Umstülpungsprozesse im Formenzeichnen nach Elke Frieling®; Wachstum und Innenraumbildung (links), Einstülpung (mittig), Umstülpung (rechts)

Erlebnisse der Grenzbildung durch die Zeichenbewegung, die vorsichtige Annäherung an eine Innenraumbildung und das Hindurchgehen durch einen Nullpunkt in die Neuformung sind innere Prozesse, die dazu beitragen, Veränderung bei sich selbst zuzulassen. Dabei bleibt die zeichnende Person im ständigen Bewegungsfluss. Um darin Umgestaltung zu ermöglichen, muss sie Überblick behalten, die Bewegung bewusst steuern und die Veränderung kontinuierlich herbeiführen.

Ein anderes Vorgehen erfordert die Gestaltung von Mandalaformen. Diese verwendet man heute in vielen Zusammenhängen, um über das Ausmalen oder das Selbstentwerfen zur Ruhe zu kommen und eine meditative Stimmung zu entwickeln. Die gleichmäßig aufgebauten Formen sollen Spannung und Stress reduzieren.

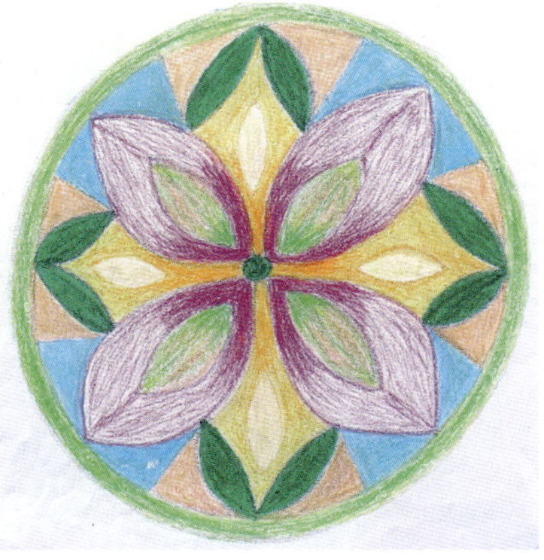

Abb. 40: Frei gezeichnete Mandalaform

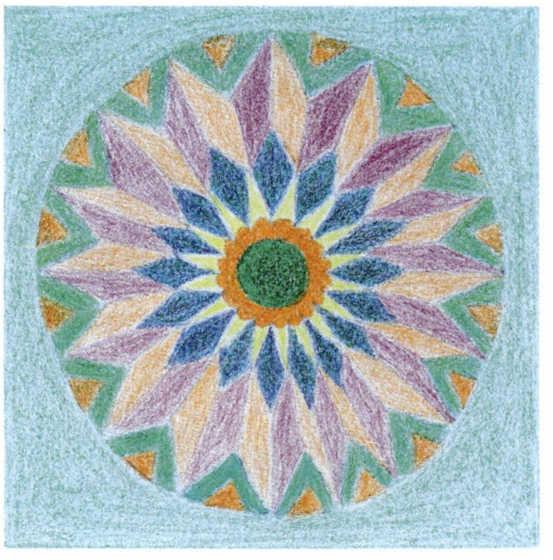

Abb. 41: Vorkonstruierte Mandalaform

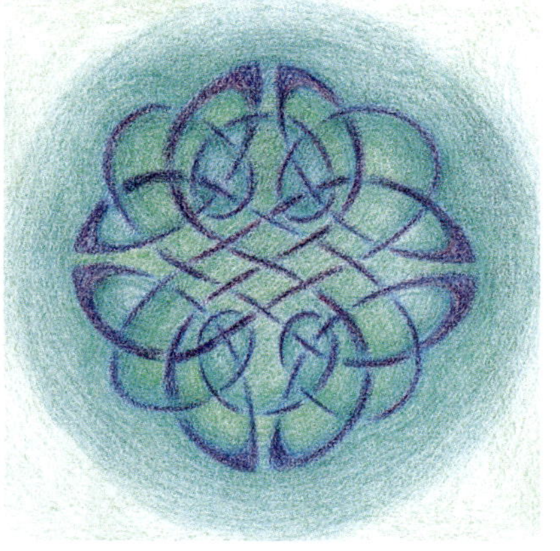

Abb. 42: Flechtbandform als Mandala

Im Formenzeichnen freihändig auf großem Format gestaltet, wirken die Rundformen beruhigend und festigend, wenn man sie statisch aufbaut und erst dann in Bewegung bringt, wenn der Zeichner in der Struktur „angekommen" ist. Diese Art der Freihandgeometrie ordnet und zentriert, ohne sich im kleinteiligen Ausmalen zu verlieren. Die Zeichner:innen strukturieren aus der Bewegung heraus, ohne zu verfestigen.

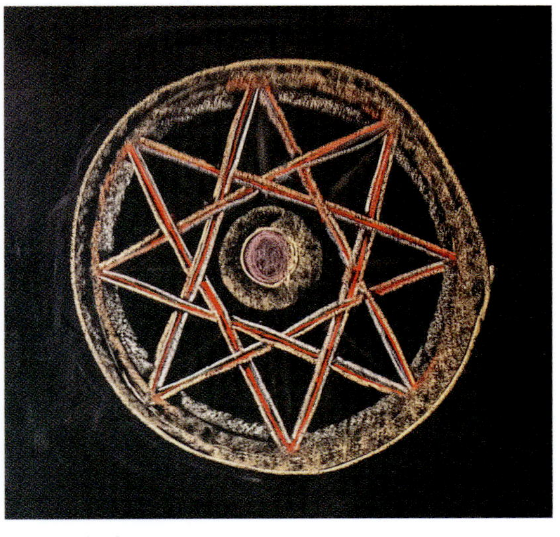

Abb. 43: Auf der Zahl acht aufbauende Stern-Flechtform

Literatur und Anmerkungen

1 Baumeister, W.: Das Unbekannte in der Kunst. Dumont Köln 1960. S. 212.

2 Stuckey, H. L., Nobel, J.: The Connection Between Art, Healing, and Public Health: A Review of Current Literature. American Journal of Public Health 2010; 100 (2). S. 254–263.

3 Culcha Candela 2009: Steh auf. Songtext. https://www.azlyrics.com › lyrics › culchacandela › stehauf (Abruf Juni 22).

4 Steiner, R.: Das Künstlerische in seiner Weltmission (GA 276). Rudolf Steiner Verlag Dornach 2002. S. 97.

5 Hauschka, M.: Zur künstlerischen Therapie, Band 2. Salumed Verlag Berlin 2000.

6 Hauschka, M.: Zur künstlerischen Therapie, Band 1. Salumed Verlag Berlin 2000. S. 14.

7 Mees-Christeller, E. et al.: Anthroposophische Kunsttherapie. Therapeutisches Zeichnen und Malen. Band 1. Salumed Verlag Berlin 2000. S. 49. Download über https://www.salumed-verlag.de.

8 Collot d'Herbois, L.: Licht, Finsternis und Farbe in der Maltherapie. Verlag am Goetheanum Dornach 1993.

9 Möglich ist z. B. der Einsatz von Kohle als Heilmittel bei Durchfallerkrankungen oder zur Reinigung von Wasser in Wasserfiltern.

10 Altmaier, M.: Farbe – Seele der Natur und des Menschen. Zum therapeutischen Malen. In: Mees-Christeller, E. et al.: Anthroposophische Kunsttherapie. Therapeutisches Zeichnen und Malen. Band 1. S. 212. Salumed Verlag Berlin 2000. S. 212. Download über https://www.salumed-verlag.de.

11 Schuberth, E.: Formenzeichnen ist keine Spielerei. https://www.erziehungskunst.de/artikel/warum-formenzeichnen-mehr-als-eine-spielerei-ist/ (Abruf Februar 2023).

12 Heimann, M., Schütz, M. Wie Design wirkt. Psychologische Prinzipien erfolgreicher Gestaltung. Rheinwerk Verlag Bonn 2017. S. 198.

13 Höxter, C. Das Schulfach Kunst. https://www.kulturrat.de/themen/kulturelle-bildung/kulturelle-bildung-schule/das-schulfach-kunst/ (Abruf Dezember 2022).

14 Mees-Christeller, E.: Dynamisch Tekenen / Dynamisches Zeichnen. Erlebnis der Zeit im Raume. Uitgeverij Zevenster Driebergen-Rijsenburg 1991. S. 23.

15 Edwards, B.: Das neue Garantiert zeichnen lernen. Rowohlt Verlag Reinbek 2003. S. 15.

16 Ebd. S. 171.

17 Mees-Christeller, E. et al.: Anthroposophische Kunsttherapie. Therapeutisches Zeichnen und Malen. Band 1. Salumed Verlag Berlin 2000. S. 30. Download über https://www.salumed-verlag.de.

18 Martin, M.: Hell-Dunkel erleben und gestalten. Verlag am Goetheanum Dornach 2002. S. 83.

19 Büchi, P.: Anregungen zum Formenzeichnen in Erziehung und Therapie. Selbstverlag o.O. 2013. S. 6.

20 Kemper, C.: Der Bau. Studien zur Architektur und Plastik des ersten Goetheanum. Verlag Freies Geistesleben Stuttgart 1984. S. 159.

21 Kutzli, R.: Langobardische Kunst. Verlag Urachhaus Stuttgart 1986. S. 134.

22 Kemper, C.: Der Bau. Studien zur Architektur und Plastik des ersten Goetheanum. Verlag Freies Geistesleben Stuttgart 1984. S. 64.

23 Nachzeichnung nach Felsbildern aus Grødby, Bornholm, Dänemark.

24 https://de.wikipedia.org › wiki › Newgrange https://de.wikipedia.org › wiki › Newgrange (Abruf Februar 2023).

25 Von Irland ausgehend fand eine christliche Missionierung über Schottland, England bis nach Italien statt, die im 6. und 7. Jahrhundert dazu führte, dass die besondere Linienkunst der verschlungenen Knoten und Flechtbänder sich bis nach Südeuropa ausbreiten konnte. Seit dem 4. Jahrhundert bewegten sich germanisch-stämmige Völker in langen Wanderungen nach Süden. Sie hatten eine über Jahrhunderte entwickelte eigene künstlerische Ausdrucksform, den sogenannten germanischen Tierstil, der in fast abstrakter Form göttliche Gestalten, Tiere und lebendige Linienbewegungen verbindet. Im 6. Jahrhundert waren elb-germanische Volksstämme bis nach Italien vorgedrungen. Sie schufen in den von ihnen eroberten Gebieten (fast ganz Italien, besonders die Lombardei) künstlerische Ausdrucksformen von ganz eigener Art. Flechtbandornamente und Bilder von göttlichen Wesen und Tiergestalten scheinen sich in den steinernen Kapitälen, Architraven und Portalen ihrer Kirchen zu einem charakteristischen Stil zu mischen.

26 Kutzli, R.: Langobardische Kunst. Verlag Urachhaus Stuttgart 1986. S. 82-90.

27 Ebd. S. 86. Diese Zusammenstellung erfolgte unter Verwendung von Einzelfotos der Bildtafeln 1 bis 7 aus: Kempter, F.: Rudolf Steiners sieben Siegel der planetarischen Entwicklung. Anthroposophische Gesellschaft München o. J.

28 Steiner, R.: Bilder okkulter Siegel und Säulen (GA 284) Rudolf Steiner Verlag Dornach 1992. S. 150.

29 Ebd.

30 Steiner, R.: Wege zu einem neuen Baustil (GA 286). Rudolf Steiner Verlag Dornach 1982.

31 Frieling, E.: Therapiewege im Formenzeichnen. VAS-Verlag Bad Homburg 2008. S. 173.

32 Niederhäuser, H. R.: Formenzeichnen. Zbinden Dornach 1981. S. 7 f.

33 Jünemann, M., Kranich, E. M.: Formenzeichnen: Die Entwicklung des Formensinns in der Erziehung. Verlag Freies Geistestleben Stuttgart 2015.

34 Schiller, R.: Gerade und Krumme. Vom Formenzeichnen. Verlag Freies Geistesleben Stuttgart 2018.

35 McAllen, A.: Die Extrastunde: Zeichen- und Bewegungsübungen für Kinder mit Schwierigkeiten im Schreiben, Lesen und Rechnen. Verlag Freies Geistesleben Stuttgart 2020.

36 Fabricius, C.: Mit Kindern Formenzeichnen. Freude am Schreibenlernen. Cornelia Fabricius Verlag Schaffhausen 1990. S. 7.

37 Frieling, E.: Therapiewege im Formenzeichnen. VAS-Verlag Bad Homburg 2008. S. 19.

KAPITEL III.5

Kunsttherapie als Prozessgestaltung

DAGMAR VON FREYTAG-LORINGHOVEN

> *„Die prozessanregende Tätigkeit geschieht auf dem Therapieweg, den der Therapeut mit seinem Patienten geht. Er ist kein gleichmäßiger. Er hat Steigerungen, Pausen und Umwandlungen, die phasenweise verlaufen. Er weist sowohl Kontinuität als auch Sprünge auf. Er ist selber Prozessgeschehen, ausgedehnt auf einen Zeitraum von einigen Wochen, Monaten oder Jahren. Patient und Therapeut stehen in einem komplexen prozessualen Geschehen drin."*
>
> Marianne Altmaier (1949-2013)[1]

Kunsttherapeutisches Handeln richtet sich nach der vorliegenden Diagnose und dem Behandlungsbedarf. Die Therapie bewegt sich im zwischenmenschlichen Begegnungsraum, im medizinisch-fachlichen Rahmen und im Gestaltungsprozess. Grundlage bilden angemessene äußere Bedingungen in Form gut ausgestatteter Räume und geeigneter Materialien. Therapiestunden differenzieren sich im Aufbau in Anfang, eine Zeit des Gestaltens und Abschluss. Die Dauer der Therapie bestimmt sich durch das Behandlungsziel und den Verlauf. Klinische Kunsttherapie findet unter anderen Maßgaben statt als ambulante. Der Patient sollte Rahmenbedingungen vorfinden, die ihm – je nach Indikation – Kräfteaufbau, Ressourcenbildung, Veränderung und Entwicklung ermöglichen. Aufgeschlossenheit, Reflexions- und Empathiefähigkeit, Kompetenz zur Konfliktlösung und fachliche Professionalität bilden die Grundlagen einer therapeutischen Raumgestaltung.

Therapiegeschehen ist immer im Fluss, es bildet eine lebendige Verlaufsgeschichte, die von den Intentionen der Patient:innen genauso abhängt, wie von dem Vermögen der Therapeut:innen, diese zu ergreifen und gestaltbar zu machen. Beide haben den Wunsch, durch die Therapie etwas zum Positiven zu verändern. Patient:innen möchten Besserung, Entlastung, neue Perspektiven und Heilung; die Therapeut:innen verfügen über Möglichkeiten von Hilfestellungen, sich diesen Wünschen anzunähern. Beide können ein Arbeitsbündnis miteinander schließen, um dem Geschehen eine Richtung zu geben, die sich an dem Bedarf des kranken Menschen orientiert. Um Behandlung als Verlauf und als individuelles Veränderungsgeschehen beschreibbar zu machen, eignet sich ein Blick auf die einzelnen Phasen, die sich im Prozess ergeben. Dabei lassen sich sehr unterschiedliche Perspektiven einnehmen.

Jede Art von Prozess ist gekennzeichnet durch seine individuelle Zeitgestalt. Im Menschen selbst gestalten sich Prozessabläufe auf körperlicher, seelischer und geistiger Ebene. Zeit seines Lebens ist der Mensch auf allen Ebenen seines Seins wandlungsfähig. Die stetige Wandlung findet zwischen Vergangenheit und Zukunft statt, das Gegenwartsgeschehen im Hier und Jetzt ist immer nur *ein* Moment. Erst im Rückblick ist eine Überschau möglich, die sich dann als Prozessgeschehen beschreiben lässt.

1. Die Gliederung von Prozessen in Phasen

Rudolf Steiner beschrieb sieben unterschiedliche Prozessformen, die in ihrem Grundsatz für alle Prozessabläufe gelten, seien sie lebendig-stofflicher oder seelisch-geistiger Natur. Er beschrieb diese als Abbilder makrokosmischer Vorgänge im Mikrokosmos Mensch.[2] Als Abbild des Tierkreises nannte er zwölf Sinnesbezirke, die dem Menschen sinnliche Wahrnehmung im Leib ermöglichen. Diese erschließen uns die Orientierung in der eigenen Leiblichkeit sowie in der Umwelt und ermöglichen die Wahrnehmung seelisch-geistiger Prozesse bei uns selbst und bei anderen Menschen. „Siebenfältiges Leben" belebt die Sinnesfelder – so wie sich im Makrokosmos sieben Planeten durch den Tierkreis *bewegen*, durchziehen die belebenden Kräfte den Sinnesorganismus. Steiner bezeichnete sie als *Lebensprozesse*.[3] Analog zu den Planetenbewegungen gliedern sie sich in eine Abfolge von sieben in sich dynamischen Stufen, die hier genauer betrachtet seien.

- Ein erster Prozess ist die *Atmung*, die alles Lebendige durchzieht. Die Atmung nimmt etwas von außen in den Organismus hinein und scheidet es in veränderter Form wieder aus, beim Menschen ist es der Gasaustausch von Sauerstoff zu Kohlendioxyd, bei Pflanzen verläuft der Prozess umgekehrt (Photosynthese). Wir atmen etwas ein, was uns belebt, wir „verleiben" es uns ein. Schließlich atmen wir etwas aus, was wir zu einem Gasgemisch verwandelt haben, das nicht mehr lebenstragend, aber von uns individualisiert ist. Durch die Atmung sind wir über die Luft mit allen anderen Lebewesen verbunden. Erweitert betrachtet erschließen Ein- und Ausatmung jeglichen Austausch auf leiblichen, seelischen und geistigen Feldern, *Begegnung* im weitesten Sinn.

- Dann folgt der zweite Prozess, die *Wärmung*. Ohne diese ist kein Leben im menschlichen Organismus möglich. Wir sind bei der Wärmung von der Umwelt abhängig. Ohne Wärme können wir weder tief fühlen, noch uns mit Interesse mit der Umwelt und anderen Menschen verbinden. Die Patient:innen müssen sich erwärmen, die Therapeut:innen die Wärmung ermöglichen, soll die Behandlung Wirksamkeit entfalten.

- Eine dritter Prozess ist die *Ernährung*. Im Ernährungsvorgang nimmt der Mensch Fremdstoffe auf. Diese Stoffe nimmt der Leib jedoch nicht so „fließend" in den Organismus hinein oder scheidet ihn aus wie die Luft. Sie sind zu verdauen und so aufzubereiten, dass sie dem Organismus dienen. Das bedingt einen Zerstörungs- und anschließenden Wiederaufbauprozess im Körper. Auf weiteren Ebenen ist dieser Prozess vergleichbar einer Auseinandersetzung mit der Umwelt, anderen Menschen und geistig erfassbaren Themen. In der Kunsttherapie geschieht diese Auseinandersetzung in der Wahrnehmung, Gestaltung und im Gespräch am Werk.

- Der vierte beschriebene Prozess ist die *Sonderung*. Nach der Aufnahme sind die Nahrungsstoffe in ihre Bestandteile zu zerlegen und der Organismus muss nun unterscheiden, ob er sie benötigt oder welche unzuträglich sind. Es erfolgt eine Trennung von Stoffen, die im Leib verbleiben und solchen, die nach außen abzugeben sind. Auf der Ebene von Begegnung und Auseinandersetzung grenzen wir uns gegen andere und die Umwelt ab. Geht diese Fähigkeit verloren, erkrankt der Organismus, eine Beziehung wird ungesund oder die Auswirkungen der Umwelt wirken destruktiv. Bewusste Abgrenzung erfordert Ich-Kraft. Die Auseinandersetzung mit dem Werk tritt in eine neue Phase, es sind erste Entscheidungen zu treffen, wie Komposition und Motiv sich entwickeln sollen. Vertiefte Werkbetrachtung aber auch Konfrontation mit dem Bild ermöglichen Auseinandersetzungen mit Therapieinhalten.

- Was dem Organismus dient, verarbeitet dieser zu seiner Versorgung. Durch diesen Vorgang erhält sich der Organismus in sich. Diese *Erhaltung* ist der fünfte Prozess.

Sie erfolgt jedoch nur dann in gesunder Weise, wenn der Leib die aufgenommenen Stoffe so *individualisiert*, dass sie bekömmlich sind. Auf anderen Ebenen ist dieser Prozess vergleichbar einer ständigen Austarierung von Gleichgewicht, indem die Faktoren, die leiblich, seelisch und geistig zuträglich sind, aufgenommen und verarbeitet werden und von unbekömmlichen getrennt bleiben. Die Fähigkeit zu unterscheiden ermöglicht uns die Orientierung im Leben. Das Werk entwickelt sich weiter, es wird mehr und mehr zum *Eigenen* der Patient:innen, die Therapeut:innen bieten den Rahmen für Entwicklung.

- Der sechste Prozess, *Wachstum*, Vermehrung von innen heraus, ist notwendig, um den Organismus in ständiger Erneuerung zu halten, sonst würde er innerlich altern und verhärten. Innere Wachstumsprozesse, angeregt durch Erleben und Erfahrung, Auseinandersetzung und Gedankenbildung, ermöglichen einen ständigen Veränderungsprozess in Bezug auf innere Haltung, Werte und Einstellungen. Im besten Fall wächst und reift die Patientin innerlich, was Umgestaltung, Wandlung ermöglicht.

- Der siebente Prozess führt zur Erneuerung. Damit *neues* Leben entsteht, muss *Reproduktion, Hervorbringung* stattfinden. Neue Gewohnheiten, Ideen und Lebenshaltungen auf allen Ebenen entstehen erst wirklich, wenn man sie von innen heraus ergreift und bejaht. Ungewohnte Schritte werden möglich. Es gestalten sich neue Bildthemen, veränderte Blickwinkel, andere Sichtweisen und ermöglichen Fortschritt oder auch den Abschluss einer Therapiesequenz.

Die sieben Lebensprozesse bilden in ihrer Gesamtheit ein lebendiges Auseinandersetzungs- und Veränderungsgeschehen ab. Es handelt sich um eine in sich dynamisch verlaufende Gesamtgestalt, die sich jedoch auch einzeln betrachten lässt.

2. Die sieben Lebensprozesse als Ordnungselement in der Beschreibung kunsttherapeutischer Prozesse

„Der Therapeut erfährt diese individuellen Intentionen seines Patienten zwischen Zukunftsahnung und Gegenwartsberührung. Im Augenblick des Eingreifens der individuellen Intentionen, der Gegenwartsberührung, wird aus der Zukunftsahnung augenblickliche Gewissheit der wirkenden Ziele und Motive des von ihm begleiteten Menschen."

Marianne Altmaier[4]

Die Kunsttherapeutin Marianne Altmaier untersuchte bis 1995 die oben geschilderten Prozesse in ihrer Dynamik für therapeutische sowie malerische Abläufe.[5] Sie setzte diese in ein Verhältnis zu kunsttherapeutischen Beziehungs- und Gestaltungsprozessen. Darstellung, Beschreibung und Überprüfung von Verläufen lassen sich geordnet anhand der einzelnen Stufen durchführen.

Dabei bilden sich sowohl das dynamische Geschehen in Therapieverläufen als Gesamtübersicht als auch diverse Aspekte der im Einzelnen beteiligten Faktoren ab. Patient:innen gestalten für sich den Prozess, den sie durchlaufen, in einer anderen Dynamik als die Therapeut:innen, die ihn begleiten. Die Entstehung des Werkes wiederum bildet einen Teil des Entwicklungsgeschehens auf der Fläche ab, reicht für sich gesehen aber nicht aus, um das zu beschreiben, was ein:e Patient:in in sich selbst während einer Kunsttherapie erlebt.

Die folgende Tabelle gibt eine erste orientierende Übersicht. Dort sind stichwortartig Tendenzen formuliert, die sich auf die einzelnen Phasen beziehen und Zuordnungen ermöglichen.[6] Die Benennung der Stufen orientiert sich an den für die Lebensprozesse beschriebenen Abläufen. Die untenstehende Tabelle ist nicht identisch mit den von Marianne Altmaier gewählten Bezeichnungen, sondern modifiziert und unter allgemeineren Gesichtspunkten erstellt.

Im folgenden Abschnitt seien exemplarisch die Phasen der Werkentstehung angeschaut und beschrieben, da sie den kunsttherapeutischen Verlauf maßgeblich mitgestalten.

Lebensprozesse Mensch	**Therapieprozesse** Patientin und Therapeutin	**Patientin**	**Therapeutin**	**Begegnungsprozesse** Patientin und Therapeutin
1. Atmung Austausch	Ankommen, Wahrnehmung und Austausch, Einführung in die Therapieform	Ankommen, wahrnehmen, fragen	Empfangen, wahrnehmen, sammeln	Sich öffnen, einander wahrnehmen, Anliegen sammeln
2. Wärmung Öffnung, Angleichung	Beziehungs- und Vertrauensaufbau, Interesse entwickeln für Gestaltungsprozesse	Vertrauen gewinnen, sich verbinden, probieren, Neues kennenlernen	Annehmen, Vertrauensaufbau Hineinversetzen, Prozesse in Bewegung bringen	Anwärmen, Beziehungs- und Vertrauensaufbau, Vertrauensbildung in Gestaltungsprozesse
3. Ernährung Verinnerlichung, Unterscheidung	Beginn des Gestaltungsprozesses, eintauchen, verinnerlichen, fragen	Eintauchen, verinnerlichen, erschaffen, Gewohntes verlassen	Begleiten, ermutigen, fördern, Fragen und Unterscheidungen anregen	Eintauchen, abtasten, sortieren
4. Sonderung Individualisierung, Entscheidung, Dazustehen	Auseinandersetzung, Themen entwickeln oder verwerfen, Ausrichtung entscheiden	Auseinandersetzung, individualisieren, eigene Motive abgleichen, Entschluss zur Weiterführung	Begleiten und fördern, Eigenwahrnehmung und -intention anregen	Sich auseinandersetzen, Standpunkte entwickeln und verwerfen
5. Erhaltung Ausrichten, Motiv konstituieren	Anliegen verdeutlichen, zum Motiv finden, Bildinhalt definieren	Entscheidungen zum Motiv werden lassen, Anliegen verdeutlichen und behaupten	Begleiten und fördern, Entscheidungen unterstützen	Am gewonnenen Motiv in „Trialog" mit dem Werk treten
6. Wachstum Reifung	Eintritt von Veränderung, Konkretisierung, Abstimmung von Feinheiten	Veränderungen bemerken, Fähigkeitsgewinn, Erleben von Selbstwirksamkeit	Veränderungen begleiten, neue Qualitäten und Selbstwirksamkeit unterstützen	Veränderung der Beziehungen zwischen Werk und Selbst, eigenständiger Dialog, Therapeutin im Hintergrund
7. Reproduktion Neu schaffen, Neues entwickelt sich, Emanzipation	Neuausrichtung auf den nächsten anstehenden Schritt/das nächste Thema im Therapieprozess	Neuausrichtung auf eigene Aufgaben und Zielsetzung, Bereitschaft zu neuer Gestaltung	Ausrichtung auf den nächsten Schritt, Unterstützen in der Ausformulierung weiterer Anliegen	Neuausrichtung der Gesprächskultur, Neugestaltung im Dialog entwickeln

Tabelle 1: Prozessstufen im kunsttherapeutischen Geschehen

3. Prozesse der Werkentstehung

„Können wir den Vorgang, der sich bei der Entstehung eines wahren Kunstwerkes auswirkt, belauschen? Können wir Zeugen sein jener Zeugung, Zeugen seiner Geburt? Darauf kann ich präzise antworten: nein. Die Konzeption eines Kunstwerks ist ein innerlicher Vorgang.“

Stefan Zweig (1881-1942)[7]

Im Idealfall vollzieht sich der Entstehungsprozess eines Kunstwerks, indem der Kunstschaffende eintaucht in eine Idee, eine Inspiration oder auch eine Imagination. Die Idee kann plötzlich aufkommen, sich langsam entwickeln und konkreter werden, sie mag auch durchaus von außen impulsiert sein. Meist reift sie im Innern und wird dann zu etwas transformiert, was im Kunstwerk sinnlich wahrnehmbar ist. Töne fügen sich zu einer neuen Melodie, Farben zu einem Bild oder Worte zu einem Gedicht. Was im Innern Gestalt annimmt, wird herausgesetzt, Künstler:innen tauchen in einen Schaffensprozess ein und leben darin. Irgendwann bauen sie eine Distanz, einen Gegenblick auf. Dann beginnt die Arbeit des Experimentierens, des Ausformens, Überlegens, Verwerfens und Neufassens, des Veränderns. Und wieder gelangt der künstlerisch Tätige an einen Punkt, der ihm etwas zeigt, das vielleicht nie ganz vollendet, doch als gestaltete Idee auf Papier oder Leinwand, als Noten oder in Schrift festgehalten ist. Jetzt tritt das Werk sichtbar oder hörbar in Erscheinung, es ist in der Welt. Andere Menschen können Anteil nehmen und Erlebnisse daran haben. Was andere an einem Werk erleben, ist in der Regel nicht das Gleiche, was der Künstler erfuhr, als er sein Werk schuf.

Ebenso durchläuft der Rezeptionsprozess eines Kunstwerks die oben beschriebenen Phasen. Der erste spontane Eindruck geht über die Wahrnehmung von Gefühlen: Sympathie oder Antipathie entstehen unreflektiert (Atmung). Bestimmt Antipathie den ersten Eindruck, hat es der Zuhörer oder die Galeriebesucherin nicht leicht, sich auf eine nähere Betrachtung oder ein konzentriertes Aufnehmen wirklich einzulassen. Sympathische Gefühle hingegen sind ein „Türöffner“ für eine vertiefte Wahrnehmung (Wärmung). Auch im Rezeptionsprozess sind innere Beteiligung und Reflexion notwendig (Ernährung, Sonderung). Werkverständnis lässt sich vertiefen, wenn der Betrachter offen dafür ist, genauer hinzuschauen oder hinzuhören. Nimmt man ein Werk aus unterschiedlichen Blickwinkeln, auf verschiedenen Ebenen wahr, gewinnt es an Aussagekraft für die Leser:innen, Hörer:innen oder Betrachter:innen – und auch für seinen Schöpfer (Erhaltung, Wachstum, Regeneration).

Beide Prozesse, aktive Gestaltung und Rezeption, sind in der Kunsttherapie von Bedeutung. Patientin und Therapeutin durchlaufen sie mit unterschiedlichem Hintergrund. Das Bemühen um ein Verstehen dessen, was sich manifestieren will, haben sie jedoch gemeinsam. Den Gestaltungsprozess vollzieht der Patient selbst. Das reflektierende Rezeptionsgeschehen gestaltet mit, indem es immer wieder neue Aspekte aufzeigt.

Das Anschauen eines Werkes unter therapeutischen Bedingungen hat unterschiedliche Funktionen. Der Erfolg einer Therapie hängt nicht von der Vielfalt der Bilder ab, die entstehen, sondern davon, ob sich der gestaltende Mensch mit dem verbinden kann, was er tut. So liegt eine wichtige Funktion der Bildbetrachtung darin, dass die Gestalterin sich bewusster mit ihrem Werk verbindet. Die Therapeutin ist dabei Förderin eines solchen Verbindungsprozesses. Anfängliche einfache technische Hilfestellungen, sei es bei Fragen zur Umsetzung einer konkreten Form oder auch bei der Farb- oder Formatwahl, können den Prozess von Patienten so unterstützen, dass er sich verwirklichen lässt.

Unter den Aspekten der einzelnen Phasen, wie sie weiter oben für den therapeutischen Verlauf dargestellt wurden, lässt sich auch der Entstehungsprozess des Werkes in der

Kunsttherapie betrachten. Rezeption und Bildgespräch erfüllen dabei die Aufgabe einer bewussten Arbeitsbegleitung.

Prozessphase	Entstehungsprozesse des Werkes aus Sicht der Patientin	Begleitung und Unterstützung durch die Therapeutin	Fragestellungen im Rezeptionsprozess: Bildgespräch
1. Atmung Austausch	*Sich öffnen* für die malerische oder zeichnerische Tätigkeit, eigene Ideen/Vorstellungen äußern, Aufnahme von Anregungen	*Abtasten*, was gefordert ist, Einführung in Materialien und Vorgehensweisen, Anregung eines ersten Gestaltungsprozesses	Erste Rezeption: Was sehen wir? Abtastendes Beschreiben
2. Wärmung Warm werden, gewärmt werden	*Anwärmen*, sich mit den Materialien/dem Gestaltungswunsch/der Aufgabe vertraut machen, Vorstellungen konkretisieren und anfänglich gestalten	Praktische *Hilfestellung* in der anfänglichen Umsetzung eines gewünschten Themas oder einer besprochenen Aufgabenstellung	Wie erscheint es Dir? Lebendig-Seelisches beschreiben
3. Ernährung Interessieren, eintauchen, etwas bekommen	*Interesse vertiefen, experimentieren* und *eintauchen* in den Mal- oder Zeichenprozess	*Wahrnehmung* und praktische Unterstützung	Wie hättest Du es gern? Was möchtest Du ausdrücken?
4. Sonderung Auseinandersetzung, entscheiden, verwerfen, hinzufügen	Sich malerisch/zeichnerisch *auseinandersetzen* mit dem, was entstehen soll/zum Ausdruck gebracht werden möchte, Motiv erfassen	*Zwischenbetrachtung,* Wahrnehmung und unterstützende Begleitung	Was sollte anders werden? Was möchtest Du verändern? Wo soll es sich hin entwickeln?
5. Erhaltung Eingliedern	Zurücktreten und wahrnehmen, was entstanden ist, *ausgestalten, differenzieren, verändern,* das Eigene hervorheben	Wahrnehmung und unterstützende Begleitung im Hintergrund, in Bildgesprächen unterstützend begleiten, wie oder was ggf. malerisch oder zeichnerisch verändert werden kann	Ist Dein Anliegen schon sichtbar? Was müsste noch verändert werden, damit es zum Ausdruck kommt?
6. Wachstum Kraftgewinn, Ressourcen entdecken	Überarbeitung, *vertiefen, auf den Punkt bringen,* einverstanden sein, abschließen, Autonomiegewinn	Wahrnehmung und Bildgespräche, Unterstützung der Impulse und der Selbständigkeit des Patienten	Bist Du mit den Veränderungen zufrieden? *Ist Dein Werk für Dich stimmig?* Kannst Du es abschließen?
7. Reproduktion Raum für das Neue, Neues entstehen lassen	Schilderung der Erfahrungen, *neue Ideen* entwickeln und umsetzen wollen, eigene Perspektiven bilden, Emanzipation	Abschließende Betrachtung, *Wie geht der Therapieprozess weiter?* Zusammenfassung und *Ausrichtung auf Neues*	Bist Du mit dem Erreichten zufrieden? Woran könnte sich das *jetzt* Wichtige bilden? Hast Du neue eigene Ideen?

Tabelle 2: Übersicht über die Phasen der Werkentstehung

4. Werkbetrachtungen im Therapieprozess

„Wenn man die Wirksamkeit eines Bildes erfassen will, muss man es zuallererst als eine Ganzheit sehen. Was ist der stärkste Eindruck? Wie sieht die Stimmung der Farben, die Dynamik der Kräfte aus? Bevor wir irgendein Teilelement herausgreifen, macht die Gesamtkomposition eine Aussage, die wir nicht verlieren dürfen. Wir suchen nach einem Thema, einem Schlüssel, zu dem alles in Beziehung steht. Behandelt das Bild einen bestimmten Inhalt, versuchen wir, möglichst viel davon herauszulesen, denn nichts von alledem, was der Künstler in sein Werk steckt, kann vom Betrachter ungestraft vernachlässigt werden. Von der Struktur des Ganzen sicher geleitet versuchen wir dann, die Hauptmerkmale zu erkennen und ihrem Vorrang vor untergeordneten Einzelelementen auf die Spur zu kommen. Allmählich offenbart sich der ganze Reichtum des Werkes und wird überschaubar, und wenn wir in dieser Weise das Werk richtig wahrnehmen, beginnt es mit seiner Botschaft unsere ganzen geistigen Fähigkeiten zu beanspruchen."

Rudolf Arnheim (1904-2007)[8]

Bildbetrachtungen im Therapieprozess erfolgen direkt. Patient:in und Therapeut:in können sie gemeinsam vornehmen, viele Patient:innen treten jedoch von sich aus spontan zurück und betrachten ihr Bild bewusst mit Abstand. Eine solche Art der Bildreflexion ermöglicht ein Auftauchen aus dem Gestaltungsprozess, ohne ihn wirklich zu unterbrechen. Auf diese Weise gewinnt der Gestaltende für kurze Momente inneren Abstand und Übersicht, es werden Veränderungen, Ergänzungen und die Bildung neuer Gesichtspunkte für den Malprozess des Patienten ermöglicht.

Darüber hinaus können Therapeut:in (und Ärztin oder Arzt) die Bildgestaltungen unter diagnostischen Gesichtspunkten wahrnehmen.[9] Wenn der Mensch künstlerisch schafft, gestaltet er das Kunstwerk aus seinem Wesen heraus. Insofern leuchtet in seinen Schöpfungen immer etwas auf, was mit seiner ihm allein eigenen Gesamtgestalt in den vier Wesensschichten einhergeht [→ Kapitel I.2.4 Wesensglieder und Naturreiche].[10] So lassen sich Bilder nach Gesichtspunkten betrachten, die sich auch wiederum an den vier Wesensschichten des Menschen orientieren.[11] Eine Bildbetrachtung unter den Aspekten von Drei- und Viergliederung ergänzt die Wahrnehmung des Patienten durch die Therapeutin in seiner Gesamtgestalt, seinen Lebensäußerungen, seinen seelischen und geistigen Anliegen. Initialbilder sind leitend für die Ausgestaltung eines maltherapeutischen Therapieansatzes [zur Vorgehensweise → Kapitel III.8 Maltherapeutische Diagnostik].

5. Verständnis des Krankheitsgeschehens als Grundlage für den Einsatz therapeutischer Mittel

„Für das Krankheitsverständnis der anthroposophisch orientierten Medizin ist es wesentlich, dass die leiblichen Veränderungen als Ausdruck von Seele und Geist verstanden werden, die sich durch Krankheit ebenso offenbaren können, wie in den gesunden Äußerungen des Lebens und der Seele."

Heidi Künstner[12]

Wird anthroposophische Maltherapie vorgeschlagen oder ärztlich verordnet, liegt in der Regel eine medizinisch begründete Diagnosestellung vor.[13] Es ist für die Zielrichtung einer Intervention mitentscheidend, wie sich die Kunsttherapie in das Gesamtkonzept der Behandlungsmaßnahmen einfügt. Die differenzierte Anwendung bestimmter Verfahren der anthroposophischen Mal- und Zeichentherapie setzt Kenntnis über die Dynamik und das Behandlungskonzept einer Erkrankung voraus. Die Therapeut:innen informieren sich darüber, wie sich die Krankheit äußert und welche Beeinträchtigungen damit einhergehen. Handelt es sich um eine akute oder eine chronische Erkrankung? Leidet der/die Patient:in an einer Störung der Leberfunktion, der Nieren, der Lunge? Liegt ein Tumor vor? Handelt es sich um eine seelische Störung, eine Abhängigkeitserkrankung, ist sie psychosomatisch oder doch somatisch verursacht? Wie wirkt die Dynamik, ist die Erkrankung chronifiziert, verhärtend, auflösend in ihrer Geste? Wo manifestiert sich das Krankheitsgeschehen, betrifft es die Gliedmaßen, die inneren Organe oder die Psyche? Welche besonders eingreifend wirkenden Medikamente bekommt der Patient? Wie stellen sich die Nebenwirkungen dar? Wie ist das Gesamtkonzept der Behandlung? Welche anderen Therapien finden gleichzeitig statt? Was ist schädlich, was kontraindiziert?

Sobald Therapeut:innen sich die erforderliche Kenntnis angeeignet haben, lässt sich nachvollziehen, wie sich Beeinträchtigungen im Funktionellen ausdrücken *und* im Verbund der Wesensglieder Ungleichgewichtigkeit schaffen. Die großen Tendenzen, die sich in der Neigung zu Verfestigungs- oder Auflösungsprozessen äußern, sind ein erster Anhaltspunkt dafür, in welche Richtung die therapeutische Arbeit zu veranlagen ist. Feinere Abstimmung darüber, wann z. B. malerische Prozesse, Zeichnen oder Formenzeichnen einzusetzen sind, ergeben sich aus differenzierteren Überlegungen zur Dynamik des Krankheitsgeschehens, der körperlichen oder seelischen Betonung. Noch differenzierter erfolgen Entscheidungen zum Einsatz von speziellen Maltechniken oder zeichnerischen Verfahren, wenn man den Menschen ganzheitlich in seinem Wesensgliedergefüge, der speziellen Kräftekonstellation und den in seinen ersten Bildern zum Ausdruck gebrachten Verhältnissen wahrnimmt.[14]

In ihrer Reflexion zum Ziel des kunsttherapeutischen Prozesses äußerte Marianne Altmaier: *„Der Kunsttherapeutische Prozess hat zum Ziel, das Entindividualisierende einer Pathologie in einem kreativen Akt zu einem individuellen, vom Patienten geführten Vorgang zu verwandeln."*[15] Anthroposophische Kunsttherapeut:innen orientieren sich in diesem Sinn in ihren Therapieansätzen, die hier aus verschiedenen Blickwinkeln geschildert werden.

Literatur und Anmerkungen

1 Altmaier, M.: Der Kunsttherapeutische Prozess. Das Krankheitstypische und die individuelle Intention des Patienten am Beispiel von Rheuma und Aids. Verlag Urachhaus Stuttgart 1995. S. 21.

2 Steiner, R.: Kosmische und menschliche Geschichte. Das Wesen des Menschen (GA 170). Rudolf Steiner Verlag Dornach 1964. S. 116: „Wir müssen den Menschen gewissermaßen, insofern er ein lebender Mensch ist, so darstellen, dass er zwölf getrennte Sinnesbezirke hat, und dass durch diese das siebenfältige Leben pulst, das in sich bewegte, siebenfältige Leben. – Schreiben Sie zu den zwölf Bezirken die Tierkreiszeichen dazu, dann haben Sie den Makrokosmos; schreiben Sie dazu die Sinnesbezirke, dann haben Sie den Mikrokosmos. Schreiben Sie zu den sieben Lebensprozessen die Zeichen der Planeten, so haben Sie den Makrokosmos; schreiben Sie die Namen für die sieben Lebensprozesse, so haben Sie den Mikrokosmos. Und wie sich im Makrokosmos die Planeten in ihren Bewegungen verhalten zu den Tierkreisbildern, durch die sie durchgehen, so geht der lebendige Lebensprozess durch die ruhenden Sinnesbezirke immer hindurch, durchströmt sie. Sie sehen, noch in mancher Beziehung ist der Mensch ein Mikrokosmos."

3 Vgl. Steiner, R.: Anthroposophie (GA 45). Rudolf Steiner Verlag Dornach 1970.

4 Altmaier, M.: Der Kunsttherapeutische Prozess. Das Krankheitstypische und die individuelle Intention des Patienten am Beispiel von Rheuma und Aids. Verlag Urachhaus Stuttgart 1995. S. 22.

5 Ebd.

6 Keinesfalls bilden Tabellen einen kunsttherapeutischen Verlauf in seiner Fülle auch nur annähernd vollständig ab.

7 Zweig, S.: Das Geheimnis künstlerischen Schaffens. Fischer Verlag Frankfurt am Main 1993. S. 351.

8 Arnheim, R.: Kunst und Sehen. Eine Psychologie des schöpferischen Auges. Walter de Gruyter Berlin 2000. S. 9 f.

9 Es ist in einigen Bereichen sinnvoll, diagnostische Eingangsübungen durchzuführen, die ohne Thema oder als thematische Aufgabenstellung mit oder ohne freie Materialwahl erfolgen können.

10 Diese stellte Rudolf Steiner ausführlich dar in: Steiner, R.: Theosophie (GA 9). Rudolf Steiner Verlag Dornach 2021. Vgl. auch Kapitel I.2.4

11 Golombek, E.: Zur Dokumentation kunsttherapeutischer Verläufe. Endbericht des Forschungsprojektes zur Weiterentwicklung und Zukunftsgestaltung der Anthroposophischen Kunsttherapie. (Manuskriptdruck) Öschelbronn 1993. Abschnitt 5.

12 Künstner, H.: Vorwort. In: Mees-Christeller, E. et al.: Anthroposophische Kunsttherapie. Therapeutisches Zeichnen und Malen. Band 1. Salumed Verlag Berlin 2000. Download über https://www.salumed-verlag.de.

13 https://www.anthroposophische-kunsttherapie.de (Abruf Oktober 2022).

14 Ebd., Abschnitt 6: Kontraindikationen und Nebenwirkungen bezüglich der einsetzbaren Verfahren sind als Teil des Fachwissens zu berücksichtigen.

15 Altmaier, M.: Das künstlerische Ziel des kunsttherapeutischen Prozesses. In: Mees-Christeller, E. et al.: Anthroposophische Kunsttherapie. Therapeutisches Zeichnen und Malen. Band 1. Salumed Verlag Berlin 2000. S. 180. Download über https://www.salumed-verlag.de.

KAPITEL III.6
Pflanzenfarben in Pädagogik und Kunsttherapie

ELISA DUDINSKY

Seit alters her gewinnt und verwendet man Farben aus allen Naturreichen. Gewinnung, Anwendung und Gebrauch innerhalb verschiedener Kulturen sind heute analysiert und erforscht.[1] Besonders die Farbstoffe aus Pflanzenmaterial, die bis in das späte 19. Jahrhundert vornehmlich auf textilen Geweben fixiert wurden, sind vielfältig vorhanden. Es gibt viele erhaltene Rezepturen, die bis heute als Grundlage für die Pigmentherstellung dienen und für Kosmetika, in der pharmazeutischen Industrie und in der Lebensmittelherstellung Verwendung finden. Pflanzenfarben führen in der Kunst und im Handwerk noch ein Nischendasein, doch setzen Pädagog:innen, Therapeut:innen und Farbgestalter:innen sie gerne als Alternative zu rein synthetischen Farben ein.

1. Der Pflanzenfarbenimpuls Rudolf Steiners

Rudolf Steiner war es ein Anliegen, für das Malen ausschließlich Pigmente aus dem Pflanzenreich zu verwenden. Er regte an, traditionelle Färberpflanzen zu erforschen, so dass sie als Malfarben ein möglichst vollständiges Farbspektrum bereithielten und eine Stabilität gegenüber dem Licht erzielten. Dies ist der Forschung im Pflanzenfarbenlabor in Dornach (Schweiz) durch den Chemiker Oskar Schmiedel (1887-1959) und andere im Zusammenhang mit der Errichtung des ersten Goetheanums weitgehend gelungen. Steiner selbst interessierte sich für alte Rezepturen der Farbherstellung und soll geäußert haben, dass er sich der Erforschung der Pflanzenfarben gerne ganz widmen würde.[2]

In der Deckenmalerei des ursprünglichen Goetheanums traten die Pflanzenfarben erstmals großflächig in Erscheinung. Sie boten den Betrachtenden zusätzlich zu dem neuen Malimpuls, dem Malen aus der Farbe, einen völlig neuen Sinneseindruck. Zudem entwickelte man nach Angaben Steiners ein neues Bindemittel aus Traganth, einem pflanzlichen Klebstoff, sowie Harzen, Bienenwachs und hochwertigen ätherischen Ölen. Diese Mixtur ermöglicht und unterstützt einen langen, flexiblen Malprozess.

Während der Weltkriege kamen Forschung und Herstellung der Pflanzenfarben zum Erliegen. Ab den 1960er Jahren arbeitete man an der Gewinnung von Pigmenten aus Pflanzen am Goetheanum weiter, vor allem, um die Lichtechtheit und die Leuchtkraft der Farben zu steigern und größere Pigmentmengen herzustellen.

2. Zur Verwendung der Pflanzenfarben in der Therapie

Die beiden Pionierinnen der künstlerischen Therapie, die Ärztin Margarethe Hauschka (1896-1980) und die Künstlerin Liane Collot d'Herbois (1907-1999), die von Ita Wegman (1876-1943) den Auftrag erhalten hatten, Malprozesse für Patienten zu entwickeln, befassten sich neben vielem anderem mit der Herstellung und Verwendung von Pigmenten aus Pflanzen. Margarethe Hauschka veröffentlichte einen Aufsatz über die Verwendung von Pflanzenfarben als geeignetes Material. Sämtliche Schriften von ihr, die in der Pionierzeit von 1927 an entstanden, sind in der Zeitschrift Natura abgedruckt. Später wurden diese im Band 1 zur künstlerischen Therapie zusammengefasst.[3] Hauschka ging besonders von den Wirkungen der Farbe auf den Menschen aus, die er während der Sinneseindrücke durch das Tageslicht erfährt und die bis in die Nacht während des Schlafes fortwirken. Hierbei zitierte sie Rudolf Steiner: „*Wir leisten in der Tat für Frische und Wachstum und Vitalität unseres Organismus alles dadurch, daß wir während des Schlafens durch das bewahrte Sonnenlicht von außen gegen unsere Haut und gegen unsere Sinne strahlen. Das heißt, dass wir im aktiven Durchdringen unserer Sinneseindrücke mit Farben uns dem Wesen dieser Sonnenwirkungen verbinden können, wir können sie intensivieren und darüber heilende Kräfte in den Schlaf senden.*“[4] „*Das heißt aber wieder, dass wir durch aktives Durchdringen unserer Sinneseindrücke, vor allem derjenigen durch die Farbe, uns dem Wesen dieser Sonnenwirkungen verbinden können, sie verintensivieren, heilende Kräfte damit in den Schlaf hinübersenden.*“[5]

Ferner wies Margarethe Hauschka darauf hin, dass wir im Malprozess mit Pflanzenfarben die Sinneseindrücke so zu steigern vermögen, dass dann in der Nacht die planetarischen Kräfte auf das Geistig-Seelische des schlafenden Menschen zurückwirken, die in der Pflanzenwelt das Sonnenlicht zur Farbe modifizieren. Das Malen mit den Pflanzenfarben trägt somit zum Gesunden bei. In der Therapiestunde lässt sich eine Farbe oder eine Farbkombination gezielt einsetzen, da die Planetenwirksamkeiten mit den inneren Organen und dem Farbgeschehen zusammenhängen.[6]

In der Augenheileurythmie finden Pflanzenfarben therapeutischen Einsatz, wo man pflanzengefärbte Tücher aus Seide verwendet.

3. Äußeres und inneres Licht und Sehsinn

Mit und durch den Sehsinn wirkt das Licht in allen Facetten der auftretenden Hell-Dunkel-Erscheinungen und durch die mannigfaltigen Farben, die das menschliche Auge erfasst. Die Wirkungen sind seelisch und damit auf den Stufen des Bewusstseins nachhaltig, innere Lichtwerte erzeugend. Sie zeigen sich in Form von Erinnerungsnachwirkungen und durch das Denken erzeugte Bildhaftigkeit. Erinnerungsbilder, die Verarbeitung von Erlebnissen oder Fantasiebilder lassen sich je nach Intention diffus oder auch ganz klar vor das innere Auge führen, so dass es der Ansicht der äußeren Gegenstandswelt nicht mehr bedarf.

In den Vorträgen Michael Steinkes über die Sinne findet sich folgende Aussage vor dem Hintergrund der Lichtäther-Wirkung: „*Für den Sehprozess sind nicht nur physikalische und physiologische Prozesse als Qualitäten zu betrachten, sondern auch seine ätherische Substanz. Das wache Ich-Bewusstsein des Menschen ist in gewissem Maße identisch mit dem äußeren Licht-erfüllten Raum. Der sehende Mensch wird mit seinem Bewusstsein zu Licht.*“[7]

In der Kunstgeschichte – betrachtet unter dem Aspekt der Bewusstseinsentwicklung – lässt sich das Leben und die Schärfe der Vorstellung anhand der Entwicklung der Malerei von der Frühzeit bis zum heutigen Fotorealismus historisch nachvollziehen. Um die Kraft der inneren und äußeren Bildwirkungen aufzuzeigen, sei noch das folgende Zitat Hans Jürgen Scheuerles angeführt: „*Der mit dem Vorstellen begabte Mensch erzeugt Eigenlicht. Hierbei handelt es sich bereits um die oben genannte ätherische Substanz. Inne-*

re Bilder, das Nachwirken von Bildern durch vergangene Außenbilder und Fantasiebilder werden ohne weiteres erzeugt."[8] In diesem Zusammenhang treten auch folgende Phänomene auf: Wir spüren den Blick anderer Menschen, wenn er auf uns gerichtet ist, beinahe sofort und reagieren, selbst wenn sie uns nicht direkt ins Auge sehen. Wie oft aber weichen wir einem Blick aus, wenn er uns zu intensiv erscheint.

„*Ins Auge tritt nicht nur das äußere Licht ein, es dringt auch das innere Licht des Menschen nach außen. Das innere Licht verbindet sich beim Sehen mit dem äußeren Licht.*"[9]

Während der Stilepoche der Romantik wurde sich der Mensch dieses Prozesses des äußeren und inneren Sehens bewusst. Der berühmte Satz Caspar David Friedrichs (1774-1840) erschloss neue Dimensionen für die Kunst: „*Der Maler soll nicht bloß malen, was er vor sich sieht, sondern auch, was er in sich sieht. Sieht er aber nichts in sich, so unterlasse er auch zu malen, was er vor sich sieht. Sonst werden seine Bilder den Spanischen Wänden gleichen, hinter denen man nur Kranke und Tote erwartet.*"[10] Der Mensch verknüpft den Sehprozess mit der inneren Sehtätigkeit, welche die äußere Welt mit der imaginativen Ebene des Denkens verbindet. Hier liegt der Grundstein für die moderne Malerei, die sich auf innere Erlebnisse stützt.

4. Das Malen mit Pflanzenfarben als sinnliches Erlebnis

Die Beschaffenheit der Pflanzenfarbe, aber auch die Zusammensetzung des pflanzlichen Bindemittels zum Anrühren der Pigmente in Mörsern schaffen dem Sehen und dem Tasten eine stete Anregung. Das Traganth-haltige Bindemittel – ein Klebstoff mit Harzen, Bienenwachs und hochwertigen ätherischen Ölen – ist durch seine Inhaltsstoffe nicht homogen. Es hüllt die Pigmente ein und lässt feine Höhen- und Tiefenunterschiede entstehen. Das Bindemittel umhüllt die unterschiedlichen Korngrößen und hält sie schwebend in der malerischen Fläche. Durch die Schichttechniken entstehen transparente oder satte Farbaufträge. Ein vollendetes Bild erscheint nun – in der Farbwahrnehmung – wie vor der Bildfläche schwebend mit leichtem dreidimensionalem Effekt und erzeugt eine durchlichtete Bildraumtiefe, welche die Farbperspektive des Rot- und Blauspektrums gegebenenfalls noch steigert.

Die Salze, die man als Trägersubstanz für die Herstellung der Pflanzenpigmente verwendet, dürfen für qualitativ gute Farben nur von höchsten Reinheitsgraden sein. Die besondere Leuchtkraft der Farben entsteht, weil die Pigmente feinste, von Farblicht durchzogene Kristalle sind. Während des Malens ist die Verbindung mit dem Lichtäther gegeben, die – wie bereits erwähnt – den Organismus durchzieht und diesen deshalb mit der gesamten Ätherorganisation belebt. Das Betrachten eines Bildes steigert sich durch die Lichtverhältnisse des Raumes, in dem es sich befindet. Die vom Tageslicht beschienenen Pigmente verhalten sich so wie die Farberscheinungen in der Natur, sie leuchten dann besonders auf, wenn die Dämmerung eintritt.

Sowohl der Betrachter, wenn er sich auf das Bild einlässt, als auch der Malende verbinden sich durch ihre Lebenskräfte mit dem Bild. Sie rufen durch einen längeren künstlerischen Prozess oder durch längeres Betrachten regenerierende Kräfte auf. Die tätigen Sinne, sowohl der Sehsinn als auch der Tastsinn, tragen hierzu bei.

5. Die Wirkung der Pflanzenfarben auf die Atmung

Farben wirken auf die Atmung.[11] So verstärkt das Rot die Einatmung, während umgekehrt die blaue Farbe auf die Ausatmung wirkt. *„Alle heilenden Kräfte liegen nämlich ursprünglich im menschlichen Atmungssystem und wer den ganzen Umfang des Atmens wirklich versteht, der kennt aus dem Menschen heraus die heilenden Kräfte, die anderen Systeme müssen selbst geheilt werden“*, fasste Rudolf Steiner dies zusammen.[12]

In den Vorträgen über die Jahreszeiten-Imaginationen stellte Steiner dar, warum die Atmung die wichtigste vermittelnde Rolle einnimmt. Er maß der Atmung einen zentralen Stellenwert bezüglich der Gesundheit und des stetigen Gesundens bei. Sie wirkt auf die Verarbeitung aller nährenden Prozesse im Organismus. Nicht allein die Ernährung, sondern alle Sinneseindrücke müssen sich der Verdauung unterziehen, sie sind mit der Atmung verbunden. Des Weiteren trägt die Atmung die Erregung des Gedankenlebens und beeinflusst die Willenstätigkeit. Der Ausgleich der Atmung ist eine zentrale Aufgabe der Maltherapie und der Pädagogik. Der Mensch sollte weder zu viel ein- noch zu viel ausatmen. Die Maltherapeut:innen kann wahrnehmen, wie der Malprozess die Atmung der Klient:innen begleitet. Es lässt sich beobachten, wie das Farberleben mit der Atmung verbunden ist. Ist der Farbauftrag zum Beispiel zu schwer, d. h. zu stofflich, trübe oder stockend, sollte auf einen „atmenden“, durchlässigen Flächenauftrag hingearbeitet werden. Die leuchtende, atmende Farbfläche ist ein Therapieziel. Die Pflanzenfarben spiegeln kraft ihrer Eigenschaften sehr deutlich zum einen, wie die Atmung mit dem Farbauftrag einhergeht, zum anderen lassen sie einen viel längeren Malprozess zu, bevor sie sich erschöpfen. Sie sind aufgrund der angeführten Gesichtspunkte therapeutisch einsetzbar.

6. Pflanzenfarben beim Malen mit Kindern

Für die Verwendung von Pflanzenfarben beim Malen mit Kindern liegen viele Erfahrungswerte vor. Ältere Fachbücher über den Waldorflehrplan weisen auf die Möglichkeiten der Verwendung dieses Materials hin, zum Beispiel das Buch von Fritz Weitmann und Margit Jünemann.[13] Die Autoren gaben einen Überblick über das Malen und Zeichnen für die gesamte zwölfjährige Waldorfschulzeit, wobei sie menschenkundliche Aspekte berücksichtigten. Über die Pflanzenfarben schrieben sie: *„Was hier aus der Färberpraxis berichtet wird, charakterisiert auch die Pflanzen-Malfarben. Es ist einleuchtend, daß der Umgang mit ihnen eine belebende Wirkung auf die Sinnesnatur des Menschen hat, ähnlich den Farbeindrücken in der Natur. Das Auge wird anders ernährt als durch synthetische Farben. Bei modernen Schockfarben darf man daher mit dem Abbau des Farbensinnes rechnen. Neben der ästhetischen Wirkung darf man daher der Pflanzenfarbe auch eine therapeutische zurechnen.“* Und weiter: *„Von der versuchsweisen Anwendung von Pflanzenfarben im Unterricht – auch in der Heilpädagogik – liegen positive Beobachtungen und Erfahrungen vor. So zeigt es sich manchmal, daß jüngere Kinder keine anderen Farben mehr haben wollten.“*[14]

Die Erfahrungen langjähriger Praxis mit Kursen und Ateliers, die Kinder verschiedener Schulformen oft über mehrere Jahre besuchen, bestätigen, dass das Malen mit Pflanzenfarben für Kinder kein Hindernis darstellt. Bei freier Wahl der Materialien entscheidet sich der größte Teil der Kinder immer für die Verwendung von Pflanzenfarben. Manche kommen mit dem ausdrücklichen Wunsch, mit Pflanzenfarben malen zu dürfen. Auf feuchtem Aquarellpapier, aufgespanntem rauen Aquarellpapier oder Leinwänden, welche die Kindern selbst bespannen und grundieren, lässt es sich gut arbeiten. Das Anreiben im Reibschälchen, das Verdünnen der Farbe fasziniert die Kinder. Der Duft des Bindemittels trägt zu einer angenehmen Stimmung während der Vorbereitung des Malens bei. Viele Kinder wollen wissen, wie die nachhaltige Verwendung von Pflanzen als Malmaterial vor sich geht. In jedem Bild entstehen neue Farbzusammenstellungen, sie bleiben erhalten und verblassen nicht, wenn man sie mit einem mehrschichtigen Farbauftrag bearbeitet. Das Materialempfinden steigert sich durch dieses Prozedere und die Kinder arbeiten häufig mit großer Geduld und Achtsamkeit.

Es gibt kaum schulische oder Freizeiteinrichtungen, in denen es Kinder und Jugendliche unterlassen können, Tische und Wände (Außenbezirke mit einbezogen) zu bekritzeln oder zu bemalen. Sie haben von sich aus das Verlangen, Farben und Formen freizusetzen. Künstlerischer Unterricht kann und will die Heranwachsenden bilden, fordern oder auch therapeutisch unterstützen. Ihre Verbindung zur Welt zum einen sowie ihre positiven seelisch-geistigen Entwicklungen zum anderen zeigen sich in den Malprozessen. Durch die Verwendung von Materialien mit guter Qualität erfahren Kinder eine Wertschätzung, sie öffnen sich mehr für ihre Aufgaben und ihre Hingabefähigkeit nimmt zu.[15]

7. Konfrontation mit abstrakten Formenwelten, künstlichen Farben und Stoffen

Die Konfrontation mit einer abstrakten Formenwelt, synthetischen Farben, dem Gebrauch von Kunststoffen und Plastikspielzeug sowie ein sich stets erhöhender Medienkonsum wirken ungünstig bzw. hemmend auf die Entwicklung des Kindes. Es lassen sich zunehmend Aufmerksamkeitsdefizite, aggressive Reaktionen durch Überforderungen, Unruhe und Schlafstörungen beobachten.[16] Kindern im künstlerischen Unterricht, in Malateliers oder im häuslichen Umfeld natürliche und aufbauende Farben, Formen und Substanzen anzubieten, wirkt ausgleichend.

Die Beziehung zur Farbe anzuregen, ist das grundlegende Element beim Malen mit Kindern im Grundschulalter. Mit älteren Kindern lassen sich Themen bearbeiten, die ihrer natürlichen Neugierde auf die Welt entsprechen. Das zweite Jahrsiebt ist insgesamt geprägt von der Gefühls- und Seelenentwicklung des Kindes. Die Welt der Farben grundiert und stärkt das kindliche Gemüt. Für die Phase der Entwicklung der Empfindungsseele bis zum Rubikon im 9., 10. Lebensjahr bietet sich die Verwendung der leuchtenden Primär- und Sekundärfarben an. Mit dem Spiel dieser Farben ist das Grundschulkind ganz zufriedengestellt. Die entstehenden Farbperspektiven durch die Begegnung der beiden Farbspektren bilden die Grundlage für ein lebendiges Vorstellungsvermögen, beispielsweise regen Farbgeschichten die Phantasiekräfte stark an. In den pädagogischen Vorträgen von Rudolf Steiner finden sich zahlreiche Hinweise für das auf Entwicklung basierende Zeichnen, Malen, Formenzeichnen und Plastizieren. Ist die Rubikonphase abgeschlossen, erfolgt das Studium der Naturreiche, wobei man – zunächst von einer Betrachtung des Menschen ausgegangen – das Tierreich thematisiert, denn mit dem Tier hat der Mensch seinen Empfindungsleib gemeinsam. Es folgen die Betrachtungen des Pflanzen- und des Mineralreiches. Auch andere Unterrichtsepochen lassen sich künstlerisch bearbeiten und durch Malen und Zeichnen begleiten.

Therapeutisch bereiten wir die Themen altersentsprechend auf und individualisieren sie. Oft entwickeln Pädagog:innen oder Therapeut:innen malerische Übungen zur Förderung von Nachreifung. Die Pflanzenfarben sind für alle Themen geeignet, wie der Austausch auch mit Klassenlehrer:innen, Erzieher:innen und Förderpädagog:innen immer wieder bestätigt. Die Pflanzenfarben unterstützen jegliche individuelle malende Persönlichkeit und bringen diese in ihrer Besonderheit zur Geltung.

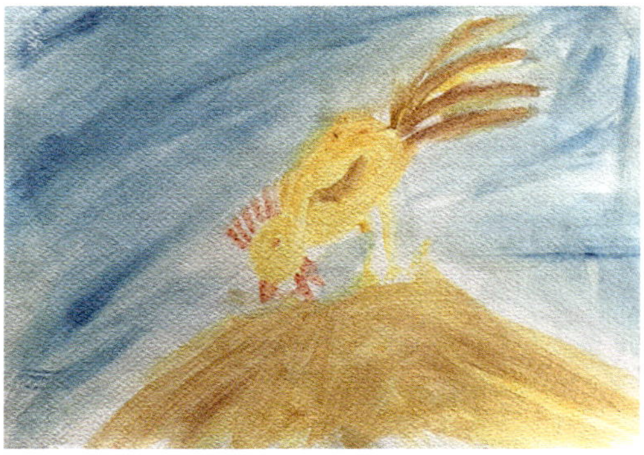

Abb. 1: Erstes Beispiel eines mit Pflanzenfarben gemalten Kinderbildes

Im Folgenden zeigen gemalte Bilder von Kindern unterschiedlichen Alters zunächst ihren Entwicklungsstand, aber auch ganz deutlich ihre Verfassung. Sie entstanden während eines Basartages in einer Schule am späten Nachmittag und zeigen deutlich die Erschöpfung und die Müdigkeit, die sich am Ende eines solchen Tages einstellt. Alle Kinder hatten das gleiche Thema (Abb. 1-3).

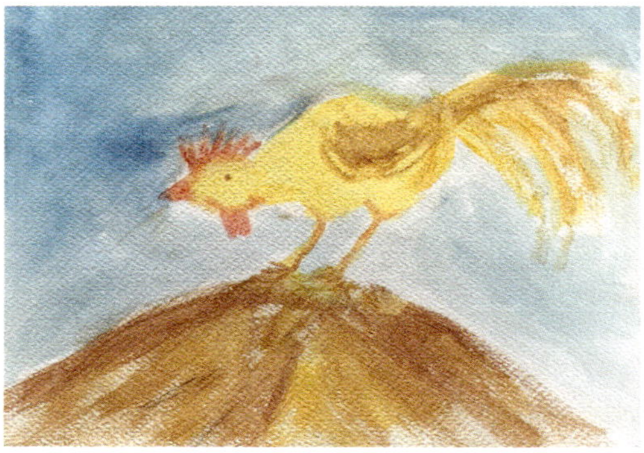

Abb. 2: Bild zum gleichen Thema von einem anderem Kind

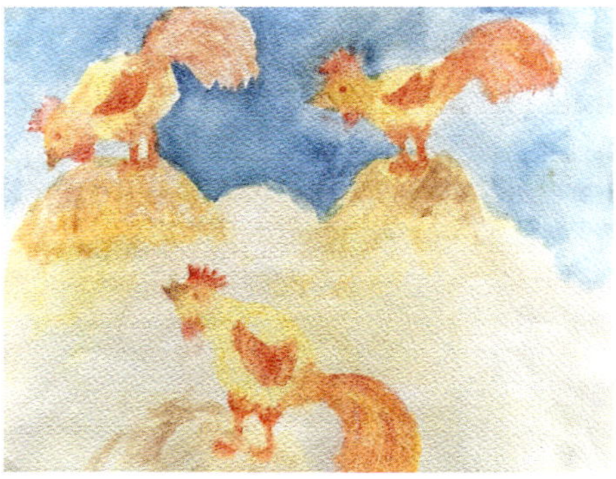

Abb. 3: Weiteres Beispiel eines Kinderbildes

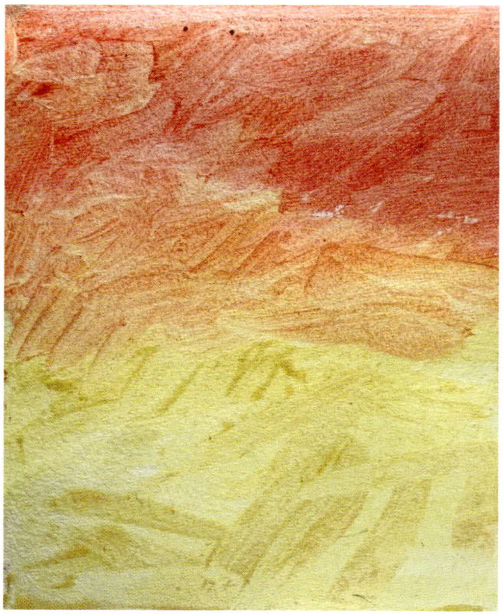

Abb. 4: Hinführung eines hyperaktiven Kindes der ersten Klasse zum flächigen Malen – Gelb, Orange, Rot

Wie schnell Kindern durch therapeutische Maßnahmen geholfen werden kann, zeigt das folgende Beispiel:

Ein überwacher Junge der ersten Klasse, der augenscheinlich hochbegabt war, störte besonders beim Malen den Unterricht. Das altersgemäße Malen aus der Fläche war ihm nicht möglich, er konnte sich mit keiner der Aufgaben verbinden und damit diese auch nicht umsetzen. Er strich oberflächlich über das Blatt, erklärte seine Arbeit nach wenigen Sekunden für beendet und begann, andere Kinder abzulenken und zu stören, was zu Konflikten führte. So bot ich ihm eine maltherapeutische Stunde an, in der er die Aufgabe bekam, mit gelber Pflanzenfarbe das angefeuchtete Papier langsam zu bemalen. Die Farbe sollte von unten nach oben intensiver werden, deshalb verwendete er Goldgelb. Im oberen Teil des Bildes setzte er zunächst ein helles Rot und dann ein kräftiges Rot ein (Abb. 4). Das gesamte warme Farbspektrum entstand im Verlauf, wobei der Gelbanteil, der zunächst am größten war, von der Steigerung in die dunklen Farben seine Strahlkraft verlor. Die Steigerung vom Gelb zum satten Rot war das Ziel, der überwache Zustand des kleinen Sanguinikers wurde zuerst durch das helle Gelb aufgegriffen. Nach einigen Tagen kam der Junge wieder in den Malraum und holte mehrere Zettel aus der Hosentasche, die alle mit Wachs- oder mit Buntstiften mit der beschriebenen Übung bemalt waren. „Hier", sagte er, „sieben Sonnenuntergänge! Alles Fläche, keine Linie!" Der kluge Junge entwickelte zunehmend Freude und Talent am Malen, weil er die malerische Fläche erleben durfte und ein Farbphänomen (vgl. Goethes Farbenlehre) nachvollzog.

Im Folgenden zeige ich eine Übung von Waldorfschülern der 11. Klasse. Die Bilder ähneln sich trotz gleicher Aufgabenstellung in keiner Weise. Es handelt sich um eine Einführung in die Landschaftsmalerei über das Gestalten der vier Elemente. Die Schüler hatten die Aufgabe, liegende oder kantige Flächen für die Erde, strömende in der Horizontalen für das Wasser und sich fast auflösende Flächen für die Luft anzulegen, damit dann farblich Licht und Wärme im Bild auftreten können. Der eine Jugendliche malte sein Bild nach einer schweren Erkrankung (ein Hirntumor mit Bestrahlungsbehandlung). Auffällig ist die untere rechte Bildecke. Nach eigener Aussage vermittelte ihm sein kleines Werk Hoffnung durch die lichtvolle Sonneneinstrahlung (Abb. 5). Der zweite Jugendliche hatte die Diagnose Dyskalkulie. Ihm fehlte das Vermögen, im Kognitiven z. B. wichtige Fakten von unwichtigen zu unterscheiden. In der Handhabung des Farbigen war er zunächst ganz undifferenziert in der Flächengestaltung und im Hell-Dunkel. Seine positive Weiterentwicklung ließ sich durch Differenzierungsübungen im Hell-Dunkel und durch die Anwendung der gesamten Farbpalette unterstützen (Abb. 6).

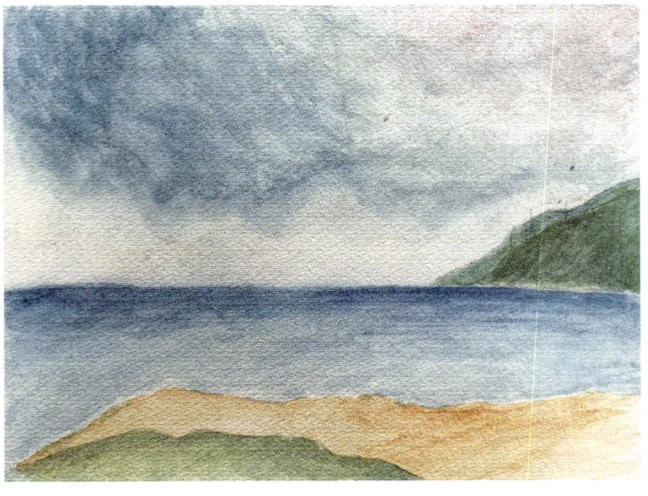

Abb. 5: Landschaftsbild eines Jugendlichen nach schwerer Erkrankung

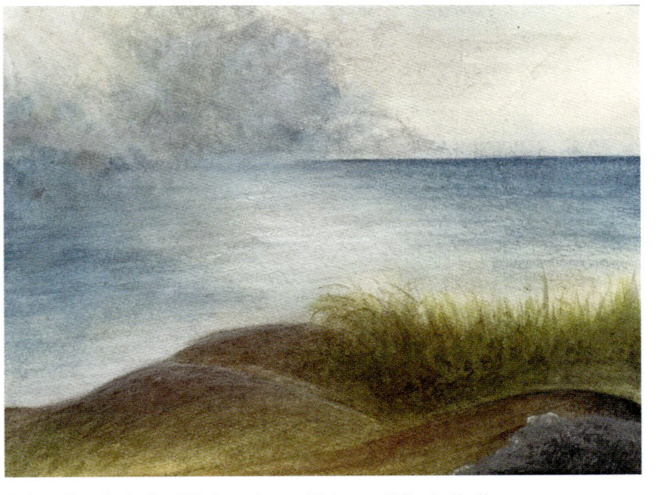

Abb. 6: Landschaftsbild eines Jugendlichen mit Dyskalkulie

Es war in alten Zeiten,
Da lebte in der Eingeweihten Seelen
Kraftvoll der Gedanke, dass krank
Von Natur ein jeglicher Mensch sei.
Und Erziehen ward angesehen
Gleich dem Heilprozess,
Der dem Kinde mit dem Reifen
Die Gesundheit zugleich erbrachte
Für des Lebens vollendetes Menschsein. Rudolf Steiner[17]

Literatur

1 Schweppe, H.: Handbuch der Naturfarbstoffe. Vorkommen, Verwendung, Nachweis. ecomed Landsberg/Lech 1993.

2 Steiner, R.: Farbenerkenntnis (GA 291a). Rudolf Steiner Verlag Dornach 1990. S. 412-417.

3 Hauschka-Stavenhagen, M.: Zur künstlerischen Therapie Band I. Karl Ulrich & Co. Nürnberg 1981. Erster Vortrag.

4 Steiner, R.: Das Initiaten-Bewusstsein. Die wahren und die falschen Wege der geistigen Forschung GA 243). Rudolf Steiner Verlag Dornach 1983. S. 201.

5 Hauschka-Stavenhagen, M.: Zur künstlerischen Therapie Band I. Karl Ulrich & Co. Nürnberg 1981. S. 12.

6 Siehe https://anthrowiki.at/Sieben_Planeten#Farbzuordnung_der_Planeten (Abruf Februar 2023).

7 Steinke, M.: Sehsinn und Wärmesinn, Anthropologische Grundlagen. Arbeitsgemeinschaft Heilpädagogischer Schulen auf anthropologischer Grundlage Stuttgart 2008.

8 Scheuerle, H. J.: Übungsbuch Sinne – Zur Wahrnehmung der Gegenwart. Selbstverlag Badenweiler 2010. S. 42.

9 Ebd.

10 https://www.arsmundi.de/kuenstler/friedrich-caspar-david/ (Abruf März 2022).

11 Lorenz, F.: Vom Wesen der Elemente. Substanzbetrachtung, Naturbeobachtung, Menschenkunde. Verlag am Goetheanum Dornach 1993.

12 Steiner, R.: Das Miterleben des Jahreslaufes in vier kosmischen Imaginationen (GA 229). Rudolf Steiner Verlag Dornach 1999. Vortrag vom 13.10.1923. S. 75.

13 Jünemann, M., Weitmann, F.: Der künstlerische Unterricht in der Waldorfschule, Malen und Zeichnen. Verlag Freies Geistesleben Stuttgart 1976.

14 Ebd. S. 12 f.

15 Pflanzenfarben sind u.a. erhältlich bei folgenden Anbietern: Artemis Pflanzenfarben – Hans Stockmar GmbH & Co. KG Kaltenkirchen (www.artemis-pflanzenfarben.de), Mercurius B.V. Eindhoven/Nederland, (www.mercurius.international.com).

16 Autorenteam diagnose:media (Hrsg.): Gesund aufwachsen in der digitalen Medienwelt. Diagnose-Funk e.V. Stuttgart 2018.

17 Steiner, R.: Mantrische Sprüche. Seelenübungen II (GA 268). Rudolf Steiner Verlag Dornach 1999. S. 304.

KAPITEL III.7

Maltherapeutische Diagnostik als Brücke zur Therapie

DAGMAR BRAUER

Die Kunst ist eine Art von Erkenntnis, – weil die andere Erkenntnis keine vollständige Welterkenntnis ist.

Johann Wolfgang von Goethe (1749-1832)

Das fachspezifische Diagnostizieren gehört zum Grundhandwerk der Maltherapie. Doch unter welchen Blickwinkeln wenden sich anthroposophische Maltherapeut:innen den frei und spontan entstehenden Erstbildern ihrer Patient:innen zu? Welche malerischen oder zeichnerischen Bildelemente, welche Methoden eignen sich insbesondere für eine Bilddiagnose? Was hat sich in der praktischen Anwendung bewährt? Und wie baut man eine Erkenntnisbrücke zwischen Menschenbild, Patient:innen und Spontanbild? Denn hieraus ergibt sich der therapeutische Bedarf, der den Verlauf der Maltherapie mitgestaltet. „Gute kunsttherapeutische Praxis ist salutogenetische Praxis"[1] und so nimmt man auch in der maltherapeutischen Diagnostik die Ressourcen und ausgleichend wirkenden Potentiale im Bild wahr und stellt diese an den Beginn des therapeutischen Prozesses. Kapitel I.2 beschreibt, wie die Anthroposophische Medizin den Menschen in seiner Ganzheitlichkeit betrachtet. Hinweise auf individuelle körperliche, seelische und geistige Gestimmtheit sind jedoch auch in seinem Bildausdruck zu finden. Ein, zwei oder auch drei frei entstehende Bilder dienen den Patient:innen dazu, sich mit dem Malprozess vertraut zu machen und Interesse für einen persönlich-malerischen Prozess aufzuschließen. Den Maltherapeut:innen helfen sie, den Bildausdruck wahrzunehmen und zu befunden und einen Schritt in den therapeutischen Prozess hinein vorzuschlagen. Je gründlicher und systematischer die Bilddiagnostik erfolgt, desto sicherer und an Möglichkeiten reicher lassen sich malerische Therapie- und Verwandlungsschritte anbieten.

Eine staunende Offenheit, differenzierte Wahrnehmungsfähigkeit und ein Blick für die Ressourcen im Bild sind Voraussetzungen für das Betrachten und Befunden eines Patientenbildes. Ein entsprechendes Zeitfenster sollte im Praxisalltag eingerichtet werden und in der Leistungsabrechnung abbildbar sein. Von kunsttherapeutisch-diagnostischen Erkenntnissen profitieren Besprechungen in einem multiprofessionellen Team, die verordnenden Ärzt:innen sowie die eigene Dokumentation, auch zur Aufarbeitung von Einzelfallberichten zu Publikationszwecken. Die Fähigkeit zum Diagnostizieren ist eine auszubildende Fachkompetenz von Kunsttherapeut:innen.[2] Dieses Sammelwerk stellt die anthroposophische Bilddiagnostik in ihren verschiedenen Herangehensweisen vor, insbesondere für Aquarell- oder Kohlebilder. Sie sind Teil der kasuistischen Beiträge zur Maltherapie in der Medizin, Heilpädagogik und Sozialtherapie [→ Kapitel IV], die häufig mit der Nass-in-Nass-Technik arbeitet. Der folgende Text stellt wesentliche Merkmale und Kriterien aus der anthroposophischen Bilddiagnose vor, wie sie sich mit Bezug zum anthroposophischen Menschenbild aus vielfältigem kollegialem Austausch[3,4] der Auswertung entsprechender Literatur[5,6,7] und eigenen Erfahrungen herauskristallisiert haben. Selbstverständlich sind diese weiter zu evaluieren.

So richtet sich der diagnostische Blick in der Wesensgliederdiagnose auf Phänomene, die das Physische/Feste, Ätherische/Fluide, Astrale/Seelische und Geistige/Intentionale im Bild ausdrücken. Darüber hinaus hat das Malen einen physiologischen Wirkbezug zur funktionellen Dreigliederung des Menschen – dem Nerven-Sinnes-, Rhythmischen und Stoffwechsel-Gliedmaßen-System –, weshalb auch eine dreigliedrige Bildbetrachtung zu vollziehen sinnvoll ist. Maltherapie hat jedoch generell einen bedeutenden Stellenwert für die Seelenwelt des malenden Menschen, der ihr somit Ausdruck verleihen, sich durch malerische Übungen beeindrucken lassen und seine Empfindungen durch das Erleben von Farb-, Form- und als sinnvoll empfundenen Motivgestaltungen bereichern kann.

Beispiele für Erstbilder aus der klinischen Maltherapie

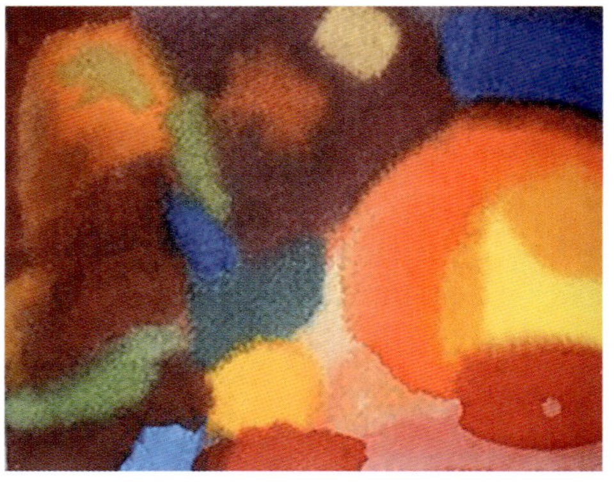

Abb. 1: Freies Erstbild eines Patienten mit arterieller Hypertonie, 54 Jahre

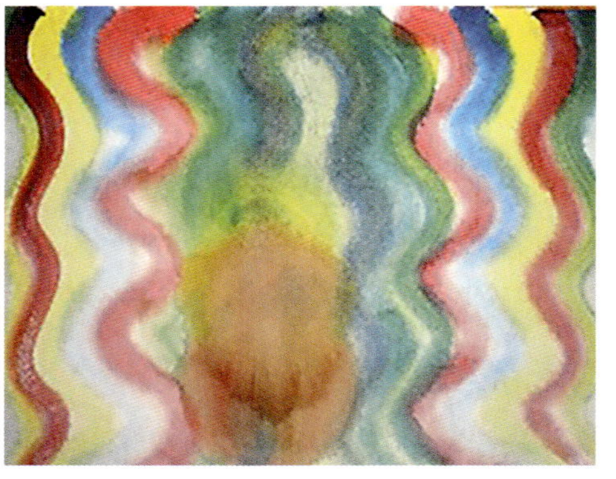

Abb. 2: Freies Erstbild einer Patientin mit Kolonkarzinom, 62 Jahre

Die vier Wesensglieder im Bild

Die viergliedrige Bildbetrachtung arbeitet mit dem Bezug des malerischen Ausdrucks zum viergliedrigen Wesensgliedergefüge des Menschen. Zunehmend werden diese diagnostischen Erfahrungen dokumentiert und evaluiert[8,9]. Anhand dieses empirischen Schatzes sind im Folgenden malerische Phänomene den vier Bildebenen zugeordnet und jeweils in ihren polaren Ausprägungen genannt, um eine Anregung zu ihrer qualitativen Beschreibung zu geben. Selbstverständlich steht für die Beschreibung der einzelnen Phänomene das ganze Spektrum von Charakterisierungen zur Verfügung. Diese sind weiter zu erforschen, ergänzen und ggf. modifizieren. Auch beschränken sie sich auf die malerischen Elemente oder den Ausdruck im fertigen Bild. Sie ergänzen die umfassende Wahrnehmung der Patient:innen in der Begegnung, im malerischen Prozess und ggf. im Gespräch. Insofern knüpft die Darstellung hier inhaltlich an das Kapitel III.3.5.4 an.

Um einen Zugang zu den eigenen vier Wesensgliedern zu finden, seien folgende beispielhafte Fragen an die Leser:innen vorangestellt. Das ermöglicht eine kleine „Selbstdiagnose".

1. **Physischer Leib:** Wie geht es mir heute in meinem Körper? Spüre ich ihn besonders schwer oder leicht? Bin ich verspannt, sind manche Muskeln verhärtet? Bin ich irgendwo steif? Spüre ich meine Knochen? Habe ich Schmerzen?

2. **Ätherischer Leib:** Wie steht es heute mit meiner Vitalität? Fühle ich mich „in Saft und Kraft“ oder schlapp und erschöpft? Bin ich nach dem Aufwachen am Morgen erholt und erquickt oder bin ich auch tagsüber müde und unkonzentriert?

3. **Astraler Leib:** Wie geht es mir heute seelisch? Fühle ich mich ausgeglichen? Nervös? Freudvoll oder traurig? Erwartungsvoll? Belastet? Unruhig? Voller Tatendrang oder zögerlich? Grüblerisch oder sorgenfrei?

4. **Ich-Organisation:** Wie geht es mir aktuell in der Lebensführung? Identifiziere ich mich mit dem, was ich tue? Fühlt sich mein Leben im Großen und Ganzen richtig und selbstbestimmt an? Kann ich Dankbarkeit und Vertrauen in meinen Lebensalltag empfinden?

1. Das Physische im Bild

Auf dieser Ebene lassen sich Phänomene des Physisch-Stofflichen, des äußerlich Sichtbaren wahrnehmen. Sie zeigen die festen Spuren im Bild auf. Festigkeit oder sich Verfestigendes sind als Qualität auch auf den anderen Wesensgliederebenen zu finden, daher folgt nach der diagnostischen Analyse der vier einzelnen Ebenen eine Zusammenschau, eine Gesamtaussage. In Abb. 1 zeigt sich das Physische im Bild durch die überwiegend dicht aufgetragenen Aquarellfarben sowie durch die dunklen, erdigen Farbtöne im oberen Bilddiagonal, die dem Bildausdruck eine Schwere verleihen. Unbemalte, freie Stellen sind nicht vorhanden, dennoch zeigen sich zwei kleine Wassereinschlüsse und die hellste Stelle im rechten unteren Bildquadranten wie farblich unbelebt. In Abb. 2 sind mehrere Stellen auf dem Papier „physisch“ geblieben und von der bewegungsreichen und flüssigen Aquarellfarbe nicht erreicht. Die gewählten Farben sind am oberen Blattrand am dichtesten aufgetragen, was dem Bild hier eine Schwere vermittelt. Das Farbelement im unteren mittigen Blattformat hat einen dunkleren braunen Farbrand gebildet, das dem Element einen Schein von Nach-unten-gezogen-werden verleiht.

Diagnosefragen zum physischen Ausdruck im Bild sind beispielsweise:

- Wie ist das gewählte Bildformat (z.B. groß – klein – Standard)?
- Gibt es unbemalte, frei gebliebene Stellen?
- Wirkt das Bild oder Motiv zu fest, starr, hart oder schwer?
- Gibt es Bildelemente, die insbesondere Festigkeit ausdrücken?

2. Das Ätherische im Bild

Hier nehmen wir Bildelemente wahr, die sich als Ausdruck des Fluiden, Wässrigen, Dynamischen zeigen. Wir beobachten Bewegungsspuren im Bild, die malerisch oder zeichnerisch entstandenen Flächen und ihre Beziehung untereinander. Es geht noch nicht um den seelischen Gehalt der Farben, sondern um ihr Verhältnis zueinander. So ist in Abb. 1 wahrnehmbar, wie sich eine Vielzahl von Farben, Flächen und Formen bildet, die sich im Wesentlichen untereinander begrenzen und wie gestaut wirken. Die einzelnen Bildelemente scheinen wenig eigenen Raum einzunehmen, was auch ihrer Beziehungsdynamik einen Ausdruck von Stase verleiht. Prominent zeigen sich Farbgrenzen statt -übergänge. Andererseits vermittelt das Bild zu allen vier Seiten, dass das Motiv seiner Anlage nach über das Blatt hinausgeht. Abb. 2 zeigt dagegen Farbbewegungen, die von oben nach unten in wellenförmigen Linien das Blatt ausfüllen. Es ist sichtbar, dass hierfür jeweils der Pinsel am oberen Blattrand angesetzt und bis zum unteren Blattrand geführt wurde. Diese Linien wechseln sich in den Farben ab. Zusätzlich ist in der unteren Bildmitte ein aus zwei runden, ineinandergeschobenen Formen ein neues Element gemalt. Im Gegensatz zu seinem „strömenden" Umfeld hat es eine wie eingeengte und feste Position eingenommen.

Diagnosefragen zum ätherischen Ausdruck im Bild sind beispielsweise (in Klammern sind die beobachtbaren Möglichkeiten in ihrer polaren Ausprägung aufgeführt, was bedeutet, dass zwischen diesen ein Spektrum existiert):

- Wie zeigt sich der Wassergebrauch im Bild (ohne oder viel Wasser)?
- Wie ist der Farbauftrag (sehr dicht oder sehr transparent)?
- Wurden Flächen gebildet (viel oder keine Flächenbildung)?
- Wurden Farbübergänge gestaltet (gar keine oder sehr viele)?
- Wie bildet sich die Pinselbewegung ab (beispielsweise sehr dynamisch oder sehr starr, sehr zart oder sehr kraftvoll, oder auch: getupft – taktartig – rhythmisch)?
- Zeigen sich Farben, Formen oder das Motiv ausgedehnt (z. B. Motiv weist über Blattformat hinaus oder, im Gegenteil, Motiv erscheint zu klein/eng gehalten)?
- Was für ein Maltempo drückt sich im Bild aus? Zeigt sich der Bildausdruck temporeich, rasant oder sehr langsam, stillstehend?
- Gibt es Bildelemente, die insbesondere das Flüssige ausdrücken (z. B. Wellen- oder Fließbewegungen, mäandrierende Formen)?

3. Das Seelische im Bild

Der seelische Ausdruck malender Patient:innen lässt sich anhand einer Fülle von Phänomenen im Bild beobachten. Auch wenn Therapeut:innen in der Bilddiagnose an ihre eigenen Wahrnehmungs- und Einschätzungsfähigkeiten gebunden sind, so übt ein systematisches Abfragen von bildnerischen Ausdruckselementen den mehr wertneutralen, objektiv-empathischen Blick auf das Patientenbild. Insofern sich die Gelegenheit ergibt und die Patient:innen dies wünschen, sollten sie immer Gelegenheit erhalten, ihre (Spontan-) Bilder selbst zu erläutern oder ihnen bedeutsame Farben, Formen oder Motive zu benennen. Abb. 1 strahlt in seiner Farbwahl eine warme Intensität aus. Kontrastreich setzen sich die überwiegend aus dem dunklen Farbspektrum gewählten Farben mit den Lichtfarben in eine Beziehung, die eher spontan angelegt und gemalt erscheinen als geplant und überlegt. Teilte man das Bild in eine obere und untere Bildhälfte, so sind die beiden „Lichtquellen" im unteren Teil positioniert und werden durch ihr farbiges Umfeld in ihrer Ausstrahlung begrenzt. Insgesamt erscheint die Anordnung der Formen einem spielerischen Ausprobieren zu folgen. Eine warme und leuchtende Farbenvielfalt, doch auch Dichte und Bedrängnis sind wahrnehmbar. Zwischen den Elementen ist kein Raum. Im unteren Bilddiagonal zeigt sich eine Leichte und Transparenz, während sich im oberen Bildteil eine Schwere ausdrückt, dadurch wirkt das Bild weniger gegründet. Es erscheint von träumerischer Bewusstseinsqualität, engagiert und interessiert im Umgang mit dem therapeutischen Mittel, noch unsicher in der Gesamtgestaltung, gedrückt oder bedrückt. Farbmischungen sind ermalt und überwiegen gegenüber den reinen, dem Patienten verfügbaren Grundfarben Rot, Gelb und Blau. Malerische Gesten, die Bewegung, Atmen und Aufrechte zum Ausdruck bringen, fehlen. Abb. 2 strahlt einerseits Bewegungsfreude und Spiel mit den Farben aus, andererseits zeigt sich ein Bildelement, das wie ein Fremdkörper und fest positioniert wirkt. Im Bild überwiegen Linienbildungen, die einzige Form scheint sich an ihrer oberen Hälfte aufzulösen und diese doch von einem kleinen Lichtbogen umgeben zu sein. Farben aus dem grünen Spektrum fließen herab auf diese Form, sie wurden aus Gelb und Blau gemischt. Ein träumerisches Bild. Der Gefühlsausdruck, den das Bild in mir hervorruft, ist Unsicherheit, Ängstlichkeit, Isoliertheit, eher Kühle als Wärme, ein Bedürfnis nach malerischem „Atmen wollen" tritt auf.

Diagnosefragen zum seelischen Ausdruck im Bild sind beispielsweise (in Klammern sind wiederum die beobachtbaren Möglichkeiten in ihrer polaren Ausprägung aufgeführt, was bedeutet, dass zwischen diesen ein Spektrum existiert):

Ausdruck von Bewusstsein

- Sind Formen entstanden (gar keine oder sehr viele)?
- Wie zeigen sich die Formen (eher rund oder vor allem eckig)?
- Gibt es Linien und Begrenzungen (gar keine oder sehr viele)?
- Zeigt der Bildausdruck, wie Formen entstanden sind (scheinen sie bewusst oder wie unbewusst/zufällig entstanden)?
- Wie ist die Formanordnung (sehr oder gar nicht geordnet)?
- Wie wirkt der Bildausdruck (wach, träumend oder schlafend)?

Ausdruck von Gefühl

- Gibt es Farbklänge, „atmende" Gesten im Bild?
- Zeigt sich Rhythmisches, ein Rhythmus im Bild? Sind Kontraste erkennbar?
- Zeigt sich ein Farbengleichgewicht im Bild (gutes Gleichgewicht oder kein Gleichgewicht)?
- Besteht ein Formengleichgewicht im Bild (gutes Gleichgewicht – kein Gleichgewicht)?
- Wie wirkt der Gefühlsausdruck des Bildes (beispielsweise sehr gelöst oder gar nicht gelöst, sehr unsicher oder sehr sicher, sehr freudvoll oder sehr traurig, sehr ruhig oder sehr unruhig usw.)?
- Welche Farben kamen bevorzugt zum Einsatz?

Ausdruck von Wille

- Zeigt sich Bewegung im Bild?
- Sind Farbmischungen entstanden (eher unbewusst – sehr bewusst)?
- Wie drückt sich die Farbqualität aus (eher warm oder eher kalt, leuchtend oder stumpf, hoher Dunkelanteil oder kein Dunkelanteil)?
- Gibt es Bildelemente, die insbesondere das Luftförmige ausdrücken?

4. Das Geistig-Intentionale im Bild

Das Motiv des Bildes ist Ausdruck der Intentionalität des Malenden und damit „Bild" seiner Ich-Wirksamkeit. In Abb. 1 zeigt sich als intentionales Phänomen, wie sich die Lichtquellen gegen ihr farbliches Umfeld behaupten müssen und in ihrer Wirksamkeit Begrenzung erfahren. Die verschiedenen Farbelemente ringen um angemessene Ausdehnungsmöglichkeit und Eigenraum. Warme Dunkelheit und ausstrahlendes Licht benötigen ihre je eigene harmonisierende Position. In diesem Bild lassen sich Grundgesten des Krankheitsbildes arterieller Hypertonus beobachten. In Abb. 2 sind ebenfalls malerische Bezüge zum Krankheitsbild Kolonkarzinom assoziierbar. Daraus ist keine Norm abzuleiten, doch schafft dies Aufmerksamkeit für das Auftreten eventuell typischer Phänomene. Es sind unbewusst ablaufende Äußerungen, die Therapeut:innen nicht verbalisieren sollten, wenn die Patient:innen das nicht von sich aus tun. Und auch dann fokussieren wir in der Maltherapie ganz auf den bildnerischen Verwandlungsprozess. In einer besonderen Form zeigt sich in dieser Abbildung die diagnostische Frage nach dem „Aufrechte-Charakter". Ansätze hierzu sollten in den Therapieprozess einfließen.

Diagnosefragen zum geistig-intentionalen Ausdruck im Bild sind beispielsweise:

- Zeigt das Bild ein Motiv, eine Intention?
- Hat es eine Komposition, einen kompositorischen Ausdruck?
- Sind die Elemente im Bild integriert?
- Wie ist der „Aufrechte-Charakter" im Bildausdruck?
- Welche Idee oder welcher Titel leitet das Bild?
- Gibt es Elemente, die insbesondere die Wärme, das Feuer der Begeisterung, ausdrücken?

Ressourcen und Potentiale im Bild als Brücke zum maltherapeutischen Prozess – Verwandlung, Ausgleich und Sinnfindung als Therapieauftrag

Seit vielen Jahrzehnten beobachten klinische Kunsttherapeut:innen Zusammenhänge zwischen dem Bildausdruck von Patient:innen und ihren jeweiligen Erkrankungen. Das regte zur Durchführung qualitativer Bildanalysen und zur Entwicklung quantitativer Bilddiagnose-Instrumente an – auch in der Anthroposophischen Medizin. Selbst ohne wissenschaftlichen Anspruch dient die Pflege einer systematischen Bildanalyse in der therapeutischen Praxis der Erkenntnis, Intuition und Brückenbildung zum maltherapeutischen Prozess [→ Kapitel 1 Therapieprinzipien].

Die hier vorgestellten Diagnosefragen legen Schwächen oder Einseitigkeiten im Patientenbild offen, aber auch Ressourcen und Potentiale. So führt das Zusammenschauen der „Antworten" zu den vier Wesensgliederebenen im Bild zu ausgleichenden, gesundheitsfördernden und im besten Fall sinnstiftenden maltherapeutischen Übungen. Zusammen mit den Patient:innen – und in dem Vertrauen auf die jedem innewohnenden Entwicklungskräfte – fasst man das therapeutische Ziel und setzt es durch eine eigenschöpferische, freiheits- und freudevolle Tätigkeit um.

Die viergliedrige Bildbetrachtung des an einer dekompensierten arteriellen Hypertonie leidenden Patienten (Abb. 1) weist darauf hin, dass in der Maltherapie bewegende, lösende, rhythmisierende und atmende malerische Techniken und Motive hilfreich sind. Dies gilt in der Regel für alle von diesem Krankheitsbild Betroffenen.[10] Wie und mit welchen Übungen wir diese Prinzipien mit den Patient:innen umsetzen, ist individuell anzupassen. Die Ergebnisse der Bilddiagnose für die Kolonkarzinompatientin (Abb. 2) weisen darauf hin, dass in der Maltherapie integrierende, atmende, wärmende und farbklingende Übungen und Motive heilsam sind. Patient:innen fühlen sich besonders ernst genommen, wenn der malerische Schritt vom Erstbild zum ersten therapeutischen Prozessbild ein Potential des frei gemalten Bildes aufgreift. Das können für den Hypertoniker zum Beispiel die warme, leuchtende Farbgebung, für die Karzinompatientin die aufstrebenden Linien sein.

Im bildnerischen Prozess treten oft Fragen der Patient:innen auf: zu Lebenspraxis, Beziehungsaspekten, Sinn oder Spiritualität. Unsere therapeutische Haltung zeigt sich für diese Fragen offen und es ist häufig entlastend für Patient:innen, wenn sie sich einmal aussprechen können. Empathisches Zuhören ist zunächst wichtiger als zu antworten. Für im Rahmen der Maltherapie auftretende Lebensfragen begeben wir uns in vielen Fällen bildnerisch auf die Suche nach Antworten. Das ursprüngliche Therapieziel geben wir dabei nicht auf. Sollte darüber hinaus gesprächstherapeutischer Bedarf bestehen, verweisen wir auf entsprechend ausgebildete Kolleg:innen.

Die funktionelle Dreigliederung im Bild

Wie in Kapitel I beschrieben, ist die funktionelle Dreigliederung des Menschen eine zentrale Grundlage der Anthroposophischen Medizin [→ Kap. 1.2.5]. Sie umfasst das Nerven-Sinnes-System, polar dazu das Stoffwechsel-Gliedmaßen-System und das vermittelnde Rhythmische System. Gleichzeitig repräsentieren sie die Wirkkräfte des Denkens, Fühlens und Wollens. Alle drei Lebenssysteme bilden zusammen eine harmonische Einheit von höchster Spannung des Gleichgewichthaltens. Wie sich die drei Systeme gegebenenfalls im Patientenbild zeigen, lässt sich durch folgende Diagnosefragen entdecken.

Diagnosefragen zum Ausdruck des Nerven-Sinnes-Systems im Bild sind beispielsweise:
- Wurde das Bild vorrangig durch Linien und Formen gestaltet?
- Zeigt sich eine geführte Farbbewegung?
- Wirkt das Bild vor allem vorstellungsbetont gemalt?
- Ist es „geordnet“ oder bewusst komponiert?
- Zeigt sich Perspektive im Bild?
- Hat es einen klaren, „wachen“ Ausdruck?

Diagnosefragen zum Ausdruck des Rhythmischen Systems im Bild sind beispielsweise:
- Zeigen sich (rhythmische) Bewegungsspuren?
- Gibt es sowohl konzentrierende wie ausbreitende Elemente? Wirkt der Farbauftrag „atmend“ (bei Aquarellfarben: transparent)?
- Zeigen sich Farbübergänge in der Bildgestaltung? Gibt es Farben- und/oder Formengleichgewichte?
- Hat das Bild einen „träumenden“ Ausdruck?

Diagnosefragen zum Ausdruck des Stoffwechsel-Gliedmaßen-Systems im Bild:
- Zeigt es viel Beweglichkeit, Bewegungsspuren?
- Finden sich im Bild vorrangig organische Formbildungen? Wirkt es farbendicht, farbenintensiv? Hat das Bild einen experimentellen, „chaotischen“ Ausdruck?
- Ist es vorrangig in Mischfarben gemalt? Kamen überwiegend dunkle, warme Farben zum Einsatz?
- Hat das Bild einen „schlafenden“ Ausdruck?

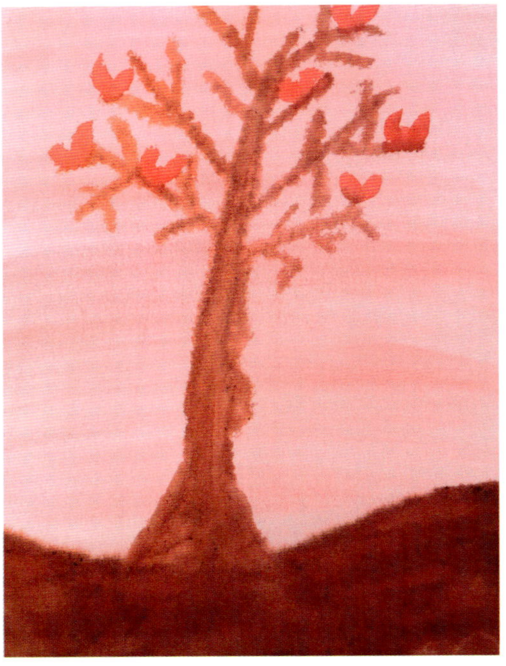

Abb. 3: Freies Bild einer Patientin mit Erschöpfungssyndrom, 42 Jahre

Betrachten wir Abb. 3 unter diesen Diagnosefragen, so zeigt sich ein Herbstbaum, der seine meisten Blätter bereits verloren hat, während die sieben noch an ihm hängenden ihrer Form nach Herzen ähneln. Das Motiv wählte die Patientin bewusst aus. Sie hat Erfahrungen mit der Aquarelltechnik und malt in Phasen gesundheitlicher Belastung mit therapeutischer Begleitung. Das Bild zeigt eine dreigegliederte Aufteilung: das Erdreich, auf dem der Baum steht (am rechten Bildrand im Goldenen Schnitt endend), sein Stamm, der kräftig und aus einem Sockel heraus erwächst, sich zur Krone hin verschmälert und in einer Spitze endet sowie die Baumkrone, die das obere Bilddrittel mittig bestimmt und in ihrer Größe – proportional zum Stamm – wie zurückgenommen erscheint. Perspektive deutet der hellrote Hintergrund an. Das malerische Hellrot zeigt sich luftig, der Boden dicht, fest und in lebendig-hügeliger Bewegung. Bezüglich des Farbengleichgewichtes wirkt das untere Bilddrittel schwerer als das obere. Ein Farbübergang ist im Hintergrund angelegt und verbindet die warmen, erdigen, herbstroten Farben des Bildes. Dieses erscheint eher „träumend" in seinem Ausdruck. Auch wenn der Baum selbst erschöpft wirkt, drückt sich im Bild das Interesse der Malerin und die Freude am Tun aus. Auf der Bildebene – und damit auch auf der Lebensebene – wäre ein therapeutischer Schritt für die Patientin die Stärkung des Rhythmischen Systems. Rhythmus ersetzt Kraft. So ließe sich das Baummotiv aufgreifen und in seinem Jahreslauf entwickeln: Herbst, Winter, Frühling, Sommer oder in der Farbenstimmung des Tageslaufes: Spätnachmittag, Abend, Nacht, Frühmorgen, Vormittag, Mittag, Nachmittag. Oder man wendet die „malerische Atemübung" nach Margarethe Hauschka (1896-1980) an [→ Kapitel V.1]. Die physiologische Verbindung zwischen den Kräften des Nerven-Sinnes- und denen des Stoffwechsel-Gliedmaßen-Systems lässt sich gut durch Übungen im Formenzeichnen anregen [→ Kap. III.4.3].

In der klinischen und ambulanten Kunsttherapie, in der man mit kürzeren Patientenaufenthalten und -begegnungen arbeitet, geben Bilddiagnosen relevante Hinweise für die Therapieplanung. Selbstverständlich sind die Patient:innen immer individuell wahrzunehmen und häufig stellen sich maltherapeutische Intentionen ein, die abseits der bilddiagnostischen Arbeit entstehen.

Rudolf Steiner stellte dies in einem Vortrag sogar so dar: „Ich unterscheide also gar nicht mehr zwischen dem, was Diagnose ist, was Pathologie ist und was Therapie ist, denn das fließt in eins zusammen. Man erkennt die Krankheit und man kennt den Prozess in der äußeren Natur, der diesen Krankheitsprozess im menschlichen Organismus übernehmen kann. Das eine erkennt man aus dem anderen. Gerade das, zwischen dem heute ein furchtbarer Abgrund klafft: Pathologie und Therapie, das wird ineinander verwoben, zu eins gemacht durch diese rationelle anthroposophische Grundlage der Medizin."[11]

Literatur

1 Jäger, R. M.: Zur kunsttherapeutischen Diagnostik. Beiträge zu den Wirkprinzipien der Kunsttherapie. Verwandeln-Verlag Göhrde 2021. www.verwandeln-verlag.de/kunsttherapie (Abruf November 2022).

2 Siehe z.B. Berufsverband für Anthroposophische Kunsttherapie (Hrsg.): Leitlinie zur Behandlung mit Anthroposophischer Kunsttherapie (BVAKT)® für die Fachbereiche Malerei, Plastik, Musik, Sprachgestaltung. BVAKT Herdecke 2017. S. 19.

3 Golombek, E.: Zur Dokumentation kunsttherapeutischer Verläufe. Endbericht des Forschungsprojektes zur Weiterentwicklung und Zukunftsgestaltung der Anthroposophischen Kunsttherapie. Klinik Öschelbronn 1993.

4 Ganß, M., Niemann, A., Sinapius, P.: Forschungsprojekt „Berufsfeldspezifische Bedingungen der Kunsttherapie im klinischen Rahmen". Ein Kooperationsprojekt der Fachhochschule Ottersberg mit dem Gemeinschaftskrankenhaus Herdecke, 1. September 2005 bis 31. August 2006, Abschlussbericht. Fachhochschule Ottersberg 2006.

5 Altmaier, M.: Betrachtung eines Bildwerkes von vier Aspekten aus. In: Mees-Christeller, E., Denzinger, I., Altmaier, M. et al. (Hrsg.): Therapeutisches Zeichnen und Malen. Anthroposophische Kunsttherapie 2. Verlag Urachhaus Stuttgart 2003. S. 197-201. Kostenloser Download unter https://www.salumed-verlag.de/kostenlose-downloads/anthroposophische-kunsttherapie-2.html.

6 Gruber, H., Frieling, E., Weis, J.: Kunsttherapie: Entwicklung und Evaluierung eines Beobachtungsinstruments zur systematischen Analyse von Patientenbildern aus der Onkologie und der Rheumatologie. Forschende Komplementärmedizin 2002; 9 (3). S. 138-146.

7 Meyer, D.: Anthroposophische Kunsttherapie bei chronischer Polyarthritis. Erarbeitung eines Therapieansatzes anhand der Auswertung von Erstbildern. Der Merkurstab 2001; 54 (Sonderheft). S. 81-87.

8 Gruber, H., Frieling, E., Weis, J.: Kunsttherapie: Entwicklung und Evaluierung eines Beobachtungsinstruments zur systematischen Analyse von Patientenbildern aus der Onkologie und der Rheumatologie. Forschende Komplementärmedizin 2002; 9 (3). S. 138-146.

9 Mehl, A., Brauer, D., Didwiszus, A. et al.: The Anthroposophic Art Therapy Assessment Paint (AART-ASSESS-P): A peer-report instrument to assess patients' pictorial expression during Anthroposophic Painting Therapy. Explore 2021; 17 (6). S. 541-548.

10 Roy, C., Gonsior, E., Ellis, M. et al.: Regulation von arterieller Hypertonie durch Maltherapie. Der Merkurstab 2016; 69 (1). S. 50-51.

11 Steiner, R.: Anthroposophische Menschenerkenntnis und Medizin (GA 319). Rudolf Steiner Verlag Dornach 1994. Vortrag vom 16. November 1923. S. 123.

KAPITEL IV

Maltherapie in der Medizin, Heilpädagogik und Sozialtherapie

KAPITEL IV.1
Maltherapie in Onkologie und Palliativmedizin

MATTHIAS GIRKE

Die Maltherapie hat in der Onkologie und Palliativmedizin eine große Bedeutung.[1] Das Leben der Seele „malt" sich in den Leib. Was Patient:innen seelisch erleben, wird in den Leib geprägt. Umgekehrt können diese „Bilder" durch die Maltherapie sicht- und anschaubar und dadurch zum Ausgangspunkt der Therapie werden. Maltherapie kann die seelische Symptomatik – beispielsweise bei Schock der Diagnose, depressiven Stimmungslagen[2], Angst[3] oder Schmerz[4] – verbessern und durch die künstlerisch-schöpferische Aktivität neue Perspektiven und oftmals auch Hoffnung entwickeln. Das Cancer Related Fatigue-Syndrom lässt sich durch ein multimodales, die Maltherapie einschließendes Therapiekonzept positiv beeinflussen.[5]

Die Tumorerkrankung besteht in unkontrolliertem Wachstum und Verlust an Differenzierung und damit formender Gestaltung. Die Gestalt des Menschen ist Ausdruck seiner Persönlichkeit, seines Ichs: *„Wir sehen äußerlich in der menschlichen Gestalt die irdische Verkörperung des Ichs"*[6], formulierte es Rudolf Steiner. Entsprechende Worte fand bereits Novalis (1772–1801): *„Es gibt nur einen Tempel in der Welt, und das ist der menschliche Körper. Nichts ist heiliger als diese hohe Gestalt."*[7] Diese leibliche Gestalt wird durch den Tumor und sein malignes, infiltratives Wachstum zerstört. Die Formzerstörung wird als Angriff auf die leibbildende Ich-Wirksamkeit empfunden. Dadurch können Angst, Unruhe und depressive Seelenstimmungen entstehen, unter denen zahlreiche onkologisch Erkrankte leiden.

In vielfacher Beziehung entwickelt sich im Tumor eine dem schlafenden Menschen entsprechende Wirksamkeit der Wesensglieder: Ich-Organisation und astralischer Leib lösen sich von der ätherischen und physischen Organisation und führen damit zu autonomisiertem, nicht mehr ausreichend gestaltetem Wachstum.[8] Die Funktionen im Organismus benötigen ihre Lenkung und Integration in das Ganze, anderenfalls desintegrieren sie und führen u. a. zum nicht mehr in das Ganze eingebundenen Tumorwachstum. Als Integrator im menschlichen Organismus wirkt die Ich-Organisation. Zieht sie sich zurück, können Desintegration und damit auch Tumorerkrankungen entstehen. Das Cancer Related Fatigue-Syndrom weist auf diese schlafähnliche Veränderung der Wesensglieder hin. Therapeutisch ist deshalb die seelische und geistige Wesenheit wiederum mit ihrem Leib zu verbinden. Dies geschieht sowohl durch wärmeverwandte, aktivierende Maltherapie und damit über das Stoffwechsel-Gliedmaßen-System als auch durch künstlerische Gestaltungsprozesse zur Verstärkung der formenden, mit dem Nerven-Sinnes-System verbundenen Aktivität.

Seelisch unterstützen wir den Patienten in Angst, Depression, Müdigkeit und Hoffnungslosigkeit und schließen durch entsprechende Therapiereihen an sein Erstbild an.

Geistig geht es um die Aktivierung der schöpferischen Kräfte. Hierdurch entstehen während und im Zusammenhang mit der maltherapeutischen Arbeit Augenblicke innerer Stille, Konzentration und Besinnung, in denen neue Perspektiven entstehen können.

Die ärztlich verordnete Maltherapie findet im stationären Zusammenhang in der Regel mehrmals wöchentlich statt und erfolgt – sofern möglich – als Gruppentherapie im Atelier bzw. Therapieraum, bei bettlägerigen Patient:innen als Einzeltherapie.

Literaturempfehlungen

- Brauer, D., Asmussen, A., Müller, U. et al.: Anthroposophische Maltherapie in der Onkologie. Der Merkurstab 2009; 62 (4). S. 373-377.
- Gruber, H., Reichelt, S.: Kunsttherapie in der Palliativmedizin. EB-Verlag Berlin 2016.
- Henn, W., Gruber, H.: Kunsttherapie in der Onkologie: Grundlagen, Forschungsprojekte, Praxisberichte. Claus Richter Verlag Köln 2004.
- Deutsche Krebsgesellschaft, Deutsche Krebshilfe, AWMF (Hrsg.): Leitlinienprogramm Onkologie. Komplementärmedizin in der Behandlung von onkologischen PatientInnen. Kurzversion 1.1, 2021, AWMF Registernummer: 032/055OL. https://www.leitlinienprogramm-onkologie.de/leitlinien/komplementaermedizin/ (Abruf Juni 2022).
- Treichler, M.: Kunsttherapie in der anthroposophischen Onkologie. In: Treichler, M., Fintelmann, V. (Hrsg.): Begleitende Therapien in der Krebsbehandlung: Onkologie auf anthroposophischer Grundlage. Band 3. info3 Verlag Frankfurt a. M. 2015.
- Ulrich, J.: Selbstheilungskräfte, Quellen der Gesundheit und Lebensqualität. Verlag Urachhaus Stuttgart 2018.

1. Kasuistik Ovarialkarzinom

SABINE KLITZKE-PETTENER

Einleitung und Krankheitsbild

Frau O. ist 56 Jahre alt und leidet an einem schlecht differenzierten, primär peritoneal und hepatisch metastasiertem Ovarialkarzinom. Nach initialer Operation, adjuvanter Chemotherapie, Relaparotomie bei Bridenileus, schließlich palliativer Chemotherapie und Loop-Ileostoma beklagt sie nun abdominelle Schmerzen, Übelkeit und leidet unter einem Cancer Related Fatigue-Syndrom. Nach Diagnosestellung hatte sie zunächst drei Jahre, während derer es ihr sehr gut ging. Sie habe vieles unternommen und ihr Leben genossen, berichtet sie. Doch nach der letzten Operation sei das anders geworden. Sie habe Schmerzen gehabt und große Ängste entwickelt, weshalb sie auf die Palliativstation unserer Klinik gekommen sei. Sie nimmt während des stationären Aufenthaltes an Physiotherapie, Heileurythmie, Mal- und Musiktherapie teil und erhält neben Rhythmischer Massage auch Gesprächstherapie. Frau O. hat keine maltherapeutischen Vorerfahrungen, teilt aber mit, dass sie gerne bastelt, filzt und auch nach Vorlage mit Acrylfarben malt.

Erste Maltherapiestunde

Zu Beginn der maltherapeutischen Arbeit erklären wir der Patientin die spezielle Naß-in-Naß-Aquarelltechnik, die sie gerne kennenlernen möchte. Wir weisen darauf hin, dass es nicht darauf ankommt, ein besonders gelungenes Bild zu malen, sondern neue Erfahrungen zu sammeln: Welche Farbe wähle ich als erste? Wie zart oder wie kräftig gefällt sie mir? Bleibe ich bei einer, nehme ich zwei auf mein Blatt oder probiere ich viele Farben aus? Kennenlernen und Ausprobieren stehen dabei im Vordergrund. Anschließend malt Frau O. ihr erstes freies Bild.

Sie ist still vertieft in das Malen und als das Bild fertig ist, spricht sie nicht viel darüber, doch macht Frau O. einen zufriedenen Eindruck und äußert sich positiv über das Erlebte. Es ist für sie noch nicht an der Zeit, sich über ihr innerstes Erleben zu äußern. Es darf zunächst in Ruhe in ihr nachwirken.

Um das erste Bild in seiner Komplexität besser wahrnehmen zu können und darauf basierend den therapeutischen Ansatz zu entwickeln, folgt die viergliedrige Bildbetrachtung.

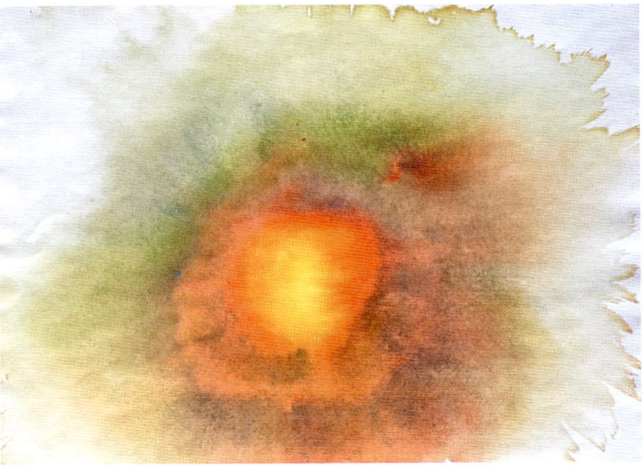

Abb. 1: Erstes freies Bild von Frau O.

Viergliedrige Bildbetrachtung

1. **Physische Ebene: Beschreibung des Sichtbaren**
   Gelb erscheint kräftig und formlos etwas unterhalb der Mitte des Bildes und verläuft nach außen hin weich in Orangerot. Rundum ist dieser Mittelbereich umgeben von einer blau-violett-rotbraunen Fläche, die ihn nach innen hin verschieden stark abgrenzt (nach rechts und unten hin am stärksten, oben nur sacht). Umgeben ist dieser zweite Farbbereich von kräftigeren Tertiärfarben, die nach innen wiederum eine leichte Abgrenzung bewirken, etwa parallel zur ersten. Die zweite Abgrenzung ist nach unten und links besonders ausgeprägt. Der äußere Farbbereich erscheint nach rechts bräunlich, nach links grünlich und wird nach außen immer zarter, wo er in ein helles Blau übergeht, und zwar auf der linken Seite weich verschwimmend, auf der rechten klar und zackig abgesetzt. Nach unten kommt es zu einer leichten Farbintensivierung.

2. **Ätherische Ebene: Wahrnehmen und Empfinden von Qualitäten**
   Der Betrachter wird unmittelbar in den gelb-orangenen Bereich in die Mitte des Bildes hineingezogen. Darin ist ein Raum spürbar, den er nicht wieder verlassen möchte, denn er empfindet sich von Grenzen und erdigen Farben umgeben, die nicht einladend wirken. Der das zentrale Licht umgebende Bereich gedeckter Farben hindert das Licht an seiner freien Entfaltung, engt es ein und begrenzt es. Nach außen hin ist er selbst in pulsierender, rhythmischer Auflösung begriffen. Die Verdichtung nach unten ist nicht stark genug, um Erdenschwere zu verleihen.

3. **Astralische Ebene: Wirksamkeit von Denken, Fühlen und Wollen**
   Die Wirksamkeit des Denkens im Bild lässt sich in der klaren Grundidee des Innen-Außen sehen, die konsequent verfolgt wird. Auch in den wenigen Grenzen lebt Wachheit. In den vielen, weich verschwimmenden Farbverbindungen wird dagegen etwas Träumerisches spürbar, das eng mit dem Fühlen verbunden ist. Das Willenselement lebt in der schon genannten konsequenten Durchführung der Grundidee, aber auch im Vermischen der Grundfarben bis hin zu bräunlich-gräulichen Farbtönen. Die Farbkraft bleibt mittel bis zart, die intensivste Farbdichte kommt nicht zum Einsatz. Als emotionaler Ausdruck des Bildes sind Sehnsucht nach Licht und Wärme, aber auch Haltlosigkeit, Enge und Zerrissenheit fühlbar.

4. **Ich-Ebene: Komposition, gezielte Umsetzung, essentielle Aussage**
   Von bewusster Komposition und Umsetzung eines Themas kann man wohl bei diesem ersten Bild noch nicht sprechen. Um sich der Essenz des Bildes zu nähern, lautete ein vorläufiger Arbeitstitel: „Das eingekerkerte Licht".

Zusammenfassend betrachtet wird deutlich, dass die physische Ebene wenig stark ausgeprägt ist, was sich u. a. in der mittelkräftigen bis zarten Farbigkeit und der Abwesenheit klarer Formen zeigt. Die ätherische Ebene ist im rhythmisch-pulsierenden, verfließenden Farbauftrag, einer gewissen Farbperspektive und Organismusbildung deutlich wahrnehmbar. Seelisch lebt das Bild hauptsächlich im träumenden Fühlen, das sich in den vielfältigen weich miteinander verbundenen Farbnuancen und dem warmen, weichen Licht ausdrückt. Denken und Wollen dienen ihm durch Grundidee und Umsetzung derselben.

Therapeutischer Ansatz aufgrund der viergliedrigen Bildbetrachtung

Der therapeutische Ansatz zielt auf die Unterstützung der Freude am träumend-unbewussten Farberleben zur Kräftigung des Ätherleibes und seiner Lebenskraft. Es gilt, den Astralleib und die Ich-Organisation anzuregen, Interesse zu entwickeln und sich gestaltend mit zum Beispiel Landschafts-, Pflanzen- oder Baummotiven auseinanderzusetzen. Gleichzeitig sollte die gestalterische Formkraft unterstützt werden, auch durch Hinzunahme anderer Techniken. Entwicklung von Erdung und neuen Perspektiven im Geistigen sind Grundaspekte des therapeutischen Ziels.

Zweite Maltherapiestunde

Am nächsten Tag kommt Frau O. erneut zur Maltherapie. Die Farbstimmung ihres ersten Bildes gefällt ihr gut. Sie greift sie wieder auf, malt aber diesmal nicht von der Mitte ausgehend, sondern mit waagerechter Grundorientierung. Das Goldgelb nimmt den oberen Bereich des Bildes ein, Blau die Mitte und das Grün den Vordergrund. Es entsteht ein landschaftlich anmutendes Bild. Frau O. hatte sich vorgenommen, die Farben des ersten Bildes erneut aufzugreifen, doch gibt sie sich auch dieses Mal ohne bestimmte Intention dem Entstehungsprozess und dem Erleben der fließenden Farben hin. Auch in diesem Bild kommen keine Formen zur Darstellung; die Farben verfließen, wenngleich eine gewisse Ähnlichkeit mit einer grünen Wiese und hellen Himmelsfarben zu ahnen ist.

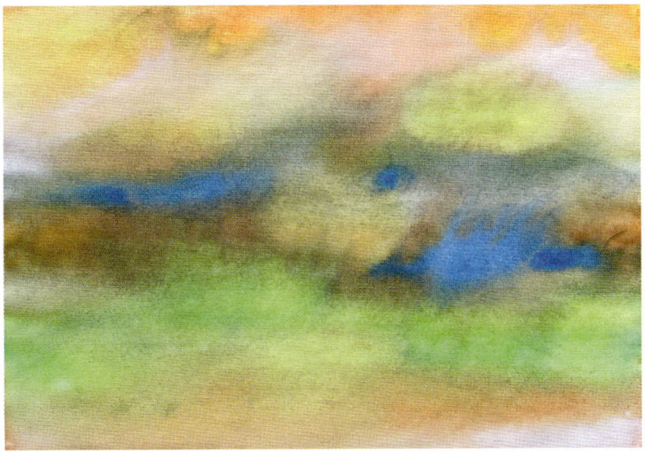

Abb. 2: Zweites Bild von Frau O.

Dritte Maltherapiestunde

Als Frau O. zur nächsten Stunde kommt, drückt sie ihre Freude darüber aus, wieder malen zu können und hat einen Vorsatz: Diesmal möchte eine Blumenwiese entstehen, bei der die Farben nicht so sehr verlaufen sollen wie in den vorigen Bildern. Ich erkläre ihr die Entwicklung einer grünen Fläche auf dem Papier durch das Ineinandermalen von Blau und Gelb. Die Umsetzung fällt ihr nicht schwer und anschließend platziert sie rote Blumen ins Grün, die sich gut absetzen. Frau O. ist wiederum sehr vertieft ins Malen und durchaus zufrieden mit ihrem Bild. In der dritten Maltherapiestunde kommt sie also mit deutlichem Vorsatz, inhaltlich und technisch hat sie in der Zwischenzeit eine klare Zielvorstellung für ihr Bild entwickelt.

Nun kann sie mit den Farben zahllose Blütenformen gestalten, die sich von dem grünlich-bläulichen, in sich verfließenden Untergrund abheben. Das Licht der ersten zwei Bilder findet hier Ausdruck und Wirksamkeit in der Farbenpracht der Blüten, kommt gewissermaßen auf der Erde an.

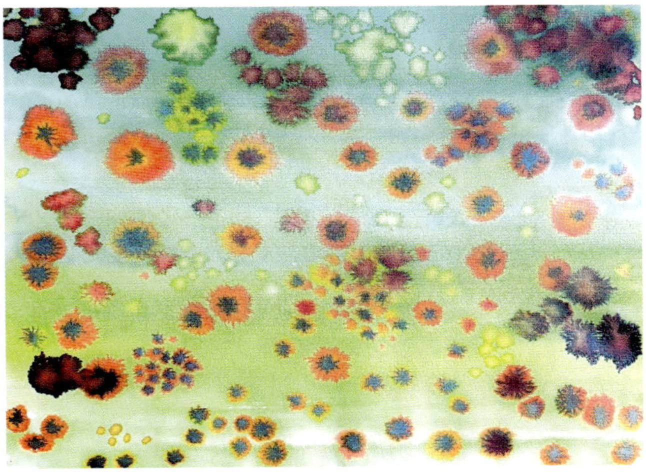

Abb. 3: Drittes Bild von Frau O.

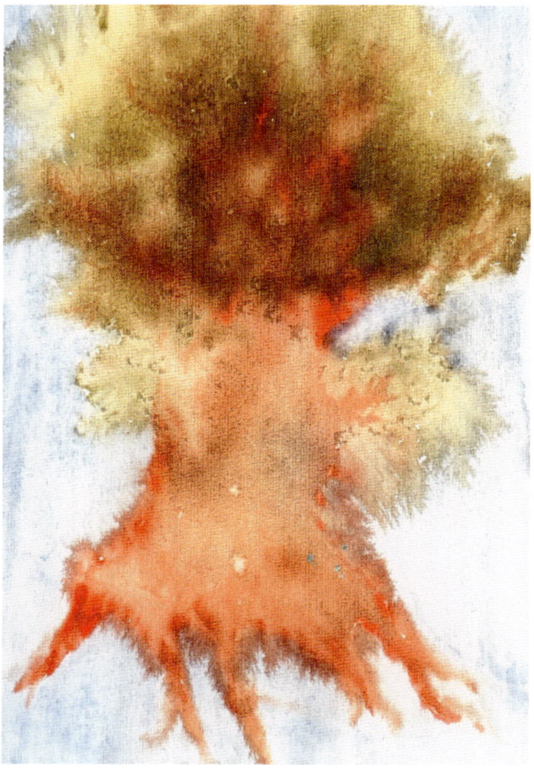

Abb. 4: Viertes Bild von Frau O.

Vierte Maltherapiestunde

Zu Beginn der vierten – und bei diesem Klinikaufenthalt letzten – Maltherapieeinheit äußert Frau O. den Wunsch, einen Olivenbaum zu malen. Dabei ist es ihr nicht wichtig, dass dieser naturgetreu erscheint, sondern sie möchte das Knorrige des uralten Stammes zum Ausdruck bringen. Sie fragt nach Farb- und Formgestaltung und verbindet sich intensiv mit dem Entstehungsprozess. Das nachträgliche Verschwimmen des Gemalten empfindet sie nicht als sehr störend, denn der Stamm als solcher bleibt in typischer Ölbaumfarbigkeit erkennbar. Das genügt ihr.

Mit dem Baummotiv wendet sich Frau O. der aufstrebenden, vertikalen Ausrichtung zu. Obwohl es sich um einen kräftigen Baum handelt, greifen seine Wurzeln nicht ins Erdreich, sondern in leichtes Blau, das ihn rundherum umgibt. Damit finden sie keinen Halt im Irdischen, sondern haben sich davon gelöst. Der Baum – obwohl mit erdig-irdischen Farben und vollständig mit Krone, Stamm und Wurzel gemalt – bekommt einen losgelöst schwebenden Ausdruck.

Abschlussgespräch

Als ich Frau O. später ihre Bilder auf ihr Zimmer bringe und sie nach ihren Malerfahrungen frage, ist sie sehr offen und bereit, darüber zu sprechen. Die Tätigkeit hatte auf sie eine sehr starke Wirkung. „Das Malen empfinde ich wie eine Befreiung, befreit sein von Gedanken an die schwere Krankheit, Schmerzen, Traurigkeit. Es gibt mir das Gefühl innerer Ruhe, inneren Friedens. Eintauchen in die Farben ist wie Eintauchen in eine ‚Glücksblase', die sich gleichzeitig anfühlt wie ein Schutzraum um mich herum." Sie berichtet sogar, dass sie beim Malen zum ersten Mal ohne Angst an ihren eigenen Tod denken konnte. Sie ist voller Dankbarkeit für diese Erfahrungen.

Zusammenfassung

In ihrem kunsttherapeutischen Prozess ist Frau O. von einem warmen Licht ausgegangen, das sie spontan und ohne bestimmten Vorsatz malte. Sie erkannte darin „ihre Farben", fand Erleichterung und Befreiung von Krankheit, Schmerz und Traurigkeit. Sie war sehr offen für dieses Erlebnis, ging ohne Vorerfahrung in der Aquarellmalerei und ohne spezielle Erwartung an das Malen dieses ersten Bildes heran.

Beim zweiten Bild konnte Frau O. schon auf eine gewisse Erfahrung zurückgreifen. Dennoch entstand es ebenfalls noch wenig geplant. Deutlich war ihr, dass sie die angenehmen Farben noch einmal erleben wollte. Durch den waagerechten Farbauftrag mutete das zweite Bild landschaftlich an. Möglicherweise hatte sie hierbei die Empfindung, ihrem Tod gefasst ins Auge sehen zu können.

Das dritte Bild ging Frau O. viel bewusster an, sie hatte einen Vorsatz, eine innere Vorstellung, die sie zur Maltherapie mitbrachte: eine Blumenwiese, weniger zerfließend! Sie folgte dem vorgeschlagenen Farbaufbau und setzte mit zielgerichteter Sicherheit die roten Blumen hinein, wobei sie sehr darauf achtete, dass diese ihre Form wahrten. Mit diesem Motiv wandte sie sich dem Leben in seiner blühenden Fülle vorsätzlich und bewusst gestaltend zu. Die gelungene Umsetzung ihrer Intention erfüllte sie mit Freude und Zufriedenheit.

Für das vierte Bild wählte Frau O. ein Motiv, das für sie eine ganz besondere Bedeutung hatte: den Ölbaum. Sie beschäftigte sich intensiv mit dem knorrigen Stamm, seiner Farbigkeit und seiner Struktur. Frau O. wurde mit diesem Bild nicht ganz fertig, auch verlief die Form nachträglich noch sehr, was sie jedoch nicht weiter störte. Wichtig war ihr, dass der Ölbaum erkennbar blieb. Sie sagte dazu: „Der Ölbaum wird sehr alt, viel älter als ich!"

So zeigt sich hier in einem kurzen maltherapeutischen Prozess ein Weg, der von der Erfahrung des Lichts und der Farben zu einem Gefühl von Befreiung und innerem Frieden führt und dazu, dem eigenen Tod ohne Angst ins Auge sehen zu können. Danach wird es möglich, das Leben noch einmal in seiner Schönheit und Fülle bewusst zu ergreifen, zu gestalten und zu erleben, um daran anschließend ein Bild malen zu können, das durch seinen Symbolcharakter über die eigene begrenzte Lebenszeit hinausweist und dadurch zu einer gewissen Versöhnung mit dem eigenen Schicksal führt.

In Bezug auf die viergliedrige Bildbetrachtung und das hieraus formulierte Ziel lässt sich sagen, dass Frau O. sich zunächst ganz unbefangen dem Spiel der Farben hingab, ohne ein Ziel vor Augen zu haben und dabei ganz in die aufbauende Wirkung und das entspannende Fließen der Farben eintauchte. Dies wirkte ätherisch belebend und in hohem Maße entängstigend und befreiend auf sie. Erst nach dieser Erfahrung war sie bereit, bewusst ein Motiv zu gestalten. Dies war möglich, weil nun ihre Ich-Organisation und ihr Astralleib die unteren Wesensglieder wieder ergreifen und impulsieren konnten. In dem Bild der Mohnblumenwiese wandte sie sich bewusst der Schönheit und der Fülle des Lebens zu, für das sie durch Schmerz, Erschöpfung und Depression keine Wahrnehmung mehr gehabt hatte. In ihrem vierten Bild ging sie dann weiter und wählte den Ölbaum als Symbol eines „ewigen" Lebens, da er viel länger leben würde als sie selbst. Hier zeigt sich deutlich ein Bezug zur geistigen Ebene. Sie hat akzeptiert, dass sie sterben muss, in dem Bewusstsein, dass das Leben nach ihrem Tod weitergehen wird.

Frau O. ist in dem malerischen Prozess mithilfe therapeutischer Unterstützung ganz ihrer inneren Stimme gefolgt. Sie ging den Weg, der als therapeutisches Ziel formuliert wurde, ganz aus eigener Inspiration heraus. Dies konnte sie tun, weil die Therapie sie freilassend begleitete.

2. Kasuistik Mammakarzinom

ANGELA KUCK · BERNADETTE GOLLMER

Einleitung und Krankheitsbild

Eine 53-jährige Patientin stellte sich mit Schmerzen in der linken Brust in meiner Sprechstunde vor und zeigte einen Knoten in der Brust. Die folgenden Abklärungen ergaben einen Brustkrebs (pT 1c (1,4 cm) pN0 (0/2)sn M0 G3 L1 V0 Pn1 R0). Es begann sofort eine Mistelbehandlung, die sie während der folgenden brusterhaltenden Operation und Nachbehandlung begleitete. Eine Bestrahlung der Brust wurde notwendig und danach begann eine orale antihormonelle Therapie für die nächsten sieben Jahre. Nach vier Monaten war die Erstbehandlung abgeschlossen. Während dieser Zeit war die Heileurythmie eine stete Begleitung.

Trotz dieser Begleittherapie saß nach den vier Monaten eine völlig verstörte und aufgelöste Patientin vor mir. Sie wirkte starr in der Körperhaltung und Mimik, die Angst schrie aus ihren Augen. Sie berichtete, schlecht zu schlafen, morgens nicht ausgeruht aufzuwachen, sie fühle sich verloren und mutlos. Jegliche Hoffnung auf Heilung der Krebserkrankung war ihr geschwunden, obwohl objektiv eine gute Situation vorlag und die Prognose, dass ihre Tumorart mit der Erstbehandlung zu 80 % heilbar ist.

Die Patientin ist von stattlicher Statur und steht als Berufsschullehrerin und ausgebildete Ritualbegleiterin voll im Leben. Sie lebt in einer zufriedenen Ehe, und von der Familie wurde sie während der Behandlung sehr unterstützt, auch von ihrem Sohn, der zu Erkrankungsbeginn 16 Jahre alt war.

Die soziale und medizinische Situation einbeziehend, erlebte ich eine Frau, die sich selbst verloren hatte. Die bisherige Therapie konnte dies nicht verhindern. So stand erneut die Frage im Raum, wie wir ihr helfen könnten. Es begann eine intensive medikamentöse Therapie mit der Mistel als Infusion. Wir führten im Rhythmus des Ätherleibes alle vier Wochen eine „Mistelwoche“ durch, die durch dreimalige Misteltherapie, tägliche Heileurythmie, Schafgaben-Leberwickel, biographische Gespräche und abendliche Fußeinreibungen mit Lavendel ausgefüllt war. In diesen Wochen begegnete die Patientin auch der Maltherapie.

Im Rückblick berichtete sie, wie diese sie tief berührte, während alle anderen Behandlungen sie eher unbeteiligt sein ließen. Nach der fortgesetzten ambulanten Maltherapie fühlte sie sich wieder selber und spürte langsam neue Zuversicht.

Maltherapeutischer Verlauf

Aus dem Verordnungsbogen zur Maltherapie: „Die Patientin bekam vor einer Woche die Erstdiagnose Mammakarzinom links. [...] Patientin mit dem Kopf noch nicht mitgekommen. Versteht nicht, warum Karzinom diagnostiziert wurde, trotz so gutem Allgemeinzustand in letzter Zeit.“

Im Spitalzimmerbett am zweiten Tag nach der Operation bieten die Aquarellfarben die Möglichkeit, malend und fließend Leben aufzubauen, die Selbstheilungskräfte anzuregen, die Brustoperation zu verarbeiten und im Hier und Jetzt diesen schwierigen Moment künstlerisch darzustellen. Der Beginn fällt der Patientin schwer, danach genießt sie die weitenden, schwingenden Bewegungen. Die Farbenwahl ist frei aus der 12-teiligen Reihe[9] Magenta, Karmin, Zinnober, Orange, Gelb, Gelbgrün, Viridian, Türkis, Kobalt, Ultramarin als dunkles Kobalt, Indigo, Violett (Pfirsichblüt als 12. Farbe ist nicht dabei). Papierformat,

Nass-in-Nass-Methode und Pinsel sind gegeben. Für das freie Bild wählt sie die Farben Indigo, Karmin, Viridiangrün und Goldgelb (Abb. 5).

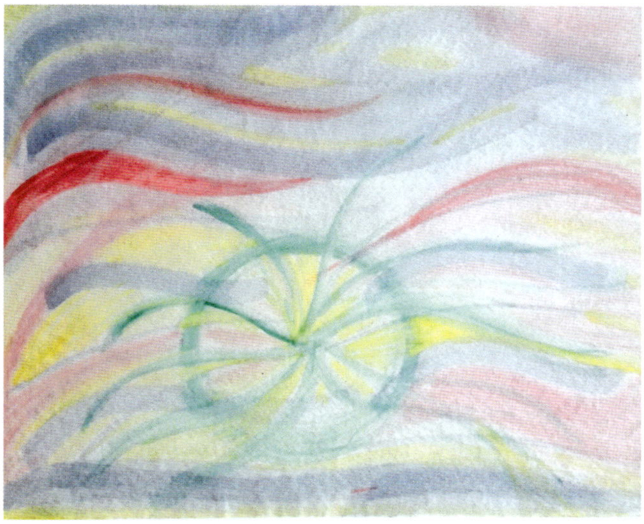

Abb. 5: Erstes freies Bild

Drei Tage später im Atelier im Spital: Es beginnt das Warten auf das Resultat des Befundes. Wieso kommen diese schwer zu ertragenden Herausforderungen auf die Patientin zu? Sie hat einen guten Zugang zur Empfindung und berät Menschen, die selber schwere Schicksalsschläge hinnehmen müssen. Der Impuls zum zweiten freien Bild wird mit frei gewählten Farben für das Licht und Farben für die Wärme angeregt. Die Patientin wählt für ersteres Gelb, Weiß und Gelbgrün und für die Wärme Orange (Abb. 6). Weiß liegt nicht in der Farbreihe vor, doch kann man Schwarz und Weiß nach Wunsch immer einsetzen. Das Format, die Pinsel und Methode sind gegeben.

Merkmale der zwei freien Bilder: Dem Licht zugehörige Farben sind Gelb, Viridian, Gelbgrün, Weiß. Farben der Finsternis zugehörig sind Indigo und Karmin. Farbe der Mitte zugehörig ist Orange. Pinsellinien und Kreise betonen die Gestaltung aus dem Astralleib heraus, der in sich die Kraft hat, abzugrenzen und zu isolieren. Er zeigt sich in Strichen, Linien und Punkten. Es bleiben unbemalte Flächen frei. Ein weiterer bedeutender Hinweis für die Anamnese und das Therapieziel zeigt sich in der Kohlearbeit. Farbe entsteht durch die Wechselwirkungen von Licht und Finsternis wie Gefühle im Menschen aus dem Aufeinandertreffen von Bewusstseinslicht und Leibesfinsternis entstehen.[10]

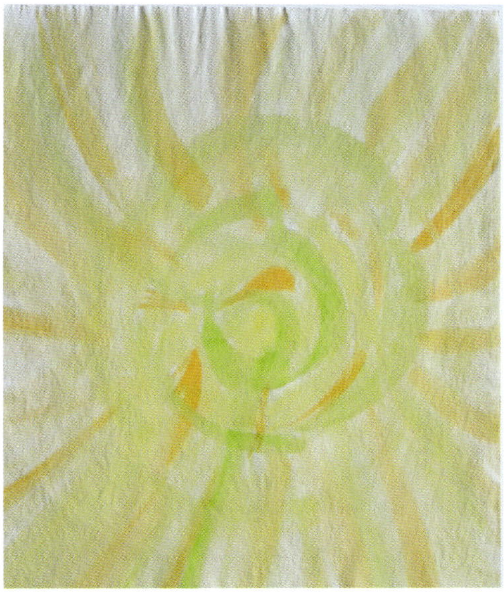

Abb. 6: Zweites freies Bild

Ein Tag später im Atelier: Die freien Farben in der Atmosphäre stehen als Ausdruck der Urschöpferkräfte von Licht und Finsternis. Im Menschen bildet die Seele diese Brücke zwischen Bewusstseinslicht und Leibesfinsternis als Fühlen. Wie drücken sich diese Urschöpferkräfte aktuell aus? Die Patientin führt die Arbeit in Kohle Schritt für Schritt nach Anleitung durch, die Umsetzung ist nach der Einführung frei. Sie ringt mit der Kohle, der Auftrag fällt ihr nicht leicht. Die Grundlage des Kohlenstaubes, die Trübe, opfert sich für die Gestaltung. Mit dem selbst ausgeführten Ausdruck im Bild zeigt sich der Seelenraum im Hier und Jetzt. Morgen würde es vielleicht etwas anders aussehen. Die Patientin beurteilt die Arbeit anregend (Abb. 7).

Merkmale der freien Kohlearbeit: Wärme und Substanz der Finsternis zugehörig[11] werden durch helle Stellen in kleine Flecken aufgelöst. Die Quelle des Lichtes ist zugedeckt, Finsternis absorbiert das Licht und wird abgelenkt. Der Raum ist angefüllt mit rundenden hellen Bewegungen der Finsternis zugehörig.

Kurzfristiges kunsttherapeutisches Ziel: Das kreisförmige Zentrum der beiden farbigen freien Bilder und die zugedeckte Lichtquelle im Kohlebild können als übergeordnete L(Ich)tquellen wirken und so Kraft und Zielrichtung ansprechen. Ein transparenter Innenraum wird sichtbar.

Ein Tag später im Atelier: Der Spitalaustritt steht heute bevor, die künstlerische Arbeit steht unter Zeitdruck. Das erste therapeutisches Ziel ist, den Lichteinfall geradlinig auszu-

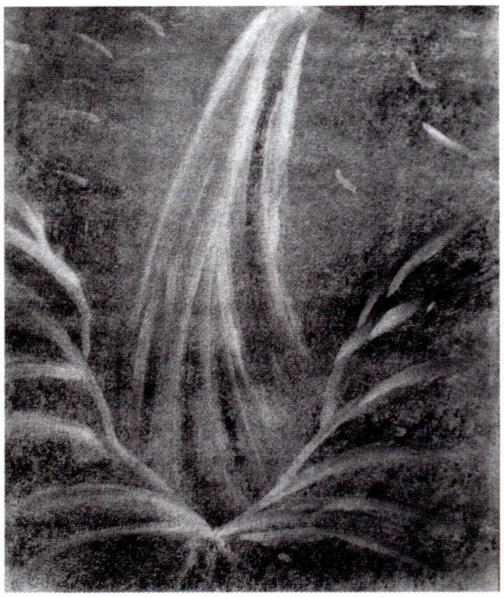
Abb. 7: Erstes freies Kohlebild

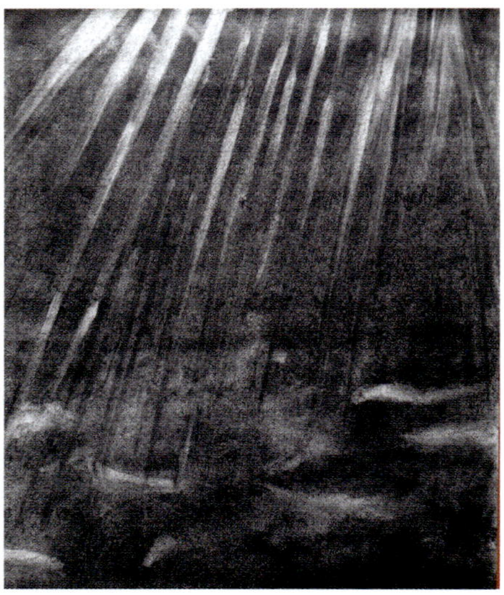
Abb. 8: Zweites Kohlebild

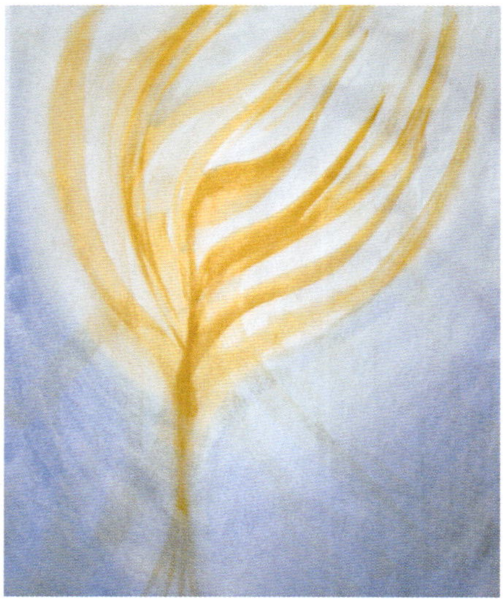
Abb. 9: Beginn des maltherapeutischen Verlaufs

richten und nicht zuzudecken. Die Patientin legt ein zweites Kohlebild an. Als Therapeutin begleite ich skizzierend an der Seite der Patientin, doch am separaten Arbeitsplatz. Die Kohlearbeit an der Trübe gelingt jetzt leicht, die Geradlinigkeit und die Transparenz des L(Ich)tes empfindet die Patientin nicht gefällig. Mit wenig Unterstützung löst sich die Blockade im Tun. Tiefe entsteht, „Ich" kann ins Bild hineingehen. Der eigene Raum bildet sich ab: Nach oben blickend zum Himmel, rechts und links in die Weite sich ausdehnend, vorne und hinten durch das Licht nach unten blickend auf die Erde. Von oben geführt, seitlich verbunden mit der Welt und Boden unter den Füssen. Es gelingt der Patientin, Reflektionen geradlinig mit dem Licht in Verbindung zu bringen (Abb. 8).

Nach drei Monaten mit abgeschlossener Bestrahlung und Beginn der antihormonellen Therapie begleiten wir die Patientin in einer intensiven medizinischen, pflegerischen und therapeutischen Woche im Spital. Mittelfristiges kunsttherapeutisches Ziel: In den farbigen Bildern sind Linien und Pinselstriche stärker ausgeprägt als Flächen und Mischungen. Die Flächenbildung als Kraft des Ätherleibes soll unterstützt und durch polare Farbe ergänzt werden.

Im Eingangsgespräch dieser Wochenarbeit äußert die Patientin ihr Gefühl, dass etwas zu ändern sei.

Es ist ein Seelenreichtum da in den Farben. Raum für Neues darf sein. Wir vereinbaren, Arbeit mit Farben und wollen genauer auf die Geste und Wesenheit der Farbe hinzuschauen. Die Patientin wählt heute Orange, bewegter Ausgleich in Wärme und Licht, Begeisterung und Transparenz, gehalten von einem dunklen Kobalt (Ultramarin) (Abb. 9). Orange wird kräftig nach oben strebend gemalt, leicht verflüchtigt es sich und zieht sich in der Mitte eng zusammen, wenige Pinselstriche fallen bis nach unten. Im Orange bilden sich Linien und wenig transparente Fläche. Es steigt hier leicht nach oben, die Verbindung von Orange mit der Erde ist wenig verwurzelt. Die Bewegung ins Licht ist stärker als die Bindung zur Erde. Im Blau zur Ruhe zu kommen, ist herausfordernd und will erobert sein.

Am nächsten Tag wählt die Patientin Gelb und die Therapeutin ergänzt Indigo als Komplementärfarbe. Durch die Kombination entsteht Gelbgrün. Wenn sich Gelb verdichtet und in die Wärme eintaucht, verändert sich die Farbe zu Roh-Umber. Der Vertiefung in Indigo folgt Violett. Die Therapeutin begleitet skizzierend an der Seite der Patientin am separaten Arbeitsplatz. Das Anlegen einer Skizze hilft den Patienten oft beim Einstieg. Die Patientin nimmt die Übung auf und führt sie konsequent aus. Das Gelb erscheint zielgerichtet am unteren Bildrand (Abb. 10).

Im Gespräch über die Farbe Gelb und das Eintauchen in immer mehr Wärme wird das Abnehmen, Abbremsen des Lichtes und die Konsequenz in der Farbe deutlich. Diese ändert sich in ein Roh-Umber. Die Seele verdaut, verändert, wiegt ab und verwandelt. Die Farben verändern sich je nach Licht und Finsternis und mildern die abbauenden Kräfte des Lichtes. Trifft das L(Ich)t ungebremst auf den Körper, wird das Bewusstseinslicht im Seelischen nicht bewegt und durchleuchtet, können Schmerz und Krankheit entstehen.

Am nächsten Tag wählt die Patientin Türkis. Die Therapeutin ergänzt Karmin als Komplementärfarbe. Im Gespräch über Türkis als kristalline, kalte, klar strukturierte Farbe steht die Herzenswärme des Karmins gegenüber. In diesem Bild erscheint Karmin von Türkis eingeengt. Die Patientin nimmt diese Geste wahr und äußert den Gedanken, das Türkis wegzudrücken und das Karmin zu befreien (Abb. 11).

Am übernächsten Tag kommen im Gespräch über das Karmin die Themen Wärme, Vertrauen und Sich-befreien hervor. Es ist „mein Tag, ich kann so sein". Es gelingt der Patientin, sich zu zeigen in Karmin, von Indigo und Türkis begleitet. Die Farbe strömt leicht, konzentriert sich unten und im mittleren Drittel. Zwei Rosen sind deutlich sichtbar. Karmin erschien auch als schmaler Streifen im zweiten freien Bild. Das Karmin kann noch mehr Raum erhalten. Am Schluss der maltherapeutischen Begleitung nimmt sie Karmin nochmals auf (Abb. 12). Nach weiteren zwölf Wochen besucht die Patientin je einmal im Monat die ambulante Maltherapie für eine Stunde. In der Zwischenzeit nimmt sie die Biographiearbeit auf.

Langfristiges kunsttherapeutisches Ziel: mit einfachen Flächen Lebenskräfte aufbauen, dabei sich ausdehnend, aufsteigend ins übergeordnete L(Ich) t, die Farbe entdecken mit geriebenem Pastellpulver. Die Flächenbildung ist die Kraft des Ätherleibes, alles verbindend, sich ausdehnend, alles durchdringend.

Die Patientin hat verschiedene berufliche Aufgaben und Arbeitsorte. Die Übung soll Ruhe und Einheit bringen und sich am Ziel orientieren. Mit braunen Farben beginnend, in Orange, Gelb und Saftgrün übergehend, reibt sie Pastellpulver mit Watte ein. Die Flächen erscheinen vom Licht durchleuchtet und lösen sich in Viridian auf. Die Therapeutin begleitet auf separatem Arbeitsplatz an der Seite der Patientin bis zum Impuls des lichthaften Viridian mit. Die Patientin verändert das Bild leicht, bis es für sie als eine „Landschaft mit Sonnenaufgang" erscheint (Abb. 13). „Das habe ich gerne gemacht, es blendet."

Auf einem neuen Blatt wird der Farbenweg durch das grün-weiße Licht hindurchgehend weiterverfolgt und mit dem Licht in die Wärme wieder eintauchend, abwärts strömend, ausatmend angelegt. Heute arbeitet die Patientin direkt mit den Händen. In konkaven Bewegungen in Viridian beginnend, über Türkis, Kobalt, Indigo und Violett, führt die Bewegung allmählich abflachend in die drei Dimensionen oben-unten, vorne-hinten und rechts-links (Abb. 14). Es ist Passionswoche, das Osterthema begleitet die Patientin. Sie ist berührt vom bildhaften Eindruck. Das Licht sinkt in diesem Bild tief nach unten.

Gesundheitlich geht es der Patientin gut. Sie beendete eine Psychotherapie und unterbrach die Biografiearbeit. Karmin als herzerwärmende Farbe wird mit der Komplementärfarbe Gelbgrün erfrischt und lichtvoll ergänzt. Die Umsetzung ist frei, die Farben sind gegeben.

In diesem Bild bildet das Karmin ein Zentrum und zerstreut sich mit zentrifugaler Kraft in runden gebogenen Linien, gemischt mit Grün wirkt es zum Teil bläulich (Abb. 15). Die Mitte spielt wie in den beiden freien Bildern (Abb. 5 und 6) wieder ein zentrales Thema. Diese Quelle aus der Mitte löst sich in alle Richtungen auf. Boden unter den Füssen ist kaum zu halten.

Die letzte Intervention begleitet wieder die Therapeutin. Die Farben Karmin und Zinnober impulsieren unser Herz, sprechen uns im Menschsein an und durchglühen unsere Ideale. Hier kühlt ein saftiges Grün ab. Zur Herzenswärme, welche die Patientin in sich trägt, sollen die Farben Selbstvertrauen ansprechen. Das Grün auf dem Rot bildet unten Wärme, im oberen Teil L(Ich)t. Eine fein angedeutete Intensivierung als Blütengeste in tiefen Rottönen entsteht, eine Rose, die sich ganz öffnet (Abb. 16). Dieses Bild bildet den Abschluss der therapeutischen Begleitung.

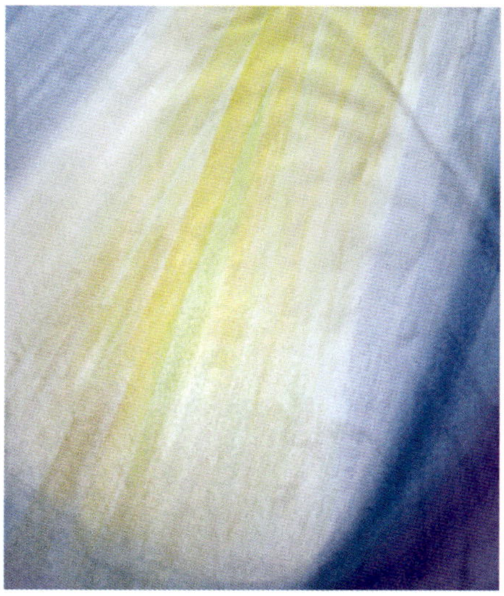

Abb. 10: Bild im maltherapeutischen Verlauf

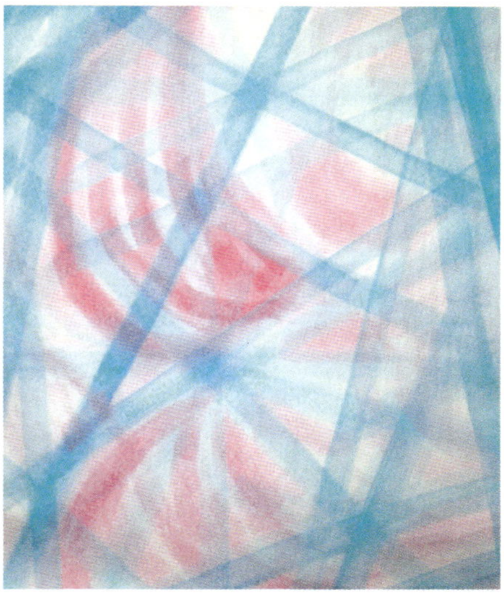

Abb. 11: Bild im maltherapeutischen Verlauf

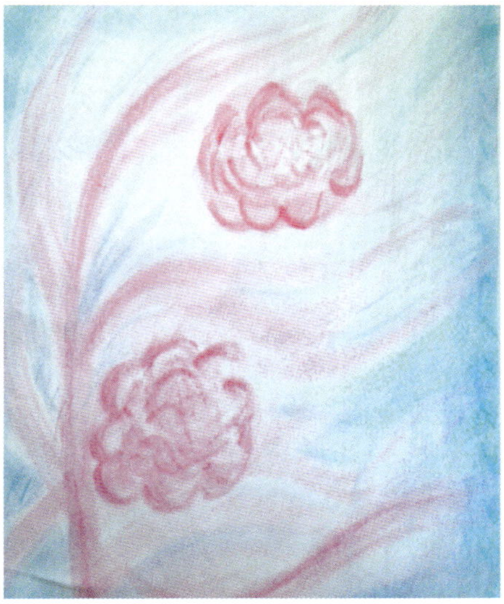

Abb. 12: Abschlussbild der ersten Maltherapie

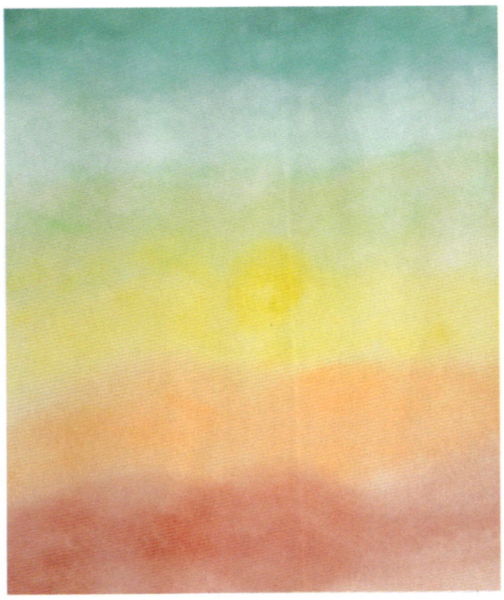

Abb. 13: Beginn der zweiten Maltherapie

Von der Operation im stationären Setting durch einen zweiten Spitalaufenthalt bis zur ambulanten Situation durfte ich die Patientin im Alltag ein Jahr lang mit der Methode Licht, Finsternis und Farbe therapeutisch begleiten. In dieser Zeit der Verunsicherung durch den Befund eines Mammakarzinoms links bis zur Entscheidung, wie es weiter gehen könnte, erlebte ich eine aufrechte, dem anderen Menschen immer zugeneigte, große, sehr gepflegte Frau Mitte Fünfzig. Als Erwachsenenbildnerin, Autorin für Meditation, Ritualbegleiterin und -ausbildnerin sowie als Solosängerin war sie immer sehr interessiert an den Farben und ließ sich davon berühren. Ich bin sehr dankbar für ihr Vertrauen in die Maltherapie und für die bereichernden Begegnungen. Ich danke herzlich für die Erlaubnis, die Bilder im Buch abbilden zu dürfen und ihrer Ärztin für die Zuweisung der Patientin zur Maltherapie.

Möge jeder still beglückt
Seiner Freuden warten!
Wenn die Rose selbst sich schmückt,
Schmückt sie auch den Garten.

Friedrich Rückert (1788-1866)

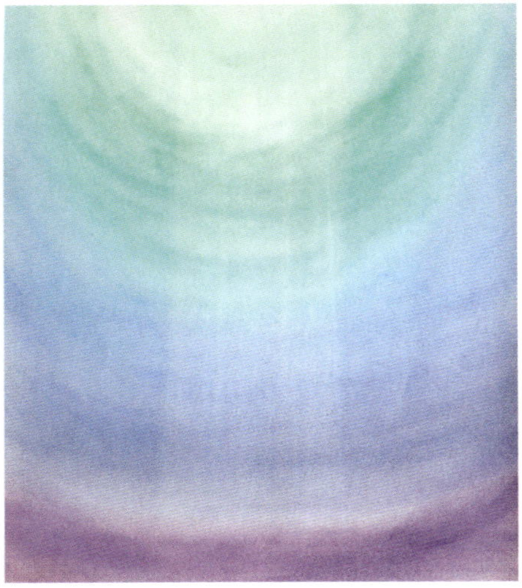

Abb. 14: Bild im maltherapeutischen Verlauf

Abschließende Diskussion aus Sicht der Ärztin

Nach zehn Jahren stellt sich eine strahlende, selbstbewusste Frau vor, die ihren Beruf modifiziert hat und aktiv im Leben steht. Die Misteltherapie begleitet sie weiterhin zweimal im Jahr, jeweils im Herbst und Frühjahr eine Serie als Kur. Bei neuen Unsicherheiten ist die Maltherapie weiterhin eine gute Möglichkeit, ihre eigene Mitte wieder zu aktivieren. Zurückblickend hat die Maltherapie den entscheidenden Durchbruch zur Heilung nach dem Auftreten des Brustkrebses bewirkt. In der Therapie konnte sich das „Ich" nonverbal wiederfinden und in den Körper eingliedern. Die anderen Wesensglieder, besonders der Astralleib, haben sich dadurch wieder geordnet, der Ätherleib wurde durch die gewählten Farben gestärkt.

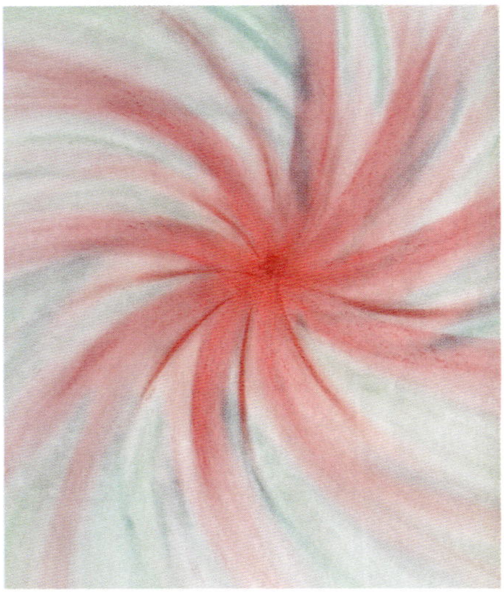

Abb. 15: Bild im maltherapeutischen Verlauf

Abb. 16: Abschlussbild der zweiten Maltherapie

3. Kasuistik Pankreaskopfkarzinom

LINDA TEIPEN · SONNY JUNG

Vorstellung des Patienten und stationäre Aufnahme

Wir stellen aus der chirurgischen Abteilung des Gemeinschaftskrankenhauses Herdecke unseren Patienten Herrn S. vor, der zum Zeitpunkt der ersten stationären Aufnahme 67 Jahre alt war. Der pensionierte Lehrer (Mathematik, Physik, Geschichte und Malen/Kunst) war glücklich verheiratet. Das Ehepaar pflegte eine enge Beziehung zu den vier Kindern und mehreren Enkelkindern. Bis zu seiner Erkrankung war Herr S. sozial sehr aktiv und engagierte sich für biologische Landwirtschaft. Diagnostiziert wurde ein hepatisch metastasiertes Pankreaskopfkarzinom, AJCC Stadium IV, TNM: cT4, c N+, pM1(hep). Die Aufnahme des Patienten erfolgte durch Einweisung des Hausarztes zur Abklärung folgender Symptome: Dunkelfärbung des Urins, Hellfärbung des Stuhls, Appetitverlust, rechtsseitig betonte Oberbauchschmerzen. Herr S. wurde zunächst von unseren internistischen Kollegen aufgenommen. In der Aufnahmeuntersuchung war dokumentiert worden: Patient in relativ gutem Allgemein- und normalem Ernährungszustand. Die körperliche Untersuchung, insbesondere das Abdomen, zeigt keine pathologischen Befunde.

Klinischer Verlauf

Eine initial durchgeführte Sonografie des Abdomens zeigte multiple Rundherde in der Leber und eine unklare Raumforderung im Bereich des Pankreaskopfes. Der Gallengang war deutlich erweitert. Laborchemisch waren die Leberwerte, Cholestaseparameter und Pankreasenzyme zum Teil deutlich erhöht (ALT: 551 U/l, AST: 246 U/l, GGT: 1035 U/l, Lipase: 906 U/l, Bilirubin 5,01 mg/dl). Bei Verdacht auf ein Malignom wurden Tumormarker abgenommen, die ebenfalls erhöht waren (CEA: 33,7 ng/dl, CA19-9: 700.0 U/ml). In der Computertomographie von Thorax und Abdomen bestätigte sich der Verdacht auf ein Pankreaskopfkarzinom. Zu sehen war ein Tumor mit Infiltration der Arteria mesenterica superior sowie beginnender Duodenalinfiltration und dringendem Verdacht auf intraabdominellen Lymphknotenbefall. Der Hauptgallengang war erweitert bei tumorbedingter Kompression des Gallengangs mit konsekutiver Gallenabflussstörung. Die Leber wies mehrere Rundherde auf. Hier bestand der dringende Verdacht einer hepatischen Metastasierung. Es folgte eine Vorstellung des Patientenfalles in unserer interdisziplinären Tumorkonferenz. Da zunächst die Sicherung des Abflusses der Gallensäuren im Vordergrund stand und aufgrund der drohenden Verlegung der Magen-Darm-Passage (Ileus) durch Tumormasse, entschied sich Herr S. zur Operation. Wir vereinbarten eine palliative Operation mit dem Ziel des Erhalts der Darmpassage und der Wiederherstellung und Sicherung des Abflusses der Gallensekrete. Eine kurative Operation mit kompletter Entnahme des Tumors war aufgrund der Nähe zu den großen Gefäßen, der Infiltration in die Nachbarorgane und der lymphogenen und hepatischen Metastasierung nicht möglich.

Vier Tage nach Aufnahme in unsere Klinik erfolgte folgender Eingriff: Anlage eines Doppelbypasses durch biliodigestive Anastomose (Anschluss der Gallenwege an den Dünndarm) und hinterer Gastroenterostomie (Kurzschluss zwischen hinterer Magenwand und Dünndarm). In derselben Sitzung erfolgte die Entfernung der Gallenblase und die Entnahme einer Biopsie aus einem der Leberrundherde. Zusätzlich legten wir einen Port für die Durchführung einer adjuvanten Chemotherapie an. Der histopathologische Befund der

Biopsie bestätigte eine Lebermetastase eines mittelgradig differenzierten Adenokarzinoms des Pankreas. Bei unauffälliger postoperativer Überwachung auf unserer Intensivstation erfolgte am Folgetag die Verlegung auf Normalstation. Der weitere Verlauf gestaltete sich bis auf eine passagere Magen-Darm-Atonie komplikationslos. Die bei Aufnahme hoch pathologischen Laborparameter in Bezug auf Leber- und Gallenfunktion waren postoperativ deutlich rückläufig.

Begleitende nichtmedikamentöse Therapien während des Aufenthaltes waren Maltherapie, Heileurythmie, Krankengymnastik (Atemtherapie), äußere Anwendungen, Rhythmische Massage, psychoonkologische Begleitung und eine sozialdienstliche Betreuung zur Einleitung der Zuerkennung einer Pflegestufe.

Zwei Wochen nach Aufnahme in unserer Klinik wurde Herr S. ins häusliche Umfeld entlassen. Zum Zeitpunkt der Entlassung war er ohne Hilfsmittel mobil und kostaufgebaut (Wunschkost).

Kunsttherapeutischer Verlauf

Durch die aktuell kurzen Liegezeiten kam es für Herrn S. zu lediglich vier Einheiten Maltherapie, wobei die ersten beiden Termine mit den freien diagnostischen Erstbildern und dem anfänglichen Kennenlernen in der therapeutischen Begegnung gefüllt waren. Deshalb legen wir hier auf die Beschreibung der Erstbilder und die daraus entstehende Aufnahme des therapeutischen Prozesses viel Wert. Es zeigt sich, wie bereits diese wenigen Einheiten für den Patienten eine Stärkung darstellten und Wandlungen ermöglichten.

Abb. 17: Erstes freies Bild, ungegenständlich

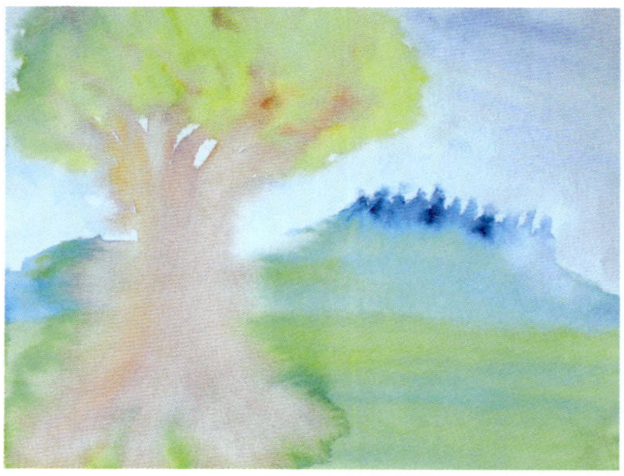

Abb. 18: Zweites freies Bild, gegenständlich

Begegnung mit dem Patienten

In der ersten Begegnung treffe ich einen noch sehr erschöpft wirkenden, im Bett liegenden Patienten an. Neben dem Bett hängt ein Poster der „Madonna im Rosenhag“, das er selber mitgebracht hat. Auf dem Nachttisch liegt das Buch „Krankheit und Christus-Erkenntnis“ von Peter Selg.

Verschiedene Schläuche zeugen noch von der OP, so erhält der Patient in seiner Atmung Unterstützung durch zusätzlichen Sauerstoff. Dennoch ist er offen für die Begegnung in der Maltherapie, da er gerne alles annehmen möchte, was ihm helfen kann. Das Malen in der Nass-in-Nass-Technik ist ihm vertraut. Der Blickkontakt ist klar und freundlich, die Begegnung ruhig und liebevoll.

Herr S. wünscht sich zunächst ein kleines Papierformat, weil er sich noch schwach fühlt. Er malt im Bett sitzend, von der Kopfstütze des Bettes gehalten. Dabei probiert er die Aquarellfarben vorsichtig aus und spricht während des Malens und auch in der kurzen gemeinsamen Betrachtung dieser ersten Einheit kaum.

Es entsteht ein erstes freies, ungegenständliches Bild (Abb. 17), das wir im Folgenden im Rahmen einer kunsttherapeutischen Diagnostik beschreiben.

Im Anschluss folgt die Beschreibung des zweiten freien Bildes (gegenständlich, Abb. 18) sowie des daraus resultierende Therapieprozesses.

Betrachtung und Diagnose des ersten Bildes

Der spontane Ersteindruck lässt sich als zart oder sensitiv, blass, diffus, flüchtig oder „huschend“ und leicht beschreiben. Auch wirkt das Bild weich auf mich.

Es ist DIN-A4-formatig. Der Patient arbeitet mit mehr Wasser als Pigment; die Farben löst er vorsichtig an. Der Patient malt das Format des Papiers nicht vollständig aus, sondern lässt an den Rändern jeweils einen ca. ein bis zwei Zentimeter breiten weißen Rand stehen. Im unteren Drittel arbeitet er horizontal mit Blautönen, auf der restlichen Blattfläche mit Rot- (mittig horizontal) und Gelbtönen (obere linke Ecke, horizontal nach rechts führend). Ätherisch gesehen löst Herr S. die Farbpigmente lebendig bis luftig an und arbeitet sie eher oberflächlich in das Papier ein. Nach rechts hin lösen sich die Farben auf und werden durch die Führung des Pinselstriches flüchtiger und luftiger. Der Pinselstrich, den der Patient vorsichtig und ruhig führt, ist langgezogen. In der Wiederholung setzt Herr S. den Pinsel links auf und führt ihn nach rechts und leicht diagonal nach oben. Durch das Aufsetzten und Abnehmen sind die Pinselstriche an den Rändern jeweils sichtbar. An der linken Bildkante ist das Aufsetzten des Pinsels anhand einer stärkeren Farbintensität erkennbar. In der Bildmitte verbinden sich die Pinselstriche zur Fläche, die weich, aber auch dünn und wenig tragend wirkt. Die Bewegung im Bild erinnert durch die leicht diagonale Anhebung nach rechts an einen zarten Windstoß, der sich über den Boden bewegt, dann nach oben aufsteigt und in der Weite verschwindet.

Auf der astralischen Bildebene lassen sich Formen und Farben in ihrer Wirkung und Qualität auch in der seelischen Stimmung, die daraus spricht, wahrnehmen. Formen sind in diesem Bild lediglich durch die Begrenzung der Farbe durch den Pinselstrich, nicht durch eine Gestaltung an sich sichtbar. Mit der gelben Fläche klingt in der oberen linken Ecke eine leichte Dreieckstendenz an. Nach rechts hin scheint sich die Form der gesamten Bildfläche zu verlieren. Die Farben wässern teils aus, andere Pinselstriche wirken trocken und wie leicht „ausgefranst“. Es sind alle Primärfarben – Goldgelb, Rot- und Blautöne – bis auf das Zitronengelb sichtbar. Sekundärfarben (Mischfarben) erscheinen eher wie zufällig und ganz zart, wie z. B. ein leichtes Violett in der rechten Bildmitte und eine Ahnung von Orange zwischen Zinnoberrot und Goldgelb. Die Farben sind insgesamt als sanft und liebevoll wirkend zu beschreiben. Sie erinnern mich an eine „sanfte Weise“ oder ein „leises Wiegenlied“. In den Farben atmet die Seele zwischen dem Licht und der Dunkelheit. Dabei vermittelt ein schmales Rot am linken Bildrand, das Wärmetöne ausdrückt, Licht und Finsternis. Dieses verbreitert sich im Bildverlauf. In der rechten Bildhälfte lösen sich die Farben auf, verlieren ihre Dreigliederung und führen ins Unbestimmte. Es zeigen sich geringe malerische Bewegungen und Dynamiken in dem Bild. Hier nehmen sich seelisches Erleben und Gestaltungskraft zurück und lassen die seelische Stimmung, die der Patient malerisch auf dem Bild ausdrückt, auf mich insgesamt wie suchend erscheinen – zunächst liebevoll und gewollt zugewandt, sich dann aber auch verlierend, als würde ein eben gefasster Gedanke oder Entschluss plötzlich verloren gehen oder zögernd in Frage gestellt.

Auf der Ich-Ebene orientieren sich Thema und Motiv des Bildes an der Aussage des Patienten „Einfach mal versuchen“. Er wirkt in der Malweise zunächst unsicher und suchend, was auch in der Bildgestaltung sichtbar wird. Das Bild zeigt keine motivische Gestaltung. Auch die dreigliedrige Farbkomposition der linken Bildhälfte verliert sich im Malprozess. Es stellen sich Fragen nach der Sinnhaftigkeit und Ich-Stärkung in der aktuellen postoperativen Situation mit Blick auf die Zukunft. Wo kann es (wieder) hingehen, was impulsiert den Patienten auch auf der seelisch-geistigen Ebene, wenn die ätherischen Kräfte dazu hinreichend gestärkt sind?

Betrachtung und Diagnose des zweiten Bildes

Vier Tage später entsteht das zweite freie Bild, diesmal mit der Einladung, gegenständlich zu malen. Der Patient wirkt nun deutlich präsenter. Er kommt über das Motiv des Bildes ins Erzählen und verbindet sich stärker mit seinem Werk als beim ersten Mal. Diesmal kann er am Tisch des Krankenhauszimmers sitzend malen.

Der Ersteindruck des Bildes zeigt eine Landschaft, die wie im Nebel zu liegen scheint oder wie durch eine Milchglasscheibe gesehen. Zugleich wirkt sie hell und durchlichtet, sodass man beim Betrachten etwas blinzeln muss. Die Farben vermitteln einen Eindruck von Frische.

Auf der physischen Ebene handelt es sich um ein DIN A3-Format, das der Patient vollständig mit Farbe füllt. Teils sind trockenere Stellen („Lücken") zwischen den Pinselstrichen sichtbar. Insgesamt fällt jedoch die Wässrigkeit auf. Herr S. arbeitet mit mehr Wasser als Farbpigment. Er lasiert den Grund des Papiers zunächst mit Blau- und in der unteren Blatthälfte zusätzlich mit Gelbtönen, wodurch ein Hellgrün entsteht. In der linken Bildhälfte gestaltet er mit leichten Rottönen weiter und rückt das Bildmotiv des Baumes mit grüner Blätterkrone in den Vordergrund. So hat das Bild verschiedene Bereiche: ein deutliches Vorne und Hinten, sowie Links und Rechts.

Auf ätherischer Ebene werden die Farbpigmente wieder lebendig bis luftig angelöst, teilweise scheint das Wasser die Farbe zu verdrängen. Zum rechten Bildrand hin ist auch hier eine leichte Aufhellung sichtbar. Die Pinselstriche sind zunächst waagerecht geführt, dann in der Bildmitte leicht tupfend und in der Gestaltung des Baumes senkrecht. Die Flächen wirken leicht bewegt. Das Wasser, welches die Form- und Farbgestalt des Baumstammes stark ausfließen und verwässern lässt, zeigt eine nach außen strebende Geste. Die Farbflächen wirken insgesamt zart, in den Inkarnat-anmutenden Tönen des Baumstammes beinahe verletzlich.

Auf der astralischen Ebene lassen sich Form und Farbe in ihrer Qualität und der hierdurch ausgedrückten Stimmung wahrnehmen.

Für den Baum sind Brauntöne angedacht. Diese mischt der Patient mit viel Hinwendung und Mühe, sie wirken durch die Aufhellung des Wassers jedoch wie Inkarnat. Ansonsten ist das Bild in Blau- und Grüntönen gehalten. Im Gegensatz zum ersten Bild sind nun Mischtöne sichtbar. Insgesamt wirken die Farben lichthaft, hell und frisch, wie ein angenehmer Windhauch an heißen Tagen. Die Formen orientieren sich am Motiv, kommen aber wenig in eine Klarheit. Ist hier ein Wunsch nach Stärke und Klarheit nach der Operation, mit Blick auf die Zukunft erkennbar? In der seelischen Stimmung meine ich Auftrieb, Frische und vielleicht auch einen Wunsch nach Wahrnehmung der Schönheit der Natur und ihrer Elemente, insbesondere der Luftigkeit, in diesem Bild zu erleben. Es spricht für mich in der Zartheit eine feine Sinnlichkeit zur Wahrnehmung der Natur aus diesem Bild.

Die starke Verbindung des Patienten mit der Natur wird im Bild und dann auch im Austausch darüber ichhaft deutlich. Herr S. malt eine ihm wichtige Inspirations- und Kraftquelle. Es entsteht der Eindruck, dass er über das gegenständliche Motiv und bei vergleichsweise stärkerer körperlicher und seelisch-geistiger Präsenz als in der ersten Begegnung mehr Eigenes darstellt.

Zusammenfassende Wahrnehmung beider Erstbilder

Insgesamt erscheinen in den Erstbildern in der rhythmischen Wiederholung des Pinselstriches und der Gestaltung zarter Flächen ätherische Ressourcen. Diese klingen zunächst leise an, was in der postoperativen Situation verständlich ist. Formen gestaltet Herr S. im ersten

Bild nicht, im zweiten sind sie z.T. nur gedacht. Es scheinen geschwächte Formkräfte vorzuliegen. Motivisch wird in der Verbindung mit dem zweiten Bild spürbar, was den Patienten innerlich, seelisch-geistig, motiviert und berührt und somit zur Heilung beitragen kann. Der Baum gibt Kraft und Halt. In den Wurzeln sammelnd, im Stamm bindend – der Patient trägt postoperativ einen stützenden Bauchgurt –, in den Ästen weitend sind für ihn bedeutungsvolle Bildgebärden. Das Gespräch offenbart vielfältige Interessen des Patienten, u.a. die Liebe zu seinem ehemaligen Beruf. Ebenfalls von Wichtigkeit scheinen die Landschaft und die Weite darin zu sein (Hintergrund), die Raum bieten. Herr S. wandert sehr gerne.

Therapieziel

Therapeutisch wollen wir die ätherischen Ressourcen aufgreifen und durch Wiederholung rhythmisch stärken sowie die den physisch-ätherischen Aufbau gestaltenden seelisch-geistigen Kräfte mehr in das Bildgeschehen bringen. In den Farben lassen sich die Licht- und Sonnenkräfte aufbauend und wärmend einbeziehen. Das vom Patienten angelegte Baummotiv kann aufgegriffen und zentral, mittig in seiner Gestaltung und aufrecht auf dem vertikalen Papierformat gemalt werden. Dadurch entsteht genügend Raum, den Baum mit seiner ganzen Krone darzustellen. Im malerischen Aufbau ist vom Papiergrund aus zu gestalten. Beginnend beim Halt gebenden Boden und dem Gründen und Verwurzeln des Baumes, was Kräfte spürbar werden lässt, die den Patienten stärkend in die Zukunft begleiten.

Auf Grund der Kürze des Aufenthaltes entscheiden wir, den Aufbau und die Motivgestaltung in einem Bild zu verbinden. Zugunsten der ätherischen Stärkung wären mehr Farbaufbau-Übungen und Farbmeditationen sinnvoll. Dem Patienten, der das Baummotiv mit spürbarer Verbundenheit bearbeitet, konnte man diese Kombination zutrauen.

Weiterer Verlauf

In der folgenden Einheit schlagen wir Herrn S. somit vor, auf dem vertikalen Papier zunächst eine Blauaufhellung von unten nach oben zu gestalten: im Pinselstrich rhythmisch webend, die Farbe langsam, etwa bis zur Bildmitte, aufhellend. Dann kann das Gelb von oben, sonnenhaft, seiner farbeigenen Qualität des Ausstrahlens gemäß, dazu kommen und das Blau erwärmen und zum Grün verwandeln. Abschließend wird das Rot den Bildboden weiter wärmen und im Bildmotiv bis in das Erdreich hinein Wärme und Halt geben. Ziel ist eine ätherische Stärkung, das Mitbewegen und Aufnehmen der Sonnenkräfte des Gelbes. Wichtig ist der aufbauende, rhythmisch webende Pinselstrich, der die gesamte Bildfläche füllt. Da Herr S. dazu neigt, mit viel Wasser zu arbeiten, biete ich ihm ein saugfähigeres Papier an, sodass die Farben in ihrer Leuchtkraft mehr zum Ausdruck kommen. Das erleichtert auch die Formgestaltung.

Der Patient setzt den Vorschlag ruhig und mit innerer Verbundenheit um. Das als Zusammenklang von Blau und Gelb entstehende Grün empfindet er unmittelbar als „atmend und webend“. Nach der Operation und der notwendigen Sauerstoffapplikation erlebt er diese Farbe als wohltuend und anregend für die Atmung.

Auf die Frage nach seinem Empfinden zum Rot bzw. zu den entstehenden Brauntönen macht er eine kräftige Handbewegung, die auf den stützenden Boden unter seinen Füßen weist.

In der vierten und letzten Einheit bearbeitet Herr S. das vorige Bild zunächst noch einmal lasierend, was die Farben weiter stärkt und vitalisiert. Dann wird nochmal der Boden gestärkt, sodass der Baum darauf stehen kann. Der Boden vermittelt nun genügend Halt. Das Mischen des Brauns kostet den Patienten immer noch ein wenig Mühe, kommt aber

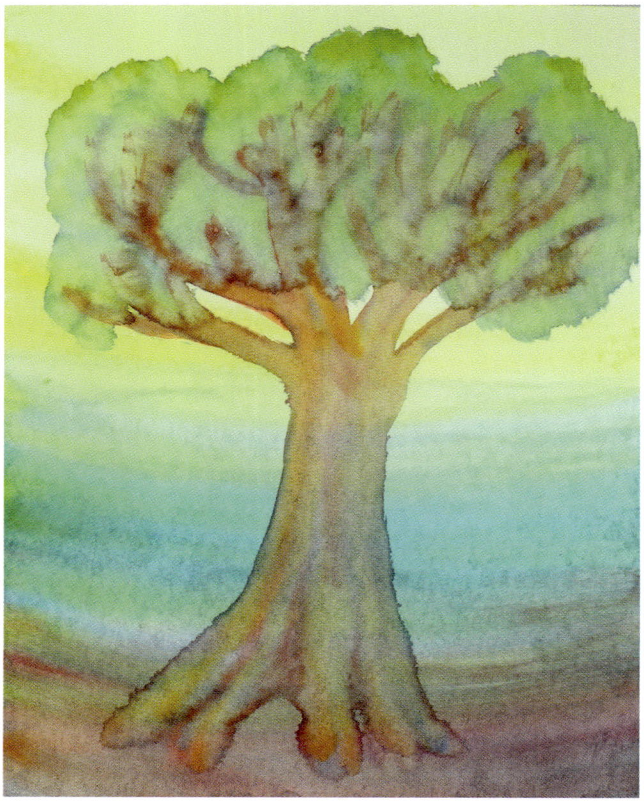

Abb. 19: Bild aus der Maltherapie, dritte und vierte Einheit

in der Farbwirkung deutlich mehr zur Geltung. Das Gelb leuchtet wie von einer unsichtbaren Lichtquelle hinter dem Baum hervor und ergreift in seiner Leuchtqualität das ganze Bild. Der Patient wirkt stolz und deutlich sicherer in der Bildgestaltung.

In der abschließenden gemeinsamen Wahrnehmung erinnert Herr S. sich an folgende Zeilen des Dichters Albert Steffen (1884-1963), was eine seelisch-geistige Verbindung verdeutlicht und die Sinnhaftigkeit des gewählten Motivs unterstreicht:

Lasst uns die Bäume lieben
die Bäume sind uns gut
in ihren grünen Trieben
strömt Gottes Lebensblut

Einst wollt das Holz verhärten
da hing sich Christ daran
dass wir uns neu ernährten
ein ewiges Blühn begann

Albert Steffen (1884-1963)

Während er diese Zeilen aus der Erinnerung, erst suchend, dann textsicher, vorträgt, wirkt der Patient gestärkt und auch ein wenig wie in seiner ehemals lehrenden Tätigkeit, vor der Klasse stehend, als er beginnt, über das Urbild des Baumes in der Mythologie zu erzählen. Es ist ein berührender Moment, in dem sich die Mythologie mit ihren ganz eigenen gestalterischen Prozessen mit diesem kurzen maltherapeutischen Prozess verbindet. Dem „ewigem Blühen" ist nichts hinzuzufügen, wenn man die Situation des Patienten mit seiner vor Kurzem bekannt gewordenen Diagnose bedenkt.

Einfluss der Maltherapie auf den Krankheitsverlauf aus Sicht der Ärztin

Die Maltherapie spielte meines Erachtens eine wichtige Rolle für die rasche postoperative Rekonvaleszenz des Patienten. Herr S. hatte aufgrund seines Berufes und seiner Vorerfahrung mit dem künstlerischen Material eine besondere Aufgeschlossenheit dieser Therapieform gegenüber. Der von Linda Teipen eindrücklich geschilderte Verlauf der Therapiesitzungen lässt die Phasen der Rekonvaleszenz des Patienten während seines ersten Aufenthaltes nachempfinden.

Als zuständige Stationsärztin des ersten Aufenthaltes von Herrn S. fiel mir auf, dass sich die im Patientenkontakt vor der Operation zu spürende Unsicherheit bereits nach der ersten Sitzung der Maltherapie abgeschwächt zu haben schien. Herr S. machte im Verlauf bis zu seiner Entlassung einen zunehmend gefassten und entschlossenen Eindruck. Mit Rückkehr der körperlichen Kräfte war eine zunemend aufrechte Präsenz des Patienten auffällig. Herr S. schien in seiner Überzeugung der Selbstwirksamkeit gestärkt. Ich habe keinen Zweifel daran, dass die Maltherapie hier einen wichtigen Beitrag zur Erlangung dieses gesundheitsfördernden psychischen Zustandes des Patienten leistete. Es schien, als ob sich Herr S. mit Hilfe der Maltherapie seiner selbst bewusster geworden war.

Etwa vier Monate später wird der Patient wieder stationär aufgenommen, diesmal auf der Onkologie. Die Diagnose lautet hepatisch metastasiertes Pankreaskarzinom, Blutung des Magens bei Tumorinfiltration, Coiling (angiographische Interventionen bei gastrointestinaler Blutung) sowie eine tumorbedingte tiefe Venenthrombose und Lungenembolie. Wieder ist eine Maltherapie vorgesehen. Da nun die Luftnot sowie die schwindenden Vitalkräfte zentrales Thema sind, beschließen wir, das Formenzeichnen aufzugreifen. Es ist dem Patienten ebenfalls vertraut, er beschäftigt sich damit aktuell auch zu Hause. Verschiedene (dynamische) Formen und Formveränderungen führt Herr S. mit etwas Übung und Wiederholung sehr gut aus. Das gemeinsame Tun in der Maltherapie gilt dem Stärken und Vitalisieren der ätherischen Ressourcen sowie dem Aufgreifen und Ausführen seiner motivisch-gestalterischen Anliegen.

Diskussion

Der beschriebene Verlauf ist in seiner Kürze der aktuellen Krankenhaussituation (in Bezug auf die Liegezeiten) angemessen. Ruhe und mehr Zeit zur Verinnerlichung und Vertiefung wären von therapeutischer Seite wünschenswert. Der Patient möchte die angeregten Themen und malerischen Prozesse zu Hause und ggf. in einer ambulanten Kunsttherapie weiterführen. Im Falle von Herrn S. waren die Vorerfahrung mit dem Material und die seelisch-geistige Sympathiefähigkeit, sich mit dem Angebot der Maltherapie zu verbinden, hilfreich. So ließen sich mehrere Übungen miteinander kombinieren. Sie helfen, die astralische und die Ich-Organisation in eine verstärkende, leibergreifende Wirksamkeit zu bringen und dadurch die übrige Therapie zu unterstützen. Der Patient wird zum aktiven Mitgestalter im therapeutischen Prozess und zur Eigenaktivität befähigt bei diesem herausfordernden onkologischen Krankheitsbild mit seinen belastenden Symptomen.

Literaturempfehlungen

- Webseite des Zentrums für Krebsregisterdaten im Robert Koch-Institut (ZfKD) Berlin: https://www.krebsdaten.de/Krebs/DE/Home/homepage_node.html (Abruf Oktober 2022).
- Webseite der Deutschen Gesellschaft für Hämatologie und Medizinische Onkologie: https://www.dgho.de/ (Abruf Oktober 2022).
- Crone, D. M., O'Connell, E. E., Tyson, P. J. et al.: "Art Lift" intervention to improve mental well-being: an observational study from U.K. general practice. International Journal of Mental Health Nursing 2013; 22 (3). S. 279-286.
- Fath, R.: Ablenkung verringert die Schmerzwahrnehmung. Journal Club Schmerzmedizin 2012; 1 (1).
- Kirkham, J. A., Smith, J. A., Havsteen-Franklin, D.: Painting pain: an interpretative phenomenological analysis of representations of living with chronic pain. Health Psychology 2015; 34 (4). S. 398-406.

4. Kasuistik aus der Palliativmedizin

LINDA TEIPEN · MATTHIAS GIRKE

Einführung und häufige Symptome palliativer Patient:innen

Die Palliativmedizin behandelt Menschen mit einer nicht heilbaren oder (weit) fortgeschrittenen Erkrankung.[12] Ihr Ziel ist es, die Lebensqualität der Patient:innen zu erhalten oder zu verbessern, in der Auseinandersetzung mit den als existenziell erlebten Erkrankungsphasen zu helfen und gemeinsam mit ihnen neue Perspektiven zu entwickeln.[13] Das Wort „palliativ" stammt vom Lateinischen „palliare", was sich „mit einem Mantel bedecken", also eine hüllende oder auch schützende Geste, übersetzen lässt. Eine Hülle gibt einem Menschen Schutz und Geborgenheit. Darüber hinaus ist der umhüllte Raum der Ort von Entwicklung. Bei etlichen Patient:innen beobachten wir in der palliativen Erkrankungsphase Schritte innerer Reifung.[14] Die Menschen wünschen sich nicht nur eine symptomkontrollierende Therapie, sondern auch eine Förderung des Heilens, zum Beispiel einer Wunde, aber auch die seelische Auseinandersetzung mit Sinnfragen, mit Depression und Furcht sowie die Wahrnehmung und Unterstützung ihrer geistigen Entwicklung.

Die Beschwerden unheilbar Erkrankter können körperlicher Art sein – z. B. Luftnot, Schmerzen, Übelkeit, ausgeprägte Erschöpfung, Fatigue –, sich seelisch ausdrücken – z. B. durch Ängste, Sorgen, Rückzug oder soziale Isolation – und auch die geistig-individuelle Ebene berühren – z. B. bei Fragen nach der Sinnhaftigkeit dieser Erkrankungsphase, nach spirituellen Perspektiven oder angesichts wertvoller Erinnerungen in der biographischen Rückschau.

Die Maltherapie wirkt auf den verschiedenen Wesensebenen des Menschen. Die Vorgehensweise der Therapeut:innen beruht dabei auf Fachkunde [→ Kapitel I], bewährten Indikationen sowie den individuellen Erfahrungen in der Begegnung mit Patient:innen im Krankenhaus, Gästen im Hospiz und Menschen in der ehrenamtlichen ambulanten Sterbebegleitung. In den Bildern drücken sich Qualitäten der Erkrankung aus, werden das seelische Erleben zum Bild und spirituelle Dimensionen erfahrbar. Für die maltherapeutische Diagnose sind diese Ebenen wesentlich und bestimmen die weitere Bildgestaltung.[15]

Therapeutische Haltung

Für Therapeut:innen ist die Frage nach der „Heilung" beim palliativ erkrankten Patienten wesentlich. Behandlungsbemühungen sind nur dann hilfreich, wenn ein Therapieziel und mit ihm die Hoffnung auf seine Erreichbarkeit besteht. Wenn wir Patient:innen mit der Einstellung „Ich kann nichts mehr für Sie tun" behandeln, schwächt das die therapeutische Beziehung und Wirksamkeit. Erreichbare Ziele wecken demgegenüber neue Kräfte und führen zu einer Steigerung der Lebensqualität, zu besserem seelischen Befinden und eröffnen den Patient:innen neue, auch spirituelle Perspektiven. Krankheit erscheint dann nicht nur in ihrer somatischen Dimension, sondern offenbart ihre Bedeutung für den Entwicklungsweg des Menschen und seine vielleicht nur noch kurze Biographie. Spirituelle Perspektiven, Themen der Nachtodlichkeit und die Gewissheit um das unzerstörbare geistige Wesen des Menschen helfen den Therapeut:innen in der Begleitung. Die eigene Haltung sollte man im Sinne eines ethisch-spirituellen Entwicklungsweges kontinuierlich weiterentwickeln und schulen. Gelingt dies, stellt es eine dankgebietende Aufgabe dar, Patient:innen mit palliativer Erkrankung ggf. bis an ihre Todesschwelle zu begleiten. Dadurch entwickelt sich eine besondere Tiefe in der therapeutischen Beziehung, die zu einem genauen Hinhören auf die Wertsetzungen der Betroffenen in der palliativen Erkrankungsphase führt. Jede Begegnung ist in dieser existenziellen Zeit schicksalhaft, sowohl für die Patient:innen als auch für die Therapeut:innen.

In der Kunsttherapie im Rahmen der Palliativmedizin geht es oftmals nicht mehr um die Verwandlung eines Lebensthemas, sondern um die Beeinflussung der körperlichen Symptome, um die seelischen Beschwerden und geistigen Fragestellungen. Oftmals malen Patient:innen in ihrem Erstbild in Farben und Gestaltungen ein Bild ihres Leidens, das sich in einen therapeutischen Prozess einbeziehen und verwandeln lässt. Die künstlerisch-schöpferische Aktivität trägt dazu bei, dass sich die Patient:innen frei und aktiv, ja sogar für Augenblicke gesund und von der Krankheitslast befreit erlebt. Wenn Schmerzen oder Erschöpfung mit dem Wunsch nach Ruhe und (Er-)Lösung vorherrschen, malt die betroffene Person z. B. ganz langsam meditativ oder man malt vor und schweigt gemeinsam.

Praktische Gesichtspunkte

Die jeweilige klinische Situation bestimmt die Umstände, Dauer und auch die Art und Weise der Maltherapie. In der palliativen Begleitung können 20 Minuten als sehr lang erscheinen und ausreichend sein. 20-60 Minuten sind der übliche zeitliche Rahmen. Manche Patient:innen empfinden Lebenskraft durch die Begegnung, das Erzählen ihres Erlebens und den Austausch von Wahrnehmungen. Für andere steht die Stille im Tun und im gemeinsamen Betrachten im Mittelpunkt. Im Anschluss an die Maltherapie sollte der Patient bzw. die Patientin nach Möglichkeit ruhen können. Dadurch verinnerlichen und "verleiblichen" sich ihre kunsttherapeutischen Aktivitäten.

Durch die Diagnose und die Mitteilung einer nun angezeigten palliativen Behandlung entstehen häufig Angst, Verzweiflung und das Gefühl innerer Ohnmacht. Die Kunsttherapie hilft, sich im aktiven schöpferischen Gestalten wieder lebendig zu fühlen. Die körperliche Aktivität spricht das Stoffwechsel-Gliedmaßen-System an. Die Farbe selbst wirkt im mittleren rhythmischen System und in der Seele. So sprechen die Betroffenen manchmal unmittelbar oder im Verlauf der Kunsttherapie Herzenswünsche aus. Die Kunst hilft zudem, die vielen Fragen, die nun die Gedanken beherrschen, zu ordnen, sodass wieder Ruhe und Klarheit im Nerven-Sinnes-System einkehren und trägt dazu bei, einen „klaren Kopf" zu bewahren.

Die Maltherapie erfolgt in Abhängigkeit vom Allgemeinzustand der Patient:innen im Atelier oder am Krankenbett. Im Bett lässt sich aus Kissen oder Decken eine kleine Schräge bauen, sodass die Patient:innen beim Malen auch liegen können. Sind diese aufgrund starker Erschöpfung oder in einer präfinalen Erkrankungsphase nicht mehr fähig, selbst aktiv ein Bild zu gestalten, helfen die Therapeut:innen. Hat zuvor eine intensive Begegnung stattgefunden oder weiß man aus Gesprächen mit Angehörigen von den Vorlieben der Patient:innen, malt man in einer ruhigen Weise ein entsprechendes Bild für sie, ohne dass dabei viel geredet werden muss. Bildaspekte und -qualitäten, die sich bei diesem Vormalen bewährt haben, finden sich weiter unten. Kunsttherapie in der Palliativmedizin braucht eine zeitliche Flexibilität. Verschiedene Symptome wie Schmerzen oder Übelkeit können in einem Moment so stark sein, dass eine Maltherapie nicht möglich ist. Es gilt, den passenden Augenblick zu finden, wobei Qualität im Tun wesentlicher ist als Quantität und Rhythmus passender als Termingenauigkeit. Je nach klinischem Verlauf und Beschwerdebild ist die Anzahl der therapeutischen Einheiten ganz unterschiedlich. Im Hospiz bzw. auch bei der präfinalen Begleitung sollte jede Einheit in sich gerundet sein.

Kasuistik: Einführung und Diagnostik

Diese Kasuistik beschreibt die letzten Phasen des maltherapeutischen Verlaufes einer Patientin mit pulmonal metastasiertem Leiomyo-Sarkom, die wir bis kurz vor ihrem Lebensende u. a. mit Maltherapie begleiteten. Doch beginnen wir von vorn:

Frau B. ist eine große Frau und zum Zeitpunkt des Kennenlernens 54 Jahre alt. Sie strahlt Willenskraft aus, wenn sie selbstständig, gerne stehend, im Atelier arbeitet und vielfältig mit den Materialien experimentiert. Sie arbeitet in erster Linie ungegenständlich, bewegt Formen, Farben und Linien mit Aquarellfarben, zu Hause auch mit Acryl- und Ölfarben sowie Wachskreiden, arbeitet teilweise collagenhaft, schraffierend, mit Frottage. Sie weiß, was sie will, und fragt jeweils nach dem passenden Material. Sie benötigt eigenen Gestaltungsraum und nimmt meine Vorschläge dann an, wenn sie dem Experimentieren und Entdecken neuer Möglichkeiten dienen.

Da ich die Patientin übernehme und sie sich bereits mitten in ihrem kunsttherapeutischen Prozess befindet, lasse ich sie keine Erstbilder malen, sondern beobachte ihre aktuelle Arbeitsweise. Ich halte mich zurück, nehme zunächst wahr, biete an, was sie braucht. Ich habe das Gefühl, in diesem eigenen Gestaltungsraum nicht stören zu dürfen und setze zunächst die Unterstützung ihres Gestaltungswillens als Ziel in der Maltherapie. Folgende von der Patientin geschriebene Zeile zur Maltherapie bestärkt mich in meiner Einschätzung: „Im kreativen Schaffen kommen die Kraft, die Seelenruhe und die Stille in mir wieder zum Ausdruck. Ich bin so dankbar, hier sein zu dürfen." Es gelingt ihr, auch andere Patient:innen für die Maltherapie zu begeistern und so entstehen lebendige und fröhliche gemeinsame Momente des kreativen Schaffens im Atelier. Die Stimmung ist belebt, wozu sie maßgeblich beiträgt.

Medizinisch erfolgen zu Beginn ihrer Erkrankung verschiedene Chemotherapien, die jedoch nicht durchgreifend wirken, sodass Rezidive und schließlich ein unaufhaltsamer Progress festzustellen sind. Während der Behandlungszeit erhält sie im Rahmen des anthroposophisch-onkologischen Settings eine Misteltherapie.

Das Ich und der Seelenleib erscheinen als sehr starke, an der Umgebung äußerst interessierte und in der Seelengeste der Welt sympathisch zugewandte Wesensglieder. Dies zeigt sich u. a. im selbstbewussten Auftreten von Frau B. und im Umgang mit den verschiedenen Materialien und ihrer dichten Verarbeitung. Die Patientin weiß, was sie thematisch und motivisch zum Ausdruck bringen möchte und verfolgt ihre Ziele und Vorstellungen in Farbe und Form. Für Inspirationen zu ihrem künstlerischen Schaffen wendet sie sich interessiert an die Welt und setzt diese dann unmittelbar und mit einer gewissen Vehemenz um. Die Patientin beschreibt auch, wie alte Strukturen aufbrechen und sich jede Ausrichtung und Richtung verliert.

Der Ätherleib der Patientin ist zu Krankheitsbeginn vital und kräftig genug, zu einer guten Verträglichkeit der Chemotherapien beizutragen. Frau B. läuft und bewegt sich viel und gerne, ist nach den Therapien häufig im nahen gelegenen Wald unterwegs, was sie als Unterstützung ihrer ätherischen Kräfte erlebt.

Der physische Leib zeigt in seiner für mich wahrnehmbaren Gestalt eine gewisse Schwere. Insgesamt erscheint das Wesensgliedergefüge als relativ „dicht".

Maltherapeutischer Verlauf

Im Verlauf kommt es zu gesundheitlichen Veränderungen. Unter anderem wird die Patientin etwas luftnötig, wenn sie den Weg zum Atelier im Dachgeschoss des Krankenhauses geht oder wie beschrieben künstlerisch tätig ist. Dies legt sich dann mit der Ruhe und im

Ankommen im Atelier, sorgt und bedrückt die Patientin aber. Ich schlage vor, das maltherapeutische Experimentieren abzurunden und sich vertiefend mit den Pastellkreiden zu beschäftigen.

Das Auftragen der trockenen Farbpigmente geschieht mit den Fingern in langsam kreisenden Bewegungen. Frau B. kann sehr gut im Sitzen arbeiten. Über den Tastsinn der Finger spürt sich die Patientin dabei gut selbst. Die Pastellkreiden hatte sie bereits im Experimentieren frei genutzt. Nun zeige ich ihr die ruhige, flächenhafte Verarbeitung und die Möglichkeit zur Differenzierung von Hell und Dunkel. Dabei lasse ich sie in der Gestaltung und der Wahl der Farben frei und selbstständig arbeiten, da ich den Eindruck habe, dass sie diesen Freiraum braucht. Es entstehen zunächst mehrere Farbvarianten der Komposition, wie sie auf Abbildung 20 zu sehen ist. Im DIN A3-Format ist das Bild kleiner als ihre bisherigen Werke. Ergänzend rundet sie die Bilder jeweils mit zwei goldenen oder silbernen Punkten (Acrylfarbe) ab, wie sie am unteren Bildrand zu sehen sind. Das ist ihr „Schlusspunkt". Eine Art Signatur des Ichs?

Lasse ich das Bild auf mich wirken und frage mich, was die Patientin sucht, nehme ich eine Suche nach Ruhe in der Gestaltung der Farben und Flächen wahr. Ich erlebe Weite und Raum, dem Horizont ähnlich. Die zwei goldenen Punkte kommen mir licht- und sonnenhaft entgegen. Sie unterstützen kompositorisch die Raumwirkung im Bild. Ruhe, Weite und Licht sind zentrale Bildmotive.

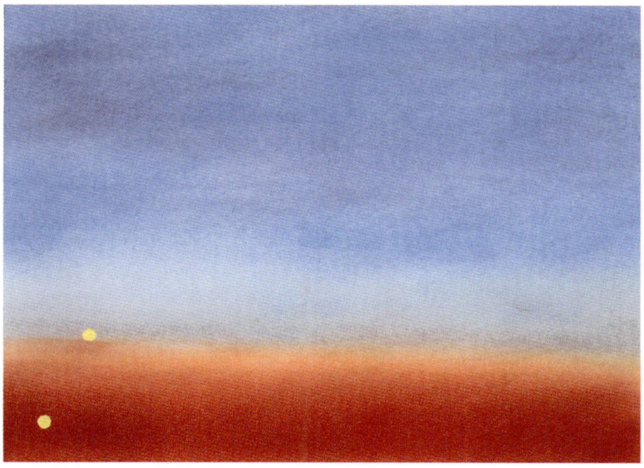
Abb. 20: Pastellbild, Einstieg nach Übernahme der Patientin

Nach einer Weile des Arbeitens mit Pastellkreide bahnt sich ein Materialwechsel an. Die trockenen und manchmal etwas staubigen Kreiden eignen sich bei zunehmender Luftnot von Frau B. weniger gut. Auch strengt sie das dauerhafte Arbeiten mit diesen Farben und in den großen Flächen an. Daher schlage ich das Schichten mit Aquarellfarben vor, wofür man die Farben mit Wasser verdünnt und in hauchdünnen Schichten auf dem immer wieder getrockneten Papier aufträgt. Die Zartheit der Technik hat eine transparente, luftige und damit die Atmung unterstützende Wirkung und hilft der Patientin zum Erleben von mehr Leichtigkeit und Durchlässigkeit der Farbe. Es entsteht eine Weite im Bildraum. Bei der beschriebenen Erschöpfung und Luftnot der Patientin bietet der Prozess des Trocknenlassens der Farbschichten passende Arbeitspausen, die keineswegs „leer" sind. Es entsteht vielmehr ein Dreischritt im schöpferischen Tun, der sich mit einer konzentrierten Ruhe und zugleich ganz Ich-geführt wiederholt.

- Schritt 1: Eine Schicht (Schleier) malen
- Schritt 2: Abstand nehmen, das Gemalte betrachten und nachspüren, die Farbe also auf sich wirken lassen (Seelenraum erleben)
- Schritt 3: Die nächste Schicht ahnend vorfühlen, einen Platz dafür finden

Ruhe, Weite und Licht, die in den Pastellbildern wichtige Motive waren, sind weiterhin im Therapieprozess verankert. Zudem gewinnen sowohl das Betrachten des sich immer wandelnden Bildes als auch das aktiv schöpferische Malen weiterer Schichten viel Raum. Der langsame Aufbau der Farbschichten stärkt den Ätherleib, ebenfalls der Rhythmus in der Art der Gestaltung (Wiederholung der Schritte 1 bis 3).

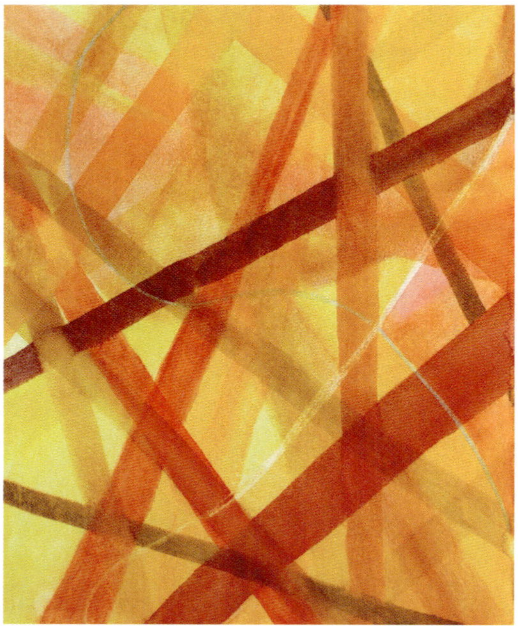

Abb. 21: Schichtbild Rot, Gelb, Orange der Patientin

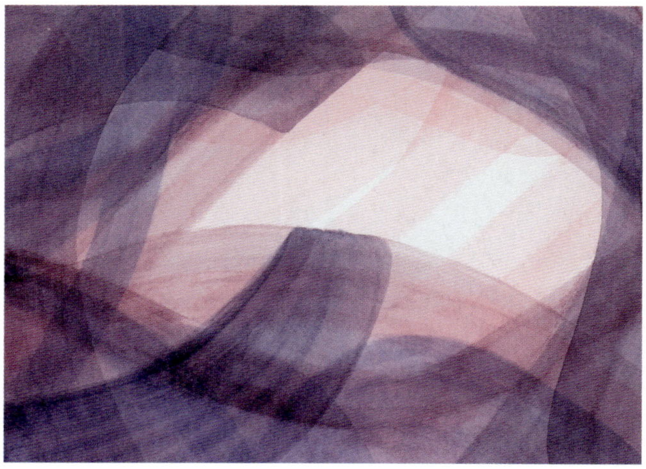

Abb. 22: Schichtbild Violett, Experimentierraum der Patientin

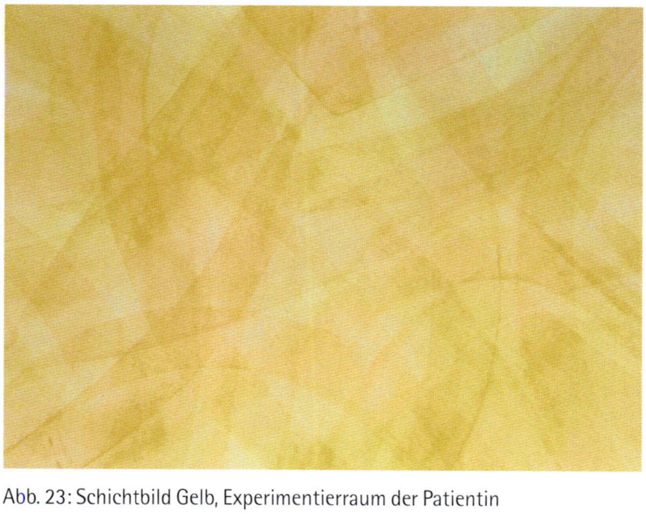

Abb. 23: Schichtbild Gelb, Experimentierraum der Patientin

Ich schlage der Patientin zur Atemunterstützung eine Blaustimmung vor, liege damit aber zunächst fern ab von ihren Wünschen. So braucht es erneut freien Gestaltungsraum für die starke Meinung der Patientin. Sie wünscht sich das Malen mit Rot- und Gelbtönen, die ihr Kraft, Wärme und Stärke vermitteln. Innerlich frage ich mich, ob diese Farben bei einer mit den gesundheitlichen Veränderungen möglicherweise einhergehenden Angst einen sicheren Halt bieten oder sie Kraft spüren lassen können. Ich gehe ihrem Wunsch nach und beobachte ihre Arbeitsweise, als das erste Schichtbild (Abb. 21) entsteht.

Frau B. schichtet mit kräftigen Farben, und die entstehenden Bilder bleiben in der beschriebenen relativen Verdichtung von Farbe und Komposition. Ich versuche, in der eigenen inneren Wahrnehmung Fragen an ihr Bild zu stellen. Die geraden Linien im Bild wirken auf mich ein wenig wie Stangen oder auch ein Gitter. Sind die Kreuzungen als Ich-Momente zu sehen? Muss sich das Gelb gegen das Rot behaupten? Oder stärkt das Rot die inneren Mutkräfte? Es fällt mir ein Werk aus der Kunstgeschichte ein, welches das Bild weiter zu befragen hilft. Es ist das Bild „Seiltänzer“ des Expressionisten August Macke (1887–1914), an das ich mich aufgrund der Ähnlichkeit in Komposition und Farbgebung erinnere. In was für einer Situation befindet sich die Patientin? Ist es brenzlig? Kann sie sich erlauben loszulassen oder benötigt sie größte Konzentration für etwas? Was braucht die Patientin? Die Antwort auf die letzte Frage ist wiederum: einen Experimentierraum! Frau B. begeistert sich auch für diese neue Technik. Erscheint hier das Ich der Patientin in der Be“geist“erungsfähigkeit? Es sind, wie die Ärztin Marion Debus schreibt, schließlich *„seelische Wärme und schöpferische Begeisterungsfähigkeit ... Ausdruck eines gesunden, auf Autonomie beruhenden Seelenlebens wesentlich und stehen im Blickfeld einer umfassenden ... kunsttherapeutischen Behandlung.“*[16]

Mein einziger Vorschlag lautet nun, die Mitte frei, Raum und Leichte spürbar bleiben zu lassen. Dies gelingt zum Teil. Die Abbildungen 22 und 23 stellen zwei Varianten von Schichtbild-Experimenten der Patientin dar. Ein Suchen, aber auch ein Ringen mit Farben wird sichtbar, ganz aus dem Ich der Patientin heraus abwägend. Es scheint noch offen zu sein, welche vielleicht neuen Aspekte und Qualitäten sie sucht – als ringe sie mit Vertrautem und dem Einlassen auf das Neue.

Im Verlauf der Krankheit und der Entwicklung des Beschwerdebildes kommt es nun wiederholt zu gesundheitlichen Veränderungen. Aufgrund weiterer, für die Patientin sehr schmerzhafter Metastasen wünscht sie sich eine Operation zur Entfernung einzelner Geschwülste. Es bedarf nun einer maltherapeutischen Betreuung am Krankenbett auf der chirurgischen Station – eine ungewohnte Situation für die so aktiv gestaltende Patientin, die das Atelier mit seinen hohen Fenstern und Lichtwirkungen schätzt. Nachdem unsere Patientin sich zunächst nicht vorstellen kann, im Bett zu malen, nimmt sie nun sowohl den Vorschlag hierfür als auch den für das Malen einer Blaustimmung an. Sie spürt Dankbarkeit, dass es trotz weitreichender Veränderungen mit der Kunst weitergeht, die sie so liebt. Mit dem Schichten ist eine passende Technik mit den beschriebenen Atem- und Wahrnehmungspausen angelegt.

Es entsteht ein Bild mit der Farbe Preußischblau (Abb. 24), die Frau B. ganz neu entdeckt und sehr mag. Das Blau bildet von außen kommend eine Hülle, der Innenraum bleibt zunächst frei. Dann entsteht der Wunsch, diese von Innen mit dem hellen Gelb zart und lichthaft zu füllen. Eine Weite erscheint. Im vorderen Bildteil gibt eine dunklere Gestaltung des Blaus einen wie physisch wirkenden Halt. In der Mitte wirkt das Bild leichter und weiter. Das Licht wird erlebbar. Während des Schichtens sprechen wir nicht viel miteinander; das Reden ist für Frau B. zum Teil anstrengend. Es herrscht viel Ruhe im Raum, Dankbarkeit und Stille, die während des Malens entstehen. Manchmal scheinen einzelne Schichten für eine Weile etwas hervorzustechen, was sie ärgert und gelegentlich verunsichert. Durch nächste Schichten lassen sich diese jedoch in das Ganze einbetten, miteinander verbinden und dadurch besser annehmen.

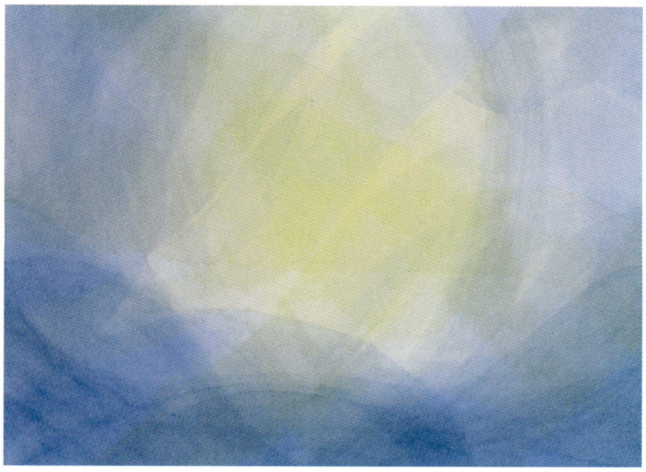

Abb. 24: Blaue Hülle und Licht der Patientin

Als letztes Bild in der Maltherapie entsteht dieses (Abb. 25). Wir nennen es einen Kristall, „ihren Kristall", der uns wie ein wertvoller Schatz erscheint. Im Stillen betrachten wir es. Worte sind kaum ausreichend für das, was wir dabei erleben. Ein paar Monate später verstirbt die Patientin zu Hause.

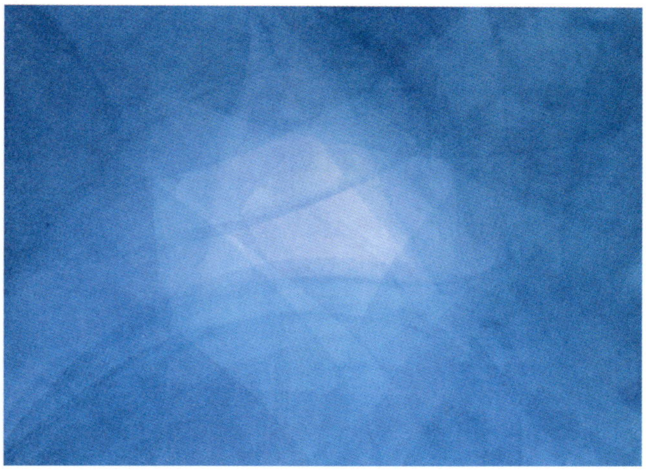

Abb. 25: Kristall - Abschlussbild der Patientin

Abschließend seien ein paar Zeilen aus einem von Frau B. verfassten Text zitiert. Sie verdeutlichen den Aspekt des Lebendigen in der Kunst und die Entwicklung im Therapieprozess.

„Es gibt sie, diese Momente im Leben, wo sich jede Ausrichtung, jede Richtung verliert. Alles verwirbelt und verwischt, alte Strukturen brechen auf und weg ... loslassen ... das Neue ist noch nicht da. In allen Therapien durfte ich die Anbindung an das Leben erfahren, welches nicht mehr nur aus Krankheit besteht. Wenn ich mich hier künstlerisch betätigen darf, fühle ich mich lebendig und gesund. Kleine Fragmente werden zu einem Mosaik voller Seele und Farben ... Leben atmen. In der Maltherapie sind diese Farben herausgekommen, die viel Raum und Zeit für spannende Entwürfe und Entwicklungen während des Schaffens, boten. Aus einer anfänglichen Idee ist immer etwas anderes entstanden."

Diskussion und Ausblick

Die Zeilen schildern den Stellenwert der therapeutischen Verfahren aus Patientensicht in einer berührenden Weise. Dem ist nichts hinzuzufügen. Aus Sicht der Therapeutin wurden die individuellen Wünsche und Bedürfnisse der Patientin im Verlauf sichtbar. Es zeigt sich, dass sie nicht in jeder Phase Vorschläge annehmen konnte. Das genaue Hinhören auf die Wünsche und den Raum für die Eigenbewegungen der Patientin zu geben, waren von großer Wichtigkeit. Dies gelang zunächst in einer ruhigen, sich selbst zurücknehmenden Haltung. Im Verlauf war aber auch die eigene Sicherheit hinsichtlich therapeutischer Vorschläge wichtig, zum Beispiel dass die Maltherapie auch am Patientenbett noch gut und ohne Überforderung stattfinden und eine Ablösung von Kompositionsvorstellungen und Farbverarbeitung wohltuend sein kann. So wirkte die Maltherapie am Anfang aktivierend und verlebendigend und später beruhigend und lösend. Ist der Kristall, als letztes Bild in der Maltherapie von Frau B., als eine Art Krönung des malerischen Prozesses oder ihrer Biographie zu sehen? Die Frage bewahrt das Geheimnis der Antwort.

Maltherapie sollte in der palliativmedizinischen und hospizlichen Patientenbehandlung häufiger eingesetzt werden.[17] Sie verändert – den bisherigen Erfahrungen der anthroposophischen Palliativmedizin folgend – die seelischen Herausforderungen wie Unruhe, Angst, Erschöpfung[18], Müdigkeit und Sinnverlust positiv und verstärkt durch den kreativ-künstlerischen Prozess die Eigenaktivität und damit Selbstwirksamkeit. Darüber hinaus lassen sich Antworten auf spirituelle Fragen durch den Patienten "ermalen" und neue Kraftquellen erschließen. Neben der Verbesserung der körperlichen Symptomatik (im Rahmen eines integrativen Behandlungskonzepts) unterstützt die künstlerische Therapie die Selbstwerdung, also die Autogenese des Patienten, und fördert inneres Wachstum durch die und in der Erkrankung.

Bewährte Methoden der Maltherapie in der Palliativmedizin

Ohne Anspruch auf Vollständigkeit seien im Folgenden bewährte Methoden für die Maltherapie in der Palliativmedizin genannt.

- **Nass-in-Nass-Malen mit Aquarellfarben:** Beim Nass-in-Nass-Malen wird das Pigment der Aquarellfarben im Anlösen mit Wasser und zudem durch den Pinselstrich, Ich-geführt vom Malenden, lebendig. Dabei lässt sich die Auflösung nuancieren und man kann mit hellen und dunkleren Tönen malen. Die Farben leuchten den Patient:innen auf dem feuchten Papier entgegen und sind seelisch besonders intensiv wahrnehmbar. Es entstehen Komposition und Motiv. Die Formgebung steht bei dieser Malweise nicht an erster Stelle. Im Gegenteil ist das Nass-in-Nass-Malen insgesamt als lösend und erleichternd erlebbar. Es ist keine Kraft-Anstrengung nötig. Der Pinsel lässt sich sachte über den feuchten Maluntergrund führen.

- **Farbmeditationen (mit Aquarellfarben):** Farbmeditationen helfen, das Farberleben, das immer eine Tätigkeit der Seele des Menschen ist, zu verstärken oder zu intensivieren. Die Therapeut:innen geben Vorschläge, die sich an den jeweiligen Farbqualitäten und deren wesenhaften Eigenschaften orientieren. Farbmeditationen machen ein „Eintauchen" in eine Farbe möglich. Die Patient:innen erleben sie als lösend und auch schmerzlindernd. Die Reduktion von vielen hin zu ein oder zwei Farben bringt innerliche Ruhe.

- **Farbgeste:** Blaue oder zarte Violetttöne lassen sich als hüllend erleben und entsprechend ihrer Farbgeste malen. Eine Farbmeditation kann z. B. in einer hüllenden Kreisform, außen dunkel – innen hell, erfolgen.

- **Schichten mit Aquarellfarben:** Bei einem geübten Umgang mit den Aquarellfarben (und wenn im Zusammenhang mit der Erkrankung den Patient:innen genügend Zeit bleibt) kann das Schichten indiziert sein. Die in der Kasuistik beschriebenen Schritte von Malen, Betrachten und Hinwenden zum nächsten Schritt stellen einen Rhythmus dar, der im Malprozess viel Ruhe und Raum für Betrachtung und Wahrnehmung bietet. Die verdünnten Aquarellfarben wirken in der Schichttechnik besonders zart und lichthaft. Man kann die Lichtwirkung der Farben im Bild auch als geistiges Licht wahrnehmen oder beschreiben.

- **Malerische Atemübung nach Margarethe Hauschka (1896-1980):** Diese sogenannte Atemübung beschäftigt sich mit den verschiedenen Farb- und Lichtstimmungen im Tageslauf. Je nach Therapieziel und Einschätzung der Therapeut:innen malen die Patient:innen einzelne Bilder oder den gesamten Verlauf. In der Auseinandersetzung mit dem Lichterleben zwischen Sonnenauf- und -untergang sowie der Nachtstimmung wirkt das Licht in das Ich hinein und regt eine individuelle geistige Auseinandersetzung mit der Diagnose oder dem Erleben der Sinnhaftigkeit der Erkrankung im eigenen Lebenslauf an. Letzteres geschieht natürlich in stärkstem Maße individuell.

- **Formenzeichnen:** Das rhythmische Formenzeichnen unterstützt in der Wiederholung von rhythmisch bewegten und geformten Linien die Harmonisierung der Atmung. Patient:innen empfinden sich zum einen aktiv tätig in dieser Zeichentechnik, zum anderen spüren sie Halt in der Klarheit der geschaffenen Formen. Ausgesuchte Gestaltungen lassen sich in ihrer Schönheit und Vollkommenheit wahrnehmen.

- **Bildmotive wie z. B. Erinnerungsbilder und Wohlfühlorte:** Wohltuende Erinnerungsbilder oder Orte und Landschaften, in denen sich die Patient:innen sicher, geborgen und beheimatet empfinden, dienen der inneren Stabilisierung.

- **Biographische Erinnerungen, Lebensorte:** Besteht das Bedürfnis, sich noch einmal mit bestimmten biografischen Lebensorten zu verbinden, kann das Malen oder Zeichnen dieser Orte eine Unterstützung sein. Die Bilder lassen zusammengefasst eine Art Lebensbuch entstehen. Die Patient:innen können den Therapeut:innen auch die Orte beschreiben, letztere stellen Fragen zur sinnlichen Erinnerung und damit innerlicher Verbindung und malen dann das Bild für die Patient:innen (s. auch Bilddiktat). Malerisch entsteht eine biographische Reise. Ich habe erlebt, dass diese in der Kindheit beginnt, als wolle der Lebenslauf auf diese Weise noch einmal erscheinen.

- **Vormalen oder Bilddiktat:** Für vital geschwächte Patient:innen können die Therapeut:innen in einer ruhigen Weise, häufig ohne (viel) zu sprechen, ein Bild vormalen. Manchmal äußern die Patient:innen dazu Wünsche (Bilddiktat). Wir erleben, dass Patient:innen sich während des Vormalens zurücklehnen und das Tun beobachten, als „lauschten" sie einer Geschichte. In der Regel wählt man für das Vormalen zarte und helle Farben. Häufig spielen die Weite und ein ruhiger Lichtcharakter des Bildes eine wichtige Rolle, welche die Patient:innen darin unterstützen, loszulassen und sich zu entspannen. Während der Bildentstehung und auch in der gemeinsamen Betrachtung verbinden sich die Patient:innen innerlich mit dem Bild.

- **Phantasiereisen:** Ähnlich wie das Vormalen lassen auch vorgelesene Phantasiereisen wohltuende innere Bilder entstehen. Hierbei schließen die Patient:innen die Augen. Ein so „gesehenes" Bild lässt sich im Nachhinein miteinander austauschen und ggf. malen.

- **Bildbetrachtung:** Die gemeinsame Betrachtung von ausgewählten Kunstwerken regt das Miterleben und Mitschwingen mit dem Bild, das Erinnern oder das Wahrnehmen von Schönheit an, was seelisch oder auch geistig als nährend erlebbar ist. Passende Bilder schenken den Patient:innen Vertrauen und Mut.

5. Kunsttherapie in der Trauerbegleitung. Die sieben Phasen der Trauer in der maltherapeutischen Gruppenarbeit

MAYA MOUSSA

Der Verlust eines geliebten Menschen ist für die Zurückbleibenden mit Schmerz, Trauer, manchmal mit Wut und vielem Unausgesprochenen verbunden. Diese Gefühle haben oft keinen Platz im Alltag, werden so innerlich „aufgeschoben", nicht gelebt und bewusst wahrgenommen und können schließlich in eine Depression münden. Oder sie werden zu den ungeweinten Tränen, die mitunter ebenfalls die Grundlage von Erkrankungen, wie zum Beispiel dem Broken-Heart-Syndrome, bilden.

Es gibt in Deutschland und Mitteleuropa etablierte Trauerbegleitungsgruppen, die einen Raum für die persönliche Trauerarbeit öffnen.[19] Dabei existieren verschiedene Vorgehensweisen, und Kunsttherapie ist ein wertvoller Beitrag, den Trauerprozess in imaginativer Weise zu begleiten und auch resilienzfördernd zu wirken in Momenten, in denen der eigene seelische, vitale und physische Zusammenhalt gefährdet scheint.

Wir schildern hier eine maltherapeutische Trauerarbeit als Prozess in sieben Phasen. Namhafte Sterbeforscherinnen haben die Trauer von Menschen fachlich und menschlich begleitet und verschiedene Phasen beschrieben, die allgemein anerkannt sind.[20] Diesen fügen wir den anthroposophischen Hintergrund unserer Arbeit und die siebenfältige Dynamik von Entwicklungsprozessen hinzu.

Die verschiedenen Trauerphasen sind Entwicklungsschritte in einem längeren Prozess der inneren Verarbeitung, dementsprechend erscheinen sie lebendig, zeigen Fort- oder Rückschritte, manifestieren sich in der Lebenskonstitution, wo sie bis zur völligen Entkräftung führen können, aber auch zum Wiederfinden des eigenen Weges (ohne den Verstorbenen), zum Schicksalsverstehen und zur neuen Motivation, dem Sterben einen Sinn abzugewinnen.

Es ist dabei grundlegend, unsere Einstellung zu Tod und Sterben zu überdenken. Dabei ist zu beachten, dass Teilnehmende der Kunsttherapiegruppe möglicherweise keinen Zugang zu spiritueller Denkweise haben. Dann weisen uns interessiertes Zuhören und das Erspüren innerer Fragen die Richtung, in die wir mit einer Gruppe gehen können. Mit philosophischen und religiösen Hintergründen der Trauernden gehen wir behutsam und freilassend um, unsere eigene innere Haltung bewahrend. Unter Umständen ist es sinnvoll, wenn parallel zur kunsttherapeutischen Trauerarbeit individuelle Gesprächstherapien stattfinden, sofern diese gewollt sind. Jeden der sieben Schritte begleiten wir mit ausgewählten Gedichten, auf Wunsch lässt sich auch eine Meditation weitergeben. Es gibt Gebete und Meditationen von Rudolf Steiner, die tragend wirken, sowohl für den Verstorbenen als auch die Hinterbliebenen.[21] Wir gehen davon aus, dass die Verstorbenen weiterhin ihren Platz in der Familie und bei den Trauernden einnehmen. Von Woche zu Woche gibt es auch spezifische Beobachtungsaufgaben, die sich dann im Künstlerischen verarbeiten lassen.

1. Phase: Die Realität

Schock, Verneinung

„Sag, dass es nicht wahr ist", ist oft der einzige Gedanke, den Betroffene auf die traurige Nachricht vom Tod eines geliebten Menschen haben, insbesondere, wenn sie unvorbereitet eintrifft. In dieser Situation erreichen auch tröstende Worte den anderen Menschen nur schwer. Daher beginnen wir die die Gruppenarbeit meist nach dieser ersten, lähmenden

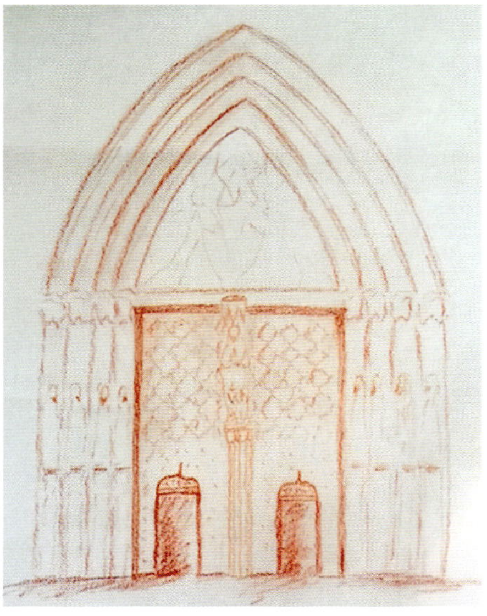
Abb. 26: Bild aus der Gruppenarbeit

Phase. Erst wenn sich diese chronifiziert, sind wir kunsttherapeutisch aufgefordert, die durch den Schockzustand gestauten, sich verhärtenden seelischen und häufig auch physiologischen Prozesse aufzulösen und in Bewegung zu bringen.

Themen, die wir in dieser Phase bewegen, beziehen sich auf die physische Realität. Was tun wir in unserer realen unmittelbaren Umgebung, um mit dem Verlust umzugehen und ihn in unseren Alltag zu integrieren? Gibt es Rituale, vielleicht auch Gegenstände, die uns dabei helfen?

So achten wir auf Schwellen, Brücken und andere Situationen, in denen wir von einem Raum oder Zustand in einen anderen hinüberwechseln. Normalerweise schenken wir solchen realen Schwellen kaum Beachtung. Hier malen und zeichnen wir beispielsweise

- einen Torbogen,
- Stufen,
- eine Brücke oder
- andere frei gewählte Motive des Übergangs.

Der Trauernde findet sich nach und nach wieder in seine physische Umgebung ein. Die nüchterne Technik des figürlichen Zeichnens, das exakte Beobachten kleiner äußerer Tatsachen stärken die objektive Wahrnehmung und vermitteln innere Sicherheit, wirken Ängsten entgegen und bieten eine erste Erfahrung von Selbstwirksamkeit in einer Situation, die von Gefühlen der Ohnmacht und Frustration beherrscht wird.

Der Tod ist nichts,
ich bin nur in das Zimmer nebenan gegangen.
Ich bin ich, ihr seid ihr.
Das, was ich für euch war, bin ich immer noch.
Gebt mir den Namen, den ihr mir immer gegeben habt.
Sprecht mit mir, wie ihr es immer getan habt.
Gebraucht nicht eine andere Redeweise,
seid nicht feierlich oder traurig.
Lacht weiterhin über das, worüber wir
gemeinsam gelacht haben.
Betet, lacht, denkt an mich, betet für mich.
Damit mein Name im Hause ausgesprochen wird,
so wie es immer war,
ohne eine besondere Betonung,
ohne die Spur eines Schattens.
Das Leben bedeutet das, was es immer war.
Der Faden ist nicht durchschnitten.
Warum soll ich nicht mehr in euren Gedanken sein,
nur weil ich nicht mehr in eurem Blickfeld bin?
Ich bin nicht weit weg, nur auf der anderen Seite des Weges

Henry Scott Holland (1847-1918)[22]

2. Phase: Die Zeit

Wenn das Weizenkorn nicht in die Erde fällt und stirbt, bleibt es allein. Wenn es aber stirbt, bringt es reiche Frucht.

Johannesevangelium 12,24

Menschen, die einen Schock durch Verlust eines Nahestehenden erlitten haben, verlieren oft den Bezug zur Zeit, zum eigenen Lebensrhythmus. Vielmehr bewegen sie die Umstände des Todes – wo, wie und wann –, sie suchen Orte auf oder übernehmen bisweilen Gewohnheiten des Verstorbenen. Daher knüpfen wir in einem zweiten Schritt an die Rhythmen von Tag und Nacht sowie der Jahreszeiten an. Dabei bleibt die Landschaft als solche erhalten, doch ihre Erscheinungsform verändert sich durch den Wechsel der Zeitstimmungen. So integriert sich immer wieder Neues in bereits Bestehendes, selbst Erschaffenes. Beispielsweise

- die Beobachtung und künstlerische Gestaltung einer Landschaft zu verschiedenen Tageszeiten oder
- das Betrachten eines scheinbar vertrockneten Samenkornes und das künstlerische Nachvollziehen seiner Entwicklung vom Keimen, über das Sprossen bis zum Erblühen der Pflanze

bringen uns in Beziehung zu den Kräften von Wachstum und Leben.

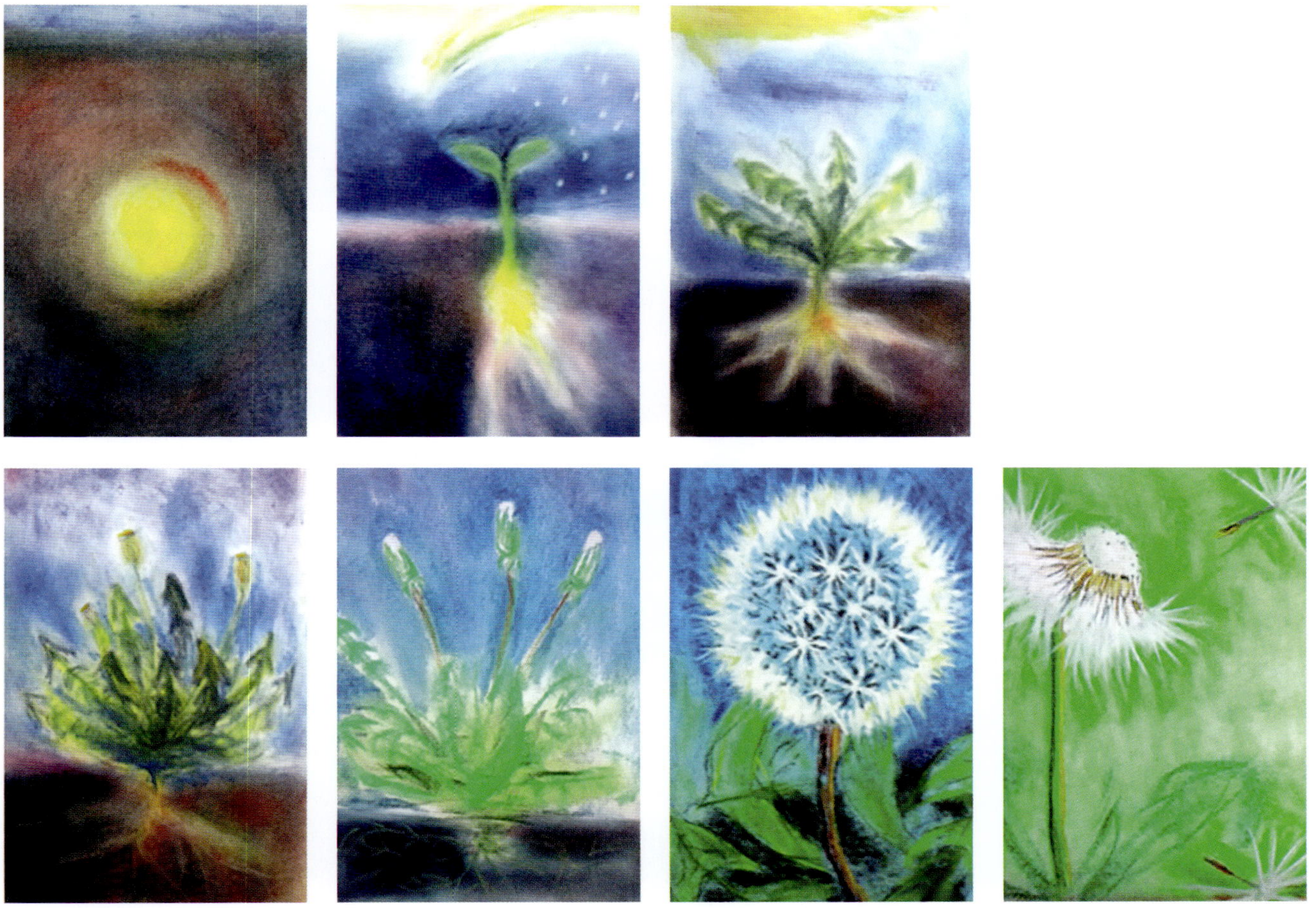

Abb. 27: Bilder zur Pflanzenmetamorphose-Übung

Die Gruppenarbeit greift individuelle Gewohnheiten auf und versucht, daraus gemeinsam eine neue Aktivität zu gestalten. Das künstlerische Tun hilft, zu einer Selbstwahrnehmung zu kommen; zum Beispiel, jeden Morgen spazieren zu gehen, den Wald zu zeichnen, Veränderungen auf dem Weg zu beobachten und zu malen. Es ist hilfreich, dabei eine bestimmte Stelle, Pflanze oder einen Baum auszuwählen und diese immer wieder aufzusuchen. Dies führen wir eine Woche lang durch und betrachten es dann zusammen in der Gruppe.

In der zweiten Phase geht es insbesondere darum, die Lebenskräfte zu stärken durch ein neues Verhältnis zu den Prozessen von Wachstum und Vergehen. Pastell- oder Pigmenttechnik lassen sich für eine Rückkehr zur Farbe einsetzen.

3. Phase: Gedanken und Gefühle

Durch das Weinen fließt der Schmerz aus der Seele heraus. Thomas von Aquin (1225-1274)[23]

In der dritten Phase sind wir bereit, Gefühle wieder zuzulassen: Trauer, Schmerz, mitunter auch Wut. So sagte die Gruppenteilnehmerin Frau S. über ihren plötzlich verstorbenen Mann, mit dem sie noch so vieles hätte unternehmen wollen: „Nicht mal im Traum erscheint er mir!“ Werden die Gefühle unterdrückt oder überspielt, können sie sich später als Kräfteverlust oder auch in Krankheiten widerspiegeln. Selbstverständlich dürfen auch Tränen fließen, doch sollte der Mensch nicht am Weinen zerbrechen. Vielfach sind es die bisher ungeweinten Tränen und es ist heilsam, unseren Gefühlen Ausdruck zu verleihen. Häufig zeigen sich in dieser Phase die Manifestationen der in ihrem Zusammenspiel überforderten Wesensglieder, beispielsweise in Erschöpfungszuständen, Allergien, Depressionen oder alten seelischen Unsicherheiten.

Die künstlerische Arbeit hebt innere Vorgänge in das Bewusstsein und macht sie sichtbar, so dass diese einen konkreten persönlichen Ausdruck finden und sich durch das gemeinsame Betrachten dieses Ausdrucks die Chance bietet, neue Aspekte zu erschließen. Themen dieser Phase sind:

- Gefühle: Wie fühle ich mich?
- Wo gibt es ein Licht in der Dunkelheit? (Und sei es auch noch so klein!)
- Von der Raupe zum Schmetterling – eine Verwandlungsreihe

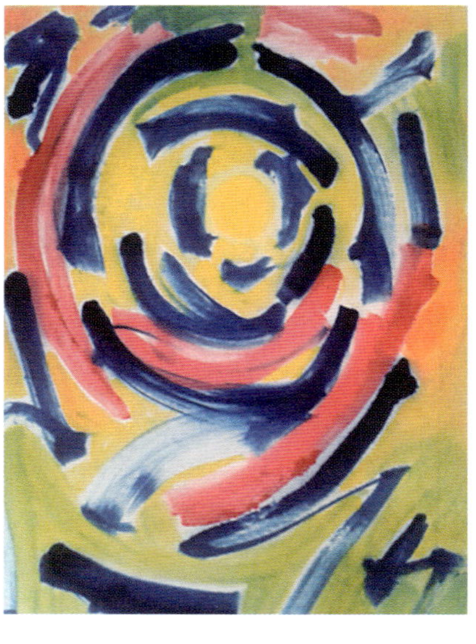

Abb. 28: Beispiel aus der Gruppenarbeit zum Thema „Gefühle“

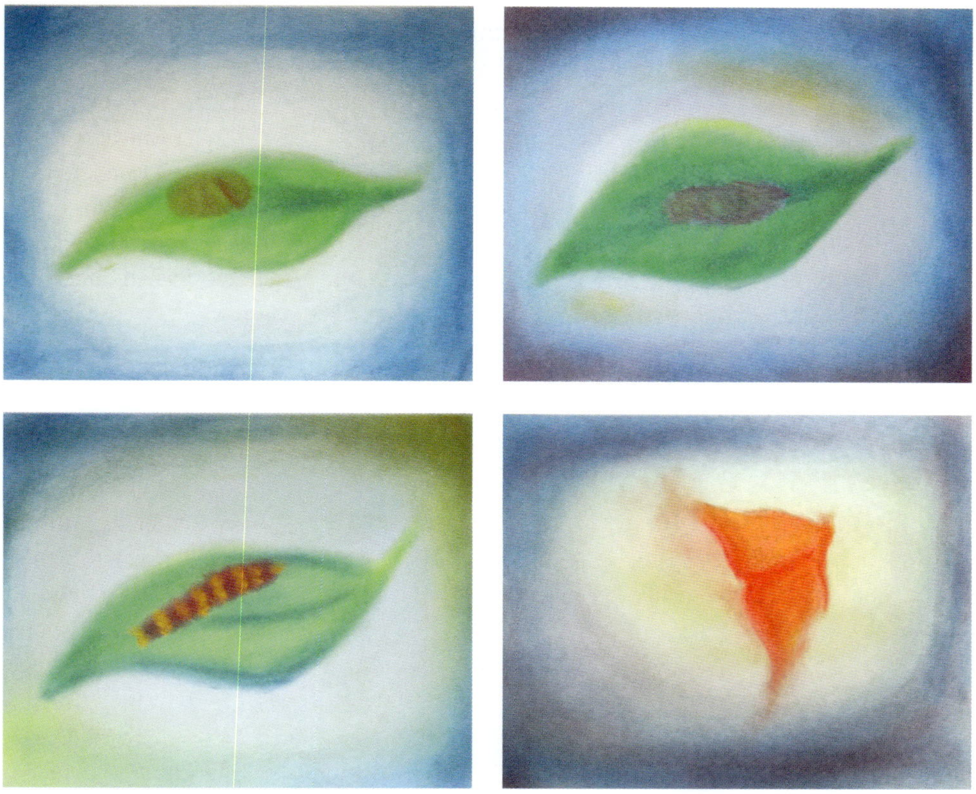

Abb. 29: Bildserie aus der Gruppenarbeit „Vom Ei über Raupe und Puppe zum Schmetterling"

4. Phase: Schuld und Verantwortung

> *Es kommt eine Zeit, da wird es nötig, die gebrauchten Kleider abzulegen, die schon die Form unseres eigenen Leibes haben, und unsere Wege zu vergessen, die uns immer zu denselben Orten führen: Es ist die Zeit der Überfahrt; und wenn wir sie nicht wagten, blieben wir immer an der Seite unserer selbst.*
>
> Fernando Pessoa (1888-1935)[24]

Ein großes Thema im Zusammenhang mit dem Verlust eines nahestehenden Menschen – zum Beispiel durch Krankheit oder Suizid – ist das eigene Verantwortungsempfinden. Viele Menschen fragen sich, was sie anders hätten machen können, was sie eventuell falsch gemacht haben, ob sie den Tod möglicherweise hätten verhindern können oder sogar mitverschuldet haben. Bei solchen Fragen gilt es, die Fähigkeit des Differenzierens zu üben. Künstlerisch helfen Motive wie

- ein Weg in der Landschaft oder
- ein Flusslauf.
- Das Unterscheiden von Farbnuancen trägt zu einer objektiveren Wahrnehmung bei und fördert die seelische Beweglichkeit.

Besonders schwierig ist diese Phase, wenn ein Mensch durch Suizid starb. Schuldgefühle bei Hinterbliebenen sind tiefgreifend und langandauernd. Leider gibt es noch immer die landläufige Vorstellung, dass es „Schuldige" gebe, und man muss sich bewusstwerden, dass Suizid oftmals nicht erkennbar ist oder auch am Ende einer langen (inneren) Krankheitszeit steht.

- Man kann dem Verstorbenen ein Bild widmen oder
- einen Weg malen, den man für ihn erbitten oder wünschen möchte.
- Hilfreich ist geometrisches Zeichnen (nach Hermann von Baravalle[25] (1898–1973)): Wie stelle ich mich in meine Umgebung hinein? Jede Linie ist eine Entscheidung, von einem Punkt zum nächsten, was Sicherheit und Selbstwirksamkeit vermittelt.
- Struktur und Schönheit tragen dazu bei, wieder in eine innere Aufrichte zu kommen.

Wer sich entschliessen kann, besiegt den Schmerz. Johann Wolfgang von Goethe (1749-1832)[26]

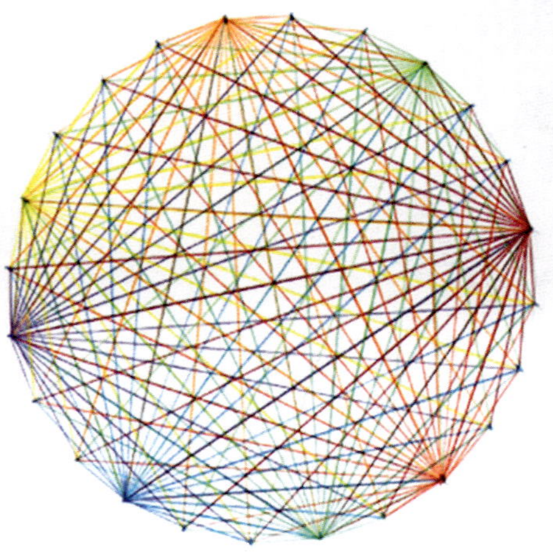

Abb. 30: Beispiel für geometrisches Zeichnen

5. Phase: Dankbarkeit

Ich habe den Menschen gesehen, in seiner tiefsten Gestalt, ich kenne die Welt bis auf den Grundgehalt, ich weiß, dass Liebe ihr tiefster Sinn, und dass ich da, um zu lieben bin.

Christian Morgenstern (1871-1914)[27]

Wenn sich in der vierten Phase der Weg des Schicksals thematisieren und anfänglich annehmen lässt, ermöglicht dies zum nächsten Schritt überzugehen: zu Dankbarkeit, Würdigung und zum seelisch-geistigen Hinblicken auf den Verstorbenen. Langsam wandelt sich die Wahrnehmung des eigenen Schmerzes und Leides in ein Begleiten und Gedenken des Verstorbenen.

Man kann Erinnerungs- und Stimmungsbilder malen, Momente, die in der Seele weiterleben und für die man Dankbarkeit empfindet. Wie beziehen wir den Verstorbenen in unseren Alltag ein? Es lässt sich ein Raum schaffen, eine Zeit in der Woche, in der wir uns ganz der Begleitung unseres Verstorbenen widmen, ein Bild dazu malen. Hier kommt auch die Frage auf, was wir durch das künstlerische Tun für unsere Verstorbenen tun können.

Tauchen wir tief in ein meditatives Malen ein, können wir darauf vertrauen, dass unsere Erlebnisse in die geistige Welt eingehen. Farbstimmung: ein besonderer Tag in deinem Leben

- eine Begegnung
- ein besonderer Ort
- dein Engel

Rudolf Steiner gab für das Besinnen auf verstorbene Menschen eine Reihe von Meditationen und Gebete.[28]

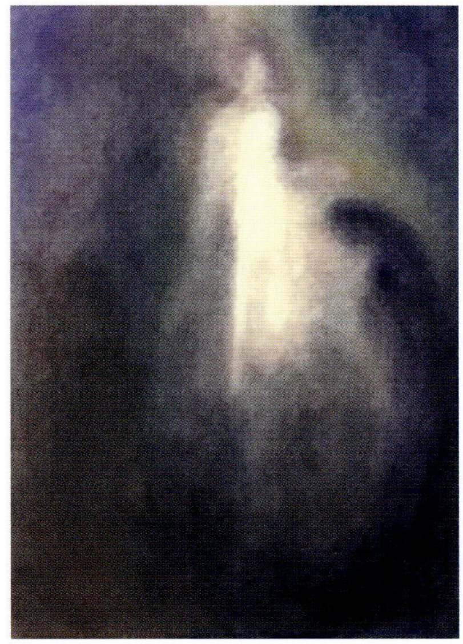

Abb. 31: Bild aus der Gruppenarbeit zum Thema „Dankbarkeit"

6. Phase: In Beziehung treten

> *Wir müssen nicht klagen, dass alles vergänglich sei. Das Vergänglichste, wenn es wahrhaft berührt, weckt in uns ein Unvergängliches.* Friedrich Hebbel (1813-1863)[29]

Während sich der Trauernde in den ersten Phasen ganz seinem Schmerz, dem Kummer und der Traurigkeit hingibt, kommt schließlich die Phase, in der ihm die Begegnung mit der Umwelt und den Mitmenschen wieder möglich wird und an Bedeutung gewinnt. In der Therapiegruppe entwickeln wir jetzt künstlerische Begegnungsübungen und gemeinsames Gestalten. Hier kommt das fließende, verbindende Element des Aquarells auf feuchtem Papier zur Anwendung.

- Zu zweit eine Brücke von einem zum anderen Ufer malen, dabei zuerst jeden seine eigene Seite eines Flusses oder Wassers und Himmel anlegen lassen, dann malen sie wortlos von beiden Seiten die Brücke, wenn möglich mit Aquarell.
- Eine weitere Begegnungsübung zu zweit ist, dass jeder mit seiner gewählten Grundfarbe an der gegenüberliegenden Blattseite beginnt, die sich dann in der Mitte treffen und zu verschiedenen Nuancen der entsprechenden Sekundärfarbe mischen, ohne dabei ihre Ursprünglichkeit ganz aufzugeben.
- Übungen mit der ganzen Gruppe: Den Anfang einer Landschaft gestalten, dann das Blatt an den Nächsten weiterreichen, der das Bild mit einer eigenen Gestaltung bereichert.

Eine sehr bewegende Erfahrung initiieren wir, indem jeder Teilnehmende einen persönlichen Gegenstand des Verstorbenen mitbringt. Diese legt man zusammen mit Blumen und einer Kerze auf einen Tisch. Jeder sucht sich einen Gegenstand aus, von dem er nicht weiß, woher er stammt. Dann ziehen wir uns zurück und jeder versucht, den gewählten Gegenstand wahrzunehmen, zu erlauschen und zu erspüren, welche Bedeutung sich in ihm verbirgt. Diese Erfahrung setzen wir anschließend künstlerisch um: So entsteht ein Gedicht, mal ein Tanz, ein Bild, das der Besitzer dann zusammen mit dem betrachteten Gegenstand zurück erhält. Einerseits ist hier die Hingabe an das Wesen des Verstorbenen, andererseits

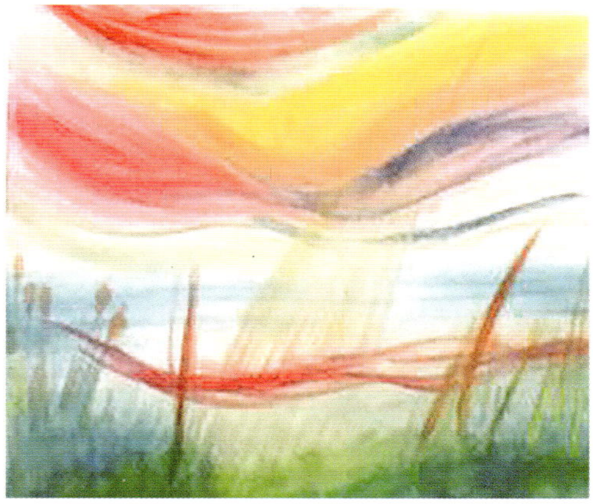

Abb. 32: Bild aus der Gruppenarbeit zur „Brücken-Übung"

das Wahrgenommen- und Gewürdigt-Werden durch die anderen Trauernden tief berührend und heilsam.

7. Phase: Neue Motivation

Der letzte Schritt unseres Prozesses spricht von Orientierung, Handhaben-Können des Alltags und neuen Perspektiven für den eigenen Weg. Hier lassen sich die Themen „Mein Weg" und „Meine Landschaft" noch einmal aufgreifen. Gegebenenfalls ist zu beobachten, was sich nun verwandelt hat. Von dieser neuen Warte aus kann man dem Verstorbenen ein Gedicht widmen und ein Bild malen, als eine Hommage an sein Leben. Gleichzeitig richtet sich die Aufmerksamkeit auf neue Fähigkeiten zur Bewältigung der Trauer und Sinnfindung im eigenen Leben: Was habe ich mir vorgenommen? Welche neuen Aktivitäten kann ich aufgreifen?

Der Blick wendet sich wieder in die Zukunft, die volle Rückkehr zur Farbenwelt erfüllen jetzt Aquarell- oder Pastellfarben. Motive sind beispielsweise:

- Morgenstimmung und Sonnenaufgang nach einer langen, dunklen Nacht
- Baum im Winter, Übergang zum Frühling
- Landschaft mit Perspektiven
- freie Farbkompositionen oder
- selbstgewählte Themen.

Für Dich
Erfinde ich
Einen Platz im Himmel
Deine Seele geborgen in Gott
deine Sehnsucht gestillt
dein Suchen erfüllt
Sicher aufgehoben
unter den Flügeln
vertrauter Engel
aus Erdentagen
aus deinen Gebeten
sind Psalme gewachsen
in neuer Sprache
in der Schrift der Sterne
die mir Grüße funken
bei Nacht

Annemarie Schnitt[30]

Die Arbeit mit trauernden Menschen in einem Kurs verläuft komplex und nicht vorhersehbar. Diese Erfahrungen geben eine Anregung für Therapeut:innen, die ihre eigenen Prozesswege in der Trauerbegleitung beschreiten wollen.

Literatur

1 Herrlen-Pelzer, S., Rechenberger, P.: Malen mit Krebspatienten. Gustav Fischer Jena 1998.

2 Bar-Sela, G., Atid, L., Danos, S. et al.: Art therapy improved depression and influenced fatigue levels in cancer patients on chemotherapy. Psychooncology 2007;16 (11). S. 980-984. Yuan, Z., Li, B., Ye, X. et al.: Systematic review and meta-analysis of the effects of group painting therapy on the negative emotions of depressed adolescent patients. Annals of Palliative Medicine 2021; 10 (10). S. 10744-10755.

3 Bosman, J. T., Bood, Z. M., Scherer-Rath, M. et al.: The effects of art therapy on anxiety, depression, and quality of life in adults with cancer: a systematic literature review. Supportive Care in Cancer 2021; 29 (5). S. 2289-2298.

4 Didwiszus, A.: Maltherapie bei Schmerz in der Palliativmedizin. Anthromedics, Online-Fachportal für Anthroposophische Medizin. https://www.anthromedics.org/PRA-0929-DE (Abruf Juni 2022).

5 Kröz, M., Fink, M., Reif, M. et al.: Multimodal therapy concept and aerobic training in breast cancer patients with chronic cancer-related fatigue. Integrative Cancer Therapies 2013;12 (4). S. 301-311. Brauer, D., Mösch de Carvalho, C.: Das Erschöpfungssyndrom als Herausforderung in der Maltherapie mit onkologisch Erkrankten. Der Merkurstab 2017; 70 (5). S. 400-405.

6 Steiner, R.: Das Geheimnis der Trinität. Der Mensch und sein Verhältnis zur Geistwelt im Wandel der Zeiten (GA 214). Rudolf Steiner Verlag Dornach 1999. 3. Vortrag vom 28. Juli 1922.

7 Novalis: Schriften, Band III. W. Kohlhammer Stuttgart 1983. S. 565.

8 Girke, M.: Innere Medizin. Grundlagen und therapeutische Konzepte der Anthroposophischen Medizin. Salumed Verlag Berlin 2020. Kap. XVIII: Onkologie.

9 Collot d'Herbois, L.: Farbenspähren. Iona Owingen 1983. S. 30 f.

10 Collot d'Herbois, L.: Licht, Finsternis und Farbe in der Maltherapie. Verlag am Goetheanum Dornach 1993. Kapitel Kohleübungen, S. 42 ff sowie ebd.: Vorwort von M. Glöckler.

11 Ebd. Kapitel Patientenbilder, S. 140 ff.

12 Deutsche Gesellschaft für Palliativmedizin e. V., Deutscher Hospiz- und Palliativverband e. V., Bundesärztekammer (Hrsg.): Charta zur Betreuung schwerstkranker und sterbender Menschen in Deutschland. Berlin 2010.

13 Girke, M.: Innere Medizin. Grundlagen und therapeutische Konzepte der Anthroposophischen Medizin. Salumed Verlag Berlin 2020. Kap. XXXII: Palliativmedizin.

14 Lo, C., Hales, S., Rydall, A. et al.: Managing Cancer And Living Meaningfully: study protocol for a randomized controlled trial. Trials 2015; 16 (6). S. 391.

15 Mehl, A., Brauer, D., Didwiszus, A. et al.: The Anthroposophic Art Therapy Assessment Paint (AART-ASSESS-P): A peer-report instrument to assess patients' pictorial expression during Anthroposophic Painting Therapy. Explore 2020; 17 (6). S. 541-548.

16 Debus, M.: Das Wesen der Krebserkrankung. Der Merkurstab 2009; 62 (4). S. 292-299.

17 Bozcuk, H., Ozcan, K., Erdogan, C. et al.: A comparative study of art therapy in cancer patients receiving chemotherapy and improvement in quality of life by watercolor painting. Complementary Therapies in Medicine 2017; 30 (2). S. 67-72.

18 Brauer, D., Mösch de Carvalho, C.: Das Erschöpfungssyndrom als Herausforderung in der Maltherapie mit onkologisch Erkrankten. Der Merkurstab 2017; 70 (5). S. 400-405.

19 Röseberg, F., Müller, M. (Hrsg.): Handbuch Kindertrauer: Die Begleitung von Kindern, Jugendlichen und ihren Familien. Vandenhoeck & Ruprecht Göttingen 2014.

20 Kübler-Ross, E.: Sterben und leben lernen. Antworten über den Tod und das Leben. Verlag Die Silberschnur Güllesheim 2015. Kast, V.: Trauern: Phasen und Chancen des psychischen Prozesses. Kreuz Verlag Freiburg 2015. Böttcher, C.: Trauern lernen: Verstehen und verwandeln von Verlusten. Verlag Freies Geistesleben Stuttgart 2013.

21 Steiner, R.: Der Tod – Die andere Seite des Lebens. Wortlaute und Sprüche herausgegeben von Ulla Trapp. Rudolf Steiner Verlag Dornach 2013.
22 Holland, Henry Scott: Death is nothing at all. In: Manser, M. H. (Hrsg.): Best Love Hymns, Poems and Readings. Collins London 2004. S. 46.
23 von Aquin, T.: Summa Theologiae. G. J. Manz Regensburg 1886. SG I-II, q. 38.
24 Pessoa, F. (Fernando Teixera de Andrade). La travessia. Übersetzt von Maya Moussa. https://loscuadernosdevieco.blog (Abruf Juni 2020).
25 Baravalle, H. von: Geometrie als Sprache der Formen. Verlag Freies Geistesleben Stuttgart 1980.
26 Goethe, J. W.: Torquato Tasso. 3. Akt., 2. Szene. Reclam Verlag Stuttgart 2016.
27 Morgenstern, C.: Sämtliche Dichtungen, Band 11. Zbinden Basel 1971. S. 46 f.
28 Steiner, R.: Der Tod – Die andere Seite des Lebens. Wortlaute und Sprüche herausgegeben von Ulla Trapp. Rudolf Steiner Verlag Dornach 2013.
29 Hebbel, F.: Aus den Tagebüchern. In: Münz, B. (Hrsg.): Hebbel als Denker. Georg Müller München 1913. S. 138.
30 Schnitt, A.: Für Dich. http://www.annemarie-schnitt.de (Abruf Mai 2022).

KAPITEL IV.2

Maltherapie in der Schmerztherapie

MATTHIAS GIRKE

Akute und chronische Schmerzen begleiten zahlreiche Erkrankungen.[1] Während die akute Symptomatik durch Arzneimittel und Interventionen oftmals gut zu kontrollieren ist, bestehen bei chronischen Schmerzen große Probleme. Es bestehen drei Ebenen, die für die Intensität der Schmerzerfahrung entscheidend sind und die wir als die somatische, seelische und geistige unterscheiden. Zunächst ist es die Schmerzerfahrung selbst, als Bewusstsein „am falschen Ort". Patient:innen erleben und beschreiben das in verschiedenen Qualitäten und Intensitäten. Die zweite Ebene berührt das Leiden am Schmerz: Manchmal geht ein erträglicher Schmerz mit einem unerträglichen Leiden einher. Patient:innen berichten dann über hohe Schmerzintensitäten, die nicht durch die unmittelbare Erfahrung, sondern durch das Leiden an dem Schmerz bestimmt sind. Schließlich können sich Furcht und Angst vor dem Schmerz entwickeln. Patient:innen, die nicht ausreichend behandelte Durchbruchschmerzen erleben mussten, entwickeln oftmals Angst und Furcht vor dem erneuten Auftreten. Dies verstärkt die Schmerzerfahrung und erhöht den Leidensdruck. Des Weiteren sind die sozialen Beziehungen des Patienten zu seinem Umkreis von großer Bedeutung und für die seelische Tönung des Schmerzerlebens entscheidend.

Insofern haben wir nicht nur die somatische Ebene, sondern auch die seelische Dimension zu berücksichtigen. Auch können sich seelische Schmerzen und Traumatisierungen zu körperlichen Schmerzen verwandeln. Auf diese lebensgeschichtliche Dimension und die Bedeutung traumatisierender Erfahrungen für die Entwicklung rheumatischer Erkrankungen wies Steiner hin. Zwischenzeitlich sind die Zusammenhänge gut dokumentiert.[2] Umgekehrt vermag die „Unterdrückung" von körperlichen wiederum zu seelischen Schmerzen und Depression zu führen.

Schließlich kennen wir die geistige Dimension des Schmerzes. Die bislang vergebliche Sinnsuche in der Biografie sowie quälende Fragen nach dem „Warum" belastender biografischer Ereignisse können zu inneren Leiden führen und auch den Weg über die seelische bis zur körperlichen Ebene finden. Sinnverlust bedeutet, dass sich Ereignisse des Lebens nicht mehr in einen größeren Zusammenhang stellen, der als Schicksal oder göttliche Sinnstiftung empfunden wird. Insofern ergeben sich auf dieser Ebene spirituelle Fragen, die in der Schmerztherapie zu berücksichtigen sind. Letztlich geht es hier um Entwicklung, die der Schmerz vorbereitet.

Die Schmerztherapie orientiert sich an den unterschiedlichen Erwartungen des Patienten. Diese beziehen sich auf die Symptomkontrolle, die therapeutischen Möglichkeiten, den Schmerz ursächlich zu behandeln und ihn damit zu „verwandeln", auf die seelische Ebene sowie auf seine geistige Dimension. Einer integrativen und multimodalen Therapie liegt demzufolge ein umfassendes Verständnis des Schmerzes zugrunde, das schon vor langer Zeit Cicely Saunders (1918-2005) als „total pain-Modell" einforderte. Die bisherigen Erfahrungen zeigen, dass bei chronischen Schmerzpatient:innen durch ein anthroposophisches, multimodales Therapiekonzept unter Einschluss der Kunsttherapie und Heileurythmie eine Verbesserung der Schmerzsymptomatik und Depression sowie eine Reduktion der vorbestehenden Analgetika-Medikation möglich sind, und zwar nachhaltig.[3] So belegte die englische KAIROS-Studie – ein ambulantes anthroposophisches

Interventionsprogramm – bei 30 Patient:innen mit einem chronischen Schmerzsyndrom mit hoher Beeinträchtigung und Chronifizierung über vier Jahre eine signifikante Verbesserung von Lebensqualität und Depressionen bei um 46 % reduzierten Analgetika- und Antidepressiva-Einnahmen (mit positiven Auswirkungen auf die Kosten).[4]

Die anthroposophische Kunsttherapeutin Marianne Altmaier (1949-2013) hat sich mit dem krankheitstypischen und den individuellen Bild-Intentionen am Beispiel von Rheuma- und Aids-Patient:innen beschäftigt und die Ergebnisse in einem Buch dokumentiert.[5] Beide Patientengruppen leiden u. U. an belastenden Schmerzzuständen. Maltherapeutisch lässt sich ein Prozessablauf anbieten, der den Fokus auf sieben dynamische Gebärden richtet: Sammeln/Empfangen, Angleichen/Verbinden, Unterscheiden/Verinnerlichen, Motivieren/Individualisieren, Konstituieren/Ausrichten, Vervollständigen/Befreien und Neuschaffen/Erzeugen.

In einer 2017 publizierten randomisierten kontrollierten Studie wurden 59 Patient:innen mit leichter Alzheimer-Erkrankung nach dem Zufallsprinzip einer 12-wöchigen Sing- (n = 31) oder Malgruppe (n = 28) zugeteilt. Ziel war es, die Wirksamkeit von Chorsingen im Vergleich zu Malsitzungen auf chronische Schmerzen, Stimmung, Lebensqualität und Kognition zu untersuchen. Die Ergebnisse deuten darauf hin, dass Singen und Malen bei Patient:innen mit leichter Alzheimer-Krankheit die Schmerzen lindern und die Stimmung, Lebensqualität und Kognition verbessern können, wobei sich das Malen unterschiedlich auf die Depression und das Singen auf die Gedächtnisleistung auswirkt.[6]

1. Multidisziplinäre Rehabilitation bei komplexen chronischen Schmerzen – eine Aufgabe für die Kunsttherapie

SUSANNE KOSZYK · DAVID MCGAVIN

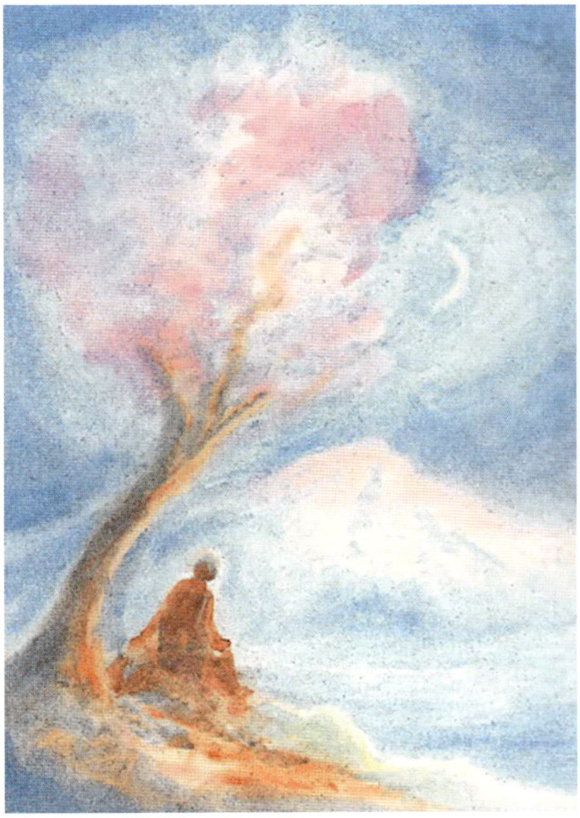

Abb. 1: „Abendstille" von Margarethe Hauschka (1896-1980)[7]

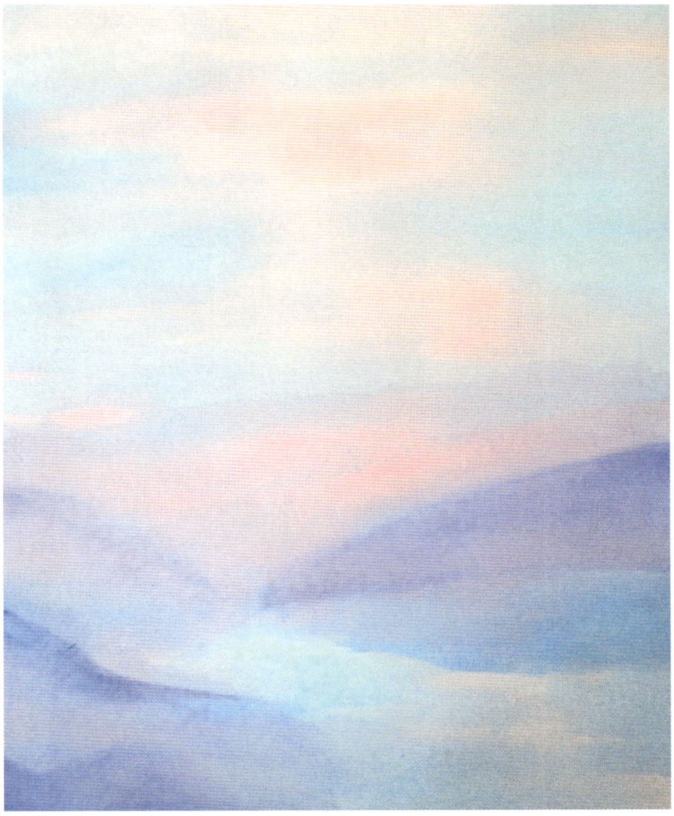

Abb. 2: Patientenbild (zweite Kasuistik, viertes Bild)

Zur Einstimmung in den folgenden Beitrag stellen wir zwei Aquarellbilder voran: „Abendstille" von Dr. Margarethe Hauschka und ein Patientenbild, das sich farblich und tageszeitlich an dem ersten orientiert. Solche Inspirationen nutzt man häufiger in der Maltherapie.

1.1 Einleitung und Krankheitsbild

Chronische Schmerzen stellen für die moderne Medizin auch heute noch eine Herausforderung dar. Ihre Ursachen sind multifaktoriell und die zugrunde liegenden leiblich-seelisch-geistigen Ursachen noch nicht ausreichend geklärt. Schmerzsyndrome sind typischerweise mit Begleitsymptomen verbunden, insbesondere Angstzuständen, erhöhter Reizbarkeit und depressiven Verstimmungen, die wiederum das Schmerzempfinden erhöhen. Die herkömmlich eingesetzten Analgetika sind für die Patient:innen häufig mit relevanten Einschränkungen verbunden, führen zu Nebenwirkungen und bergen das Risiko einer Arzneimittelabhängigkeit. Chronische Schmerzen behindern auch körperliche Funktionen, insbesondere die Beweglichkeit und den Schlaf; sie bedrohen das menschliche Selbstgefühl schlechthin.[8] Im Laufe der Zeit können sich für chronische Schmerzpatient:innen persönliche, soziale, berufliche und finanzielle Probleme einstellen, die das Schmerzerleben noch vergrößern. Auch Traumata und individuelle Hindernisse spielen eine bedeutende Rolle in der Entwicklung chronischer Schmerzen und sind in der Anamnese abzufragen.

Ein erfolgreiches Rehabilitationsprogramm muss diese Faktoren berücksichtigen und in der Lage sein, sie hilfreich zu bearbeiten. So orientiert sich beispielsweise das Neurosequential Model of Therapeutics (NMT) der Psychotherapie[9] am evolutionären Weg der Gehirnentwicklung von der Ausbildung der unteren Funktionen des Hirnstamms bis zu den höheren Funktionen des präfrontalen Kortex. Klinische Erfahrungen mit NMT für schwer traumatisierte Kinder haben gezeigt, wie wichtig es ist, diesen therapeutischen Weg eines individuellen Kapazitätsaufbaus von „unten nach oben" zu gehen – das bedeutet Regulation, Beziehung, Sinn (im Original: regulate, relate, reason). Unser Rehabilitationszentrum Kairos in West Thamesmead, London wendet diese Prinzipien auf der somatisch-funktionell-seelischen und geistigen Ebene an, was spezifische anthroposophische Therapien ermöglicht. Es lassen sich ungünstige klinische und soziale Umstände überwinden, wenn die Rehabilitationsmethode die Eigenerfahrungen, Interpretationen und Initiativen der Patient:innen in einem „von unten nach oben" gerichteten Ansatz einbezieht.[10]

1.2 Chronischer Schmerz aus Sicht der Anthroposophischen Medizin

Chronischer Schmerz immobilisiert den Körper, beunruhigt und erregt die Seele und schwächt die Ich-Kräfte in ihrem Ringen um Gleichgewicht. Effektive Interaktionen zwischen den oberen Wesensgliedern Ich-Organisation und Seelenleib und den unteren Wesensgliedern ätherischer und physischer Leib sind kaum möglich, da ihr Bezug aufeinander stark geschwächt ist. Eine solche sich im Krankheitsverlauf bildende Konstitution stört auch den Bezug zu den kosmischen Rhythmen, das heißt, sie behindert eine ausreichende Inkarnation der oberen Wesensglieder am Tag und ihre Exkarnation in der Nacht. Der Tag-/Nachtrhythmus ist gestört und chronisch schlechter Schlaf mit zu geringer Energiegewinnung trägt zum Teufelskreis chronischer Schmerzen bei. Schmerz geht mit abbauenden, nicht mit aufbauenden Prozessen einher.

In der anthroposophischen Therapie kommt es also darauf an, neben einer medikamentösen Symptomkontrolle die seelische Ebene des Schmerzes zu berücksichtigen und biographische Aspekte und Sinnfindung einzubeziehen. Dadurch entsteht ein multimodales Therapiekonzept wie das hier vorgestellte, das die vielfältigen Möglichkeiten nicht nur additiv zusammenführt, sondern sich in seinen Verfahren am leiblichen, seelischen und geistigen Wesen des Menschen orientiert.[11]

1.3 Das Kairos-Rehabilitationsprogramm für chronische Schmerzpatient:innen

In der Regel überweist der englische National Health Service (NHS) dann Patient:innen mit chronischen Schmerzen, wenn bisherige konventionelle Behandlungen fehlschlugen oder ausgeschlossen wurden. Dem Kairos-Rehabilitationsprogramm geht eine umfangreiche ärztliche Untersuchung und Beurteilung nach Gesichtspunkten der Anthroposophischen Medizin für die Zuordnung der verschiedenen Therapien voraus. Die Dauer der Sitzungen beträgt eine Stunde wöchentlich in Zeitblöcken von sechs bis acht Wochen für maximal 12 Monate. Ein regelmäßiger Austausch zwischen Patient:in, Therapeut:in und Arzt bzw.

Ärztin dient dazu, den therapeutischen Fortschritt zu beurteilen und das Programm an die individuellen Bedürfnisse anzupassen.

Anthroposophische Medikamente (und Injektionen) sind im Rahmen eines staatlich subventionierten Rehabilitationsprogrammes wie Kairos nicht erlaubt und auch seitens des NHS nicht gewollt. So nimmt der Arzt hier eine pädagogische Rolle ein, indem er Patient:innen aufklärt, Therapien überprüft und koordiniert sowie ein gutes Verhältnis mit anderen Anbietern einschließlich staatlicher Stellen aufbaut, um optimale Ergebnisse im Rahmen des Programmes sicherzustellen. Dazu gehören die Kenntnis der Wohnsituation sowie das Organisieren des Transports zur Therapie. Rhythmische Massage und äußere Anwendungen zählen zu den grundlegenden Therapien für die Schmerzpatient:innen, um einen sanften Regulationsprozess zu beginnen. Wenn es das Maß an Selbstvertrauen und Mobilität zulässt, kommt die Heileurythmie hinzu, um die Seele im physisch-ätherischen Organismus stärker zu aktivieren. Anschließend erfolgt in der Regel die kunsttherapeutische Beratung, doch letztlich ist die Reihenfolge der Therapien flexibel und an den individuellen Möglichkeiten und Bedürfnissen der Patient:innen ausgerichtet.

1.4 Kunsttherapeutische Beratung (Therapeutic Art Counselling/TAC)

Kunsttherapeutische Beratung nutzt künstlerische Prozesse und kreativen Ausdruck, um Veränderung, persönliches Wachstum und Selbstentwicklung von Patient:innen zu erleichtern. Sie erfordert für praktisch tätige Therapeut:innen eine klinisch betreute Ausbildung, die den Einsatz kunsttherapeutischer Mittel und Methoden mit integrativen Beratungskompetenzen verbindet. Der Dreiklang aus Kunst, Patient:in und Therapeut:in schafft ein lebendiges Feld an Wechselbeziehungen, Entdeckungs- und Transformationsmöglichkeiten [→ Verweis auf Kapitel 3.10]. TAC ist keine Gesprächstherapie, erfordert jedoch eine kontinuierliche Kommunikation zwischen Patient:in und Therapeut:in, die für das künstlerische Tun relevant ist. Materialien werden bearbeitet und in etwas Einzigartiges und Neues verwandelt, das die individuelle Handschrift ihres Schöpfers trägt. So kommt die Individualität des Patienten durch seinen kreativen Ausdruck in der Therapiesitzung zum Vorschein. TAC achtet auf den Entwicklungsweg des individuellen Selbst hinsichtlich familiärer oder vererbter Phänomene, Umwelteinflüsse und biographischer Erfahrungen. Die Beratung greift dabei immer auf die Individualität des Patienten als Quelle der Inspiration und der kreativen Veränderung zurück.

1.5 Kunsttherapeutische Inspirationen von Rudolf Steiner und Margarethe Hauschka

In seinem Vortrag über die „Grundgesetze der Farbenlehre“ erläuterte Rudolf Steiner die Naturphänomene der Morgen- und Abenddämmerung sowie des blauen Himmels.[12] Die sanften Rottöne der Morgen- und Abenddämmerung treten auf, wenn Licht durch die Dunkelheit leuchtet. Im Gegensatz dazu zeigt sich das Blau, wenn Dunkelheit durch Licht scheint. Ein strahlend blauer Himmel zeigt sich dort, wo die Finsternis des Kosmos durch die sonnenbeleuchtete Atmosphäre der Erde hindurchscheint.

Der malerische Umgang mit den Farben Rot und Blau schenkt uns die Erfahrung ihrer gegensätzlichen Qualitäten. Rot scheint auf den Malenden zuzukommen, während Blau sich von ihm entfernt. Beide Farben besitzen eine physiologische Wirkung, greifen in subtiler Weise durch das Rhythmische System in den Stoffwechsel ein und beeinflussen die Wärme und Bewegung des Blutes [→ Kapitel 2].

Die Ärztin Margarethe Hauschka widmete ihr Leben der Entwicklung und Ausbildung der künstlerischen Therapien und Rhythmischen Massage [→ Kapitel 5.1]. Sie beschrieb die rhythmischen Auswirkungen von Blau und Rot auf den physischen Leib wie folgt: „*...daher flutet bei Blau-Betrachtung unser inneres Rot, gebunden an die Blutprozesse, vom Kopfe herab. Das Gegenteil bewirkt das Anschauen von Rot. Rot holt als Reaktion die Blutprozesse in das Haupt herauf, das heißt die Sinnesorgane werden etwas lebendiger durchblutet.*“[13] Es ist das Blut, das den eingeatmeten Sauerstoff enthält.

Farben, die aus der Wechselwirkung von Licht und Dunkelheit entstehen, verbinden unsere Seele mit der sinnlichen Welt. Hauschkas Konzept der „kosmischen Atmung“ beschreibt, wie wir als Menschen in den Farben zwischen Aktivität und Passivität wechselnd leben.

Rudolf Steiner beendete seinen oben genannten Vortrag mit der Darstellung eines Hirten, der unter einem sternenklaren Himmel schläft.

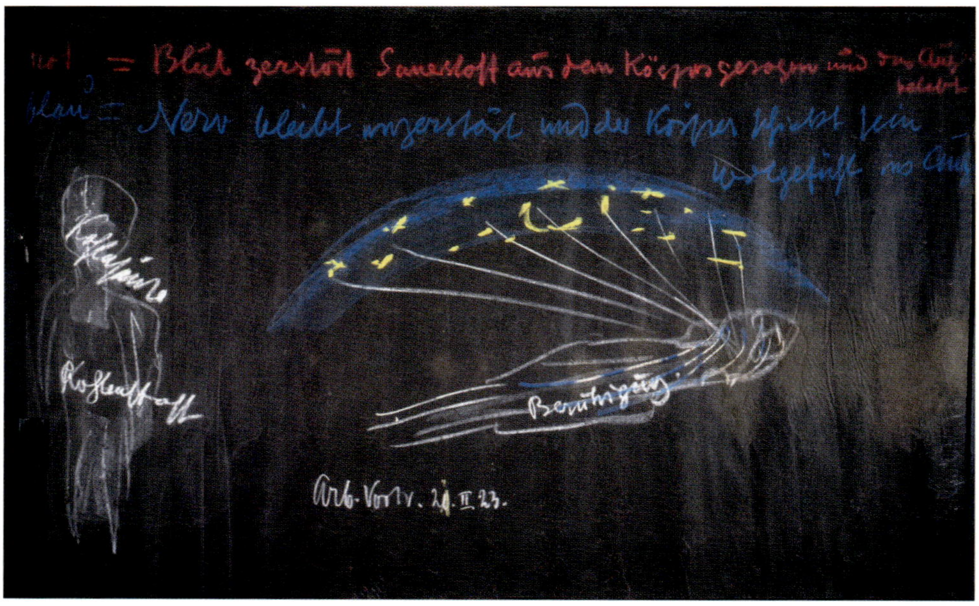

Abb. 3: „Schlafender Hirte“, Wandtafelzeichnung „Die Grundgesetze der Farbenlehre“[14]

„*Von dem dunklen Himmel, da geht jetzt aus der Prozess der Beruhigung des Menschen, des innerlichen Wohlseins im Schlafe.*“[15] Die dunkle Nacht tröstet und beruhigt den Hirten. Die Sterne, die ihr Licht auf ihn richten, beeinflussen ihn. „*Und überall, wo ein Sternenstrahl hinscheint, da wird der Mensch innerlich ein bisschen aufgeregt.* [...] *Und er wird innerlich ein Sauerstoff-Spiegelbild vom ganzen Sternenhimmel.*“[16] Da alle Menschen die nomadische Abstammung teilen, bringt Steiner uns außerdem in Erinnerung: „*Wir haben noch immer, bloß durch Erbschaft, einen inneren Sternenhimmel zur Erkenntnis.* [...] *und wir haben im Schlaf, wenn wir im Bette liegen, noch immer so eine Rückerinnerung an die Art und Weise, wie einmal der alte Hirte so im Felde gelegen hat und den Sauerstoff in sich hereinbekommen hat.*“[17]

Eine anthroposophische Therapie reicht in diese Sphären hinein. Laut Hauschka ist „*dieser Atmungsrhythmus (...) immer entscheidend für Krankheit und Gesundheit, ob man ihn nun an seinem kleinsten Nachbild, dem Atemrhythmus des Menschen betrachtet, oder an seinem Urbild an der Erde. Regelt der Sonnenumlauf diesen Atem nach seinen Gesetzen, so ist das atmende Wesen gesund, d.h. im Gleichgewicht.*".[18] Aufgrund ihrer reichen praktischen Erfahrung und ihrem Verständnis von der lebendigen Wirksamkeit der Farben sowohl in der Seele als auch in der Natur trat Hauschka dafür ein, dass bis in die malerische Technik des Aquarellschichtens und die Pinselbewegung hinein ein Atmungsvorgang zum Ausdruck komme.[19] Dieser Atemvorgang lässt sich beim Malen deutlich beobachten und sogar hören. Therapeut:innen achten während des Malens auf die Stimmungen der Patient:innen, auf die Atmosphäre eines Gefühls, das visuell zum Ausdruck kommt. Wenn sich dann einmal ein Seufzer der Erleichterung entlädt, schätzt auch die Therapeutin diesen Klang sehr.

1.6 Der Stellenwert der kunsttherapeutischen Beratung in der Schmerztherapie

Im komplexen Schmerz, in dem Körper, Seele und Geist so miteinander verflochten sind, dass sie sich herkömmlichen Therapiemethoden häufig widersetzen, ist zunächst praktisches Wissen über die gesunden Wechselwirkungen erforderlich. Wenn wir den psychotherapeutischen Ansatz des oben genannten Neurosequential Model of Therapeutics auf eine körperliche Ebene übertragen, erweist sich der Ansatz „Regulation, Beziehung, Sinn" als sehr nützlich, um die komplexen Nöte bei chronischen Schmerzen anzugehen.

Die anthroposophischen Therapien Rhythmische Massage und Heileurythmie *regulieren* die einströmenden ätherischen, astralen und Ich-Kräfte in den tief unbewussten Bereichen des Stoffwechsels. Die rhythmische Erwärmung und Bewegung von Gewebe und Flüssigkeiten innerhalb des Ätherischen werden von kosmischen Gesetzen bestimmt und durch diese beiden Therapien in Aktivität gebracht. Vom Stoffwechsel-Gliedmaßen-Bereich her bewegt sich das Bewusstsein zu einer traumähnlichen Aktivität im mittleren Bereich des Menschen, in dem die Wesensglieder daran beteiligt sind, die gegensätzlichen Qualitäten des Nerven-Sinnes-Systems und des Stoffwechsels rhythmisch *in Beziehung zu setzen* und zu kombinieren. In diesem mittleren Bereich übernimmt die kunsttherapeutische Beratung den therapeutischen Staffelstab und arbeitet durch Farbe, malerisches Licht und Dunkelheit in den Organismus hinein, gestaltend oder lösend. Übermäßiges Denken und Analysieren hält man zurück, damit jedes entstehende Gespräch so nah wie möglich am traumhaften Reich der Malerei verbleibt, so dass die Seele ihr – neues – Fundament weiter aufzubauen vermag.

Die erste kunsttherapeutische Beratung kann für die Patient:innen von Besorgnis und Zweifeln begleitet sein, z.B. wenn Lehrer:innen ihnen in der frühen Schulzeit künstlerische Fähigkeiten abgesprochen haben. Manchmal zeigt sich auch das Gegenteil: „Kunst war das Einzige, worin ich in der Schule gut war!" Gemütliches Zuhören hilft beim therapeutischen Eingewöhnungsprozess und ermöglicht es, häufige Hindernisse wie körperliche Beschwerden, Gehirnnebel und Erschöpfung abzuklären.

Die Therapeutin demonstriert den Umgang mit dem Material, und nach einer fantasievollen Farbenreise auf dem Papier „vom Himmel zur Erde" kann der Patient langsam eine Aquarelllandschaft in der Nass-in-Nass-Technik ermalen. Die ersten zwei verwendeten Aquarellfarben sind Himmelblau und Rot. Es wird gezeigt, wie man Räume zwischen den Pinselstrichen bestehen lässt und wie sich Kanten mit einem feuchten Pinsel verwischen lassen.

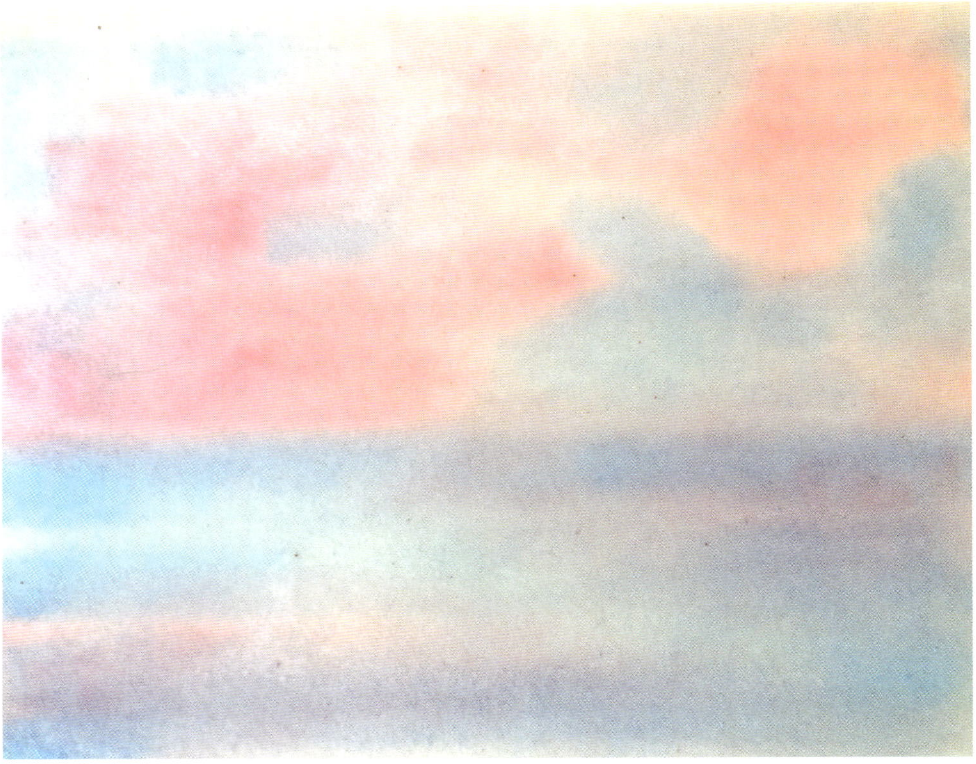

Abb. 4: Demonstrationsskizze „Himmel und Meer"

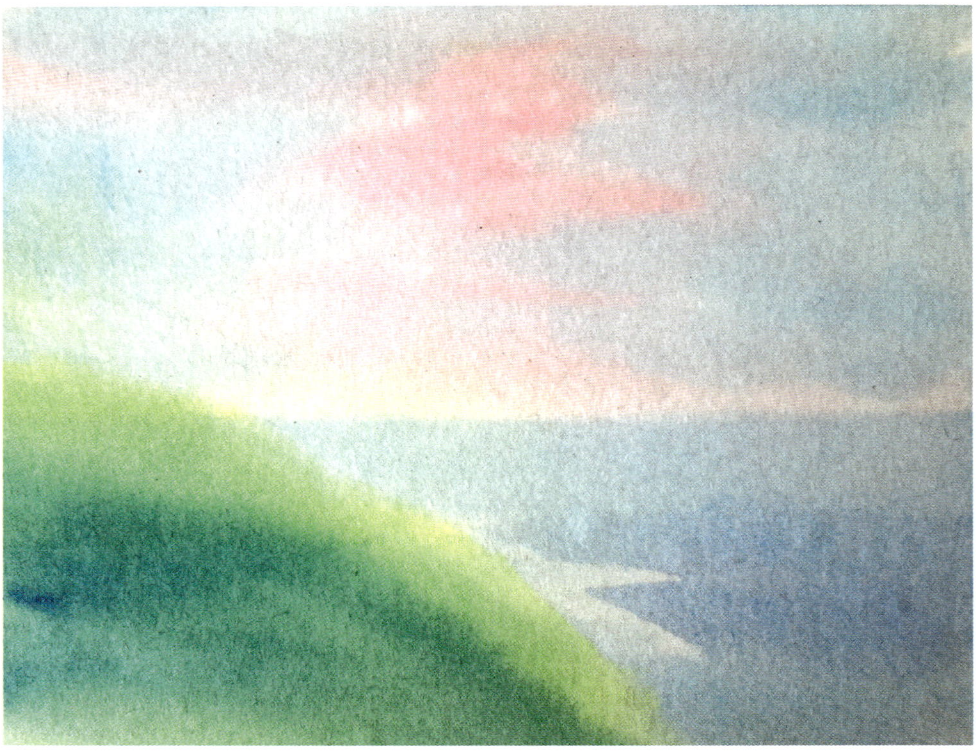

Abb. 5: Demonstrationsskizze „Himmel, Meer und Land"

Impressionen von Himmel und Wasser entstehen durch unterschiedliche Pinselbewegungen (Abb. 4). Das blasse Rosarot bringt durchweg eine verbindende und wärmende Geste. Die farbliche Zusammensetzung lässt sich weiterentwickeln, indem man Gelb direkt auf dem Papier im unteren Bildteil verwendet (Abb. 5). Grün erscheint, um festen Boden zu suggerieren.

Dieser geführte Ansatz lädt diejenigen zur Teilnahme ein, die eine gewisse Hinleitung zum Malerischen und schöpferische Ermutigung benötigen. Er wurde entwickelt, um Nervosität zu beruhigen, anstatt sie zu wecken und zeigt einen Weg, um mit dem farbigen Tun loszulegen. Was der Patient aus diesen ersten Bildern macht, enthält unweigerlich Hinweise darauf, was als nächstes folgen sollte.

1.7 Erste Kasuistik: ein türkisch-zypriotischer Mann, Mitte 50

Herr Arlan (Name geändert) ist durch mehrere Leiden stark beeinträchtigt: fortgeschrittene degenerative spinale Radikulopathie auf mehreren Ebenen, Osteoarthritis der Knie, fehlgeschlagene Herzoperation, kongestive Herzinsuffizienz, Vorhofflimmern, metabolisches Syndrom und chronische Depression mit zwei kürzlich erfolgten Selbstmordversuchen. Er lebt allein in einer schlecht ausgestatteten Unterkunft, die er nur in Begleitung zu Krankenhausterminen verlässt. Das Gehen ist durch Schmerzen und Atemnot auf rund 20 Meter begrenzt. Doppelbilder und Schwindel machen ihn anfällig für Stürze. Er ist auf einen Freund zum Kochen, Baden, Einkaufen und Transportieren angewiesen. Seine Selbstvernachlässigung resultiert aus minimalem menschlichem Kontakt und verschlimmerte sich durch die Entfremdung von seiner Familie. Seine vitalen (ätherischen) Kräfte sind ausgelaugt und gering: wenig Ausscheidung und Flüssigkeitsretention. Die Leber ist belastet und funktionseingeschränkt, die Körperregionen um Niere und Herz sind kalt, obwohl der Mann warm gekleidet ist. Seine seelische Aktivität ist an den Organismus gebunden; sie zeigt sich niedergeschlagen, unterdrückt und verkümmert. Das Ich ist gefangen in sich wiederholenden pessimistischen Gedanken, negativen Gefühlen und in einer Hilflosigkeit bezüglich des Handelns. Er nimmt konventionelle Medikamente wie Oxycodon, Paracetamol, Pregabalin, Codein, Mirtazapin, Bisoprolol, Promethazin, Bisacodyl, Atorvastatin, Ramipril, Spironolacton, Furosemid, Omeprazol und Warfarin.

Der kunsttherapeutischen Beratung vorausgegangen waren Rhythmische Massagen in 12 Sitzungen. Herr Arlan präsentierte sich anfangs sehr unsicher auf den Füßen und hielt beide Arme um seine Brust, den linken Arm in einer engen Schlinge, um schmerzhafte Bewegungen und Berührungen zu vermeiden. „Ich kann meinem Körper nicht mehr trauen." Ein runder, angespannter, verdichteter Oberkörper kontrastierte mit dem weichen, aufgeblähten, feuchten Unterleib. Er hat kleine Füße und einen kühlen Körper. Die Armschlinge war nach der dritten Rhythmische-Massage-Sitzung nicht mehr nötigt. Rosmarinöl half, Lichtkräfte in den Oberkörper zu bringen. Der Herz-Lungen-Bereich wurde mit regelmäßiger Anwendung von Ingwerkompressen und Aurum/Lavendula comp. Creme (Weleda) beruhigt. Die Anregung von Wärmebildung brachte schließlich Bewusstsein und Empfindung für seine Füße, die Mobilität verbesserte sich, wenn auch langsam, mit einer vermehrten Ausscheidung von Gewebsflüssigkeit und verminderter Neigung zu Hyperventilation. „Ich habe das Gefühl, dass hier etwas funktioniert!"

1.7.1 Kunsttherapeutische Beratung in 12 Sitzungen

Der Patient trat in der ersten Begegnung mit einem Gehstock in der rechten Hand und in der Begleitung seines Betreuers in den Malraum. Herr Arlan musste tief Luft holen, bevor er anfing zu sprechen. Er blickte häufig zu Boden und schüttelte oft den Kopf. Er beschrieb ein Gefühl der Enge direkt unter dem Zwerchfell, berichtete von täglichen Angstzuständen mit Episoden von Hyperventilation, besonders am Morgen. Er wache erschöpft auf, obwohl er geschlafen hatte. „Ich wache jeden Tag auf und hoffe, dass es mein letzter sein wird." Lebensumstände haben ihn von seiner Frau und seinen beiden erwachsenen Töchtern entfremdet; eine Trennung, die er zutiefst bedauert. Der abgebrochene Kontakt zu seiner Familie zog auch eine Isolation von seinem türkisch-zypriotischen sozialen Umkreis nach sich. Als geschiedener Mann ist seine soziale Stellung in seiner Kultur eine andere geworden, einer Kultur, in der „wir uns als Familien besuchen". Wiederholt äußerte er Gefühle der Verzweiflung, des Verlustes und des Bedauerns. Dabei suchte er stets nach den richtigen Worten, um seine Gefühle mitzuteilen. Sein Leiden schien ihm sichtlich Kräfte zu rauben und es fiel ihm schwer, geradeaus oder um sich zu schauen. Herr Arlan strahlte tiefe Hoffnungslosigkeit aus. Dennoch war er in der Lage, sich auf eine therapeutische Beziehung einzulassen und allmählich seine Aufmerksamkeit auf das Malen zu richten.

Abb. 6: Erster Therapiezyklus, erstes Bild

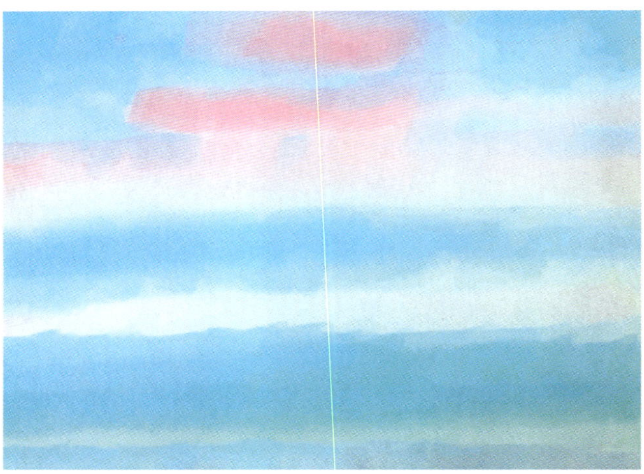

Abb. 7: Erster Therapiezyklus, zweites Bild

Abb. 8: Erster Therapiezyklus, viertes Bild

In der ersten Sitzung waren nur minimale Pinselstriche auf dem Papier möglich (Abb. 6). Eine signifikante Erschöpfung der Lebenskraft und eine seelische Not und Leere drückten sich auf dem weitgehend unberührten Blatt aus.

Daraufhin verkleinerten wir das Blattformat, um es weniger anstrengend und überschaubarer für den Patienten zu machen. Zudem hatte er große Schwierigkeiten, seinen Pinsel mit Farbe zu beladen und nahm das Angebot der Therapeutin an, dies für ihn zu übernehmen. Die Wahl der Farbe lag bei Herrn Arlan, doch für die sieben folgenden Sitzungen musste sein Pinsel mit Farbe beladen und ihm übergeben werden, damit er malen konnte.

Beginnend mit der Arbeit an einer Himmels- und Seelandschaft (Abb. 7), ermalte er nach und nach einen festen Boden mit Grün (Abb. 8). Ausgehend von der Frage, welche Farben er einsetzen und welche Komposition er schaffen wolle, setzte ein Prozess des Rückblicks auf sein Leben ein. Mit dem Grün begannen Erinnerungen an den Garten seiner Großmutter auf Zypern aufzukommen. In jedem neuen Bild ging er von einem rosa und blauen Himmel im oberen Bildteil aus und probierte im unteren Teil verschiedene Farben, die von Blau über Grün bis hin zu einem erdigen Braun reichten. Er erinnerte sich an seine Kindheit, Jugend und Zeit in der Armee, als er auf der türkischen Seite der geteilten Hauptstadt Nikosia aufwuchs. Er beschrieb den Umzug nach Großbritannien und die Gründung seiner eigenen Familie. Oft war ihm anzumerken, wie diese Erinnerungen von einer Berührung seines Herzens begleitet waren.

Er wurde zu langgezogenen und langsamen Pinselstrichen von links nach rechts und zurück angeregt und brachte Bewegung in seine horizontalen Farbbänder, indem er mit seinem Pinsel ein sanftes Heben und Senken vollzog. Diese Malweise führte er gegen Ende des ersten Therapiezyklus weniger konstruiert und angespannt aus, sondern intuitiver und müheloser. Er drückte während der Sitzungen Erleichterung über all die Sorgen in seinem Kopf aus, erklärte aber, dass diese zurückkämen, sobald er den therapeutischen Raum verlasse.

Nach einer sechswöchigen Pause trat er in einen zweiten Kunsttherapiezyklus ein und freute sich, drei Bilder aus dem ersten Zyklus auszuwählen, die er mit nach Hause nehmen konnte. Die Therapeutin rahmte sie ein und ein Nachbar hängte sie in seiner Wohnung auf. Als er Fotos von den Bildern zeigte, stellte sich heraus, dass eines kopfüber aufgehangen (Abb. 9) war. Es war eines der Bilder mit rosa und blauen Himmel, mit dem jede Arbeit begann.

Dies war keine bewusste Entscheidung, also drehte er es um, als er nach Hause kam. Zwei Änderungen resultierten aus diesem Versehen: erstens, dass er nun bereit war, selbst seinen Pinsel mit Farbe zu beladen, um eine stärkere Verbindung zum Bild aufzunehmen und zweitens eine bewusstere Unterscheidung zwischen Himmel und Boden zu vollziehen, um die Orientierung der Bildkomposition zu erfahren.

Seine Begeisterung wuchs mit der nun stärker aufgenommenen Verbindung zum Malprozess. Die malerische Reise von einem fast leeren Blatt zu einer Landschaft, die sich allmählich aus einem verwirrenden Nebel heraus klarer offenbart, war aufgrund seiner starken Entschlossenheit, diesen Prozess zu gehen, möglich. Er hat keinen einzigen Termin versäumt.

Als Fazit können wir festhalten: Im ersten Therapiezyklus schätzte Herr Arlan das Gespräch mit der Therapeutin sehr, weil „sie mir zuhörte“, doch seine Verbindung zum Malen war zögerlich. Nachdem er eine Beziehung aufgebaut hatte, fand er den Mut zu einem zweiten Therapiezyklus, in dem er dann selbständiger das Malen aufnahm. Das Auswählen einiger Bilder, die dann gerahmt und zu Hause aufgehängt wurden, war ein Versuch, die Ruhe, die er in der Therapie erlebt hatte, auf seinen persönlichen Umraum zu übertragen. Am Ende des zweiten Zyklus legte er die Hand vor seine Brust: „Als ich herkam, war alles, was ich für mich sehen konnte, nur das Ende.“ Dann machte er eine Handbewegung von sich wegführend: „Jetzt gibt es etwas Offenes, wie einen Weg, wie mehr Raum.“

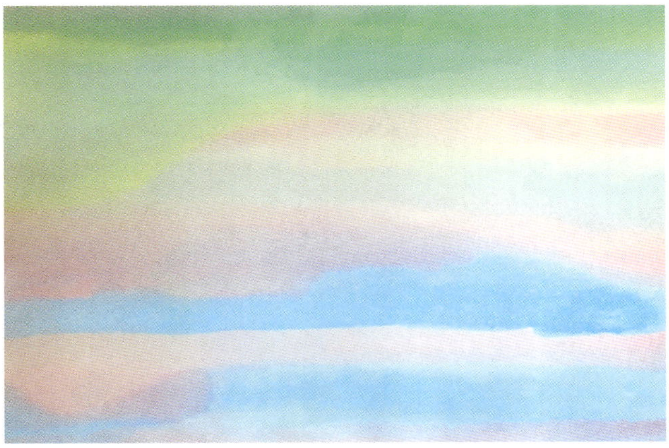

Abb. 9: Erster Therapiezyklus, viertes Bild (auf dem Kopf stehend)

Abb. 10: Zweiter Therapiezyklus, zweites Bild

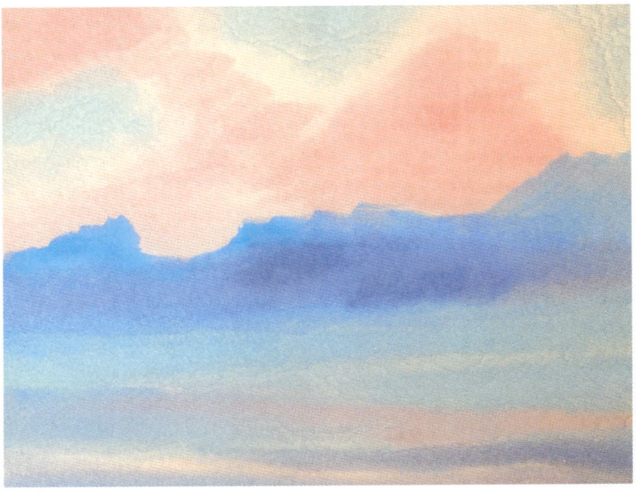

Abb. 11: Zweiter Therapiezyklus, drittes Bild

1.8 Zweite Kasuistik: eine englische Mitarbeiterin, Mitte 40, in der Drogenrehabilitation

Frau Smith (Name geändert) begann ihre eigene Heilung von multiplem Drogenmissbrauch vor 17 Jahren und erreichte in den letzten drei Jahren volle Abstinenz. Sie ist eines von 14 Kindern. Ihrer Geburt folgte eine FASD-Entzugsbehandlung (Fetal Alcohol Syndrom Disorder) und Entgiftung. Es kam zu schweren häuslichen Misshandlungen und Schulunterbrechungen, bis sie im Alter von 16 Jahren von zu Hause auszog. Doch auch danach gab es anhaltenden häuslichen, physischen und emotionalen Missbrauch durch Erwachsene. Depressionen, Drogenkonsum – auch Überdosen –, chronische Angst, Hyperventilation und eine Posttraumatische Belastungsstörung waren bei ihr die Folgen, zudem Nikotinabusus, eine chronisch obstruktive Lungenerkrankung, Asthma, eine drohende Leberzirrhose und generalisierte Schmerzen der Wirbelsäule, der Gliedmaßen und aller Gelenke.

Sie lebt seit zehn Jahren in einer Gemeindewohnung mit kleinem Garten und ist stolz darauf, ein schuldenfreies Leben zu führen. Die Chance, als Betreuerin für einen lokalen Drogen- und Alkohol-Rehabilitationsdienst ausgebildet zu werden, gibt ihr berufliches Selbstbewusstsein: sie arbeitet 18 Stunden pro Woche und man schätzt sie sehr für ihr persönliches Beispiel und ihre Erfahrung. Sie liebt das Gärtnern. Ihre eigene Betreuerin kontaktiert Frau Smith wöchentlich, sie unternehmen etwas gemeinsam oder besprechen aufkommende Fragen und Probleme. Familiär ist sie von ihren fünf Kindern und fünf Enkelkindern entfremdet. Ihre permanente Müdigkeit, Schmerzen und Atemnot verhindern, dass sie regelmäßig Einkäufe erledigt.

Im Kairos-Rehabilitationszentrum stellten wir diese Diagnose: Frau Smith ist eine belastbare Persönlichkeit mit starker Ich-Organisation, die sich auch darin zeigt, immer wieder neue Dinge lernen zu wollen. Die oberen Wesensglieder erscheinen von den unteren getrennt, was sich bei ihr in Kurzsichtigkeit und Neigung zu Albträumen ausdrückt. Das Rhythmische System zeigt sich angespannt, ihr physisch-ätherischer Organismus trotz seiner Herausforderungen robust. Sie ist ein warmer Mensch mit kalten Händen und Füßen und besitzt eine sanguinische, selbstreflektierende Natur, die sie vor einer nicht zu unterschätzenden Gefahr des Rückfalls in den Substanzmissbrauch schützt. Sie erhält die konventionellen Arzneimittel Mirtazapin, Paracetamol, Omeprazol, Promethazin, Ventolin und Fostair-Inhalatoren sowie Vitamin D-, B_{12}- und Folsäure-Präparate.

Der kunsttherapeutischen Beratung gingen Rhythmische Massagen in sieben Sitzungen voraus, deren Ziele Muskelentspannung und die Besserung ihrer erschwerten Atmung waren. Unter der Behandlung berichtete sie von einer Verbesserung des Ein- und Durchschlafens: „In der Nacht nach der ersten Rhythmischen Massage konnte ich für drei Stunden ohne Medikamente einschlafen und ich war das erste Mal für 24 Stunden schmerzfrei und hatte nach jeder Behandlung mehr Energie."

Anschließend erhielt Frau Smith zehn Einheiten Heileurythmie, die der Besserung der Atmung, des Zu-sich-selbst-Kommens (Lautfolge U – O – E – A) und der Stärkung ihrer Nieren- und Stoffwechseltätigkeit (Lautfolge L – B – S) dienten. Diese Übungen führte sie auch zu Hause regelmäßig durch und nahm ihre Gartenarbeit wieder auf. Sie berichtete, dass ihre Schmerzen „weniger ein Problem" geworden waren und sich ihr Laufvermögen verbesserte, so dass sie nun in der Lage war, bis zu vier Kilometer am Stück zu bewältigen. Die analgetische Medikation ließ sich im Laufe der Zeit unter ärztlicher Aufsicht reduzieren und sie verlor sechs Kilo Körpergewicht.

1.8.1 Kunsttherapeutische Beratung in 12 Sitzungen

Im Gegensatz zum Patientenbeispiel von Herrn Arlan, bei dem das Gespräch den Weg zur Malerei ebnete, erklärte Frau Smith nach ihrer zweiten Sitzung, dass „ich mich müde fühle, wenn ich über mein Leben spreche". Ihre Erschöpfung spiegelte sich im ersten Bild wider. Die Papieroberfläche begann einzureißen, als sie dem Haus immer mehr Details hinzufügte (Abb. 12).

Der therapeutische Vorschlag, die Komposition zu vereinfachen, indem sie sich auf eine Mischung von Farben und das Auftauchen eines Motivs aus der Stille heraus konzentriert, begrüßte sie. Ihr zweites Bild (Abb. 13) entstand mit einer inneren Klarheit, die aus der Ruhestimmung hervorging.

Ihr drittes Bild war durch eine Postkarte einer Seelandschaft von Gustave Courbet (ein französischer Maler des Realismus, 1819-1877) inspiriert, die sie zu Beginn der Sitzung auswählte. Sie beschloss, ihre vorige Komposition in eine nächtliche Szene zu verwandeln, der sie malerisch Sterne hinzufügte, die durch dunkle Gewitterwolken leuchten (Abb. 14).

Nach ihrer Rückkehr aus einer zweimonatigen Selbstisolations-Pause, um sich vor einer Covid-19-Erkrankung zu schützen, begann sie mit einem aufrechten Format, um auf ihre zunehmende Aufrechte, ihr wachsendes Selbstvertrauen aufzubauen. Das Malen im Hochformat kann – als eine innere Haltung empfunden – eine Herausforderung sein, der sich Frau Smith unerschrocken stellte (Abb. 2).

Der Austausch fand überwiegend in den Therapiestunden durch die malerischen Aktivitäten der Patientin statt, bei denen sie gelegentlich um eine Demonstration bat, um eine bestimmte Stimmung oder ein bestimmtes Element in ihre Bildkomposition einzufügen. Als Fazit können wir festhalten: Das Malen in der Stille hatte eine hüllende und beruhigende Wirkung auf Frau Smith. Ihr Selbstvertrauen wuchs schnell. An ihrem Arbeitsplatz in der Drogenrehabilitation bat man sie, kunst- und handwerkliche Aktivitäten für die Klienten zu ermöglichen und eine solche auch für die Mitarbeitenden anzuleiten. Sie selbst sagte: „Hier geht es nicht nur um das Bild. Es öffnet sich eine Welt der Phantasie (Imagination im Original), eine Welt ohne Schmerzen. Die Farben sind beruhigend. Die leuchtenden Farben halfen mir in meiner Depression und Isolation. Wenn ich das malerische Ergebnis sehe, gibt es mir ein Erfolgserlebnis. Es funktioniert wie in einem Team, drei Elemente werden eins: Phantasie – Farbe – Errungenschaft."

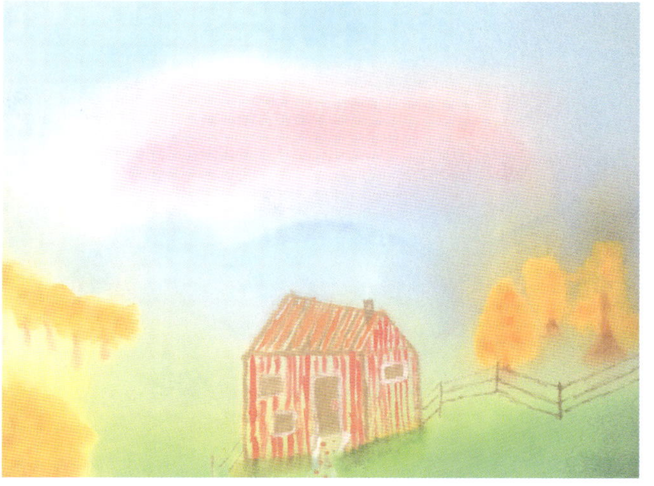

Abb. 12: Erstes Bild (zwei Sitzungen)

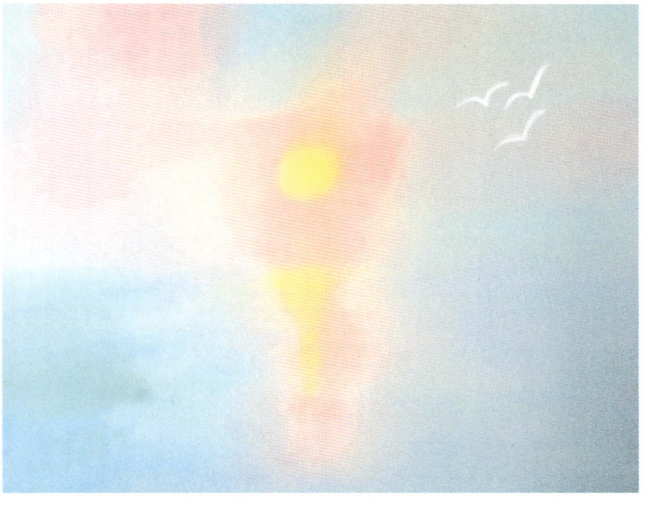

Abb. 13: Zweites Bild

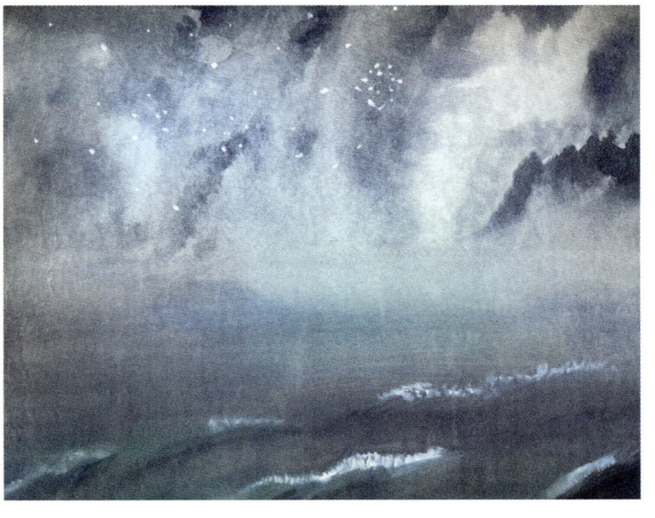

Abb. 14: Drittes Bild (zwei Sitzungen)

Die kunsttherapeutische Beratung im Kairos-Rehabilitationszentrum wurde für die Arbeit in einem multidisziplinären Team angepasst, das sich auf die Rehabilitationsbedürfnisse von Patienten konzentriert, die an langfristigen komplexen Schmerzen leiden. Sie hat ihren Platz neben der Rhythmischen Massage und Heileurythmie gefunden, indem unser Programm einer aufeinander aufbauenden Sequenz von Therapien folgt, die sich zunächst auf die Stärkung und Wiederverbindung des Stoffwechsel- und Rhythmischen Systems konzentriert. Nass-in-Nass-Malerei und die Verwendung von ruhigen, „atmenden" Pinselbewegungen helfen Patient:innen, ihre Atmung zu regulieren, während sie mit dem Malen beschäftigt sind. Die zunächst eingeführten zwei Farben laden dann ein, in das Thema Beziehungen einzutauchen, die aus Licht und Dunkelheit gewebt sind.

Die Seele kann in diesem Reich der Farbe atmen und mit einer immanenten Weisheit, wie sie die schlafenden Hirten unter dem Sternenhimmel vermitteln, in die innere Tiefe ihrer Selbst und der Verbindung zum äußeren Kosmos eintauchen. Wenn es Patient:innen gelingt, ein herzliches Engagement für die kunsttherapeutische Beratung zu entwickeln, schätzen sie ihre Wirkung, den Geist zu beruhigen, die Vorstellungskraft anzuregen, Vertrauen aufzubauen und ein gutes Selbstgefühl zu vermitteln.

Literatur

1 Girke, M.: Innere Medizin. Grundlagen und therapeutische Konzepte der Anthroposophischen Medizin. Salumed Verlag Berlin 2020. Kap. XXI: Schmerztherapie.

2 Ebd. Kap. XXIX: Rheumatologie.

3 Hamre, H. J., Kiene, H., Glockmann, A. et al.: Long-term outcomes of anthroposophic treatment for chronic disease: a four-year follow-up analysis of 1510 patients from a prospective observational study in routine outpatient settings. BMC Research Notes 2013; 6 (1). doi: 10.1186/1756-0500-6-269.

4 McGavin, D.: Treatment and rehabilitation for patients with chronic pain and multimorbidity. Der Merkurstab 2018; 71 (6). S. 437-443.

5 Altmaier, M.: Der kunsttherapeutische Prozess. Das Krankheitstypische und die individuelle Intention des Patienten am Beispiel von Rheuma und AIDS. Verlag Urachhaus Stuttgart 1995.

6 Pongan, E., Tillmann, B., Leveque, Y. et al.: Can Musical or Painting Interventions Improve Chronic Pain, Mood, Quality of Life, and Cognition in Patients with Mild Alzheimer's Disease? Evidence from a Randomized Controlled Trial. Journal of Alzheimers Disease 2017; 60 (2). S. 663-677.

7 Postkarte. Margarethe Hauschka Schule Bad Boll.

8 Mao, J.: Challenges of managing chronic pain. British Medical Journal 2017; 356 (2). doi: 10.1136/bmj.j741.

9 Herzog, J. I., Schmahl, C.: Adverse Childhood Experiences and the Consequences on Neurobiological, Psychosocial, and Somatic Conditions Across the Lifespan. Frontiers in Psychiatry 2018; 9. doi: 10.3389/fpsyt.2018.00420. Perry, B., Dobson, C.: The Neurosequential Model of Therapeutics. In: Ford, J., Courtois, C. (Hrsg.): Treating Complex Stress Disorders in Children and Adolescents. Guildford Press New York 2013.

10 McGavin, D.: Treatment and rehabilitation for patients with chronic pain and multimorbidity. Der Merkurstab 2018; 71 (6). S. 437-443.

11 Vgl. auch Girke, M.: Innere Medizin. Grundlagen und therapeutische Konzepte der Anthroposophischen Medizin. Salumed Verlag Berlin 2020. Kap. XXI: Schmerztherapie.

12 Steiner, R.: Vom Leben des Menschen und der Erde. Über das Wesen des Christentums (GA 349). Rudolf Steiner Verlag Dornach 2006. Vortrag vom 21.2.1923.

13 Hauschka, M.: Zur Künstlerischen Therapie, Band II. Schule für künstlerische Therapie und Massage Bad Boll 1991. S. 18. (Vertrieb über www.salumed-verlag.de.)

14 Steiner, R.: Vom Leben des Menschen und der Erde. Über das Wesen des Christentums (GA 349). Rudolf Steiner Verlag Dornach 2006. Vortrag vom 21.2.1923. S. 50.

15 Ebd. S. 49.

16 Ebd. S. 50.

17 Ebd. S. 50 f.

18 Hauschka, M.: Zur Künstlerischen Therapie. Band I. Schule für künstlerische Therapie und Massage Bad Boll 2000. S. 92. (Vertrieb über www.salumed-verlag.de.)

19 Steiner, R.: Vom Leben des Menschen und der Erde. Über das Wesen des Christentums (GA 349). Rudolf Steiner Verlag Dornach 2006. Vortrag vom 21.2.1923. S. 50.

KAPITEL IV.3

Maltherapie in der Gynäkologie und Geburtshilfe

1. Zur Bedeutung der Maltherapie in der Schwangerschaft und Geburtshilfe

BERNADETTE GOLLMER · ANGELA KUCK

Nicht in jeder Situation erreichen wir durch Worte oder Arzneitherapie die heilende Sphäre. Je tiefer uns etwas erschüttert und berührt, desto weniger dringen wir durch Worte zu dieser Tiefe durch. In diesen Momenten ist der Einsatz von Maltherapie sehr hilfreich: Farben können zu uns sprechen, uns bewegen, neue Sphären öffnen und heilend wirken. Jeder Mensch hat den besten Arzt in sich, sein „höheres Ich", das genau weiß, welcher therapeutische Weg, welche Behandlungen dann fruchtbar und heilend sind. Dieses höhere Ich ist uns verborgen und es geht häufig darum, es zu hören und mit ihm in Kontakt zu kommen, denn es ist die eigentliche Quelle des Heilens. Für dieses Mit-sich-in-Kontakt-kommen ist die Maltherapie sehr hilfreich. Der oder die Therapeut:in begleiten diesen individuellen Weg und analysieren ihn nicht.

Die anthroposophische Maltherapie stärkt geistig-seelische Aspekte der werdenden Mutter, meist von weiteren anthroposophischen Komplexbehandlungen begleitet.[1] Aber auch bei Störungen wie Hyperemesis gravidarum in der Frühschwangerschaft, vorzeitigen Wehen vor der 36. Schwangerschaftswoche, Angst vor der Geburt oder zur Unterstützung in der Geburtsvorbereitung kommt die ärztlich verordnete Maltherapie zur Anwendung. Erfahrungen zeigen, dass Schwangere durch aktives und begleitetes Malen funktionelle Entspannung erleben und Zugang zu schwierigen Emotionen erfahren. Maltherapie wirkt als Katalysator für den Heilungsprozess.[2, 3, 4, 5]

Die anthroposophische Maltherapie hat in der Schwangerschaft eine beruhigende und ausgleichende Wirkung. Seelische Vorgänge lassen sich durch Visualisierung und Farbempfinden wahrnehmen, vertiefen oder neu anschauen. Freie Farbbewegungen wirken ermutigend auf die Gefühlswelt. Emotionen von belastenden Situationen lösen sich, und Raum für eine festigende Bindung zum Kind entsteht. Dabei ist es uns ein Anliegen, dass die Art und Weise der Farberscheinungen in ihrer Gesetzmäßigkeit den schöpferischen Kräften entspricht, die im Menschen wirken. So finden die Farben ihrer Wesenheit entsprechend Verwendung. Die hier vorgestellte Maltherapie gründet auf der Methode „Licht, Finsternis und Farbe".[6] Sie geht von einer Entsprechung der Farben in unserer atmosphärischen Umwelt zu den Gefühlen im Innern des Menschen aus.

2. Indikationen der Maltherapie in Schwangerschaft und Geburtshilfe sowie kasuistische Darstellungen

Hyperemesis

Die Hyperemesis tritt in der Frühschwangerschaft auf. In dieser Zeit beobachten wir häufig leichte Übelkeit und gelegentliches Erbrechen als Begleitsymptome. Selten sind die Patientinnen zu hospitalisieren. Die oberen Wesensglieder lockern sich von ihrer intensiven Bindung an den physischen und den Ätherleib, um der sich entwickelnden Schwangerschaft

Abb. 1: Malerische Gestaltung mit Viridian bei Hyperemesis

„Platz zu machen“. Die Mutter erlebt dies „als nicht ganz bei sich sein“ – vom Gefühl der Übelkeit begleitet – wie vor einer eintretenden Ohnmacht. Tritt dies im Übermaß auf, so schwächt es den Körper durch ein zu häufiges und intensives Erbrechen; wir sprechen dann von Hyperemesis. Sie ist durch eine medikamentöse Therapie schwer zu behandeln. Wir haben wiederholt erlebt, dass all unsere ärztlichen Bemühungen und Medikamente kaum Besserung der ausgeprägten Symptomatik bewirkten. Dagegen hat die halbe Stunde in der Maltherapie die junge schwangere Frau, von der wir hier beispielhaft berichten, für einige Stunden von Erbrechen und Übelkeit erlöst. Im weiteren Therapieverlauf berichtete sie von der gleichen Wirkung. Nur die Maltherapie konnte in Richtung der Heilung führen.

Sitzend an der Bettstaffelei, zieht die Patientin den Pinsel auf nassem Papier horizontal von links nach rechts, vom oberen hellen Viridiangrün zum intensiverem Saftgrün. Je nach dem aktuellen Zustand der Schwangeren gestaltet es sich farblich heller oder intensiver. Die grünlich-weiße Farbe zieht sich nicht zurück wie das Blau oder drängt sich nicht auf wie das Rot. Es zentriert und ist gefühlsneutral, erdend, inkarnierend. Das Viridian bringt das unsichtbare Licht in die sichtbare Farbe. Wird dies seelisch aufgenommen, unterstützt ihre Lichtkraft den Inkarnationsprozess.

Vorzeitige Wehen

Zu früh einsetzende Wehen sind in der mittleren und späten Schwangerschaft häufig und können zur Frühgeburt führen. Meist vermag die Frau durch ihr soziales Umfeld oder bestimmten Anforderungen dem Kind „zu wenig Raum zu geben“, die oberen Wesensglieder bleiben wie „verhakt“ mit der Mutter verbunden. Die Gebärmutter, die eigentlich in einer entspannten Situation sein möchte, wehrt sich durch Kontraktionen. Es ist während der Schwangerschaft ein zu stark eingreifender Astralleib zu beobachten. Hier hilft die Arzneipflanze Bryophyllum, die beruhigt und entspannt. Die Maltherapie unterstützt diesen Prozess, auch hilft sie der werdenden Mutter, aktiv mitzuarbeiten, um ihr häufig auftretendes „schlechtes Gewissen und Schuldgefühle“ zu bearbeiten.

Bei frühzeitiger Wehentätigkeit muss sich die Frau aus dem Alltag zurückziehen, denn sie gefährden die letzten wichtigen Schwangerschaftswochen. Oft rät man dann zu strenger Bettruhe. Lichtvolles Malen mit Kobaltblau schafft hier Weite und Ruhe. Wie das unerreichbare Himmelsblau löst Kobaltblau Gefühlsenge auf und unterstützt die Entspannung. Beim Malen sitzt die Schwangere bequem im Bett. Die Bettstaffelei lädt ein, sich auf die Farben ein und von der Therapeutin umsorgen zu lassen. Die Hektik des Alltags darf schwinden. Wir reichen Farben und Pinsel und unterstützen die Frau beim Malen wo nötig. Die Wasserfarben werden oben heller, wie an einer unteren Mondseite anschließend, konkav gemalt, immer weiter und größer werdend. Der Pinsel fährt über das Blatt, als wenn sich die Bewegung noch viel weiter ausdehnen könnte, ohne Anstrengung. Dann erfolgen die Pinselbewegungen flacher ausgeführt und schaffen eine Ebene, die trägt und das Licht leicht reflektiert. Eine einfache Landschaft entsteht, ein Oben und Unten, ein Rechts und Links sowie Vorne und Hinten erscheinen.

Andächtig steht man vor der sichtbar werdenden Himmelskuppel. Es gibt keine andere Farbe von dieser Ausdehnung. Kobaltblau tut sich sanft in runden, langsamen Bewegungen kund, konkav, weil das Licht strahlend wirkt und die Finsternis zur Seite schiebt. Nach außen zeigt Kobalt eine abgrenzende Geste, nach innen eine umhüllende.

Übertragung

Das Kind gibt den Impuls für das Eintreten der Wehen und den Geburtsbeginn. Doch was, wenn dies auf sich warten lässt und es rechnerisch zur Übertragung kommt? Laut Empfehlung der medizinischen Fachgesellschaften ist eine Übertragung zu vermeiden, um einer zu frühen Reifung des Mutterkuchens und damit einem drohenden intrauterinen Fruchttod des Kindes vorzubeugen. Dies wirft bei vielen Schwangeren und Geburtshelfern schwierige und tiefgreifende Fragen auf. Wann gilt es einzugreifen? Wann ist eine Geburt einzuleiten? Sind Hindernisse bei der Mutter oder dem Kind vorhanden? Bestehen Angst oder Sorgen vor der Geburt? Was hindert den Wehenbeginn? Menschenkundlich gilt es, die mütterliche Ich-Organisation und den Astralleib wieder im „Unterleib" zu engagieren und durch das rhythmische Geschehen der Wehen das erdenreif gewordene Kind zu gebären. Sowohl eine Verkrampfung des Astralleibes als auch eine zu geringe Aktivität von Astralleib und Ich-Organisation können diesen Prozess verhindern.

Abb. 2: Malerische Gestaltung mit Kobalt bei vorzeitiger Wehentätigkeit

In diesen Situationen erfuhren sowohl die Schwangeren bzw. die werdenden Eltern als auch wir das malerische Tun als große Hilfe. Es bewirkt bei der werdenden Mutter eine Klärung, Mutfindung und Loslassen. Wiederholt haben wir erlebt, wie nach der Maltherapie in der kommenden Nacht die Wehen spontan einsetzten und die Geburt begann.

Vorbereitung der Geburt – Willkommensgruß für das Kind

Die Bindung von den Eltern zum Kind lässt sich bereits vor der Geburt stärken. Ein Bild macht dieses vertrauensvolle Zusammensein sichtbar. Wie uns ein Abendrot berührt, ein sonniger Tag erfreut, ein liebevoller Blick des Partners oder der Partnerin ermutigt, zeugt das Bild von Gefühlen, welche die Schwangerschaft begleiten. In der malerischen Geburtsvorbereitung willkommen ist dabei der Vater oder jede andere Begleitperson. Sie unterstützen vertrauensvoll den Weg der Schwangerschaft und bieten eine schützende Hülle.

Im Malen ist der Mensch Geschöpf und Schöpfer, gestaltet mit Herz, Hand, Kopf und Pinsel eine neue, farbige Welt. Vielfältige leuchtende Wasserfarben lassen sich für die Willkommensbilder einsetzen. Wir empfehlen, kräftiges Karmin oder Zinnober nicht zu verwenden, da diese u. U. zu stark anregen, ebenso wie dunkles Indigo, das isolierend wirken kann.

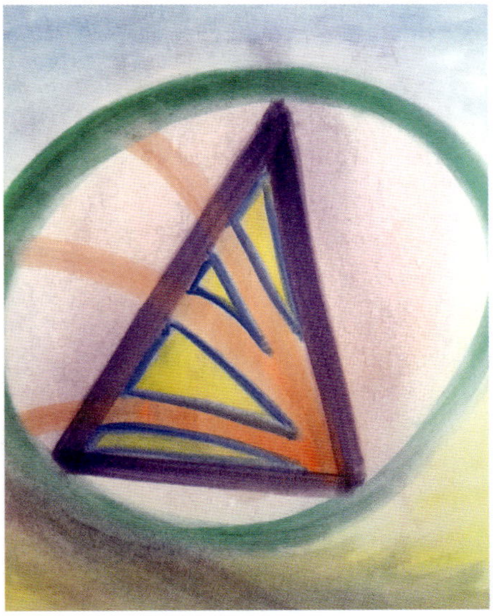

Abb. 3: Beispiel eines malerischen Willkommensgrußes vom werdenden Vater

Die Eltern sind ganz frei im Gestalten. Technisch ist das Malen im Nassen einfach, nichts muss, alles darf sein. Ein Bild entsteht; es verändert und lässt ein wenig vom unwägbaren Geheimnis einer Schwangerschaft, einer Beziehung deutlich werden.

Einladung und Anregung zur Geburt – Geburtseinleitung

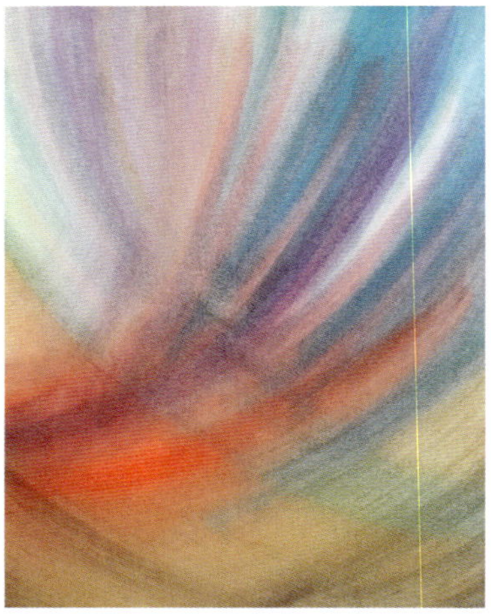

Abb. 4: Beispiel eines malerischen Willkommensgrußes von der werdenden Mutter

Die Maltherapie hat das Potential, die Geburt zum idealen, also kindgemäßen Zeitpunkt anzuregen. Die Farbwahl reduziert sich auf kräftige Qualitäten: Rot, strahlendes Lichtgelb, Indigoblau. Ein freies Bild als Willkommensgruß für das Kind oder als Rückblick auf die Schwangerschaft bildet den Ausgangspunkt für die folgende therapeutisch geführte Übung mit den genannten Farben als Qualitäten der Bewegung (Zinnoberrot), der Strahlkraft (Zitronengelb) und der ausgleichenden Wärme (Indigoblau). Diese Farben laden mit kräftigen Impulsen ein, aus dem übergeordneten Lichtimpuls den Weg auf die Erde durch den Geburtsvorgang anzuregen. Die Mutter steht an der Staffelei und man bittet sie, in kräftigen Pinselstrichen das Kind einzuladen, sich auf den Weg zur Erde zu begeben. Die Kräfte des Lichtes sprechen die Ich-Organisation und den astralischen Leib an. Das L(Ich)t führt den Astralleib in die unteren Wesensglieder. Zinnoberrot wärmt stark und feuert den Prozess an. Indigo übt Druck von den Seiten und von oben aus und bildet einen Wärmemantel. Gelassenheit und Geduld wachsen aus diesem Moment und geben dem Kind den Mut, den Geburtsprozess anzunehmen.

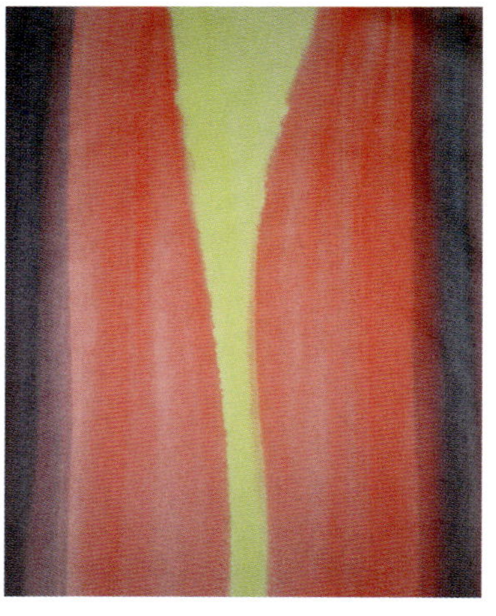

Abb. 5: Beispielbild einer Schwangeren (die Lichtquelle nimmt schnell ab)

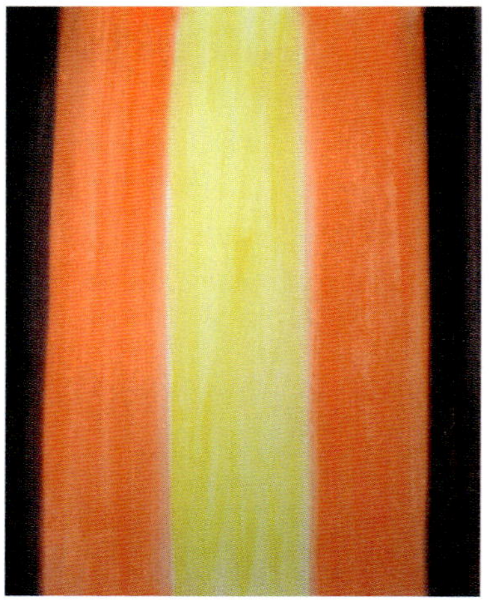

Abb. 6: Beispielbild einer Schwangeren (die Lichtquelle ist weit weg)

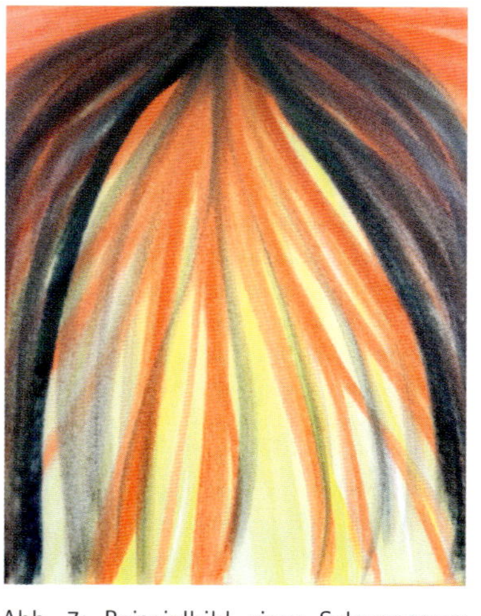

Abb. 7: Beispielbild einer Schwangeren (die Lichtquelle ist nah, geschwungen weich)

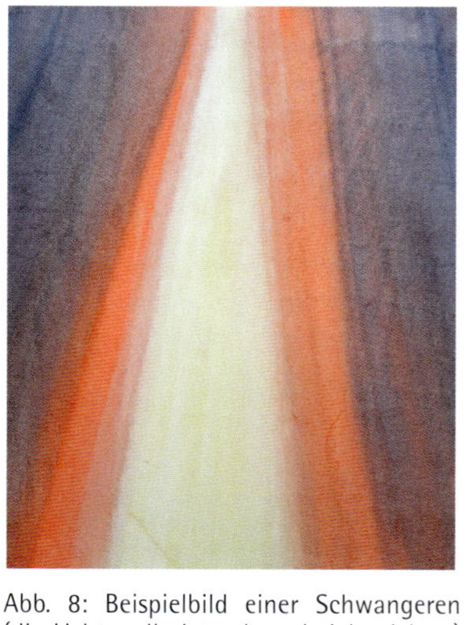

Abb. 8: Beispielbild einer Schwangeren (die Lichtquelle ist nah und zielgerichtet)

3. Prä- und postoperative Maltherapie bei gynäkologischen Operationen

JOOST GROOT · ANGELA KUCK

In der Gynäkologie gibt es eine Vielzahl von medizinischen Indikationen, die eine Hysterektomie (Gebärmutterentfernung) notwendig machen. Der Eingriff bedeutet für die Frau den Verlust eines Organs, das zu ihrer körperlichen Identität gehört, und mit dem sie eventuell viel erlebt hat und emotional verbunden ist. Es gilt, sich zu verabschieden und den Verlust zu integrieren. Diesen Prozess unterstützt die Maltherapie. Wir haben über sechs Jahre konsequent jeder Frau begleitend zur Operation die Maltherapie verordnet. Die Entfernung eines weiblichen Organs lässt die ätherischen Kräfte frei werden. Nach der primären Wundheilung und der seelischen Verarbeitung ist die Integration dieser Kräfte eine Herausforderung. Wenn das gelingt, kann die operierte Frau eine neue kraftvolle Lebensphase betreten. Diese drei Schritte unterstützt die Maltherapie.

Maltherapie bei Hysterektomie

Maltherapie kann zur Vorbereitung und Annahme der Operation präoperativ, ggf. ambulant, beginnen. Sie hilft, zu einer tragfähigen Entscheidung zu finden und Mut für die Operation zu entwickeln. In der Gynäkologischen Abteilung des Paracelsus-Spitals begann die Maltherapie präoperativ und im wöchentlichen Abstand. Maltherapeutisch stand dabei die freie Gestaltung von Bildern im Vordergrund. Sie drücken aus, was im Innern der Patientinnen lebt oder was sie suchen, heben es in das Bewusstsein und unterstützen damit die Annahme des anstehenden Eingriffs.

In vielen Fällen war es möglich, schon am ersten oder zweiten Tag nach der Operation mit der Maltherapie zu beginnen. War die Patientin noch sehr schwach, konnte sie im Bett unter Anleitung des Therapeuten mit Hilfe eines klappbaren Tisches malen. Bei ausreichenden Kräften brachte man sie in das Malatelier. Zur Verfügung standen Aquarellfarben mit einem 2,5 cm breiten Flachpinsel und ein saugfähiges Papier, das man zuerst leicht anfeuchtet.

Das Hinaufstrahlen der Farben ist in den meisten Fällen zu beobachten und gilt als ein charakteristisches Merkmal nach dieser Art von Operation.

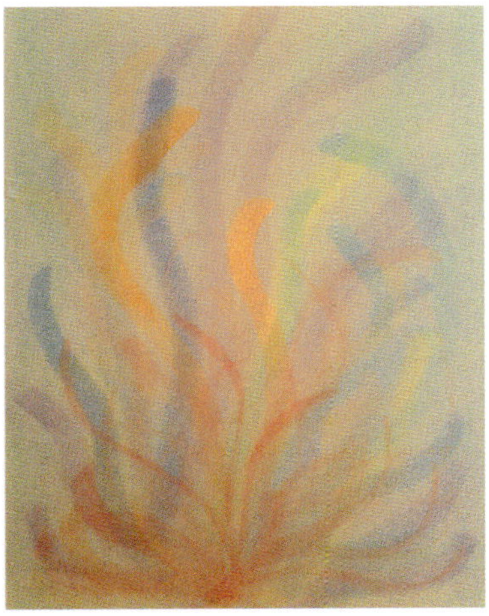

Abb. 9: Freies postoperatives Bild. Aufsteigende, nicht mehr organgebundene Kräfte strahlen von unten nach oben und bestimmen die Malrichtung.

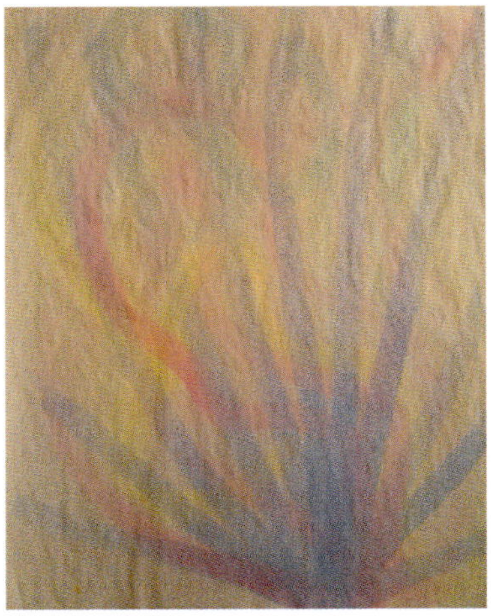

Abb. 10: Postoperatives Bild. Auch bei dieser Patientin zeigt sich die aufsteigende Bewegungstendenz.

Unterstützung der Wundheilung

Ein anschließendes maltherapeutisches Ziel ist die Unterstützung der Wundheilung. Neben den physischen Vorgängen und Lebensprozessen, die jedes Heilen begleiten, haben auch die Seele und die astralische Organisation Einfluss. Insofern braucht es in den chirurgischen Fächern nicht nur die operative Therapie und äußere Wundbehandlung, sondern gleichermaßen die innere Fürsorge und seelische wie geistige Begleitung. Maltherapeutisch ist das Magenta hier eine besonders wichtige Farbe.

Bei einer Hysterektomie, Myomen oder einem Tumor sollte man Magenta nicht ausdehnend und formlos malen, wie es eigentlich seinem Charakter entspricht. Unseren Beobachtungen nach kann es dadurch vermehrt zu Nachblutungen kommen. Magenta hat eine schützende, umhüllende und dichtende Qualität, die postoperativ wesentlich ist und man im vertikalen Format anlegt (Abb. 11). Dann folgt noch am ersten postoperativen Tag eine kreuzende Bewegung im unteren Drittel des Bildes – dem Stoffwechsel-Gliedmaßen-System entsprechend (Abb. 12).

Abb. 11: Anlegen der Farbe Magenta

Abb. 12: Kreuzende Bewegung im unteren Drittel

Abb. 13: Magenta wird malerisch verstärkt und Emerald-Grün hinzugefügt.

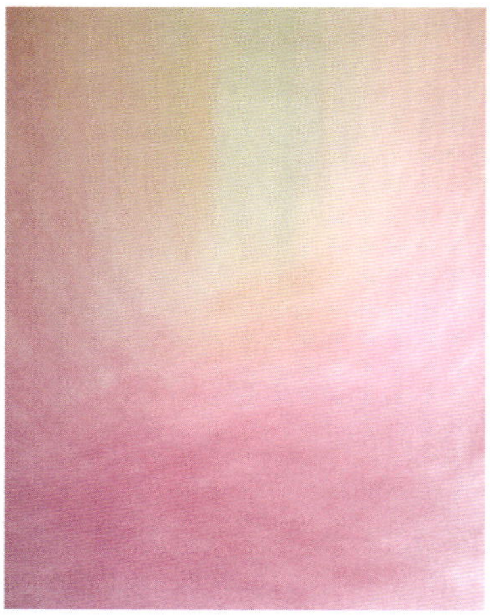

Abb. 14: Orange als vermittelnde Farbe zwischen Magenta und Emerald-Grün

Am zweiten postoperativen Tag lasierte die Patientin das Magenta sanft verstärkend und fügte ein Emerald-Grün hinzu (Abb. 13). Es führt die formende Kraft des Lichts mit dem Magenta zusammen. Diese Übungen ermöglichten der Patientin ein vertieftes Atmen.

Ein ganz sanftes Orange vermittelt zwischen beiden Farben, dem Magenta und Emerald-Grün, nimmt dem Licht die Härte und verstärkt das Magenta.

Am dritten postoperativen Tag kam das Kobaltblau hinzu (Abb. 15). Dies gestaltete die Patientin so, dass sich das Magenta im Bild nicht zweiteilte. Zugleich verstärkt sie das Magenta malerisch etwas, beispielsweise mit einem sanften Karminrot. Das Kobaltblau soll die Bewusstseinskräfte im Nerven-Sinnes-System verstärken.

Bei dieser maltherapeutischen Übung sind nicht nur die Farben, sondern auch die Vorgehensweise, die Bewegung und die sich aufbauende Intensität der Farben wichtig. Für die Therapie sind die Wirkungen der Farben wesentlich, die sie mit dem Menschen zusammen entfalten.

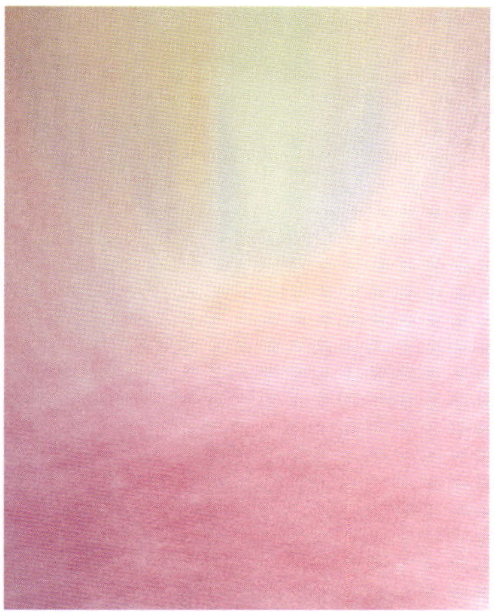

Abb. 15: Kobaltblau kommt hinzu.

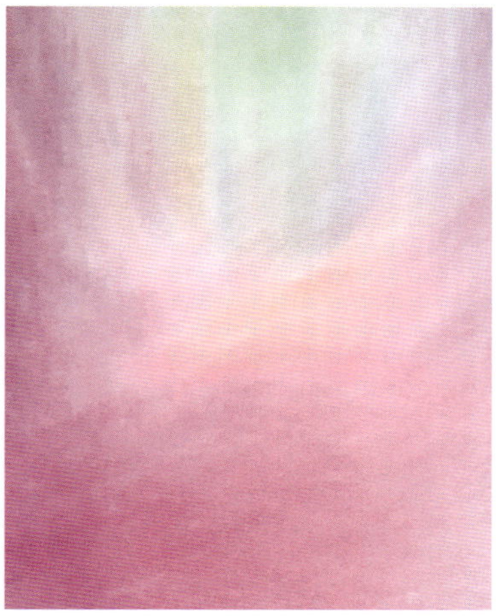

Abb. 16: Abschließende Verstärkung von Magenta durch Karminrot

Abschließende Betrachtung

In den vielen Jahren der maltherapeutischen Begleitung von Patientinnen mit Hysterektomie entstanden sehr differenzierte Bilder. Der von den Frauen oftmals empfundene Druck, nach der Operation etwas „leisten" zu müssen, fiel weg und ermöglichte ein „freies" Malen. Allerdings gaben wir den Aufbau vor, um die beabsichtigte Wirkung zu erreichen. In der Sitzung malte der Therapeut auf einem separaten Blatt Papier neben der Patientin die gleiche Übung mit, um eine Kommunikation und anschauliche Anleitung, ohne viel zu reden, zu ermöglichen. So leitet man die postoperative Malarbeit an. Die Bilder zur seelischen Verarbeitung der Operation lassen sich demgegenüber frei gestalten. Themen wie die Verarbeitung und Integration des Eingriffs in die eigene Biographie waren Inhalte der anschließenden ambulanten Therapieserie.

Literatur

1 Kloter, E., Gerstenberg, G., Berenyi, T. et al.: Treatment of hyperemesis gravidarum with anthroposophic complex therapy in 3 case reports. Complementary Therapies in Medicine 2019; 44 (6). S. 14-17.

2 Wahlbeck, H., Kvist, L. J., Landgren, K.: Gaining hope and self-confidence. An interview study of woman's experience of treatment by art therapy for severe fear of childbirth. Women and Birth 2018; 31 (4). S. 299-306.

3 Löffler, B., Böhme, U.: Begleitetes Malen nach Egger et Stern – der kunsttherapeutische Umgang Risikoschwangerer mit ihren Ängsten. Zeitschrift für Geburtshilfe und Neonatologie 2015; 219 (S01) – P01 2. doi: 10.1055/s-0035-1566560.

4 Gollmer, B.: Maltherapie in Schwangerschaft und Geburtsvorbereitung. Anthromedics, Online-Fachportal für Anthroposophische Medizin. https://www.anthromedics.org/PRA-0779-DE (Abruf Mai 2022).

5 Saltuari, P.: Kunsttherapie in der Schwangerschaft – qualitativ-empirische Untersuchung von kunsttherapeutischen Interventionen bei Risikoschwangeren in den Städtischen Kliniken Höchst am Main. Dissertation im Fachbereich Geisteswissenschaften (Fach Kunstwissenschaft) der Universität Duisburg-Essen 2009.

6 Collot d'Herbois, L.: Licht, Finsternis und Farbe in der Maltherapie. Verlag am Goetheanum Dornach 1993.

KAPITEL IV.4

Maltherapie in der Psychosomatik und Psychiatrie

1. Maltherapie in der psychosomatischen Medizin

MARKUS TREICHLER

Die psychosomatische Medizin ist ein besonderes Fachgebiet, da sie sich auf ein besonderes Denken bezieht. Es ist ein Denken, das sich auf den Zusammenhang von Seele und Leib bei der Entstehung und Behandlung von Erkrankungen richtet, sich an dem Wechselverhältnis zwischen Seele und Leib orientiert, und nicht nur in einer Ebene, der seelischen oder der leiblichen, verbleibt. Insofern die Psychosomatische Medizin in Diagnostik und Therapie auf diese Beziehungen zwischen Seele und Leib eingeht, steht sie der Anthroposophischen Medizin nahe, die von ihrem Anspruch und der Methodik her eine ganzheitliche, die leiblich-seelischen Zusammenhänge berücksichtigende, psychosomatische Medizin ist. Allerdings sind die Methoden, um die wechselseitigen Beziehungen zwischen Seele und Leib zu verstehen, in der sogenannten Schulmedizin und der Anthroposophischen Medizin verschieden, ebenso wie das jeweilige Bild und Verständnis von Seele und Leib. In dem heutigen Fachgebiet der Psychosomatik geht es einerseits um Krankheitsbilder, bei denen eine psychische Genese der am Leib sich manifestierenden Erkrankungen offensichtlich ist, andererseits um organische Erkrankungen, deren Behandlung und Verlauf sich durch Psychotherapie deutlich verbessern lässt. Die Entstehung psychosomatischer Erkrankungen ist gegenwärtig nicht allgemein gültig beschrieben; vielmehr gibt es verschiedene Erklärungen und Theorien ihrer Pathogenese und entsprechend auch ihrer Therapie.

1.1 Anthroposophische Psychosomatik

Für die Anthroposophische Medizin besteht hier eine Klarheit, die Rudolf Steiner 1924 in einem Vortragszyklus für Ärzte in deutlichen Worten charakterisierte: *„Und zwar hängt wirklich die Krankheit so zusammen mit dem Fühlen, dass wir sagen können, das Gefühlsleben des Menschen ist einfach die seelische Spiegelung des Krankheitslebens."*[1] *„Man kann, wenn man solche Dinge beobachten kann, lange Zeit bevor die Krankheit physisch zu diagnostizieren ist, in dem Nicht-mehr-recht-Funktionieren des Gefühlslebens das Herankommen der Krankheit konstatieren. Die Krankheit ist nur ein abnormes Gefühlsleben des Menschen. Das Gefühlsleben bleibt im Seelischen, weil im Ätherischen fortwährend ein Ausgleich da ist. Sobald der Ausgleich nicht mehr stattfindet, stößt das Gefühlsleben in den physischen Leib hinunter, verbindet sich mit dem Körper. Sobald also das Gefühlsleben in das Organ hineinschießt, ist die Krankheit da. Kann also der Mensch normalerweise das Gefühl in der Seele behalten, ist er gesund; kann er das nicht, schießt das Gefühl irgendwo in die Organe hinunter, so entsteht die Krankheit."*[2]

Allerdings ist zu bedenken, dass bei diesem radikalen psychosomatischen Konzept Steiners ein viel weiteres und differenziertes Seelen- und Leibverständnis vorliegt, als es in der heutigen Medizin und Psychosomatik der Fall ist. Und auch das Verhältnis zwischen Seele und Leib beschrieb Steiner klar im Sinne einer leiblich-seelischen Dreigliederung sowie in der Darstellung einer Doppelfunktion der Wesensglieder, die sowohl leibgebundene als auch leibfreie, d.h. seelisch-geistige Kräfte und Funktionen haben. Bei dieser Doppelfunktion, die in jedem Organ auf differenzierte Weise tätig ist (leiblich – unbewusst und seelisch – wachbewusst), kommt dem Begriff der Metamorphose eine entscheidende Bedeutung zu: die Verwandlung ein und derselben Kraft in verschiedene Erscheinungsformen. In dieser Qualität der Metamorphose, die sowohl in der Naturwissenschaft als auch in der Kunst und den Geisteswissenschaften ein bekanntes Phänomen ist, liegt ein Schlüssel des Jahrtausende alten Leib-Seele-Problems.

Thure von Uexküll (1908-2004), einer der Väter der psychosomatischen Medizin in Deutschland, traf zu dieser Frage, wie leibliche und seelische Vorgänge zusammenhängen, bereits 1963 eine klare Aussage: „*Die Frage, wie seelische und körperliche Vorgänge sich gegenseitig beeinflussen und verändern sollen, lässt sich nämlich weder mit physikalischen, noch mit psychologischen Methoden beantworten. Beide Methoden sehen nur ihre Ausschnitte, sind aber außerstande, die Beziehungen zu erkennen, die zwischen beiden bestehen. Hier stoßen wir innerhalb der Medizin auf ein philosophisches Problem.*"[3] Dieses philosophische Problem hatte Steiner schon 1917 durch methodisches Anwenden der Analogie (Verhältnisgleichheit, Sinn-Gemäßheit[4]) in der Dreigliederung gelöst, also der Entsprechung (Sinn-Gemäßheit) von körperlichen und seelischen Funktionen und Qualitäten und später mit dem Begriff der Metamorphose bei der Viergliederung [→ Kapitel 1 zur Drei- und Viergliederung], d. h. der doppelten Funktionen der Wesensglieder: physisch und psychisch, wobei sich die psychischen Funktionen durch Metamorphose aus den physischen Kräften entwickeln.

Übersicht zur Dreigliederung

Leiblich	Seelisch	Bewusstsein
Kopf – Sinnes-Nerven-System –	Wahrnehmen und Denken –	wachbewusst
Brust – Rhythmische Systeme –	Atmung und Zirkulation – Fühlen –	unterbewusst
Bauch und Gliedmaßen – Stoffwechsel-Bewegungs-System –	Wollen –	unbewusst

Auf diese Weise sind leiblich-seelische Zusammenhänge unmittelbar anschaulich und nachvollziehbar. Wir wissen aus allgemeiner Erfahrung, wie beispielsweise Gefühle von Freude, Trauer oder Schreck sich unmittelbar in Atmung und Herzfunktion ausdrücken und auswirken. Ebenso offensichtlich sind die organisch-seelischen Zusammenhänge der anderen Systeme. An diesem Modell der Dreigliederung zeigt sich deutlich, dass der Leib als ganzer in differenzierter Weise beseelt ist, und nicht nur der Kopf oder das Zentralnervensystem mit der Seele zusammenhängen, wie es die Medizin oft darstellt.

1.2 Das Gefühlsleben und seine Bedeutung bei der Entstehung psychosomatischer Erkrankungen

Dem Gefühlsleben kommt leiblich, seelisch und bewusstseinsmäßig eine mittlere Position zu: Unterbewusstes kann wachbewusst oder ganz unbewusst werden, wie wir es von Träumen oder eben von Gefühlen kennen. Gefühle können zu Gedanken und Begriffen führen oder zu Willensimpulsen und Handlungen. Damit kommt dem Gefühlsleben im Kontext von Gesundheit und Krankheit eine besondere Rolle und Funktion zu, wie es in den Worten von Steiner ausgesprochen ist: „*Die Krankheit ist nur ein abnormes Gefühlsleben des Menschen*"[5], wobei abnorm sich hier nicht auf die Gefühle bezieht, sondern auf deren „Erscheinungsort“. Werden die Gefühle in der Seele erlebt, so ist der Mensch gesund. Erst wenn ein Gefühl in den Leib hinunterschießt, erkrankt er. Diesen Vorgang eines körperlichen, organischen Ausdrucks von Gefühlen nennen wir heute Somatisierung. Die auf diese Weise entstehenden Erkrankungen heißen dann Somatisierungsstörungen oder somatoforme Störungen.

Auch für das von Steiner deutlich beschriebene Geschehen der „Verleiblichung“ oder Somatisierung von Gefühlen, die nicht in der Seele erlebt werden können, weil der Ausgleich im Ätherischen nicht stattfindet, hat die psychosomatische Medizin einen Fachterminus geprägt: Alexithymie, die „Wortlosigkeit für Gefühle“.[6,7,8] Diese Alexithymie wurde erstmals 1973 wissenschaftlich beschrieben.[9] Sie lässt sich als ein Urphänomen bezeichnen, insofern man in diesem Phänomen das entscheidende Entstehungsmoment psychosomatischer Erkrankungen erkennt. Für dieses Phänomen einer Wortlosigkeit – oder allgemeiner: einer Ausdruckslosigkeit für Gefühle – gibt es verschiedene Gründe. Entweder ist ein Gefühl so heftig – z. B. starke Trauer, Wut, Verletzung, Trauma –, dass es den Betreffenden „die Sprache verschlägt“ und der normalerweise vorhandene Ausgleich im Ätherischen fehlt, oder der ätherische Ausgleich ist durch frühere Erlebnisse bereits geschwächt, oder das Ätherische ist konstitutionell schwach und bringt Erlebnisse und Gefühle aus der Seele unmittelbar in Veränderungen des körperlichen Erlebens und organischer Funktionen zum Ausdruck.

Auf diese Weise drückt sich ein Gefühl dann nicht mehr in der Seele aus, sondern im Leib ab. Das ist die psychosomatische Erkrankung: der Abdruck eines nicht in der Seele erlebten Gefühls in einem Organ. Der psychosomatische Krankheitsprozess ist also ein Prozess der Somatisierung: Anstelle eines seelischen Ausdrucks zeigt sich ein körperlicher Abdruck. Der psychosomatisch kranke Mensch spürt sich zu wenig in seiner Seele und zu viel in seinem Leib, sehr oft als Schmerz. In einer solchen Situation sind verschiedene therapeutische Wege denkbar[10]: Einerseits den zu schwachen Ausgleich im Ätherischen durch Rhythmus, pflegetherapeutische Anwendungen und Medikamente zu fördern oder andererseits die Seele zu stärken und es ihr zu ermöglichen, Gefühle wahrzunehmen, achtsam mit ihnen umzugehen und einen angemessenen Ausdruck für sie zu finden. Dieses ist Aufgabe und Chance sowohl von Mal- als auch Psychotherapie. Der Maltherapie kommt dabei eine besondere Bedeutung zu, denn Malerei ist die Kunst des Sichtbarmachens. So sprach es der Maler und Grafiker Paul Klee (1879–1940) unübertroffen aus: „Kunst gibt nicht das Sichtbare wieder, sondern macht sichtbar.“[11] Sie macht insbesondere die Kräfte sichtbar, die im Sichtbaren (unsichtbar) wirken. Das sind im Kontext psychosomatischer Krankheitsbilder eben die unbewussten, sich im Leib abdrückenden Gefühle, die in den spontanen Bildern von Patient:innen entweder unwillkürlich oder aber auch ganz bewusst ausgedrückt erscheinen. Damit bietet die Maltherapie den Patient:innen eine unmittelbare, präverbale Ausdrucksmöglichkeit ihres Gefühlslebens, sowohl von seelischen wie von Leibgefühlen, von Erlebnissen, Erinnerungen und Träumen wie von Schmerzen und unbewussten Organvorgängen. All das kann sich in Krankheitsbildern zeigen, in Symptomen, Beschwerden und eben auch in gemalten Bildern: in kreativen seelischen Gestaltungen innerer Vorgänge und äußerer Erlebnisse.

1.3 Wirkfaktoren der Kunsttherapie

Ein Krankheitsbild ist jeweils unbewusster und willentlich unkontrollierbarer Ausdruck innerer, seelischer und leiblicher Vorgänge. Ein in der Therapie gemaltes Bild ist mit Bewusstsein gestalteter Ausdruck von bewusstem oder unbewusstem seelischem oder leiblichem Erleben. Das kann ein Krankheitsprozess sein, aber auch ein vorausgegangenes Erleben. In jedem Fall ist es Ausdruck eines Erlebens der Patient:innen, das diese bisher nicht lösen und bewältigen konnten. Durch den bewusst gestalteten Ausdruck in dem künstlerischen Medium ereignen sich zwei ergänzende Prozesse in Patient:innen: der *Ausdruck* von Unbewältigtem oder von Überwältigendem, von Trauer oder Schmerz, von Angst oder Wut führt zu einer ersten Befreiung und Entlastung, erlaubt Abstand und eine neue Sicht, er schenkt einen freieren Blick. Das ist ein nicht zu unterschätzender therapeutischer Effekt von *Ausdruck*: Entlastung und Befreiung von belastenden Beschwerden und Symptomen. Der sich daran anschließende Prozess ist komplementär dazu: Es ist der *Eindruck*, den das geschaffene Bild auf den – aus Abstand – betrachtenden Schöpfer macht: Was zeigt sich, was wurde sichtbar und wie wirkt es auf den Betrachter, auf den Schöpfer? Und was kann der betreffende Mensch „damit anfangen"?

Damit sind die beiden allgemeinen Wirkfaktoren von Kunsttherapien angedeutet[12,13,14]: *Ausdruck* im Sinne eines künstlerischen, kreativen Gestaltens innerer Vorgänge, Prozesse oder Zustände an Leib und Seele, *Eindruck* im Sinne einer bewussten psychologischen und einer unbewussten physiologisch-organischen Wirkung des Bildes auf den Schöpfer und Betrachter. Hier kann es sich um Einsichten und Gefühle der Erleichterung handeln, um Absichten und biografische Entschlüsse, um Selbsterfahrung und neues Selbstvertrauen wie auch um physiologisch-organische Prozesse der Lösung und Entkrampfung, der Aktivierung oder Beruhigung, der Rhythmisierung oder Schmerzlinderung.

Neben diesen allgemeinen Faktoren lassen sich noch die für jede Kunst spezifischen Wirkelemente und -prozesse beschreiben.[15] Weiterhin sind die von Patient:innen erlebten und von Therapeut:innen beobachtbaren kunsttherapeutischen Wirkprinzipien zu differenzieren [→ Kap. 1], die hier aus spezifisch psychosomatischer Erfahrung dargestellt seien:

- Aktivierung von Ressourcen leiblicher, seelischer, spiritueller und sozialer Kräfte, Prozesse und Fähigkeiten, z. B. Anregung gesunder Organtätigkeiten, Regeneration, Rhythmisierung oder Beruhigung, Formung und Abgrenzung, Auflösung und Wärmung, Aktivierung der Selbstheilungskräfte, positive Selbsterfahrung an Leib und Seele, in Befinden, Vitalität, Fantasie, Kreativität, Selbstwertgefühl, kreative Erweiterung der Möglichkeiten des Umgangs mit der Erkrankung und ihren Auswirkungen und Folgen, z. B. Entwicklung einer neuen inneren Haltung zur Erkrankung
- Aktivierung und Unterstützung der Ich-Stärke und Selbstgestaltungskompetenz in der Krankheitsbewältigung und der biografischen Lebensgestaltung

Hierzu ein kleines Therapiebeispiel: Eine Patientin befand sich wegen Angst und somatoformen Beschwerden in stationärer psychosomatischer Behandlung. Sie erhielt neben Medikamenten Mal- und Psychotherapie. In der Maltherapie malte sie eines Tages ihre Angst und stellte diese in einem dominierenden, grellen und ins Auge springenden Gelb dar. Auf die Intervention der Maltherapeutin hin „umkreiste" sie das alles beherrschende Gelb im Bild mit anderen Farben, so dass es seine dominierende Stellung verlor und nicht mehr alles übertönte. Als die Patientin die Veränderung ihrer Angst im Bild sah, bemerkte sie im anschließenden psychotherapeutischen Gespräch, in dem sie mir von der Maltherapiestunde berichtete: „Wenn ich meine Angst im Bild bewältigen kann, dann kann ich es auch im Leben." Tatsächlich konnte sie diese Erfahrung aus der Maltherapie, wo sie ihre Angst mit anderen Farben (Fähigkeiten) integrierte und „besänftigte", in ihren Alltag mitnehmen: als eine neue positive Selbsterfahrung, eine ihr bisher unbekannte Ressource, eine kreative Bewältigungsmöglichkeit ihrer Angst.

In diesem Sinn ist die therapeutische Wirkung von Kunsttherapie oft sehr eindrücklich erlebbar; sie lässt sich auch reproduzieren und durch Fragebögen objektivieren; naturwissenschaftlich beweisbar ist sie allerdings nicht. Kunst ist nicht messbar – und auch die Wirkung von Kunsttherapie entzieht sich der Messbarkeit. Das ist kein Nachteil; vielmehr lässt sich das als Zeichen einer immateriellen (unsichtbaren) Wirksamkeit verstehen, welche die Kunst erst sichtbar macht.

1.4 Zu den maltherapeutischen Indikationen in der Psychosomatik

Zu den bewährten Indikationen von Maltherapie in der Psychosomatik gehören alle Erkrankungen, die auf psychosomatischen Abteilungen oder Stationen behandelt werden – insbesondere alle funktionellen und somatoformen Leiden, onkologische und chronische somatische Krankheitsbilder sowie Erschöpfungssyndrome, Ängste und depressive Erkrankungen, die alle auch mit körperlichen Symptomen einhergehen. In einem erweiterten anthroposophischen Verständnis gehören zu den maltherapeutischen Indikationen auch die organischen Erkrankungen, mit Ausnahme akuter, hochfieberhafter Entzündungen. Es ist bei der Indikation immer zu bedenken, dass die Maltherapie eine für die Patient:innen aktive Therapie ist. Dafür brauchen diese Motivation, Bereitschaft, Wachbewusstsein und Kraft. Eine Ausnahme bildet die Maltherapie in der Palliativmedizin, hier malen ggf. die Therapeut:innen für die Kranken am Bett.

Die Kunsttherapie, im Besonderen das Malen mit verschiedenen Materialien, Möglichkeiten und Techniken, spielt in der Behandlung von Menschen mit psychosomatischen Erkrankungen eine sehr bedeutende Rolle, die sich durch keine andere Therapie ersetzen lässt, gerade aufgrund ihrer besonderen Eigenschaft, sichtbar zu machen, welche unsichtbaren Kräften wirken – sowohl im Erkranken wie im wieder Gesunden.

1.5 Kasuistik zum Krankheitsbild Depression

SABINE KLITZKE-PETTENER

Zur menschenkundlichen Diagnose der Depression mit ausgeprägter Erschöpfungssymptomatik

Depressionen gehören heute zu den häufigsten Krankheiten, und ihre Beschwerdebilder sind sehr vielgestaltig, doch lassen sich einige typische Charakteristika aufzeigen. So ist das die depressive Symptomatik prägende Merkmal die Schwere. Sie wirkt drückend, lastend, hemmend und nach unten ziehend, wie wir es von der Schwerkraft kennen. Versucht man diese Qualitäten im körperlichen Erleben, im Seelenleben oder auch im Sozialverhalten zu beobachten, so findet man im körperlichen Erleben als eine Folge der lastenden Schwere sehr häufig Erschöpfung und Müdigkeit, so auch bei der hier vorgestellten Patientin. Zusätzlich klagte sie, wie es auch typisch ist, über Rückenschmerzen. Die seelische Symptomatik zeigte bei der Patientin folgendes Bild: Antriebs- und Kraftlosigkeit, Interessenverlust und Konzentrationsstörungen, Gedankenkreisen und Grübeln sowie eine allgemeine psychische Verlangsamung und eine ausgeprägte depressive Verstimmung. Weiterhin bestanden Ein- und Durchschlafstörungen mit frühmorgendlichem Erwachen und nächtlichen Angstzuständen. Im Vordergrund stand für die Patientin die starke Erschöpfung, die ihr die Bewältigung ihres Alltags, beruflich wie auch privat, erheblich erschwerte. Entsprechend zog sie sich aus dem sozialen Leben zurück. Dieses Bild mit den für eine Depression charakteristischen Symptomen lässt sich verstehen als Ausdruck der primären Wirksamkeit der physischen Schwere im Leib-Erleben selbst (Rückenschmerzen, Leistungsminderung), über die Lebenskräfte (reduzierte Vitalität, gestörter Schlafrhythmus, Müdigkeit) und besonders auffällig über das gesamte Seelenleben (Gedankenkreisen, Grübeln, Konzentrationsstörung, Interessenverlust, gedrückte, niedergeschlagene Stimmung, wenig Schwingungsfähigkeit, Angst, Antriebslosigkeit), einschließlich des Rückzugs aus psychosozialen Beziehungen. Diesem Bild und dem Verständnis der dominierenden Schwere als Ursache der Symptomatik entsprechend ergeben sich als therapeutische Ziele folgende Aspekte: Die Schwere und ihre seelische Folge der niedergedrückten (depressiven) Stimmung aufhellen durch Bewegung, in diesem Fall durch seelische Aktivität. Das bedeutet, Zugang zu den eigenen Gefühlen zu ermöglichen; die Gefühls- und Stimmungslage aufzuhellen, Antriebslosigkeit und Interessensverlust durch angemessene Anregungen zu Eigenaktivität zu überwinden und die Ausdrucksmöglichkeiten des seelischen Erlebens anzuregen und zu erweitern. Diese Ziele lassen sich in der Maltherapie verfolgen, wie der hier dargestellte Verlauf zeigt.

Maltherapeutischer Verlauf

In diesem maltherapeutischen Verlauf aus meiner Arbeit im Berliner Gemeinschaftskrankenhaus Havelhöhe stelle ich die Patientin Frau E. vor und erläutere anschließend für die Psychosomatik wesentliche Schritte. Das Malen fand als Einzeltherapie in der Gruppe (mit jeweils 8-10 Personen) viermal wöchentlich über einen Zeitraum von vier Wochen statt.

Frau E. ist 56 Jahre alt, groß, schlank und gepflegt gekleidet. Sie wirkt zurückhaltend, aber offen für das maltherapeutische Angebot. In der stationären Teambesprechung erfahre ich, dass sie unter Depressionen und starker Erschöpfung leidet, wiederkehrend seit ca. 20 Jahren. Auch Schlafstörungen, Stimmungsschwankungen, Antriebsschwäche, Müdigkeit, Kraftlosigkeit und Interessenverlust setzen ihr zu. Sie fühlt sich leer, einsam und weint oft. Auch Wut empfindet sie häufiger, doch ist sie außer Stande, diese zum Ausdruck zu bringen. Sowohl in ihrer Tätigkeit als Sozialarbeiterin wie auch in ihrer Ehe fühlt sie sich überfordert. Sie kann sich schwer abgrenzen und kümmert sich eher um andere, als um sich selbst. In ihrer Familie kam es zu zwei Suiziden (ihre Mutter, als sie selbst vier Jahre alt war und ihr Bruder, als sie 22 Jahre alt war). Nach dem Tod der Mutter lebte sie zwei Jahre bei der Großmutter, die sie als gefühlskalt und streng beschreibt. Als ihr Vater wieder heiratete, bekam sie eine liebevolle Stiefmutter. Frau E. hat zwei Söhne, von denen einer unter Depressionen leidet. Von dem Aufenthalt in der Klinik erhofft sie sich einen besseren Zugang zu ihren Gefühlen, eine Stimmungsaufhellung und eine höhere Selbstwirksamkeit.

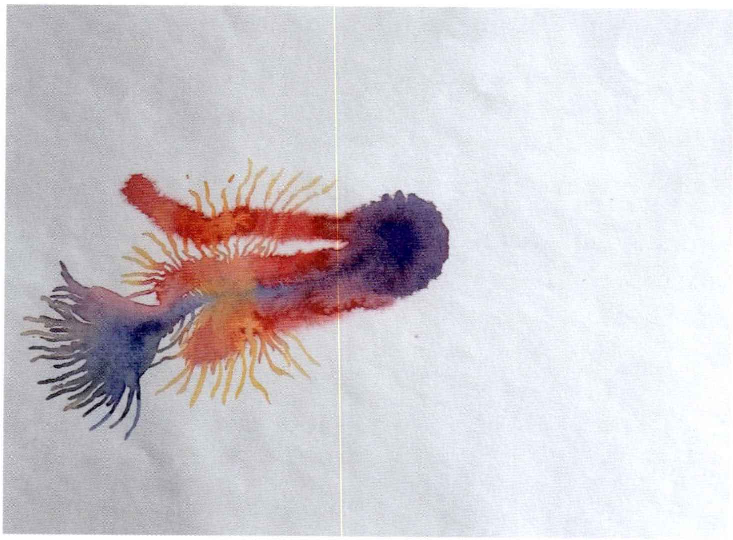

Abb. 1: Erstes freies Bild von Frau E.

Ich begrüße Frau E. herzlich, stelle mich vor und bitte sie, sich einen angenehmen Platz im Atelier auszusuchen. Wie sie auf meine Frage hin angibt, hat sie keine Vorerfahrung im Malen. Ich erkläre ihr die Nass-in-Nass-Aquarelltechnik und ermutige sie, ein erstes „Probierbild" zu malen, bei dem Vorerfahrung und Können keine Rolle spielen, sondern für die Therapie das von Bedeutung ist, was sie entdeckt, erlebt, empfindet, fühlt und entwickelt. Die Aquarelltechnik unterstützt Frau E. darin, durch die fließenden Farben und die besondere Leuchtkraft die erste Scheu vor dem Malen zu überwinden. Die Patientin wirkt zurückhaltend und malt langsam und sorgfältig. Sie äußert sich wenig zu ihrem Bild. Wir verabschieden uns bis zur nächsten Maltherapiestunde.

Viergliedrige Bildbetrachtung nach Evelyne Golombek[16]

Um als anthroposophische Kunsttherapeutin einen tieferen Zugang zum Bild zu finden, wende ich die viergliedrige Bildbetrachtung an.

Physische Ebene: Ich sehe

In der Mitte befindet sich ein kreisförmiges Blau, umgeben von zartem Violett. Nach rechts gibt es drei rote Ausläufer in Pinselstrichbreite und einen blauen, sehr viel schmaleren, der sich nach rechts oben hin trichterförmig verbreitert. Von den oberen zweien streben zarte, gelborange Linien nach außen, von dem blauen Ausläufer, der sich nach außen verbreitert, streben blaue Linien, die Goldgelb/Violett/Rot tingiert sind, nach rechts oben. Das Blatt ist etwa zu einem Sechstel mit Farbe bedeckt, fünf Sechstel sind weiß geblieben. Die Farbintensität differenziert zwischen zart und mittel.

Ätherische Ebene: Ich nehme Qualitäten wahr

Die Farbe wirkt wenig verbunden, bewegt, belebt. Die einzelnen Farbflächen grenzen sich zum Blattweiß klar ab, zerfließen untereinander, was auf eine physikalische Gesetzmäßigkeit hinweist, nicht auf lebendige. Die „Haarausläufer" wirken fein beweglich wie unter Wasser, das lässt ätherische Qualität ahnen.

Astralische Ebene: Denken-Fühlen-Wollen

Durch den mittigen Beginn und die deutliche Begrenzung der einzelnen Farbbereiche nach außen (sowie der genauen Ausführung der fein gestrichelten Ausläufer) zeigen sich geplante, strukturierte Elemente, die als Ausdruck des Denkens gelten können. Fein differenzierte Farbflächen als Ausdruck des Fühlens sind kaum wahrnehmbar und auch die Willenskraft ist wenig ausgeprägt, was sich darin zeigt, dass die Patientin das Blatt nur zu einem kleinen Teil malerisch ergriff.

Ich-Ebene: Komposition und Intention

Das Bild zeigt ein deutliches Übergewicht zur rechten Seite hin, ohne Ausgleich. Dadurch entsteht der Eindruck des Unfertigen. Der mittige Beginn weist auf eine deutliche Intention, die jedoch nicht durchträgt.

Annäherung an die Essenz des Bildausdrucks durch mögliche Titel: „Die Mitte hält nicht, was sie verspricht", „Amöbe im Aufbruch".

Zusammenfassung und Therapieziel: Im Bild sprechen sich Liebe zum Detail und deutliche Führung durch das Denken aus, doch es zeugt auch von wenig Kraft und Lebendigkeit. Somit ergibt sich als Ziel, Tatkraft und Mut anzuregen, Zugang zum eigenen Gefühl und dessen Ausdruck zu gewinnen und die Dominanz des Denkens abzuschwächen.

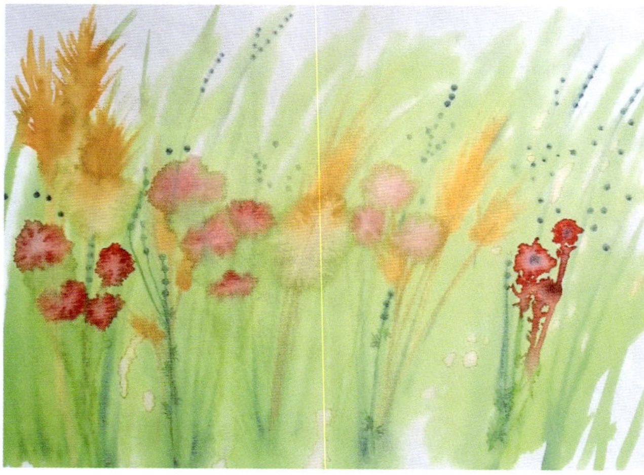

Abb. 2: Zweites freies Bild

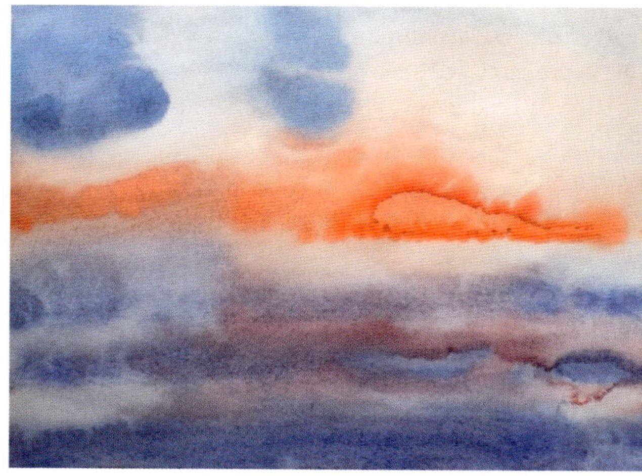

Abb. 3: Aquarell mit landschaftlichem Anklang

In der zweiten Maltherapiestunde möchte Frau E. ein zweites, freies Bild in der gleichen Technik malen und setzt sich schon selbstverständlicher vor ihr weißes Blatt. Es entsteht ein Wiesenbild in frischem Grün mit rosaroten und goldgelben Blumen. Das Papier ist weitestgehend mit Farbe bedeckt und Frau E. wirkt diesmal zufriedener.

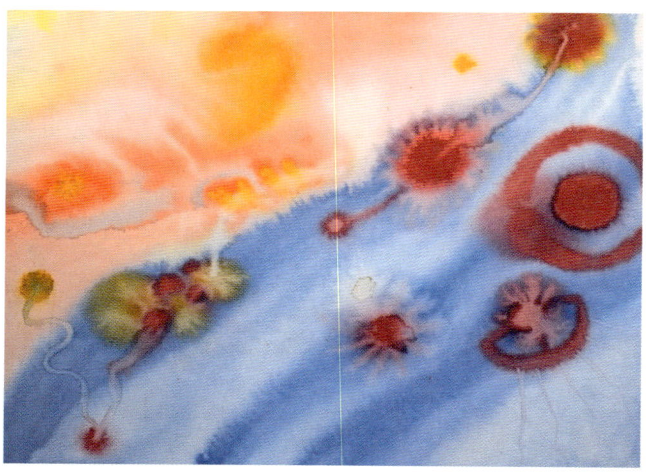

Abb. 4: Aquarell, abstrakt, mit diagonalem Grundduktus und vielen aufgesetzten Einzelteilen

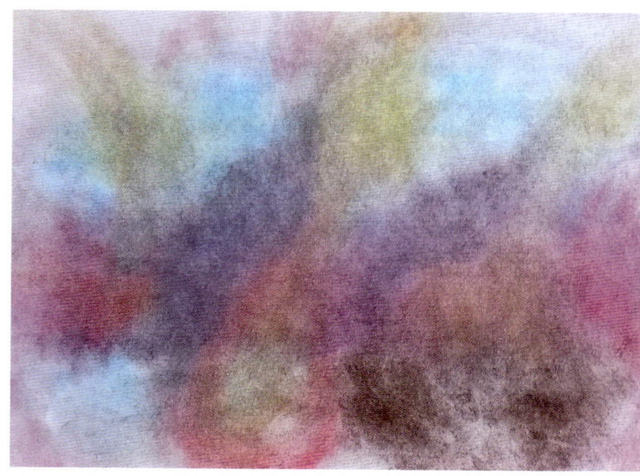

Abb. 5: Bild mit Pastellkreiden

In der fünften Maltherapiestunde wünscht sich Frau E., die Pastellkreiden kennenzulernen. Dieses Material lässt sich einerseits als Linie oder Schraffur aufbringen, andererseits wegen seiner pulvrigen Konsistenz auch mit einem Sieb auf das Blatt bröseln und anschließend mit den Fingern verreiben. Auch hier probiert Frau E. zuerst die Technik aus. Es entsteht ein Bild mit gedeckten Farben, die Frau E. als „ihre Farben" erkennt. Mit dieser Technik fühlt sie sich sehr viel wohler. Ein erster persönlicher Zugang zur Malerei hat stattgefunden.

Im sechsten Bild malt Frau E. ihren lichten Kern, wie sie selbst auf Nachfrage erläutert. Er ist von einer warmen Hülle umgeben und darüber schweben zwei bedrohliche Wolken (Abb. 6). Dies bildet ihren momentanen Gefühlszustand ab.

Danach experimentiert Frau E. mit Pastellkreiden, Aquarellfarben, Wasser und einer besonderen Punktetechnik, die ihr selbstverständlich von der Hand geht und etwas ganz

Neues, Eigenes darstellt. Sie begibt sich damit auf unbekanntes Terrain und zeigt Mut sowie ein gewisses Selbstbewusstsein.

Dieses Bild der Sonnenblume erfüllt sie mit besonderem Stolz. Himmel und Gras haben eine feine, stimmige Qualität. In der Besprechung sagt Frau E. über sich selbst: „Frau E. blüht auf!“

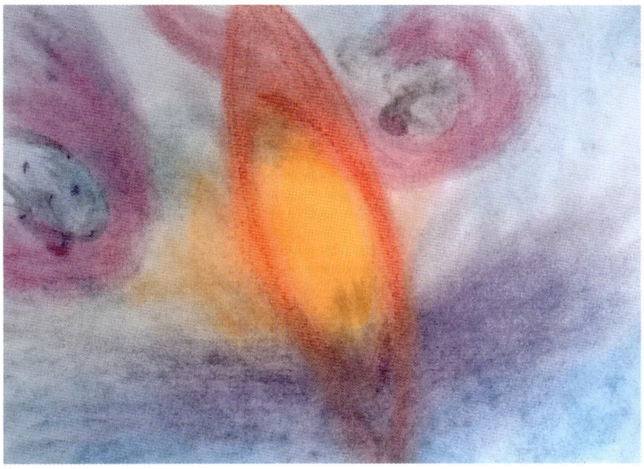

Abb. 6: Bild mit Pastellkreiden „Mein lichter Kern“

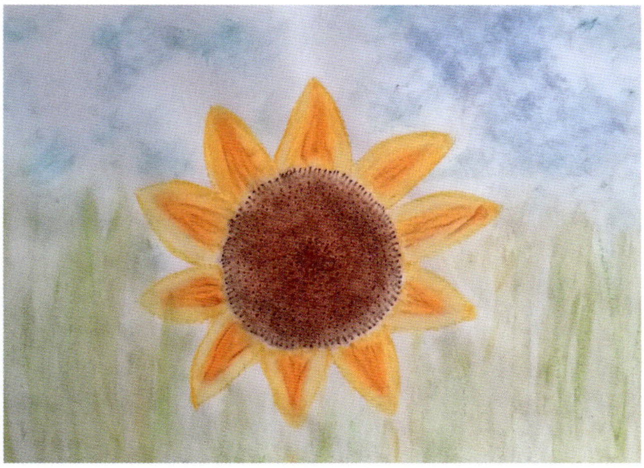

Abb. 7: „Die Sonnenblume“

Als Frau E. das nächste Mal zur Maltherapie kommt, hat sie den Wunsch, auf einem größeren Format zu malen. Ich gebe ihr ein DIN A2-Papier, das somit doppelt so groß ist wie ihre bisherigen Bilder. Mit großer Befriedigung und Freude setzt sie eine Farbe an die andere. Von unten rechts nach oben links gemalt, ist zu bemerken, dass der Farbauftrag zunehmend lebendiger und differenzierter wird.

Bestätigt durch die Freude am letzten Bild kommt Frau E. mit dem selbstbewussten Vorsatz: „Nun muss es eckig werden!“ Das ist deshalb von besonderer Bedeutung, weil sie sonst eher angepasst und auf Harmonie bedacht handelt.

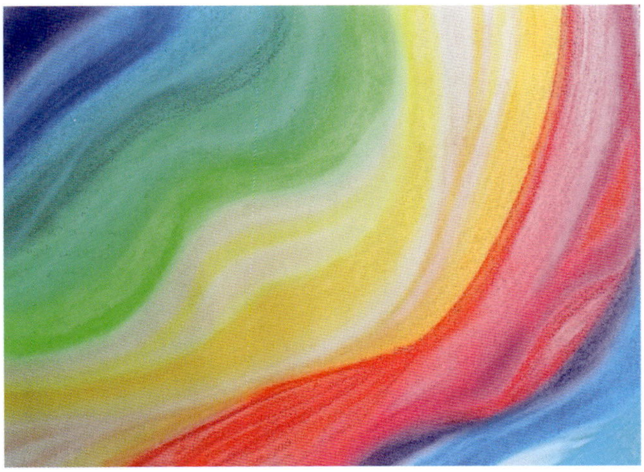

Abb. 8: Freie Gestaltung auf großem Format

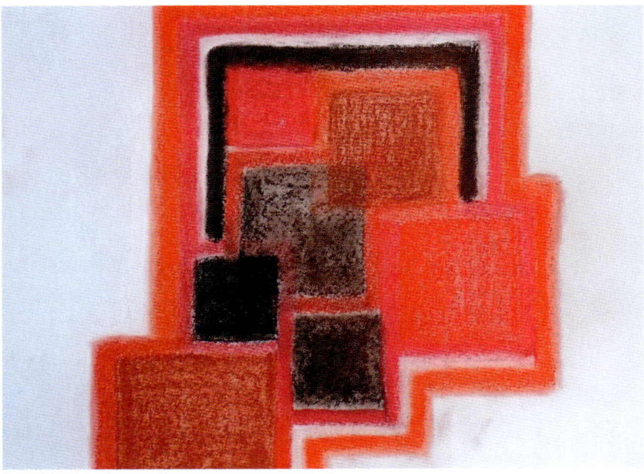

Abb. 9: „Eckiges“

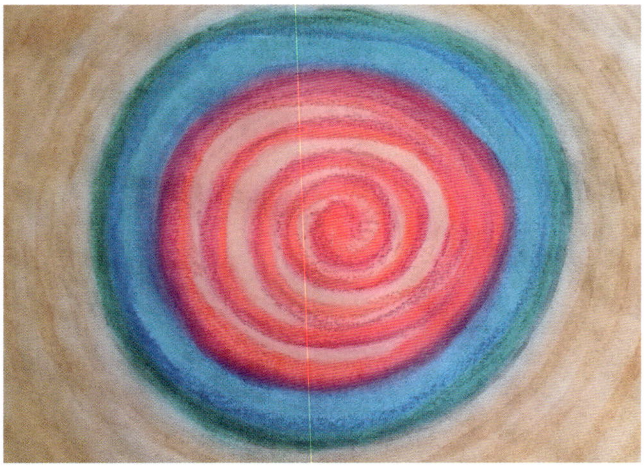

Abb. 10: „Die Schnecke"

Am darauffolgenden Wochenende malt Frau E. zwei Bilder selbständig auf ihrem Zimmer, die sie mir am Montag zeigt: Dieses Bild beschreibt Frau E. als typisch für sich, denn sie liebt es besonders, sich in ihr „Schneckenhaus" zurückzuziehen.

Beim zweiten Bild ging es Frau E. darum, sich selbst zu zeigen. Es fällt auf, dass Hände und Füße nicht mehr auf dem Bild sind. Ist das ein gutes Zeichen, dass Frau E. so viel Platz einnimmt, dass sie gar nicht auf das Blatt passen, oder kann es auch heißen, dass sie diese Körperteile noch nicht ganz ergriffen hat, ihr die Tatkraft noch nicht im vollen Maße zur Verfügung steht? Meinen kunsttherapeutischen Vorschlag, sich auf einem größeren Blatt ganz zu zeigen, greift sie gerne auf.

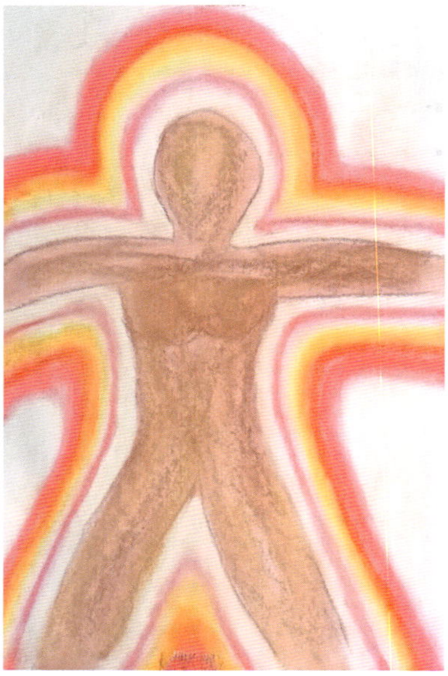

Abb. 11: Frau E. im Bild

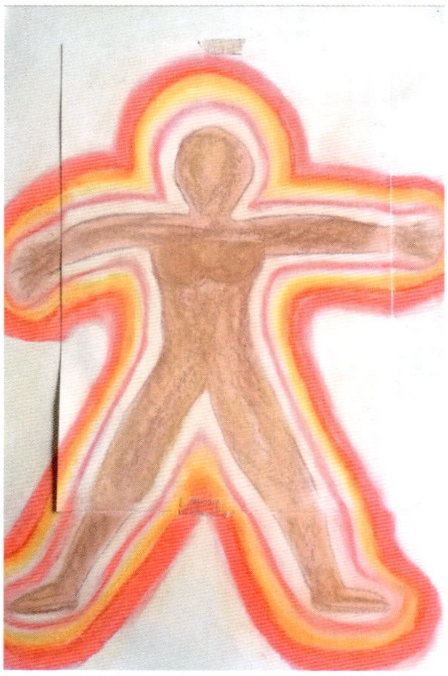

Abb. 11a: Frau E. im Bild, vervollständigt

Frau E. malt „Gefühlskuller". Jede drückt ein anderes Gefühl aus und ist auf verschiedene Art von Farben umgeben.

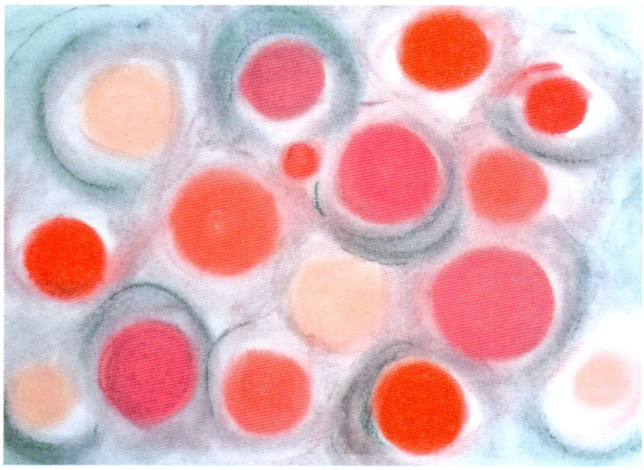

Abb. 12: „Gefühlskuller"

Frau E. kommt zur letzten Maltherapiestunde. Das anfänglich genannte Gefühl „Wut" kam noch nicht zum Ausdruck und ich rege an, dies mit Wachskreiden und/oder Ölpastellkreiden auf großem Papier anzugehen. Frau E. willigt ein und es entstehen zwei spontane Bilder:

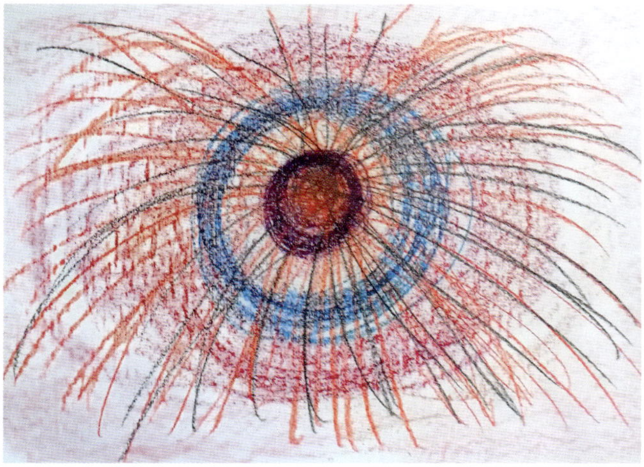

Abb. 13: Erstes Bild zum Thema Wut

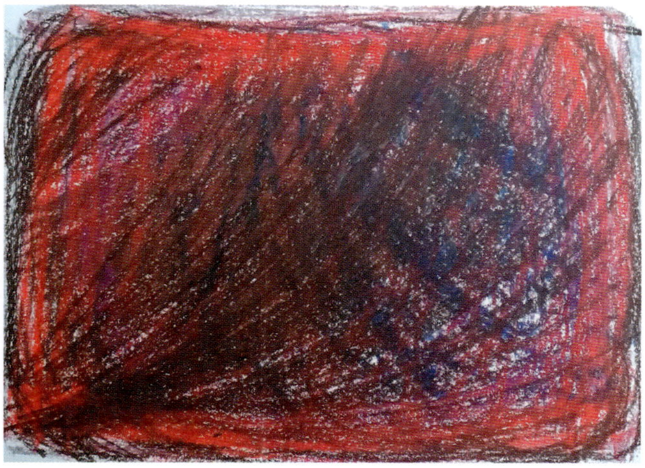

Abb. 14: Zweites Bild zum Thema Wut

Als wir uns zum Abschluss vor ihre in der Therapie entstandenen Bilder setzen, ist sie sehr unglücklich. Sie erzählt, dass sie sich beim Malen so sehr für ihre Wut geschämt habe, dass eine starke Diskrepanz zwischen dem „wütenden" Malen und ihrem inneren Schamgefühl auftrat. Zudem wurde sie an „Kotschmieren" erinnert, womit sie bei ihrer Arbeit zu tun hatte.

Wissend, dass es ihre letzte Maltherapiestunde ist, führe ich Frau E. vor Augen, dass alles, was sie erlebt, seine Berechtigung hat, dass sie genauso sein darf, wie sie ist. Mein Vorschlag, nun für sich selbst ein liebevolles, weiches Pastellbild zu malen, in Farben, die ihr wohltun würden, nimmt sie an. Farblich ist sie dabei von einer Gladiole inspiriert. Dieses letzte Bild erfüllt Frau E. mit Freude und glücklich verabschiedet sie sich von mir und dem Atelier.

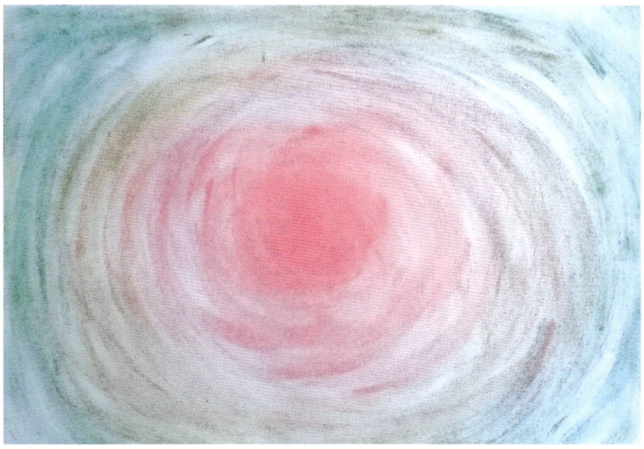

Abb. 15: Das letzte Bild der Patientin Frau E. in „Wohlfühlfarben"

Abschließende Betrachtung

In der Betrachtung von Frau E.s maltherapeutischem Weg zeigen sich deutlich verschiedene Entwicklungsschritte:

I. Ankommen – Vertrauen fassen – Einlassen

Die erste Maltherapiestunde ist meist von Ängsten begleitet. „Ich kann nicht malen!", „Ich habe seit der Schulzeit nicht gemalt!", „Ich habe keine Ideen!", „Ich bin nie zufrieden mit meinen Bildern!" etc. In diesen Äußerungen drückt sich deutlich aus, welche Gefühle den Beginn der Maltherapie begleiten können. Die erste Woche gilt daher für Patient:innen dem Kennenlernen der Maltherapeutin, den Räumlichkeiten, der Handhabung des Materials und der inhaltlichen Umsetzung. So kehren eine gewisse Selbstverständlichkeit und Vertrautheit ein. Es gibt Sicherheit, einen „Stammplatz" zu finden, es lassen sich verschiedene Erfahrungen im Umgang mit der Farbe machen und auch mit dem, was das Malen bewirkt. Frau E. malt vier Aquarellbilder und sammelt dabei erste Erfahrungen. Sie wird dabei von der Maltherapeutin unterstützt, bestärkt und wohlwollend wahrgenommen.

II. Persönlicher Zugang – maltherapeutisches Thema

Auf dem gewachsenen Grundvertrauen aufbauend, lässt sich nun der persönliche Zugang zum malerischen Ausdruck finden. Für Frau E. ist der Wechsel zur Pastellkreide entscheidend. Sie bemerkt, dass es sich dabei um „ihre Farben" handelt, mit denen sie Stimmigkeit erlebt, was es ihr möglich macht, im nächsten Bild ihren momentanen Gefühlszustand auszudrücken und im darauffolgenden ein selbstgewähltes Thema „Sonnenblume" auf besonders experimentelle Art darzustellen. Hierin zeigen sich zwei wesentliche Aspekte der Maltherapie:

Malerischer Ausdruck der Gefühlswelt: Es kommt etwas zum Ausdruck, was bis dahin unsichtbar war, d. h. es entwickelt sich ein Bild der Gefühlswelt. Dies beinhaltet ein Ergreifen und Zeigen des Inneren, das somit zum Gegenüber wird. Häufig zeigt sich bereits während des Malprozesses etwas, was zuvor nicht gefühlt oder gedacht wurde. Zudem kann das Betrachten des fertigen Bildes Zugang zu bis dahin unbekannten Gefühlen und Erkenntnissen ermöglichen. Im weiteren besteht maltherapeutisch die Möglichkeit, in einem Folgebild das erkannte Thema aufzugreifen, zu vertiefen, weiterzuentwickeln oder auch neu zu erschaffen. Dies äußert sich bei Fr. E. darin, dass sie ihrer Innenwelt (Abb. 6) das Bild der Sonnenblume als Teil der Außenwelt (Abb. 7) folgen lässt. Darin drückt sich thematisch etwas Positives aus und sie erlebt Stärke und Selbstbewusstsein im Experimentieren mit einer neuen Mischtechnik: Eine künstlerisch positive Erfahrung folgt einem bedrückenden Bild ihrer Innenwelt, was ihr seelisches Erleben und ihre Stimmung hebt. In diesen beiden Bildern klingt das Thema „Depression überwinden" schon an.

Das Ergreifen malerischer Mittel: Es stellt einen Schritt in die Selbständigkeit dar, wenn sich die Patientin nicht mehr an die von der Therapeutin vorgegebene Malweise hält, sondern selbst Ideen entwickelt, wie verschiedene Materialien zu kombinieren.

III. Selbstregulation durch Maltherapie

Die folgenden Bilder (Abb. 8 bis 11) zeigen, dass Frau E. eine klare Vorstellung davon hat, welche ihrer Fähigkeiten wenig ausgeprägt sind und daher im malerischen Tun zu entwickeln sind. Als ihre Ziele formuliert sie: größer und eckiger werden, ihr Schneckenhaus zeigen und aus diesem hervortreten. Zum Bild 11 erfolgt die therapeutische Anregung, sich genug Raum zuzugestehen, um sich im Ganzen – mit Händen und Füßen – zeigen zu können (Abb. 11a). Dadurch erlebt Frau E., dass ihre Initiative gesehen, anerkannt und unterstützt wird.

IV. Gefühlsanregende Übungen

In der letzten Therapiestunde schlage ich Frau E. vor, eine „Wutübung“ durchzuführen. Wut ist das Gefühl, mit dem sie die größten Schwierigkeiten hat, in Kontakt zu kommen. Bei dieser Übung geht es darum, mit festen Ölkreiden auf großem Papier bewegte Linien zu malen und den dabei aufkommenden Impulsen nachzugehen. Es geht dabei nicht um eine bewusste Gestaltung, sondern um den Versuch, sich ganz seinen Bewegungsimpulsen hinzugeben. Dabei kann es bis zum wilden Krakeln, Ausagieren und Fühlen von Wut kommen. Wie beschrieben, bewirkt diese Übung bei Frau E. eine Ambivalenz der Gefühle, weil ihre innere Selbstkontrolle die Wut nicht zulässt, sie jedoch gleichzeitig versucht, wütend zu werden. Sie äußert tiefe Verzweiflung über diese Unfähigkeit. Als ich ihr nahelege, sich zu akzeptieren, wie sie ist, sich auch in ihrer Verzweiflung anzunehmen und ein „Ich darf sein, wie ich bin!“-Bild zum Trost zu malen, kann sie diesen Vorschlag gut annehmen. So entsteht das Abschlussbild, aus dem Weichheit und liebevolle Zuwendung zu sich selbst sprechen. Frau E. erlebt erneut die gefühlsregulierende Wirkung des Malens.

V. Abschluss des maltherapeutischen Prozesses

Am letzten Tag in der Maltherapie legen wir alle Bilder in der Reihenfolge ihrer Entstehung aus und Patientin und Maltherapeutin betrachten sie gemeinsam. Zunächst beeindruckt die Menge des Entstandenen, die Vielfalt und die Entwicklung. Ich stelle ihr zwei Fragen: Wie fühlen Sie sich jetzt bei der Entlassung? Und: Was hat die Maltherapie für Sie in dieser Zeit bewirken können? Für Frau E. wurde deutlich, wie sie sich malerisch entfalten konnte, vom ersten, unfertigen, tastenden Bild zum letzten, stimmig-harmonischen: Wie ihr Selbstbewusstsein langsam zunahm und sie Schritt für Schritt ihr malerisch-seelisches Spektrum erweiterte und noch in der letzten Maltherapiestunde von der Selbstkritik zu liebevoller Selbstakzeptanz fand.

Der Verlauf zeigt in diesem Fall einerseits, wie wichtig und wirksam das Erleben von Gefühlen für ein gesundes Seelenleben ist, und andererseits, wie wichtig und wirksam die therapeutisch geführte Möglichkeit des erweiterten Ausdrucks von Gefühlen ist, wie sie das künstlerische Medium des Malens gibt. Bei der hier vorgestellten Patientin stand der Wirkfaktor des Ausdrucks von Gefühlen an erster Stelle, der Faktor Eindruck wirkte insbesondere bei Betrachtung der gemalten Bilder und der Anerkennung der eigenen „Leistung“ in einem ganz neuen und ungewohnten künstlerischen Medium. Im Betrachten und Erleben der eigenen Bilder gewann die Patientin für sich den Eindruck, dass sie sich entfalten, sich selbst finden und ausdrücken konnte und damit eine positive Selbsterfahrung machte, die ihr Selbstvertrauen stärkte und zu einer Bewältigung der Depression beitrug; mit nachhaltiger positiver Wirkung. Eine Materialliste und ein Adressenverzeichnis ambulant arbeitender Kunsttherapeut:innen erhält sie beim Abschied, um die Fortsetzung des Malens zuhause zu erleichtern.

Frau E. schrieb zwei Monate nach Abschluss ihrer Therapie: „Das Malen in der Klinik hat bei mir so viel in Bewegung gebracht. Und ich male weiter, jeden Tag. Es macht mir und anderen inzwischen so große Freude, dass ich schon erste Bilder verkauft habe, unglaublich...“

Die maltherapeutischen Verläufe in der Psychosomatik sind individuell sehr verschieden, so dass es keinen „Typus“ gibt. Die Ansätze sind sehr unterschiedlich und richten sich nach den Bedürfnissen, Interessen und mitgebrachten Fähigkeiten der Patient:innen. Ebenso variieren der Gesprächsanteil und die Art und Anzahl der maltherapeutischen Interventionen.

Literatur

1 Steiner, R.: Meditative Betrachtungen und Anleitungen zur Vertiefung der Heilkunst (GA 316). Rudolf Steiner Verlag Dornach 1994. S. 33.

2 Ebd. S. 34.

3 Uexküll, T. von: Grundfragen der psychosomatischen Medizin. Rowohlt Verlag Reinbek 1970. S. 42.

4 Krings, H., Baumgartner, H. M., Wild, C. (Hrsg.): Handbuch philosophischer Grundbegriffe, Band 1. Kösel Verlag München 1973. S. 52.

5 Steiner, R.: Meditative Betrachtungen und Anleitungen zur Vertiefung der Heilkunst (GA 316). Rudolf Steiner Verlag Dornach 1994. S. 34.

6 Treichler, M., Reiner, J.: Anthroposophie-basierte Psychotherapie. Salumed Verlag Berlin 2019. S. 84-87.

7 Fintelmann, V., Treichler, M.: Seele & Leib in Gesundheit und Krankheit. Info3 Verlag Frankfurt/Main 2019. S. 450.

8 Treichler, M. (Hrsg.): Die Seele war von Anfang an dabei. Der umfassende Grundgedanke der Anthroposophischen Medizin. Info3 Verlag Frankfurt/Main 2020. S. 84-101.

9 Rad, M. von (Hrsg.): Alexithymie. Empirische Untersuchungen zur Diagnostik und Therapie psychosomatisch Kranker. Springer Verlag Berlin 1983.

10 Fintelmann, V., Treichler, M.: Seele & Leib in Gesundheit und Krankheit. Info3 Verlag Frankfurt/Main 2019. S. 461 ff.

11 Klee, P.: Schöpferische Konfession. In: Edschmid, K. (Hrsg.): Tribüne der Kunst und der Zeit. Eine Schriftensammlung, Band XIII. Reiß Verlag Berlin 1920. S. 28.

12 Treichler, M.: Die Kunsttherapien. In: Sprechstunde Psychotherapie. Verlag Urachhaus Stuttgart 2007. S. 460-484.

13 Fintelmann, V., Treichler, M.: Seele & Leib in Gesundheit und Krankheit. Info3 Verlag Frankfurt/Main 2019. S. 468-479.

14 Treichler, M.: Kunsttherapie in der Onkologie an der Filderklinik. In: Henn, W., Gruber, H. (Hrsg.): Kunsttherapie in der Onkologie. Claus Richter Verlag Köln 2004. S. 217-221.

15 Treichler, M.: Mensch – Kunst – Therapie. Verlag Urachhaus Stuttgart 1996.

16 Golombek, E.: Anthroposophische Kunsttherapie. Wissenschaftliche Grundlagen – Arbeitsansätze – Therapeutische Möglichkeiten. Band 1: Plastisch-Therapeutisches Gestalten. Verlag Urachhaus Stuttgart 2003.

2. Therapeutisches Malen und Zeichnen bei Menschen mit psychischen Erkrankungen

KATJA SOMMER · WOLFGANG RISSMANN

2.1 Der Leib als Spiegelungsorgan des seelischen Lebens

Psychische Erkrankungen äußern sich im seelischen Erleben und Verhalten der Betroffenen, sind aber aus der Seelensituation allein nicht zu verstehen. Denn seelisches Erleben entsteht erst durch Spiegelungsvorgänge am Leib.[1] Die gegenwärtige Neurobiologie sieht hingegen nur im Gehirn das alleinige Referenzorgan für seelisches Erleben. So lassen sich heute für kognitive, aber auch für emotionale Vorgänge entsprechende Regionen im Gehirn bestimmen.

Aus der anthroposophischen Menschenkunde ergibt sich eine erweiterte Anschauung dieser Zusammenhänge. Demnach stellen die Prozesse der Organbildung – insbesondere von Lunge, Leber, Nieren und Herz – ebenfalls eine Art Spiegel für die Entstehung des Bewusstseins dar. Der Begriff Organbildung meint nicht nur die embryonale Genese, sondern den fortwährenden Erneuerungsprozess der Organsubstanz und -form. Psychische Erkrankungen beruhen daher neben Veränderungen im Gehirn auch auf funktionellen Störungen dieser Organe, die sich im Bereich der Lebenskräfte abspielen. Gestört ist primär nicht die Seele selbst, sondern ihre Spiegelung am Leib. Einzelheiten dazu finden sich in den Ärzte- und den Psychiatrievorträgen Rudolf Steiners, die er zwischen 1920 und 1924 hielt.[2,3,4,5,6,7,8]

Auch das Ich als Kern des Menschen kann nicht erkranken; die Fähigkeiten der ungetrübten Selbstwahrnehmung, des klaren Urteilens, der Selbstbeherrschung und der gezielten Handlungsmöglichkeit sind nur eingeschränkt, weil die Tätigkeit des Ichs sich nicht in richtiger Weise an der Lebensorganisation (Ätherleib) spiegelt [→ Kapitel 1].

Bei einer umfassenden Therapie psychischer Erkrankungen sind daher nicht nur die seelischen Prozesse, sondern auch die Lebensprozesse und damit die Bildungsvorgänge des Leibes anzusprechen. Anthroposophische Kunsttherapie richtet sich neben der individuellen Verlebendigung und Stärkung der Seele ebenso auf den Leib in seinen Lebensprozessen. Entsprechende physiologisch wirksame Übungen haben sich dafür bewährt und gilt es weiter zu entwickeln. Darüber hinaus ist es die Intention der Kunsttherapie, Anregungen für die individuelle Entwicklung des Patienten zu geben bei seinen Lebens- und Sinnfragen.

2.2 Krankheit als Störung der polar ausgerichteten Lebensprozesse

Im November 1919, wenige Monate vor dem ersten Ärztekurs „Geisteswissenschaft und Medizin" zur Begründung der Anthroposophischen Heilkunst, beschrieb Rudolf Steiner in einem Vortrag eine polare Grundfigur für alle Krankheitsprozesse, die bei körperlichen und seelischen Leiden gleichermaßen vorliege. Er gebrauchte Bilder für beide Vorgänge und sprach bei den körperlichen Krankheiten von einerseits *„fiebrig werden"* und andererseits *„sklerotisch werden"*, bei den seelischen Leiden von den Tendenzen der *„Schwärmerei"* und *der „nüchternen Philistrosität."* Zwischen beiden Prozessrichtungen müsse der Mensch körperlich und seelisch das Gleichgewicht halten.[9]

fiebrig werden	← körperliches Gleichgewicht →	sklerotisch werden
Schwärmerei	← seelisches Gleichgewicht →	nüchterne Philistrosität

Bei dieser skizzenhaften Darstellung handelt es sich um die erstmalige Beschreibung einer polaren Prozessordnung der körperlichen und seelischen Erkrankungen. Grundlage einer solchen Ordnung sind die Vorgänge der Lebensorganisation (Ätherleib) im Menschen [→ Kapitel 1].

Die Dynamik der menschlichen Lebensvorgänge vollzieht sich in einer polaren Prozessordnung von Aufbau und Abbau, die sich im gesunden Zustand in einem individuellen Gleichgewicht befindet. Die Vorgänge der Regeneration und des Aufbaus finden überwiegend in der Nacht statt, wenn das wache Bewusstsein im Schlaf ausgelöscht ist. Das Tagesbewusstsein hingegen basiert auf Vorgängen des leiblichen Abbaus. Beim Überwiegen einer der beiden Polaritäten entstehen Krankheitsprozesse, die sich entweder auf leiblichem oder seelischem Felde als Erkrankung äußern. Jedwede Therapie besteht in einer Regulierung dieser Prozesse.

2.3 Übersicht über die polare Prozessordnung psychischer Erkrankungen

Wenn Steiner seelisches Leiden erwähnte, stellte er meist zwei Krankheitsbilder gegenüber, die in einem funktionell polaren Verhältnis zueinander stehen, wie z. B. die Schizophrenie und die Traumafolgestörungen oder die Zwangs- und Angststörungen. Die Dynamik der menschlichen Seelenvorgänge zeigt sich in Erkrankungen und Störungen polar oder zwischen Polaritäten wechselnd. Sie lassen sich als die beiden Gruppen der expansiv-halluzinatorischen (Typ I) und ängstlich-depressiven (Typ II) Erkrankungen umschreiben.

Die Zuordnung der wichtigsten Diagnoseeinheiten nach der aktuellen Internationalen Klassifikation der Krankheiten (ICD-10) zu dieser Typologie ist folgende:[10]

Typ I: expansiv-halluzinatorische Erkrankungen	Typ II: ängstlich-depressive Erkrankungen
Schizophrenie F20 Manie F30 Zwangsstörungen F42 Bulimia nervosa F50.2	Traumafolgestörungen F43 Depressive Erkrankungen F32-F33 Angststörungen F40-F41 Anorexia nervosa F50.0 Somatoforme Störungen F45 Suchterkrankungen F10-F19 Organisches Psychosyndrom F00-F09 Asperger-Syndrom F84.5 Aufmerksamkeitsdefizit-/Hyperaktivitätsstörung (ADHS) bei Erwachsenen F90
Die zyklischen Erkrankungen wechseln zwischen Typ I und Typ II:	
Typ I ←——————→ Typ II	
Schizoaffektive Störung F25 Bipolar-I-Störung F31.1-F31.7 Bipolar-II-Störung F31.8 Zyklothymia F34.0	

Die Dynamik der Persönlichkeitsstörungen (abgekürzt PS) zeigt mehr oder weniger deutliche Anklänge an die beiden polaren Richtungen der expansiv-halluzinatorischen und ängstlich-depressiven Erkrankungen. Insofern ergeben sich auch bei ihnen zwei polare Gruppen, die sich jeweils von den Grundtypen I und II ableiten lassen, aber mehr in einem Zwischenfeld zwischen diesen Grundtypen zu verorten sind:

abgeleitet von Typ I	abgeleitet von Typ II
paranoide PS F60 antisoziale PS F60.2 Borderline PS F60.3 histrionische PS F60.4 narzistische PS F60.8 schizotype PS F60.8	schizoide PS F60.1 anankastische PS F60.5 ängstlich-vermeidende PS F60.6 dependente PS F60.7 hypochondrische PS F60.8

2.4 Innere Dynamik der Wesensglieder bei den polaren Krankheitsprozessen

Die polare Ausrichtung der psychiatrischen Krankheitsbilder geht von der Ebene der Lebensprozesse (Ätherleib) aus und betrifft den ganzen Menschen, also auch das seelische Erleben und Verhalten (Astralleib) sowie die Art, wie das Ich sich behauptet (Ich-Organisation) gegenüber der umliegenden Welt. Damit ergeben sich für die Wirksamkeit der Wesensglieder praktische Gesichtspunkte in der unmittelbaren Anschauung.

expansiv-halluzinatorische Erkrankungen		ängstlich-depressive Erkrankungen
selbstbezogen, ohne Bezug zur Umwelt, wenig Krankheitseinsicht	**Ich-Kompetenz (Ich-Organisation)**	fremdbezogen, abhängig von der Umwelt, starkes Krankheitserleben
expansiv, euphorisch, Eigenerleben bestimmt das Verhalten	**Seelenorganisation (Astralleib)**	introvertiert, schmerzbehaftet, Eindrücke der Umwelt bestimmen das Verhalten
	Lebensorganisation (Ätherleib)	
meist akuter Beginn im dritten und vierten Jahrsiebt	**Zeitordnung**	schleichender Beginn, in jedem Lebensalter möglich
feurig auflösend	**elementarischer Prozess**	kältend und verhärtend
Kräfte der Organbildung werden zu früh frei	**Organbildungsprozess**	Kräfte der Organbildung wirken verhärtet und verfremdet

Phänomenologische Hinweise für die kunsttherapeutische Diagnose

Zu Beginn einer Kunsttherapie erhält der Patient in der Regel die Anregung, spontan ein Bild zu malen. Das hilft ihm, die anfängliche Befangenheit zu überwinden und dem Therapeuten, erste Hinweise für eine kunsttherapeutische Diagnose zu gewinnen. Die Art seiner Persönlichkeit, aber auch Krankheitstendenzen werden in der Farb- und Formgestaltung sichtbar. Dabei kann sich zeigen, in welche Richtung sich der Krankheitsprozess entwickelt. Hieraus ergeben sich erste Ansätze der Therapie. In dem Bild können folgende Gestaltungsphänomene auftreten:

expansiv-halluzinatorische Erkrankungen	ängstlich-depressive Erkrankungen
sich zeigende Bildphänomene	
übersteigerte Intensität der Farben sich verflüchtigende Farben ausfließende Gestaltung ohne Grenzen dynamisch runde Konturen mangelnde Formkraft unzusammenhängende Elemente ausladende, hochdynamische, chaotische Pinselbewegung zu leicht und sich verflüchtigend überhöht bedeutungsgeladene Motive ungebündelte Vielfalt von Einfällen übersteigerte Wärme im Farbausdruck	Kraftlosigkeit der Farben physisch gebundene Farben schmerzhaft eingegrenzte Strukturen harte und scharfe Konturen erstarrte Formgebung fixiertes Nebeneinander perseverierende Pinselbewegung bis hin zu mechanischer Starre (z. B. taktartig gemalte Elemente) beschwert und lastend auf eigenes Leiden reduzierte Einfallslosigkeit und verarmte Fantasie lähmende Kälte im Farbausdruck
Bildeindrücke der/des Therapeutin/en	
entfesselte Dynamik von Farbe und Form die Hülle ist gesprengt körperlicher und seelischer Atem verlieren sich nach außen Sog nach oben und außen magisch überwältigender Ausdruck euphorisch überhebliche Stimmung	gebundene Dynamik von Farbe und Form es fehlt die Hülle körperlicher und seelischer Atem bleiben im Inneren verhaftet Sog nach unten und innen leidend kraftloser Ausdruck melancholisch ängstliche Stimmung

Man bemerkt bei der Betrachtung der Patientenbilder häufig, dass bei beiden Prozessrichtungen die zentrierenden Elemente des Bildes oder auch die Bildmitte fehlen.

2.5 Allgemeine Prinzipien für Indikation und therapeutischen Ansatz

Wenn die Therapie sich auf den Krankheitszustand des Betroffenen bezieht, ist sie eine typologische und sucht den Krankheitsprozess, der sich im Bereich der Lebenskräfte vollzieht, zu verwandeln. Gleichzeitig ist Therapie immer ein individueller Weg, der von den gesunden Möglichkeiten des Ichs ausgeht und sich im fortwährenden Dialog mit dem Patienten entfaltet. Allgemein typologische Prinzipien der Therapie sind bei:

expansiv-halluzinatorische Erkrankungen	ängstlich-depressive Erkrankungen
formende Bewegung ordnend, strukturierend, beruhigend Eigenbegrenzung	lösende Bewegung belebend, wärmend, anregend Öffnung für die Umwelt

Die folgenden Hinweise mögen grundlegende Anregungen geben für die Ausrichtung der Therapie und ihrer Mittel und sind selbstverständlich in der einzelnen Behandlungssituation variabel, insbesondere hinsichtlich geeigneter Motive. Sie stehen im Einklang mit den beschriebenen Typologien und ihren Herausforderungen und haben sich in der praktischen Arbeit sehr bewährt.

Akute Schizophrenie und andere akute Psychosen

Indiziert sind einfache Übungen im Zeichnen, die sich an der äußeren Welt orientieren. In leichteren Zuständen ist streng geführtes Formenzeichnen sowie Malen mit Wachsmalstiften und einfach gehaltenen Motiven möglich. Malen mit Wasserfarben ist nicht sinnvoll, weil es zu stark lösend wirkt.

Chronische Psychosen

Wegen der seelischen Leere und Kraftlosigkeit sind einfache farbige Zeichnungen oder Bilder mit Pastellkreide oder Wachsmalstiften zu empfehlen. Um den Einstieg zu erleichtern, hat sich das Kopieren von Kunstpostkarten bewährt. Geführtes Formenzeichnen kann hilfreich sein. Malen mit Wasserfarben ist in der Regel nicht angezeigt.

Manie

Bei leichteren Formen sind einfache Zeichenübungen an der Natur und geometrisches Zeichnen sinnvoll. Bei schweren Formen fehlt meist die Konzentration für kunsttherapeutisches Arbeiten. Malen mit Wasserfarben ist nicht hilfreich.

Bulimia nervosa

Alle Formen von Zeichenübungen sind indiziert. Bewährt haben sich das Malen mit der Hand und Pastellkreiden. Zusätzlich ist versuchsweise Schichtmalen möglich. Die innere Unruhe und eine ausfließende Tendenz finden dadurch einen Ruhepunkt. Es geht um Rhythmisierung zwischen Eigenerleben und Fremdwirkung.

Schizoaffektive und bipolare Störung

Für den schizomanischen Zustand gelten dieselben Hinweise wie bei akuten Psychosen. Im schizodepressiven Zustand sind die verschiedenen Zeichenübungen möglich, vor allem auch Formenzeichnen. Es gilt eine dynamische Mitte auszubilden durch Betonung des rhythmischen Elementes. Malen mit Wasserfarben ist in depressiven Phasen nur zeitlich begrenzt zu empfehlen wegen der Gefahr einer manischen Dekompensation.

Zyklothymia

Im submanischen Zustand sind Zeichenübungen möglich, soweit Konzentration und Aufmerksamkeit das zulassen. Im depressiven Zustand sind ebenfalls Zeichenübungen, vor allem Formenzeichnen angezeigt.

Traumafolgestörungen

Alle Formen des Malens sind indiziert. Dabei ist darauf zu achten, inwieweit die Betroffenen am Anfang einen gewissen Halt durch Zeichenübungen oder Malen mit Wachsmalstiften benötigen. Besonders hilfreich sind das Malen mit der Hand und Pastellkreiden. Dissoziatives Erleben ist möglichst zu vermeiden. Ein sinnvolles Ziel ist das Schichtmalen.

Depressive Erkrankungen

Bei der Vielfalt depressiver Störungen gilt es zunächst darauf zu achten, inwieweit eher eine hysterische oder neurasthenische Konstitution zu Grunde liegt oder eine schwere Erschöpfung. Bei Hinweisen auf eine hysterische Grundsituation empfiehlt sich, mit Zeichenübungen zu beginnen, die allmählich zum Gestalten von Bildern hinführen und in Schichtmalen übergehen können. Die neurasthenische Konstitution erfordert meist langsam aufbauendes Malen mit Wasserfarben, später evtl. Schichtmalen. Bei Vorliegen einer Erschöpfung ist zunächst Malen mit Wasserfarben indiziert.

Angststörungen

Alle Formen des Malens sind zu empfehlen, aber auch Formenzeichnen. Wesentlich sind der Aufbau eines inneren Rhythmus und die Stärkung des Atmens.

Anorexia nervosa

Das Malen verhilft, eigene verdeckte Gefühle zuzulassen und Freude an den Farben zu entwickeln. Später kann auch das Formenzeichnen hilfreich sein. Malen mit Wasserfarben unterstützt die Lebensfunktionen (Ätherleib). Entwicklungsreihen, z. B. einer Pflanze vom Samenkorn bis zur Blüte, bieten sich an.

Somatoforme Störungen

Das Malen stellt eine zentrale Therapie dar, um die Aufmerksamkeit vom Körper auf die Seele hinzuführen und positive Gefühle zu entwickeln. Auch Formenzeichnen kann später weiterführen, um den inneren Rhythmus zu stärken.

Suchterkrankungen

Es geht darum, intensive Gefühlserlebnisse zu entwickeln und stärkenden Seeleninhalt zu vermitteln. Alle Formen von Malen und Zeichnen sind je nach Interesse und individueller Möglichkeit indiziert. Wesentlich ist die Wahl der Bildinhalte, die Interesse anregen sollen. Entwicklungsreihen z.B. von Pflanzen, Märchenbildern oder Wolkenstimmungen im Tagesablauf sind hilfreich.

Organisches Psychosyndrom

Meist sind die kognitiven Möglichkeiten eingeschränkt. Daher empfehlen sich einfache Zeichenübungen oder Malen mit Wachsmalstiften. Die künstlerische Tätigkeit will Freude und Selbstvertrauen hervorrufen.

Asperger-Syndrom

Zentraler Ansatz ist eine allgemeine Rhythmisierung und die Stärkung der Gefühlserlebnisse. Indiziert ist Malen mit Wasserfarben, Wachsmalstiften oder Formenzeichnen. Hilfreich sind Entwicklungsreihen bestimmter Motive wie z. B. Wachstumsstufen einer Pflanze oder Bildfolgen eines Märchens.

Aufmerksamkeitsdefizit-/Hyperaktivitätsstörung (ADHS) bei Erwachsenen

Ziel ist, die Konzentration im Hier und Jetzt zu stärken und damit im Gefühlserleben Selbstvertrauen zu vermitteln. Indiziert sind zunächst meist Zeichenübungen, welche die Konzentration fördern. Das Formenzeichnen bietet sich besonders an, um das Anspannen und Lösen zu üben und die eigene Mitte zu stärken. Später kann Malen mit Wachsmalstiften oder Schichtmalen hinzukommen.

Literatur

1 Krause, B.: Das Ich und sein Spiegel. Seelische Erkrankungen aus anthroposophischer Sicht. Verlag am Goetheanum Dornach 2021.

2 Steiner, R.: Geisteswissenschaft und Medizin (GA 312). Rudolf Steiner Verlag Dornach 1999. Vortrag vom 5.4.1920. S. 305-309.

3 Steiner, R.: Grenzen der Naturerkenntnis (GA 322). Rudolf Steiner Verlag Dornach 1981. Vortrag vom 1.10.1920. S. 66-72. Vortrag vom 2.10.1920. S. 80-85.

4 Steiner, R.: Geisteswissenschaftliche Gesichtspunkte zur Therapie (GA 313). Rudolf Steiner Verlag Dornach 2001. Vortrag vom 16.4.1921. S. 98-114.

5 Steiner, R.: Menschenwerden, Weltenseele und Weltengeist. Erster Teil (GA 205). Rudolf Steiner Verlag Dornach 2017. Vortrag vom 2.7.1921. S. 97-114. Vortrag vom 3.7.1921. S. 115-119.

6 Steiner, R.: Menschenwerden, Weltenseele und Weltengeist. Zweiter Teil (GA 206). Rudolf Steiner Verlag Dornach 1991. Vorträge vom 12.-14.8.1921. S. 117-167.

7 Steiner, R.: Heilpädagogischer Kurs (GA 317). Rudolf Steiner Verlag 1995. Vorträge vom 27., 28., 30.6.1924. S. 42-89.

8 Steiner, R.: Das Zusammenwirken von Ärzten und Seelsorgern. Pastoral-Medizinischer Kurs (GA 318). Rudolf Steiner Verlag Dornach 1994. Vorträge vom 9.9., 10.9., 12.9.1924. S. 21-48, 65-79.

9 Steiner, R.: Die Sendung Michaels (GA 194). Rudolf Steiner Verlag Dornach 1994. Vortrag vom 21.11.1919. S. 14.

10 von Laue, B., Rißmann, W.: Das Entstehen der seelischen Krankheiten und ihre Ordnung im Werk von Rudolf Steiner. Der Merkurstab 2019; 72. S. 89-102.

3. Maltherapie bei Angst- und Furchterleben

ANNEMARIE ABBING · ERIK BAARS

3.1 Angst und Furcht

Furcht ist ein normaler und funktionaler emotionaler Zustand und eine psychologische und physische Reaktion auf Gefahr oder Bedrohung.[1] Sie äußert sich in einer körperlichen Antwort, der sogenannten Stressreaktion, mit typischen Symptomen wie erhöhter Herzfrequenz, Herzklopfen, Kurzatmigkeit, zitternden oder bebenden Händen, Schwindel, trockenem Mund, Benommenheit, erhöhtem Muskeltonus, Schwitzen und verstärkter Aufmerksamkeit für die gefürchteten Reize. Die Stressreaktion ermöglicht es dem Menschen, bei drohender Gefahr schnell zu handeln. Die sensorische Wahrnehmung eines Stressors in Verbindung mit einer emotionalen Assoziation und einer kognitiven Einordnung verursacht die Reaktion. Normalerweise kann ein gesunder Mensch diese herunterregulieren, sobald der Stressor verschwindet.

Nicht nur externe objektive Gefahren oder Bedrohungen, sondern auch psychosoziale Stressoren rufen eine Stressreaktion hervor. Es ist bekannt, dass Menschen in der heutigen westlichen Gesellschaft häufig sozialen Stressfaktoren ausgesetzt sind, was zu einer chronischen Stressreaktion führen kann, die aufgrund eines gestörten Hormonhaushalts, der sich auch auf die Gehirnfunktion auswirkt, die internen Regulationsfunktionen sehr negativ beeinflusst.[2] Chronischer Stress kann das Immunsystem dysregulieren[3], unsere DNA durch epigenetische Mechanismen beeinflussen[4] und gilt als Ursache für viele körperliche und psychische Probleme wie Arteriosklerose, Diabetes, Tumoren, Darmleiden, Fibromyalgie, Schmerzen, chronische Müdigkeit, Depressionen und Angststörungen.[5]

Der Unterschied zwischen Furcht und Angst besteht darin, dass Angst die Erwartung einer zukünftigen Bedrohung beinhaltet.[6] Eine Furchtreaktion ist hingegen von kurzer Dauer und konzentriert sich auf die gegenwärtige Situation, während Angst durch ein längeres Anhalten des emotionalen Zustands der Furcht definiert ist und typischerweise durch negative Erwartungen über zukünftige Ereignisse entsteht. Angst ist in der Regel generalisiert und führt zu übermäßiger Vorsicht, was die Anpassungsfähigkeit und die Nutzung von Bewältigungsstrategien beeinträchtigt.[7] Clark und Watson beschreiben, dass Angst durch negativen Affekt und physiologische Übererregung gekennzeichnet ist.[8] Menschen mit einem hohen Maß an negativem Affekt neigen dazu, sich selbst und ihre Umwelt negativ wahrzunehmen und haben düstere Erwartungen bezüglich der Zukunft und an andere Menschen.[9] Aufgrund der physiologischen Übererregung, die eine häufige oder „ständige“ Stressreaktion ist, wirken Menschen mit einem hohen Angstniveau oft „aufgedreht“ oder unruhig.

3.1.1 Angststörungen

Nach Angaben der American Psychiatric Association wachsen sich typische Angstreaktionen zu einer Angststörung aus, wenn die Symptome in keinem Verhältnis zur tatsächlichen Gefahr oder Bedrohung stehen, zunehmen und dauerhaft werden.[10] Dies unterscheidet eine Angststörung von der üblichen Furcht und Angst, die jeder Mensch im täglichen Leben bis zu einem gewissen Grad erlebt. Man geht davon aus, dass Angststörungen aus spezifischen psychologischen Merkmalen resultieren, die sich aus genetischen und neurobiologischen Faktoren ergeben, die mit sozialen Faktoren interagieren.[11] Dazu gehören eine Überempfindlichkeit gegenüber Stress und die Neigung zu starken negativen Emotionen wie Nervosität, Traurigkeit und Wut, was die Lebensqualität stark beeinträchtigt.

Das Diagnostic and Statistical Manual of Mental Disorders (DSM-5; 6) unterscheidet zwischen verschiedenen Formen von Angststörungen. Die häufigsten sind Phobien, gefolgt von sozialer (SAD) und generalisierter Angststörung (GAD) sowie Panikstörung (PD).[12]

3.1.2 Konventionelle Theorien der Angst und Behandlung von Angststörungen

Die Schulmedizin konzeptualisiert Angst entweder als eine vom Körper getrennte psychische Störung oder als einen neurophysiologischen Prozess mit chemischen Defiziten. Die Haupttherapieformen entsprechen beiden Konzepten: Psycho- und Pharmakotherapie.

3.1.3 Anthroposophische Konzeptualisierung von Angst und Behandlung von Angststörungen

Aus anthroposophischer Sicht lässt sich der Ursprung von Ungleichgewichten aus verschiedenen Perspektiven verstehen und erklären: aus einer historischen und einer biografischen Perspektive sowie als spezifisches Ungleichgewicht der drei-, vier- und/oder siebengliedrigen Organisation des Menschen.

Bei Ängsten und Angststörungen liegen vor:

Anthroposophisch-geschichtlich (Seelenentwicklung in der Menschheitsgeschichte):

- Mangel an eigener Führung: Unzureichende Steuerung durch die Seelenglieder (Aufmerksamkeit, Denken, Fühlen und Wollen) aufgrund einer historisch bedingten Reduktion der äußeren Führung seit Anfang des 20. Jahrhunderts.

- Schwellenerlebnisse: Unbewusstes Konfrontiertsein mit beängstigenden Erfahrungen einer geistigen Welt durch Überschreiten der inneren und äußeren Schwellen seit Anfang des 20. Jahrhunderts.

- Rudolf Steiner beschrieb, dass seit Beginn des 20. Jahrhunderts der Zugang zur geistigen Welt wieder möglich sei und die Menschheit als Ganzes unbewusst die Schwelle überschreite, mit der Folge entweder eines neurotischen Durcheinanders bei verstärkter Assoziation oder einer weiteren Lockerung der feinstofflichen Körper- und Seelenanteile (Denken, Fühlen und Wollen sind nicht mehr miteinander verbunden) sowie Angst als Folge des unbewussten Konfrontierens mit Erfahrungen einer geistigen Welt.[13] Die innere Schwelle ist die zu den eiweißbildenden Organen Herz, Leber, Niere und Lunge. Das Überschreiten der inneren Schwelle setzt die Organkräfte in der Seele frei. Je nach Organ löst dies eine spezifische Angst aus – Herz: Agonie, Niere: Angst vor Krankheit/Hypochondrie, Leber: Angst vor dem Leben, Lunge: soziale Angst. Die äußere Schwelle ist die zur Natur. Wenn man die äußere Schwelle überschreitet, erfährt man die Lebenskräfte in der Natur. Das Überschreiten der Schwellen war in früheren Zeiten ein Schritt, der in den alten Mysterienschulen erfolgte. Die

Gelehrten mussten sich unter anderem darauf vorbereiten, mit starken Angstgefühlen bei der Begegnung mit der geistigen Welt umzugehen und das Denken, Fühlen und Wollen aktiv an sich zu binden.[14]

Biografische Ereignisse (in diesem oder einem früheren Leben), die dazu führen:

- Überschreiten der inneren Schwelle

- (Unbewusste) Angst vor der Erfüllung der Ziele der Seelenentwicklung

- Biografische Ereignisse in diesem oder einem früheren Leben können die Ursache für eine Störung eines oder mehrerer eiweißbildender Organe sein. Biografische (traumatische) Lebensereignisse bilden ggf. die psychologische Ursache für wiederkehrende Ängste und Angststörungen. Darüber hinaus kann die Angst mit den Zielen der Seelenentwicklungsphasen (7- und 21-jährige Perioden mit ihren spezifischen Herausforderungen) zusammenhängen – z. B. mit dem Bedürfnis, Gefühle wie Verliebtheit, Eifersucht, Erfolg, Enttäuschung und Einsamkeit in der Adoleszenz zu empfinden und damit zu experimentieren oder der Wunsch, in den frühen Vierzigern seine eigenen Lebensziele zu wählen. Die Furcht vor der Bewältigung dieser Herausforderungen der Seelenentwicklung vermag zu starken Ängsten zu führen.

Ein spezifisches Ungleichgewicht der drei-, vier- und/oder siebengliedrigen Organisation des Menschen:

- Aus anthroposophischer Sicht ist der physiologische Träger der Gefühlsprozesse das sogenannte Rhythmische System. Die Lebensprozesse, die normalerweise unbewusst im vegetativen Nervensystem ablaufen und an dieses gebunden sind, können für Angstsymptome verantwortlich sein, wenn sie im Bewusstsein auftreten. Bei Angst sind Ich und Astralleib aus Sicht der funktionellen Dreigliederung mehr und zu viel im Nerven-Sinnes-System und weniger im Stoffwechsel-Gliedmaßen-System aktiv. Die Folge ist eine „Verkrampfung" der Seelenfunktionen: übermäßige Wachsamkeit und Besorgnis, eine zu subjektive Wahrnehmung der Welt (z. B. Projektion der eigenen Ängste), Angstgefühle, die andere Emotionen überschatten und der Rückgriff auf Abwehrmechanismen wie Kampf, Flucht oder Erstarrung. Angst wird im Astralleib erlebt. Die Dominanz der Angstgefühle im Nerven-Sinnes-System in Kombination mit der Reizüberflutung in der modernen Gesellschaft (z. B. durch Smartphones, soziale Medien etc.) schwächt und „verödet" den Ätherleib. Er kann die Reizüberflutung nicht verarbeiten, die daher den Astralleib überschwemmt. Dies ruft (unbestimmte) Angstgefühle hervor.

- Neben den Konzepten der Drei- und Viergliederung beschreibt die Anthroposophie die Siebengliederung, welche die sieben (sogenannten planetarischen) Qualitäten des Seelen-/Astralleibes umfasst. Es gibt drei Gruppen von gegensätzlichen Qualitäten (Saturn versus Mond, Jupiter versus Merkur, Mars versus Venus) und die Sonne als harmonisierende Kraft. Anthroposophische Ärzte nutzen dieses Wissen, um zu erkennen, welche planetarischen Prozesse absolut oder relativ in Bezug auf die entgegengesetzte Qualität dominieren oder „zu kurz kommen", und behandeln dann mit den entsprechenden Metallen in homöopathischer Potenzierung. Der anthroposophische Arzt Victor Bott (1918–1996) wies darauf hin, dass manche Angstpatienten Merkmale einer „hysterischen Konstitution" aufweisen: ein Übermaß an ätherischen Kräften, die den Astralleib an die Peripherie drängen und Abgrenzungsprobleme verursachen. Dadurch entsteht das Bild einer hohen Sensibilität in Bezug auf den Tastsinn (Überempfindlichkeit gegenüber Berührungen, Kleidung, Jucken, Kribbeln). Aus der Sicht der Planetenqualitäten könnte hier ein Merkur-Prozess vorherrschen, Unruhe ist charakteristisch dafür.[15] Es lässt sich jedoch auch ein Mangel an innerer Bewegung beobachten. Dies ist der Fall, wenn ein Mensch in sich selbst verschlossen bleibt und unter einer krankhaften Angst vor allem leidet, was ihm in seiner Umgebung begegnet.[16] Eine Schwäche des Mars-Prozesses vermag ebenfalls eine Rolle bei der Entwicklung von Angst zu spielen. Dies ist insbesondere bei Phobien wie der Agoraphobie der Fall.

3.1.4 Kunsttherapie bei Angst

Die Anthroposophische Kunsttherapie (AKT) entwickelte sich um 1920 aus der Anthroposophischen Medizin und kam ursprünglich bei somatischen Erkrankungen zum Einsatz.[17][18] Von diesem Ursprung her gelten die Künste als „Arznei", wobei die Wirkung von „außen nach innen" erfolgt.[19]

Anthroposophische Kunsttherapeut:innen nutzen klar definierte, fokussierte und strukturierte künstlerische Übungen, die auf das Individuum zugeschnitten sind, um den Klienten ins Gleichgewicht zu bringen.[20] Die angebotenen Übungen beinhalten spezifische Aspekte wie Farbe, Form, Dynamik, Bilder und Techniken. Die Phänomene umfassen verschiedene Qualitäten, die universell erfahrbar sind und über das Persönliche, Assoziative und Subjektive hinausgehen.[21]

Die Therapeut:innen wählen aus, welche Qualitäten für diesen Klienten wichtig sind, um das Gleichgewicht wiederherzustellen, und bieten Übungen an, die den Klienten in Kontakt mit den entsprechenden Aspekten bringen. Die Qualitäten der Übung nimmt der Klient über die Sinne von der Außenwelt in seine eigene innere Welt als „Eindrücke" auf.[22] Diese lösen eine innere (bewusste oder unbewusste) Erfahrung und Reaktion aus.[23] Es ist wichtig, die beabsichtigten Eindrücke mehrmals zu wiederholen. Die so gewonnenen Eindrücke sollen einen Heilungsprozess einleiten und die Selbstheilungskräfte aktivieren. Sie können harmonisieren und sowohl physische[24] als auch psychologische Wirkungen haben[25] und helfen, die Vitalität, Belastbarkeit und Selbstregulation des Klienten zu aktivieren und zu stärken.[26]

Heutzutage lässt sich der genannte Ansatz mit einer „expressiven" Kunsttherapie kombinieren. Expressive AKT bedeutet, dass der Klient über das künstlerische Medium zu seinen eigenen Ausdrucksformen gelangt und das ausdrückt, was in ihm lebt. Expressive Kunsttherapie verläuft von „innen nach außen".[27] Der Ausdruck von Gefühlen ist nützlich, und zwar nicht nur, weil es befreiend sein kann, Emotionen zu äußern, sondern auch, weil er zu Einsichten führt, insbesondere, wenn sich die Gefühle noch nicht verbalisieren lassen. Die künstlerischen Ausdrucksformen können ein „Spiegel" der inneren Gefühle des Klienten sein: Durch die expressive Arbeit entsteht ein Gespräch zwischen Klient:in und Therapeut:in, das Gedanken und Gefühle des Klienten klärt. Anschließend kann der Klient dem Ganzen einen Sinn geben und auf diese Weise ein Veränderungsprozess in Gang kommen.[28] Dieser Ansatz ermöglicht es, biografische Aspekte der Angst zu erforschen und zu verstehen, welche Rolle und Funktion die Angst im eigenen Entwicklungsprozess hat.

3.1.5 Hauptbehandlungsziel und allgemeine therapeutische Orientierungen

Das Hauptziel bei der Behandlung von Menschen mit Angstzuständen ist natürlich die Verringerung ihrer Symptome. Genauer gesagt: dass der Mensch in die Lage kommt, sich mit seinen inneren Gefühlen oder Ereignissen (die er [un]bewusst vermeiden will) zu verbinden und ihnen bewusst Aufmerksamkeit zu schenken, was die (erfahrungsbedingte) Vermeidung durchbricht. Dies führt zu einer psychologischen Flexibilität oder exekutiven Kontrolle. Eine weit verbreitete Ansicht ist, dass Menschen mit Angst von ihren Emotionen überwältigt werden, weil sie diese nicht durch hilfreiche Gedanken neutralisieren können und sich der Verstand in einem hyperaktiven Zustand befindet.[29] Sorgen und Grübeleien sind bei Menschen mit Angstzuständen häufig vorhanden, was auf eine Dominanz des Nerven-Sinnes-Systems hinweist: übermäßiges und unproduktives Denken.[30] Laut Boskovic stören Sorgen und verbale Aktivitäten die emotionale Verarbeitung und verhindern eine adaptive Bewältigung bei Menschen mit Angst.[31] Anthroposophische Kunsttherapie geht die Angst nicht „bewusst" oder kognitiv an, da dies die Patient:innen in ihrem „Denkmodus" hält, was Sorgen und Grübeln ermöglicht. Daher ist die Verwendung von Kunstübungen mit spezifischen Qualitäten, wie oben beschrieben, indiziert: Qualitäten, die dazu beitragen, den Äther- und den Astralleib ins Gleichgewicht zu bringen, damit das Ich seine Arbeit tun kann. Die Behandlung zielt darauf ab, die Verkrampfung des Astralleibes aufzulösen und seine Hypertrophie zu verringern, indem der Ätherleib wieder in eine gesunde Dynamik eintritt. Kunst, Natur und Spiritualität stärken den Ätherleib, der im Wesentlichen die Quelle der Gesundheit und des Vertrauens ist. Darüber hinaus zielt die Behandlung darauf ab, das Ich und den Astralleib mehr in das Stoffwechsel-Gliedmaßen-System zu führen.

Hinweise für die therapeutische Orientierung finden sich in den sieben planetarischen Prozessen. Leen Mees (1902-1990) und die Kunsttherapeutin Eva Mees-Christeller (1925-2011) arbeiteten gemeinsam daran, das Wissen über die planetarischen Qualitäten der Seele in die Kunsttherapie zu übertragen (Tabelle 1).

	PLANET	METALL	ORGAN	ZEICHENTECHNIK
obersonnige Planeten	**Saturn**	Blei	Milz	Zeichnen aus der Beobachtung
	Jupiter	Zinn	Leber	Geometrisches Zeichnen
	Mars	Eisen	Galle	Holzkohlezeichnungen
	Sonne	Gold	Herz	Formenzeichnen
unter-sonnige Planeten	**Venus**	Kupfer	Nieren	Pastellzeichnungen
	Merkur	Quecksilber	Lungen	Dynamisches Zeichnen
	Mond	Silber	Fortpflanzungs-organe und Gehirn	Schraffur

Tabelle 1: Planeten, Metalle, Organe und zugehörige Zeichentechniken[32]

Eine Dominanz des Quecksilber-Prozesses mit der charakteristischen Unruhe erfordert beispielsweise eine „Abkühlung". In der Kunsttherapie lässt sich dies durch das genaue Zeichnen von Motiven, das Erlernen der Beobachtung und die Arbeit mit Schattierungen erreichen.[33] Geometrisches Zeichnen ist ebenfalls indiziert. Die Stärkung des Jupiter-Prozesses gleicht Merkur aus.

Klient:innen mit Angstzuständen zeigen auch das gegenteilige Bild: einen Mangel an innerer Beweglichkeit, Verschlossenheit in sich selbst, eine krankhafte Angst vor allem, was ihnen aus der Umgebung entgegenkommt.[34] In diesem Fall ist das dynamische Zeichnen angezeigt, um die Betroffenen wieder in Bewegung zu bringen.[35]

Eine Schwäche des Mars-Prozesses, wie sie bei Phobien wie der Agoraphobie vorkommt, erfordert eine Stärkung der Eisen-(Mars-)Prozesse. Nach Mees-Christeller lassen sich in der Kunsttherapie mit Hilfe von Holzkohle Aspekte von „eisernen Prozessen" wie Kraft, Wärme, Mut aktivieren[36], zum Beispiel mit Beobachtungsübungen, bei denen man alltägliche Gegenstände zeichnet, darunter Möbel, ein Zimmer, ein Haus, eine perspektivische Ansicht. Das systematische Zeichnen (mit Kohle) von Objekten aus verschiedenen Blickwinkeln, aus unterschiedlichen Entfernungen und mit variierendem Lichteinfall schafft ein Gefühl für den Raum, eine Erfahrung von Licht und Schatten und die Fähigkeit, sich beim Einnehmen verschiedener Blickwinkel fortzubewegen. Es entsteht eine Spannung und eine Begegnung zwischen Schatten und Licht. Dies erfordert vom Patienten Kraft und Mut, welche die dramatischen Interaktionen auf dem Papier anregen.

Kupfer, das der Venus zugeordnete Metall, hilft der Ich-Organisation, ihr Gleichgewicht zum Astralleib zu bekräftigen, wie Steiner darstellte.[37] In der Kunsttherapie lässt sich dieser Prozess durch die Verwendung von weichen Pastellkreiden verstärken, wobei man langsam wischend mit den Händen arbeitet und „Farbstimmungen" schafft.[38]

Schließlich vermag auch die Insuffizienz des Sonnenprozesses eine Rolle bei der Angst zu spielen. Formenzeichnen ist ein geeignetes Medium für die harmonisierende Tätigkeit des Rhythmischen Systems.[39]

3.2 Allgemeine Grundsätze und individuelles Vorgehen

Auf der Grundlage einer Analyse von 34 Frauen mit Angstzuständen, die an einer randomisiert-kontrollierten Studie teilnahmen[40], sei ein typischer kunsttherapeutischer Verlauf vorgestellt.

Allgemeine Grundsätze für das therapeutische Vorgehen:

- In der Umgebung für Sicherheit und Entspannung sorgen
- Aufmerksamkeit für körperliche Erfahrungen schaffen (z. B. Erleben und Wahrnehmen von Grenzen)
- Akzeptieren von (negativen) Emotionen und Erzeugen von Selbstmitgefühl
- Übung der Emotionsregulation und psychischen Flexibilität bei kognitiven Prozessen höherer Ordnung
- Soziale Regulation und Sinn im Leben üben

Nicht alle der oben genannten Punkte sind in jedem Fall zu berücksichtigen und auch die Reihenfolge darf variieren. Es ist wichtig, dass die Entscheidungen im therapeutischen Prozess auf den individuellen Menschen zugeschnitten sind.

Erregungsregulation: Sicherheit und Entspannung schaffen

Bei jeder Behandlung ist es wichtig, zunächst an der Sicherheit und Entspannung zu arbeiten, insbesondere bei Klient:innen, die unter Angstzuständen leiden. Bei Stress und Angst ist der Astralleib „verkrampft“, was zu übermäßiger Wachsamkeit und Besorgnis, einer zu subjektiven Wahrnehmung der Welt (z. B. Projektion der eigenen Ängste) führt. Angstgefühle überschatten andere Emotionen und der Betroffene greift auf Abwehrmechanismen wie Kampf, Flucht oder Erstarrung zurück. Die aktivierten „primitiven“ Gehirnregionen befinden sich in einem Alarmzustand, der es dem (Ich im) präfrontalen Kortex unmöglich macht, adäquat zu agieren. Die exekutiven Funktionen lassen sich nicht optimal nutzen, Selbstreflexion und Lernen sind nicht möglich. Bei Angst greift der Mensch auf das „Reptiliengehirn“ zurück, weshalb ein kognitiver Ansatz nicht sinnvoll ist. Die Arbeit an der Entwicklung von Gefühlen der Sicherheit und Entspannung (Erregungsregulation) ist daher wichtig, insbesondere bei der Behandlung von Ängsten. Ein niedrigeres Stressniveau macht den Menschen bereit für Wachstum und Entwicklung. Daher ist es wichtig, zunächst das autonome Nervensystem zu beruhigen.

Die künstlerischen Übungen führen zu einer höheren Herzfrequenzvariabilität im Ruhezustand, was auf mehr Entspannung hindeutet[41], und zur Aktivierung des Default-Mode-Netzwerks: ein Netzwerk von Bereichen im Gehirn, das im Ruhezustand mehr Aktivität zeigt als bei der Ausführung bestimmter kognitiver Aufgaben.[42] Die fokussierte Konzentration auf den eigenen Körper und die eigenen Empfindungen im Hier und Jetzt zeigen starke Ähnlichkeit mit achtsamkeitsbasierten Interventionen.[43] Achtsamkeitsbasierte Techniken (MBTs) erwiesen sich als vielversprechend für die Behandlung von Angst und Depression in klinischen Gruppen.[44]

Die Arbeit in Ruhe und Stille, mit einfachen ruhigen Kunstübungen, schafft ein sicheres therapeutisches Klima, in dem es dem Menschen möglich ist zu fühlen und sich bewusst zu werden, was sich ihm herausschaffend zeigen will. Die Arbeit mit Wärme, angenehmen Farben und „einhüllenden“ Gesten ist indiziert – zum Beispiel das Erzeugen einer Farbstimmung mit Nass-in-Nass-Malerei oder mit Pastellkreide, oder im Formenzeichnen fließende Bewegungen, Lemniskate und Wellenbewegungen, die auf Entspannung abzielen.

Aufmerksamkeit für körperliche Erfahrungen

Ein sicheres therapeutisches Umfeld bietet den geschützten Raum, in dem die Patient:innen lernen, mit dem gegenwärtigen Moment in Kontakt zu treten und sich selbst zu beobachten, indem sie sich ihrer körperlichen Empfindungen bewusst sind, was ein wichtiger Aspekt der Erregungsregulation ist. Dabei geht es um den Prozess des Erlebens und bewussten Beobachtens von Reizen des eigenen Körpers – wie etwa eine erhöhte Herzfrequenz oder übermäßiges Schwitzen. Dadurch lernt der Klient, Signale zu erkennen, zu reflektieren und adäquat zu interpretieren.

Einige Angstpatient:innen weisen Merkmale einer „hysterischen Konstitution“ auf: ein Übermaß an ätherischen Kräften, die den Astralleib an die Peripherie drängen und Abgrenzungsprobleme verursachen. Deshalb ist es wichtig, an der Erfahrung und Wahrnehmung von Grenzen zu arbeiten. Neben dem Plastizieren mit Ton – z. B. einer Kugelform oder eines Lemniskatenreliefs – ist der Aufbau eines Bildes mit transparenten Schichten aus weicher Pastellkreide indiziert, um den Tastsinn zu schärfen.

Wie aus dieser Beschreibung hervorgeht, konzentrieren sich die ersten Phasen der Therapie auf die unteren Sinne: den Tast- und den Lebenssinn. Um den Tastsinn zu stimulieren, lassen sich mit Pastellkreide Farbstimmungen erzeugen, vorzugsweise mit einer „umhüllenden“ Geste. Zur Stimulierung des Lebenssinns eignet sich das Formenzeichnen mit „schwingenden Bewegungen“.

Diese Technik soll das Ein- und Ausatmen fördern und dafür sorgen, dass sich der Ätherleib auf warme und rhythmische Weise mit der physischen Organisation verbindet.

Das Ich ist der wache Führer der initiierten Bewegungen. Auch künstlerische Übungen, welche die Ausatmung anregen – wie die Nass-in-Nass-Malerei – und die Verwendung von Farben, die eine tiefere Atmung fördern – z. B. blaue Farben[45] und bestimmte Grün- oder Violetttöne – sind indiziert. Weiche Pastellkreiden sind ebenfalls verwendbar, um ein entspanntes Ausatmen zu fördern, indem man mit den Händen langsam wischend arbeitet und so „Farbstimmungen" erzeugt.[46] Stimulierung der Ausatmung entspannt und ermöglicht es dem parasympathischen Nervensystem, sich zu erholen.[47] Dies lässt sich wie folgt erklären: Die beiden Zweige des autonomen Nervensystems sind eng mit unserer Atmung verbunden. Wenn wir einatmen, wird das sympathische Nervensystem stimuliert, so dass wir aktiv werden können. Ausatmung stimuliert das parasympathische Nervensystem, so dass wir uns entspannen und erholen. Alle Übungen, welche die Ausatmung fördern, helfen dem Patienten sich zu entspannen. Nach anthroposophischer Auffassung lässt sich der mittlere Bereich durch diese Übungen harmonisieren.

Geeignet sind auch künstlerische Übungen, bei denen der „Rhythmus" eine Rolle spielt, wie z. B. Formenzeichnen. Der „atmende Pinselstrich", wie er bei der Nass-in-Nass-Technik Anwendung findet, ist ebenfalls wichtig. Indem man den Pinselstrich ruhig und rhythmisch führt, arbeitet man unbewusst an einem natürlichen Gleichgewicht von Ein- und Ausatmung, was entspannend wirkt. Das Ausatmen stimuliert das parasympathische Nervensystem, das die Herzfrequenz (HF) senkt. Bei gesunden Menschen verursacht das Ein- und Ausatmen regelmäßige, rhythmische Schwankungen der Herzfrequenz: die Herzfrequenzvariabilität (HFV), die ein Indikator für das Funktionieren des autonomen Nervensystems ist.[48] Bei Stress steigt die HF an und die HFV sinkt aufgrund einer stärkeren Aktivierung des Sympathikus und einer geringeren Stimulierung des Parasympathikus. Eine hohe HFV, die eine größere zeitliche Variation zwischen den Herzschlägen ausdrückt, gilt als Indikator für ein gut funktionierendes autonomes Nervensystem, das auf unterschiedliche Anforderungen in verschiedenen Situationen reagieren kann.[49] Die HFV in Ruhe (Ruhe-HFV) spiegelt die Fähigkeit zur Selbstregulation wider. Das Vorliegen einer Angststörung korreliert signifikant mit einer niedrigeren HFV.[50] Eine hohe HFV ist ein Zeichen für allgemeines Wohlbefinden und eine wirksame Regulation unserer Erregung.[51] Das Zeichnen mit Kohle (Hell-Dunkel-Übungen) soll in die körperlichen Erfahrungen hineinwirken und ein Gefühl von Wärme vermitteln. Das aktiviert den unteren Pol. Es erfordert Arbeit und Handeln, um tiefe Schwärze zu schaffen. Es braucht auch Mut, aus tiefer Schwärze Graustufen zu schaffen und in der Zeichnung wieder Licht zu erzeugen: *„In der Harmonisierung von Licht und Dunkelheit werden Ängste überwunden."*[52] Nach Mees-Christeller baut das Zeichnen mit Kohle Ängste ab, stellt Mut dar, erhöht die innere Wärme und inkarniert.[53] Die plastische Raumwirkung des Schwarz-Weiß gibt Orientierung und Vertrauen.

Anregen von Selbstmitgefühl

Ein wichtiger Grundsatz bei der AKT-Behandlung von Ängsten ist die Förderung des Selbstmitgefühls: die Entwicklung einer akzeptierenden und fürsorglichen Haltung gegenüber sich selbst, angesichts von Misserfolgen und individuellen Unzulänglichkeiten, kurz gesagt: eine mildere Beurteilung seiner selbst.

Das Selbstmitgefühl verbessert die Emotionsregulation und wirkt sich positiv auf die psychische Gesundheit und das Wohlbefinden aus.[54] Es ist daher ein relevantes Behandlungsziel für Menschen mit Angstzuständen.[55] AKT fördert das Selbstmitgefühl durch künstlerische Übungen, welche die Erfahrung der Schönheit und Klarheit eines höheren Ordnungsprinzips ermöglichen. Dies ruft Staunen und Ehrfurcht hervor. Nach Büssing tragen Erfahrungen des Staunens aufgrund von Gefühlen der Verbundenheit, des prosozialen Verhaltens und der Achtsamkeit zu Wohlbefinden und Sinn im Leben bei.[56]

Neben diesen spezifischen Übungen, die indirekt oder eher unbewusst zum Selbstmitgefühl beitragen, lässt es sich auch bewusster angehen, nämlich durch die Reflexion von Erfahrungen während der künstlerischen Arbeit: Wie geht man mit Rückschlägen um, wenn etwas nicht ganz so wird, wie man es sich wünscht? Wie spricht man mit sich selbst, ist man kritisch oder ungeduldig, oder gelingt es, geduldig und sanft zu sich selbst zu sein? Die Therapeut:innen achten darauf. Selbstmitgefühl lässt sich auch durch die Haltung des Therapeuten gegenüber dem Klienten anregen, der ihm das Gefühl gibt, „gesehen" und akzeptiert zu werden. Die Verbindung und Abstimmung zwischen Therapeut:in und Klient:in trägt zur Regulierung des autonomen Nervensystems bei, indem sich der ventrale Vaguskomplex aktiviert. Die polyvagale Theorie bezeichnet dies als die transformative Erfahrung von Sicherheit.[57]

Emotionsregulation und kognitive Prozesse höherer Ordnung

Die Entwicklung von Strategien zur Emotionsregulation ist ebenfalls ein wichtiger Aspekt, da Menschen mit Angstzuständen im Allgemeinen dazu neigen, Gefühle intensiver zu erleben und Schwierigkeiten haben, sie zu regulieren.[58]

Für eine gute Emotionsregulation ist es wichtig, sich seiner Gefühle bewusst zu sein und ihnen einen Sinn zu geben. Für manche Menschen stellt dies eine Herausforderung dar, vor allem, wenn sie die Emotionen intensiv und überwältigend erleben. Die Arbeit an der Klarheit der Emotionen kann ein Zwischenschritt in der Therapie sein, etwa durch Zeichnen von Beobachtungen, z. B. von Objekten oder Motiven aus der Natur oder von einem Bild. Dies erfordert Konzentration und Genauigkeit und will den Klient:innen ermöglichen, sich mit der Realität zu verbinden.[59]

Die Emotionsregulation lässt sich durch die Erfahrungen bei spezifischen therapeutischen Übungen anregen. Lernen sich einzuschränken, bei sich zu bleiben, sich zurückzuhalten (Impulskontrolle) ist wichtig in der Angstbehandlung. Spezifische anwendbare Techniken sind Zeichen- oder Malübungen, bei denen man Formen „vertieft", oder das Zeichnen bzw. Malen von der Atmosphäre (Farbstimmung) hin zur Struktur. Bei diesen Übungen ist der Astralleib zurückzuhalten, damit das Ich die Kontrolle übernehmen kann. Eine weitere Stärkung des Ichs erreicht man durch die Arbeit an vertikalen Zeichnungen und Kompositionen, wie z. B. einem Baum. Ein anderer wichtiger Aspekt der AKT ist die Entwicklung von Akzeptanz gegenüber (negativen) Emotionen, die, wie bereits erwähnt, eng mit dem Selbstmitgefühl verbunden ist.

Wenn man die Emotionsregulation in der Kunsttherapie bewusster angeht, weist sie Ähnlichkeiten mit Techniken der Akzeptanz- und Commitment-Therapie (ACT) auf.[60] Die ACT ist als evidenzbasierte Behandlung bei Psychosen, Depressionen, Zwangsstörungen, Ängsten und chronischen Schmerzen anerkannt und in ihrer Wirksamkeit mit der klassischen kognitiven Verhaltenstherapie vergleichbar.[61] Die Forschung zeigt, dass ACT-Techniken eine effektive Behandlungsalternative zur kognitiven Verhaltenstherapie bei Angststörungen darstellen.[62] In der ACT lernen die Patient:innen, unerwünschte Gedanken und Gefühle zu akzeptieren und mit ihnen umzugehen. Die ACT basiert auf dem Konzept der „psychologischen Flexibilität"[63], verfolgt einen transdiagnostischen Ansatz[64] und stützt sich auf die Bezugsrahmentheorie (BRT).[65] In der BRT spielt der Perspektivwechsel eine wichtige Rolle, um die Veränderung der Beziehungsreaktionen zu unterstützen.

Die AKT wendet dieses theoretische Prinzip auf das Schaffen und Reflektieren des Kunstwerks an, wobei das Erlernen der Perspektive eines anderen Menschen (zweite oder dritte anstelle der ersten Person) eine Rolle spielt. Dies ist ein bewussterer Prozess im Vergleich zu den zuvor beschriebenen Grundsätzen der therapeutischen Ansätze bei Angstzuständen. Durch Übungen, die dazu auffordern, verschiedene Perspektiven einzunehmen und/oder sich zu distanzieren, lassen sich kognitive Prozesse höherer Ordnung, wie z. B. exekutive Funktionen, anregen. Beispiele sind das Zeichnen aus der Beobachtung, z. B. von Objekten aus verschiedenen Perspektiven, oder das Zeichnen in der Perspektive, das ein Raumgefühl vermittelt und bei dem der Klient Positionen in verschiedenen Blickwinkeln einnehmen muss.[66]

Das Praktizieren spezifischer, strukturierter Kunstübungen, wie z. B. beobachtendes oder geometrisches Zeichnen, spricht verschiedene exekutive Funktionen an wie z. B. Hemmung, anhaltende Aufmerksamkeit und Arbeitsgedächtnis.[67] Geometrisches Zeichnen verlangt nach Klarheit und Konzentration und ermöglicht es dem Klienten, die Schönheit der „Naturgesetze" zu erfahren.[68]

Die Übungen bieten auch Gelegenheit, die Arbeit (metakognitiv) zu reflektieren und zu untersuchen, welche Werte und Ziele wichtig sind. Da der Schöpfer seine Gedanken und Emotionen außerhalb seiner selbst verortet (metakognitiv), gewinnt er durch Reflexion ein besseres Verständnis der Faktoren, die zu (Angst-)Gedanken und (Angst-)Gefühlen beitragen. Dies fördert die psychologische Flexibilität (oder exekutive Kontrolle) und die Selbstregulation bei (Angst-)Beschwerden.[69]

Aus anthroposophischer Sicht ist dies als Stärkung der Aufmerksamkeit und der Fähigkeit des sinnesfreien Denkens, der Erforschung der eigenen Wahrnehmungen und der Arbeit an der Klarheit („Lichtkraft") zu sehen. Die phänomenologische Beobachtung eignet sich auch zur Stärkung des Ichs und der Klarheit des Denkens: das Üben der genauen Betrachtung, z. B. einer Blume, einer Pflanze, eines Baumes, einer Muschel usw. oder eines Kunstwerks (Kunstkarte), wobei man sich mit der Beurteilung zurückhält.

Soziale Regulation und Sinn im Leben

Auch die soziale Regulation spielt bei Angst eine Rolle. Sie kann als (un)bewusster kognitiver Prozess gelten, der am Verständnis sozialer Situationen beteiligt ist (z. B. Theorie der gemeinsamen Intentionalität und Theory of Mind).[70] Sie bildet eine wichtige Grundlage für ein angemessenes soziales Verhalten. Probleme bei der Regulation sozialer Kognitionen sind bei verschiedenen psychiatrischen Leiden wie Angststörungen zu beobachten.[71] Engagiertes Handeln bedeutet, in der Lage zu sein, von Augenblick zu Augenblick im Einklang mit den selbst gewählten Werten zu handeln.

Durch die metakognitive Reflexion der kunsttherapeutischen Übungen unter Anleitung und mit Unterstützung des Therapeuten lernt man, die eigenen Reaktionen auf soziale Situationen besser zu verstehen und sie entsprechend den eigenen Werten zu bewältigen.[72] Der Schwerpunkt liegt auf der Stimulierung der Stärken und Erfolgserlebnisse des Klienten, so dass er an (sozialen) Fähigkeiten und Einsichten wächst, die ihn ermutigen, täglich besser für sich selbst zu sorgen, d. h. mehr erlebte Autonomie, Kompetenz und Verbundenheit (Selbstbestimmungstheorie).[73]

Neben diesem bewussten, eher kognitiven Ansatz arbeitet die AKT auch auf einer mehr unbewussten und spirituellen Ebene, indem sie die eigene Steuerung der Seelenglieder mit Hilfe von Kunstübungen stärkt und reguliert, die Erfahrungen von Ehrfurcht und Staunen stimulieren, da dies zu Gefühlen von Verbundenheit, prosozialem Verhalten und achtsamer Aufmerksamkeit beiträgt.[74]

Auf der Grundlage klinischer Erfahrungen stellen Kunsttherapeut:innen fest, dass ihre Therapie aufgrund des nonverbalen Charakters für Menschen mit Angst indiziert sein kann, insbesondere wenn diese Schwierigkeiten mit der kognitiven (Neu-)Benennung ihrer Gefühle zu tun haben oder das Gegenteil der Fall ist, wenn Menschen sich sehr auf diese konzentrieren und Rationalisierung als psychologischen Bewältigungsmechanismus nutzen, um mit ihrer Angst umzugehen.[75]

Darüber hinaus gilt der nonverbale Ansatz als geeignet für Personen mit starken Ängsten, da das Sprechen über diese und Traumata erneut Angst und damit verbundene körperliche Reaktionen auslösen kann.[76] Das Fertigen von Kunstwerken schafft einen „Abstand zur Angst". Sich während des künstlerischen Schaffens von der Emotion zu „distanzieren", soll die kognitive Regulation von Gefühlen verbessern.[77] Der vermutete Mechanismus besteht darin, dass man während des Entstehungsprozesses eines Kunstwerks das Gefühl schafft, „die Kontrolle zu haben", was dazu beiträgt, die überwältigende Erfahrung der Angst auszugleichen.[78] Einige Studien wiesen auf eine mögliche stressregulierende Wirkung der Kunsttherapie hin, indem sie einen „fließenden" Gemütszustand anregt, der mit Entspannung in Verbindung steht.[79] Dies deutet darauf hin, dass selbstregulierende Prozesse bei der Reduzierung von Angstsymptomen durch Kunsttherapie eine Rolle spielen.

Empirische Studien zur Anthroposophischen Kunsttherapie erfolgten bisher nur in begrenztem Umfang. Es gibt eine Kohortenstudie zu Angststörungen, die anthroposophische Therapien evaluierte.[80] Es war ein langfristiger Rückgang der Angstsymptome und eine Verbesserung der Lebensqualität zu beobachten. Bar-Sela et al. untersuchten die Wirksamkeit der anthroposophischen Kunsttherapie auf Depression, Angst und Müdigkeit bei onkologischen Patienten und stellten eine Verbesserung der depressiven Symptome und der Müdigkeit fest, während die Angstwerte bereits zu Beginn der Behandlung im Normalbereich lagen.[81]

Eine niederländische randomisiert-kontrollierte Studie, welche die Wirkung von Kunsttherapie auf Angstsymptome untersuchte, zeigte, dass eine dreimonatige Therapie zu einer signifikanten Verringerung der Schwere der Symptome im Vergleich zu Menschen auf der Warteliste und zu einer signifikanten Verbesserung der wahrgenommenen Lebensqualität führte.[82] 59 Frauen mit mittelschweren bis schweren Angstsymptomen, welche die diagnostischen Kriterien für eine generalisierte, eine soziale Angststörung und/oder eine Panikstörung erfüllten, wurden nach dem Zufallsprinzip einer dreimonatigen AKT (10–12 Sitzungen) oder einer Warteliste zugewiesen. Vor und nach den Maßnahmen erfassten Fragebögen den Schweregrad der Angstsymptome, die Lebensqualität und die Emotionsregulation (Selbsteinschätzung). Die Studie belegte die Wirksamkeit der AKT im Vergleich zur Warteliste und zeigte eine Verringerung der erlebten Angst, eine Steigerung der subjektiven Lebensqualität (beides mit großen Effekten) und eine Stärkung von Emotionsregulationsstrategien (mittlerer Effekt). Die Behandlungswirkungen blieben drei Monate bestehen und traten auch in der zweiten Behandlungsgruppe (nach der Warteliste) auf. Die Regressionsanalyse zeigte, dass eine verbesserte Akzeptanz von Emotionen und ein stärkeres zielorientiertes Handeln Aspekte der Emotionsregulation sind, die mit einer Verringerung der Angstsymptome einhergehen.

Zudem erfasste die Studie die Stressreaktion und -erholung sowie die exekutiven Funktionen. Die Ergebnisse zeigten, dass die AKT zu einer deutlich höheren HFV in Ruhe führte, was sich als niedrigeres Gesamtniveau der Erregung interpretieren lässt, aber nicht zu signifikanten Verbesserungen der Stressreaktion oder -erholung. Die Behandlungsgruppe verzeichnete signifikante Verbesserungen in der täglichen Verhaltensexekutivfunktion in den Bereichen Emotionskontrolle, Arbeitsgedächtnis, Planung/Organisation und Aufgabenbewertung. Verbesserungen bei der selbstberichteten Emotionskontrolle, der Planung/Organisation und der Aufgabenbewertung sind mit einer Angstreduktion verbunden. Diese Studie war eine erste Untersuchung der möglichen Wirkmechanismen der AKT bei Erwachsenen mit Angstzuständen. Die Ergebnisse – Verbesserungen in der Emotionsregulation, in der Ruhe-HFV und in der täglichen Verhaltensexekutivfunktion – deuten darauf hin, dass die Kunsttherapie die Regulationsprozesse stärkt und dies eine Rolle bei der Verringerung der Angstsymptome spielt.

Die Studienergebnisse sind ein vorläufiger Beleg für die Wirksamkeit der Kunsttherapie bei der Behandlung von Angstzuständen. Die AKT hat große Auswirkungen auf die Verringerung von Angstsymptomen bei Frauen. Die Therapie verbessert auch die Lebensqualität und verschiedene Aspekte der Selbstregulierung: 10–12 Sitzungen führten zu einer höheren Ruhe-HFV, Emotionsregulationsstrategien und Stärkung der selbstberichteten täglichen Exekutivfunktion. Verbesserungen in der täglichen Exekutivfunktion – Bereiche Emotionskontrolle, Planung/Organisation und Aufgabenbewertung – trugen am meisten zur Verringerung der Angst bei, gefolgt von Stärkung in der Emotionsregulation – Akzeptanz von Emotionen und zielorientiertes Handeln. Diese Ergebnisse unterstützen die Indikation für Kunsttherapie bei der Behandlung von Angstzuständen.

Fallbericht

Folgender Fallbericht stellt eine 54-jährige Frau vor, die seit ihrer Kindheit unter Angstzuständen litt und bei der eine Panikstörung mit Symptomen von Klaustrophobie und Hypochondrie diagnostiziert worden war. Der vollständige Fallbericht (gemäß der CARE-AKT-Leitlinie verfasst) ist als Open-Access-Publikation online verfügbar.[83] Er wird hier in Teilen wiedergegeben.

Die Anamnese der Klientin enthielt eine belastende Phase im Alter von fünf oder sechs Jahren, als ihre älteren Geschwister sie mehrmals absichtlich in einem Schrank einsperrten. Die ersten Angstsymptome traten in den frühen Zwanzigern auf, als sie in einem Zug eine Panikattacke erlitt. In der Folge entwickelte sie Angst davor, in Zügen eingeschlossen zu sein. Diese Angst weitete sich aus auf die Angst vor dem Autofahren, vor Fahrstühlen und davor, die Orientierung zu verlieren, wenn sie allein unterwegs ist. In den letzten 15 Jahren entwickelte sie Angst davor, krank zu werden und sich nicht um ihre Kinder kümmern zu können.

Auf der Grundlage der ersten drei diagnostischen Sitzungen legte die Therapeutin die folgenden Behandlungsziele fest: 1. Verbesserung der (inneren) Entspannung; 2. Aufhebung des Kontrollmodus und der kognitiven Schemata der Übererregung; 3. Stärkung der objektiven Beobachtung der Außenwelt; und 4. Verbesserung der (positiven) Interaktion mit der Außenwelt.

Dabei pflegte die Therapeutin eine ermutigende und unterstützende Haltung und eine stille Präsenz während der Sitzungen, um der Klientin das Experimentieren, Üben und Erleben zu ermöglichen. Sie ging davon aus, dass die Klientin Freude an relativ einfachen und klar umrissenen künstlerischen Arbeiten mit Ton haben würde. Diese Herangehensweise wählte sie zu Beginn des Prozesses, um eine innere Entspannung (Behandlungsziel 1) und ein wertschätzendes Gefühl gegenüber AKT und der Therapeutin zu ermöglichen.

Anschließend bestand der Plan, die Behandlungsziele 2 und 3 mit präzisen, leicht herausfordernden Zeichnungen mit Holzkohle anzugehen. Dieses Material ist nicht für Detailarbeit geeignet und kann dadurch die mentale Kontrolle dämpfen. Holzkohle ermöglicht die Erkundung der Welt der Grautöne, was das innere Erleben (den Eindruck) von hellen

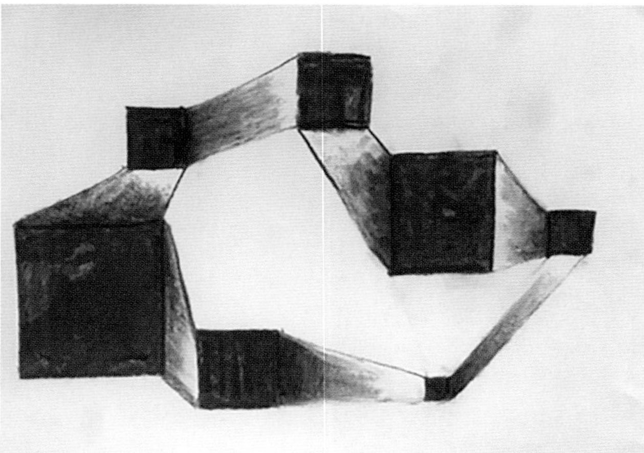

Abb. 1: Kohlezeichnung von miteinander verbundenen Quadraten

Abb. 2: Übung mit Kohle

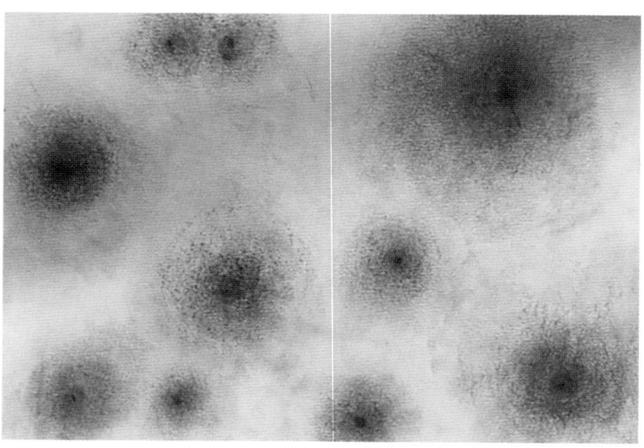

Abb. 3: Übung mit Kohle

und dunklen Nuancen im Gegensatz zu den weniger nuancierten mentalen Urteilen, die ängstliche Menschen im Allgemeinen fällen, anregt.

Der Schwerpunkt lag auf dem Abdunkeln der Quadrate und dem allmählichen Aufhellen der Verbindungen zwischen benachbarten Quadraten (Abb. 1).

Die Betonung lag auf dem fließenden Übergang der Dunkelheit von der konvexen Unter- zur Oberseite (Abb. 2).

Schwarze Punkte wurden willkürlich auf einem Blatt Papier platziert und zum Rand hin verblasst (Abb. 3).

Nach sechs Sitzungen bemerkte die Therapeutin, dass die Klientin während der Übungen ruhiger und entspannter wirkte, und beschloss, die Zeit mit den angstbesetzten Ereignissen (im Alter von fünf bis sechs Jahren) anzugehen, allerdings ohne die Absicht, das Geschehene verbal zu besprechen. Die Therapeutin bat die Klientin, zur nächsten Sitzung ein Foto von sich im Alter von fünf bis sechs Jahren mitzubringen. Sie forderte die Klientin auf, das Foto ohne explizite Konzentration auf die Gefühle und Erlebnisse mit Kohle zu kopieren (und zu vergrößern), indem sie das gesamte Zeichenpapier abdunkelte und anschließend die Kohle in Übereinstimmung mit den hellen Flekken und Flächen auf dem Foto mit einem Radiergummi ausradierte. Die künstlerische Arbeit ermöglicht es, sich von Erinnerungen und Emotionen zu distanzieren, da man sich in diesem Fall auf die Beobachtung von helleren und dunkleren Bereichen im Bild konzentriert und versucht, diese so genau wie möglich zu kopieren. In diesem Prozess gelang es ihr, frühere Erfahrungen zu verarbeiten und eine neue Verbindung zur Kindheit zu gewinnen, empathischer, milder und verständnisvoller.

In der letzten Phase strebte die Therapeutin an, die Rückkehr zu einem farbenfrohen Alltag anzubahnen und positive Gefühle gegenüber der Außenwelt zu verstärken (Behandlungsziel 4). Zu diesem Zweck sollten weiche Pastellkreiden Verwendung finden, da sie sowohl das Erleben von Farbe als auch des Tastsinns ermöglichen, weil sich die Pastellkreide mit den Fingerspitzen wegwischen lässt. Den Abschluss der Therapie bildeten Höhlen- und Landschaftsserien, die darauf abzielten, sich von einem sicheren Ort aus von innen nach außen zu bewegen.

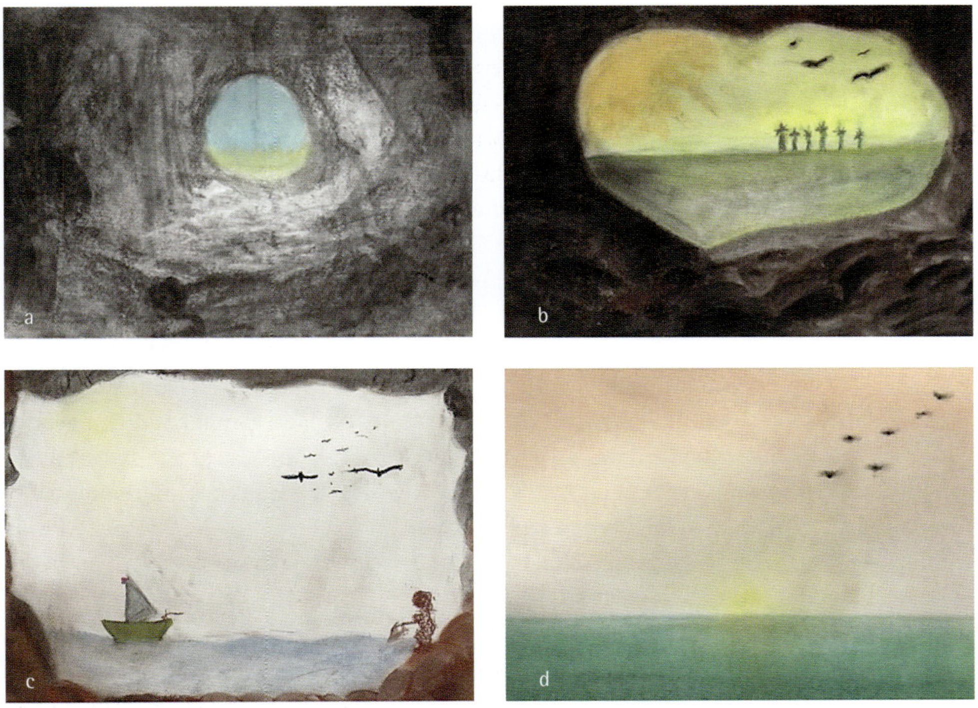

Abb. 4 a-d: Zeichnungen einer Höhle/Außenwelt mit Kohle und weichen Pastellkreiden. Die Höhle gestaltete die Klientin in allen Zeichnungen nach den eigenen Vorstellungen. Bild b zeigt Bäume am Horizont und Vögel am Himmel, auf Bild c zeichnete sie eine Fischersfrau auf der rechten Seite und auf Bild d ist ein Sonnenuntergang im Meer zu sehen.

Nach der AKT war eine Verringerung der Angstsymptome sowie eine deutliche Verbesserung der Emotionsregulationsfähigkeiten festzustellen. Die Klientin gab an, dass die Therapie zu mehr Akzeptanz und Toleranz ihrer Ängste und zu einer nachsichtigeren Haltung gegenüber sich selbst geführt habe, was eine Verringerung der Symptome bewirkte, auch nach einem Jahr Follow-up. Die Beschreibung des Interventionsprozesses deutet darauf hin, dass in diesem speziellen AKT-Fall verschiedene künstlerische Aufgaben Aspekte der Emotionsregulation implizit ansprachen.

Klientenerfahrungen

In einer qualitativen Studie erfolgten Tiefeninterviews mit 33 Teilnehmer:innen, um einen Einblick in die Art und Weise zu erhalten, wie die Klienten diese Behandlung erleben und bewerten.[84] Alle gaben eine oder mehrere positive gesundheitliche Veränderungen an, die sie neben der Verringerung von Ängsten auf die AKT zurückführten. Die identifizierten Veränderungen (mit einigen Beispielen) waren:

- *Psychische Gesundheit*: z. B. Verringerung der Angst, verbesserte Stimmung, Minderung von Depressions- oder Traumasymptomen, geringere Verwendung von Psychopharmaka
- *Körperliches Wohlbefinden*: z. B. weniger Kopf- oder Magenschmerzen sowie eine verbesserte Verdauung, Erhöhung der Schlafqualität, Steigerung der Vitalität
- *Regulationsprozesse*: erhöhte Stress-, emotionale, kognitive und soziale Regulation
- *Geist-Körper-Erfahrungen*: z. B. positive Körperempfindungen, die sich von rein körperlichen Symptomen unterscheiden und einen geistigen Aspekt haben, wie z. B. die Erfahrung, „weniger mit der Umgebung zu verschmelzen und körperliche Grenzen

besser zu spüren", „sich besser im eigenen Körper zu fühlen", „sich geerdeter zu fühlen" und mehr Bewusstsein für Körpersignale

- *Selbstwertgefühl*: z.B. positiv veränderte Überzeugungen in Bezug auf die eigenen Fähigkeiten, den persönlichen Wert und die eigene Identität, sanfter werden und eine positivere Einstellung zu sich selbst entwickeln, mehr Vertrauen in die eigenen Fähigkeiten und ein gesteigertes Selbstwertgefühl
- *Resilienz*: z.B. verbesserte psychische Belastbarkeit, leichterer Umgang mit Rückschlägen, Wohlbefinden und Stärkung, gestärktes Selbstvertrauen im Allgemeinen, wiedergewonnenes Vertrauen in die Zukunft

Die erlebten Unterschiede zu früheren Therapien gegen Angst und AKT bestanden darin, dass die Patienten verbale Techniken als protokollbasiert, ermüdend und kognitiv erlebten, während sie AKT als individuell orientiert, aufbauend und auf das Erleben ausgerichtet erfuhren. AKT erschien als ein Beitrag zum Erlernen der Angstbewältigung. Der nonverbale Aspekt der Therapie trug auch zu positiven Körpererfahrungen bei, wie z.B. dem Erlebnis, weniger mit der Umgebung zu verschmelzen und körperliche Grenzen besser zu spüren, sowie zu einem achtsameren Bewusstsein.

Literatur

1 Rosen, J. B., Schulkin, J.: From normal fear to pathological anxiety. Psychological Review 1998; 105 (2). S. 325-350.

2 Siehe z.B. Davidson, R., McEwen, B.: Social influences on neuroplasticity: stress and interventions to promote wellbeing. Nature Neuroscience 2012; 15 (5). S. 689-695.

3 Cole, S. W., Hawkley, L. C., Arevalo, J. M. et al.: Social regulation of gene expression in human leukocytes. Genome Biology 2007: 8 (9). doi: 10.1186/gb-2007-8-9-r189.

4 Epel, E., Blackburn, E., Lin, J. et al.: Shortening in Response to Life Stress. Proceedings of the National Academy of Sciences 2004; 101 (49). S. 17312-17315.

5 Capel, P.: Het Emotionele DNA. Gevoelens bestaan niet, zij ontstaan. The emotional DNA. Feelings don't exist, they emerge. K.pl Education Utrecht 2017.

6 American Psychiatric Association: Diagnostic and Statistical Manual of Mental Disorders. American Psychiatric Publishing Arlington 2013. S. 189.

7 Sylvers, P., Lilienfeld, S. O., LaPrairie, J. L.: Differences between trait fear and trait anxiety: Implications for psychopathology. Clinical Psychology Review 2011; 31 (1). S. 122-137.

8 Clark, L. A., Watson, D.: Tripartite model of anxiety and depression: psychometric evidence and taxonomic implications. Journal of Abnormal Psychology 1991; 100 (3). S. 316-336.

9 Watson, D., Clark, L. A.: Negative affectivity: The disposition to experience negative aversive emotional states. Psychological Bulletin 1984; 96 (3). S. 465–490. Jeronimus, B. F., Riese, H., Sanderman, R., Ormel, J.: Mutual Reinforcement Between Neuroticism and Life Experiences: A Five-Wave, 16-Year Study to Test Reciprocal Causation. Journal of Personality and Social Psychology 2014; 7 (4). S. 751–764.

10 American Psychiatric Association: Diagnostic and Statistical Manual of Mental Disorders. American Psychiatric Publishing Arlington 2013. S. 189.

11 Hassink-Franke, L., Terluin, B., van Heest, F. et al.: NHG-Standaard Angst (tweede herziening). Huisarts Wet 2012; 55 (2). S. 68-77.

12 Anxiety and Depression Association of America: About AADA. Facts and Statistics. Retrieved September 16, 2018. https://adaa.org/about-adaa/press-room/facts-statistics (Abruf Mai 2023).

13 Steiner, R.: Grenzerlebnisse der Seele: Schreck, Scham, Zweifel und schreckvollste Verwirrung. Eingeleitet und kommentiert von Harald Haas. Rudolf Steiner Verlag Dornach 2016.

14 Lievegoed, B.: Der Mensch an der Schwelle. Biografische Krisen und Entwicklungsmöglichkeiten. Verlag Freies Geistesleben Stuttgart 2012.

15 Bott, V.: Antroposofische Geneeskunde 2. Medicamenteuze therapie, de werking van metalen. Uitgeverij Vrij Geestesleven Zeist 1986.

16 Ebd.

17 Queißer, R.: Die Entwicklung der anthroposophischen, bildenden Kunsttherapie in der Welt. https://www.icaat-medsektion.net/fileadmin/user_upload/pdf/Die_Entwicklung_der_Bildenden_AKT_weltweit_-Dokumentation_04.2017.pdf (Abruf Mai 2023).

18 Körber, E.: The development of anthroposophic art therapy with particular reference to the visual arts. Artspace 2020; 5. S. 37-46.

19 Siehe z. B. Uitgeest, W.: De binnenkant van blauw. Onderzoek naar de dynamiek van blauw en de toepassing hiervan in de kunstzinnige therapie. Hogeschool Leiden / Uitgeverij Christofoor Zeist 2010.

20 Uitgeest, W.: De binnenkant van blauw. Onderzoek naar de dynamiek van blauw en de toepassing hiervan in de kunstzinnige therapie. Hogeschool Leiden / Uitgeverij Christofoor Zeist 2010. Abbing, A., Baars, E. W., de Sonneville, L. et al.: The effectiveness of art therapy for anxiety in adult women: A randomized controlled trial. Frontiers in Psychology 2019; 10 (5). S. 1–14. Abbing, A., de Sonneville, L., Baars E. et al.: Anxiety reduction through art therapy in women. Exploring stress regulation and executive functioning as underlying neurocognitive mechanisms. PLOS ONE 2019; 14 (12). e0225200. Abbing, A., Baars, E. W., van Haastrecht, O. et al.: Acceptance of Anxiety through Art Therapy: A Case Report Exploring How Anthroposophic Art Therapy Addresses Emotion Regulation and Executive Functioning. Case Reports in Psychiatry 2019. Article ID 4875381. Abbing, A.: Art therapy and anxiety. PhD thesis University of Leiden, the Netherlands 2020. Abbing, A., Baars, E., Ponstein, A.: Becoming resilient: a qualitative study on client experiences with art therapy for anxiety. (in preparation).

21 Damen, O.: Antroposofische muziektherapie. In: Baars, E., van der Bie, G. H. (Hrsg.): Praktijkonderzoek in de antroposofische gezondheidszorg. Hogeschool Leiden 2008, S. 59-74. Damen, O., van der Bie, G. H., Bos, A.: De gezondheidsbevorderende kracht van muziek. Een bijdrage uit de antroposofische muziektherapie. Hogeschool Leiden 2014. Mees-Christeller, E.: Kunstzinnige Therapieën in de praktijk. Uitgeverij Zevenster 2002. Uitgeest, W.: Bang voor rood, geel en... blauw? Goethe, Merleau-Ponty en fenomenologisch kleuronderzoek. PhD Thesis, Vrije Universiteit Amsterdam 2016.

22 Damen, O., van der Bie, G. H., Bos, A.: De gezondheidsbevorderende kracht van muziek. Een bijdrage uit de antroposofische muziektherapie. Hogeschool Leiden 2014. Uitgeest, W.: Bang voor rood, geel en... blauw? Goethe, Merleau-Ponty en fenomenologisch kleuronderzoek. PhD Thesis, Vrije Universiteit Amsterdam 2016. Treichler, M.: Mensch – Kunst – Therapie. Anthropologische, medizinische und therapeutische Grundlagen der Kunsttherapien. Urachhaus Stuttgart 1996.

23 Abbing, A.: Art therapy and anxiety. PhD thesis University of Leiden (Netherlands) 2020. Abbing, A., Baars, E., Ponstein, A. (in prepparation). Becoming resilient: a qualitative study on client experiences with art therapy for anxiety (in preparation). Treichler, M.: Mensch – Kunst – Therapie; Anthropologische, medizinische und therapeutische Grundlagen der Kunsttherapien. Urachhaus Stuttgart 1996.

24 Siehe z.B. Treichler, M.: Mensch – Kunst – Therapie; Anthropologische, medizinische und therapeutische Grundlagen der Kunsttherapien. Urachhaus Stuttgart 1996. Avelingh, M.: Schilderen, tekenen en boetseren als kunstzinnige therapie. Christofoor Zeist 1997. Bretherton, B., Deuchars, J., Windsor, W. L.: The effects of controlled tempo manipulations on cardiovascular autonomic function. Music & Science 2019; 2. doi10.2307/1418826. Cysarz, D., von Bonin, D., Lackner, H. et al.: Oscillations of heart rate and respiration synchronize during poetry recitation. American Journal of Physiology. Heart and Circulatory Physiology 2004; 287 (2). H579–587. Kaiser, P. K.: Physiological response to color: A critical review. Color Research & Application 1984; 9 (1). S. 29-36.

25 Siehe z. B. Abbing, A., Baars, E. W., de Sonneville, L. et al.: The effectiveness of art therapy for anxiety in adult women: A randomized controlled trial. Frontiers in Psychology 2019; 10 (5). S. 1–14. Hamre, H. J., Witt, C. M., Kienle, G. S. et al.: Anthroposophische Therapie bei Angststörungen: eine zweijährige prospektive Kohortenstudie in der routinemäßigen ambulanten Krankenversorgung. Der Merkurstab 2010; 63(2). S. 150-161.

26 Abbing, A., Baars, E. W., de Sonneville, L. et al.: The effectiveness of art therapy for anxiety in adult women: A randomized controlled trial. Frontiers in Psychology 2019; 10 (5). S. 1–14. Abbing, A., de Sonneville, L., Baars et al.: Anxiety reduction through art therapy in women. Exploring stress regulation and executive functioning as underlying neurocognitive mechanisms. PLOS ONE 2019; 14 (12). e0225200. Abbing, A., Baars, E. W., van Haastrecht, O. et al.: Acceptance of Anxiety through Art Therapy: A Case Report Exploring How Anthroposophic Art Therapy Addresses Emotion Regulation and Executive Functioning. Case Reports in Psychiatry 2019. Article ID 4875381. Abbing, A.: Art therapy and anxiety. PhD thesis University of Leiden, the Netherlands 2020. Abbing, A., Baars, E., Ponstein, A.: Becoming resilient: a qualitative study on client experiences with art therapy for anxiety. (in preparation). Uitgeest, W.: Bang voor rood, geel en... blauw? Goethe, Merleau-Ponty en fenomenologisch kleuronderzoek. PhD Thesis, Vrije Universiteit Amsterdam 2016.

Treichler, M.: Mensch – Kunst – Therapie; Anthropologische, medizinische und therapeutische Grundlagen der Kunsttherapien. Urachhaus Stuttgart 1996. Abbing, A., Ponstein, A., Kienle, G. et al.: The CARE-AAT Guideline: Development and testing of a consensus-based guideline for case reports in anthroposophic art therapy. International Journal of Art Therapy 2016; 21 (2). S. 46–55. Christeller, E., Denzinger, I., Altmaier, M. et al.: Anthroposophische Kunsttherapie. Verlag Freies Geistesleben Stuttgart 2000. Hauschka, M.: Zur künstlerischen Therapie. 2 Bände. Salumed Verlag Berlin 1991/2000. Intveen, A.: Discovering anthroposophical music therapy: An investigation of its origins and applications. Doctoral thesis. University of Limerick 2011. Petersen, P.: Therapie als kunst. De essentie van genezing. Uitgeverij Vrij Geestesleven Zeist 2002.

27 Uitgeest, W.: De binnenkant van blauw. Onderzoek naar de dynamiek van blauw en de toepassing hiervan in de kunstzinnige therapie. Hogeschool Leiden / Uitgeverij Christofoor Zeist 2010. Damen, O., van der Bie, G. H., Bos, A.: De gezondheidsbevorderende kracht van muziek. Een bijdrage uit de antroposofische muziektherapie. Hogeschool Leiden 2014.

28 Uitgeest, W.: De binnenkant van blauw. Onderzoek naar de dynamiek van blauw en de toepassing hiervan in de kunstzinnige therapie. Hogeschool Leiden / Uitgeverij Christofoor Zeist 2010.

29 Beck, A. T., Haigh, E. A. P.: Advances in cognitive theory and therapy: the generic cognitive model. Annual Review of Clinical Psychology 2014; 10 (1). S. 1–24.

30 American Psychiatric Association: Diagnostic and Statistical Manual of Mental Disorders. American Psychiatric Publishing Arlington 2013. S. 189.

31 Siehe Dar, K. A., Iqbal, N.: Worry and rumination in generalized anxiety disorder and obsessive compulsive disorder. The Journal of Psychology 2015; 149 (8). S. 866-880.

32 Nach Mees-Christeller, E., Mees, L.: Tekenen als therapie [Drawing as therapy]. Christofoor Zeist 2005. S. 136 ff.

33 Ebd.

34 Bott, V.: Antroposofische Geneeskunde 2. Medicamenteuze therapie, de werking van metalen. Uitgeverij Vrij Geestesleven Zeist 1986.

35 Mees-Christeller, E., Mees, L.: Tekenen als therapie [Drawing as therapy]. Christofoor Zeist 2005.

36 Mees-Christeller, E.: Genezen met kunst, handreikingen voor kunsttherapeuten. Uitgeverij Vrij Geestesleven Zeist 1997.

37 Steiner, R.: Anthroposophische Menschenerkenntnis und Medizin (GA 319). Rudolf Steiner Verlag Dornach 1994. Vortrag vom 29.8.1924.

38 Mees-Christeller, E.: Genezen met kunst, handreikingen voor kunsttherapeuten. Uitgeverij Vrij Geestesleven Zeist 1997.

39 Mees-Christeller, E., Mees, L.: Tekenen als therapie [Drawing as therapy]. Christofoor Zeist 2005.

40 Abbing, A., Baars, E. W., de Sonneville, L. et al.: The effectiveness of art therapy for anxiety in adult women: A randomized controlled trial. Frontiers in Psychology 2019; 10 (5). S. 1–14.

41 Abbing, A., de Sonneville, L., Baars, E. W. et al.: Anxiety reduction through art therapy in women. Exploring stress regulation and executive functioning as underlying neurocognitive mechanisms. PLOS ONE 2019; 14 (12). e0225200.

42 Imperatori, C., Farina, B., Adenzato, M. et al.: Default mode network alterations in individuals with high-trait-anxiety: An EEG functional connectivity study. Journal of Affective Disorders 2019; 246 (3). S. 611–618.

43 Kabat-Zinn, J.: Mindfulness-based interventions in context: Past, present, and future. Clinical Psychology 2003; 10 (2). S. 144–156.

44 Hofmann, S. G., Sawyer, A. T., Witt, A. A. et al.: The effect of mindfulness-based therapy on anxiety and depression: A meta-analytic review. Journal of Consulting & Clinical Psychology 2010; 78 (2). S. 169–183.

45 Uitgeest, W.: Bang voor rood, geel en... blauw? Goethe, Merleau-Ponty en fenomenologisch kleuronderzoek. PhD Thesis, Vrije Universiteit Amsterdam 2016.

46 Mees-Christeller, E.: Genezen met kunst, handreikingen voor kunsttherapeuten. Uitgeverij Vrij Geestesleven Zeist 1997.

47 van der Kolk, B. A.: The body keeps the score: Brain, mind, and body in the healing of trauma. Penguin Group New York 2014.

48 Akselrod, S., Gordon, D., Ubel, A. et al.: Power spectrum analysis of heart rate fluctuation: A quantitative probe of beat-to-beat cardiovascular control. Science 1981; 213 (4504). S. 220-222. Cohen, H., Benjamin, J., Geva, A. B. et al.: Autonomic dysregulation in panic disorder and in post-traumatic stress disorder: application of power spectrum analysis of heart rate variability at rest and in response to recollection of trauma or panic attacks. Psychiatry Research 2000; 96 (1). S. 1-13.

49 Appelhans, B., Luecken, L., Leucken, B.: Attentional processes, anxiety, and the regulation of cortisol reactivity. Anxiety Stress And Coping 2006; 19 (1). S. 81-92.

50 Chalmers, J. A., Quintana, D. S., Abbott, M. J. et al.: Anxiety disorders are associated with reduced heart rate variability: a meta-analysis. Frontiers in Psychiatry 2014; 5. doi: 10.3389/fpsyt.2014.00080.

51 Abbing, A., Baars, E. W., de Sonneville, L. et al.: The effectiveness of art therapy for anxiety in adult women: A randomized controlled trial. Frontiers in Psychology 2019; 10 (5). S. 1–14. Abbing, A., de Sonneville, L., Baars, E. W. et al.: Anxiety reduction through art therapy in women. Exploring stress regulation and executive functioning as underlying neurocognitive mechanisms. PLOS ONE 2019; 14 (12). e0225200. Abbing, A., Baars, E. W., van Haastrecht, O. et al.: Acceptance of Anxiety through Art Therapy: A Case Report Exploring How Anthroposophic Art Therapy Addresses Emotion Regulation and Executive Functioning. Case Reports in Psychiatry 2019. Article ID 4875381.

52 Mees-Christeller, E., Mees, L.: Tekenen als therapie [Drawing as therapy]. Christofoor Zeist 2005. S. 31.

53 Mees-Christeller, E.: Genezen met kunst, handreikingen voor kunsttherapeuten. Uitgeverij Vrij Geestesleven Zeist 1997.

54 Bates, G. W., Elphinstone, B., Whitehead, R.: Self-compassion and emotional regulation as predictors of social anxiety. Psychology and Psychotherapy 2021; 94 (3). S. 426–442. Finlay-Jones, A. L.: The relevance of self-compassion as an intervention target in mood and anxiety disorders: A narrative review based on an emotion regulation framework. Clinical Psychologist 2017; 21 (2). S. 90–103. Inwood, E., Ferrari, M.: Mechanisms of change in the relationship between self-compassion, emotion regulation, and mental health: A systematic review. Applied Psychology: Health and Well-Being 2018; 10 (2). S. 215–235.

55 Inwood, E., Ferrari, M.: Mechanisms of change in the relationship between self-compassion, emotion regulation, and mental health: A systematic review. Applied Psychology: Health and Well-Being 2018; 10 (2). S. 215–235. Werner, K. H., Jazaieri, H., Goldin, P. R. et al.: Self-compassion and social anxiety disorder. Anxiety, Stress & Coping 2012; 25 (5). S. 543–558.

56 Büssing, A.: Wondering Awe as a Perceptive Aspect of Spirituality and Its Relation to Indicators of Wellbeing: Frequency of Perception and Underlying Triggers. Frontiers in Psychology 2021; 12.doi: 10.3389/fpsyg.2021.738770.

57 Porges, S. W.: De polyvagaaltheorie en de transformerende ervaring van veiligheid. Traumabehandeling, sociale betrokkenheid en gehechtheid. Uitgeverij Mens 2019.

58 Siehe z. B. Mennin, D. S., Heimberg, R. G., Turk, C. L. et. al: Preliminary evidence for an emotion dysregulation model of generalized anxiety disorder. Behaviour Research and Therapy 2005; 43 (10). S. 1281–1310.

59 Avelingh, M.: Schilderen, tekenen en boetseren als kunstzinnige therapie. Christofoor Zeist 1997. Mees-Christeller, E.: Genezen met kunst, handreikingen voor kunsttherapeuten. Uitgeverij Vrij Geestesleven Zeist 1997.

60 Hayes, S. C.: Acceptance and Commitment Therapy, relational frame theory, and the third wave of behavioral and cognitive therapies. Behavior Therapy 2016; 47 (6). S. 869–885.

61 Siehe z. B. Ruiz, F. J.: A review of Acceptance and Commitment Therapy (ACT) empirical evidence: Correlational, experimental psychopathology, component and outcome studies. International Journal of Psychology and Psychological Therapy 2010; 10 (1). S. 125-162. Öst, L. G.: The efficacy of acceptance and commitment therapy: an updated systematic review and meta-analysis. Behaviour Research and Therapy 2014; 61 (10) S. 105-121.

62 Arch, J. J., Eifert, G. H., Davies, C. et al.: Randomized clinical trial of cognitive behavioral therapy (CBT) versus acceptance and commitment therapy (ACT) for mixed anxiety disorders. Journal of Consulting and Clinical Psychology 2012; 80 (5). S. 750–765.

63 Hayes, S. C.: Acceptance and Commitment Therapy, relational frame theory, and the third wave of behavioral and cognitive therapies. Behavior Therapy 2016; 47 (6). S. 869–885.

64 Dindo, L., van Liew, J. R., Arch, J. J.: Acceptance and commitment therapy: a transdiagnostic behavioral intervention for mental health and medical conditions. Neurotherapeutics 2017; 14. S. 546-553.

65 Barnes-Holmes, Y., Barnes-Holmes, D., McHugh, L. et al.: Relational frame theory: Some implications for understanding and treating human psychopathology. International Journal of Psychology and Psychological Therapy 2004; 4 (2). S. 355-375.

66 Avelingh, M.: Schilderen, tekenen en boetseren als kunstzinnige therapie. Christofoor Zeist 1997. Mees-Christeller, E.: Genezen met kunst, handreikingen voor kunsttherapeuten. Uitgeverij Vrij Geestesleven Zeist 1997.

67 Abbing, A., de Sonneville, L., Baars, E. W. et al.: Anxiety reduction through art therapy in women. Exploring stress regulation and executive functioning as underlying neurocognitive mechanisms. PLOS ONE 2019; 14 (12). e0225200.

68 Mees-Christeller, E., Mees, L.: Tekenen als therapie [Drawing as therapy]. Christofoor Zeist 2005.

69 Kashdan, T. B.: Psychological flexibility as a fundamental aspect of health. Clinical Psychology Review 2011; 30 (7). S. 865–878.

70 Frith, C. D., Frith, U.: Social cognition in humans. Current Biology 2007; 17 (16). S. 724–732.

71 Ebd. van Hooren, S., van Busschbach, J., Waterink, W. et al.: Werkingsmechanismen van vaktherapie: naar een onderbouwing en verklaring van effecten – work in progress. Tijdschrift Voor Vaktherapie 2021; 17 (2). S. 9.
72 Frith, C. D., Frith, U.: Social cognition in humans. Current Biology 2007; 17 (16). S. 724–732.
73 Ryan, R. M., Patrick, H., Deci, E. L. et al.: Facilitating health behaviour change and its maintenance: Interventions based on Self-determination Theory. The European Health Psychologist 2008; 10 (1). S. 2–5.
74 Büssing, A.: Wondering Awe as a Perceptive Aspect of Spirituality and Its Relation to Indicators of Wellbeing: Frequency of Perception and Underlying Triggers. Frontiers in Psychology 2021; 12.doi: 10.3389/fpsyg.2021.738770.
75 Gold, C., Voracek, M., Wigram, T.: Effects of music therapy for children and adolescents with psychopathology: A meta-analysis. Journal of Child Psychology and Psychiatry 2004; 45 (6). S. 1054-1063. Smeijsters, H.: Handboek creatieve therapie. Coutinho Bussum 2008.
76 Posthuma, D.: Ik tel ook mee als ik plezier heb; beeldende therapie met een groep vrouwen met traumatische seksuele ervaringen. In: Schweizer, B. C. (Hrsg.): Bohn Stafleu van Loghum Houten 2001.
77 Smeijsters, H.: Handboek creatieve therapie. Coutinho Bussum 2008.
78 van Gerven, M.: De Dynamiek Tussen Angst en Verlangen. Art Therapy and Anxiesty. Universiteit Leiden 1996.
79 Kaimal, G., Ray, K., Muniz, J.: Reduction of Cortisol Levels and Participants' Responses Following Art Making. Art Therapy 2016: 33 (2). S. 74-80. Sandmire, D. A., Gorham, S. R., Rankin, N. E. et al.: The Influence of Art Making on Anxiety: A Pilot Study. Art Therapy 2012; 29 (2). S. 68-73.
80 Hamre, H. J., Witt, C. M., Kienle, G. S. et al.: Anthroposophische Therapie bei Angststörungen: eine zweijährige prospektive Kohortenstudie in der routinemäßigen ambulanten Krankenversorgung. Der Merkurstab 2010; 63 (2). S. 150-161. Hamre, H. J., Witt, C. M., Glockmann, A. et al.: Anthroposophic art therapy in chronic disease: a four-year prospective cohort study. Explore: The Journal of Science and Healing 2007; 3 (4). S. 365-371.
81 Bar-Sela, G., Atid, L., Danos, S. et al.: Art therapy improved depression and influenced fatigue levels in cancer patients on chemotherapy. Psycho-Oncology 2007; 16 (11). S. 980-984.
82 Abbing, A., Baars, E. W., de Sonneville, L. et al.: The effectiveness of art therapy for anxiety in adult women: A randomized controlled trial. Frontiers in Psychology 2019; 10 (5). S. 1–14.
Abbing, A., de Sonneville, L., Baars, E. W. et al.: Anxiety reduction through art therapy in women. Exploring stress regulation and executive functioning as underlying neurocognitive mechanisms. PLOS ONE 2019; 14 (12). e0225200. Abbing, A., Baars, E. W., van Haastrecht, O. et al.: Acceptance of Anxiety through Art Therapy: A Case Report Exploring How Anthroposophic Art Therapy Addresses Emotion Regulation and Executive Functioning. Case Reports in Psychiatry 2019. Article ID 4875381.
83 Abbing, A., Baars, E. W., van Haastrecht, O. et al.: Acceptance of Anxiety through Art Therapy: A Case Report Exploring How Anthroposophic Art Therapy Addresses Emotion Regulation and Executive Functioning. Case Reports in Psychiatry 2019. Article ID 4875381.
84 Abbing, A., Baars, E. W., Ponstein, A.: Becoming resilient: a qualitative study on client experiences with art therapy for anxiety (in preparation).

4. Kunsttherapie mit traumatisierten Menschen

RITA ECKART · HARTMUT HORN

Das Leben hat den Menschen zu allen Zeiten auch Unerträgliches zugemutet. Jahrtausende alte Dokumente zeugen vom Schmerz, den sie einander antaten, von Vertreibung, Verfolgung, Flucht, Kriegen, Naturkatastrophen. Diese Ereignisse sind weiterhin hochaktuell. Wenn die Opfer dabei nicht ihr Leben verloren, so mussten sie mit den seelischen Wunden, die diese Ereignisse schlugen, weiterleben und Wege suchen, mit den Spuren dieser Erlebnisse zurecht zu kommen, die das Leben in ein Davor und Danach teilten. Ein Blick auf die Bewältigungswege in verschiedenen Regionen der Welt zeigt, wie unterschiedlich das Verständnis und folglich auch der Umgang mit Traumatisierung ist. Im Gegensatz zu den ressourcenorientierten westlich geprägten Therapien, die sich im Wesentlichen in den letzten hundert Jahren geformt haben und auf eine längere seelische Stabilisierungsphase und ein anschließendes begleitetes Durcharbeiten der Erlebnisse setzen, gehen andere Kulturen einen konfrontativ-reinigenden Weg, bei dem das öffentliche Bezeugen der Ereignisse, die Narration, gegebenenfalls die Anerkennung eigener Schuld, der Ausdruck des Leids und die Bitte um Vergebung zentrale Elemente sind. Weltweit gibt es Rituale und Zeremonien, die den Betroffenen nach traumatischen Erlebnissen einen Weg zurück ins Leben und in die sie umgebende Gesellschaft ebnen sollen.[1]

4.1 Psychotrauma und das Wesen von traumatischen Erfahrungen

Das psychische Trauma wird definiert als „ein *vitales Diskrepanzerlebnis zwischen bedrohlichen Situationsfaktoren und den individuellen Bewältigungsmöglichkeiten, das mit Gefühlen von Hilflosigkeit und schutzloser Preisgabe einhergeht und so eine dauerhafte Erschütterung von Selbst- und Weltverständni*s bewirkt."[2] Dabei wirkt sich ein Ereignis in erheblich unterschiedlichem Maße auf Menschen aus, je nach Art der Traumatisierung[3], seelischen Konstitution, evtl. einschlägigen Vorerfahrungen, der Unterstützung, die Betroffene unmittelbar nach dem Ereignis erfahren, sowie dem „Sinn", den sie diesem zusprechen.

Richtet man den Blick auf das Wesen von traumatischen Erfahrungen, so fällt als erstes ihre exkarnierende Tendenz auf, die den Menschen von seinem Leben entfremdet, indem sie ihm die Grundüberzeugung nimmt, dass die Erde ein lebenswerter Ort und das eigene Leben sinnhaft und bedeutsam ist. Häufig überstehen Betroffene traumatische Ereignisse seelisch nur, indem sie sich für die Dauer des Grauens geistig-seelisch aus ihrem physischen Leib zurückziehen und wie unbeteiligt dem Geschehen zuschauen. Es kann anschließend Stunden bis Tage dauern, bis sie wieder in ihren Körper „zurückfinden" und diesen vollständig ergreifen. Häufig ist den Betroffenen trotz der tiefen Spuren, welche die traumatischen Erfahrungen auf allen Daseinsebenen hinterlassen, die seelische Verletzung äußerlich nicht anzusehen. Es besteht die Gefahr von Traumafolgestörungen, insbesondere einer Posttraumatischen Belastungsstörung.[4]

Folgen von Traumatisierungen auf der Wesensglieder-Ebene

Die traumatische Belastung zeigt sich auf physischer, vitaler und seelischer Ebene gleichermaßen.

Schädigungen des physischen Leibes sind insbesondere am Nervensystem, an den inneren Organen sowie an den Transmitter- und Hormonsystemen nachgewiesen.[5]

Neuere Forschungen zeigen, dass traumatische Erfahrungen sich erbgutschädigend auswirken können.[6] Die Sinneswahrnehmung, bei Kindern auch die Sinnesentwicklung, nimmt häufig Schaden, die Körperempfindung und -wahrnehmung sind oft in erheblichem Maß gestört.

Auf der vitalen Ebene fällt eine Einschränkung der Erinnerungsfähigkeit auf. Einerseits bestehen Erinnerungslücken, die sich hauptsächlich auf das traumatische Ereignis beziehen, andererseits treten Intrusionen auf[7] – höchst belastende, unvermittelte Wiedererinnerungen. Die zeitliche Orientierung und der Tag- und Nachtrhythmus sind häufig ebenso betroffen wie beispielsweise die Koordination von Hand und Fuß oder Hand und Augen. In der Kunsttherapie bildet sich eine Störung der räumlichen Orientierung zwischen oben – unten, vorne – hinten, links – rechts unmittelbar ab. Beispielsweise stellen Betroffene Häuser mit dem Dach nach unten dar oder die oben – unten Orientierung des Bildes wechselt.[8]

Indem das Ich seine ordnende Funktion im Seelenleben nicht erfüllt, weil es sich in der traumatischen Situation zum Selbstschutz zurückgezogen hat, wirken Denken, Fühlen und Wollen nicht ausreichend koordiniert. Das Seelenleben bewegt sich dann zwischen Extremen: das Denken zwischen Konzentrationsstörung und Zwangsgedanken, das Fühlen zwischen emotionaler Taubheit und emotionaler Überflutung, das Wollen zwischen Initiativlosigkeit und Getriebenheit. Im Zusammenhang mit Schlafstörungen berichten Patient:innen häufig von wiederkehrenden Albträumen. Die Betroffenen fühlen sich wie „aus der Welt gefallen". Ein gutes soziales Netz hilft, diese besonders belastende Zeit zu überstehen. Im Idealfall gehen die Beschwerden ohne weitere therapeutische Unterstützung zurück. Letztlich scheint ein großer Teil der Betroffenen an seiner traumatischen Erfahrung zu wachsen[9, 10] doch es gibt Menschen, denen die Anpassung an die neue Lebenserfahrung selbst nach mehreren Wochen nicht gelingt, weil z.B. die Bedrohung fortbesteht oder die seelische Kraft zur Bewältigung der Krise nicht ausreicht. In solchen Fällen kann sich eine Posttraumatische Belastungsstörung (PTBS) mit Übererregungszuständen, Intrusionen und Vermeidungsverhalten entwickeln. Selbstregulierende Fähigkeiten sind eingeschränkt und es tritt eine Entfremdung von sich und der sozialen Umgebung auf, was das Verfolgen von individuellen Zielen und Impulsen erschwert.

4.2 Anzeichen von möglichen Traumatisierungen in den Bildern

Allein aufgrund des bildnerischen Ausdrucks sind keine eindeutigen Rückschlüsse auf etwaige traumatische Erfahrungen möglich. Die Wahrnehmung des Menschen, seiner Schaffensprozesse und sein Verhältnis zum bildnerischen Ausdruck sind ebenso entscheidend. Dennoch gibt es einige Elemente, die unserer Beobachtung nach gehäuft nach traumatischen Erfahrungen in den Bildern vorkommen. Kurz nach dem Ereignis finden sich regelmäßig lineare, gerüstartige Gestaltungen mit unklarer oben-unten-Orientierung. Auffallend ist zudem, dass Motive traumatisch besetzter Themen in den Bildern unkoloriert bleiben. Schwebende oder fliegende Menschen, Menschen ohne Gesicht, häufig schematisch, gleichförmig gestaltet, kommen in den Bildern ebenfalls gehäuft vor.[11] In manchen Bildern fehlt der Zusammenhang zwischen den Bildelementen. Werke von Kindern können regressive Züge zeigen. Im Rahmen von kunsttherapeutischen Angeboten lässt sich die Selbstregulierung in Stufen beobachten. In den Bildern erscheinen nacheinander die Motive Haus, Mensch und Natur. Bemerkenswerter Weise wird besonders häufig ein Hochformat gewählt.

Abb. 1-4: Freie Bilder von acht bis zehn Jahre alten traumatisierten Kindern in Haiti, zwei Monate nach der Erdbebenkatastrophe in 2010

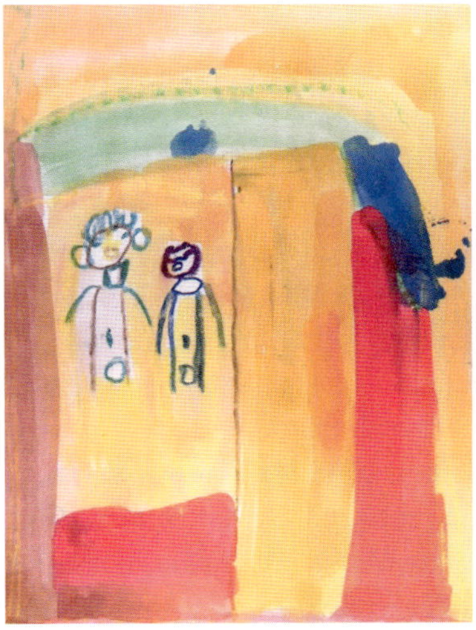

Abb. 1: Häufig erscheint nach einem traumatischen Erlebnis das Haus als erstes Motiv, oft ist es gerüstartig dargestellt. Als zweites Motiv kommen meist Menschendarstellungen hinzu, wobei das neu Hinzugenommene und auch traumatisch belastete Bildinhalte zunächst minutiös aus der Kolorierung ausgespart werden und „blinde Flecken" bilden. Mit Fortschreiten der seelischen Erholung werden diese Elemente in die Farbgebung mit einbezogen.

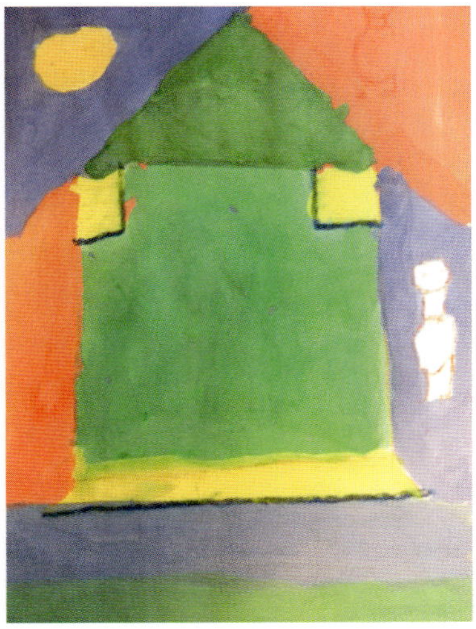

Abb. 2: Ebenfalls häufig kommen schwebend dargestellte Menschen vor, die sich erst im Laufe der seelischen Erholung dem Boden nähern – ein Hinweis auf den schrittweisen Wiederbezug des irdischen Leibes.

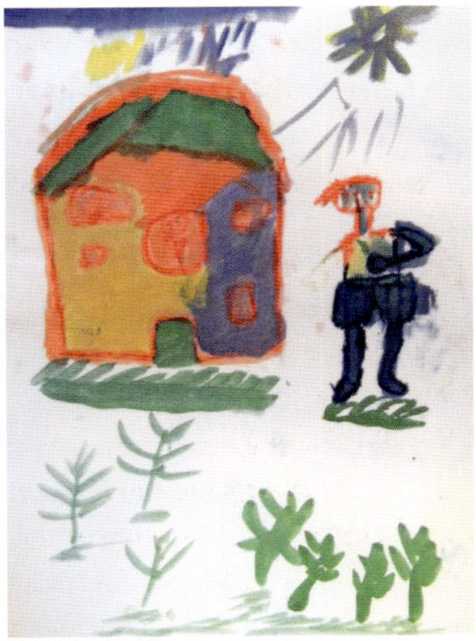

Abb. 3: Als Zeichen der weiteren Stabilisierung erscheint die Natur in den Kinderbildern, wobei das Haus und der Mensch weiterhin wichtige Bildmotive bleiben.

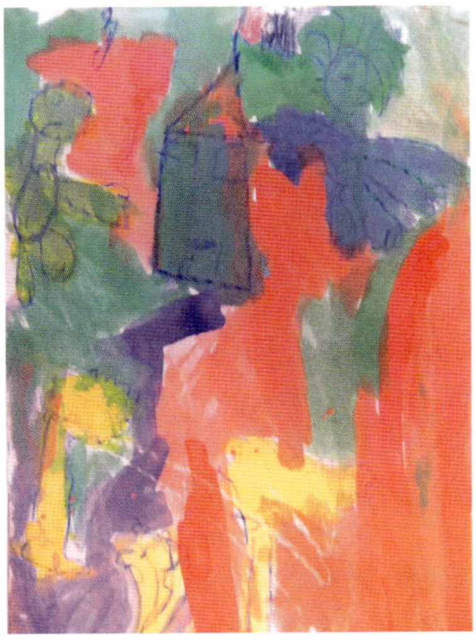

Abb. 4: Haus, Mensch und Natur bilden nach der Stabilisierung wieder eine homogene Bildeinheit.

4.3 Kunsttherapie unterstützt traumatisierte Menschen

Eine ärztlich verordnete und supervidierte kunsttherapeutische Begleitung von traumatisierten Menschen begründet sich unter anderem dadurch, dass das Gedächtnis zu einem großen Teil von Bildern geprägt ist.[12] Bevor Erinnerungen dem Bewusstsein zugänglich sind, tauchen sie häufig in Form von Bildern auf, die im Rahmen der Kunsttherapie Ausdruck finden und so gewissermaßen „verdaut" werden.[13] Gleichzeitig beeindrucken das Ausüben der künstlerischen Tätigkeit und das Entstehen neuer Bilder ebenso wie begleitende Betrachtungs- und Wahrnehmungsübungen der Natur die Betroffenen positiv. Es weitet sich der durch das traumatische Erlebnis verengte Blick auf die Welt, was hilft, wieder Ganzheit und Schönheit zu erleben. Weitere Gesichtspunkte für den Einsatz von Kunsttherapie bei traumatisierten Menschen liegen in ihrem nonverbalen Charakter und in der Tatsache, dass sie von Menschen mit eingeschränkter sprachlicher Ausdrucksfähigkeit durchführbar ist, z. B. bei Kindern, Menschen mit Sprachbarrieren oder im Fall von traumabedingter Sprachlosigkeit. Die Kunsttherapie erfolgt kultursensibel und beachtet traditionelle und religiöse Vorschriften, wie beispielsweise das islamische Bilderverbot.[14] Trotzdem ermöglicht sie Entlastung, unter anderem dadurch, dass auch schambehaftete Inhalte Ausdruck finden können, ohne diese verbal-intellektuell kommunizieren zu müssen. Die S3-Leitlinie Posttraumatische Belastungsstörung ICD-10: F43.1 empfiehlt Kunsttherapie als begleitende Maßnahme in der Behandlung von Traumafolgestörungen.[15]

Ausgehend von der exkarnierenden Geste, die Traumatisierungen innewohnt und die Betroffenen dem Leben entfremdet, ist die Aufgabe jedweder Therapie eine Wiederbeheimatung im Leben. Dafür braucht es Unterstützung im Wiederergreifen des physischen Leibes und seiner vitalen Belebung, nährende Erlebnisse für die Seele und eine Aufrichtung und Pflege der Ich-Kräfte. Wenn Betroffene ihre Traumata zu Lebzeiten bearbeiten, erhöhen sie die Chance, diese nicht transgenerationell weiterzugeben.[16] Patient:innen brauchen die bedingungslose Anerkennung ihres Leides durch ihre Therapeut:innen. Die Behandlung muss die jedem Menschen innewohnende unerschöpfliche Quelle der Entwicklungsfähigkeit in den Blick nehmen, statt auf das Opfersein der Betroffenen zu fokussieren. Die Begleitung richtet sich im Rahmen der vorhandenen Möglichkeiten nach der Art und Schwere der Traumatisierung, den Leitsymptomen, dem Alter und der voraussichtlich zur Verfügung stehenden Behandlungszeit. Um die Gefahr einer Retraumatisierung zu minimieren, muss die Kunsttherapie ressourcenorientiert und ohne Traumakonfrontation arbeiten. Spezifische Übungen, wie das weiter unten vorgestellte beidhändige Zeichnen, unterstützen die Stabilisierung.

Therapeut:innen müssen sich mit ihrer ganzen Lebenserfahrung in diese Aufgabe stellen, bereit sein, auch ungewohnte Wege zu gehen und sich mitunter der Herausforderung stellen, den sich bildnerisch Bahn brechenden Selbstheilungskräften nicht mit Interventionen im Wege zu stehen, sondern diese kraft einer unerschütterlichen therapeutischen Beziehung zu lenken und zu stützen.

Wie weit ein Mensch auf dem Weg der Bearbeitung seiner traumatischen Erfahrung geht, bleibt eine individuelle Entscheidung. Die folgende Darstellung beschreibt eine dreistufige therapeutische Vorgehensweise, die das traumatische Ereignis in einen immer größeren Rahmen stellt. Die erste Stufe auf dieses langfristige Ziel hin ist die Stabilisierung, die Linderung akuter Beschwerden und die Wiederherstellung der individuellen Handlungsfähigkeit. Daran schließt sich als Stufe zwei die Auseinandersetzung mit der traumatischen Erfahrung und die Integration des Erlebten im Gesamtkontext der Biografie an. Die Sinnfrage leitet die dritte Stufe ein. Eine kunsttherapeutische Kulturepochenarbeit kann helfen, das Erlebte in einen noch größeren zeitlichen Rahmen zu stellen.

4.3.1 Erste Stufe: Akutbehandlung – Stabilisierung

Wie oben ausgeführt, zielen therapeutische Bemühungen zunächst auf eine Wiederbeheimatung im eigenen Körper mit seinen Daseinsebenen. Mit zunehmender Selbstregulierung können diese Maßnahmen bereits zu einem die Patient:innen zufriedenstellenden Ergebnis führen. Die Stabilisierungsphase knüpft an vorhandene Ressourcen an, das traumatische Ereignis thematisiert man nicht bildnerisch, stattdessen bietet man Übungen an, welche die seelische Schwingungsfähigkeit fördern, zum Beispiel durch eine „malerische Atemübung nach Dr. Margarethe Hauschka“[17] mit malerischen Entwicklungs- und Metamorphosereihen. Jede Art des seriellen Arbeitens gibt einen Rahmen für einen etwas größeren Zeitraum, was zur Beruhigung und Entspannung führt. Auch der Wechsel der Formate fördert die seelische Elastizität, wobei größere Formate eher lösen und befreien, die kleinen ein intimes Arbeiten ermöglichen. Das Spiel mit Gegensätzen wie laut – leise, klein – groß, hell – dunkel fördert zeichnerisch und malerisch die innere Lebendigkeit und wirkt sich positiv bei Übererregung und seelischer Erstarrung aus.

Kasuistik: Kunsttherapeutische Stabilisierungsarbeit bei einem achtjährigen Mädchen mit Mehrfachtraumatisierung

Die deutsche Bundespsychotherapeutenkammer (BPtK) schätzt, dass etwa die Hälfte der Kinder mit Fluchterfahrungen an einer Posttraumatischen Belastungsstörung leiden. Die meisten von ihnen erleben eine Mehrfachtraumatisierung. Neben dem Verlust ihrer Heimat müssen sie mit dem Zurücklassen von Familienangehörigen, Freunden und Nachbarn zurechtkommen. Ohne tragende menschliche Beziehungen begeben sie sich auf eine meist lange, gefährliche und von großen Entbehrungen gekennzeichnete Reise, auf der sie vielfach Kälte, Hunger, Übergriffen und akuter Lebensgefahr ausgesetzt sind. Im Gastland angekommen, treten zu all dem Erlittenen häufig noch Unsicherheiten bezüglich des Bleiberechts und Ausgrenzung hinzu.[18]

Das im Folgenden vorgestellte Mädchen schien zunächst auf einem guten Weg zu sein, einen Platz in der Aufnahmegesellschaft zu finden. Zusätzlich erlebte Belastungen brachten sie an ihre seelischen Grenzen und in eine tiefe Verzweiflung, die auch die erlebten Traumata reaktivierten. Mit Hilfe der Kunsttherapie gelang es ihr jedoch immer wieder, sich neu zu stabilisieren.

Wesensgliederdiagnose und Therapiebedarf

Amira (Name geändert) ist ein freundliches achtjähriges Mädchen mit großen Augen, dichtem halblang geschnittenem schwarzem Haar und einem fröhlichen Gemüt. Ihr physischer Leib mutet fest an, ihre Schritte haben etwas Schweres und zugleich Kleinkindliches. Auch ihre Körperformen zeigen eine sanfte Rundheit, die sie trotz ihrer altersgemäßen Größe jünger erscheinen lassen.

Amira ist körperlich geschickt und erscheint vital, beim Spiel kontrolliert sie ihre Bewegungen gut. Ihre Fähigkeit, sich von Rückschlägen jeder Art zu erholen, ist bemerkenswert.

Der Schwerpunkt ihres Seelenlebens liegt im Willensbereich. Ihren Willen äußert Amira mit einer gewissen Kompromisslosigkeit und setzt ihn auch durch. Das führt oft zu Streitigkeiten mit anderen Kindern. Meistens kontrolliert ihr Denken das Gefühlsleben, es passiert aber manchmal, dass sie sich durch das Necken anderer Kinder plötzlich verletzt fühlt oder Nachrichten aus der Heimat sie emotional überwältigen. In solchen

Fällen treten das Denken und der Wille zurück und eine tiefe Verzweiflung erfasst das Mädchen. Die seelische Belastung bricht sich in Albträumen Bahn, Amira nässt häufig ein. Sie hat trotz ihrer Jugend eine deutlich wahrnehmbare Präsenz, die herausfordert und Hinweise auf ihre aktuellen Bedürfnisse gibt. Sie kann ihre seelische Not ausdrücken und um Hilfe bitten. Das verständige und begabte Mädchen ist so trotz wiederholter Traumata in der Lage, den Herausforderungen ihres jungen Lebens mutig zu begegnen. Da die therapeutische Unterstützung an der Grundproblematik des ungeklärten Aufenthaltsstatus von Amiras Familie nichts ändern kann, liegt die Aufgabe darin, in einem verlässlichen Rahmen eine Kontinuität mit Ausdrucksmöglichkeiten zu bieten und immer wieder neu zu stabilisieren.

Zeitliche Entwicklung des Beschwerdebildes und therapeutischer Verlauf

Zu Beginn der wöchentlichen Gruppenkunsttherapie, an der Amira teilnimmt, lebt das Mädchen mit ihrer strenggläubigen Mutter, einer älteren und zwei jüngeren Schwestern seit acht Monaten in einer Gemeinschaftsunterkunft. Es vermisst den Vater, der als Kämpfer in Afghanistan zurückblieb.

Amira, die bereits wenige Monate nach ihrer Ankunft in Deutschland gut deutsch spricht, malt in jeder Therapiestunde ein Bild, niemals zwei. Sie arbeitet sorgfältig, korrigiert nie, weiß immer genau, was sie braucht und retrospektiv lässt sich sagen, dass sie jede der Stunden optimal für sich nutzte. Nie hat sie Unwesentliches dargestellt, jedes ihrer Bilder offenbart existenziell wichtige Botschaften. All ihre Werke entstanden ohne eine Aufgabenstellung als freie Bilder.

Auf ihrem ersten Bild (Abb. 5) erzählt sie ihre Fluchtgeschichte, das plötzliche Aufbrechen am Heimatort. Sie selbst und das Haus sind durch ein dreiteiliges stilisiertes Blütenmotiv, das hier „Lebensbaum" genannt sei, getrennt. Er scheint die Heimat zu symbolisieren und zeigt in beinahe allen ihren Bildern ihren aktuellen emotionalen Bezug zur Heimat. Das Mädchen, das Haus und die Sonne sind mit einem Tintenstift, das mittlere Motiv mit einem Pinsel und Wasserfarben gemalt. Sie zeichnet die erzählte Geschichte, malt den emotionalen Bezug mit sicherem, vitalem Strich. Vier Wochen später zeichnet Amira ihre Heimat mit den ihr so vertrauten Bergen und einer traurigen Sonne (Abb. 6). Der Lebensbaum ist weiterhin zentral, jedoch kleiner und etwas trockener gemalt, eine zweite kleine Pflanze steht neben ihm. Amira, nach eigener Aussage links im Bild dargestellt, schaut eindringlich den Betrachter an. Links und rechts ragen kurze horizontale Striche in den Bildraum, die ihr scheinbar keinen Ausweg lassen.

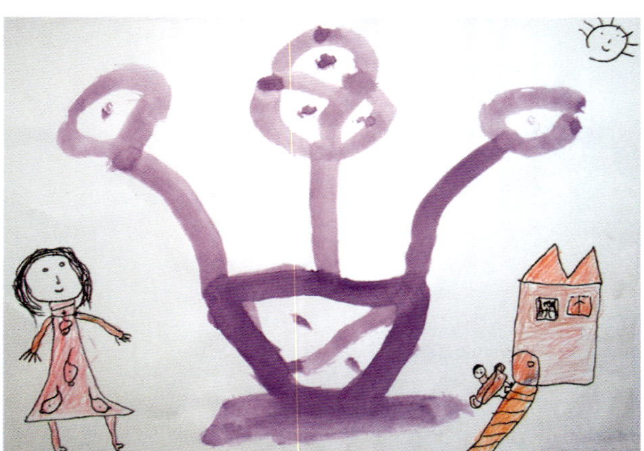

Abb. 5: Die Flucht beginnt.

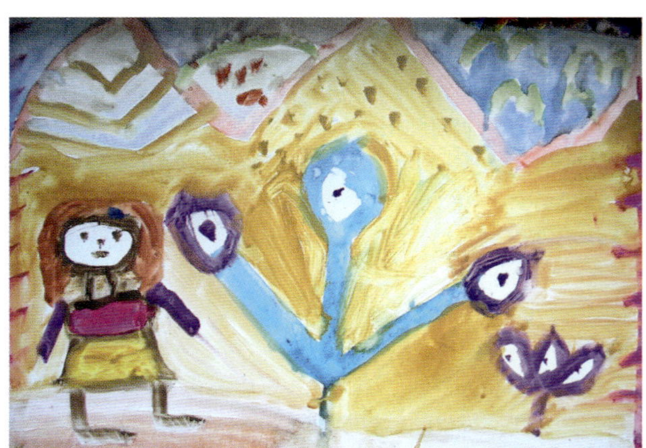

Abb. 6: Amira und ihre Erinnerung an die Heimat

In den nächsten Wochen malt Amira Selbstbildnisse (Abb. 7 und 8). Um diese Zeit scheint sie fröhlicher, ausgeglichener. Sie schläft ruhiger und nässt nur noch selten ein.

In ihren Bildern nimmt die Bedeutung der Heimat ab. Der Lebensbaum ist weiterhin Teil beinahe jeden Bildes, er ist jedoch kleiner oder rückt in den Hintergrund. Ihr Selbstbildnis mit Brille und Schmuck zeugt von ihrem gewachsenen Selbstvertrauen, das Bild zeigt eine lockere, fröhliche Malweise; auffallend ist der lange Hals, der zugleich eine Art Oberkörper darstellt, allerdings ohne Arme.

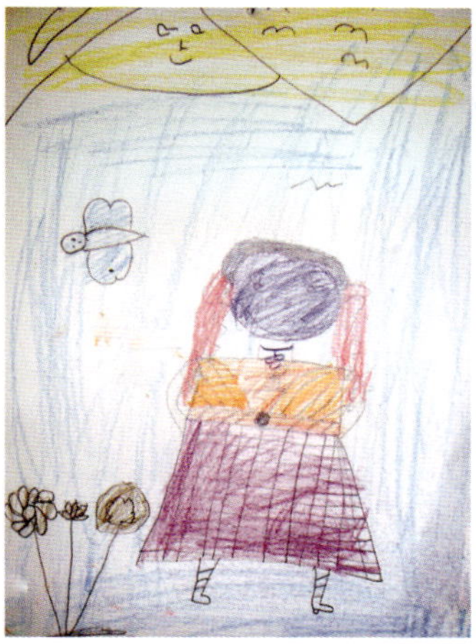

Abb. 7: Selbstbildnis

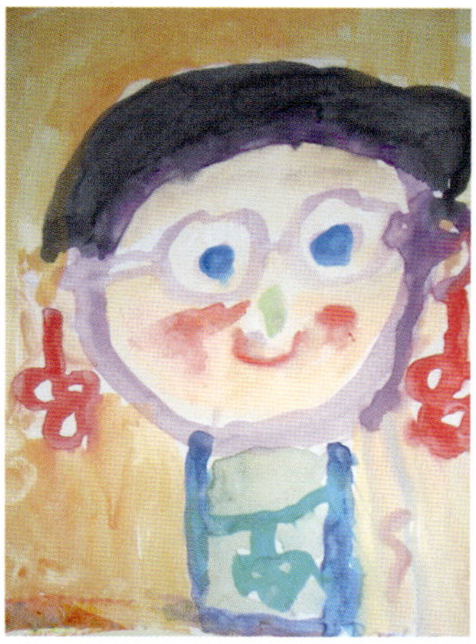

Abb. 8: Selbstbildnis

Nach sechs Monaten erlebt die Therapie eine Zäsur. Wir erfahren, dass Amira und ihre Familie nach Afghanistan gereist sind. Drei Wochen später ist die Familie zurück, Amira jedoch nicht wieder zu erkennen: sie ist unruhig, weint oft. Ohne eine Einzelbetreuung kann sie nicht arbeiten. Ihre Traurigkeit, ein verändertes Sozialverhalten, Angst vor dem Alleinsein und eine andere Art zu gestalten lassen vermuten, dass sie beim Heimatbesuch Traumatisches erlebt hat. Ihr erstes Bild (Abb. 9) nach dem Besuch in Afghanistan greift ihre Lieblingsfarbe Türkis auf, darüber malt sie mit Pinsel und der bloßen Hand weinend nur eine Farbe: Zinnoberrot. Das Bild erinnert alle Betrachter, sogar die jüngeren Kinder in der Kunsttherapiegruppe, an Blut. Abbildung 10 zeigt, wie Amira versucht, ihre durcheinandergeratene Welt zu ordnen. In diesem Bild ist alles mit geraden Strichen gemalt. Die gerüstartige Gestaltung zeigt ein Haus.[19]

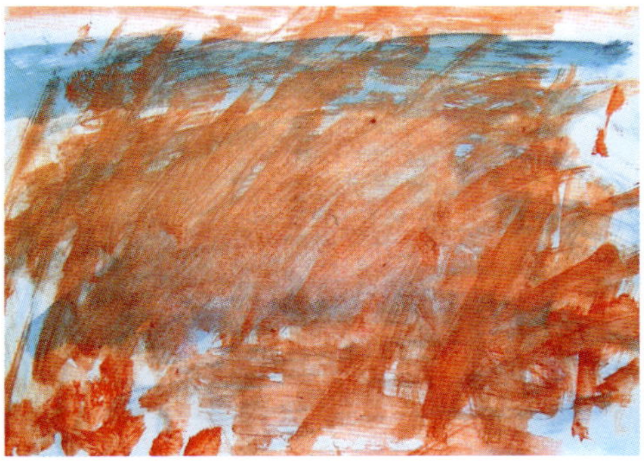

Abb. 9: Erstes Bild nach Rückkehr aus Afghanistan

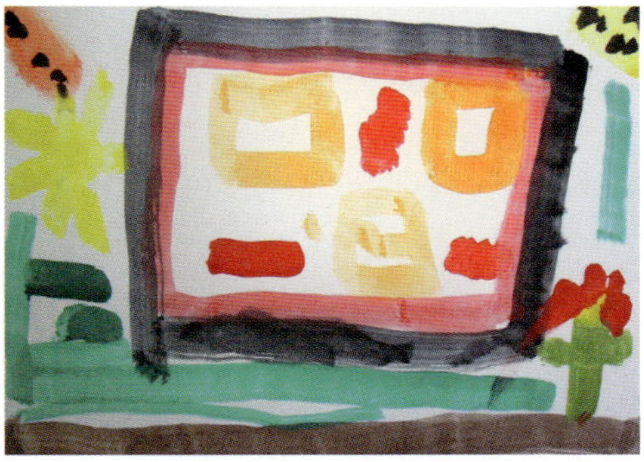

Abb. 10: Zweites Bild nach Rückkehr aus Afghanistan

Zwei Monate nach der Reise tritt wieder eine gewisse Stabilisierung ein. Das wöchentliche Malen bietet Entlastung. Der Therapieraum ist für Amira ein geschützter Ort mit einer ihr exklusiv zugewandten Kunsttherapeutin. Der Stabilisierungsprozess gründet jedoch auf ihren Selbstheilungskräften. Auf die Hauptbelastungsfaktoren ihres Lebens, die Sorgen um den Vater, den unsicheren Aufenthaltsstatus und die beengten, belastenden Wohnverhältnisse lässt sich kein Einfluss nehmen.

In einem ihrer letzten Bilder (Abb. 11) reiht Amira alles auf, was ihr Leben ausmacht: Oben befinden sich die bekannten Elemente Haus, Lebensbaum, verdorrte Pflanze, unten ein neues Motiv, das Amira noch nicht benennen kann, in der Mitte ein Baum. Rechts unten stellt sie sich selbst dar. Ohne Arme, ohne Beine handlungsunfähig und der Möglichkeit wegzulaufen beraubt, erinnert sie an ein wehrloses Baby mit kastenartigem Oberkörper[20], das den Betrachter in seiner ganzen Bedürftigkeit erstaunlich freundlich anschaut. Der rote Hintergrund verstärkt die dramatische Wirkung, das Bild erscheint wie eine wunde Welt, eine Anklage oder Hilferuf.

In der nächsten Therapiestunde stellt Amira das traumatische Erlebnis dar: die Entführung ihres Vaters im Beisein seiner Familie. Es lässt sich beobachten, wie der Ausdruck sich innerlich vorbereitet hat. Das zunächst rätselhafte Element links unten im Bildraum (Abb. 11) erweist sich als ein Hubschrauber. Der Baum steht in beiden Bildern unten in der Mitte und bildet zugleich eine Trennschicht zwischen dem Mädchen und dem bedrohlichen Element (Abb. 12) sowie zwischen dem Hubschrauber und dem Haus, in dem die Familie sich zur Zeit der Entführung befand, wobei seine Krone farblich den Hintergrund des vorherigen Bildes aufgreift.

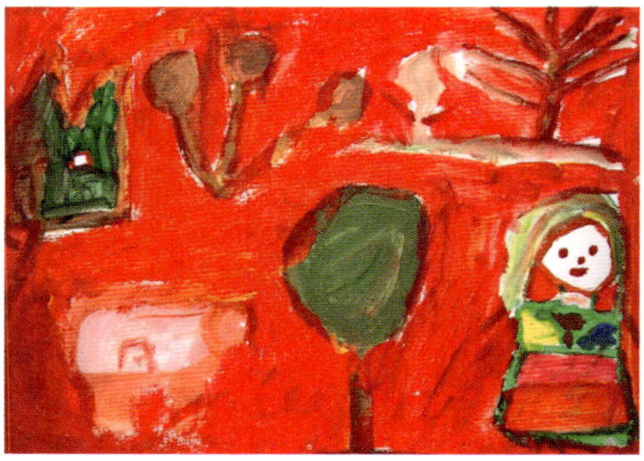

Abb. 11: Eine wunde Welt: Das erste Bild bereitet den spontanen Trauma-Ausdruck im nächsten Bild (Abb. 12) vor.

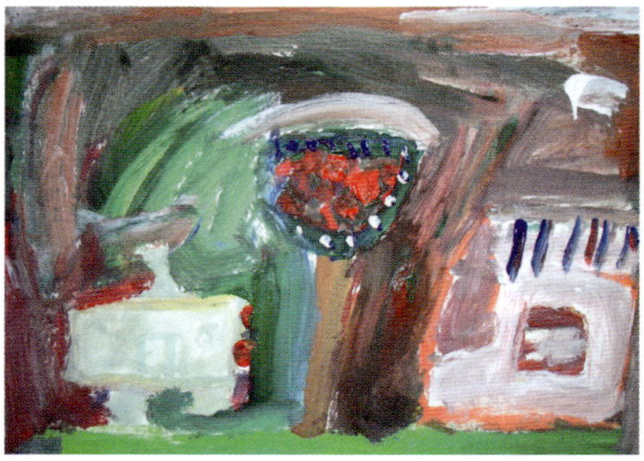

Abb. 12: Darstellung des traumatischen Momentes: Die Entführung des Vaters

Wie häufig nach einem spontanen malerischen Ausdruck des Traumas, scheint auch Amira entlastet, nachdem sie von ihrem großen Schmerz zeichnerisch berichtet hat. Eine Woche später malt sie ein Bild, das von ihrem neuerlichen Versuch zeugt, Fuß zu fassen (Abb. 13). Die Berge haben ihre Schroffheit verloren, sie rücken in weite Ferne und wandeln sich zu weich geformten Hügeln. Die Teilung des unteren Bildraumes verstärkt sich, als grenzte sie die Vergangenheit von der Gegenwart ab, aber an beiden Seiten ist die Welt farbig. Amira erscheint wieder im Bild, wenn auch ohne Kolorierung, über ihrem Kopf steht die Sonne in einem bräunlichen Orange mit einer Wirbelbewegung. Das Bild zeugt von einer wesentlich geringeren Vitalität als ihre Arbeiten vor der Retraumatisierung und doch ist es orientiert, es hat Halt durch die strenge Komposition und trotz allem ist wieder ein wenig kindliche Fröhlichkeit da. Ob die weißen Beine und die untere Bergkette, die dem Betrachter am nächsten erscheint, bereits die Vorahnung darstellen, dass die Beine sie schon bald wieder heimtragen werden, lässt sich nicht sagen.

Tatsache ist, dass dies Amiras letztes Bild in der Kunsttherapie war. Ihre Familie erhielt kein Asyl und wurde ausgewiesen.

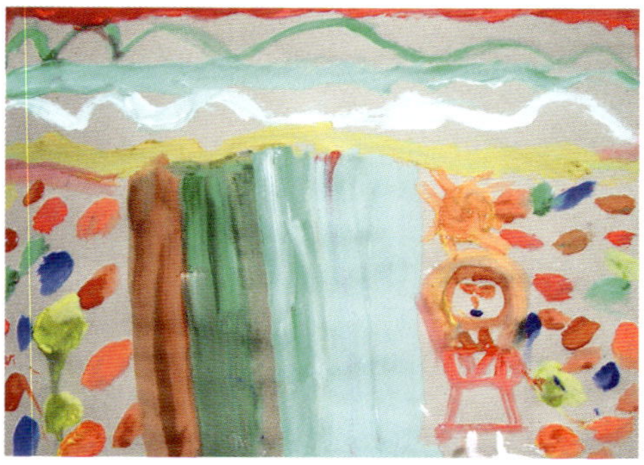

Abb. 13: Versuch, erneut Fuß zu fassen

Ergebnis und Stellenwert der therapeutischen Verfahren

Es gehört zu den größten Belastungen in der therapeutischen Arbeit, wenn Menschen, die wir begleiten, ohne Abschied in eine ungewisse oder gar gefährliche Zukunft gehen.[21] Auch wenn uns Amiras weiterer Schicksal unbekannt bleibt, gehe ich davon aus, dass ihr das Malen geholfen hat. Sie hat sich durch die Kunsttherapie immer wieder stabilisiert, schlief bereits nach vier Wochen besser und das nächtliche Einnässen hörte auf. Sie hat ihr junges Leben voller traumatischer Belastungen malerisch durchgearbeitet, ihren inneren und äußeren Weg nachgezeichnet, ausgedrückt und vor ihrer Therapeutin bezeugt. Es ist nicht selten, dass ein so junges Kind seine seelische Entlastung so unbeirrt verfolgt und sie auf diese Weise selbst in die Hand nimmt: Ihr Vorgehen schien so intuitiv weise, dass jede Art von Intervention gestört hätte. So waren die wesentlichsten Wirkfaktoren ihrer Therapie die verlässliche therapeutische Beziehung und der sichere Gestaltungsort. Andere Situationen erfordern andere Vorgehensweisen bei der Stabilisierung und die therapeutische Kunst besteht darin, jedem Menschen einen ihm gemäßen individuellen Weg zurück ins Leben zu ebnen.

Beidhändiges Zeichnen zur Behandlung räumlicher Orientierungsstörungen – Kunst- und Eurythmietherapie

Während Kinder dazu neigen, Belastendes möglichst bald auszudrücken, fällt es Erwachsenen oft schwer, ihr Erleben zu teilen und Vertrauen in ihre Therapeut:innen zu fassen. Die Behandlung im Rahmen einer therapeutischen Gemeinschaft ist für sie von umso höherem Wert. Die Betroffenen erleben, dass derlei Unglück auch anderen Menschen widerfährt und fühlen sich dann weniger isoliert. Gemeinsame stabilisierende Gestaltungsübungen, wie das hier beschriebene beidhändige Arbeiten an der Zeichenwand, können sich mit Einzelarbeiten abwechseln und entlasten.

Durch das Zusammenwirken von verschiedenen Therapien lassen sich wirkungsvolle Übungen für Menschen mit Traumafolgen entwickeln. Ein Beispiel hierfür ist das Zusammenwirken der Eurythmie- und Kunsttherapie zur Linderung von traumabedingten räumlichen Orientierungsstörungen und Freeze-Zuständen[22,23,24], zum wieder Ankommen im eigenen Körper, zur Steigerung der Aufmerksamkeitsspanne bei Konzentrationsstörungen und Stärkung von gelockerten und blockierten Synapsenverbindungen.[25] Beidhändiges Zeichnen an einer Zeichenwand – verbunden mit Bewegung entlang dieser – ist besonders wirksam, wenn es in der Gruppe erfolgt. Die Betroffenen arbeiten zunächst mit Bleistiften, Buntstiften, Öl- oder Pastellkreiden mit der zunächst befremdlich erscheinenden Aufforderung, dass die Zeicheninstrumente die Papierfläche zu keinem Zeitpunkt verlassen dürfen. Mit Spuren begleiten sie die angeleiteten Körperbewegungen, die mal stehend, mal an der Zeichenwand entlanggehend oder um die eigene Körperachse drehend, mal achtsam, mal ausgelassen, mal tänzerisch erfolgen (Abb. 14).[26]

Inspiriert von einer Anleitung, die sich auch Imaginationen bedienen kann, entsteht an der langen Papierbahn absichtslos und ohne Gestaltungsanspruch ein Linienwirrwarr, das die Spuren der Bewegung dokumentiert. Die Teilnehmenden erleben den eigenen Körper bereits nach kurzer Zeit als geschmeidig, beweglich und bald auch als räumlich orientiert. Die Übung trägt dazu bei, Wärme auf allen Ebenen zu erzeugen. Bei wiederholter Anwendung hilft sie, sich und anderen auf humorvolle Art zu begegnen, sie bewirkt, dass alle Teilnehmende nach kurzer Zeit warme Hände und Füße haben und eine beinahe kindliche Fröhlichkeit verspüren. Trotz der ungewohnten Körperbewegungen ermöglicht die Übung ein Wieder-Ankommen im eigenen Körper. Die Kreuzungsbewegungen stimulieren

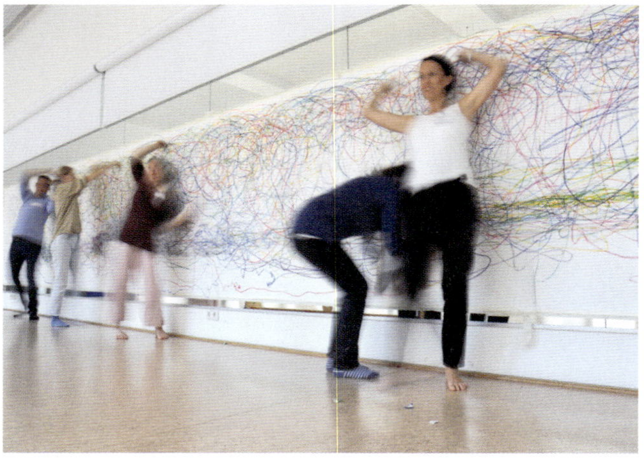

Abb. 14: Gruppenübung, beidhändiges Zeichnen und Bewegung kombiniert an der Zeichenwand

die traumabedingt geschwächte neuronale Verbindung zwischen den verschiedenen Gehirnbereichen[27], der Körper befindet sich vom Kopf bis zum Fuß in engagiertem Einsatz, der rückwärtige Raum, der in diesem Zusammenhang für die Vergangenheit steht, lässt sich leiblich wiedererobern. Selbst Menschen mit einer ansonsten geringen Aufmerksamkeitspanne gelingt das Dabeibleiben, da sich die auftretenden inneren Spannungen durch die Bewegungsanforderung immer wieder neu abbauen. Die Übung lässt sich vielfach abwandeln, im Rahmen von Kurztherapien anwenden und auch an Einzelsettings anpassen (Abb. 15).[28, 29]

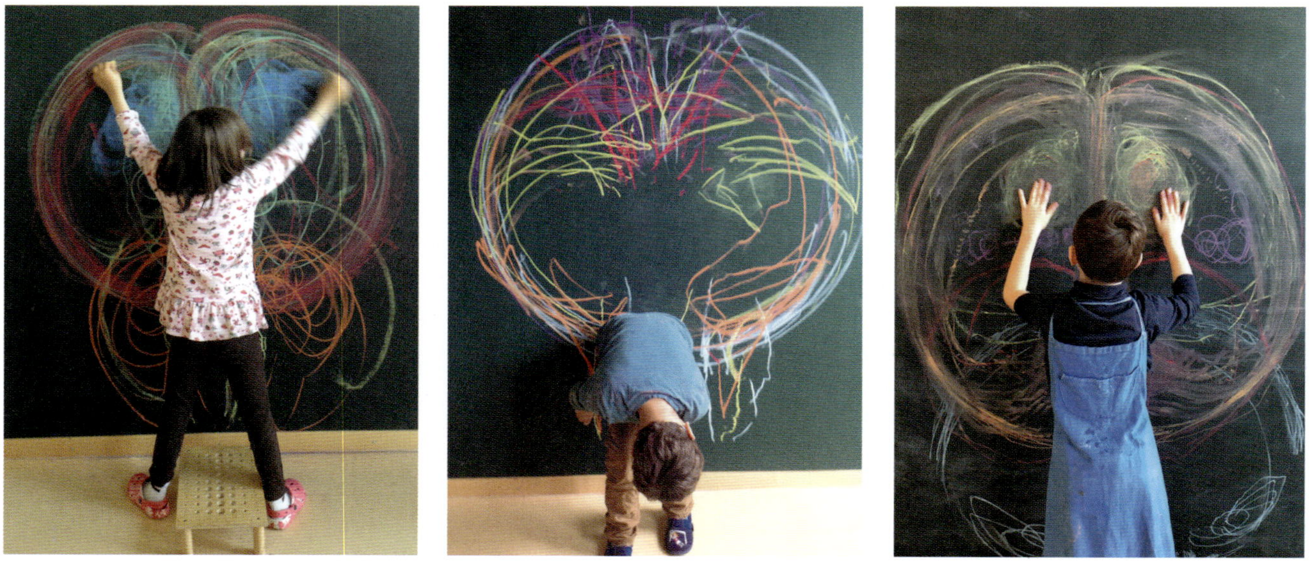

Abb. 15: Beidhändiges Zeichnen in einzeltherapeutischem Setting: Die Zeichenbewegungen folgen inneren Bildern, die beim Hören einer mit ruhiger Stimme erzählten Geschichte auftauchen. So entstehen großformatige Symmetrien ebenso wie Kreuzungsbewegungen und Spiegelungen, die mit dem ganzen Körper in Resonanz treten.

4.3.2 Zweite Stufe: Die Auseinandersetzung mit der traumatischen Erfahrung und die Integration des Erlebten – Kunsttherapie und Biografiearbeit

Ermöglichte die Stabilisierung wieder Handlungsfähigkeit und eine Rückkehr in die soziale Umgebung, so dient ab dem Erwachsenenalter im Rahmen der Auseinandersetzung mit dem traumatischen Ereignis ein zweiter Schritt dazu, das Erlebte in einen größeren Zusammenhang zu stellen. Was in der Akutphase noch nicht möglich war, geschieht jetzt schrittweise durch künstlerisch-therapeutische Arbeit: Das traumatische Erlebnis wird in die Ganzheit der Biografie eingeordnet, um es besser zu verstehen, gewichten und integrieren.

Lebenstücher – eine therapeutische Maßnahme zur Förderung der Integration des traumatischen Ereignisses und Wiederherstellung der biografischen Kontinuität

Da Menschen mit traumatischen Erfahrungen mitunter große Zeiträume ihres Lebens nicht erinnern oder überblicken, ist es entlastend für sie, wenn im Rahmen der Kunsttherapie behutsam Licht in diese abhanden gekommene Zeit kommt. Bei einer zu diesem Zweck entwickelten therapeutischen Idee der „Lebenstücher" handelt es sich um ein Zusammenwirken der Kunsttherapie mit der Biografiearbeit. Man betrachtet das Trauma im Zusammenhang der Gesamtbiografie. Indem sich der Bezugsrahmen vergrößert, nimmt die Fixierung auf das eine, alles bestimmende Ereignis ab. Neben Ressourcen arbeitet man Grundlebensmotive und Impulse heraus, so dass die Betroffenen den Lebensfaden wieder aufnehmen können.[30]

Für die praktische Ausführung bereitet man ein schlankes Hochformat mit einer Breite von 50 cm und einer Höhe von maximal 2,5 Metern vor.[31] Die Höhe wird in 25 cm Bereiche eingeteilt, jeder Bereich steht für ein Jahrsiebt, wobei das Lebenstuch unten mit der Geburt ansetzt und über die bereits gelebten Jahrsiebte hinaus noch weitere Bereiche für zukünftige Jahrsiebte enthalten kann.[32,33] Über diese Einteilung hinaus bringt man wichtige biografische Ereignisse als Markierungen an, beispielsweise die allererste Erinnerung, die als der erster Ich-Einschlag gilt, ggf. auch die sogenannten Mondknoten[34], die viele Menschen als eine Wiederanbindung an die ursprünglichen Lebensimpulse empfinden[35], aber auch Ereignisse wie Hochzeit, Geburt der Kinder, schwere Erkrankungen. Die Vorgehensweise ist so, dass zunächst die kraftspendenden Lebensmomente ihren Platz finden sollen. Die Reihenfolge des Zeichnens und Malens ist den Gestaltenden freigestellt. Diese Arbeit begleitet man mit biografischen Gesprächen. Im weiteren Verlauf schaut man auch nach individuellen Lebensrhythmen oder aufschlussreichen Spiegelungen in der Biografie. Am Blattrand im zeitlich passenden Bereich lassen sich auftauchende Ideen oder Erinnerungen schriftlich notieren. Das Notieren an der richtigen Stelle auf dem Format entlastet außerordentlich. Es zeigt sich, dass die Betroffenen auf diese Weise immer mehr hinzu erinnern, da sie ja das Erinnerte nicht mehr behalten müssen: Es ist sichtbar herausgesetzt (ob gegenständlich oder chiffriert), es geht nicht mehr verloren. Im Fall von großen Erinnerungslücken nähert man sich diesen Zeiträumen mit Fragen, z. B.: Erinnern Sie sich an Ihr Lieblingskleid? Hatten Sie eine Puppe oder ein Haustier? Auftauchende Erinnerungen erhalten gleich eine malerische Notiz. Nicht erinnerbare Zeiträume erkundet man zunächst meditativ nach ihrer Farbstimmung. Belastendes thematisiert man in der ersten Phase der Gestaltung noch nicht; solche Inhalte lassen sich auf einem kleinformatigen Extrablatt „zwischenparken" und zunächst in einer besonderen Mappe aufheben. Nach dem bildnerischen Eintragen der Ressourcen finden dann die Belastungen ihren Platz. Das Lebenstuch füllt sich nach und nach, die unverwechselbare Individualität der Biografie erscheint in Farben, Motiven, Stimmungen und Komposition. Meistens kommt eine chiffrierte Bildsprache zur Anwendung, deren Code nur die Gestaltenden und die sie begleitenden Therapeut:innen kennen (Abb. 16). Durch das langsame, selbstbestimmte Durcharbeiten der Biografie reduziert sich die Gefahr der Retraumatisierung erheblich. Anhand des nach und nach entstehenden Werkes und der Erinnerungsarbeit sind der rote Faden des Lebenslaufes erspürbar und lebensbestimmende Impulse zu erkennen. Traumata erscheinen im Kontext des ganzen Lebens und büßen ihre alles bestimmende Wirkung ein. Nur in äußerst seltenen Fällen bleiben größere Bereiche leer, weil nicht erinnerbar, aber die Erfahrung zeigt, dass die Erinnerungsarbeit auch nach Beendigung der Therapie weitergeht.[36]

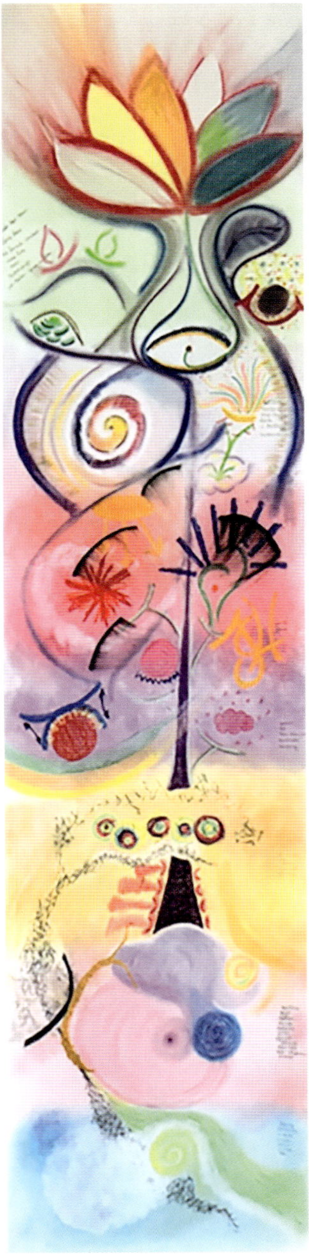

Abb. 16: Lebenstuch einer 45-jährigen Patientin mit frühkindlichem Trauma nach einer mittelschweren depressiven Episode

Die Sinnsuche – Psychotherapie, anthroposophische Medikation und Kunsttherapie

Das Überwinden von Traumatisierungen gelingt erfahrungsgemäß leichter, wenn die Betroffenen einen Sinn in dem Geschehen entdecken können, wozu primär eine entsprechende psychotherapeutische Begleitung nötig ist.[37, 38, 39] Diese kann und sollte wegen regelhaft vorliegender, anhaltender stressbedingter physiologischer Veränderungen zugleich ärztlich mit anthroposophischer Medikation erfolgen, um der Seele zu einer Refundierung in geheilten körperlichen Funktionen zu verhelfen.[40]

Die Sinnsuche erhebt den Menschen über den Opferstatus und lässt ihn nach schmerzlichen und demütigenden Erfahrungen seine Würde wiederfinden. Manche Patient:innen fühlen sich zufrieden, wenn sie ihre Handlungsfähigkeit wiedererlangt haben und ihr Leben nach außen hin wieder geordnet scheint. Andere suchen darüber hinaus nach einem Sinn hinter dem Geschehenen, mitunter begleitet sie die Sinnfrage ein ganzes Leben lang. Sie kann zu einer Beschäftigung mit der eigenen Biografie, mit karmischen Fragen oder auf einen geistigen Schulungsweg führen. Wenn traumatische Ereignisse Entwicklungen anstoßen, die ohne das Erlittene nicht möglich gewesen wären, kommt es ggf. zu einem posttraumatischen Wachstum mit einem gesteigerten Bewusstsein für den Wert des Lebens, für persönliche Beziehungen, Selbsterkenntnis in Bezug auf eigene Stärken und Ziele sowie zu dem Wunsch nach einer spirituellen Ausrichtung.[41]

Auf dem Weg zu einer positiven Entwicklung lassen sich das traumatische Ereignis und die Biografie im Rahmen der Kunsttherapie in einen noch größeren Zusammenhang stellen. Ausgehend von der Annahme, dass der Mensch nicht nur in seiner physischen Leiblichkeit – zum Beispiel im Rahmen der embryonalen Entwicklung – durch später überwundene Lebensformen geht, sondern auch seelisch-geistig sowohl frühere Entwicklungen als auch das Potenzial für künftige Wandlungen in sich trägt und diese Teil seiner Individualität sind, lässt sich im Rahmen einer kunsttherapeutischen Kulturepochenarbeit biografisch-künstlerisch an diesen erweiterten Horizont anknüpfen.

4.3.3 Dritte Stufe: Die Biografie vor dem Panorama der Kulturepochen

Kunsttherapie und geisteswissenschaftliche Kulturgeschichte

Rudolf Steiner verdanken wir den Hinweis, dass die geistige Entwicklung der Menschheit in einem Rhythmus von etwa 2160 Jahren durch das Aufkommen von neuen Hochkulturen weiterführende Impulse erhält. Diese Zeiträume bezeichnet die Geisteswissenschaft als Kulturepochen, da sie jeweils eine individuelle kulturelle Prägung zeigen. Entsprechend dieser Darstellung leben wir gegenwärtig in der fünften nachatlantischen Epoche, die auch als Abendländische Kulturepoche gilt. Hinter uns liegen die Griechisch-Lateinische, die Ägyptisch-Chaldäische, die Urpersische und die Urindische, vor uns die Slawische und Amerikanische Kulturepoche.[42, 43] Die im Folgenden skizzierte, von Hannelore Henisch (1940-2011) entwickelte kunsttherapeutische Arbeit geschieht unter der Annahme, dass diese fernen Zeiten zum allgemeinmenschlichen Erfahrungsschatz gehören. Trotz der gewaltigen Spannweite der Zeiträume, lässt sich anhand dieser Zusammenhänge ein sehr lebensnaher therapeutischer Ansatz für Menschen mit Traumaerfahrung entwickeln.

Wir gehen davon aus, dass die einzelnen Farben dem menschlichen Bewusstsein und Auge erst im Laufe der Zeit erfahrbar wurden. Obgleich die Welt in ihrer Farbenpracht durchaus existierte, ließen sich die einzelnen Farben erst nach und nach auch seelisch wahrnehmen und erleben: In Urindien waren das zunächst die Magenta-Töne, in Urpersien kam das Karminrot hinzu, im Alten Ägypten öffnete sich die Wahrnehmung der Menschen für Orange-, Gelb- und Siena-Töne. Während der Griechisch-Römischen Kulturepoche war dann das Grün geistig und äußerlich wahrnehmbar. In unserer Abendländischen Kulturepoche werden auch die Blautöne bis hin zum Indigo zur inneren Erfahrung.[44]

Es lässt sich beobachten, dass die Grundgesten vergangener Kulturepochen im Laufe der biografischen Entwicklung nachklingen, indem sie in einzelnen Lebensabschnitten besonders wirksam sind.[45] So zeigen sich Charakteristika der Urindischen Epoche in den Bedürfnissen des kleinen Kindes nach Wärme, Geborgenheit, bedingungsloser Liebe und Güte. Züge der Urpersischen Epoche offenbaren sich später, wenn Kinder ihre Umgebung bewusster wahrnehmen, ihre Augen für die Natur und die Erfordernisse des täglichen Lebens öffnen und sich durch altersgemäßes Tätigsein aktiv in das Leben hineinstellen. Die Ägyptische Kulturepoche ermöglicht eine Auseinandersetzung mit der Frage, wie der Mensch richtig lebt und makrokosmische Gesetzmäßigkeiten zur Richtschnur seines Lebens heranzieht. Die Griechisch-Lateinischen Epoche ermöglicht es, diejenige Phase der Biografie zu betrachten, in der man zu vollem Bewusstsein kam, eigenverantwortliche Entschlüsse zu fassen imstande war und den großen Menschheitsfragen und Idealen wie Wahrheit und Freiheit begegnet ist. Die gegenwärtige Abendländische Kulturepoche spiegelt die Lebenssituation des modernen Menschen wider, seine Einsamkeit, das Hineingestelltsein in den Kampf zwischen Gut und Böse, die Verführungen einer materialistischen Welt, die Suche nach Spiritualität und Wahrhaftigkeit.

Eine besondere Hilfe stellt die Kulturepochenarbeit in der Behandlung traumatisierter Menschen dar. Im Rahmen der Kunsttherapie ist immer wieder erfahrbar, wie Farben, Stimmungen und Gerüche in der Lage sind, Patient:innen augenblicklich in existenziell durchlebte Situationen zu versetzen, im negativen Fall bis hin zu Flashbacks – starken, unwillkürlich auftauchenden Wiedererinnerungen an das traumatische Ereignis, welche die betroffene Person mit allen Sinnen in das ursprüngliche Ereignis zurückversetzen. Diese körperlich-seelische Wiedererinnerungsfähigkeit lässt sich positiv im Rahmen einer Kunsttherapie auf der Grundlage der Kulturepochen nutzen, um Nachreife zu ermöglichen und belastende Erlebnisse sowie ungelöste Konflikte zu bearbeiten und zu befrieden.

Inhaltlich-methodisches Vorgehen der kunsttherapeutischen Kulturepochenarbeit

Die Therapie bringt einzelne Epochen nacheinander zum inneren Erleben, deren Grundzüge man anhand ihrer Kulturleistungen betrachtet. Dabei tauchen biografische Bezüge auf. Das Vorlesen von Textabschnitten ruft die Grundstimmung der einzelnen Kulturepochen wach. Hierbei kann es sich um Originaltexte aus der entsprechenden Zeit handeln oder solche, die geeignet sind, die spezifische Atmosphäre der jeweiligen Kulturepoche zu erzeugen. Zu den so aufkommenden inneren Bildern entstehen anschließend meditativ gemalte Bilder in der spezifischen Farbe der Epoche. Die vorgelesenen Texte sollen freilassend sein. Religiöse oder philosophische Vorstellung sind selbstverständlich zu vermeiden. Nur bei Interesse sollte es Vorstellungen in die eine oder andere Richtung geben.

Bildträger, Farben und Techniken wählt man der betrachteten Epoche entsprechend, plastische Gestaltung bezieht man gegebenenfalls mit ein. In den einzelnen Epochen verweilt man unterschiedlich lang, nach den individuellen Bedürfnissen der Patient:innen. Bei entsprechender Vertiefung in die Inhalte, auch zwischen den Therapiesitzungen, ergeben sich oft intensive Erkenntnisse. Längst Vergessenes wird wieder erinnert und dem Bewusstsein zugänglich. Häufig tauchen Erinnerungen an traumatische Erfahrungen aus der frühen Kindheit auf, die sich bildlich ausdrücken und „verdaut" werden.

Das Potenzial dieser Art therapeutischen Vorgehens lässt sich am Beispiel der Urpersischen Kulturepoche verdeutlichen. Personen mit Fluchthintergrund und traumatischem Heimatverlust benötigen eine längere Verweildauer in der Urpersischen Kulturepoche, zu deren zentralen Motiven die Verbindung des Menschen mit der Erde, der Landbau und die Tierhaltung gehörten. Dieses heile Gegenbild zur erlebten Flucht scheint in der Therapie zunächst über literarische Texte auf, wie beispielsweise in Auszügen aus dem Zend Avesta, dem heiligen Buch der Religion des Zarathustra, oder auch aus neuerer Literatur, wie dem Roman „Segen der Erde“ von Knut Hamsun (1859-1952). Wesentlich ist, dass man diese Texte so wählt, dass sie zeitlos sind und in ihnen die friedliche Auseinandersetzung des Menschen mit der Erde und dem täglichen Leben in einer ursprünglichen Form anklingt.

Nach dem Hören des Textes stellt das anschließende Malen eine Verbindung zu den eigenen inneren Bildern her, die beim Hören aufkamen. In der Stimmung der Urpersischen Kulturepoche lässt sich auch ein Bild des eigenen sicheren Ortes gestalten. Die Bilder können monochrom, in verschiedenen Karmin-Schattierungen gemalt werden, die so entstehende märchenhafte Stimmung ermöglicht zugleich einen Schutz vor emotionaler Überflutung. Nicht nur die Malerei und die plastische Kunst kommen in der therapeutischen Arbeit zum Einsatz. Gerade die Urpersische Kulturepoche inspiriert zu einer Verbindung mit dem Handwerk, der Handarbeit und der Gartengestaltung. Diese Kulturtechniken bekommen eine besondere Bedeutung in der therapeutischen Arbeit mit Menschen, die kulturbedingt zunächst keinen Zugang zur Bildenden Kunst haben. Die Grundgeste der Urpersischen Kulturepoche klar vor Augen, eröffnet das Anlegen von Gärten, das Herstellen von nützlichen und schönen Alltagsgegenständen aus Ton, das Kupfertreiben, Holzschnitzen, Weben, Spinnen, Nähen und Sticken ein großes Feld, auf dem sich außerordentlich wirkungsvoll therapeutisch arbeiten lässt, da alle diese Tätigkeiten helfen, sich wieder auf der Erde zu beheimaten.

Die Geschichte des 20. und angehenden 21. Jahrhunderts zeigt, wie nötig wir die Urbilder der Urpersischen Kulturepoche für unser therapeutisches Handeln brauchen. Gleichzeitig ist erkennbar, dass es sich trotz kultureller Eigenheiten um universell menschliche Themen handelt und die Kulturepochenarbeit mit Menschen unterschiedlicher Herkunft erfolgen kann. Das Beispiel der Urpersischen Kulturepoche zeigt, welch großen Horizont diese kunsttherapeutische Arbeit vor dem Menschen eröffnet, der sich auf sie einlässt.

In ähnlicher Form lassen sich den Grundthemen der anderen Kulturepochen therapeutische Inspirationen abgewinnen. Die kulturhistorische und dennoch lebensnahe Einbettung sowie die individuell-künstlerische Interpretation der Themen erlaubt die Darstellung und Bearbeitung eigener Lebensereignisse mit einer gewissen Distanz. Traumatische Erfahrungen erhalten Bezug zu einer langen Reihe an Entwicklungsschritten und erscheinen als ein schmerzlicher, aber doch nicht alles beherrschender Teil eines Lebens, das trotz Verlusten in eine Zukunft zu gehen imstande ist, weil es mit dem geistigen Wesenskern etwas über alles Erhabene, Unverletzliches in sich trägt.

4.4 Ausblick – die Suche nach neuen Wegen

Dieser unverletzbare Wesenskern des Menschen inspiriert uns, auf der Basis der Anthroposophie immer neue und zeitgemäße Wege zu suchen, Menschen unter den unterschiedlichsten und herausforderndsten Lebensumständen therapeutisch wirksame Hilfe zukommen zu lassen. Die Unterstützung der Selbststabilisierung durch Sozialkunstprojekte ist eine Neuentwicklung, die Menschen weltweit erreichen kann, da sie nicht die physische Anwesenheit von Therapeutinnen oder Therapeuten erfordert. Die Projektleitung und der Austausch zwischen den Teilnehmenden erfolgt über moderne Kommunikationsmittel. Sozialkunstprojekte setzen auf ein selbständiges, meditativ-künstlerisches Üben der Beteiligten und dessen stärkende Wirkung auf die Lebens- und Initiativkräfte. Sie überwinden geografische Grenzen, Unterschiede in der politischen Überzeugung, in religiösen Fragen und wirtschaftlichen Lebensbedingungen. Sie vereinen Menschen im gemeinsamen Streben nach geistig-seelischer Gesundheit und einem inneren Wachstum, das selbst nach traumatischen Erfahrungen die Aufnahme des Lebensfadens möglich macht.[46,47,48]

Literatur und Anmerkungen

1 Traumatic storytelling setzte beispielsweise die South African Truth and Reconcilia on Commission zur Aufarbeitung von Traumata im Zuge des Apartheid-Regimes ein. In Guatemala und Mexiko nutzt man in der Traumabewältigung kleine handgemachte Puppen, so genannte Sorgenpuppen, sie fanden u.a. Verwendung im Bewältigungsprozess der „Wiedergewinnung der historischen Erinnerung (REHMI)" in Guatemala. Im Geisterkult des Voodoo in Haiti bannt man traumatische Schreckensbilder rituell statt sie zu verdrängen.

2 Fischer, G., Riedesser, P.: Lehrbuch der Psychotraumatologie. Reinhardt Verlag München 2009. S. 84.

3 Es gibt zwei Gruppen traumatische Ereignisse. Unter Trauma-Typ 1 fasst man Ereignisse von kurzer Dauer und nach aller Wahrscheinlichkeit einmaligem Auftreten zusammen, wie Naturkatastrophen oder Unfälle. Als Trauma-Typ 2 gelten Erlebnisse von längerer Dauer und wiederholtem Auftreten, wie andauernder sexueller Missbrauch, Geiselhaft, die Teilnahme an Kampfeinsätzen oder Kriegsgefangenschaft. Die Prognose für eine Überwindung der seelischen Verletzung ist beim Trauma-Typ 1 wesentlich günstiger.

4 Die Traumafolgestörungen unterteilen sich in die Akute Belastungsreaktion und die Posttraumatische Belastungsstörung. Im Bild der akuten Reaktion finden sich die Symptome der Bewusstseinseinengung wie Betäubung und eingeschränkte Aufmerksamkeit, Desorientiertheit und die Unfähigkeit, Reize zu verarbeiten. Dies kann sich in Unruhe und desorganisierter Überaktivität oder in dissoziativem Stupor zeigen. Begleitend finden sich die vegetativen Reaktionen panischer Angst wie Herzrasen, Erröten, Atembeschleunigung und Schweißausbruch. Als verzögerte Reaktion nach Wochen bis Monaten entsteht die Posttraumatische Belastungsstörung mit anhaltenden vegetativen Reaktionen wie Schlafstörungen, Alpträumen, Schreckhaftigkeit, räumlichen Orientierungs-, Erinnerungs- und Denkstörungen, körperlichen Unruhezuständen und chronischen Schmerzstörungen. Dissoziative Störungsbilder, Depressivität oder Angst sind nicht selten assoziiert mit Suizidalität. Ohne therapeutische Hilfen entwickelt sich eine anhaltende Persönlichkeitsstörung.

5 Horn, H.: Körper als Instrument der Seele: In: stART international e.V. (Hrsg.): Kinder stärken – Zukunft gestalten. Pädagogisch-therapeutisches Praxisbuch zu Trauma, Widerstandskraft, Kunst und sozialer Beweglichkeit. Freies Geistesleben Stuttgart 2020. S. 67-83.

6 Morath, J., Moreno-Villanueva, M., Hamuni, G. et al.: Effects of psychotherapy on DNA strand break accumulation originating from traumatic stress. Psychotherapy and Psychosomatics 2014; 83 (5). S. 289-297.

7 Intrusionen sind eingeschlossene Erinnerungsteile, die zunächst nicht dem Erinnerungsvermögen zugänglich sind. Reize, die in Bezug zum Erlebnisinhalt der Intrusion stehen, lösen ggf. heftige physiologische Reaktionen im Sinne einer Panikattacke aus.

8 Eckart, R., Faltin, M.: Menschen in Krisengebieten – verloren zwischen Vergangenheit und Zukunft. In: Spreti, M. von, Steger, M. (Hrsg.): KunstTherapie. Schattauer Stuttgart 2018. S. 490.

9 George Bonanno, Professor an der Columbia-Universität, geht davon aus, dass posttraumatisches Wachstum nicht die Ausnahme, sondern eher die Regel ist und in 60-80 % der Fälle stattfindet. Vgl. Gielas, A.: Hart im Nehmen. PSYCHOLOGIE HEUTE 2016; 4. S. 31.

10 Allerdings scheint das Phänomen Posttraumatisches Wachstum in Kulturen mit spirituellem Bewusstsein häufiger vorzukommen: Weiss, T., Berger, R.: Posttraumatic Growth and Culturally Competent Practice. Lessons Learned from Around the Globe. Wiley Hoboken NY 2010.

11 Schwebende und fliegende Menschen in den Gestaltungen weisen auf die exkarnierende Tendenz von Traumatisierungen hin. Nach Man-made-disaster, wie sexuellem Missbrauch oder Folter, zeigt sich in den Bildern der Betroffenen häufig die Tendenz, Menschen generell das Individuelle abzusprechen. Daher finden sich oft gleichförmige, insektenartige Darstellungen. Menschen, von denen Bedrohung ausgeht, erhalten häufig eine schwarze Umrandung, während in denselben Werken Personen, von denen anscheinend keine Bedrohung ausgeht, ohne diese Umrandung zu sehen sind. Die Darstellungen von Menschengestalten ohne Gesichtszüge können jedoch auch auf religiöse Vorschriften im Sinne des islamischen Bilderverbotes zurückgehen. Diese Aussagen basieren auf langjähriger therapeutischer Erfahrung der Autorin mit traumatisierten Menschen mit unterschiedlichem kulturellem Hintergrund.

12 Assmann, A.: Individuelles Bildgedächtnis und kollektive Erinnerung. Heinrich Böll Stiftung Berlin 2009. https://www.boell.de/de/demokratie/kulturaustausch-6769.html (Abruf November 2022).

13 Steiner, R.: Soziales Verständnis aus geisteswissenschaftlicher Erkenntnis. Die geistigen Hintergründe der sozialen Frage III (GA 191). Rudolf Steiner Verlag Dornach 1989. Vortrag vom 4.10.1919. S. 33.

14 Paret, R.: Die Entstehung des islamischen Bilderverbots. In: Kühnel, E. (Hrsg.): Kunst des Orients, Bd. XI, 1/2. Franz Steiner Verlag Wiesbaden 1977. S. 158–181.

15 Flatten, G., Gast, U., Hofmann, A. et al.: S3-Leitlinie Posttraumatische Belastungsstörung. Trauma & Gewalt 2011; 3. S. 202-221.

16 Transgenerationelles Trauma meint die unbeabsichtigte und unbewusste Weitergabe von traumatischen Erfahrungen an die nachfolgende Generation. Es trat besonders häufig bei Überlebenden des Holocaust und deren Nachkommen auf.

17 Hauschka, M.: Eine malerische Atemübung. Aus der Arbeit der Schule für Künstlerische Therapie und Massage in Boll bei Göppingen. Sonderdruck aus dem Staedtler Brief 1984; 16.

18 Bundespsychotherapeutenkammer (Hrsg.): BPtK-Standpunkt: Psychische Erkrankungen bei Flüchtlingen 2015. https://www.bptk.de/wp-content/uploads/2019/01/20150916_bptk_standpunkt_psychische_erkrankungen_fluechtlinge.pdf (Abruf November 2022).

19 Gerüstartige Darstellungen können einen Versuch darstellen, die überfordernde Fülle der traumatischen Eindrücke zu ordnen. Gebogene Linien kommen in diesen Arbeiten kaum vor. Allenfalls drückt Farbigkeit die Gefühle aus. Auf dem Weg der Stabilisierung kommt das Haus häufig als erstes Motiv in den Bildern vor, Menschen- und Naturdarstellungen folgen meist später. Die Häuser scheinen in vielen Fällen Selbstrepräsentanzen zu sein.

20 Der kastenartige Oberkörper kommt in den Gestaltungen von traumatisierten Menschen immer wieder vor. Er lässt sich als Schutzpanzer für den mittleren Menschen betrachten, der das fühlende Herz vor der Belastung schützen soll.

21 Die therapeutische Arbeit mit traumatisierten Menschen braucht eine supervisorische Begleitung, ansonsten besteht die Gefahr einer stellvertretenden Traumatisierung. Vgl. Zemp, M.: Hilfe für die HelferInnen. Achtsame Organisationskultur. In: stART international e.V. (Hrsg.): Kinder stärken – Zukunft gestalten. Pädagogisch-therapeutisches Praxisbuch zu Trauma, Widerstandskraft, Kunst und sozialer Beweglichkeit. Freies Geistesleben Stuttgart 2020. S. 271-288.

22 Apathisch-depressive Erstarrungszustände. Vgl. Fischer, G., Riedesser, P.: Lehrbuch der Psychotraumatologie. Reinhardt Verlag München 2009. S. 49.

23 In traumatischen Situationen, die den Betroffenen keine Möglichkeit des Entfliehens oder einer direkten aktiven Befreiung lassen, tritt eine sog. Freeze-Reaktion auf. Dieser Zustand kann sich unter Umständen chronifizieren und auch nach Ende der Bedrohung bis zu einem gewissen Grad fortbestehen.

24 Faltin, M.: Leben ist BE-WEG-UNG. In: stART international e.V. (Hrsg.): Kinder stärken – Zukunft gestalten. Pädagogisch-therapeutisches Praxisbuch zu Trauma, Widerstandskraft, Kunst und sozialer Beweglichkeit. Freies Geistesleben Stuttgart 2020. S. 107.
25 Hüther, G.: The central adaptation syndrome: Psychosocial stress as a trigger for adaptive modifications of brain structure and brain function. Progress in Neurobiology 1996; 48 (6). S. 569-612.
26 Eckart, R.: Begegnung durch Bewegung. Raum- und Körpererleben an der Zeichenwand. In: Krüger, C., Stellbrink-Kesy, B., Widdascheck, C. et al. (Hrsg.): Kunsttherapie in Migration: Erstes Symposium der Arbeitsgruppe interkulturelle Kunsttherapie (AGIK) des DFKGT. S. 109-114. Ein kurzes Anleitungsvideo dieser Übung ist von stART international e.V. veröffentlicht: https://www.youtube.com/watch?v=SRkJnMdMNhs (Abruf Juni 2021).
27 Eckardt, J.: Kinder und Trauma. Vandenhoeck & Ruprecht Göttingen 2005. S. 68 f.
28 Eckart, R.: Bilderflut und Bilderverbot. Kunsttherapie in der internationalen Nothilfe für Kinder und Jugendliche. Kunst & Therapie 2013; 2. S. 20.
29 Rolff, H., Gruber, H.: Anthroposophische Kunsttherapie. Grundlagen und Aspekte. EB Verlag Berlin 2015. S. 116 f.
30 Diese Vorgehensweise entwickelte die Autorin.
31 Es wird festes Papier von der Rolle verwendet. Lebenstücher lassen sich auch in Gruppensettings sticken. Vorteil ist hierbei, dass die Darstellungen sehr langsam erscheinen und Gespräche häufig die Entstehung begleiten Das reduziert die Gefahr der Retraumatisierung und ist auch bei vorhandenen Sprachbarrieren realisierbar.
32 Die zuvor angelegten Wesensglieder des Menschen entwickeln sich nacheinander etwa in Siebenjahresschritten. Als erste Grundstruktur ist diese Einteilung hilfreich. An den Grenzen zwischen den Abschnitten der einzelnen Jahrsiebte zeigen sich im Laufe der Gestaltung fließende Übergänge.
33 Steiner, R.: Die Erziehung des Kindes vom Gesichtspunkte der Geisteswissenschaft (GA 308). Rudolf Steiner Verlag Dornach 2020.
34 18 Jahre, 7 Monate und 9 Tage nach der Geburt befinden sich die Schnittpunkte der Bahnen von Mond und Sonne in der gleichen Stellung zum Tierkreis wie zur Zeit der Geburt. Dieser Zusammenklang von Mensch, Erde, Sonne, Mond und Tierkreis wiederholt sich jedes Mal nach Ablauf dieses Zeitraumes. Es ist in vielen Biografien zu beobachten, dass zu diesem Zeitpunkt die ursprünglichen Inkarnationsimpulse verstärkt erlebt werden.
35 Rohen, A.: Rhythmen im Lebenslauf. Biografische Gesetzmäßigkeiten. Gesundheit aktiv Berlin 1994.
36 Für die Arbeit mit den Lebenstüchern sind mindestens 15 Therapiestunden zu veranschlagen, oft arbeitet man ein halbes Jahr oder länger an ihnen. Sie eignen sich auch für die Arbeit mit älteren Menschen als Mittel der Lebensrückschau.
37 Wirtz, U., Zöbeli, J.: Hunger nach Sinn. Kreuz-Verlag Freiburg/Breisgau 1997.
38 Dekkers, A.: Psychotherapie der menschlichen Würde. Freies Geistesleben Stuttgart 2012.
39 Reiner, J. (Hrsg.): In der Nacht sind wir zwei Menschen. Freies Geistesleben Stuttgart 2012.
40 Horn, H.: Körper als Instrument der Seele. In: stART international e.V. (Hrsg.): Kinder stärken – Zukunft gestalten. Pädagogisch-therapeutisches Praxisbuch zu Trauma, Widerstandskraft, Kunst und sozialer Beweglichkeit. Freies Geistesleben Stuttgart 2020. S. 77-81.
41 Tedeschi, R. G., Calhoun, L. G.: The posttraumatic growth inventory: Measuring the positive legacy of trauma. Journal of Traumatic Stress 1996; 9 (3). S. 455–471.
42 Bei der Benennung der Kulturepochen geht es nicht um eine exakte Verortung oder spezifische Betonung der genannten Kulturräume, sondern um universelle Züge in der Menschheits- und Persönlichkeitsentwicklung, die im Rahmen der genannten Epochen einen besonderen Entwicklungsschub erfuhren. Diese Sichtweise entwertet in keiner Weise andere Kulturräume und -leistungen.
43 Steiner, R.: Die Geheimwissenschaft im Umriss. Fischer Verlag Frankfurt a. Main 1985. S. 270 ff.
44 Collot d'Herbois, L., Hambrecht, E.: Licht, Finsternis und Farbe in der Maltherapie, Band 1: Grundlegende Hinweise zur Therapie. Kooperative Dürnau 2007.
45 Steiner, R.: Mysterienwahrheiten und Weihnachtsimpulse. Alte Mythen und ihre Bedeutung (GA 180). Rudolf Steiner Verlag Dornach 1980. Vortrag vom 8. Januar 1918.
46 Eckart, R., Wong A., Beauché, A.: SIMPLY BLUE! Sozialkunstprojekt für Menschen mit und ohne Fluchterfahrung. Ausstellungskatalog München, Kuala Lumpur, Paris 2017.
47 Eckart, R.: Gesundheitsförderung durch Sozialkunst, Kunst im Sozialen und ästhetische Selbsterziehung. Der Merkurstab 2018; 71 (2). S. 125-131.
48 Eckart, R.: Von einem unsichtbaren Netz getragen. Kunst & Therapie 2020; 2. S. 79-85.

5. Kunsttherapie bei jugendlicher Entwicklungsstörung

RITA ECKART · GEORG SOLDNER

5.1 Die Bedeutung der Maltherapie bei Entwicklungs- und Anpassungsstörungen sowie psychiatrischen Erkrankungen von Kindern und Jugendlichen

Für Kinder bis zum Alter von etwa neun Jahren sind das Zeichnen und Malen natürliche Ausdrucksformen. Mit zunehmendem Alter geht das Interesse am spontanen bildnerischen Gestalten zwar etwas zurück, kann jedoch durch entsprechende häusliche und schulische Förderung als seelische Ausdrucks- und Entlastungsmöglichkeit erhalten bleiben. Selbst ungeübte Jugendliche finden schnell Zugang zum therapeutischen Zeichnen und Malen, vor allem, wenn man sie in die entsprechenden Gestaltungstechniken einführt und sie so nicht das Gefühl haben, dass ihre Werke unbeholfen oder kleinkindlich wirken. Sie profitieren sowohl von einzel- als auch von gruppentherapeutischen Settings deutlich. Die Kunsttherapie kommt bei Kindern und Jugendlichen mit Entwicklungsverzögerungen und -störungen sowohl präventiv als auch therapeutisch zum Einsatz. Zudem leistet sie in der Behandlung von Anpassungsstörungen, bei Trennung der Eltern oder Tod eines Elternteils sowie bei psychiatrischen Erkrankungen im Kindes- und Jugendalter, z. B. Essstörungen, im stationären wie im ambulanten Bereich einen wertvollen Beitrag. Dabei zeichnet sich die Kunsttherapie durch ihre nachhaltige Wirksamkeit aus.

Da bei Kindern und Jugendlichen die sprachliche Ausdrucksfähigkeit und die Reflexionsfähigkeit altersbedingt weniger ausgeprägt sind, bietet die Kunst als nonverbale Therapieform eine Ergänzung zur kinder- und jugendärztlichen oder psychotherapeutischen Behandlung. Ihre Bedeutung bei Kindern mit Sprachbarriere, wie Kindern mit Fluchthintergrund, ist nicht hoch genug einzuschätzen. Aus meiner eigenen ärztlichen Erfahrung kann die Kunsttherapie insbesondere bis zum vollendeten 12. Lebensjahr in vielen Fällen die primär angezeigte, psychotherapeutisch wirksame Therapieform darstellen und – sofern weiterer Behandlungsbedarf besteht – auch den Weg zu einer Psychotherapie öffnen.

Die therapeutischen Themen orientieren sich an der jeweiligen Entwicklungsstufe. Im ersten Jahrsiebt benötigt das Kind die Ätherkräfte noch für den Umbau der ererbten Leiblichkeit. Daher sollen kunsttherapeutische Maßnahmen ohne jede intellektuelle Herausforderung bleiben und einen förderlichen Rahmen für freie Gestaltung bieten, insbesondere von der Linie ausgehend. Damit findet die Tatsache Beachtung, dass das Nerven-Sinnes-System zu diesem Zeitpunkt am weitesten entwickelt ist. Im zweiten Jahrsiebt, wenn der Ätherleib verinnerlicht und ein Teil seiner Wachstumskräfte frei geworden ist, arbeiten die Kinder auch gerne nach Themenvorschlägen, die in spielerischer und bildhafter Form vor allem dann ihre Aufmerksamkeit zu fesseln vermögen, wenn möglichst viele Sinne beim Gestalten beteiligt sind. Tierdarstellungen eignen sich besonders, um Seelisches auszudrücken. Im dritten Jahrsiebt erwacht das Interesse für Themen, die mit dem menschlichen Körper zusammenhängen. Porträts und Ganzkörperdarstellungen sind zwar eine Herausforderung, wir können jedoch mit Hilfe einer Sensibilisierung für eine genaue Beobachtung kunsttherapeutisch viel erreichen.

Im Rahmen des therapeutischen Zeichnens, zu dem der vorliegende Beitrag ein Fallbeispiel bringt, kommt eine Vielzahl von Techniken zur Anwendung, deren Wirkung von anregend über ausgleichend bis hin zu beruhigend reicht. „Zeichnen ist sehen lernen", es hilft an der Welt aufzuwachen und sie gleichzeitig aufmerksam wahrnehmend und staunend zu entdecken.[1]

Zur Diagnose

Die Diagnose depressiver Störungen im Kindesalter setzt neben der Anamnese und ärztlichen Untersuchung – z. B. Ausschluss von Schilddrüsenfunktionsstörungen oder Vitamin-B_{12}-Mangel bei vegetarisch-vegan lebenden Kindern und Jugendlichen – vor allem eine sorgfältige Wahrnehmung des kindlichen Verhaltens voraus. Dabei können depressive Störungen sich vor allem in internalisierendem Rückzugsverhalten, aber auch betont aggressiv manifestieren. Letzteres ist eher bei Jungen der Fall und führt ggf. zum Erscheinungsbild des kontaktschwachen, für seine Umgebung negativ aneckenden Außenseiters, während Mädchen eher zu einer gehemmten Symptomatik mit innerem Rückzug neigen. Im Schulalter zwischen dem 9. und 14. Lebensjahr ist besonders zu achten auf:

- Schulleistungsstörungen (im Verhältnis zur individuellen Leistungsfähigkeit)
- Minderwertigkeitsgefühle, Rückzugstendenzen, Traurigkeit, Kontaktstörungen
- Berichte über evtl. wahrgenommene Suizidgedanken
- (neu aufgetretene) aggressiv-störende Verhaltensweisen
- starke Verspannungen (vor allem zervikal), angespannt-gehemmte Bewegung
- Kopf- und Bauchschmerzen
- Schlafstörungen (nicht bei der saisonalen Depression mit eher „winterschlafartigem" Verhalten)

Wichtigstes Phänomen ist die gestörte, gehemmte, verarmte Bewegung in der Mimik, der Gestik, im Ausdruck bis in Bild und Schrift, Stereotypien, muskuläre Verspannungen, eine gedrückt-angespannte Haltung.

Eine besondere Form der Depression, die sich nicht selten in diesem Alter manifestiert, ist die durch Sonnenlichtmangel bedingte saisonale Depression, die in den Wintermonaten auftritt und eher mit Passivität und leichter Tendenz zur Gewichtszunahme einhergeht.

In einzigartiger Weise tritt beim Menschen ab ca. dem 9. Lebensjahr die Möglichkeit des Suizids auf. Dies verdeutlicht das Potenzial, das mit der wachsenden Verinnerlichung des menschlichen Ichs ab diesem Alter verknüpft ist. In der Anthroposophischen Medizin und Pädagogik schenkt man der „inneren Geburt des Ichs" im 9. Lebensjahr als „Überschreiten des Rubikons" (als Eroberung des eigenen Leibes) besondere Beachtung. Es ist das Alter, in dem Kindern die eigene Sterblichkeit wie die Sterblichkeit insbesondere auch ihrer Eltern (als primär wichtigsten Bezugspersonen) im seelischen Erleben bewusst wird. Damit verbunden ist eine zunehmend sich vertiefende Möglichkeit, sich einsam zu erfahren, während sich die Bindung an die Eltern zu lockern beginnt.

Die „innere Geburt des Ichs" geht zunächst beim Menschen mit einer singulären Hemmung von Wachstum und Pubertät (etwa im Vergleich zu Primaten oder gleich schweren Säugern) einher und ermöglicht damit eine verlängerte Kindheit und meist eine innere Restabilisierung im 10.–12. Lebensjahr bis zum Einsetzen der Pubertät. Dann jedoch tritt mit der kontinuierlichen Veränderung des Leibes, der leiblich-seelisch sich in ganz unterschiedlicher Weise und Geschwindigkeit entfaltenden Geschlechterpolarisierung/Geschlechtlichkeitsfrage eine Phase tiefgreifender Instabilität ein. Sie geht einher mit dem Abbau primärer seelischer Bindungen insbesondere zu den Eltern/primären Bezugspersonen, dem Erleben oft labiler Beziehungen in der Peergroup und der Bereitschaft zur Vertiefung neuer Bindungen, etwa zu Lehrer:innen oder auch Therapeut:innen. Durch den wachsenden Erwartungsdruck gegenüber Kindern und Jugendlichen in der globalisierten Leistungsgesellschaft, den insbesondere in Deutschland verfrüht einsetzenden schulischen Selektionsprozess im 10. Lebensjahr und die Labilität der Familienbeziehungen scheinen psychiatrisch relevante depressive Störungen in diesem Alter zuzunehmen.

In diesen Zusammenhang gehören auch seelisch belastende Auswirkungen einer frühen Einschulung vor dem 6. Lebensjahr, die sich unserer Erfahrung nach besonders im Präpubertäts- und Pubertätsalter zeigen. Gerade die ADHS-Forschung dokumentierte Zusammenhänge zwischen früher Einschulung und späterer ADHS-Symptomatik im Schulalter, wobei die Depression eine häufige Komorbidität zu ADHS darstellt und auch ganz eigenständig auftreten kann. Eine eindeutige Zunahme depressiver Störungen bis hin zu einer Steigerung der Suizidrate insbesondere bei Mädchen steht im Zusammenhang mit der Verbreitung und dem Konsum sozialer Medien. Hier spielen u. a. ein ständiges sich Vergleichen mit unerreichbaren Idealen und eine psychotoxische Form der Kommunikation sowie gleichzeitig ein Mangel an Sonnenlicht und aktiver körperlicher Bewegung eine wesentliche Rolle. Wesentlich in der Depressionsdiagnostik ist die Berücksichtigung frühkindlicher traumatisierender Erfahrungen, z.B. Vernachlässigung – gerade auch bei adoptierten Kindern aus entsprechend gestörten Familienverhältnissen – und sexueller Missbrauch. Wir haben eine Reihe von Fällen erlebt, in denen in der Kunsttherapie selbst solche traumatisierenden Zusammenhänge erkennbar wurden. Der Kunsttherapie kommt somit nicht nur eine therapeutische, sondern auch eine diagnostische Funktion zu.

Zur therapeutischen Wirksamkeit

Vom Gesichtspunkt der anthroposophischen Menschenkunde her geht es bei depressiven Störungen in der mittleren Kindheit primär darum, die „innere Ich-Geburt“ zu unterstützen. Schon das Setting (wie nachfolgend beschrieben) hat eine salutogenetische Wirksamkeit. Man setzt nichts voraus, das Kind bzw. der/die Jugendliche kann jeden Schritt kontrollieren, selbst handhaben. Es erlebt sich als selbst wirksam, vom Erwachsenen wahrgenommen und erfährt eine auf es selbst und sein Tun bezogene Anerkennung. Gerade das Malen steht in besonders unmittelbarer Beziehung zum Wechselspiel zwischen seelischen und vitalen Kräften, anthroposophisch gesprochen Astral- und Ätherleib. Bei Kindern mit schweren körperlichen Leiden, z.B. Blut- und Tumorerkrankungen, „malt das Leben seine eigene Wahrheit“, wie eine Studie der Universitätskinderklinik Zürich betitelt ist, deren Resultate sich in der eigenen Praxis bestätigen.[2] Das bedeutet, unbewusst-leibliche Prozesse treten im Malen an die Oberfläche und ihre seelisch-künstlerische Verarbeitung lässt sich fachkundig anleiten. Dies hat sich als sehr wirksam erwiesen, auch in der Palliativmedizin.

Umgekehrt können psychische Störungen und Traumatisierungen sich bildlich (verschlüsselt) manifestieren bis hin zum erlebten sexuellen Missbrauch. Dabei lässt sich bei entsprechender Führung eine Retraumatisierung vermeiden und eine gesundheitsorientierte Verarbeitung anregen. Schließlich kommt der Kunsttherapie eine wesentliche therapeutische Rolle zu bei jugendlichen Essstörungen mit entsprechenden Körperschemastörungen. Generell sind der Kunsttherapie im Kindes- (und Jugend-)alter viele Zusammenhänge zugänglich, die sich nicht oder zunächst nur unzureichend auf verbaler Ebene bearbeiten lassen. Unter therapeutischer Führung aber vermag das Kind bzw. der/die Jugendliche eigene Ressourcen zu entdecken und zu erschließen, die belastende bzw. toxisch wirksame Seeleninhalte zu verwandeln helfen. Eine wesentliche Voraussetzung und Stärke dieser Therapien besteht darin, dass Kinder und Jugendliche dabei meist Freude am kreativen Tun und individuelle Wertschätzung erfahren. Durch die Eigentätigkeit mit ihren Händen ist die depressionstypische Kopf-/Körperdissoziation mit kreisenden Gedanken und gehemmten (oder unkontrollierten) Gliedmaßenbewegungen zu überwinden. Die Therapie hilft nicht nur, belastende Gefühle und seelische Komplexe der Patient:innen zu überwinden, sondern stärkt unserer Erfahrung nach auch deren Sozialkompetenz und trägt nachhaltig dazu bei, Einsamkeitsgefühle und Kontaktarmut zu überwinden und kreativer mit belastenden Situationen umzugehen. Auch schwere Schicksalsschläge, lebensverändernde oder – limitierende Erkrankungen lassen sich auf diese Weise im seelischen Erleben verwandeln und als zur eigenen Biographie gehörig annehmen – jeweils auf der Bewusstseinsstufe, die dem Kind oder Jugendlichen angemessen ist.

5.3 Falldarstellung einer Kunsttherapie bei einem zwölfjährigen Jungen mit mittelschwerer Depression als Anschlussbehandlung nach Klinikaufenthalt

Schilderung des Beschwerdebildes

Die Eltern eines zwölfjährigen Jungen schildern im Aufnahmegespräch, wie ihr Sohn durch potenziell selbst- und fremdgefährdendes Verhalten in seiner Schule eines Tages völlig unerwartet eine Krisensituation mit weitreichenden Folgen für sich und den Schulbetrieb auslöste. Niemand kam dabei zu Schaden und weder davor noch danach war jemals ähnliches Verhalten beim Jungen zu beobachten. Das Kind wurde unmittelbar nach dem Vorfall zur Abklärung in die Kinderpsychiatrie eingewiesen, wo man bei ihm eine mittelgradige Depression diagnostizierte. Während seines Klinikaufenthaltes begann eine psychotherapeutische Behandlung, ergänzt durch eine antidepressive Medikation, beides sollte anschließend ambulant fortgesetzt und durch Kunsttherapie begleitet werden. Aus der elterlichen Beobachtungsperspektive hat sich das Ereignis nicht angekündigt. Der Junge schien sich in letzter Zeit etwas zurückzuziehen, aber der Rückzug erschien den Eltern kein beunruhigendes Ausmaß zu haben, und auch sonst deutete nichts auf eine bevorstehende Krise hin.

Die Aufnahme in die Kunsttherapie erfolgte am Tag der Entlassung aus der Klinik. Zu diesem Zeitpunkt waren neben Symptomen der Depression die Folgeerscheinungen des stationären Aufenthaltes unübersehbar: ein Lebensrhythmus, der sich an die Klinikabläufe angepasst hat, statt sich am Leben eines zwölfjährigen Schülers zu orientieren, ein Rückzug, der sich aus dem plötzlichen Herausgerissen-Sein aus dem Alltag ergab.

Zum Zeitpunkt der Aufnahme in die Kunsttherapie fielen eine Schwere im Physischen, etwas verlangsamte Bewegungen, ein vermindertes Selbstwertgefühl und wenig Selbstvertrauen auf. Im Gespräch senkte Paul (Name geändert) oft den Blick, konnte den Blickkontakt jedoch auch halten. Der Patient selbst, der zu diesem Zeitpunkt noch nicht wieder zur Schule ging, berichtete von Konzentrationsstörungen und einem erhöhten Schlafbedürfnis.

Diagnostische Arbeiten

Am Tag seiner Klinikentlassung kommt Paul zum ersten Mal in die Kunsttherapie. Ein gepflegter Junge mit heller ebenmäßiger Haut und den auffallend harmonischen Körperproportionen und Gesichtszügen eines Kindes, das die Stürme der Pubertät noch nicht erfasst hatten. Er kommt mit dichten, dunklen Haaren und großen blauen Augen schweren Schrittes durch die Tür. Seine Bewegungen sind langsam, sein Blick ist müde. Nach einem kurzen Gespräch lernt er die Räumlichkeiten des Ateliers und die Materialien kennen. Wir

besprechen, dass er nichts in der Kunsttherapie tun muss, was ihm unangenehm ist. Dies ist besonders wichtig nach dem Klinikaufenthalt, wo seine Selbstbestimmung sehr eingeschränkt war. Hier darf er erleben, dass er jederzeit die Kontrolle über seine Gestaltungsprozesse hat und das Atelier ein geschützter Ort ist.
Die therapeutische Arbeit beginnt mit einer diagnostischen Phase, die kurz in die Technik des Malens mit flüssigen Aquarellfarben, in die von ihm gewählte Zeichentechnik und gegebenenfalls in das Plastizieren mit Ton einführt und in der er mit der jeweiligen Technik freie Arbeiten ohne eine bestimmte Aufgabenstellung anfertigt. Die Reihenfolge der Arbeiten ist frei wählbar.

Paul möchte mit dem Malen beginnen. Er wählt das Format selbst aus und entscheidet sich für ein kleines trockenes Blatt in DIN A5-Größe. Mit flüssigen Aquarellfarben malt er zunächst etwas angestrengt, dabei nutzt er nur eine kleine Fläche auf dem Blatt. In einem senkrechten gelben Rahmen sind zwei rundliche Formen in Hellblau und Rot zu sehen. Paul trägt die Farben rein und dicht auf, sie mischen sich nicht. Nach zwanzig Minuten ist er fertig und bereit für ein zweites Bild, diesmal auf nassem Papier. Das Format wählt er jetzt größer. Der spielerische Malprozess belebt ihn sichtlich, er lässt die Farbe vorsichtig auf das Papier tropfen, lenkt mit dem Pinsel die entstehenden Farbflächen voller Hingabe.

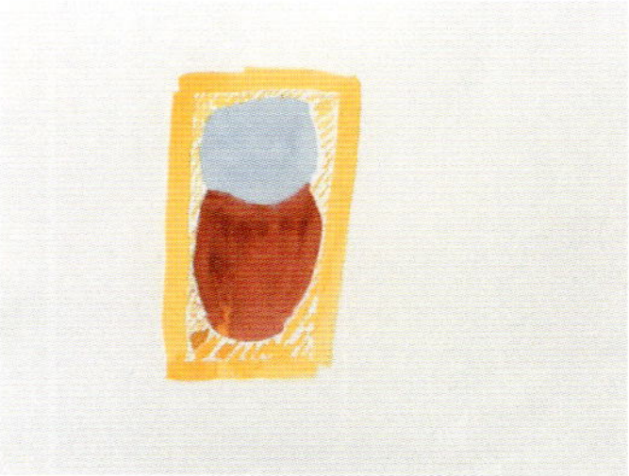

Abb. 1: Erstes Bild

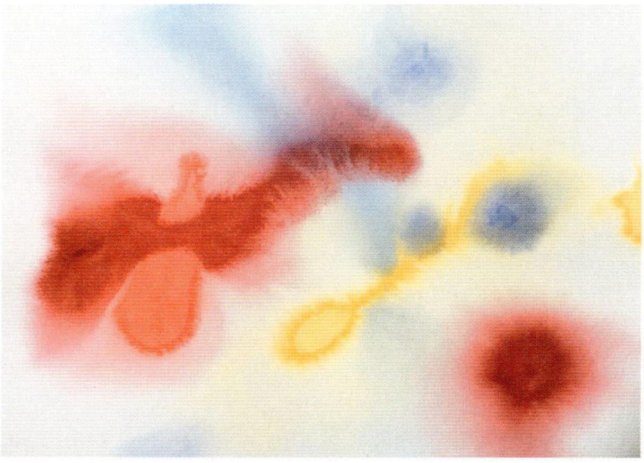

Abb. 2: Zweites Bild – freie Farbkomposition

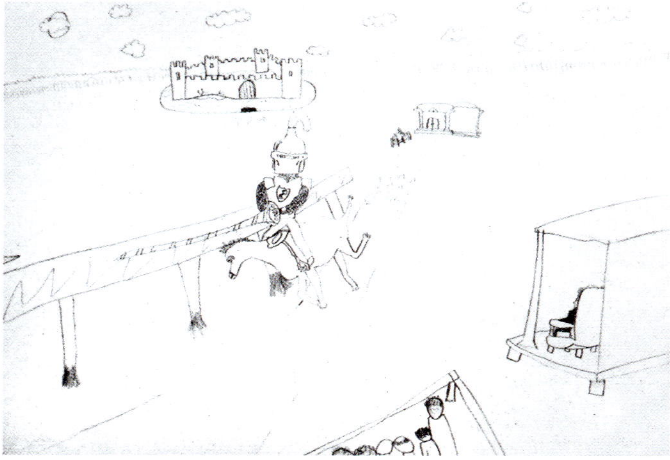

Abb. 3: Ritterspiel

Eine Woche später zeichnet er im Rahmen der diagnostischen Phase. Paul wählt ein Blatt in DIN A3-Größe und Bleistifte als Material und zeichnet wortlos ein detailliertes Bild von einem Ritterspiel. Die Zeichnung zeigt einen Ritter mit Lanze auf galoppierendem Pferd, eine Gruppe von Zuschauern und eine Burg im Hintergrund (Abb. 3).

Ein auffallend hoher Horizont trennt den unteren Bildabschnitt mit gekonnt angeschnitten gezeichneten Motiven (wie Gebäude und Zuschauer) von dem eher kindlich gestalteten oberen Bildteil mit Wolken und einem Schmetterling. Der schräg von hinten abgebildete Zuschauer in einem Armlehnsessel stellt eine für ein zwölfjähriges Kind ungewöhnliche zeichnerische Leistung dar. Diesmal macht es Paul gar keine Schwierigkeiten, das Blatt zu füllen. Er arbeitet die ganze Therapiestunde lang konzentriert an seiner Zeichnung.

Das Angebot in der folgenden Stunde, mit Ton zu arbeiten, lehnt er kategorisch ab. Es grause ihn vor Ton an den Händen, so seine Begründung.

Nun liegen seine gemalten Werke und die Zeichnung vor uns. Wir stellen sie auf Tischstaffeleien und betrachten sie gemeinsam. In unserer Besprechung ist wahrnehmbar, dass sowohl das künstlerische Arbeiten als auch die Betrachtung der Werke auf Paul belebend wirken, er scheint dabei gelöst und fast fröhlich. Es ist deutlich, dass er sich mit seiner Zeichnung (Abb. 3) am meisten identifiziert, obwohl ihm sein zweites gemaltes Bild (Abb. 2) ebenfalls gefällt.

Um eine Entscheidung über die erfolgversprechendsten Therapiemaßnahmen zu fällen, folgt nun eine kunsttherapeutische Betrachtung im Hinblick auf die Wesensgliederebenen, die Gestaltungsprozesse sowie Wahrnehmungen am Patienten und seine Beziehung zu den Werken.

Wesensgliederdiagnose und Therapiebedarf

Wegen der antidepressiven Medikamente, die Paul zum Zeitpunkt des Therapiebeginns einnahm, lassen sich nur bedingt Aussagen zum Wesensgliedergefüge machen. Kurz vor Einsetzen der Pubertät sind die Proportionen seines physischen Leibes von einer großen Harmonie. Gleichzeitig erscheinen die Bewegungen getragen, schwer und etwas verlangsamt. Wenn etwas auf sein Interesse stößt, blitzt eine gewisse kindliche Sanguinik durch. Die Bereitschaft, sich auf Neues einzulassen zeugt von einer inneren Beweglichkeit, sein Erinnerungsvermögen ist bemerkenswert.

In Bezug auf die Seelenfähigkeiten zeigt sich ein eindeutiger Schwerpunkt auf dem Gefühlsleben. Seine Distanzierungs- und Differenzierungsfähigkeit sind überdurchschnittlich ausgeprägt, was als das Ergebnis einer individuellen Veranlagung des Jungen in Verbindung mit dem gepflegten Familienleben anzusehen ist. Der Wille scheint momentan schwach. Zu diesem Zeitpunkt kann das an der depressiven Grundstimmung liegen; die den Antrieb stärkende Wirkung der antidepressiven Medikation setzt bekanntlich erst nach einiger Zeit ein. Insgesamt ergibt sich das Bild eines breit gefächerten, differenzierten Seelenlebens, Paul vereint in sich zu diesem Zeitpunkt das unschuldig Kindliche mit dem durch die depressive Erkrankung vielleicht zu früh Gereiften und es gelingt ihm, zwischen diesen beiden elastisch zu wechseln. Er ist zurückhaltend und höflich und bereits wenige Wochen nach Therapiebeginn in der Lage, seine Wünsche zu äußern.

Unter den gegebenen Umständen erscheinen sowohl das Nerven-Sinnes- als auch das Stoffwechsel-Gliedmaßen-System abgedämpft, während das Rhythmische System seine ausgleichende Funktion erfüllt. Es ist davon auszugehen, dass die Kunsttherapie Paul in der Stabilisierung unterstützen wird, zumal er unmittelbar Zugang zum künstlerischen Gestalten findet und sich mit seinen Werken identifiziert.

Pauls Zustand erfordert ein Aufwecken und Verbinden mit der Außenwelt, und im Rahmen dessen eine Stärkung seiner Initiativkräfte, das Stützen des Selbstbewusstseins, des Selbstwertgefühls und der Selbstannahme. Das Aufwecken lässt sich über die Anregung des Nerven-Sinnes-Systems durch den Umgang mit der Linie, einem gedanklichen Element, im Rahmen von gegenständlichem Zeichnen erreichen. Das gegenständliche

Zeichnen erfordert Wachheit, Konzentration und eine Verbindung mit der Außenwelt.[3,4] Diese Vorgehensweise schien auch deshalb erfolgversprechend, weil das Zeichnen bei Paul auf unmittelbares Interesse stieß und seine kindliche Lebendigkeit durchblitzen ließ.

Zeitliche Entwicklung des Beschwerdebildes, Veränderungen durch die therapeutischen Maßnahmen

Paul sprach von Anfang an sehr gut auf die Kunsttherapie an. Gleich zu Beginn der ersten, dreizehnmonatigen Therapiephase zeigte er im Zeichnen eine außerordentliche Gewandtheit, die ihn überraschte und aus der er viel Selbstbewusstsein zog. Bereits am Ende der ersten Phase, die zur Stabilisierung diente und ihm nebenbei die Entdeckung einer bisher verborgenen Begabung schenkte, waren alle Therapieziele erreicht. Die Kombination aus medikamentöser, psycho- und kunsttherapeutischer Behandlung zeigte Wirkung: Die Stimmung hellte sich weiter auf, die Schwere aus der Bewegung und dem Seelenleben wich einer altersgemäßen Beweglichkeit, die Konzentrationsfähigkeit besserte sich. Die Entdeckung der Freude am künstlerischen Gestalten und die dabei erzielten befriedigenden Ergebnisse trugen zur Stärkung seines Selbstbewusstseins und des Selbstwertgefühls bei und belebten ihn zusätzlich.

Nach einer mehrmonatigen Pause meldete sich Paul noch einmal, weil er die Kunsttherapie vermisste. In der dann folgenden zweiten Etappe bekam die therapeutische Arbeit eine andere Signatur. In der Schule hat er inzwischen seinen Platz gefunden, einen guten Teil der Freizeit verbrachte er wieder mit Freunden, er schien fröhlich und zufrieden. Gleichzeitig dachte er verstärkt über die Zukunft nach. Die Pubertät holte ihn ein und mit Beginn dieses neuen Lebensabschnittes fühlte sich Paul künstlerisch zunehmend unsicher; es waren neue Wege zu suchen, die eine Auseinandersetzung mit den für ihn nun aktuellen Themen ermöglichten. In dieser Etappe der Therapie war Paul nicht mehr auf den sicheren künstlerischen „Erfolg" angewiesen und dadurch freier und experimentierfreudiger. Die zweite zehnmonatige Phase diente letztlich dazu, den Therapieerfolg der ersten Phase zu festigen und einen Blick in eine biografisch gesehen ungewisse Zukunft zu wagen.

Erste Therapieetappe – Porträtzeichnungen eines Zwölfjährigen

Als Paul zum ersten Mal nach der diagnostischen Phase das Atelier betritt, fällt wieder seine harmonische Gestalt auf, die spontan an griechische Skulpturen erinnert. Trotz einer gewissen Unsicherheit freut er sich auf das Zeichnen, kann sich jedoch für kein ihm vorgeschlagenes Motiv entscheiden. Deshalb bekommt er eine große Schachtel voller Postkarten mit ganz unterschiedlichen Motiven, um sich Anregungen zu holen. Mit schneller Hand entscheidet er sich überraschenderweise bereits nach ein paar Minuten für das Abzeichnen einer griechischen Kopfplastik.[5]

Er ist etwas unsicher, ob er in der Lage sein würde, so etwas Vollkommenes abzuzeichnen.

Daher lautet der Vorschlag, mit einem feinen Kohlestück zu zeichnen, dessen Striche klar und deutlich erscheinen, sich jedoch jederzeit durch einfaches Wegwischen korrigieren lassen. Wir vereinbaren, dass die Zeichnung das Motiv vergrößert darstellen soll und Paul legt großen Wert darauf, dass diese am Ende der Vorlage möglichst ähnlich ist. So schlage ich ihm eine Vergrößerung mittels Gitternetz-Technik vor. Auf dem Blatt legt man zunächst das gewünschte Format fest und bereitet es mit einem Gitternetz aus Bleistiftlinien analog zu der mit einem Gitternetz versehenen Postkarte vor, damit sich das Übertragen des Motivs frei Hand unterstützen lässt. Das Zeichenblatt versieht man mit einem Passepartout aus Karton, innerhalb dessen das Bild ensteht. Dieser schützende Rahmen nimmt gleichzeitig Bezug auf das Erstbild, in dem sich das Motiv ebenfalls in einen Rahmen befindet. Gleichzeitig begrenzt das Passepartout exakt die Arbeitsfläche. Nach Beendigung der Arbeit und Abnehmen des Passepartouts hebt sich das gestaltete Bild von der ungestalteten Umgebung ab.[6]

Zunächst wird die Gestaltungsfläche farblich mit Hilfe von Pastellkreiden-Staub unterlegt. Dabei soll Paul seine Lieblingsfarbe behutsam mit den Fingern auftragen. Es spielt hier keine Rolle, ob die Farbe sich ganz gleichmäßig verteilt, er soll sie aber gut in das Papier einreiben. Paul entscheidet sich für einen Rosa-Ton, vielleicht, weil die Kopfplastik auf der Postkarte aus rosa Marmor gearbeitet war. Sobald er zufrieden ist mit der Tönung, wird diese Pastellschicht fixiert. Anschließend zeichnet Paul mit einem feinen Kohlestück, dessen Linien sich zur Korrektur einfach wegwischen lassen. Darüber hinaus benutzt er lediglich seine Finger, mit denen sich Kohleflächen erzeugen und nötigenfalls „verschieben" lassen. Diese Technik erlernt er schnell: In drei Sitzungen erstellt er eine Zeichnung, die ihn sehr stolz macht und eine bisher unentdeckte zeichnerische Begabung offenbart (Abb. 4 und 5).

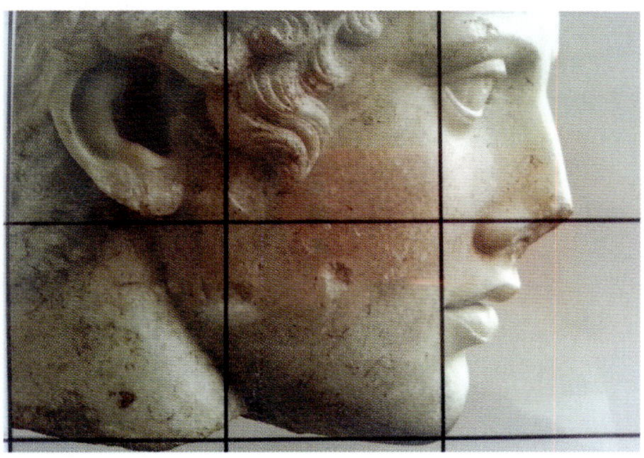

Abb. 4: Die Postkarte mit dem Gitternetz

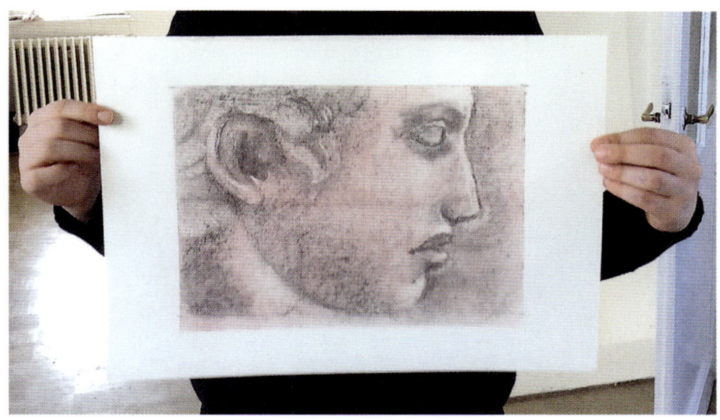

Abb. 5: Vergrößerte Kopie auf Pastellgrund, Kohlezeichnung

Der Moment, in dem er das Passepartout vom Blatt nimmt, übt auf den Jungen eine starke seelische Wirkung aus, der perfekte Rand verleiht der Zeichnung etwas Professionelles. Paul, der kaum Hilfe in Form von Erläuterungen gebraucht hat in diesen Stunden, ist ergriffen von der Begegnung mit seiner eigenen Zeichnung. Gleichzeitig schien es so, als ob er schon viele Male so gezeichnet hätte. Dieser Porträtzeichnung sollten noch weitere folgen. Obgleich das Thema Porträtzeichnen für ein 12-jähriges Kind zunächst nicht altersgemäß erscheint, beschlossen wir – Pauls Wunsch folgend – auf diesem Weg weiter zu gehen.[7] Er war sehr motiviert und ließ nie eine Therapiestunde ausfallen. Als nächstes wollte er ein Selbstporträt anfertigen. Wir schlugen vor, er solle ein Foto von sich in die nächste Therapiestunde mitbringen, auf dem er sich selber mag. Paul brachte ein aktuelles Foto mit. Beim Zeichnen ging er in ähnlicher Weise vor wie beim ersten Porträt, es gelang ihm aber, noch freier zu gestalten. Bereits nach den ersten zwei Stunden hatte er eine Skizze, die ihn sehr zufrieden stimmte (Abb. 6). Die nächsten Stunden überraschten ihn immer wieder, das Zeichnen ging ihm so leicht von der Hand, dass er darüber nachdachte, Künstler werden zu wollen. Das Selbstporträt arbeitete er mit Rötel, zwischendurch betrachtete er gerne Meisterzeichnungen, die mit Rötel angefertigt worden waren. Sein Selbstbildnis (Abb. 7) erfüllte ihn mit Freude, die Entdeckung, er könne etwas – das Zeichnen –, wovon er bis jetzt keinerlei Kenntnis hatte, stimmte ihn hoffnungsvoll. Parallel zu dieser Entwicklung ließ sich innerhalb der ersten sechs Therapiemonate ein deutlicher Rückgang der Symptome beobachten: Die Konzentrationsschwierigkeiten verschwanden, seine Bewegungen wurden fließender und leichter. In den Kunsttherapiestunden war er engagiert und begeisterungsfähig. Die größte Veränderung zeigte Paul im Bereich des Selbstvertrauens und Selbstwertgefühls. Diese ließen sich im Rahmen der Therapie erheblich stärken.

Das Zeichnen, das Paul für sich entdeckte, eröffnete ein ganz neues Erfahrungsfeld für ihn: Seine Wahrnehmung und Beobachtungsfähigkeit entwickelten sich ebenso wie die Fähigkeit, Seelisches im Antlitz unmittelbar wahrzunehmen und in vielen Fällen auch sensibel wiederzugeben.[8]

Die seit dem Klinikaufenthalt laufende, antidepressive Medikation ließ sich in der Dosierung reduzieren. Die Eltern berichteten, dass die Wiedereingliederung in die Schule problemlos vonstattenging.

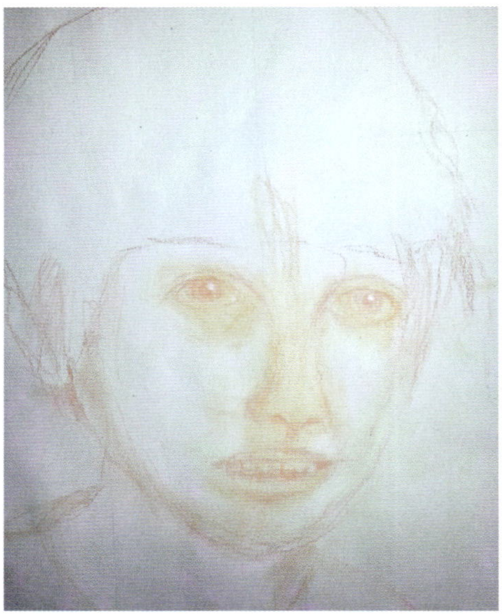

Abb. 6: Erste Skizze zum Selbstporträt

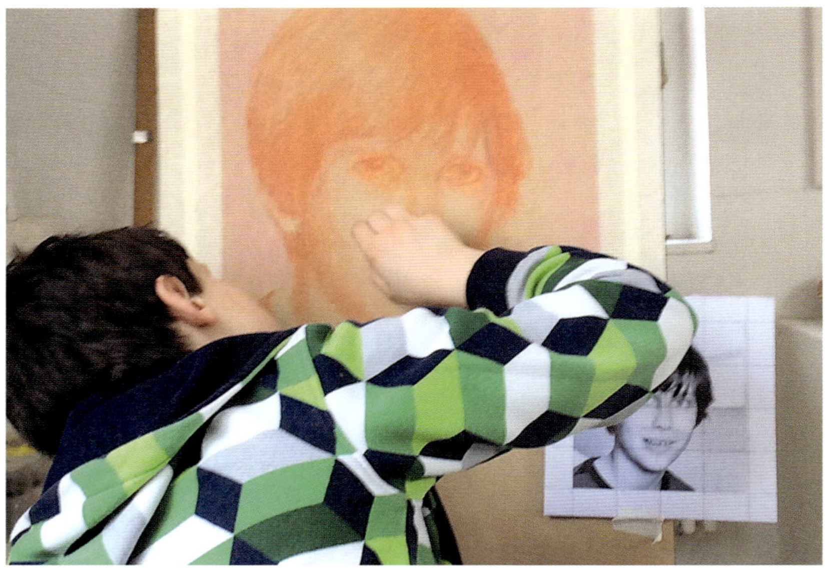

Abb. 7: Bei der Ausarbeitung mit Rötel

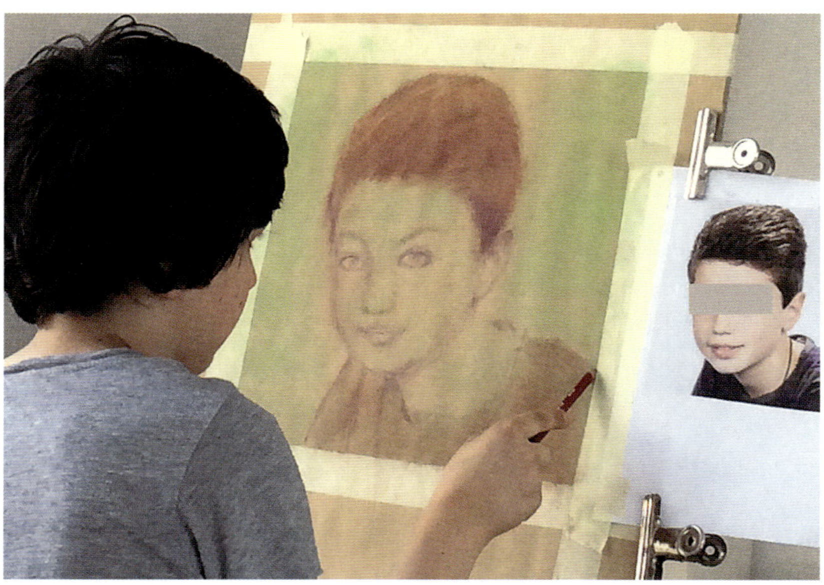

Abb. 8: Porträtzeichnung auf Pastellgrund: der Bruder

Nach seinem Selbstporträt fertigte Paul noch weitere Porträtzeichnungen nach Fotos an. Er zeichnete unter anderem seinen Bruder und eine Freundin (Abb. 8 und 9).

Für kleine Abwandlungen des technischen Vorgehens war er stets offen, aber das Zeichnen an sich sollte doch immer wieder ähnlich vonstattengehen, denn der zeichnerische Erfolg erwies sich als eine wichtige Kraftquelle für ihn. Dadurch war eine wichtige Konstante in der Therapie ebenso gegeben wie eine Begrenzung. Für Paul waren die Struktur der Therapiestunden und das Festhalten an einem selbst gewählten künstlerischen Thema wichtige stabilisierende Faktoren.

Das Zeichnen in der beschriebenen Weise erfüllte den Jungen und belebte ihn innerlich. Er zeichnete mit leichter Hand und es war beeindruckend, mit welcher Feinheit Paul Seelenregungen in den von ihm ausgewählten und abgezeichneten Bildnissen zu erkennen imstande war. Entsprechend anspruchsvoll waren die Korrekturen, die er an seinen Arbeiten vornahm. Nachdem er alle ihm wichtigen Menschen bis auf seinen Vater, zu dem er ebenfalls ein gutes Verhältnis hatte, porträtiert hatte, zeichnete sich das Ende der Therapie ab.

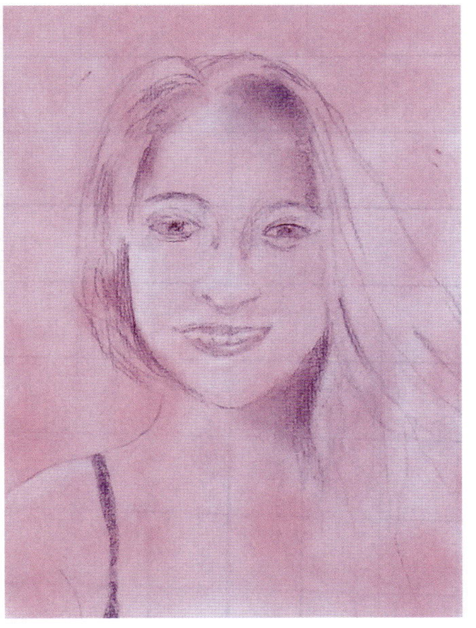

Abb. 9: Porträtzeichnung auf Pastellgrund: die Freundin

Nach dreizehn Monaten waren alle Therapieziele erreicht, was sicher der Summe verschiedener glücklicher Umstände zu verdanken war. Paul hatte ein unterstützendes familiäres Umfeld, eine engagierte medizinische Begleitung, die schulische Situation erwies sich zunehmend als unproblematisch und nicht zuletzt entdeckte er seine große Liebe zur Zeichenkunst. Er ging gestärkt aus der Krise hervor.
Nach dieser Entwicklung war es eher eine Überraschung, dass er nach einem halben Jahr ohne einen besonderen Anlass wieder aufgenommen werden wollte. Die Entwicklung, die er seit dem Beginn der Therapie durchmachte, setzte sich in der Pause fort, und so war eine ganz neue Herangehensweise möglich in der kunsttherapeutischen Arbeit, die in diesem Fall eine Entwicklungsbegleitung darstellte.

Zweite Therapieetappe – Verunsicherung und Wandlung

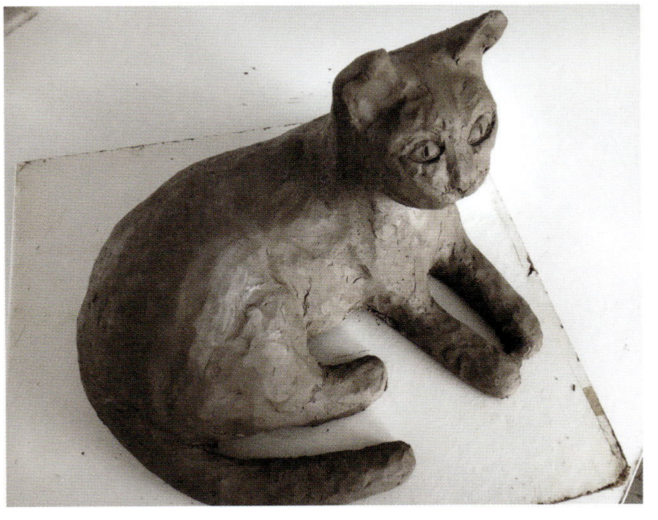

Abb. 10: Plastische Arbeit aus Ton: Katze

Während ihm im ersten Therapieabschnitt eine gewisse Gleichförmigkeit (er hatte immer Gesichter nach Fotos gezeichnet) Sicherheit und (mit Hilfe seiner zeichnerischen Begabung) einen gewissen, kalkulierbaren Erfolg gab, hatte er nun Fragen und Zweifel. Die Sehnsucht nach einem stabilisierenden Moment erfüllte die gefestigte therapeutische Beziehung, auf dieser Basis wagte der nun bald Fünfzehnjährige sich auf ihm bisher unbekannte Gebiete.[9]
Nun war er auch für plastische Übungen mit Ton offen. Zunächst trug er beim Plastizieren zwar Handschuhe, nachdem er aber feststellte, dass der verwendete Ton kaum an den Händen haftete, ließ er diese weg, auch wenn das eine Herausforderung für ihn blieb. Er formte außerordentlich zugewandt eine Katze, die eine Abbildung seines eigenen Haustiers sein sollte (Abb. 10).

Im letzten Therapieabschnitt kehrte Paul zu seiner Lieblingstechnik, dem Zeichnen zurück. Auch hier war er jetzt offen für neue Wege und so konnte er verschiedene Erfahrungen in intuitiven Zeichentechniken machen. Zunächst führte ich ihn in die Technik der Schrägschraffur ein. Nach dem realen Erleben von Licht und Finsternis auf der seelischen Ebene ermöglichte ein solches Angebot eine altersgemäße künstlerische Auseinandersetzung mit dem Thema.[10] Die klar angeleiteten Arbeitsabschnitte schufen Vertrauen, dass am Ende ein zunächst unbekanntes Motiv tatsächlich erscheinen würde. Er konnte sich auf die der Technik innewohnenden Unwägbarkeiten einlassen und staunend den Motiven folgen (Abb. 11).

Gegen Ende der Therapiezeit kehrte Paul zu seinem bevorzugten künstlerischen Thema, dem Porträtzeichnen zurück. Hatte er sich mit zwölf Jahren das Ziel gesteckt, etwas möglichst exakt abzuzeichnen, so ließ er sich jetzt auf experimentelle Wege des Hell-Dunkel-Zeichnens ein, die seiner gegenwärtigen Lebensphase entsprachen: Etwas beginnen, obwohl man nicht weiß, wie es am Ende ausgehen wird und vor allem das Vertrauen aufbringen, dass es Sinn macht, unabhängig davon wie es ausgeht.[11] Mit fast fünfzehn Jahren waren das nun spannende Themen für ihn, denen er zeichnerisch nachgehen wollte.

Das intuitive Porträtzeichnen erforderte eine künstlerisch tätige Auseinandersetzung mit genau diesen Fragen. Kein äußeres Bild half ihm mehr, die Proportionen und Formen zu finden, wenn er mit geschlossenen Augen seine Tasterlebnisse am eigenen Gesicht zeichnerisch dokumentierte. Das innere Bild sollte sich zeigen und sein Erscheinen war willkommen, unabhängig davon, wie es sein würde.[12] So schuf er seine letzte Werkreihe mal mit energischen-dynamischen, aber meist mit fragenden, tastenden und nur selten auch ungeduldigen Strichen von Graphitstiften (Abb. 12).

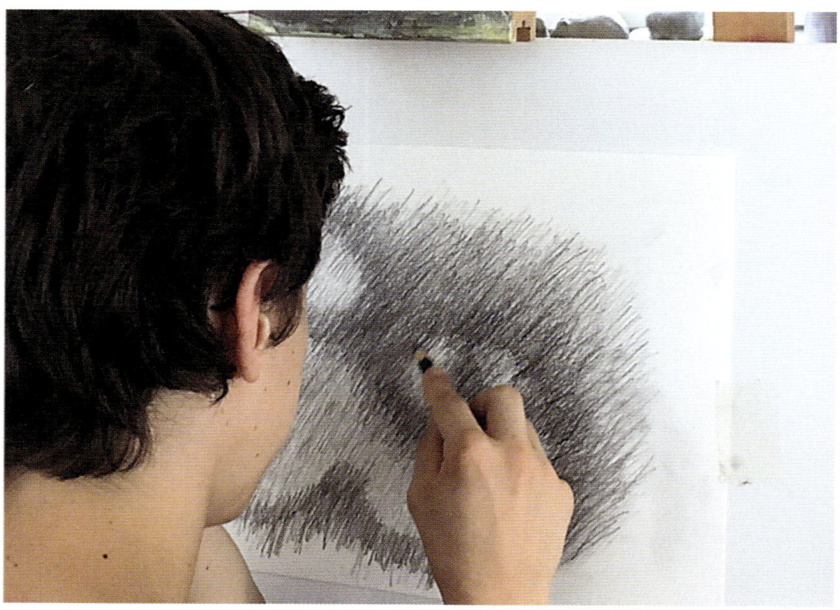

Abb. 11: Freie Schrägschraffurarbeit

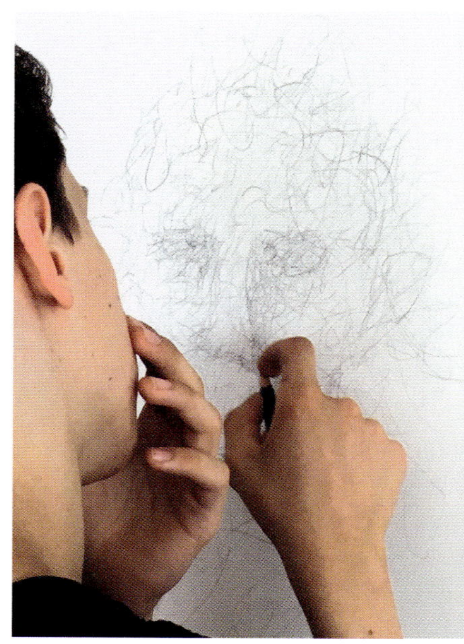

Abb. 12: Intuitives Porträtzeichnen aufgrund von Tasterfahrung am eigenen Gesicht

Diskussion – Stellenwert der angewandten therapeutischen Verfahren

Paul erfuhr nach dem Klinikaufenthalt wegen einer Depression in der ersten Etappe der kunsttherapeutischen Behandlung seelische Stabilisierung. Das therapeutische Zeichnen hat ihm geholfen, aufzuwachen und eine bis dahin unerkannte Begabung zu entdecken. In der Mitte der Kindheit, wenn die früheren Kraftquellen nicht mehr allein tragen und eine Verunsicherung bezüglich der persönlichen Zukunft auftritt, gewinnen menschliche Beziehungen außerhalb der Familie immer mehr an Bedeutung.[13] Vor diesem Hintergrund kommt der therapeutischen Beziehung, die sich mit Paul schnell etablierte, eine besondere Bedeutung zu. Auch wenn sie zu jenem Zeitpunkt noch nicht vollumfänglich verständlich war, hat er mit seiner ersten Zeichnung (Abb. 3) seine ganze Geschichte chiffriert erzählt und sich damit ein Stück weit entlastet. Ein weiterer entscheidender Faktor zur Begründung einer therapeutischen Beziehung war, dass er sich in seiner Zuneigung zur Kunst von Anfang an intuitiv erkannt fühlte.[14] Die angebotenen Themen trafen seine Interessen und ermöglichten ihm, eine Begabung, die in ihm schlummerte, in einer für ihn äußerst befriedigenden Weise zu entdecken und auszubauen. Dadurch bekam er das Gefühl, dass die Krise auch ihre gute Seite hatte.

Im Rahmen der Therapie achtete ich stets darauf, dass das Zeichnen nicht intellektuell vonstattenging, beispielsweise unterstützten Tasterlebnisse am Gesicht die Beobachtungsübungen. Auch wenn eine Übung, wie es das intuitive Zeichnen darstellt, einen Jungen mit knapp fünfzehn Jahren unter anderen Umständen überfordert hätte, war das bei dieser Vorgehensweise nicht der Fall. Er war innerlich gereift – sowohl an der die Krise auslösenden Situation als auch an der zugrunde liegenden depressiven Erkrankung – und es gelang ihm, seinen Schmerz künstlerisch zu verwandeln.

Das Hell-Dunkel-Zeichnen in der zweiten Phase der Therapie entsprach dem Umstand, dass Paul in die Pubertät kam. Nun konnte er die Dunkelheit „in die Hand nehmen" und lernen, sie dem Hellen dienen zu lassen.[15] Paul hat zu dem Zeitpunkt, als dieser Fallbericht entstand, seine Abiturprüfung abgelegt und er befindet sich in der beruflichen Orientierung. Er erinnert sich gern an seine Zeit in der Kunsttherapie zurück und bat um einen Praktikumsplatz in dem Atelier, wo er eine neue Seite seines Wesens kennengelernt hat.

5.4 Bewährte Indikationen

Aufgrund der enormen Bandbreite der möglichen Techniken erleben Patient:innen das therapeutische Zeichnen ganz unterschiedlich, daher ist es außerordentlich vielfältig einsetzbar. Das entscheidende Element der Zeichenkunst ist die Linie. Sie zu ziehen ist ein Willensakt und das Ergebnis eine Spur der Bewegung. Falls diese ohne eine konkrete Aufgabenstellung erfolgt, erlaubt sie unmittelbar Einblick in den Bereich der Lebenskräfte.[16] Besonders erfolgversprechend lässt sich das gegenständliche Zeichnen bei Kindern und Jugendlichen – in altersgemäßer Form und bei sorgfältiger Anleitung – bei Konzentrationsschwierigkeiten, bei innerer Unruhe, Medienabhängigkeit und realitätsfremden Tendenzen einsetzen. Das lebensnahe zeichnerische Nachbilden von konkreten Motiven wirkt inkarnierend, erweckend und räumlich orientierend. Es gibt eine innere Befriedigung und Sicherheit.

Das meditative Porträtzeichnen nimmt innerhalb des therapeutischen Zeichnens eine Sonderstellung ein. Es kann unter anderem zur Selbstvergewisserung nach existenziellen Erschütterungen dienen. Während das gegenständliche Zeichnen sich an objektiv Wahrnehmbaren orientiert, wendet sich das meditative Zeichnen an die Innenwelt, es fördert das Vertrauen in die eigene Wirklichkeit und orientiert sich am künstlerischen Prozess.[17] Es führt die Zeichnenden zu sich selbst und lässt sie in ein Spielen im Schillerschen Sinne eintreten, wobei die Zweckfreiheit im Vordergrund steht.[18] Kinder und Jugendliche, die unter schulischem Druck oder sonstigen Stresssituationen leiden oder einseitig intellektuell gefördert werden, kommen im langsamen Prozess des meditativen Zeichnens zur Ruhe und lernen ihrer inneren Stimme zu vertrauen.

Das im vorliegenden Fall ebenfalls angewandte Hell-Dunkel-Zeichnen hilft, den Willen und die Initiativkraft zu stärken, es erlaubt eine Auseinandersetzung mit Licht und Schatten vor dem Hintergrund belastender biografischer Erfahrungen.

Literatur und Anmerkungen

1 Clausen, A.-U., Riedel, M.: Zeichnen = Sehen lernen. Methodisches Arbeitsbuch. Mellinger Verlag Stuttgart 1968.

2 Bach, S.: Das Leben malt seine eigene Wahrheit. Über die Bedeutung spontaner Malereien schwerkranker Kinder. Daimon Verlag Einsiedeln 1995.

3 Mees-Christeller, E., Denzinger, I., Altmaier, M. et al.: Anthroposophische Kunsttherapie 2. Wissenschaftliche Grundlagen, Arbeitsansätze, Therapeutische Möglichkeiten. Therapeutisches Zeichnen und Malen. Verlag Urachhaus Stuttgart 2000. S. 20. (kostenloser Download auf Salumed-Verlag.de).

4 Martin, M.: Hell-Dunkel erleben und gestalten. Verlag am Goetheanum Dornach 2002. S. 71.

5 In der therapeutischen Arbeit kommt es vor, dass in der Begegnung mit Patient:innen eine intuitive Erkenntnis, verbunden mit einem inneren Evidenzgefühl, auftaucht. Es ist eine außerordentliche Herausforderung, diese Erkenntnis nicht in eine konkrete Erwartung zu verwandeln, sondern mit einer inneren Ruhe abzuwarten, ob sich die Richtigkeit der intuitiven Erkenntnis bewahrheitet. Das schützt vor einer unbewussten Beeinflussung der Patient:innen.

6 Die schrittweise Anleitung hilft, die Anspannung zu verringern und Hoffnung aufkommen zu lassen, dass diese Schritte zu einem Erfolg verhelfen. Gleichzeitig hilft sie, die therapeutische Beziehung zu etablieren.

7 Rolff, H., Gruber, H. (Hrsg.): Anthroposophische Kunsttherapie. Grundlagen und Aspekte. EB Verlag Berlin 2016. S. 115.

8 Obgleich beim Patienten zur Zeit der Aufnahme keine auffallende Einschränkung der Mitschwingungsfähigkeit zu beobachten war, zeigte sich im Therapieprozess, dass Begeisterungsfähigkeit und Spontaneität zu Pauls wahrem Wesen gehörten und diese ihm erst nach einiger Zeit wieder zur Verfügung standen.

9 Clausen, A.-U., Riedel, M.: Zeichnen = Sehen lernen. Methodisches Arbeitsbuch. Mellinger Verlag Stuttgart 1968. S. 193.

10 Mees-Christeller, E., Denzinger, I., Altmaier, M. et al.: Anthroposophische Kunsttherapie 2. Wissenschaftliche Grundlagen, Arbeitsansätze, Therapeutische Möglichkeiten. Therapeutisches Zeichnen und Malen. Verlag Urachhaus Stuttgart 2000. S. 32.

11 Vgl. das folgende, Vaclav Havel (1936-2011) zugeschriebene Zitat: „Hoffnung ist nicht die Überzeugung, dass etwas gut ausgeht, sondern die Gewissheit, dass etwas Sinn hat, egal wie es ausgeht."

12 Rolff, H., Gruber, H. (Hrsg.): Anthroposophische Kunsttherapie. Grundlagen und Aspekte EB Verlag Berlin 2016. S. 115-116 und 128-130.

13 Müller-Wiedemann, H.: Mitte der Kindheit: Das neunte bis zwölfte Lebensjahr. Beiträge zu einer anthroposophischen Entwicklungspsychologie. Verlag Freies Geistesleben Stuttgart 2017.

14 Sinapius, P., Niemann, A. (Hrsg.): Das Dritte in Kunst und Therapie. Peter Lang Bern 2012.

15 Mees-Christeller, E., Denzinger, I., Altmaier, M. et al.: Anthroposophische Kunsttherapie 2. Wissenschaftliche Grundlagen, Arbeitsansätze, Therapeutische Möglichkeiten. Therapeutisches Zeichnen und Malen. Verlag Urachhaus Stuttgart 2000. S. 49.

16 start international e.V. (Hrsg.): Kinder stärken - Zukunft gestalten: Pädagogisch-therapeutisches Praxisbuch zu Trauma, Widerstandskraft, Kunst und sozialer Beweglichkeit. Verlag Freies Geistesleben Stuttgart 2019. S. 203 ff.

17 Ebd. S. 104.

18 Schiller, F.: Theoretische Schriften. Über die ästhetische Erziehung des Menschen in einer Reihe von Briefen. Reclam, Stuttgart. Fünfzehnter Brief.

6. Maltherapie nach Collot d'Herbois bei Persönlichkeitsstörung[1]

INGE DENZINGER · LOTHAR BIRTH · KATRIN FICHTMÜLLER ·
JOHANNA RYSER · URSULA ZAISER

6.1 Einleitung

Der Kanon der anthroposophischen Kunsttherapien bietet Patienten ein zusätzliches Mittel zur Genesung, gestützt auf die fachliche Begleitung des Therapeuten und das eigene Engagement in einem Prozess durch ein künstlerisches Medium. Diese Arbeit vermittelt dem Patienten eine neue Form von Selbsterkenntnis. Bei dem hier vorgestellten kunsttherapeutischen Ansatz geht es um die Urpolarität von Licht und Finsternis und dem sich aus ihrer Begegnung ergebenden Kreis der Farben mit ihren spezifischen Bewegungen und Qualitäten.

Die jahrzehntelange therapeutische Tätigkeit mit dem Ansatz von Liane Collot d'Herbois (1907-1999) hat für die Autoren dessen Wirksamkeit in vielfältigen Problemsituationen von Patient:innen erwiesen. Die Gesetzmäßigkeiten der Farbenwelt und die Reflexion des Patienten auf seinen gestalterischen Ausdruck im Zusammenhang mit dem überpersönlichen Kontext der Farben schaffen den Boden für einen Weg des erneuten Heil-Werdens, unabhängig davon, ob ein Missverhältnis auf der seelischen oder körperlichen Ebene vorliegt. Der Ansatz von Liane Collot d'Herbois regt in besonderem Maße die Selbstheilungskräfte an.

Das Kapitel will dies aufzeigen, indem er kurz die Urheberin vorstellt, die grundlegenden Elemente des Ansatzes beschreibt, der den Menschen mit den Weltentitäten Licht und Finsternis, Geist und Stoff verbindet, und schließlich einen Therapieverlauf skizziert.

6.2 Leben und Werk von Liane Collot d'Herbois

Liane Collot d'Herbois wurde 1907 in England geboren. Sie war eine hervorragende Studentin der Kunstakademie in Birmingham und konnte damals schon in Kinderzeichnungen lesen, ob und welche Krankheitstendenzen vorhanden waren.

Obwohl sie für ihr künstlerisches Schaffen Anerkennung genoss, arbeitete sie ihren malerischen Ansatz vollständig um, nachdem sie die Anthroposophie als Lebensorientierung gewählt hatte.

Von den Werken Rudolf Steiners war es wohl zunächst die *Geheimwissenschaft*[2], welche die Künstlerin dazu anregte, ihr eigenes Schaffen als Arbeit an Mensch und Welt zu betrachten, im Sinne des darin beschriebenen Wirkens der hierarchischen Wesenheiten, die sich seit Urzeiten an der Entstehung und Wandlung der Erde betätigen. So wurden ihre Bilder Ausdruck von Schöpfungsprinzipien, ansetzend an der Urpolarität von Finsternis und Licht, aus deren Zusammenwirken Farben hervorgehen und schließlich Motive. Ita Wegman (1876-1943) sah wohl als erste die Möglichkeiten, die mit diesem Vorgehen verbunden waren, und gab Liane Collot d'Herbois Mittel und Möglichkeiten, für Patienten heilende Bilder zu malen.

Im Zweiten Weltkrieg zog Liane Collot d'Herbois nach Holland und begann nach knapp 40 Jahren ihrer künstlerisch-forschenden Tätigkeit, den Ansatz von Licht – Finsternis – Farbe mit ihren Schülern in der „Magenta-Gruppe" zu vertiefen. Aus diesem Unterricht entstand im Jahr 1979 das Buch *Farbensphären*.[3] Auf Anfrage des Arztes

Paolo Walburgh-Schmidt (1907–2005) wurde im Rahmen einer kleinen Gruppe von Ärzten und Maltherapeuten ein spezifisch auf den von ihr erforschten Gesetzmäßigkeiten beruhendes Therapiekonzept entwickelt und unter dem Titel *Licht, Finsternis und Farbe in der Maltherapie* im Jahr 1993 veröffentlicht.[4]

Ihre malerischen Werke sind vielfach auf Anfrage entstanden und so gibt es hunderte von Bildern und Fresken in Privatbesitz oder in Institutionen anthroposophischer Orientierung. Das therapeutische Konzept wird seit 1989 zunächst in der ersten Ausbildung für Therapeuten, an der Schule Emerald in Den Haag, später an verschiedenen Ausbildungsstätten in Europa, Amerika und Australien unterrichtet. Ihren malerisch-heilenden Ansatz praktizieren Maler und Therapeuten auf allen Kontinenten.

6.3 Licht-Finsternis-Farbe-Therapie

Die Licht-Finsternis-Farbe-Therapie öffnet einen Weg, aus den schöpferischen Urkräften von Licht und Finsternis einen lebendigen, originären Bezug zu den Farben herzustellen. Das Zusammenwirken von Licht und Finsternis wird in der Atmosphäre am deutlichsten sichtbar. Die unterschiedliche Dynamik, das Spiel zwischen Licht und Finsternis, sind Ausdruck von Gesetzmäßigkeiten, die uns als Farbe erscheinen.

Ein Ausdrucksmittel ist das Malen mit Aquarellfarben, in Nass-in-Nass- oder Schicht-Technik, wobei man die Farben in den ihnen wesenhaft eigenen Bewegungen malt. Farbe ist ein wesentlicher Ausdruck der zwischen kosmischem Licht und kosmischer Finsternis webenden Seele. Dies kann sich auch in einem weiteren Ausdrucksmittel, der Arbeit mit Kohle, zeigen, die im differenzierten Zusammenspiel von schwarzer Kohle und weißem Papier die Gesetzmäßigkeiten der Begegnung von Finsternis und Licht besonders klar zum Ausdruck bringt. Da diese Arbeit mit den Händen erfolgt, entsteht durch den direkten Körperkontakt sofort eine heilsame Verbindung zu den unteren Sinnen, vor allem zum Tastsinn.

Im Alltag lässt sich dieses Zusammenwirken in der Natur beobachten: Pflanzen, Blattformen, Wachstumsbewegungen, Metamorphosen und anderes zeugen von dem Zusammenspiel der Kräfte von Finsternis und Licht, die sich, von verschiedenen Umgebungsbedingungen abhängig, in unterschiedlicher Art miteinander verbinden.

Der Ansatz enthält eines der Geheimnisse der menschlichen Inkarnation: Der Mensch verbindet während seines Erdenlebens strukturierendes Licht (Geist) und Leben tragende Finsternis im Stoff und in der Materie. Beim Betrachten von wesensgemäß angelegten Finsternisbereichen in den Kohlebildern weben Wärme und Lebenskraft. Beim Betrachten von Lichtwirkung kann man Raum, Form und Ordnung erleben. Sind beide Polaritäten nicht in einem kohärenten Zusammenwirken, lassen sich bei Abwesenheit von Licht mangelnder Überblick oder Enge wahrnehmen, bei zu starker Lichtwirkung Kälte, Hüllenlosigkeit und Isolation.

Eine weitere Grundannahme lautet, dass die Menschheit einen Entwicklungsweg geht. Die verschiedenen Stufen der Menschheitsentwicklung lassen sich lesen anhand der Charakteristiken der Kulturepochen.[5] Hier liegt jeweils der Schwerpunkt der Entwicklung auf einem Wesensglied[6], beginnend mit dem Ätherleib in der urindischen Epoche bis zur Bewusstseinsseele in der heutigen Zeit. Der Weg durch die Kulturepochen führt von Magenta als Wirkprinzip in der urindischen Kulturepoche weiter über Karmin in Urpersien, Zinnober im Judentum, Orange und Gelb in Ägypten, Gelbgrün in Kreta, Viridiangrün während einer kurzen Zeit der griechisch-römischen Epoche, Türkis in der byzantinischen Zeit, Blau im Mittelalter bis zu Indigo in der heutigen Zeit und Violett in der Zukunft. Dadurch ergibt sich ein ordnendes Prinzip für eine unübersehbare Fülle von Phänomenen, die heutzutage alle gleichzeitig auftreten können.

Für die menschliche Biografie beginnt der Weg bei den sogenannten „Farben vor dem Licht" (Magenta über Rot bis Gelbgrün). Diese Farbwirkung begleitet die Ausgestaltung des physischen Leibes und der Organe in Kindheit und Jugend. Dabei wird der Mensch von außen geführt, von Eltern und Lehrern. Nach dem Durchgang durch die Lichtfarbe Viridiangrün steht ihm die um das 21. Lebensjahr ausgereifte Ich-Kraft zur Verfügung. In der Folge geht die Führung allmählich ganz auf den Menschen selbst über, der damit in die Wirkprinzipien der „Farben hinter dem Licht" (Türkis über Blau bis Violett) eintritt. Es handelt sich dabei um einen heiklen Prozess, der sich auf die zunehmende Ich-Aktivität im Denken, Fühlen und Handeln abstützen können muss. Heute ist dieser Prozess in vielfältiger Weise gefährdet und vermag bei Störungen zu verschiedenen Zeitkrankheiten zu führen wie zum Beispiel Autoimmun- oder Persönlichkeitsstörungen.

Dem Therapeuten obliegt es, sich diesen Weg kontinuierlich übend im Malerischen und im biografischen Feld zu erschließen und sich dabei selbst weiterzuentwickeln. Diese Grundlage ermöglicht es, einem anderen Menschen Begleiter während einer Krankheits- oder Krisenzeit zu sein und ihm zu helfen, sich selbst zu finden.

Im Therapieverlauf erstellt der Patient zunächst drei freie Kohlebilder und ein freies Farbbild. Im Gespräch betrachtet man diese Bilder nach den verschiedenen Qualitäten und Gesetzmäßigkeiten: Wie erscheinen die Finsternis und das Licht? Haben sie kosmische, seelische, Leben tragende oder stoffliche Qualität? Wie sieht es mit ihrer Eigenbewegung, ihrer Begegnung und der Gesamtdynamik des Bildes auf der Grundlage der Gesetzmäßigkeiten aus? Der Therapeut, ausgehend von den Möglichkeiten des Patienten, die Bildsituation einzuschätzen, und von dessen Bereitschaft zum bildnerischen Prozess, entwickelt den zu gestaltenden Weg. Eine Serie von Therapiestunden wird verabredet, Übungen erfolgen, von Gesprächen zur Abstimmung der weiteren Vorgehensweise begleitet. Die gemeinsame Arbeit von Therapeut:innen und Patient:innen öffnet einen Weg zur Heilung, der eventuell die Auffindung und Wandlung karmischer Ursachen einbezieht.[7] Ziel der therapeutischen Arbeit ist es, den Patienten auf seinem eigenständigen Weg zur Ich-Findung zu begleiten. Die Dynamik des Kohlebildes zu erleben, erfordert eine gesteigerte wahrnehmende Aktivität. Das bedeutet: Das Ich, insoweit es diese Aufmerksamkeit aufbringt, erkraftet und beginnt sich von der gewöhnlichen Egoität zu unterscheiden.

6.4 Kasuistik zur kunsttherapeutischen Arbeit einer Patientin mit Persönlichkeitsstörung

6.4.1 Patientenbeschreibung und Anamnese

Die Patientin wurde 1961 geboren, hat mit 16 Jahren das Elternhaus verlassen und zog zu ihrer drei Jahre älteren Schwester, die drogenabhängig war. Sie begann dort ebenfalls verschiedene Drogen und Medikamente einzunehmen und erkrankte schwer an Hepatitis C. Mit 27 Jahren führte sie erfolgreich eine Entziehungskur durch. Sie lernte dort ihren zukünftigen Mann kennen und bekam zwei Kinder. Als diese ein bzw. vier Jahre alt waren, ging die Ehe auseinander. Ihrem Beruf als Erzieherin konnte sie wegen starker Rücken- und anderer Schmerzen und ihrer Kinder wegen nicht mehr nachgehen. Die Situation als alleinerziehende Sozialhilfebezieherin erlebte sie als ständige Überforderung. Die Erfahrungen dieser Zeit hinterließen tiefe Verletzungen und sie war seither in ständiger ärztlicher und über längere Zeit auch in psychotherapeutischer Behandlung. Eine wirksame ärztliche Hilfe erhielt sie nach eigenen Aussagen dann während eines stationären Aufenthaltes durch Anthroposophische Medizin, wo man ihr auch Kunsttherapie empfahl. Als sie damit begann, war sie 41 Jahre alt. Die kunsttherapeutische Begleitung findet nun seit 14 Jahren statt.

Die Patientin ist etwa 175 cm groß. Sie hat einen hageren Körperbau mit wenig weiblichen Formen. Sie trägt die dunkelbraunen, halblangen Haare eng am Kopf anliegend, im Nacken zusammengefasst. Die Haut ist blass und stumpf. Ihr ovales Gesicht mit braungrünen Augen, einem schmalen Mund und trockenen Lippen zeigt zumeist einen gespannten Gesichtsausdruck. Ihr Händedruck ist fest. Der Kontakt ist sehr freundlich, doch Unsicherheit und Unruhe dahinter sind deutlich wahrnehmbar. Die Patientin berichtet von vielen Schmerzen, besonders stark im Rücken. Sie muss deswegen viel liegen und kann nur kurz stehen oder gehen. Schlafstörungen lassen sie oft ab 3 Uhr nachts wach liegen. Häufig sind auch starke Migräneattacken über mehrere Tage. Des Weiteren leidet sie unter Muskelschmerzen, Ängsten und Einsamkeit; Berührungen verträgt sie nicht.

6.4.2 Ärztliche Diagnose

Internistisch erfolgte folgende Diagnose: somatisierte Depression, chronisches Schmerzsyndrom, Fibromyalgie, chronische Hepatitis C, Osteochondrose der Lendenwirbelsäule, Migräne und Dysmenorrhöe.

Psychotherapeutische Diagnosen ergaben (1993 bis 2006): tiefgreifende Persönlichkeitsstörung, heftige Aggressionen, depressive Verstimmungen. Der Hausarzt stellt folgende Diagnosen: auffälliger Muskelhartspann nuchal sowie im Schultergürtelbereich beidseits und lumbal ertastbar. Die Triggerpunkte im suboccipitalen, nuchalen und scapularen Bereich, wie auch lumbal, sind andauernd druckdolent. Lumbal findet sich ständig eine auffallende Steilstellung. Migräneanfälle treten zweimal monatlich mit bis zu drei Tagen Länge auf. Es besteht eine Unverträglichkeit gegenüber verschiedenen Nahrungsmitteln sowie eine Dysmenorrhöe.

6.4.3 Kunsttherapeutische Diagnose in drei Schritten

Vorbereitung

Die Patientin erhält einen Vertrauen schaffenden Empfang. Sie wird in die kosmischen Qualitäten von Licht und Finsternis und die Materialien zur Kohlearbeit, zum Aquarellbild und die Herangehensweise eingeführt und in ihrem Prozess begleitet. Die Bilder selbst entstehen dann allein durch die Patientin, ohne Intervention oder Korrektur durch den Therapeuten.

Auswertung

Die vier freien Bilder betrachtet man unter Berücksichtigung der physischen und seelischen Dreigliederung sowie der vier Wesensglieder. Die Interpretation nach dem Ansatz von Licht – Finsternis – Farbe identifiziert das Wirken des Finsternispols mit dem physischen und ätherischen Leib, das Wirken des Lichtpols mit dem astralischen Leib und der Ich-Organisation. Beim Aquarellbild bezieht man Farbwahl und Farbanordnung ein. Ein zusätzliches Element der Beobachtung ist das Verhältnis der Patientin zum Material, zur künstlerischen Betätigung und zum Bild.

Entwickeln der Perspektive

Hier ist der Therapeut aufgerufen, unter Einbezug der ärztlichen Befunde und der oben dargestellten kunsttherapeutischen Diagnose im Gespräch mit der Patientin Punkte zu finden, die bei ihr auf Resonanz stoßen und so einen Einstieg in die Therapie gewährleisten.

Auswertung der Diagnosebilder

Kriterien zur Betrachtung einer regulären Kohleübung als Referenz

Lichtwirksamkeit: Das Licht kommt seinem Wesen nach gradlinig von oben, nimmt nach unten und zu den Seiten hin ab. Es macht den Raum anhand von Reflexionen, Durchleuchtung und Aufhellung der Atmosphäre sichtbar. Die Lichtquelle befindet sich ober- und außerhalb des Bildes.

Finsterniswirksamkeit: Die Finsternis steigt von unten nach oben. Sie bildet einen tragenden Boden, steigt weiter nach oben zum Licht und bildet dabei einerseits den Hintergrund in konkaver, hüllender Geste, andererseits die konvexen, sich in unterschiedlicher Dynamik bewegenden, von der Schwerkraft befreiten Gesten vor dem Licht.

Die Begegnung beider: Eine Kohärenz ist herzustellen zwischen der Stärke des Lichteinfalls und der Dynamik der aufsteigenden Finsternis. Unendlich viele Formen der Begegnung sind möglich, die als die Qualitäten der Farben erlebbar sind.

So gehen wir von drei Bildbereichen aus: Der obere ist von lichthafter Klarheit geprägt und entspricht dem Denken, dem Nerven-Sinnes-System und dem Wirken des Ichs als geistiger Entität. Der untere Bildbereich ist gekennzeichnet von tragender Finsternis (Boden) und entspricht dem Wollen, dem Stoffwechsel-Gliedmaßen-System und dem leibaufbauenden Inkarnationsstrom. In der mittleren Bildregion begegnen sich die polaren Kräfte in rhythmischer und atmender Weise. Hier kann sich die farbige Seele entfalten. Unter diesen Umständen findet sich der Mensch in seine Vertikalität gestellt, vermag bei Anwesenheit seines Ichs klar zu denken, gewinnt durch seine Inkarnation Impulskraft und verfügt über einen reichen, farbig beweglichen seelischen Raum.

Die drei freien Kohlebilder

Die differenzierte Betrachtung der einzelnen Bilder (Abb. 1a–c) erlaubt folgende Schlussfolgerung: Die drei Kohlebilder sind in ähnlichem Stil ausgeführt. Die Überformung verstärkt sich und zeigt Isolierung. Das Fehlen eines stabilisierenden Bodens als auch einer von einer kosmischen Lichtquelle ausgehenden Orientierung sowie die einschließende Spiraltendenz verweisen auf einen mangelnden Zugriff des Ichs, was sich in einer Persönlichkeitsstörung äußern kann. Die Härte und Schärfe der Konturen zeugen von schmerzhafter Abgrenzung, die Abwesenheit von Raum und Ressourcen tragender Finsternis von Enge und Erschöpfung, die nach oben umschlagende Dunkelheit von verschobener Stoffwechseltätigkeit in den Nerven-Sinnes-Bereich des Kopfes und gibt Hinweise auf Migräne und depressive Verstimmung. Diese Hinweise bestätigten sich beim Einholen weiterer Informationen bei der Patientin. Da die freien Bilder einen Bezug zum ganzen Menschen zeigen, gehen wir in der bilddiagnostischen Betrachtung davon aus, dass sich als gesundes Urbild im oberen Bereich lichthafte Ruhe und im unteren Bereich bewegte Finsternis abbilden.

Nicht unerwähnt bleiben soll das im Bildmaterial liegende Potenzial: Die Patientin hat bis zu Beginn der Therapie keinerlei bildnerische Praxis gehabt. Die sorgfältige und vollständige Bearbeitung der Blätter ist ein Zeichen für ichhafte und Leben tragende Ressour-

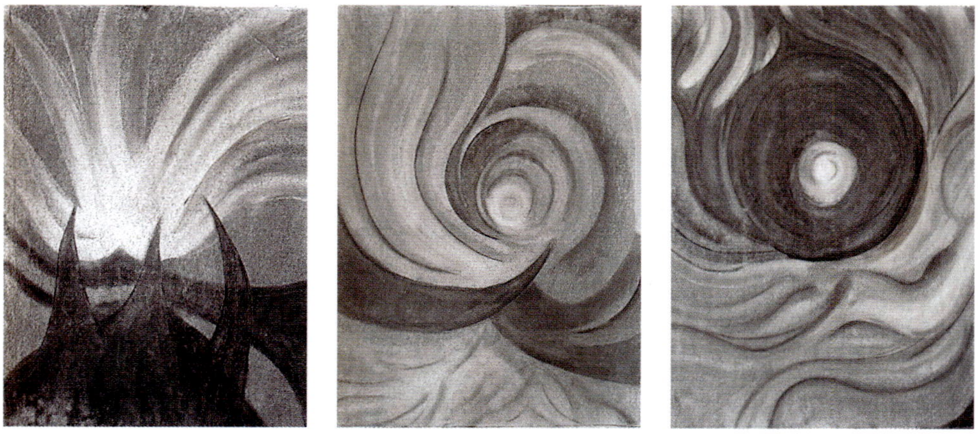

Abb. 1 a–c

cen. Die Bewegtheit der Formen im unteren Bereich zeugt von potenzieller Kraft und der Möglichkeit, das Fühlen zu befreien und das Wollen am rechten Ort geführt einzusetzen.

Das freie Farbbild

Die Patientin erhielt zwölf in Schälchen angerührte Farben und ein trockenes, auf einem Brett aufliegendes Blatt Papier, das sie nass machte. Sie wählte Gelb, Zinnoberrot, Karminrot, Blau, ein wenig Indigo, Magenta und Grün. Sie verwendete die Farben relativ verdünnt. Die vorherrschende Form sind handtellergroße Kreise verschiedener Intensität. Den auffälligen Abschluss bilden zwei gerade Linien in Blau, die das Bild durchkreuzen (Abb. 2).

Die dichtesten Farben finden sich im oberen Bereich. In der mittleren Region herrscht die größte Vielfalt, doch bleiben die Farben nebeneinander stehen. Im unteren Bereich sind die hellsten Farben, durchquert von blauen Linien. Als Leitmotiv fällt auf, dass der obere Bereich keinen lichthaften Prozess hereinleuchten lässt, dass sich im unteren Bereich kein Boden befindet und im mittleren Areal Potenzial steckt, doch kein Raum zum freien Schwingen, zur Verbindung vorhanden ist. So zeigt auch dieses Aquarellbild eine Verdichtung nach oben und eine mangelnde Verankerung nach unten. Die zuletzt gemalten Linien erscheinen wie ein Durchstreichen seitens einer inneren Instanz, welche die Freude am zarten, farbigen Weben nicht zulassen kann: „Das darf nicht sein, es muss zerstört werden ...“

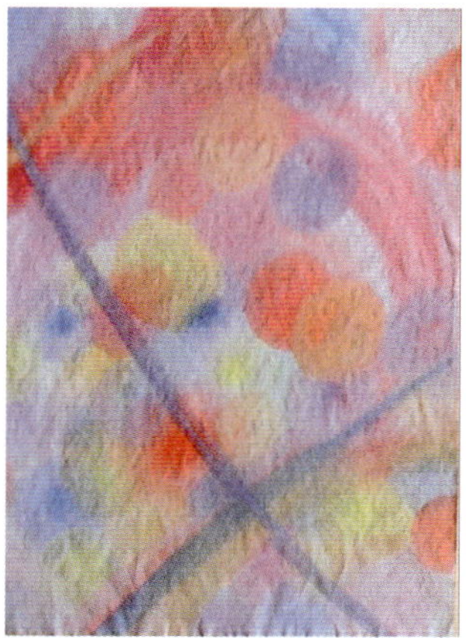

Abb. 2

Zusammenfassung

Das Ich hat keinen Zugriff auf die Lebensprozesse, den Organismus. Der Astralleib wirkt regellos. Der Ätherleib erscheint als von dieser andauernden Situation geschwächt. Der physische Leib gewinnt keinen Boden und somit keine dynamische Aufrichte. Das dem Astralleib zugehörige Luftelement erscheint überbetont, das ohne Führung auszehrend und austrocknend agiert. Die Erde ist anwesend, jedoch überwiegend verhärtet, wie die Kohlebilder zeigen.

6.4.4 Entwicklung der Perspektive für die Therapie

In der anschließenden Besprechung kommt es zu einem offenen, vertiefenden Austausch. Die Patientin erkennt sich – nach einiger Zeit – in den Bildern wieder und erschrickt. Sie beschreibt sich: „Ich bin sehr verschlossen, tue alles mit strengster Disziplin. Ich realisiere anhand dieser Bilder, dass ich sehr hart zu mir bin – diese Härte verlange ich von mir. Es zeigen sich darin meine Ängste und Schmerzen. Einsam, mit dem Rücken vor der Wand stehend." Sie zeigt sich sehr dankbar für diese Hilfen und Erkenntnisse. Das hat sie bisher in dieser Tiefe nicht erlebt.

Die Patientin lässt sich auf die vorgeschlagene Malübung ein, zunächst in der Nass-in-Nass-Technik Farbübergänge zu üben, die von oben nach unten in der Intensität zunehmen, um ihr die Möglichkeit zu bieten, sich zu verankern. Parallel zur malerischen Betätigung erfolgen Pflanzenbetrachtungen, die der Patientin Einblick und Gefühl für die Orientierung in der Vertikalen zwischen Streben nach Sonnenlicht und Verwurzelung in der Erdenfinsternis vermitteln.

Therapieverlauf

Die Therapie fußt im ersten Jahr auf der Farbbewegung des Rot (Abb. 3), im Zusammenhang mit gestaltendem Licht (Viridiangrün), verbindendem Magenta und hüllendem Blau. Während der gesamten Therapiezeit übt sie begleitend Formenzeichnenn und durch Pflanzenbetrachtungen gewinnt die Selbstwahrnehmung eine neue Realität.

Die Patientin hat weniger Migräne und die Schmerzen bessern sich. Sie beschreibt ihre Situation folgendermaßen: „Ich fühle, dass ich hier eine Ordnung bekomme, wodurch ich die Natur und mich besser verstehe. Ich muss nicht mehr mit dem Schicksal hadern, sondern bin Teil eines großen Geschehens." Sie wünscht den therapeutischen Weg fortzusetzen, denn sie erkennt immer häufiger eine andere Instanz in sich, die sie fortwährend drückt und drängt. Diese ist übermächtig und sie ist chancenlos ihr gegenüber. Nur wenn sie krank ist oder wenn sie malt, ist der Druck nicht da.

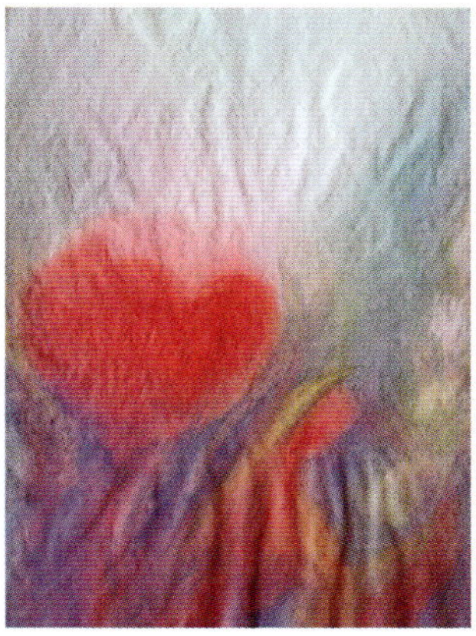

Abb. 3

Das nächste Schwerpunktthema lautet „Hautbildung", denn ihr Eigenwesen, ihr Rotpol, der sich in ihrem Inneren konsolidieren soll, braucht Schutz. Dies geschieht mit der Farbe Indigo oder auch durch die Mischung der beiden polaren Farben Viridiangrün (Lichtqualität) und Magenta (Finsternisqualität) (Abb. 4 und 5). Die Patientin fühlt sich beim Malen mit Magenta besonders wohl. Sie findet Abstand zu den Problemen im häuslichen Umfeld, mit der pubertierenden Tochter, die in vieler Hinsicht ihr Gegenteil ist. Bei einem Hausbesuch zeigt sich die Tendenz der Patientin zu großer Unordnung, auch nehmen die Schmerzen und die Migräne wieder zu. Als zusätzlich Schlafprobleme auftreten, wird sie für zwei Wochen in eine anthroposophische Klinik eingewiesen. Sie kann auch dort nicht schlafen, fühlt aber den heilsamen Abstand von ihren häuslichen Herausforderungen. Im dritten Jahr der therapeutischen Begleitung, gegen den Herbst zu, tritt eine deutliche Wende ein. Sie kann besser schlafen, träumt wieder farbig und fühlt, dass ihr Vertrauen zunimmt.

In einer nächsten Phase ermalt sie sich mehr inneren Raum durch Einführen der Farben Blau und Türkis zusätzlich zu Magenta, Viridiangrün und Gelb (Abb. 6). Die jahrelange Zusammenarbeit ließ eine Vertrauensbasis

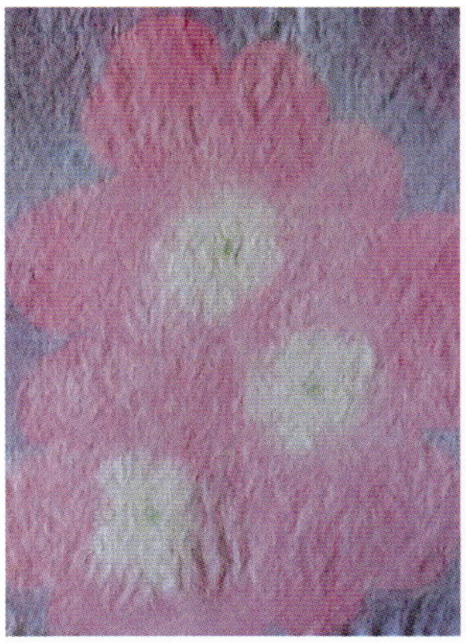

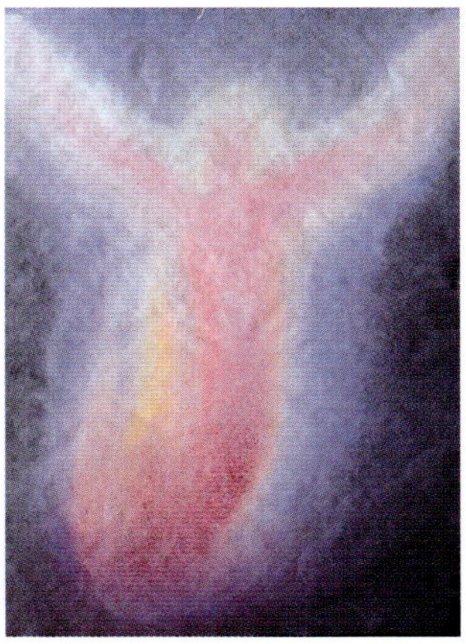

Abb. 4, 5

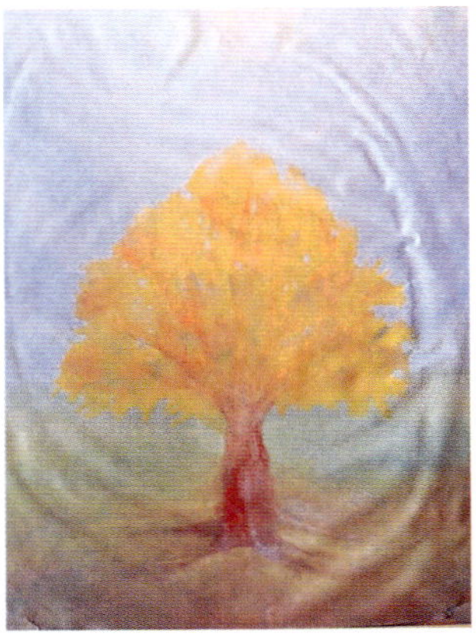

Abb. 6

wachsen und als Ergänzung erfolgen nun verschiedene Schritte in der Biografiearbeit. Die Patientin spürt immer besser, wie sie beim Malen erkraftet und dass sie an Bildkompositionen Fähigkeiten übt, die ihr im Alltagsleben Halt und neue Beweglichkeit geben. So bekommt sie die aufsteigende Verzweiflung über die zunehmend härteren Auseinandersetzungen mit der Tochter in den Griff, überwindet eine Reminiszenz, die beim Hören eines Martinshorns Panik in ihr auslöst, und macht eine tragende Erfahrung beim Hüten des Hundes von Freunden. Dieser liebevolle Hund „erzwingt" Berührungen und Streicheleinheiten von ihr – und sie kann schließlich ihre Berührungsempfindlichkeit ablegen.

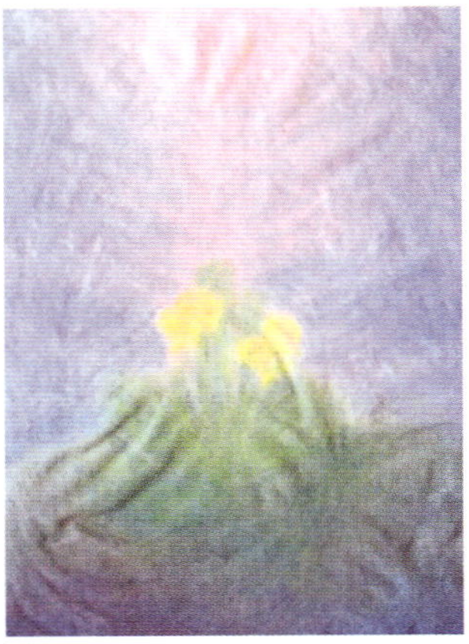

Abb. 7

Die folgende große Thematik sind Pflanzenstimmungen mit Magenta-Grundierung (Abb. 7). Die Patientin wagt nun, selbst einen Hund zu halten und wächst offenbar an dieser Aufgabe. Gleichzeitig treten phasenweise wieder heftige Migräneanfälle auf.

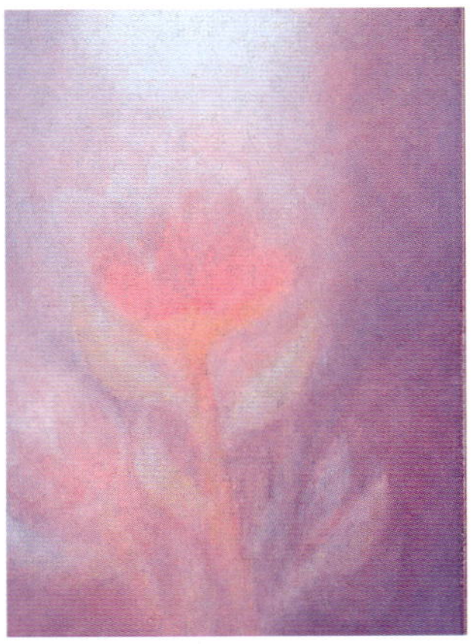

Abb. 8

Über längere Zeit erübt sie in Kohle Raumbildung in Verbindung mit einer sanften Atmosphäre und in Farbe mit Magenta und Blau, wobei ihr ein schönes Schichtbild gelingt (Abb. 8). Da sich an ihrer oben erwähnten inneren Situation – der „Drängler" oder „Drücker" in ihr – nichts verändert, unternehme ich mit ihr auf ihren Wunsch hin eine karmische innere Bilderreise (Rückführung), die durch schwere Erschütterungen im Zusammenhang mit Vorinkarnationen führt. Sie erkennt den „Drücker" und kann ihn auf diesem Wege bearbeiten und transformieren.[8]

Die Patientin erlebt in dieser Phase einen Umschwung, kann lange Waldspaziergänge ohne Schmerzen unternehmen und hat kaum Migräne. Sie spürt 2009, nach sieben Jahren Maltherapie, wachsende seelisch-geistige Räume und eine neue Möglichkeit vor- oder nachzudenken.

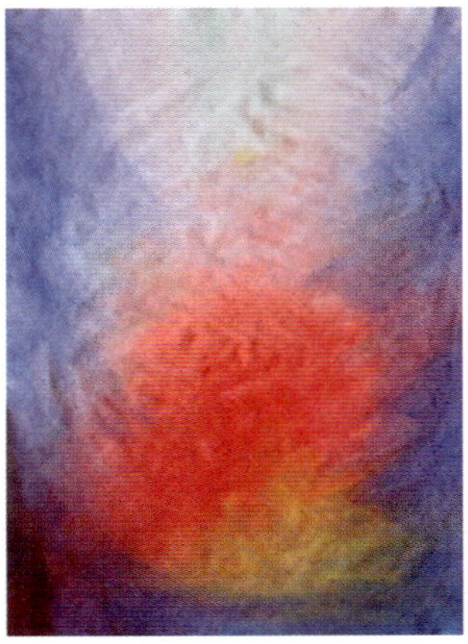

Abb. 9

Das folgende Jahr war nochmals dem Thema Rot als Inkarnationsvorgang gewidmet. Der Farbenweg ging über das Magenta, das sich langsam zu Karminrot verstärkte, den Blauraum, der diesen Vorgang schützte, hin zu und Braun- und Grüntönen als bodengebende Farben (Abb. 9). Obwohl ihr das Rot immer noch Angst macht, erfährt sie einen neuerlichen Durchbruch und stellt Zusammenhänge her, die sie bisher nicht sah. Sie kann Dinge aussprechen, die sie auch vor sich selbst bisher verborgen hat (zum Beispiel den Zusammenhang mit der Unordnung in ihrer Wohnung). Danach malt sie nach ihrem Wunsch lange an einem Bild des Farbkreises nach Julius Hebing (1891-1973).[9] Es hat außen einen aus allen Farben gemischten braunen Hintergrund, eine tragende, farbige Finsternis, innen das lebendige, farbige Leben. Sie arbeitet daran mit großer Freude (Abb. 10).

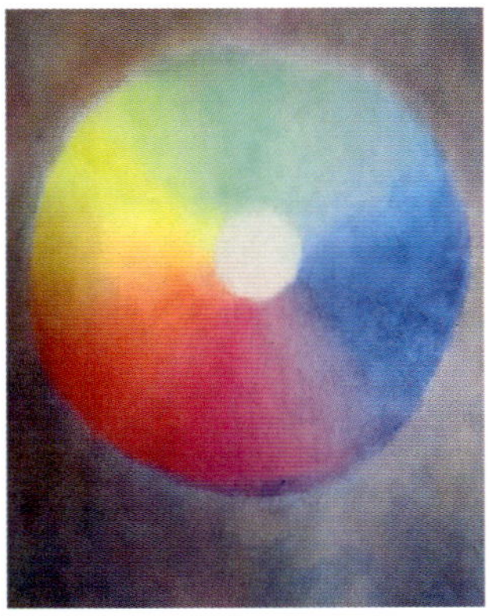

Abb. 10

Ab Mai 2011 bekommt sie Rente, was ihre finanzielle Situation entspannt. Zudem hat sie im Herbst 2011 eine stundenweise Beschäftigung angenommen: Sie arbeitet mit einer Kleingruppe von Kindergartenkindern in der Sprachförderung. Dies integriert sie wieder ein wenig in die soziale Umgebung, wofür sie sehr dankbar ist.

6.4.5 Schlussbetrachtung

Die Länge dieser Fallstudie ist nicht typisch für die Licht-Finsternis-Farbe-Therapie, was in verschiedenen Publikationen nachgelesen werden kann.[10] Sie war an den individuellen Bedürfnissen der Patientin ausgerichtet. Die einzelnen Therapiesequenzen wurden von längeren und kürzeren Pausen unterbrochen.

Die Patientin befand sich von 2002 bis 2016 in der kunsttherapeutischen Arbeit. In der Zeit nach 2011 war es für sie sehr hilfreich, im geschützten Rahmen zu malen und dabei zu lernen, ihre Erkenntnisse malerisch in die „Tat" umzusetzen. Sie hat eine tiefgreifende Wandlung erfahren und kann bis heute in der Sprachförderung mit Kleinkindern stundenweise arbeiten, auch Elterngespräche führen, was vorher unmöglich war. Sie macht mit ihrem Hund lange Spaziergänge, was zu Beginn der Therapie ausgeschlossen war. Ihre seelische und körperliche Situation haben sich sehr verbessert, ihre Haut ist deutlich frischer, ihre Haare glänzen und sind gepflegt. Auch der Gesichtsausdruck wirkt gelöst. Sie sagt, dass sie viele Werkzeuge erhielt, um sich selbst zu helfen, wenn sie Probleme hat.

Die Patientin hat sich einem langen Therapie- und Entwicklungsverlauf hingegeben, dessen Sinnbezug wir im vierten Vortrag der *Allgemeinen Menschenkunde* von Rudolf Steiner sehen[11], in der karmischen Bilderreise sowie in der Hilfestellung, die ihr die Erstautorin dieses Beitrages mittels der Regressionstherapie nach Hans TenDam gab.[12] Denn eine Störung der Willensentwicklung bis zur Ebene des physischen Leibes zeitigt negative Folgen. Eine Heilung unserer Patientin bis auf die physisch-ätherische Ebene wird hingegen durch die Pflege gesunder Rhythmen gefördert, wobei dem Siebenjahresrhythmus eine besondere Bedeutung zukommt.

Literatur und Anmerkungen

1 Dieser Beitrag wurde unter einem anderen Titel erstveröffentlicht in der Zeitschrift „Der Merkurstab": Birth, L., Denzinger, I., Fichtmüller, K. et al.: Licht-Finsternis-Farbe-Therapie nach Liane Collot d'Herbois: Einführende Darstellung mit Kasuistik. Der Merkurstab 2020; 73 (3). S. 176–182.

2 Steiner, R.: Die Geheimwissenschaft im Umriss (GA 13). Rudolf Steiner Verlag Dornach 2013.

3 Collot d'Herbois, L.: Farbensphären. Verlag der IONA Schulungsstätte für Künstlerische Therapie Owingen 1983.

4 Collot d'Herbois, L.: Licht, Finsternis und Farbe in der Maltherapie. Verlag am Goetheanum Dornach 1993.

5 Collot d'Herbois, L.: Farbensphären. Verlag der IONA Schulungsstätte für Künstlerische Therapie Owingen 1983. S. 82 f. Steiner, R.: Ägyptische Mythen und Mysterien im Verhältnis zu den wirkenden Geisteskräften der Gegenwart (GA 106). Rudolf Steiner Verlag Dornach 1992. S. 34 f. Steiner, R.: Mysterienwahrheiten und Weihnachtsimpulse. Alte Mythen und ihre Bedeutung (GA 180). Rudolf Steiner Verlag Dornach 1980. S. 92 f. Steiner, R.: Die tieferen Geheimnisse des Menschheitswerdens im Lichte der Evangelien (GA 117). Rudolf Steiner Verlag Dornach 2017. S. 152 f.

6 Steiner, R., Wegman, I.: Grundlegendes für eine Erweiterung der Heilkunst nach geisteswissenschaftlichen Erkenntnissen (GA 27). Rudolf Steiner Verlag Dornach 1984. S. 11 f.

7 Steiner, R.: Geistige Hierarchien und ihre Widerspiegelung in der physischen Welt. Tierkreis, Planeten, Kosmos (GA 110). Rudolf Steiner Verlag Dornach 1991. S. 93. Wolter, E.: Leserbrief. Anthroposophie. Vierteljahresschrift zur anthroposophischen Arbeit in Deutschland. Ausgabe Michaeli 2019; 289. S. 261.

8 Ebd.

9 Hebing, J.: Welt, Farbe und Mensch. Verlag Freies Geistesleben Stuttgart 1983.

10 Hambrecht, E. L., Zucker, A.: Licht, Finsternis und Farbe in der Maltherapie. Fallstudien Bd. 2.1–2.4. Kooperative Dürnau 2006–2010.

11 Steiner, R.: Allgemeine Menschenkunde als Grundlage der Pädagogik I (GA 293). Rudolf Steiner Verlag Dornach 1992. Vortrag vom 25.08.1919.

12 TenDam, H.: Tiefenheilung und Transformation. Ein Handbuch der transpersonalen Regressionstherapie. Tasso Publishing Amersfoort 2018.

KAPITEL IV.5

Maltherapie in Heilpädagogik und Sozialtherapie

1. Maltherapie in der Heilpädagogik

WALTER J. DAHLHAUS

Malen, Zeichnen – generell bildnerisches Gestalten – nimmt einen breiten Raum in Erziehung, Unterricht und Bildung sowie in der therapeutischen Arbeit mit Menschen mit Assistenzbedarf ein.

Eine Grenze zwischen dem bildnerischen Gestalten und einer spezifischen Therapie lässt sich nicht ziehen, das Schöpferische an sich birgt therapeutische Qualitäten. Der Umgang mit dem Schöpferischen im Menschen ruft Lebenskräfte auf, verstärkt sie und arbeitet mit ihnen.

1.1 Allgemeine und spezifisch wirkende Prozesse

Im engeren Sinne arbeitet das bildnerische Gestalten mit der seelischen Wirkung von Farbe und Form. Doch ragt das ihr innewohnende Potential, zumal in Heilpädagogik und Sozialtherapie, weit darüber hinaus. Das Gestalten fördert die Konzentrationsfähigkeit im aufmerksamen Hinschauen, sei es im eigenen gestaltenden Tun, sei es im Betrachten eines entstehenden Bildes aus der Hand der Lehrerin oder der Therapeutin, sei es im gemeinsamen Betrachten eines Kunstwerkes. Auch stärkt das Malen oder Zeichnen die Auge-Hand-Koordination des Kindes.

Diese beiden Beispiele seien stellvertretend für eine breite seelische Unterstützung genannt, die sich spezifisch einsetzen und vertiefen lässt.

Mal- und Kunsttherapie bergen immer ein Doppeltes: Neben dem spezifisch Wirksamen bedeutet sie ein Arbeiten an der Begegnungsebene, um eine gerichtete und vertrauensvolle Beziehung zu ermöglichen. Dies gilt insbesondere, wenn eine Einzeltherapie erfolgt – eine Form der Beziehung, die gerade in der Heilpädagogik ein wesentliches, hilfreiches und immer wieder auch „not-wendiges" Instrument darstellt. Diese Beziehungsgestaltung ermöglicht die Qualität einer sicheren Bindung[1] und ist höchstes Gut einer Menschenbildung, die Pädagogik wie Heilpädagogik zu veranlagen suchen.

Rudolf Steiner erweiterte und untermauerte diesen Aspekt einer sicheren Bindung durch das im Heilpädagogischen Kurs entwickelte pädagogische Gesetz: *„Da tritt uns eben ein pädagogisches Gesetz entgegen, das ja in aller Pädagogik erscheint. Das ist dieses, dass wirksam ist in der Welt auf irgendein Glied der menschlichen Wesenheit ... das nächsthöhere Glied, und dass es nur dadurch wirksam zur Entwicklung kommt. Zur Entwicklung auf den physischen Leib kann wirksam sein ein im Ätherleib Lebendes, in einem ätherischen Leib Lebendes. Zur Entwicklung auf einen Ätherleib kann nur wirksam ein in einem astralischen Leib Lebendes sein. Zur Entwicklung auf einen astralischen Leib kann wirksam nur ein in einem Ich Lebendes sein. Und auf ein Ich kann wirksam sein nur ein in einem Geistselbst Lebendes."*[2]

Die Maltherapeutin setzt dies, vermittelt durch ihre eigene Haltung, bewusst ein. Ihre eigene Seelenruhe ruft die Stärkung der Lebenskräfte bei dem Kind, Jugendlichen oder auch beim Erwachsenen auf. Die innere Anwesenheit der Therapeutin veranlagt eine gezielte seelische Ausrichtung – eine impulsierende, beruhigende, erheiternde oder Ernsthaftigkeit anregende – oder wirkt emotional ausgleichend und spannungsmindernd. Die eigene innere Arbeit der Therapeut:innen unterstützt und ermöglicht die innere Aufrichtung der Klient:innen. Tritt diese innere Aktivität zur äußeren gestaltenden hinzu, bergen beide zusammen eine Fülle an „Therapie" (das meint: „dienen") in sich. Der Zugang, gewissermaßen der Schlüssel, um die für die Therapie so vorrangig bedeutsamen Lebenskräfte zu erreichen, liegt laut Rudolf Steiner in einer Form des „Mitleids". Er definierte Mitleid allerdings als einen Verzicht zu urteilen, auch darüber, ob mir ein Kind oder seine Verhaltensweisen gefallen oder nicht. Vielmehr ist es dienlich, dem Menschen mit Assistenzbedarf mit einem gesteigerten Interesse und innerer Aufmerksamkeit zu begegnen. Letztlich entscheidend für den therapeutischen Prozess ist die innere Anwesenheit und Haltung: *„Es ist von Belang, wie man als Erzieher selbst ist."*[3]

Der Blick der Therapeut:innen richtet sich dabei immer auf das Gesamte der Seele aus – auf die Bereiche des Denkens, der Emotionen und der willenshaften Tätigkeit.

Je nach eingesetztem Material oder Vorgabe lassen sich vorwiegend kognitive, strukturierende, ggf. auch formal-abstrakte Prozesse veranlagen bzw. unterstützen oder der seelisch-emotionale Bereich vertiefen bzw. öffnen. Auch das Wollen und tatkräftige Handeln lässt sich gezielt ansprechen.

Heilpädagogisches Handeln sucht den Ausgleich, will Extreme lindern und kognitive Bereiche stärken, wenn sie schwach ausgebildet sind – dies geschieht in der Maltherapie z. B. durch Kopieren von Vorgegebenem. Das bildnerisch-farbliche Ausdrücken von Stimmungen fördert z. B. die seelisch-emotionale Schwingungsfähigkeit und ein kräftiges farbiges Gestalten unterstützt ebenso die schwachen Willenskräfte.

In dem Bereich zwischen Pädagogik und Therapie liegt das schöpferische Gestalten. *„Spielerisches und gestalterisches Probieren und Handeln ermöglichen dem Kind, sich selbst und die dingliche Welt zu erkunden und sich ein Bild davon zu machen. Im Zentrum stehen die Neugier, die Freude, das Miteinander, das Erproben und die Spurenbildung als frühes Selbsterleben."*[4] Heilpädagogische Kunsttherapie fördert demnach *„Selbstexploration, kommunikative Kompetenz, Gestaltung kommunikativer Räume, Körpererleben und Gestaltungsprozesse, Natur- und Umwelterfahrung."*[5]

1.2 Drei Ebenen der Maltherapie

Ich unterscheide drei Ebenen einer Maltherapie in Heilpädagogik wie Sozialtherapie:

1. **Malen als allgemeinbildendes Mittel zur Förderung der Persönlichkeitsentwicklung**
2. **Malen als individuell ausgerichtete Therapie zum Ausgleich einer konstitutionellen Einseitigkeit**
3. **Malen zur Behandlung seelischer Erkrankungen bei Menschen mit Assistenzbedarf**

1. Malen als allgemeinbildendes Mittel zur Förderung der Persönlichkeitsentwicklung

Die erste Ebene übt und pflegt man vornehmlich im Schul- und Klassenzusammenhang im gemeinsamen Malen. Hier orientiert sich der Unterricht für seelenpflegebedürftige Kinder zunächst am Lehrplan der Waldorfpädagogik. Es gilt, das Kind durch den altersgemäßen

Unterricht mit dem richtigen Stoff zur rechten Zeit zu seiner Entwicklungsstufe hinzuführen. „*Denn wenn man in die Vorstellungs- und Empfindungswelt des Kindes hineinträgt, was in einem Lebensabschnitt gerade mit der Richtung der Entwicklungskräfte zusammenfällt, so erstarkt man den ganzen werdenden Menschen so, dass die Erstarkung das ganze Leben hindurch ein Kraftquell bleibt.*“[6]

Der Unterricht und damit das Malen im schulisch-heilpädagogischen Zusammenhang stellt die Lehrer:innen in ein großes Spannungsfeld. Zum einen sehen sie das Alter der Kinder und Jugendlichen und die hierauf gründende Zugehörigkeit zu einer Klassenstufe, andererseits nehmen sie die gleichen Schüler:innen auch in ihren häufig sehr unterschiedlichen emotionalen Entwicklungsstufen wahr. Gerade das bildnerische Gestalten von Kindern und Jugendlichen offenbart hier ein großes Spektrum. So finden sich bildnerische Entwicklungsstufen, die wir üblicherweise einem Kind von z. B. einem, oder drei oder fünf Lebensjahren zurechnen würden, bei deutlich älteren, aber auch erwachsenen seelenpflegebedürftigen Menschen. Einen wichtigen Verständniszugang bietet das Konzept der emotionalen Entwicklung von Menschen mit Behinderung[7], konkretisiert in der Skala der emotionalen Entwicklungs-Diagnostik (SEED).[8] Diese Einschätzung mag helfen, die jeweilige Erreichbarkeit eines Kindes zu finden.

Bereits zu Beginn des Heilpädagogischen Kurses (s. S. 237) wies Rudolf Steiner darauf hin: „*Es ist ja natürlich, dass vorangehen soll bei jedem, der unvollständig entwickelte Kinder erziehen will, eine Erkenntnis, eine wirklich eindringliche Erkenntnis der Erziehungspraxis für gesunde Kinder*“.[9] Diesen heilpädagogisch-therapeutischen Ansatz trägt letztlich der unbedingte Heiler-Willen der Heilpädagogin und des heilpädagogischen Lehrers: „*Jeder Grad von Besserung, den wir herbeiführen können, ist für den kranken Menschen ein Gewinn.*“[10]

So liegt es in der pädagogischen Kompetenz einer Lehrerpersönlichkeit, die jeweils verfügbare emotionale Entwicklungsstufe eines Kindes oder eines Jugendlichen wahr- und ernst zu nehmen und das bildnerische Angebot daran auszurichten. Der Unterricht gestaltet sich meist so, dass die Lehrerpersönlichkeit zunächst ein Motiv entwickelt. Ein solches ist, wenn es als Tafelbild vor den Kindern steht, wie ein Modell anzusehen, an dem sich die Kinder ausrichten. Es stellt in Farbe, Form und Inhalt Qualitäten vor die Kinder, die unterstützend für die jeweilige Entwicklungsstufe wirken.

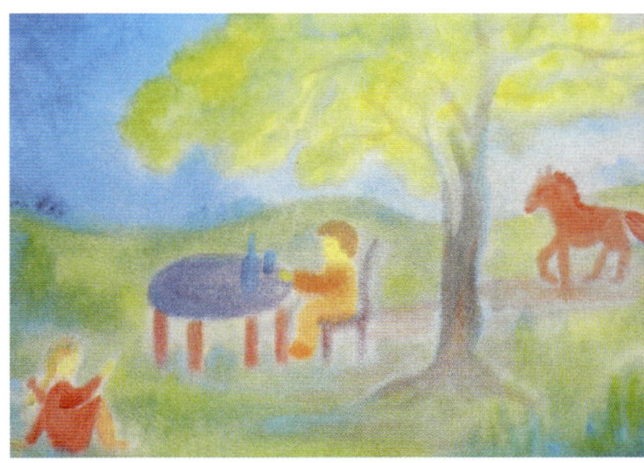

Abb. 1: R. Steiner malte den Kindern des „Sonnenhofs“ dieses Motiv vor. Das Original ging verloren, diese Nachmalung entstand nach den Beschreibungen.[11]

Es ist auch so gestaltbar, dass die Kinder und Jugendlichen ein Bild im Entstehen begleiten, dass die Lehrer:innen es vor ihren Augen entstehen lassen, um es dann selbst auszuführen. Ein eindrückliches Beispiel dazu praktizierte Rudolf Steiner im Mai 1924 am „Sonnenhof“, der noch heute ein Zentrum für Menschen mit Assistenzbedarf im schweizerischen Arlesheim ist (siehe Abb. 1).[12,13]

2. Malen als individuell ausgerichtete Therapie zum Ausgleich einer konstitutionellen Einseitigkeit

Eine zweite Ebene der Maltherapie orientiert sich an den konstitutionellen Einseitigkeiten eines seelenpflegebedürftigen Kindes oder Jugendlichen. Im Heilpädagogischen Kurs entwarf Rudolf Steiner ein Konzept, in dem er auf drei Stufen polare Tendenzen einander gegenüberstellte, die sich – angelehnt an das Grundmotiv von „Punkt und Kreis“ in diesem Kurs – zwischen dem Spannungsfeld des Zusammenziehens und des Ausdehnens, der Verfestigung und des Auflösens bewegen. Ausgangspunkt für diese spezifischen Polaritäten sind die Ebenen Einschlafen und Aufwachen, Gedächtnisqualitäten sowie die gesteigerte bzw. gehemmte Beweglichkeit. Steiner hob in diesem Kurs zum einen den konstitutionellen Unterschied zwischen einem erschwerten Aufwachen in ein helles und klares Bewusstsein hervor – er beschrieb dies als „epileptische Konstitution". Zum anderen charakterisierte er eine gesteigerte Wachheit bzw. zu große Offenheit bei eingeschränkter Abgrenzungsfähigkeit – dies bezeichnete er als „hysterische Konstitution".[14] Die „epileptische Konstitution" als Ausdruck einer Verdichtung steht dabei einer „hysterischen Tendenz" im Sinne einer verstärkten Auflösung gegenüber.

Diese Tendenzen sind jeweils menschenkundlich begründet. Eine epileptische Konstitution hemmt die höheren Wesensglieder Ich-Organisation und Astralleib, in den physischen und den Ätherleib einzutauchen und somit in ein Gleichgewicht zu bringen. Mit einem so errungenen Gleichgewicht gewinnt die Seele ein helles Wachbewusstsein. Die epileptische Konstitution zeigt sich am stärksten bei Menschen mit einer primären Grand-Mal-Epilepsie. Betroffene wie Begleiter:innen beobachten hier gehäuft eine gewisse Beeinträchtigung der offenen, hellen und wachen Bewusstheit – nicht selten erscheint der Anfall wie ein „die Atmosphäre reinigendes Gewitter".[15]

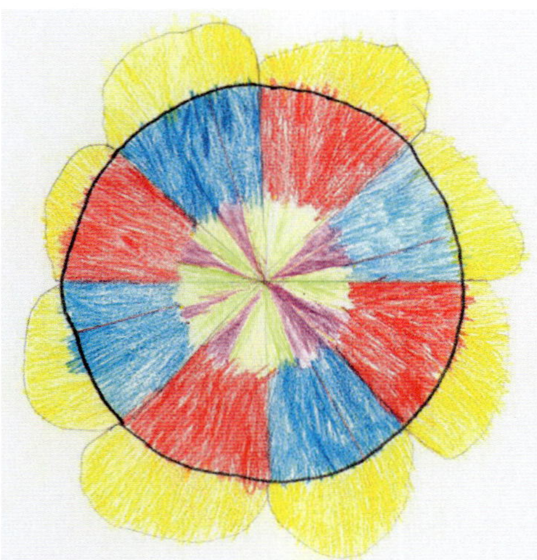

Abb. 2: Formenzeichnung eines 16-Jährigen mit Psychose

Eine sich hieran ausrichtende Maltherapie sucht beispielsweise Wege, vom Dunklen zum Hellen, vom Schweren zum Leichten, vom Festen zum Gelösten zu gelangen und Elemente des Formenzeichnens einzuführen[16], um eine fließende Bewegung von „oben" und „unten" zu unterstützen.[17]

Die gegenpolare Tendenz des „ausfließend Hysterischen" ist maltherapeutisch durch Begrenzung und Umhüllung zu versorgen. Ein Kind mit einer „hysterischen Konstitution" entwickelt häufiger Formen von Angst. Eine mögliche Steigerung dieser konstitutionellen Einseitigkeit führt mitunter zu einer psychotischen Symptomatik. Eine Maltherapie bemüht sich deshalb, haltgebende Elemente einzusetzen; Formenzeichnen stellt auch hier ein wichtiges therapeutisches Instrument dar.
Die Abbildungen 2 und 3 zeigen eine Verstärkung des Strukturelements durch Formenzeichnen bei einem 16-jährigen Jugendlichen, der im Zusammenhang mit einer übergroßen seelischen Offenheit in ein deutliches seelisches Ungleichgewicht kam, das sich bis in eine Psychose steigerte.

Einen ebenso intimen wie hilfreichen therapeutischen Aspekt sprach Rudolf Steiner hinsichtlich des Malunterrichtes für solcherart konstituierte seelisch offene, „wunde" Kinder an: Nicht konfrontativ ansprechen, weil dies weh tut, schmerzlich empfunden wird („seelisches Wundsein"), ja schockieren kann, sondern aus einem Abstand heraus das Tun des Kindes mit innerer Anwesenheit und äußerlich eigenem Tun begleiten.

Dies ist eine generelle Haltung, die hilft, eine solche Einseitigkeit auszugleichen: in innerer Anwesenheit und gerichteter Aufmerksamkeit unterstützend tätig sein.

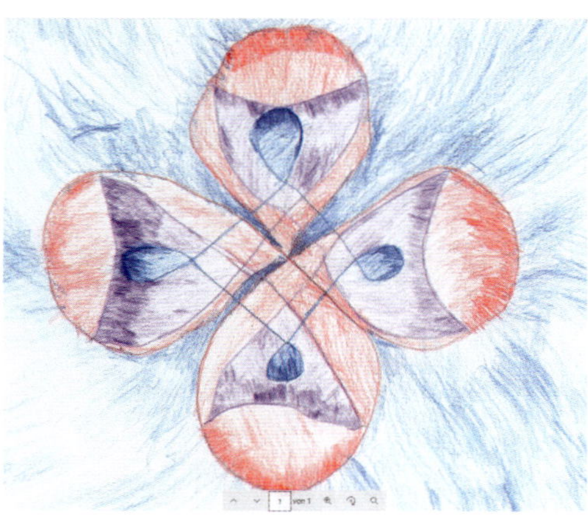

Abb. 3: Formenzeichnung eines 16-Jährigen mit Psychose

Hinter einer zweiten Ebene von polar ausgerichteten Konstitutionen steht die Fähigkeit des Erinnerns und des Vergessens.[18] Wir kennen Kinder, die nur schwer ihre Gedanken loslassen, schwer vergessen können – sie neigen häufig dazu, unterschiedliche Zwänge auszubilden. Es dominieren starre und schwer auflösbare Gedankeninhalte als Zwangsgedanken das Seelenleben. Zudem können Handlungszwänge als tiefe Unfreiheit hinzutreten. Solche Zustände von Zwängen sind für Betroffene oft mit einem erheblichen Angsterleben verbunden.

Dem Nicht-Vergessen-Können steht die übergroße Vergesslichkeit gegenüber. Der menschenkundliche Hintergrund dieser Polarität ist in einer Stoffwechselkonstellation begründet, die das Verhältnis von Eisen und Schwefel gewichtet. Ein Überwiegen des Eisenpols bedingt die zwanghafte Enge. Ein Überwiegen der Schwefel-Komponente – wie z. B. beim Krankheitsbild der Phenylketonurie – stellt die Grundlage des Versinkens von Eindrücken, also der Vergesslichkeit dar.

- In einer um Ausgleich bemühten Maltherapie stehen bei Kindern mit einer Zwangssymptomatik Farbübergänge im Vordergrund, ein Auflösen von Grenzen und Engen, auch das Einsetzen von Aquarellfarben oder sanften Pastellfarben, die helfen, Verfestigtes behutsam aufzulösen.

- Die therapeutische Grundhaltung diesen Kindern, Jugendlichen oder Erwachsenen gegenüber ist das Entängstigen und das Ermutigen. Diese Haltung liegt auch der Maltherapie zugrunde. Metamorphosen als Bilder von Verwandlungen – z. B. von der Raupe zum Schmetterling – wirken hier als hilfreiche Motive.

- Demgegenüber sind bei übermäßig vergesslichen Kindern Formenzeichnen-Übungen hilfreich – je nach Befähigung auch kompliziertere Formen, die ein hohes Maß an Konzentration erfordern. Generell eignen sich Wiederholungen und, darauf aufbauend, Malen aus der Erinnerung. Auch das Kopieren von Vorlagen ist ein wichtiges therapeutisches Element. Dies fordert eine verstärkte Aufmerksamkeit und fördert die Gedächtniskräfte; eine spezifische Maltherapie baut unterstützend darauf auf.

Die dritte angesprochene Polarität betrifft die Beweglichkeit, die oft mit einer ebenfalls polar unterschiedlichen Sinnesfähigkeit verbunden ist. So kennen wir Kinder, die ein hohes Maß an (Über-)Beweglichkeit zeigen, einhergehend mit einer großen Sinneswachheit – einem geradezu Ausgeliefertsein den unterschiedlichen Sinneseindrücken gegenüber. Angelehnt an die Beschreibung der „Manie“ als Ausdruck eines erheblich gesteigerten Agierens wie Handelns, prägte Rudolf Steiner dafür den Begriff der „maniakalischen Kinder“. Den Kindern ist eine übergroße Unruhe bei ständiger Bewegung eigen. Sie weisen symptomatisch Nähe zur Aufmerksamkeitsdefizit- bzw. Hyperaktivitätsstörung auf.

Daneben kennen wir Kinder, die nur schwer in Bewegung kommen. Das betrifft auch solche mit einer sogenannten primären bzw. globalen Entwicklungsverzögerung nach einer frühkindlichen Hirnschädigung, bei der sowohl kognitive wie motorisch-neurologische Beeinträchtigungen bestehen.

Bei überbeweglichen („maniakalischen“ Kindern) kann es eine Hilfe sein, wenn die Bilder einen sehr lebendigen Inhalt haben, wie beispielsweise ein Feuer, ein rotes Pferd, die Bändigung wilder Tiere – wir holen damit die Kinder dort ab, wo sie sich seelisch befinden. Durch das Malen dieser dynamischen Elemente erfährt das Kind gewissermaßen eine Bewältigung und dadurch letztlich eine Beruhigung.

Bei Kindern, die in ihren Sinnesfähigkeiten eingeschränkt sind und ihre Beweglichkeit nur schwer verlebendigen können, setzen wir ganz unterschiedliche Formen der therapeutischen Unterstützung ein: vorrangig die Förderung der Beweglichkeit durch Physiotherapie, Heileurythmie u. a. In der Maltherapie ist gegenständlich ausgerichtetes Malen hilfreich. Generell gilt hier, die Aufmerksamkeit für das Tun zu wecken. Wichtig sind dabei die Elemente der Freude, der Leichtigkeit. Sie helfen, die vorherrschende Schwere aufzulösen und zu überwinden.

Der Ansatz Steiners, von polar ausgerichteten Einseitigkeiten auszugehen, verzichtet auf eine Beschreibung von Defiziten und beinhaltet implizit den therapeutischen Ausgleich. Es gilt, jeweils ein individuelles Gleichgewicht zwischen einer zu großen Verdichtung bzw. Verfestigung („Punkt") und zu großer Offenheit, auflösenden Tendenzen bzw. einer Strukturlosigkeit („Kreis") zu finden. Dies eröffnet den Therapeut:innen ein weites Spektrum ausgleichender Übungen.

Wir kennen heute eine Vielzahl von Ursachen einer Intelligenzminderung, wie frühkindliche Hirnschädigungen, Belastungen in der Schwangerschaft – beispielsweise durch Traumata, Alkohol, Nikotin – sowie eine Reihe von genetisch bedingten Syndromen. Maltherapeut:in wie Lehrer:in mutet man hier eine große Beweglichkeit zu. Kenntnis der verschiedenen Ursachen zu besitzen ist ebenfalls eine Voraussetzung. So macht man sich, vom Sosein des Kindes ausgehend, den Hintergrund der jeweiligen Ursache bewusst – wie z. B. die oben geschilderten Polaritäten –, um dann wieder zum jeweiligen Kind zurückzukehren und die Therapie entsprechend zu individualisieren. *„Derjenige, der Erzieher werden will für* [Seelenpflege-bedürftige Kinder, der Verf.], *der ist nie fertig, für den ist jedes Kind wieder ein … neues Rätsel. Aber er kommt nur darauf, wenn er nun geführt wird durch die Wesenheit im Kinde, wie er es im einzelnen Fall machen muss. Es ist eine unbequeme Arbeit, aber sie ist die einzig reale."*[19]

3. Malen zur Behandlung seelischer Erkrankungen bei Menschen mit Assistenzbedarf

Ein dritter Bereich umfasst das therapeutische bildnerische Gestalten bei Kindern, Jugendlichen und Erwachsenen, die neben ihrer primären Entwicklungsbeeinträchtigung seelisch erkrankt sind.[20] So treten alle Formen seelisch-psychiatrischer Leiden, die wir kennen, auch bei seelenpflegebedürftigen Menschen auf: psychotische Erkrankungen, Depressionen, zahlreiche Angst- und insbesondere auch Traumafolgestörungen (posttraumatische Belastungsstörungen), um die Wesentlichen zu nennen. Es bedarf eines hohen Maßes an Einfühlungsvermögen der Therapeut:innen, um zusätzlich zu der spezifischen heilpädagogischen Bedürftigkeit eine entsprechende Ansprache in Bezug auf die bestehende seelische Erkrankung zu finden.

Ein Beispiel aus der maltherapeutischen Praxis

Eine Frau – ich nenne sie Astrid – erfuhr in der embryonalen Zeit und in der Kindheit widrigste Bedingungen: Alkohol und Nikotin in der Schwangerschaft, eine schwere Verwahrlosung mit langen Hungerzuständen in den ersten Lebensjahren, wiederholter und schwerer sexueller Missbrauch im dritten und vierten Lebensjahr. Es zeigte sich bei einer mikrozephalen Konstitution eine leichte Intelligenzminderung, im Vordergrund standen Angst und ausgeprägte traumabedingte Symptome wie wiederholte Flashbacks, Panikattacken und regressive Verhaltensweisen. Sie lebte ab dem fünften Lebensjahr in einer Pflegefamilie und entwickelte ein großes Interesse am Malen, zusammen mit den Kindern dieser Familie. Sie kopierte bevorzugt Vorlagen, insbesondere religiöse Motive, die sie vor allem in Phasen stärkerer Bedrängnis aufgriff. Abbildung 4 entstand in einer hoch belasteten Phase. Es ist sichtbar, dass sie die untere Region (die Willensseite) nicht ergreifen konnte, die hier dargestellte Mariengestalt ist nicht in der Lage das Kind zu halten; die Farben sind zart.

Demgegenüber ist die nachfolgend abgebildete Darstellung, eine Ikone, aus dann wieder stärker verfügbarer Kraft heraus gemalt (Abb. 5). Beide Darstellungen malte Astrid im 38. Lebensjahr.

Sie nahm dann Malunterricht, um ihre Möglichkeiten zu vertiefen. Abbildung 6 entstand im 43. Lebensjahr und ist ein selbst gewähltes Motiv.

Für Astrid erwies sich das Malen als Therapie über Jahrzehnte als immer wieder neu und differenziert ergriffene Kraftquelle.

Maltherapie in Heilpädagogik und Sozialtherapie umfasst ein großes Spektrum an Materialien, Methoden und Übungen. Malen vermag schöpferische Kräfte auszudrücken, zu wecken und anzuregen, wodurch die Tätigkeit per se therapeutisch wirkt. Im Konzept einer „heilenden Erziehung" erweitert das Malen die pädagogischen Möglichkeiten.

Die zugrunde liegenden vielfältigen Gestaltungsmöglichkeiten von Farbe, Form und Inhalt vermögen, individuell eingesetzt, konstitutionelle Einseitigkeiten auszugleichen und stellen damit einen zweiten Bereich therapeutischen Wirkens dar. Im Gesamtkonzept einer Behandlung bei seelisch erkrankten Menschen mit Intelligenzminderung hilft die Maltherapie einer belasteten Seele Ausdrucksmöglichkeiten zu finden und aufbauende Inhalte an den Menschen heranzuführen.

Auf einen übergreifenden therapeutischen Aspekt möchte ich noch hinweisen: Im Jahre 1911 gab Rudolf Steiner dem Nervenarzt Felix Peipers (1873–1944) in München eine Serie von Madonnen-Bilder, die Patient:innen, insbesondere gemütserkrankte Menschen, betrachten könnten.[21,22]

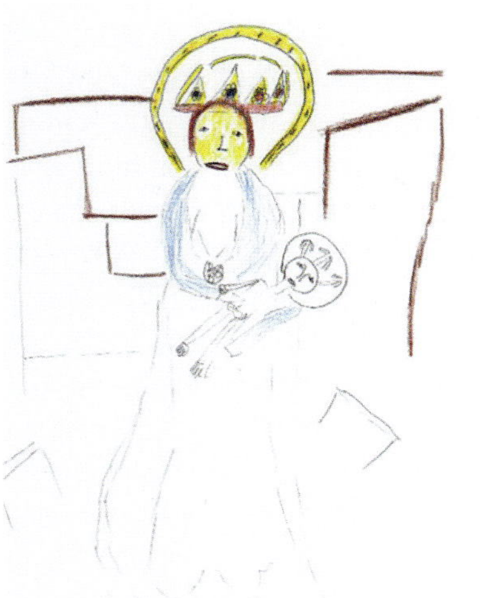

Abb. 4: Die 37-jährige Astrid zeichnete ein religiöses Motiv in hochbelasteter Phase.

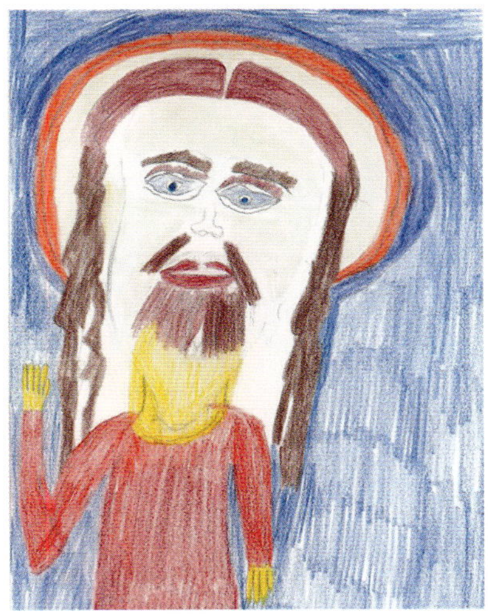

Abb. 5: Die 37-jährige Astrid zeichnete dieses religiöses Motiv in einer stabileren Phase.

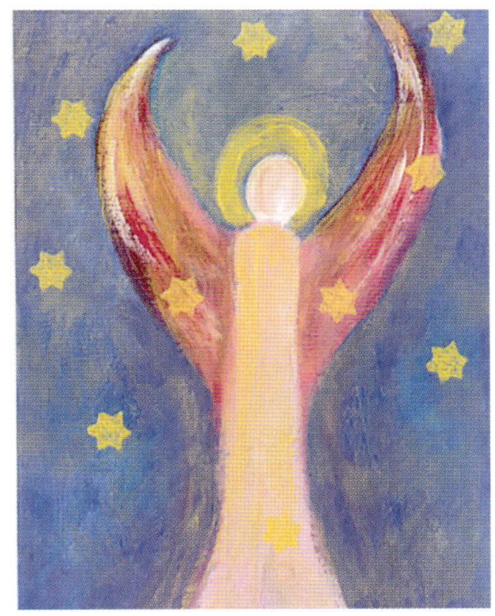

Abb. 6: Dieses frei gewählte religiöse Motiv zeichnete die 42-jährige Astrid.

Literaturempfehlungen

- Ruhrmann, I. (Hrsg.): Spektrum Autismus. Verständnis und tägliche Praxis. Bernard Lievegoed Institut und Medizinische Sektion am Goetheanum Hamburg und Dornach 2015.
- Schmidt, A.: Autismus, Asperger-Syndrom und Autismus-Spektrum-Störungen. Der Merkurstab 2013; 66 (4). S. 332-340.
- Wispler, R.: Zur Menschenkunde und Sinnesentwicklung autistischer Störungen und autistischer Phänomene. Der Merkurstab 2012; 65 (4). S. 310-320.

2. Maltherapeutischer Verlauf eines jungen Erwachsenen mit Asperger-Syndrom

MARTIN GULL

Das Asperger-Syndrom gilt als Entwicklungsstörung innerhalb des Spektrums oder Kontinuums autistischer Störungen. Betroffene Menschen weisen ein eingeschränktes Einfühlungsvermögen, wenig soziale Kompetenz und oft ungewöhnliche Sonderinteressen auf. Sprachentwicklung und Intelligenz sind im Allgemeinen gleich hoch wie bei Menschen ohne dieses Syndrom.

Im Folgenden skizziere ich den Entwicklungsweg eines Jungen mit Asperger bis in das mittlere Erwachsenenalter aus der Perspektive des Kunsttherapeuten.

2.1 Biografische und diagnostische Aspekte

Silvo (Name geändert) ist heute ein 37-jähriger Mann. Als kleines Kind besuchte er einen staatlichen Kindergarten, wo eine ärztliche Untersuchung eine psychosomatische Entwicklungsverzögerung feststellte. Er bekam wegen seiner Lautfehler Logopädie verordnet, und manche Erzieherinnen bemerkten, dass er isoliert und zerstreut war und eine Neigung zu Überreaktionen zeigte. Nach gründlichen medizinisch-diagnostischen Untersuchungen erhielt er dann die Diagnose ausgedehnte Entwicklungsstörung mit nicht-erblicher Chromosomen-Mutation. Zu der Zeit versiegte auch seine Sprache, die jedoch allmählich zurückkam.

Sein erstes Schuljahr verbrachte Silvo im Krankenhaus in der Schule einer kinderpsychiatrischen Abteilung. Anschließend ging er für zwei Jahre in die Sonderschule, in der er von einem Klassenhelfer Unterstützung erhielt. Doch das vierte Schuljahr wurde extrem herausfordernd für ihn. Er bekam heftige Wutausbrüche und einen einmaligen epileptischen „Grand Mal", wonach er kurzzeitig wieder seine Sprache verlor. Er wurde erneut stationär aufgenommen, der Familie empfahl man dann die Schule in Sylvia-koti-Camphill, weil sie eine ruhige und geschützte Umgebung für Silvo sein könnte.

Ich lernte ihn während seiner Schulzeit in Sylvia-koti kennen, wo ich als Kunstpädagoge arbeitete. Weil Silvo künstlerisch begabt ist, besuchte er nach den zwölf Schuljahren eine dreijährige Sonderschule für Kunst- und Handwerk, während er weiter bei seinen Eltern wohnte. Als er in seinem zweiten Ausbildungsjahr wieder unter Bedrücktheit, heftigen und teils gewaltsamen Wutanfällen, festgefahrenen Gedanken, Unruhe und Schlafstörungen litt, bestand die Gefahr, dass er die Schule abbrechen würde. Darum nahmen die Eltern Kontakt zu mir auf, um Hilfe durch die Kunsttherapie zu erhalten. Silvo war damals 23 Jahre alt.

Zu diesem Zeitpunkt erfolgte die Diagnose Asperger-Syndrom. Eine Zeitlang nahm er wöchentliche Termine bei einer Psychologin wahr, die Silvo explizit die Kunsttherapie empfahl. Durch diese und dank eines Ausbildungshelfers, der ihn immer wieder stabilisierte, konnte er seine Ausbildung bis zu Ende führen.

Anschließend zog Silvo in die sozialtherapeutische Einrichtung von Sylvia-koti in eine kleine Wohnung und arbeitet seitdem vor Ort. Wir haben seit 2007 periodenweise ein Mal wöchentlich kunsttherapeutisch gearbeitet.

Das Asperger-Syndrom, und damit auffällige Verhaltensweisen, zeigen sich bei Silvo vor allem in drei Bereichen:

- in der sozialen Interaktion: fehlender Blickkontakt, geringe Mimik und Gestik, sozialer Rückzug, das Fehlen von Gegenseitigkeit, Anteilnahme und gemeinsamem Handeln;

- in seiner beeinträchtigten Sprachentwicklung;
- und sich wiederholende, einseitige Verhaltensmuster und Interessen, die von bestimmten Ritualen und Routinen geprägt sind.

Darüber hinaus zeigen sich weitere Auffälligkeiten bei ihm, wie eine besondere Empfindsamkeit gegenüber visuellen oder akustischen Wahrnehmungen, eine starke Konzentration auf Details, isolierte Eindrücke und solche, die eine faszinierende oder auch bedrängende Wirkung haben, ein unruhiges Körpererleben mit Spannungszuständen, verschiedene Phobien und Zwänge, Depressionen und Schlafstörungen, eine Schwäche, Handlungen zu planen, Vorstellungen und Tätigkeiten flexibel zu ändern und neue zu bilden, eine Eigenwelt mit Systematiken, Handlungsroutinen und wiederkehrenden Ritualen, die ihm Halt geben sowie ein Gespür und eine besondere Offenheit für Menschen und Stimmungen.

Wutanfälle spielen bei Silvo eine große Rolle. Augenscheinlich geringe Anlässe können diese Anfälle auslösen, und seine Reaktionen sind unmittelbar, stark, physisch und unreflektiert, oft auch zerstörend. Sie wirken wie eine verwirrende Kombination aus Wut und Depression. Mir scheint, dass diese Reaktionen mit einem starken emotionalen Druck und mit einer Bedrängnis zu tun haben, die über einen bestimmten Grad hinausgehen. Sie können aber auch ein Mittel sein, die eigene Ruhe und starre Vorstellungen zu verteidigen.

Als therapeutische Hilfen erhielt er neben der Kunsttherapie Beruhigungsmittel und psychologische Gespräche. Seit seinem 13. Lebensjahr nimmt er bei Bedarf anthroposophische Arzneimittel zur Beruhigung ein sowie seit 20 Jahren auch herkömmliche Psychopharmaka in sehr niedriger Dosierung, die den Serotoninspiegel im Körper stabilisieren und dadurch seinen Schlaf verbessern.

2.2 Ein malerischer Weg von der Isolation zur sozialen Gemeinschaft

Ein junger mittelgroßer Mann mit schwarzem lockigem Haar tritt mit raschem Schritt in das Malatelier. In guter Laune begrüßt er den Kunsttherapeuten schon von weitem. Sein Blick ist weit in die Ferne gerichtet. Sein etwas schaukelnder Gang stoppt, wenn er Malpapier und Pastellkreide für seine Arbeit gewählt hat.

Sein erstes Bild entsteht durch eine Aufeinanderfolge von Farbenbögen, die den Hintergrund für sein Motiv bilden. Dann wählt er einen tiefschwarzen Farbton und malt einen einsamen Baum als Silhouette auf den farbigen Hintergrund. Der Baum macht den Eindruck einer verkohlten Pflanze mit ebensolchen Früchten.

Auch beim nächsten Mal kommt der junge Mann froh und munter in das Atelier herein. Er sucht sich ein Malbrett aus, klebt ein dickes Papier darauf, wählt Acrylfarben und beginnt zu malen. Dunkelbraun und standhaft malt er einen weiteren Baum. Die Baumkrone ist wie abgesägt, doch neue Blätter beginnen an den Zweigen zu sprießen. Es zeigt sich ein Baum, der Wachstumsbewegungen in Richtung Zukunft wagt. Der Hintergrund ist von einem lebendigen Blau durchwoben.

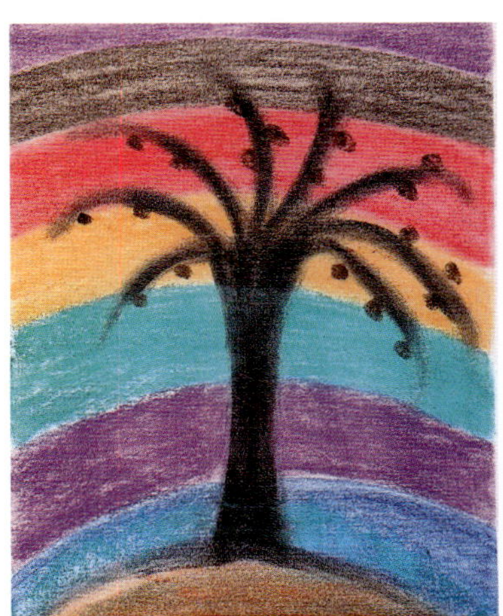
Abb. 7: Erstes freies (diagnostisches) Bild

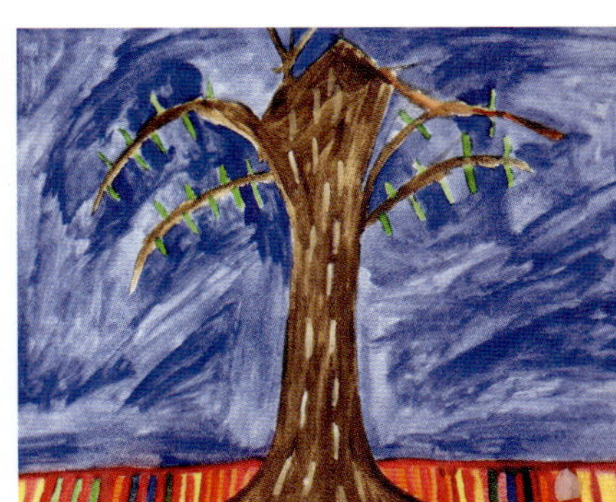
Abb. 8: Zweites freies (diagnostisches) Bild

Viergliedrige Bilddiagnostik – Ausdruck der Wesensglieder im Bild

- Das Physische im Bild, der Ausdruck von Festigkeit: Beide diagnostischen Bilder zeigen einen dichten, pigmenthaltigen Farbauftrag, was ihnen eine gewisse Schwere verleiht. Die Bäume sind mit einem aufrechten Stamm gleich einer Säule gemalt.

- Das Ätherische im Bild, der Ausdruck von Bewegung und Lebendigkeit: Malerische Bewegungen unterliegen der Formgebung und Begrenzung. In den ermalten Flächen erscheinen Linien und in den Baumkronen eine wie zurückgehaltene oder reduzierte Wachstumskraft. Die malerischen Bögen weisen eine zentripetale Richtung auf. Die farbigen Linien im zweiten Bild sind symmetrisch und taktartig angelegt und wirken dadurch mehr steif als spielerisch bewegt. Die Baumkrone im zweiten Bild wirkt beschnitten und erscheint noch nicht in ihrem vollen Potenzial. Beide Bilder weisen keine Farbübergänge auf.

- Das Seelische im Bild, der Ausdruck von Denken/Vorstellen, Fühlen und Wollen als bildnerische Elemente: Im klaren Zentralmotiv, aber auch in den Hintergründen erkennen wir ein bewusstes Vorhaben. Stamm, Zweige und Krone der Bäume sind angelegt. Beide Bilder wirken sehr geordnet, fast symmetrisch. Ihr Gefühlsausdruck erscheint gehemmt, auch traurig, im zweiten Bild unsicher, doch mit Ansätzen und Ressourcen zu Entfaltung und Freude an kraftvollen Farben. Das weist auf ein gebundenes statt auf ein gelöstes Gefühl, die Farbqualitäten wirken eher kühl. In der mittleren Region – im Rhythmischen System – liegt bei Silvo eine Verkrampfung, Erstarrung, Stagnation vor.
  Wie atmet der Baum (Herzregion)? Die Zweige wollen Früchte tragen, aber die verkohlten Früchte vermitteln ein Gefühl der Apathie (Abb. 7). In den oberen Bildraum fällt kein Licht, sondern in den schwarzen und violetten Partien kann man farbige, abschließende Verdichtungen wie eingehüllt feststellen. Im unteren Raum beider Bilder offenbart sich eine wenig ausgeprägte Erdung (Bäume ohne Wurzeln, Halt suchend), was auf geschwächte Stoffwechselkräfte deutet.

- Das Ich im Bild, der Ausdruck von Intention, Idee und Komposition: Beide Bilder zeigen ein Baummotiv in Variation, einen aufrechten und bildzentralen Stamm, ein malerisches Bemühen um eine Komposition.

Aus diesen Hinweisen ergibt sich ein maltherapeutischer Ansatz, der stärker lösende Bildelemente oder Maltechniken ebenso anregen soll wie bewegte, sich entfaltende und entwickelnde. Auch ist die Freude am Malen und den Farben als sinnliches Erleben zu fördern.

Fragen, die sich der Kunsttherapeut stellt, lauten: Wie kann Silvo sich künftig stärker in einen Zusammenhang und -halt mit seiner Umgebung bringen? Wie wird er mehr ein Mitgestaltender seiner Zeit? Wie kann er sein Leben mit anderen teilen?

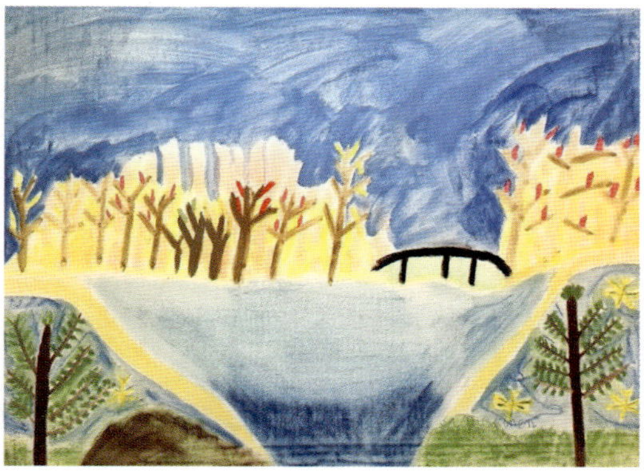

Abb. 9: Malerische Aufgabe „Junge Bäume wachsen"

In der nächsten maltherapeutischen Stunde komme ich mit einer Frage auf Silvo zu: Könntest Du heute das Bild so gestalten, dass da neue junge Bäume entstehen und wachsen?

Aus einem lichthaften Gelbgrund heraus malt er nun Bäume, wie von einer Seite zur anderen gezaubert, mit einer schwarzen festen Brücke im Bild, die eine vergangene Welt wie mit einer künftigen verbindet.

Die folgenden Bilder sind periodenweise auf seinem weiteren maltherapeutischen Weg entstanden. Meine Intention in der Kunsttherapie mit Silvo war und ist es, eine Brücke von der getrennten, isolierten Welt, in der er sich erlebt, zu der gemeinsamen, sozialen zu finden. Dass er in eines seiner ersten Bilder eine Brücke hineinmalt, bekräftigt aus meiner Sicht diesen Wunsch nach Verbindung durch ein hilfreiches Mittel (Malen) und einen helfenden Menschen (Kunsttherapeut). Es ist unsere Aufgabe, für diese Situation einen Weg in der Farbenwelt zu suchen, der diese zwei Kraftfelder miteinander harmonisiert und wie öffnet, wenn Silvos Wutreaktionen einen Ausdruck benötigen, zum Beispiel ein wässriges Farbenfluten über die Blattränder hinweg malen zu lassen. Sonst droht eine zerstörende innere Überflutung, die zu Panik, Chaos, Verwirrung, zu unkontrollierten Taten und zu Übergriffen führt.

Meine Hauptfragen waren daher: Wie handle ich mit Hilfe der Kunsttherapie, wenn es für Silvo kritisch wird? Wie lässt sich der gefühlte Druck erleichtern, bevor eine Katastrophe entsteht?

Ein malerischer Entwicklungsweg

Mit diesen zwölf Bildern schildere ich einen Weg vom eingesperrten, gefesselten Ich, das plötzlich ins Chaos aufflammt, zu den situativen und stärkenden Erfahrungen der menschlichen Mitte: maltherapeutische Erlebnisse, um zu sich selbst zu kommen, loszulassen, Ruhe zu finden und Raum für Neues und Unerwartetes zu geben, die das Leben bereichern, erweitern und dazu beitragen, auch ein Teil der sozialen Gemeinschaft zu sein.

Sehr plötzlich treten Aggressionen mit gewaltigen Folgen auf. Die Mitschüler und die nahe Umgebung zittern vor Angst. Das Rot rollt herein... o weh... Wer hilft uns?

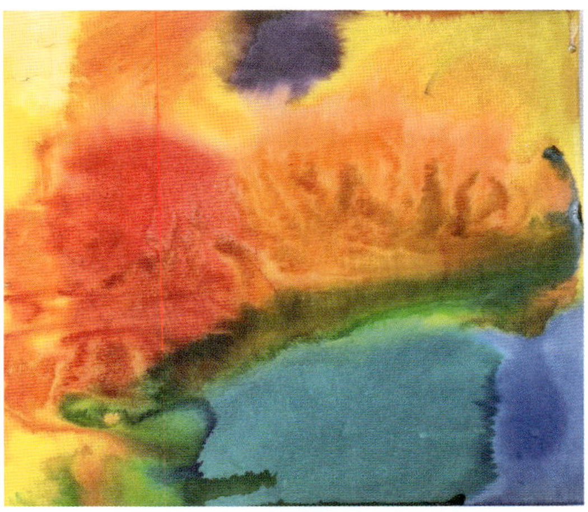

Abb. 10: Rot als Ausdruck von Wut erscheint.

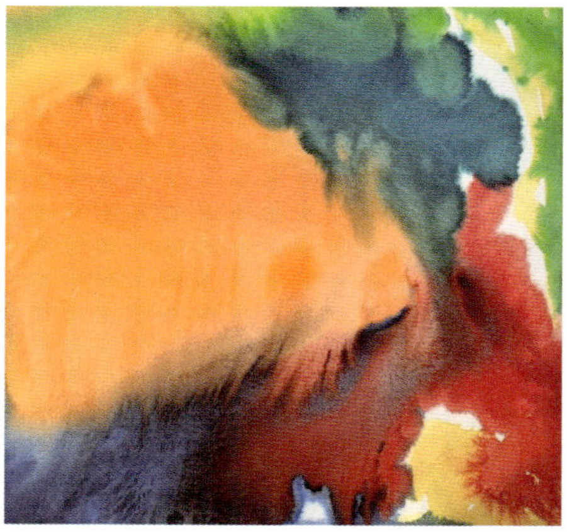

Abb. 11: Orange und Grün kommen in Bewegung.

Das Orange erfüllt sieghaft den Raum und lädt das ruhevolle Grün ein, sich zu engagieren. Dieses Grün, durch den Farbenlärm von seinem Mittagsschlaf erwacht, streckt sich elegant, während das Rot verzweifelt zu Boden sinkt.

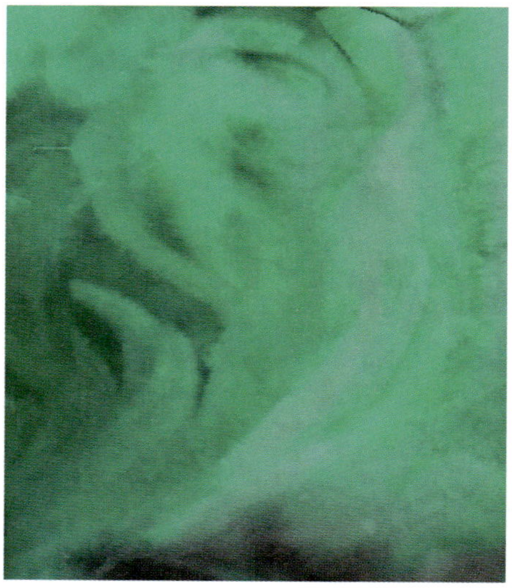

Abb. 12: Grün entfaltet seine beruhigende Kraft.

Nun erhebt sich das Grün mit ganzer Kraft und beruhigt das staunende Rot.

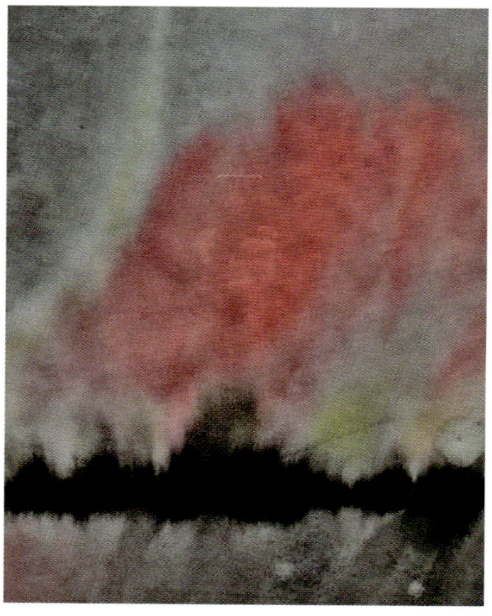

Abb. 13: Das Nordlicht als Inspirationsquelle

Das flammende Nordlicht bildet eine Inspirationsquelle für den folgenden Bilderzyklus: Das Rot verschwindet in die Höhe, als ein Echo des donnernden Rots. Das Hellrot leuchtet auf und atmet aus wie ein Hauch, der sich verflüchtigt und langsam verdunstet.

Lichterfülltes Gelbgrün im munteren Spiel mit blauen Wellen und das Rot lassen die Vergangenheit vergessen.

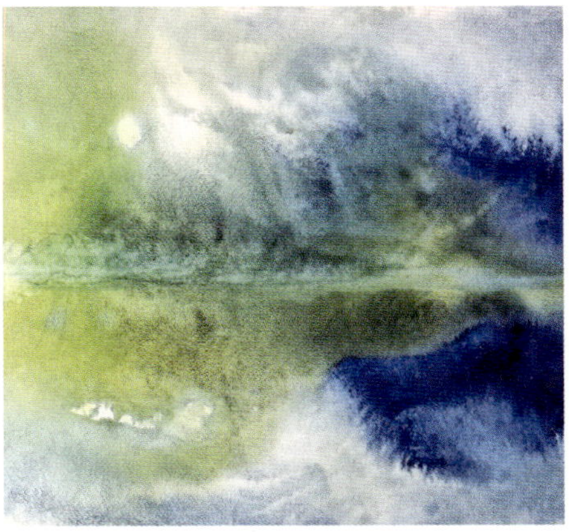

Abb. 14: Gelb und Blau im munteren Spiel

Später übten wir eine Epoche lang mit kristallinen Formen: Kristallklar scheint die Welt zu sein, und ebenso klar lässt sich das Ziel mit standhaften Taten erreichen.

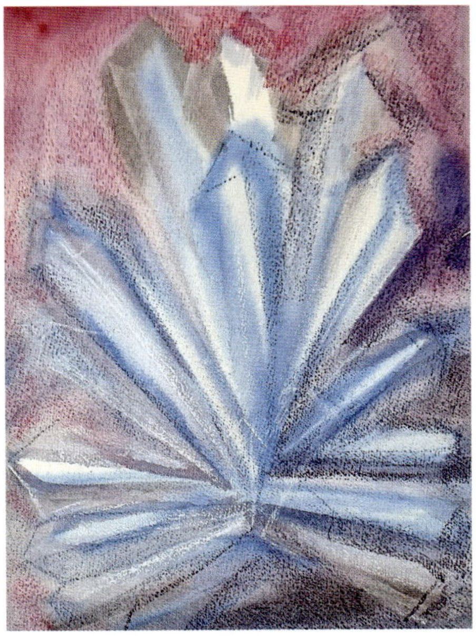

Abb. 15: Die klare Welt der Kristalle

Dann weht der klare Frühlingswind mit frischen Düften herein: Sehe ich recht – sehe ich schlecht – ich erkenne meine Lieblingsbäume, die Birken. Zahlreich sind sie entstanden und die Blumen, die Frühlingsenglein, sind erwacht.

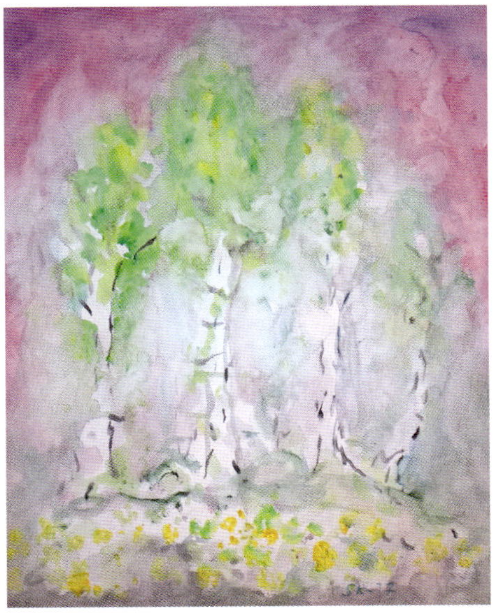

Abb. 16: Birken in der Frühlingsfrische

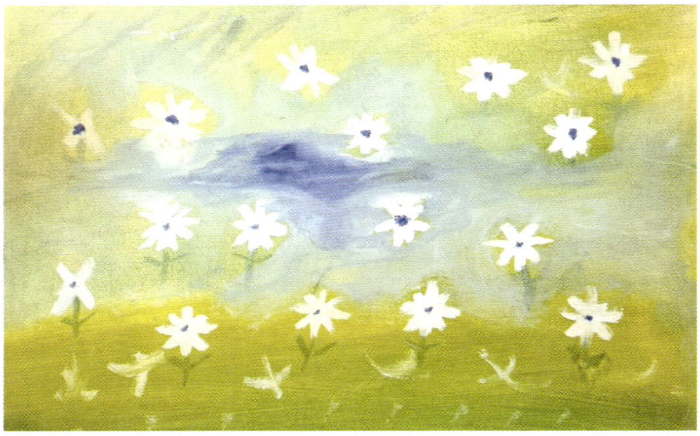

Abb. 17: Frühlingsblumen allein in Gemeinschaft

Die Blumen scheinen zu sagen: Ja, wir alle möchten dabei sein! Sie werden einzeln gezeichnet, jede steht klar und eindeutig für sich und doch sind sie zusammen auf einem Bild.

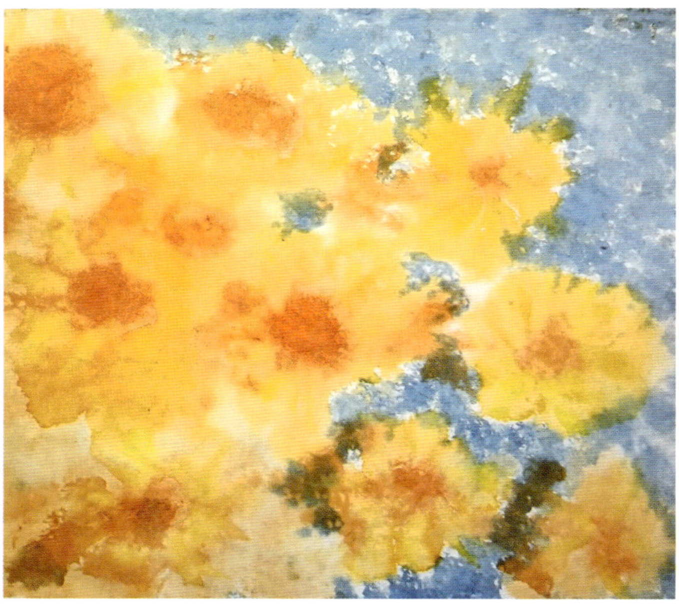

Abb. 18: Sonnenblumen laden ein.

Doch dann, horch! Von Sonnenblumen hör ich rufen: Komm zu uns, wir laden dich ein! Mit Sonnenfreude lässt sich wohl das Ziel erreichen. Wir ermuntern dich, bei uns zu sein.

Wie es weitergeht

Das Erinnerungsvermögen von Silvo ist minimal ausgeprägt. An sein Geburtsdatum, den Geburtstag oder sein Alter kann er sich nicht erinnern, auch nicht an die Geburtstage oder das Alter von anderen Menschen. Zur Zeit arbeiten wir an dieser Frage und machen es oft so: Wenn Silvo jede zweite Woche für einen Vormittag zum Malen kommt, beginnen wir meist mit einer Gelb-Blau-Rot-Übung und lassen aus den Gelbtönen Blumen entstehen. Diese Blumen stehen für jeden Menschen, an den er sich erinnern kann. So wächst mit der Zeit ein Feld mit Sonnenblumen, welches das soziale Leben in der Arbeits- und Wohngemeinschaft von Silvo vergoldet!

Literatur

1 Siehe u. a. Bowlby, J.: Frühe Bindung und kindliche Entwicklung. Ernst Reinhardt Verlag München 2021.
2 Steiner, R.: Heilpädagogischer Kurs (GA 317). Rudolf Steiner Verlag Dornach 1995. S. 33.
3 Ebd., 2. Vortrag, S. 35.
4 Hampe, R., Wigger, M.: Heilpädagogische Kunsttherapie. Grundlagen, Methoden, Anwendungsfelder. Kohlhammer Verlag Stuttgart 2020. S. 16.
5 Ebd. S. 18.
6 Steiner, R.: Rudolf Steiner in der Waldorfschule (GA 298). Rudolf Steiner Verlag Dornach 1980. S. 13.
7 Sappok, T., Zepperitz, S.: Das Alter der Gefühle. Hogrefe Verlag Göttingen 2019.
8 Sappok, T., Zepperitz, S., Barrett, B. F. et al.: SEED: Skala der Emotionalen Entwicklung – Diagnostik. Hogrefe Verlag Göttingen 2018.
9 Steiner, R.: Heilpädagogischer Kurs (GA 317). Rudolf Steiner Verlag Dornach 1995. 1. Vortrag, S. 11.
10 Ebd. 4. Vortrag, S. 61.
11 Abb. aus: Damm, E.-L.: Malen mit Seelenpflege-bedürftigen Kindern. Verlag Freies Geistesleben Stuttgart 1999.
12 Siehe u.a. Uhlenhoff, W.: Die Kinder des Heilpädagogischen Kurses. Verlag Freies Geistesleben Stuttgart 1996. S. 41.
13 Damm, E.-L.: Malen mit Seelenpflege-bedürftigen Kindern. Verlag Freies Geistesleben Stuttgart 1999. S. 14 ff.
14 Siehe u.a. König, K.: Heilpädagogische Diagnostik. Verlag am Goetheanum Dornach 1994.
15 Dahlhaus, W. J.: Seelische Erkrankungen bei Menschen mit Behinderungen. Verlag Urachhaus Stuttgart 2020. S. 353.
16 Kirchner, H.: Über dynamisches Zeichnen. In: Holtzapfel, W., Bort, J. (Hrsg.): Heilende Erziehung – vom Wesen seelenpflege-bedürftiger Kinder. Verlag Freies Geistesleben Stuttgart 1978. Zitiert nach Damm, E.-L.: Malen mit Seelenpflege-bedürftigen Kindern. Verlag Freies Geistesleben Stuttgart 1999. S. 52.
17 Damm, E.-L.: Malen mit Seelenpflege-bedürftigen Kindern. Verlag Freies Geistesleben Stuttgart 1999.
18 Uhlenhoff, W.: Die Kinder des Heilpädagogischen Kurses. Verlag Freies Geistesleben Stuttgart 1996.
19 Steiner, R.: Heilpädagogischer Kurs (GA 317). Rudolf Steiner Verlag Dornach 1995. 4. Vortrag, S. 74 f.
20 Damm, E.-L.: Malen mit Seelenpflege-bedürftigen Kindern. Verlag Freies Geistesleben Stuttgart 1999.
21 Steiner, R.: Menschheitsentwicklung und Christus-Erkenntnis (GA 100). Rudolf Steiner Verlag Dornach 2006. Vortrag vom 17.11.1907.
22 Kartenset Madonnen Bilder (15 Motive) siehe unter https://www.maniverlag.com/kartenset-madonnen-bilder-15-motive (Abruf November2022).

KAPITEL IV.6
Maltherapie in der Geriatrie

CORDULA SCHWARZ · MATTHIAS GIRKE

Die Geriatrie (Altersmedizin) befasst sich mit psychologischen, sozialen, präventiven und klinisch therapeutischen Belangen alter Menschen. Diese befinden sich durch Gebrechlichkeit und Multimorbidität häufiger in einer speziellen Situation, die einen ganzheitlichen Ansatz erfordert. Im Fokus der Behandlung stehen die körperlichen, seelischen und geistigen Funktionen sowie die psychosozialen Aspekte der Versorgung.

Viele Krankheitssymptome zeigen sich im Alter anders, was die Diagnosestellung erschwert. Therapieerfolge treten verzögert ein, und es besteht oftmals ein erhöhter Rehabilitationsbedarf. Kernthemen sind der Erhalt der funktionellen Gesundheit und die gesellschaftliche Teilhabe. Aber auch Einsamkeit, Depression und Lebenszufriedenheit spielen eine Rolle bei der Behandlung alter Menschen. Besonderer Unterstützungsbedarf entsteht dann, wenn sich abzeichnet, dass ein Verbleib in der häuslichen Umgebung nicht mehr ausreichend und ein Wechsel in ein betreutes Wohnen oder eine Pflegeeinrichtung notwendig erscheint. Das Altern ist – wie die gesamte, ihrem Wesen nach einmalige Biographie – ein individueller Prozess, denn jeder von uns altert anders.

Therapeutisches Ziel in der Geriatrie ist die Wiederentdeckung bzw. Aufrechterhaltung der Autonomie und die Förderung der Alltagskompetenz bei einer größtmöglichen Lebenszufriedenheit durch eine multimodale Behandlung. Dabei ist die ethische Einstellung zum Altern entscheidend, denn es handelt sich nur vordergründig um eine fortschreitende Verschlechterung vieler, u. a. körperlicher, Funktionen. Vielmehr geht es auch in dieser Lebensphase um eine Entwicklung. Leben braucht nicht nur Wachstum, sondern auch Reifung. Altern ist mit Reifungsprozessen der diesmaligen Inkarnation verbunden, trotz ggf. belastender Schattenwürfe der (letzten) Lebenszeit. Der Prozess kann vom Wissen zur Weisheit, von der Selbstbezogenheit zum tiefen Interesse für die Mitwelt und im Handeln zur Hinwendung zum Anderen zur Güte führen. Damit reifen im Alter in besonderer Weise Menschlichkeit und Zukunftskeime heran, die das gelebte Leben wie ein Samenkorn einer neuen Verwirklichungsform entgegentragen. Trotz aller demenzieller Syndrome, chronischer Erkrankungen und den zum Teil massiven Einschränkungen des Alltags gilt es, diese innere Qualität nicht aus dem Auge zu verlieren. Sie gibt dem Alter Würde und Größe und bestimmt zudem das ethische Klima der zwischenmenschlichen Beziehung im therapeutischen Team einer geriatrischen Station.

Die anthroposophische Maltherapie hat in der Geriatrie eine große Bedeutung und findet auf verschiedene Weise ihre Anwendung. Sie hilft:

- Bewegung im Seelisch-Geistigen zu fördern und damit den sklerosierenden Erkrankungen des alten Menschen zu begegnen,
- Ressourcen zu entdecken,
- die Integration des Erlebten zu erleichtern,
- die geistigen Kräfte zu stärken,
- Licht und Farbe in die Seele zu tragen und damit
- die Annahme der Lebensrealität zu unterstützen.

Der alte Mensch wird im therapeutischen Prozess „schöpferisch“ und nicht nur durch die oftmals zahlreich verordneten Arzneimittel „eingestellt“. Unser grundlegendes therapeutische Motiv besteht darin, künstlerische Bewegung zu fördern und damit auch Wärme und Licht gegenüber den sklerosierend-verhärtenden Krankheitsprozessen des alten Menschen zu entwickeln.

„Die Neigung zum Gedächtnisschwund, zum Einschlafen des Bewusstseins, zum passiven Vegetieren und einsamen Wegsinken in Melancholie, Depression und allgemein negative Einstellung ist eine Gefahr für den alten Menschen. Dagegen kann jede noch so bescheidene künstlerische Tätigkeit zu einer entgegengesetzten Lebenseinstellung anregen: zur Erinnerung, Wachheit, Verbindung mit der Welt, zu Freude und positivem Erleben. Die Lebensbejahung kann auch im hohen Alter noch entspannend wirken und den Schwellenübergang erleichtern.“[1]

Bisher gibt es kaum Veröffentlichungen über Maltherapie in der Geriatrie. Andererseits bestehen viele individuelle Erfahrungen der Therapeut:innen aus ihrer Arbeit mit alten Menschen. Besondere Bedeutung gewinnt somit die Kenntnis der Therapeut:innen und ihre Einstellung zu diesem Lebensabschnitt. Und auch, wenn nur noch fragmentarisch erkennbar ist, was den alten Menschen persönlich geprägt haben mag, dass er jetzt so ist wie er ist, bildet die Einstellung der Therapeut:innen eine Grundlage für die Entwicklungsmöglichkeiten der alten Menschen in der Kunsttherapie.

Menschen der Jahrgänge 1930–1945

Die jetzt altgewordene Generation ist durch zeitgeschichtliche Umstände und biografische Besonderheiten geprägt, die mit dem 2. Weltkrieg in Verbindung stehen.

Die heutigen geriatrischen Patienten haben ihre Kindheit oder Jugend im Krieg erlebt. Sie werden als Kriegskinder bezeichnet und bei Bode[2] als die vergessene Generation beschrieben. Die weltgeschichtlichen Ereignisse führten meist zu einer Kindheit, in der man sich großenteils selbst überlassen blieb. Die Zeit war von Verlusten, Bedrohung und Ängsten geprägt. Man lernte zu gehorchen, um möglicher Bestrafung zu entgehen. Die Erziehungswissenschaft bezeichnet diesen durch Gewalt geprägten Stil als schwarze Pädagogik.[3] Die im Alter verminderten Kompensationsfähigkeiten machen frühe Erfahrungen wieder lebendiger und wirken mitunter bedrohlich. Im Alter reicht das Gedächtnis oftmals weit zurück und eine Art Übersicht oder Lebenstableau entwickelt sich. Dabei bekommen die Erlebnisse manchmal eine neue, gegenüber dem gewohnten Erinnern verstärkte Lebendigkeit und führen zu intensiven Erfahrungen.

Motivation und Praxis der Maltherapie mit alten Menschen

Alte Menschen, die in der ersten Stunde der Maltherapie mit einem Pinsel in der Hand vor einem weißen Blatt sitzen, sagen häufig: „Ich kann nicht malen!“ Die Angst, etwas nicht „richtig“ zu machen, bewertet zu werden und ihre Würde zu verlieren, sitzt tief. Sie können zumeist nicht aus unbeschwerten Erfahrungen des malerischen Selbstausdrucks schöpfen oder auf solche zurückblicken, weshalb der innere Druck steigt. Anfängliche Skepsis sowie Abwehrreaktionen der Maltherapie gegenüber sind daher nicht selten. Diese Ausgangslage macht es für die Therapeut:innen wichtig, gerade hier anzuknüpfen, wozu die Kenntnis der biografischen Besonderheiten hilft. Zum Malen zu ermutigen setzt das Verständnis für diese besondere und für den alten Menschen herausfordernde Situation voraus und gelingt durch einfache entlastende Übungen.

Der Beginn der Therapie ist eine sensible Phase, was sowohl die Kontaktaufnahme zu den Patient:innen als auch den anschließenden Malprozess betrifft. In der Geriatrie gibt es die Besonderheit, dass sich körperliche Beeinträchtigungen und seelische Nöte der hier behandelten Menschen nur eingeschränkt kompensieren lassen, wodurch die Sicht auf das Defizitäre in den Vordergrund rückt. Dazu gehört auch die Erfahrung von Verlusten im sozialen Umfeld und ihre eingeschränkte gesellschaftliche Teilhabe. Das Verstehen dieser besonderen Ausgangssituation macht es nachvollziehbarer, weshalb alte Menschen ein starkes Bedürfnis am Festhalten von Erfahrungen und Fertigkeiten haben. Umso mehr sollten Therapeut:innen den Blick auf den Kern des Menschen richten und diesen gewissermaßen an die Hand nehmen, um ihm den Weg einer Entwicklungsmöglichkeit zu erleichtern. Es belebt schon, sich einen farblichen Ausdruck zu erlauben und damit zu sich zu finden, einen Raum zu schaffen, der innen empfundenem Reichtum Platz macht.

Die Nass-in-Nass-Aquarelltechnik fördert den Einstieg in das Farberleben insofern, als das sie den seelisch-atmosphärischen Ausdruck unterstützt und die leuchtende Qualität der Farben erlebbar macht. Das Gegenständliche, das zum Festhalten neigt, gerät in den Hintergrund, was das Loslassen erleichtert. Gleichzeitig regt diese Technik das selbstschöpferische Potential an, da in der Regel zunächst nur die drei Grundfarben Gelb, Rot und Blau zur Verfügung stehen und alle anderen Farben selbst zu mischen sind.

1. Kasuistik: Patientin mit fortgeschrittener chronisch obstruktiver Lungenerkrankung (COPD)

CORDULA SCHWARZ · ROLAND ZERM

Krankheitsbild und Therapie

Unsere 75-jährige Patientin Frau P. wurde infolge einer Einweisung des Lungenarztes wegen zunehmender Luftnot bei Erstdiagnose eines Vorhofflimmerns stationär aufgenommen. Es besteht eine bekannte fortgeschrittene COPD (Grad IV nach GOLD). Des Weiteren beklagte die Patientin Schmerzen im Unterbauch nach mehreren abdominellen Operationen und infolge narbiger Verwachsungen mit zweimaligem Darmverschluss. 1980 und im Januar 2020 erfolgte jeweils bei Mammakarzinom eine brusterhaltende Operation. Aufgrund der klinischen Symptomatik wurde neben der schulmedizinischen Arzneitherapie mit Anthroposophika behandelt: Herzsalbenlappen mit Aurum/Lavandula comp. Creme (Weleda), Bryophyllum 50% Trituration (Weleda), Passiflora Nerventonikum (WALA) zur Nacht und Amara-Tropfen (Weleda).

Zur Sozialanamnese: Die Patientin wohnt alleine, ein Pflegegrad III ist vorhanden, der Pflegedienst kommt zweimal am Tag. Zu den Kindern besteht kein Kontakt, ihre Bezugsperson ist eine Freundin. Sie möchte keinesfalls in ein Pflegeheim umziehen, ein betreutes Wohnen kann sie sich aber vorstellen.

Das Erstbild – Befundung und Auftrag an die Therapie

Der Malraum ist mit Aquarellpapier und Farben vorbereitet, gefüllte Wassergläser und Pinsel stehen an jedem Platz bereit. Die Patientin betritt den Raum und verlangt nach Wachsmalstiften, die sie für das Erstbild erhält.

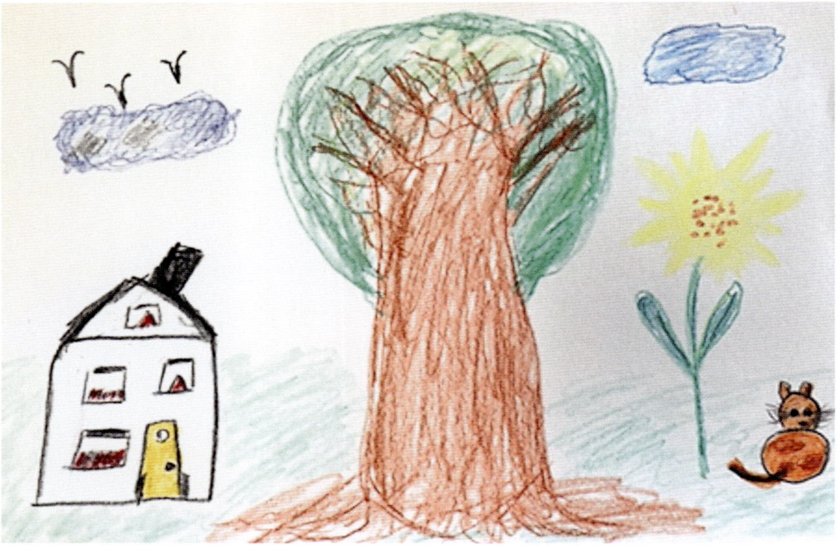

Abb. 1: Erstes freies Bild

Sie wählt das Querformat. In der Mitte steht ein großer alter Baum, der das Bild in zwei Hälften teilt. Die linke Bildseite wird allgemein der Vergangenheit zugeordnet, die rechte weist in die Zukunft. Auf der ätherischen Ebene gibt es ein Beziehungsgefüge, das erdacht, jedoch nicht durchlebt erscheint. Die Proportionen sind willkürlich gewählt und erinnern an die „Bedeutungsperspektive“ kindlichen Malens. Die Linienführung ist besonders beim überdimensionalen Baumstamm dicht und unruhig, was erkennen lässt, dass hier das Ätherische ins Stocken gerät. Dieser Eindruck verstärkt sich in der Krone, die im Verhältnis zum Stamm zu klein und mit deutlicher Abgrenzung gestaltet ist. Die einzelnen Formen werden in ihrer Außengrenze festgelegt und dann ausgemalt, was zeigt, wie die verschiedenen Elemente nicht aus dem prozessualen Umgang mit der Farbe, sondern aus der vordefinierten Begrenzung entstanden. Im Astralischen zeigt sich keine atmende Verbindung zwischen den Bildelementen, jedes steht für sich. Ein Gefühl von Einsamkeit und Abgeschlossenheit prägt das gesamte Bild. Der Zusammenhang erscheint hauptsächlich durch die denkerischen Kräfte. Dennoch drücken die große Sonnenblume und ein sitzendes Kätzchen Freude und Behaglichkeit in der Natur aus. So zeigt die rechte Bildseite eine größere Leichtigkeit. Ansätze von Aufrichtekraft sind sicht- und spürbar. Die Ich-Organisation lebt im zusammenfassenden Motiv, in Komposition und Intention. Hier zeigt sich ein „Haus mit Garten“-Motiv, das wie additiv zusammengesetzt wirkt.

Insgesamt überwiegt in der Bildgestaltung die physische Ebene in Farbauftrag und gegenständlicher Begrenzung. Die ätherischen Qualitäten sind zurückgenommen, das Beziehungsgefüge ist „gedacht“, aber nicht malerisch gestaltet. Die astralische Organisation nimmt sich im Malprozess ebenfalls zurück, führt nicht zu einer atmenden Gestaltung oder Entwicklung von Farbklängen oder -stimmungen. Es überwiegt die gegenständliche Farbgebung, die körperliche „Bemalung“ gegenüber gegenstandsfreier, atmosphärischer und damit die Bildstimmung entwickelnder Farbverwendung. Die Ich-Organisation ist im Malprozess ebenfalls noch wenig wirksam. Intentionalität und Kompositionszusammenhänge sind zurückgenommen bzw. nicht ergriffen. Damit ergibt sich als maltherapeutischer Heilbedarf ein Verstärken der ätherisch-fließenden Qualität, um die Entwicklung seelischer Schwingungsfähigkeit und intentionaler Ich-Wirksamkeit anzuregen. Die Frage, welche Motive und Werte sich bilden wollen, berührt die individuelle Ebene in der Therapie. Loslassen, Vertrauen, in Verbindung kommen, ins Erleben eintauchen fördern diese therapeutischen Schritte.

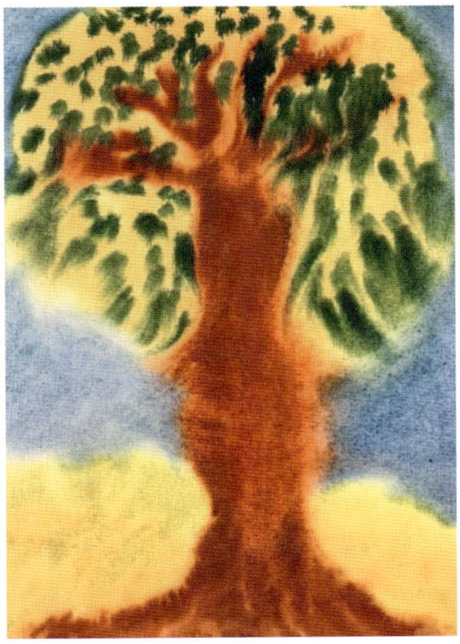

Abb. 2: Baummotiv in der Nass-in-Nass-Technik

Maltherapeutischer Verlauf

In der folgenden Therapiestunde ließ sich Frau P. auf die Nass-in Nass-Technik ein und wählte das Hochformat. Das Motiv des Baumes wiederholte sie auf eigenen Wunsch.
Der intensive Umgang mit der neuen Maltechnik fördert eine lebendigere Gestaltung und Farbgebung, die in der Patientin positiv resonieren. Die Baumkrone ist schon kräftiger gelungen, wirkt aber auch hier durch das Papier nach oben hin begrenzt. Die Mitte des Stammes verliert durch zu viel Wasser an Stabilität, der Baum wirkt mittig wie verletzt und der Schwere hingegeben. Der Wille zur Aufrichte ist da, die Kraft hierzu möchte sich noch entwickeln.

Als Frau P. zur dritten und vierten Maltherapiestunde kommt, hat sie bereits einen Plan. Sie möchte abstrakt in Kreisen mit Farben experimentieren. Das rhythmische System beginnt zu erwachen, sie probiert Verbindungen aus.

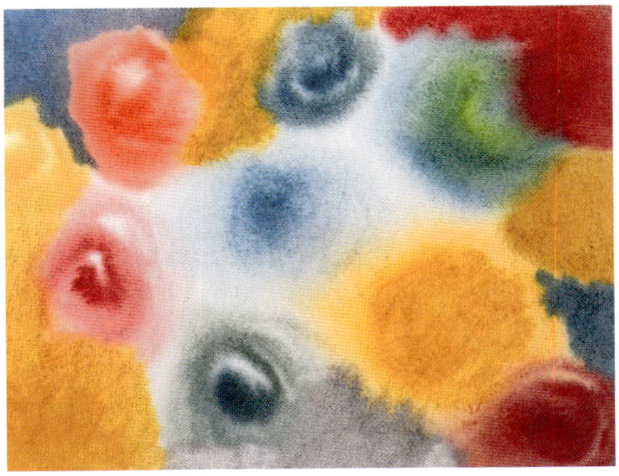

Abb. 3: Experimentierbild mit Kreisen

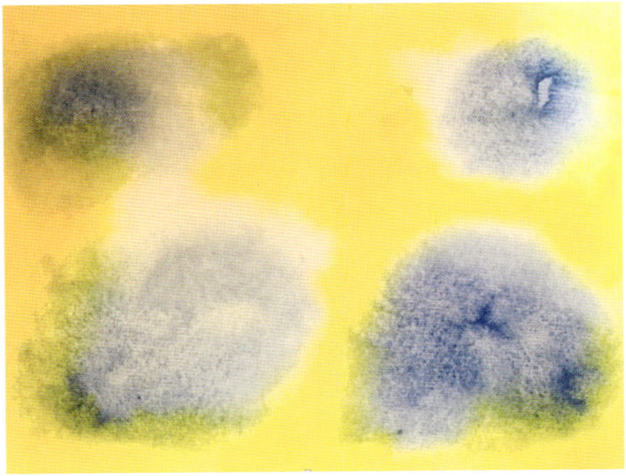

Abb. 4: Weiteres Experimentierbild mit Kreisen

Unsere Patientin wird in jeder Sitzung fröhlicher, freut sich auf die Malstunde und hat Freude an dem kreativen schöpferischen Prozess. Die anfängliche Unsicherheit im Umgang mit dem Material weicht einer freudigen experimentellen Energie, die in ihrer ganzen Person zum Ausdruck kommt. Sie profitiert von der Freiheit, etwas Neues für sich ausprobieren zu dürfen und wird dabei mutiger. Frau P. hat nicht den Anspruch, ein schönes vorzeigbares Bild zu malen. So kann sie ganz bei sich sein und in die Welt der Farben eintauchen. Das Mischen neuer Farbtöne gefällt ihr besonders. Hier erlebt sie Autonomie und Selbstbestimmung sowie Selbstwirksamkeit. Während im dritten Bild Farbpigmente und

Wasser noch wenig gehalten werden, konnte Frau P. im vierten Bild die Führung verstärkt selbst übernehmen.

Auch bei ihrem letzten Bild während ihres stationären Aufenthaltes ist sie mit Freude dabei. Wieder wählt sie das Hochformat und das Motiv eines Baumes. Von Beginn an ist klar, dass der Stamm blau sein soll, der Himmel rot. Sie erlaubt sich immer mehr Freiheiten und genießt diese.

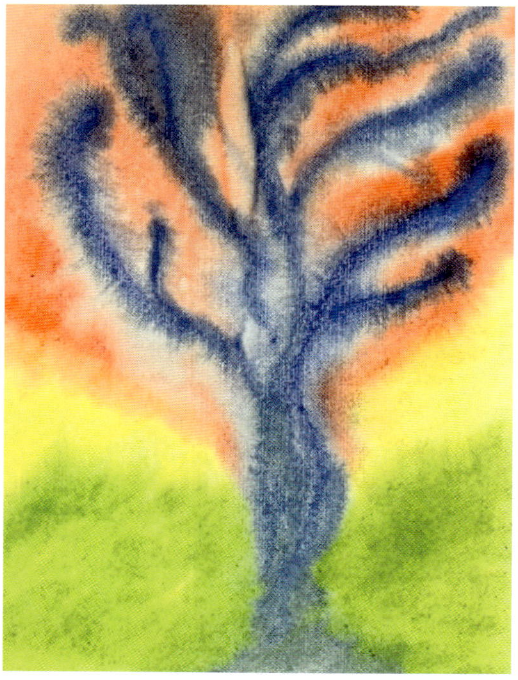
Abb. 5: Abschlussbild

Es entstand ein expressives Bild. Die Äste sind in eine aufstrebende Bewegung gekommen, ein lebendiges Fließen von Farbe und Form erscheint. Sie beginnt mit einem Pinselstrich und führt diesen in Ruhe über das Papier, vormals schnelle und abgehackte Pinselbewegungen gehen in eine fließende Qualität über. Erstmalig entstehen bewusst angelegte Flächen. Verglichen mit dem Erstbild sehen wir diese Entwicklung: von der Starre zum Fließenden, vom Übermaß an Vorstellungskräften zu einem durchlebten Motiv, vom eingeschränkten zum freien Ausdruck, von der Vereinzelung zur Verbindung. Auch kam sie mit ihrem Bildformat in die Aufrichte.

In unserem Abschlussgespräch berichtete Frau P., dass sie in der Maltherapie mehr Vertrauen gewonnen hat und dieses auch benötigt, da sie nun nicht mehr alleine wohnen kann und in eine betreute Einrichtung wechseln wird. Die positive Entwicklung vom Erst- zum Abschlussbild trug zur Stärkung ihrer Ichkraft bei, die sie für den bevorstehenden Veränderungsprozess benötigt.

Einschätzung des Therapieverlaufs aus ärztlicher Sicht

Die Patientin ging ausgesprochen gerne in die Maltherapie. Ihre ängstlich-unruhige Grundstimmung besserte sich sowohl unmittelbar nach den Sitzungen als auch im gesamten Verlauf augenscheinlich. Dies führte zu einer Abnahme der Luftnot im Rahmen ihrer chronischen Lungenerkrankung, deren psychosomatische Komponente nachzulassen schien. Die Anregungen der Maltherapie werden möglicherweise im weiteren Verlauf nachwirken, da die Patientin mit dem Malen für sich eine neue Ausdrucksform fand.

Eine Entwicklung im körperlichen, seelischen und geistigen Bereich ist in jedem Alter möglich. Akzeptanz und Annahme der jeweiligen Situation sind ausschlaggebend für die individuelle Lebenszufriedenheit. Die Anthroposophische Maltherapie leistet hier ihren Beitrag.

Literaturempfehlungen

- Bruckmüller, K.: Kunsttherapie in der Geriatrie. PAINT-Studie untersucht die Wirkung von Kunsttherapie bei geriatrischen Patienten. Verfügbar unter https://www.klinikum-nuernberg.de/DE/aktuelles/neuigkeiten/20171219_PAINT_Kunsttherapie-in-der-Geriatrie.html (Abruf November 2022).
- Ellis, M.: Indikationen und Therapieziele für Kunsttherapie im Alter. In: Girke, M. (Hrsg.): Geriatrie. Grundlagen und therapeutische Konzepte der Anthroposophischen Medizin. Salumed Verlag Berlin 2014. S. 594-590.
- Ganss, M., Linde, M. (Hrsg.): Kunsttherapie mit demenzkranken Menschen. Dokumentation des Symposiums „KunstTherapie in der Altenarbeit – künstlerische Arbeit mit Demenzerkrankten. Mabuse Verlag Frankfurt/Main 2016.

Literatur

1 Mees-Christeller, E.: Heilende Kunst und künstlerisches Heilen. Pforte Verlag Dornach 1996. S. 117.

2 Vgl. Bode, S.: Die vergessene Generation – Die Kriegskinder brechen ihr Schweigen. Klett-Cotta Stuttgart 2009.

3 Vgl. Miller, A.: Am Anfang war Erziehung. Suhrkamp Frankfurt/Main 1983.

KAPITEL V

Methoden in der Anthroposophischen Maltherapie

KAPITEL V.1

Die Maltherapie nach Dr. Margarethe Hauschka-Stavenhagen

DAGMAR BRAUER

„Die Abwandlung des Künstlerischen ins Therapeutische ist nicht rezeptmäßig zu erlernen, sondern kann nur fließen aus einer gründlichen Kenntnis gesunder und kranker Prozesse und ihrer künstlerischen Gegenbilder." Margarethe Hauschka[1]

1. Ein Leben für die Anthroposophische Medizin und Maltherapie

Die Ärztin, Rhythmische Masseurin und Kunsttherapeutin Margarethe Hauschka-Stavenhagen wurde am 6. August 1896 in Hamburg geboren. Sie war in den 1920er Jahren eine der Begründerinnen der anthroposophischen Maltherapie, noch bevor sich die Disziplin Kunsttherapie ab Mitte des 20. Jahrhunderts in England und den USA entwickelte. Während hierfür die Quellen in der Kunst, Kunstpädagogik und Entwicklungspsychologie lagen, standen die anthroposophischen Künstlerischen Therapien von Beginn an im Kontext der Anthroposophischen Medizin.[2] Hauschka betonte, dass *„die Künstlerische Therapie eine Erweiterung des medizinischen Wirkens* [ist], *deren Umfang und Bedeutung wohl erst nach und nach voll erkannt werden kann."*[3]

Ihre Kindheit war geprägt von einem weltoffenen Elternhaus, musisch begabten Familienmitgliedern, von ihrer Hinneigung zu sportlichen Aktivitäten in der Natur und einer ausgeprägten Freude am fantasievollen Spiel und Malen. Ihre Tante Anna May-Rychter (1864–1954) war eine bekannte Porträtistin und porträtierte auch Margarethe Stavenhagen sowie ihre beiden Geschwister in den verschiedensten Altersstufen. *„Durch* [diese Tante] *ist sie sehr früh zum eigenen Malen und Zeichnen angeregt worden. Alle Eindrücke wurden malerisch festgehalten. Von Aufführungen, Dramen von Schiller, Shakespeares Othello und Opern heimkommend, begab sie sich sogleich in ihr Zimmer, um diese Szenen und Bühnenbilder zeichnerisch oder malerisch festzuhalten."*[4] 1915 begann Stavenhagen ihr Medizinstudium in München, belegte nebenher Kunstgeschichte bei dem seinerzeit berühmten Kunsthistoriker Heinrich Wölfflin (1864–1945). 1920 ging dann ihr Wunsch in Erfüllung, das Goetheanum im schweizerischen Dornach zu erleben. Der imposante Doppelkuppelbau aus Holz mit seiner neuen Formen- und Farbensprache – der in der Silvesternacht 1922/23 abbrannte – hinterließ einen tiefen Eindruck. Über seine künstlerischen, kulturellen und spirituellen Dimensionen trug sie später in ihrer Schule für Künstlerische Therapie und Rhythmische Massage immer wieder vor.

Nach ihrem medizinischen Staatsexamen erlernte sie die Heileurythmie und kam 1925 an die anthroposophische psychiatrische Klinik von Friedrich Husemann (1887–1959), in der sie ärztlich tätig war, aber mit den Patient:innen auch Heileurythmie, Malen und Plastizieren durchführte. 1927 wechselte sie an die anthroposophische Klinik nach Arlesheim in die Schweiz. Die Klinikleiterin Ita Wegman (1876–1943) bat sie, mit ihr zusammen die Rhythmische Massage weiter auszuarbeiten sowie die bildenden Künste zu einer gezielten Therapie zu entwickeln.[5] *„Die ersten Verordnungen für das Malen kamen aus der Sprechstunde Ita Wegmans mit Rudolf Steiner."*[6] Hauschka widmete sich der Aufgabe, *„die künstlerische Tätigkeit des Malens, Zeichnens und Plastizierens so anzuschauen und unter* *medizinisch-menschenkundlichen Gesichtspunkten zu bearbeiten, dass die Grundlagen für eine gezielte therapeutische Anwendung dieser künstlerischen Tätigkeiten geschaffen werden konnten. Margarethe Hauschka brachte für diese Tätigkeit nicht nur hervorragende künstlerische und ärztliche Voraussetzungen mit, sondern auch den Willen, dieser neuen therapeutischen Arbeitsrichtung ihr weiteres Leben und Forschen zu widmen.*"[7] Im Jahr 1929 kam der Chemiker Rudolf Hauschka (1891–1969) an die Klinik, um an der Heilmittelbereitung ohne Alkohol zu forschen. Gleichzeitig beschäftigte er sich mit der Herstellung von Pflanzenfarben für die malerische Patientenarbeit seiner späteren Frau. Die folgenden Jahre waren für Margarethe durch ein arbeitsreiches Leben in der Klinik geprägt, wobei für sie die morgendlichen Patientenbesprechungen mit Ita Wegman sowie deren abendliche Vorträge zu einer Erweiterung der Heilkunst, die Stavenhagen akribisch mitnotierte, besondere Bedeutung hatten. Diese Mitschriften blieben ihr bis zum Lebensende eine inspirierende Quelle zum ärztlichen Verständnis des gesunden und kranken Menschen.[8]

Als mit Beginn des Zweiten Weltkrieges zu befürchten war, dass Hitler in die Schweiz einmarschiere, setzte in der Nordschweiz eine Fluchtbewegung ein. Wegman bat zu diesem Zeitpunkt Margarethe Stavenhagen und Rudolf Hauschka, die damalige Klinikdependance in Gnadenwald, Tirol, leitend zu übernehmen, die als Kureinrichtung betrieben wurde. Deren ärztlicher Leiter war jüdischer Abstimmung und musste Österreich aus Sicherheitsgründen verlassen. 1940 vollzog sich die Umsiedlung der beiden. Doch im Juni 1941 erschien die Gestapo auch in dieser anthroposophischen Einrichtung und verhaftete Mitarbeiter:innen sowie Rudolf Hauschka und Margarethe Stavenhagen. Durch besondere Fügungen wurden beide wenige Wochen später freigelassen und kamen nach Wien, wo sie 1942 heirateten, und 1943 dann am Krankenhaus in Höllriegelskreuth im Landkreis München tätig wurden. Die Patienten waren vor allem kranke und verletzte Soldaten. Nach Ende des Krieges wurde im Krankenhauspark ein mehrräumiges Holzhaus für die Heileurythmie und Künstlerische Therapie aufgebaut und die Anthroposophische Medizin weiterentwickelt. 1950 lockte das Schicksal das Ehepaar nach Eckwälden (bei Göppingen) in Baden-Württemberg, wo Rudolf Hauschka das WALA-Heilmittellaboratorium mitverantwortete. Margarethe Hauschka wirkte als WALA-Ärztin, unterrichtete im Eckwäldener Heilpädagogischen Seminar Menschenkunde / Krankheitslehre und gab Stunden in Künstlerischer Therapie. Das künstlerische Gestalten und Feiern der Jahresfeste mit den Mitarbeitenden war ihr ein großes Anliegen, denn das rhythmische Miterleben der Jahreszeiten „*ist eine Quelle von Heilkräften*", auch für die Maltherapie.[9]

Ihre Kurstätigkeit steigerte sich in den kommenden Jahren in Deutschland und Holland. Im November 1960 ermöglichte eine glückliche Fügung, dass der Grundstein für eine eigene Schule in Bad Boll gelegt wurde. 1962 begann sie dort mit ihrer Ausbildungstätigkeit, während ihr aktives ärztliches Arbeiten abnahm. Das Grundkonzept für die Ausbildung in Künstlerischer Therapie erstellte sie selbst, führte jedoch auch Gespräche mit der spirituell begabten Künstlerin und späteren Maltherapeutin Liane Collot d'Herbois (1907–1999) [→ Abschnitt 5.2] und mit bereits kunsttherapeutisch erfahrenen Kolleg:innen. Diese Schule war die Wiege der anthroposophischen Kunsttherapieausbildung. Sie umfasste das Malen, Zeichnen und Plastizieren und setzte eine künstlerische Bildung bzw. entsprechende Fähigkeiten sowie eine biografische Reife voraus. Viele der in den folgenden Jahren ausgebildeten Therapeut:innen arbeiteten in Kliniken, freien Praxen, in der Heil- und Förderpädagogik und in der Rehabilitation. Margarethe Hauschka starb am 7. Juli 1980 in Bad Boll. Heute gibt es international mehrere Aus- und Weiterbildungsstätten, die mit Hauschkas Methode arbeiten [→ Anhang: Weiterführende Informationen].

2. Zu den Prinzipien des maltherapeutischen Ansatzes

„*Die Künstlerische Therapie ist eine Psychotherapie, denn sie wendet sich an die Seele.*“[10] Auch wenn Hauschka damit klar den Erfahrungsort unserer Therapierichtung benannte, richtete sie als anthroposophische Ärztin die Wahl der maltherapeutischen Mittel, Prozesse und Ziele konsequent auf die verschiedenen Daseinsebenen des Menschen aus: auf die leiblich-physiologische, seelische und geistige Ebene. Dies setzt Grundwissen über den gesunden und kranken Menschen voraus [→ Kapitel I]. Künstlerische Therapie hat nach Hauschka die Aufgabe, im ätherischen Leib (Flüssigkeitsorganismus) lebendiges Atmen anzuregen, im astralischen Leib Harmonie zu fördern durch die Integration des Ichs in der Seele und an der rhythmischen Verbindung zwischen Seelen- und Lebensprozessen zu arbeiten. Hauptakteur dieser Entwicklungen ist das Ich: „*Das Ich rührt sich nur in einem Wärmeprozess, die Wärme ist das einzige Element, in dem es anwesend sein kann. Freude und Begeisterung lassen es anwesend sein und bilden wiederum Wärmeprozesse bis herab zu echter physischer Wärme.*“[11]

Atemprozesse ganzheitlich zu verstehen, anzuregen und zu ihrer Regulierung beizutragen, ist ein Grundprinzip ihrer maltherapeutischen Methode. Dafür erschuf sie eine Reihe von Übungen und Motive, wovon die bekannteste bis heute „*eine malerische Atemübung*“ ist.[12] „*Der Atem in seiner Doppelnatur des Bindens und Lösens, der Atem mit seinen ‚zweierlei Gnaden‘ (Goethe) wird vom Bildwesen unmittelbar beeinflusst.*“[13] Hauschka empfahl das Aquarellmalen und den atmenden Pinselstrich als grundlegenden Ansatz. Dabei wird der Pinsel in einem rhythmischen Wechsel „von-mir-weg“ und „zu-mir-hin“ geführt. Eine Atembewegung regt auch der malerische Prozess als solcher an: „*Der Malprozess selbst arbeitet in der Seele, indem die beiden Grundkräfte, Sympathie und Antipathie, in lebhaftes Ineinanderspielen gebracht werden. Jedes neue Gefühl ist wie eine Quellkraft, taucht in der Seele auf wie ein Impuls, der pulsiert und mehr oder minder lang in der Seele weiterschwingt. In der Richtung der Sympathie liegt die Hinwendung zum Willen, der bis in die Sinne steigt und die Welt ergreifen möchte. In der Richtung der Antipathie liegt das Abstandhalten, das Anschauen und künstlerische Beurteilen.*“[14] Seelenbewegungen leben von Gegensätzen. Das Verlebendigen, Vertiefen oder Ausgleichen seelischer Bewegungen greift die Maltherapie nach Hauschka durch verschiedene Übungen auf, die als solche Beispiele für weiterzuentwickelnde Variationen darstellen: Motive von Enge und Weite, Aufruhr und Ruhe, Dunkelheit und Lichthelle usw.

Seelisch-geistiges Atmen regte Hauschka durch das Malen von Metamorphosereihen an wie z. B. Naturstimmungen im Tages- oder Jahreslauf, eine Pflanzenentwicklung vom Wachsen des Keimes über das Erblühen bis hin zum Absterben oder Märchen, die weisheitsvolle Verwandlungserlebnisse in sich bergen.

Prinzipiell maß sie der künstlerischen Betätigung oder Rezeption ein großes ausgleichendes Wirkpotential bei: „*Die Kunst stützt sich* [...] *auf die frei atmende Mitte, auf den Menschen im Menschen, der zwischen der Nötigung der Vernunft (Formtrieb) und dem Zwang der sinnlichen Natur (Stofftrieb) im freien Spiel seiner Kräfte beide Welten versöhnen und zur Harmonie führen kann.*“[15]

Atem und Rhythmus hängen eng zusammen und stellen ein weiteres Therapieprinzip dar – und da der Atemrhythmus „*ein in sich zurückschwingender, geschlossener Rhythmus ist, stellt man ihn sich am besten unter dem Bild einer Lemniskate vor.*“[16] Mit der Mitte des Menschen ist jedoch auch das Rhythmische System gemeint, das im Brustbereich den Rhythmus der Atmung und des Kreislaufsystems regelt und seine physiologische Grundlage im Herz-Lungensystem hat. So ist der seelische und rhythmische Bereich Erlebens- und wirksamer Ausgangsort maltherapeutischer Prozesse. Und: „*Hier ist natürlich auch die Qualität der künstlerischen Tätigkeit wichtig, denn man kann aus der Mitte immer nach beiden Seiten arbeiten, man kann allein durch die Technik binden und lösen, entspannen oder anspannen, man kann im Sinne formender Nervenprozesse oder der lösenden Stoffwechselprozesse arbeiten.*"[17]

Des weiteren nutzte Margarethe Hauschka für die Arbeit mit Maltherapeut:innen und Patient:innen eine Farbensprache, die anschaulich tiefere Entsprechungen zwischen den Farben am Himmel und der äußeren Natur mit dem seelischen Erleben und der inneren Menschennatur beschrieb – wie beispielsweise die harmonische Ordnung des äußeren und inneren (seelischen) Regenbogens.[18]

Grundlegend ist jedoch die Kenntnis, dass im Atem, der den Ätherleib durchpulst, das Geheimnis aller Heilung liegt.

3. Beispielhafte maltherapeutische Übungen und ihre menschenkundliche Ratio

Für die Arbeit mit Patient:innen empfahl Hauschka Pflanzenfarben zu verwenden und nutzte diese auch in ihren Ausbildungskursen und für ihre eigenen Bilder. Sie selbst erklärte dies in ihrer therapeutisch-poetischen Sprache so: „*Ein mit Pflanzenfarbe gemaltes Bild atmet – könnte man sagen – die Farbe als ein ewig Wandelbares; so kommt es auch, dass ein solches Bild mit der Zeit harmonischer wird; es ist, wie wenn die einzelnen Farben des Bildes ein Gespräch miteinander führen, das allmählich zu einem klingenden singenden Chor werden kann. In diese Prozesse, in dieses farbige, tönende Ätherweben kann das Ich des künstlerisch tätigen Menschen eintauchen und im Mitgestalten Heilung finden.*"[19]

Es folgen ausgewählte malerische Übungen, die einerseits Hauschkas therapeutische Intentionen und die menschenkundliche Ratio der Anthroposophischen Medizin veranschaulichen, andererseits nichts an Relevanz für die Praxis eingebüßt haben. Bis heute finden sie breite Anwendung, auch in der klinischen Maltherapie.

Die Bilder werden in der Nass-in-Nass- oder Schichttechnik ermalt.

Erläuterungen, die Margarethe Hauschka zu den hier beschriebenen und einer Fülle weiterer Übungen für den maltherapeutischen Prozess gegeben hat, finden sich in ihrem Band II *Zur Künstlerischen Therapie.*[20]

Eine malerische Atemübung

Dies ist eine neunteilige Übung, die im malerischen Nachschaffen von Naturstimmungen – die durch den Tages- und Nachtrhythmus zustande kommen – intendiert, die Seele an die Bildekräfte der (Um)Welt heranzuführen und die Selbstheilungskräfte zu aktivieren.[21] Der Ursprung dieser Kräfte liegt im physiologisch-lebensvitalen Ätherleib des Menschen. „*Der bloße physische Organismus könnte niemals einen Selbstheilungsvorgang hervorrufen. Ein solcher wird in dem ätherischen Organismus angefacht. Damit aber wird die Gesundheit als der Zustand erkannt, der im ätherischen Organismus seinen Ursprung hat. Heilen muss daher in einer Behandlung des ätherischen Organismus bestehen.*"[22]

Wie bereits mehrfach in diesem Buch erläutert, beschrieb Rudolf Steiner die Wirkrichtung beim Malen so, dass sich die seelischen Impulse des Menschen (Astralleib) bis in seine Vitalfunktionen (Ätherleib) hinein fortsetzen, was auf eine auch physiologische Wirksamkeit hindeutet[23] [→ Kapitel I.2.1].

Jedes Bild dieser farblichen Reihe schließt an das vorherige an und schafft somit eine schlüssige Hinwendung zum folgenden. Ein Bilderzyklus entsteht, der in den Farben und ihren Bewegungen das ganze Spektrum von lichtvoller Regsamkeit, über wärmegetragene Aktivität hin zu beruhigender Dunkelheit und wiederum anbrechender Impulskraft zum Erleben bringt – den urbildlich synchronen Rhythmus von Mensch und Natur nachempfindend. Es ist eine kontinuierliche Metamorphose: Ausgehend von den Farben des Regenbogens, die als landschaftliche Elemente Wärme, Licht, Wasser, Erde (Abb. 1) gemalt werden, steigert sich die Wärmefarbe zu einem kräftigen Mittagsrot und beginnt in den farbenflutenden Nachmittag hinein zu sinken (Abb. 2), sich lösend in den ruhigen Sonnenuntergang (Abb. 3), weiter in den farbenkühleren Abend (Abb. 4) und als dominante Farbe untertauchend in die blaue Nachtstimmung (Abb. 5). Der Mondaufgang zeigt sich (Abb. 6), Licht und Finsternis gehen in eine farbenzarte Frühmorgenstimmung über (Abb. 7), die erste Röte des Tages erscheint (Abb. 8) und mündet schließlich in einen strahlend-hellen Sonnenaufgang (Abb. 9).

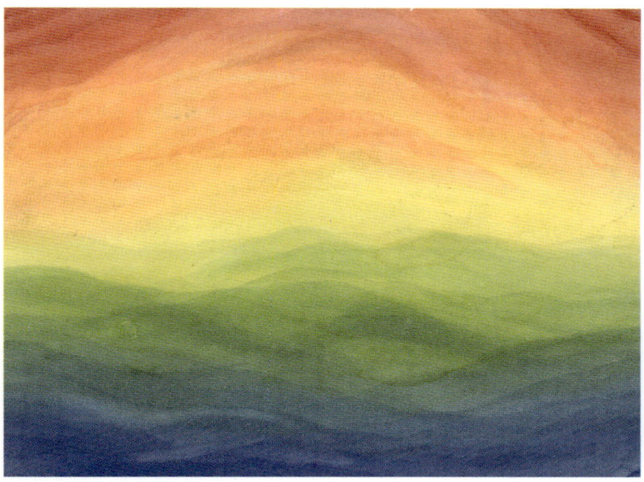

Abb. 1: Elementarischer Regenbogen[24]

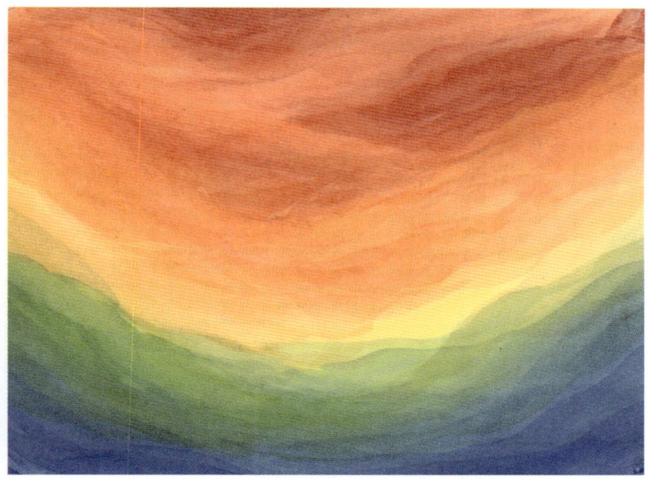

Abb. 2: Rot treibt Gelb und Grün vor sich her.

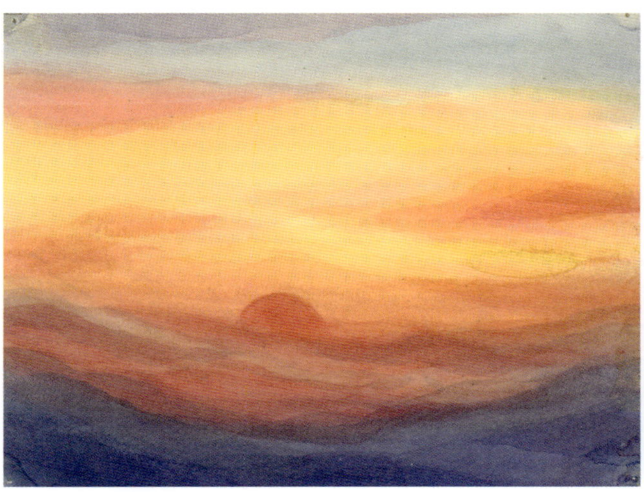

Abb. 3: Rot drängt Grün in das Blau.

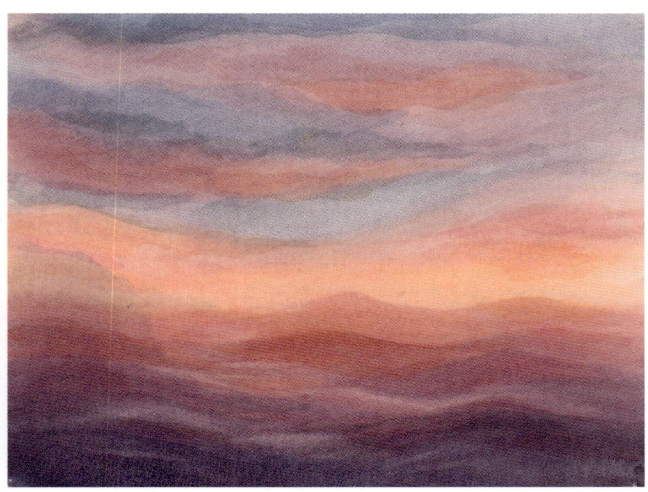

Abb. 4: Gelb und Grün verschwinden, Violett entsteht.

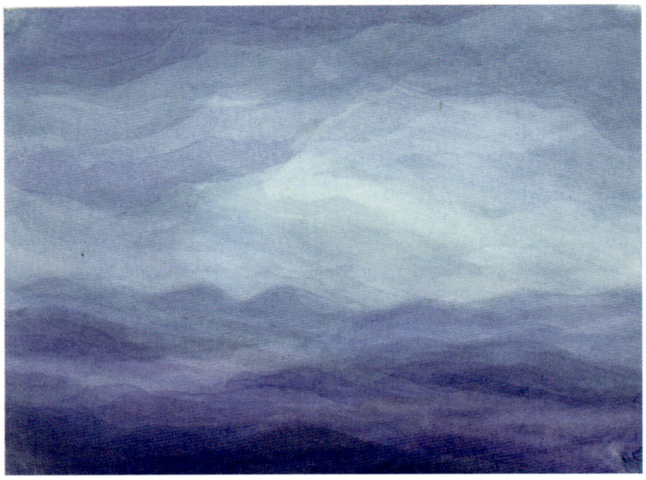

Abb. 5: Blau als hüllende Farbe der Nacht

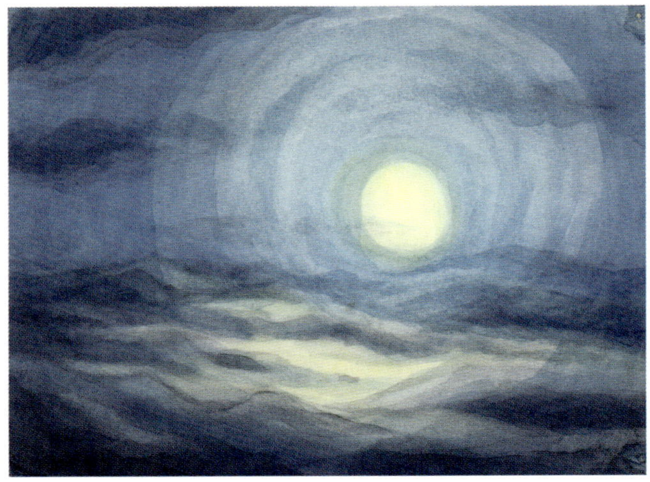

Abb. 6: Kaltes Blau und kaltes Gelb

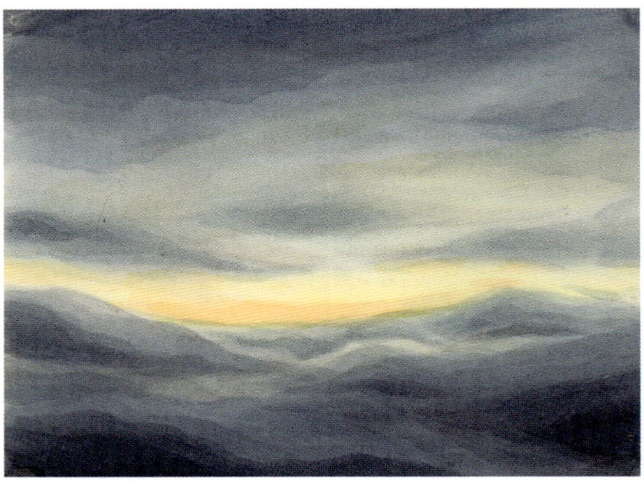

Abb. 7: Nachtblau wird zu Indigo.

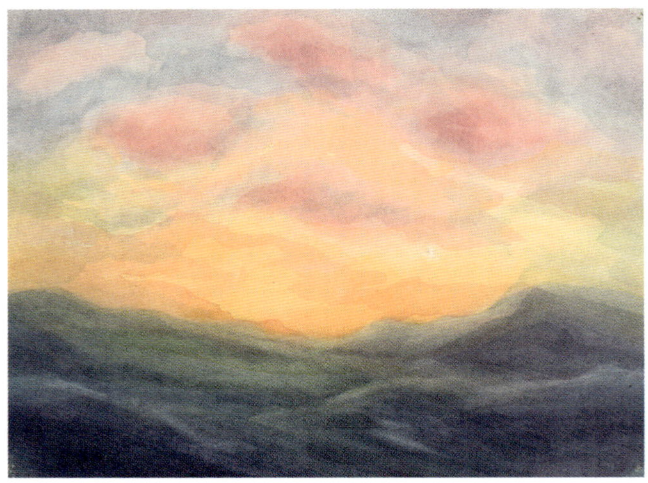

Abb. 8: Ein neuer Impuls durch Purpur

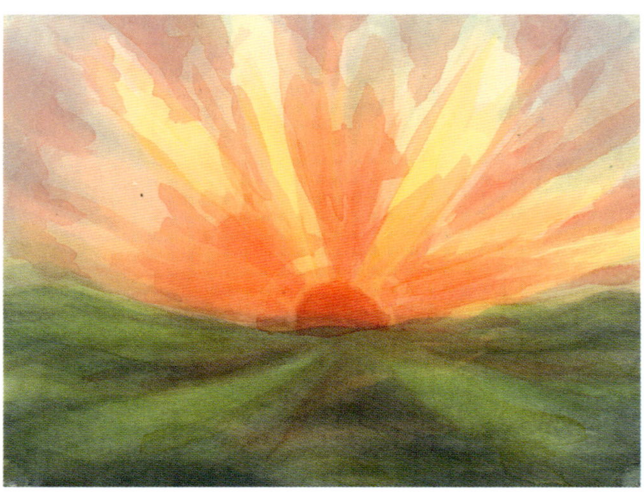

Abb. 9: Purpur wandelt sich in ein Purpurrot.

Die Pflanzenmetamorphose

Die Pflanzenwelt ist ein Repräsentant des immerwährenden Kreislaufs von Keimen, Wachsen, Blühen, Fruchten, Vergehen, Keimen ... Beobachten wir die Entwicklung einer einzelnen Pflanze, werden wir in einen Teil des Jahreslaufes eingebunden. Die Pflanze stellt die ätherischen Lebensvorgänge in urbildlicher Reinheit dar. Das Thema Metamorphose als maltherapeutische Übung regt dazu an, Entwicklungsgesten seelisch-ätherisch mit zu erleben, eine intime Erfahrung des ewigen Zyklus von Leben und Sterben zu vollziehen, sich mit dem eigenen Verhältnis zur Natur zu beschäftigen und ggf. seine Sinne stärker zu öffnen oder auch einen kontinuierlichen Wandlungsweg auf dem Malpapier als Vorübung für Wandlungen im realen Leben zu vollziehen. Es ist sehr individuell, was Patient:innen hierbei erleben, und die Therapeut:innen empfangen zuhörend ihre Schilderungen. Die folgende zwölfteilige Bildreihe orientiert sich farblich und motivisch an den zwölf Monaten des Jahres. Als Grundfarbe läuft der zwölfteilige Farbenkreis Rudolf Steiners hindurch [→ Kapitel III.3.4.2, Der Zwölffarbenkreis]. Sie möge für die Arbeit mit Patient:innen eine Inspiration sein und lässt sich selbstverständlich an den Bedürfnissen und Möglichkeiten anpassen, auch hinsichtlich der Bildanzahl. Die hierdurch anzuregenden Bildekräfte sind ein wesentlicher hygienisch-therapeutischer Ausgleich für die heute den Menschen vereinnahmende Beschäftigung mit der digitalen Bilderwelt. Hauschka drückte es vor über 70 Jahren so aus: „*Die verglimmende Naturverbundenheit* [des Menschen, Anm. der Autorin] *wird nur fruchtbar neu ergriffen, wenn eine neue Erkenntnis neue Liebe zur Erde und ihrem Schicksal erzeugt. – Diese Liebe kann man nicht predigen, aber man kann sie entwickeln im übenden Tun. Hier tritt die künstlerische Therapie in ihre volle Bedeutung und in ihre vollen Rechte.*“[25] Mit der Liebe zur Farbe, zur Gestaltung, zum Motiv, zum sinnlich-seelischen Erleben profitieren vor allem diejenigen, deren eigener Ätherleib (Lebensleib) durch ein zu stark nach innen gewandtes Seelisch-Geistiges wie erdrückt oder aufgezehrt wird. Die Sinnesorgane haben zu wenig Kontakt, Pflege und Austausch mit der Umwelt und verlieren ihre atmende Erfrischung durch belebende Eindrücke und befreiende Ausdrücke. Der spirituelle Aspekt dieser Bilderreihe lässt sich in dem ewigen Kreislauf der Natur als Analogie zum Entwicklungslauf des Menschen entdecken.

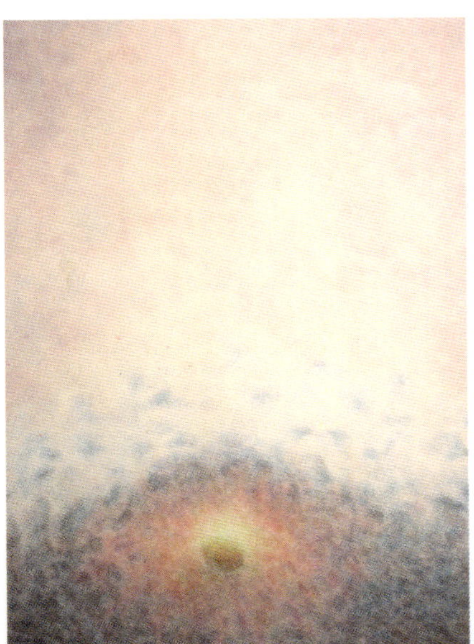

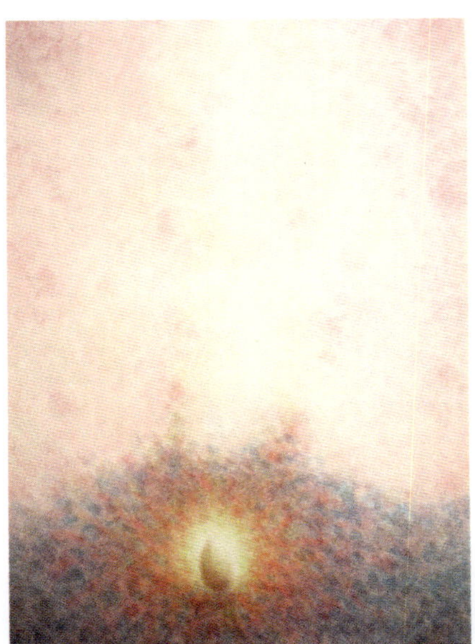

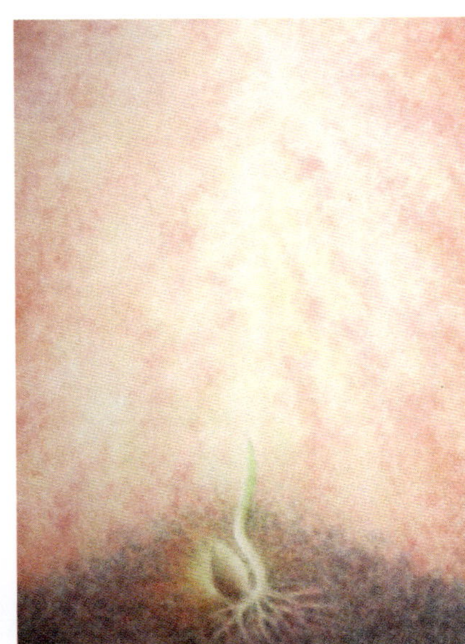

Abb. 10–12: Die Pflanze keimt im Winter (gesamte Bildreihe von der Künstlerin und Kunsttherapeutin Renate Beck).

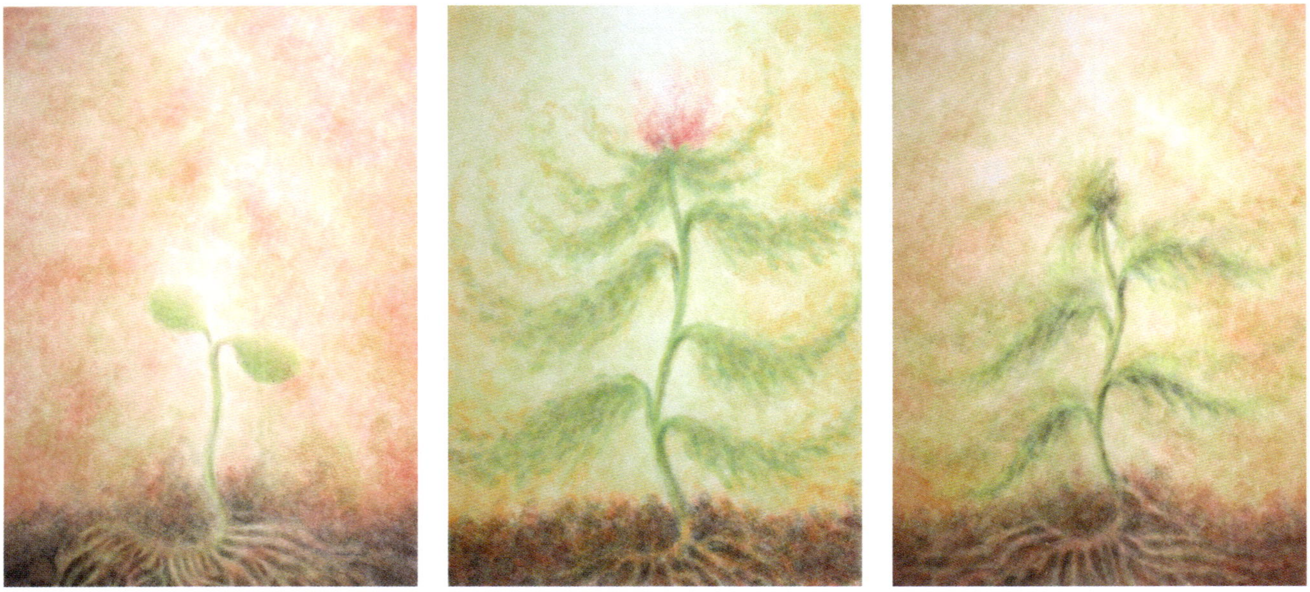

Abb. 13–15: Die Pflanze sprießt im Frühling.

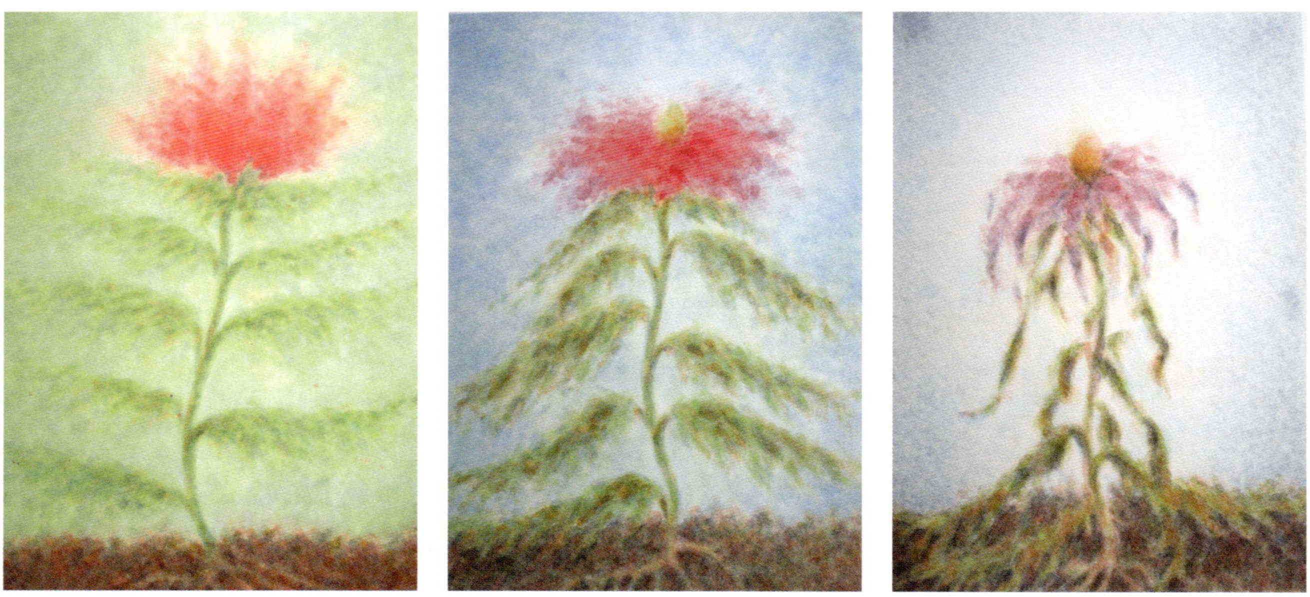

Abb. 16–18: Die Pflanze erblüht und vergeht im Sommer.

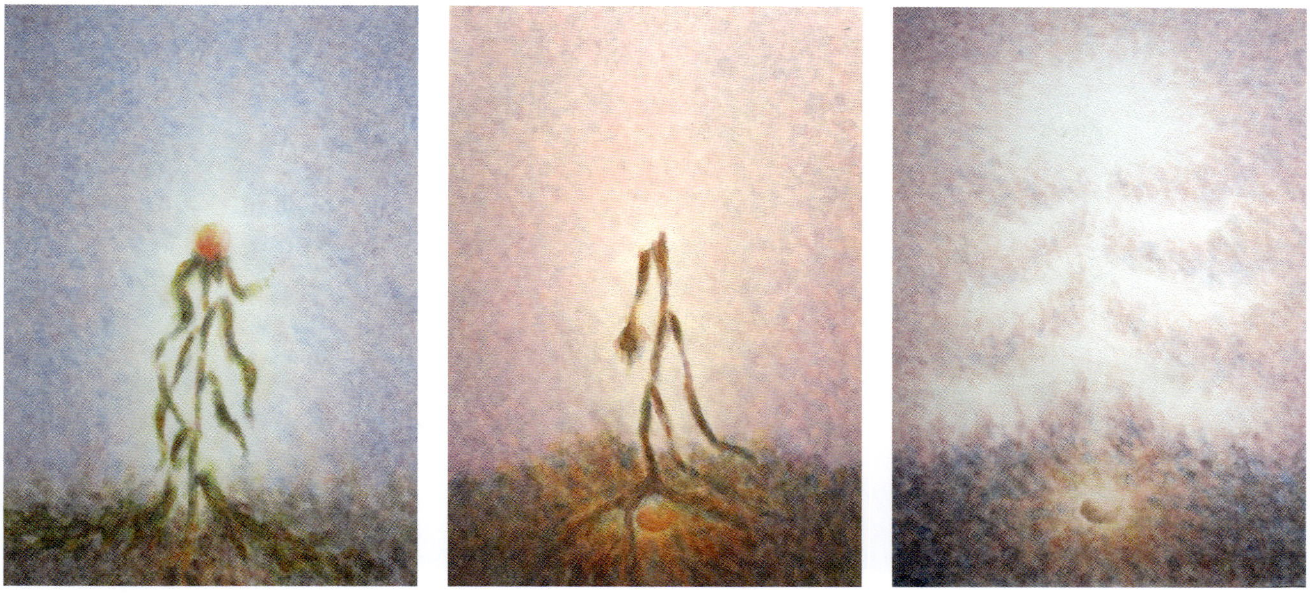

Abb. 19–21: Die Pflanze fruchtet und erstirbt im Herbst.

Kopieren, auflösen, neu gestalten

Diese sowohl thematisch als auch gestalterisch anspruchsvollere Wandlungsübung, die in Hauschkas Kunsttherapieausbildung einen wesentlichen Stellenwert einnimmt, geht offenbar auf den Schweizer Mallehrer und Künstler Hans Hermann (1922–2002) zurück, der von 1972 bis 1986 die Sektion für Bildende Künste am Goetheanum leitete.

Die maltherapeutische Übungsreihe beginnt mit dem Aussuchen einer Bildes aus der Malerei, das sowohl Farben als auch Formen und Konturen zeigt, um dieses zu kopieren – z. B. Werke von August Macke (1887-1914) oder Franz Marc (1880-1916). Die Konturen der Kopie werden dann in zwei oder drei weiteren Schritten, das heißt immer stärker konturauflösenden Bildern, aufgelöst, so dass schließlich eine reine Farbenstimmung entsteht. Das so entwickelte Bild zeigt also eine Farbkomposition, die nun zum Ausgangspunkt für ein hieraus neu zu gestaltendes, freies und persönliches Motiv wird. Die Bilder von Macke und Marc inspirieren viele Menschen, da sie in leuchtenden Farben gemalt und auf Komplementärwerte aufgebaut sind. Hier können Maltherapeut:innen ihren Klient:innen eine Fülle von Vorlagen aus der Kunst bieten. Margarethe Hauschka wies darauf hin: „*Wenn man die einzelne Farbe zu ihrer größten Leuchtkraft hinaufsteigert (z. B. im Schichten, aber auch in anderen Techniken) ohne dick und materiell zu werden, vertieft sich die Atmung beträchtlich.*"[26]

Dieses therapeutische Angebot macht man vor allem Patient:innen, die selbstschöpferisch gegen sklerosierende Tendenzen im Seelischen (z. B. depressive Erkrankungen, Stress, emotionale Erstarrung) oder in ihren Vitalprozessen (z. B. Asthma bronchiale, Epilepsie, Muskelverspannungen) arbeiten wollen. Eine malerische Gleichgewichtssuche zwischen Farbe und Form zu erleben, ist ein weiteres methodisches Prinzip. Das Gleichgewichtschaffende ist eine Ichtätigkeit, und beim Malen kann das Ich die Überleitung von der Farbempfindung in die Form – und umgekehrt – willentlich ergreifen.

4. Diagnostik, Indikationen/Kontraindikationen und Wirksamkeit

Anders als die Autorin dieses Kapitels, maß Margarethe Hauschka der Bilddiagnostik keine große Bedeutung für die Arbeit der Kunsttherapeut:innen bei. Ihr kam es darauf an, „aus einer gründlichen Kenntnis gesunder und kranker Prozesse und ihrer künstlerischen Gegenbilder" und im Einverständnis des individuellen Menschen zu arbeiten.[27]

Als Ärztin und Künstlerische Therapeutin arbeitete Hauschka Indikationen für die Maltherapie mit transparenten („atmenden") Aquarellfarben heraus, die im Folgenden genannt werden.[28] Darüber hinaus sind nach der jahrzehntelangen Praxis der Kolleg:innen weitere Krankheitsbilder oder Störungen für die hier vorgestellte Methode geeignet. Die breiteste Indikation gilt Störungen des Atmungsvorganges leiblicher, seelischer und geistiger Art. Im Speziellen sind zu nennen:

- Asthma bronchiale
- anginöse Beschwerden
- arteriosklerotische Prozesse im Kreislaufsystem
- Anfallsleiden, Verkrampfungen
- Schlafstörungen
- seelische Leiden wie Angststörungen, Depressionen, Zwangs- und Essstörungen, Soziophobien
- Stress und Folgeerkrankungen, Erschöpfung
- Schmerzen
- Autismus-Spektrum-Störungen
- Krebserkrankungen, Cancer Related Fatigue
- einseitige intellektuelle Arbeit („seelische Austrocknung")
- chronische Leiden, zur Anregung seelischer und geistiger Wärme
- demenzielle Erkrankungen
- Krisen und Findung von Lebenszielen
- Trauerprozesse

„*Im großen und ganzen sind es die übergreifenden, das heisst vielen Erkrankungen gemeinsamen, gestörten Prozesse des Zusammenarbeitens der Wesensglieder, die behandelt werden, nicht die klinischen Diagnosen direkt. Diese sind meist zu eng gefasst, um der therapeutischen Phantasie genügend Anregung zu geben, denn sie muss in jedem einzelnen Fall vom gegenwärtigen Zustand des Kranken und seiner geistig-seelischen Verfassung ausgehen*", betonte Hauschka.[29]

Als Kontraindikation für die Maltherapie nennt die Leitlinie zur Behandlung mit Anthroposophischer Kunsttherapie (BVAKT) Erkrankungen mit überschießenden Auflösungserscheinungen.[30]

Die Wirkungen der Hauschka-Malmethode sind[31]

physiologisch:

- Atemberuhigung und -vertiefung
- Rhythmisierung von Herz- und Kreislauffunktion
- Regulierung der durch die harmonisierten rhythmischen Funktionen beeinflussten Stoffwechselvorgänge und Nerven-Sinnes-Prozesse
- Muskelent- und -anspannung

- Aktivierung der Lebenskräfte
- Erwärmung
- körperliches Ausgeruht-sein und Sich-erfrischt-fühlen

seelisch:
- Anregen künstlerischen Handelns
- Aufspüren vorhandener Willensimpulse
- Erweitern der Ausdrucksmöglichkeiten
- emotionale Beteiligung
- emotionales Verstehen und Stabilisieren
- Perspektivenwechsel
- Empfinden einer neuen Wirklichkeit

geistig:
- Selbstentwicklung durch Kunst
- Identitätserleben und Selbstvertrauen
- Vertiefung von Kontemplation
- Sinnfindung
- Beschäftigung mit den Themen Inkarnieren (Embodiment), Exkarnieren

5. Ausblick

Das Ermalen von Entwicklungsreihen stellt ein sinnvolles therapeutisches Prinzip dar. Die „malerische Atemübung" ist dafür ein anregendes Beispiel, das bereits in Studien, beispielsweise in einer klinischen zum Einfluss multimodaler Interventionen bei Brustkrebsüberlebenden mit Cancer Related Fatigue, zum Einsatz kam.[32] Auch in der ambulanten Praxis wird die Übung praktiziert, in Einzel- und Gruppensettings, z.B. bei Patienten mit Erschöpfungssyndromen[33], im Rahmen der Schmerzbehandlung[34], in der stationären Betreuung demenziell erkrankter Menschen[35] oder zur Beruhigung und Harmonisierung des Gefühlslebens onkologisch Erkrankter.[36] An dieser Stelle sind nur wenige Literaturhinweise genannt, denn der Großteil des Erfahrungsschatzes liegt bislang nicht verschriftlicht vor. Daher rege ich an, die Beobachtungen im Anwenden der Malübungen von Margarethe Hauschka – und hier sind alle gemeint, die sie für ihre Ausbildung und Praxis entwickelte – zu dokumentieren, zu reflektieren und zu veröffentlichen.

Über die hier dargestellten Motivreihen hinaus bietet serielles Malen grundsätzlich die Möglichkeit, sich eigenschöpferisch mit seinen ganz persönlichen Themen auseinanderzusetzen. Frei ermalte Erstbilder können in der Maltherapie den Ausgang für individuellen Entwicklungsreihen bilden. Die Maltherapeut:innen werden diesen Entwicklungsweg interessiert, unterstützend und inspirierend mit Beispielen aus der Kunst begleiten.

Literatur

1 Hauschka-Stavenhagen, M.: Zur Künstlerischen Therapie. Band I. Schule für künstlerische Therapie Bad Boll 2000. S. 76.

2 Jäger, R. M., Martin, D.: Alle Künste unter einem Begriff. Deutsches Ärzteblatt 2020; 18 (8). S. 354-357.

3 Hauschka-Stavenhagen, M.: Zur Künstlerischen Therapie. Band I. Schule für künstlerische Therapie Bad Boll 2000. S. 65.

4 Marbach, I.: Margarethe Hauschka. Ein Lebensbild. Karl Ulrich Nürnberg 1995. S. 20.

5 Ebd., S. 42.

6 Ebd., S. 45.

7 Marbach, I., Glöckler, M.: Heilende Malerei. Dokumentation zum 100. Geburtstag der Maltherapeutin Dr. Margarethe Hauschka. Margarethe Hauschka Schule Bad Boll 1996. S. 4.

8 Ebd., S. 50.

9 Hauschka-Stavenhagen, M.: Zur Künstlerischen Therapie. Band I. Schule für künstlerische Therapie Bad Boll 2000. S. 90-96.

10 Hauschka, M.: Eine malerische Atemübung. Aus der Arbeit der Schule für Künstlerische Therapie und Massage in Boll bei Göppingen. Sonderdruck aus dem Staedtler-Brief Nr. 16. J. S. Staedtler Nürnberg o. J.

11 Hauschka-Stavenhagen, M.: Zur Künstlerischen Therapie. Band II. Schule für künstlerische Therapie Bad Boll 1991. S. 29.

12 Hauschka, M.: Eine malerische Atemübung. Aus der Arbeit der Schule für Künstlerische Therapie und Massage in Boll bei Göppingen. Sonderdruck aus dem Staedtler-Brief Nr. 16. J. S. Staedtler Nürnberg o. J.

13 Ebd.

14 Hauschka-Stavenhagen, M.: Zur Künstlerischen Therapie. Band II. Schule für künstlerische Therapie Bad Boll. S. 65.

15 Hauschka-Stavenhagen, M.: Die künstlerische Therapie. In: Husemann, F., Wolff, O. (Hrsg.): Das Bild des Menschen als Grundlage der Heilkunst. Band 2. Verlag Freies Geistesleben Stuttgart 1986, S. 367-371.

16 Hauschka, M.: Eine malerische Atemübung. Aus der Arbeit der Schule für Künstlerische Therapie und Massage in Boll bei Göppingen. Sonderdruck aus dem Staedtler-Brief Nr. 16. J. S. Staedtler Nürnberg o. J.

17 Hauschka-Stavenhagen, M.: Zur Künstlerischen Therapie. Band II. Schule für künstlerische Therapie Bad Boll 1991. S. 28.

18 Ebd., S. 17-21.

19 Hauschka-Stavenhagen, M.: Zur Künstlerischen Therapie. Band I. Schule für künstlerische Therapie Bad Boll. S. 16.

20 Hauschka-Stavenhagen, M.: Zur Künstlerischen Therapie. Band II. Schule für künstlerische Therapie Bad Boll 1991. S. 57-58.

21 Ebd., S. 95.

22 Steiner, R., Wegman, I.: Grundlegendes für eine Erweiterung der Heilkunst nach geisteswissenschaftlichen Erkenntnissen (GA 27). Rudolf Steiner Verlag Dornach 1991. S. 24.

23 Steiner, R.: Kunst im Lichte der Mysterienweisheit (GA 275). Rudolf Steiner Verlag Dornach 1990. Vortrag vom 30.12.1914.

24 Abbildungen 1 bis 9 im Besitz des Vereins zur Förderung der Rhythmischen Massage und der Künstlerischen Therapie im Sinne von Margarethe Hauschka e. V., Bad Boll.

25 Hauschka-Stavenhagen, M.: Zur Künstlerischen Therapie. Band I. Schule für künstlerische Therapie Bad Boll 2000. S. 94.

26 Hauschka-Stavenhagen, M.: Zur Künstlerischen Therapie. Band II. Schule für künstlerische Therapie Bad Boll 1991. S. 20.

27 Hauschka-Stavenhagen, M.: Zur Künstlerischen Therapie. Band I. Schule für künstlerische Therapie Bad Boll 2000. S. 76.

28 Hauschka-Stavenhagen, M.: Zur Künstlerischen Therapie. Band II. Schule für künstlerische Therapie Bad Boll 1991. S. 27-31.

29 Ebd., S. 31.

30 Berufsverband für Anthroposophische Kunsttherapie (BVAKT): Leitlinie zur Behandlung mit Anthroposophischer Kunsttherapie (BVAKT)® für die Fachbereiche Malerei, Plastik, Musik, Sprachgestaltung, Stand Februar 2017. BVAKT Herdecke/Ruhr 2017. S. 13.

31 Glöckler, M., Brauer, D.: Zur Entwicklung und Perspektive künstlerischer Therapien als Heilmittel der Anthroposophischen Medizin. In: Rolff, H., Gruber, H. (Hrsg.): Anthroposophische Kunsttherapie. Grundlagen und Aspekte. EB-Verlag Dr. Brandt Berlin 2015. S. 20 f.

32 Kröz, M., Reif, M., Glinz, A. et al.: On behalf of the CRF-2 study group. Impact of a combined multimodal-aerobic and multimodal intervention compared to standard aerobic treatment in breast cancer survivors with chronic cancer-related fatigue - results of a three-armed pragmatic trial in a comprehensive cohort design. BMC Cancer 2017; 17. S. 166.

33 Brauer, D., Mösch de Carvalho, C.: Das Erschöpfungssyndrom als Herausforderung in der Maltherapie mit onkologisch Erkrankten. Der Merkurstab 2017; 70 (5). S. 400-405.

34 Didwiszus, A.: Maltherapie bei Schmerz in der Palliativmedizin. Anthromedics, Fachportal für Anthroposophische Medizin. Verfügbar unter https://www.anthromedics.org/PRA-929-DE (Abfrage April 2023).

35 Bach, J.: Urformen und endogene Bildmuster als Grundlage einer künstlerischen Therapie bei seniler Demenz. Musik-, Tanz- und Kunsttherapie 2001; 12. S. 77-86.

36 Marian, F.: Kunsttherapeutische Wirkfaktoren in der Onkologie – eine interdisziplinäre Perspektive. In: Henn, W., Gruber, H. (Hrsg.): Kunsttherapie in der Onkologie. Claus Richter Verlag Köln 2004. S. 57.

KAPITEL V.2

Licht, Finsternis und Farbe – Maltherapie nach Liane Collot d'Herbois

BERNADETTE GOLLMER

1. Biografische Meilensteine von Liane Collot d'Herbois

Liane Collot d'Herbois – geboren am 17. Dezember 1907 bei Tintagel, Cornwall (England), gestorben am 17. September 1999 in Driebergen (Holland) – interessierte sich schon früh für die therapeutischen Möglichkeiten der Malerei. Die Begegnung mit der Anthroposophie Rudolf Steiners vermittelte ihr wesentliche Anregungen für ihren künstlerischen und therapeutischen Weg. In Zusammenarbeit mit den Ärztinnen Ita Wegman (1876–1943) und Hilma Walter (1893–1976) entwickelte sie eine Maltherapie, die auf der Entstehung der Farbe durch die Kräfte von Finsternis und Licht beruht. Ihre künstlerischen und therapeutischen Tätigkeiten übte sie in Clent nahe Stourbridge (England), Ascona und Arlesheim (Schweiz) sowie in Paris (Frankreich) aus. Nach Reisen in Europa und Amerika fand sie eine bleibende Wirkungsstätte in Holland.

Im Alter von 85 Jahren berichtete sie von einem Erlebnis, das sie mit 26 Jahren hatte: *„Das erste Mal kam ich zu einer Vorstellung von der Bewegung der Farben, als ich eines Tages während einer Konferenz in Penmaenmawr krank war. Ich lag in einem kleinen weißen Raum, allein. Es kam wie ein Blitz, eine Erleuchtung: Ich sah die Bewegung der Farbe in Licht und Dunkelheit, und ich erkannte, dass es der Mensch war. Ich sah ein Bild ähnlich der Sophia, in Farbe, und erkannte, dass wir es waren."*[1]

Mit acht Jahren erkrankte Liane Collot d'Herbois schwer und wurde zunächst für klinisch tot erklärt. Nach drei Tagen erwachte sie aus ihrem komatösen Zustand und beschrieb später, wie schwer und schmerzhaft es war, wieder in ihren Körper zurückzukehren. Danach veränderte sie sich körperlich und seelisch. In ihrem neunten Lebensjahr begegnete sie einem Landschaftsmaler und wusste sofort, dass sie malen wolle, um sich den Druck auf der Seele zu erleichtern. Sie wuchs ohne religiöse Erziehung auf. Die jugendliche Liane war sehr belesen. In philosophischen Schriften fand sie sinnhafte Erklärungen für manche Erlebnisse in ihrem jungen Leben. Mit 17 Jahren begann sie an der Kunstakademie in Birmingham mit dem Studium und schloss es 1927 als Beste des Jahrgangs ab. Mit 21 Jahren machte sie erste Beobachtungen über den Zusammenhang von Zeichnungen / Malereien von Kindern und deren Temperamenten sowie Krankheitstendenzen. Ihre persönlichen Erfahrungen zeigten ihr deutlich auf, dass künstlerische Arbeit dem Menschen Halt und Stärkung bietet.

1929 sah Ita Wegman die Bilder der jungen Künstlerin und suchte Liane Collot d'Herbois auf. Diese Begegnung beschrieb Liane später als die wichtigste ihres Lebens. Auf Anregung von Hilma Walter vertiefte sie sich in anthroposophische Schriften, insbesondere in Steiners Ausführungen zu Mysterieninhalten und zur Christuswesenheit.

1940 organisierte Wegman eine Ausstellung für die Malerin in der Casa di Cura, einem anthroposophischen Kurhaus im schweizerischen Tessin, denn ihre Bilder öffneten dem Menschen ein Tor zur geistigen Welt. *„Die Menschheit braucht schon etwas, aber auch den geistigen Wesenheiten müssen wir* (durch die Kunstwerke) *ein Einfallstor bieten, sich mit uns zu verbinden."*[2] Als Wegman 1943 nach kurzer Krankheit starb, malte Liane Collot die

Kapelle aus, in der diese außergewöhnliche Ärztin beigesetzt wurde. Wegman hatte Collot d'Herbois noch vor ihrem Tod darum gebeten.

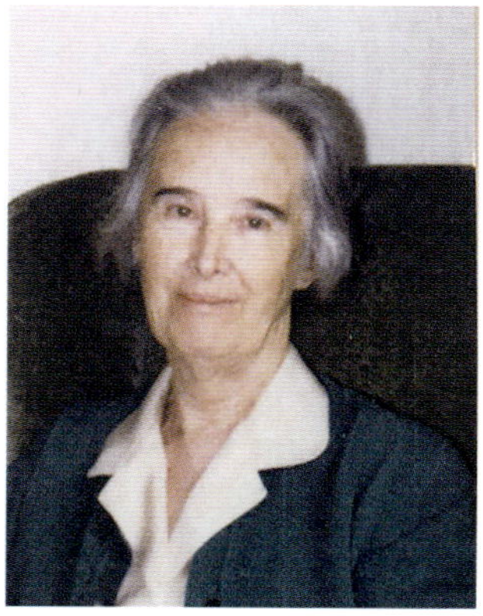

Abb. 1: Liane Collot d'Herbois[5]

1946 zog sie in die Niederlande. 1968 bildete sich um Liane Collot d'Herbois die Studiengruppe Magenta, in die sie ihre Erkenntnisse zu Licht, Finsternis und Farbe einbrachte.

1979 erschien der erste Band *Colour* auf Grundlage ihrer wesentlichen Aussagen in Vorträgen, 1981 dann der zweite Band mit erläuternden Betrachtungen zu Farbreflexionen und Lichtbrechung.[3] Sie gab Kurse für Ärzt:innen und Therapeut:innen in Driebergen (Niederlande) und ihre Besprechungen zeichneten sich durch eine besondere Tiefe und ein eindrucksvolles Einfühlungsvermögen in die Patienten aus. 1989 erschien *Light, Darkness and Colour in Painting Therapy*.[4]

1997 fand in ihrem Beisein eine Ausstellung im Goetheanum, Dornach (Schweiz) statt. Sie malte bis zu ihrem Tod und hinterließ ein außergewöhnliches Werk an Bildern und damit ein Heilmittel der Zukunft.

2. Der therapeutische Ansatz der Licht-Finsternis-Farbe-Malmethode

Die Basis der Therapie mit Licht, Finsternis und Farbe ist die Entsprechung dieser kosmischen Dreiheit mit der menschlichen Dreiheit Geist, Körper und Seele. Die makrokosmischen Urschöpferkräfte wirken vielschichtig auf den mikrokosmischen Menschen ein. Besteht in diesem komplexen Zusammenwirken der Qualitäten von Licht und Finsternis im Menschen ein Gleichgewicht, so erlebt sich dieser gesund. Ist das Gleichgewicht gestört – überwiegen Abbaukräfte durch zu viel Lichtwirkung oder Aufbaukräfte durch zu viel Finsterniswirkung oder durch das fehlende Zusammenspiel dieser Grundkräfte –, können Störungen und Krankheiten in Körper und Seele auftreten [→ Kapitel I.1.2].

Licht ist die impulsgebende Kraft und findet ihren Ausdruck im physischen Leib des Menschen überwiegend im Nerven-Sinnes-System – in Nerven, Gehirn und Haut – und bewirkt Ruhe, Kälte, Abbau, Symmetrie. Die Tendenz der Verhärtung liegt in ihr vor. Finsternis ist die aktiv schöpferische Kraft und findet ihren Ausdruck im physischen Leib des Menschen im Stoffwechsel-Gliedmaßen-System – und bewirkt Bewegung, Erwärmung, Chaos, Asymmetrie, Aufbau. In ihr liegt die Tendenz der Entzündung. Farbe ist die ausgleichende Kraft und findet ihren Ausdruck im Rhythmischen System des Menschen – in Herz und Lunge, Atem und Puls. *„Immer neigt sich der Rhythmus in seinen Äusserungen zu beiden Polen, berührt sie und vermittelt, ohne im gesunden Wirken sich selbst zu verändern. Veränderungen im Rhythmus sind immer Ausdruck von Disharmonien oder Ungleichgewichten, also mindestens Tendenzen zum Kranksein, Störungen im Rhythmus sind insofern auch immer Folgen, nie Ursachen."*[6]

„Bewusstseinskräfte sind Lichtkräfte, sie sind bewusstseinserweiternd, wirken jedoch den Lebensvorgängen entgegen. Lebenskräfte sind Finsterniskräfte, sie sind bewusstseinsdämpfend, wirken jedoch Lebensprozesse fördernd ... Das Rhythmische System ist in gewisser Weise ein eigenständiges System, d. h. es ist nicht wie die Licht- und Finsternispole in deren Gesetze eingebunden. Dem Menschen ist hier ein Freiraum gegeben. Wir nennen dies unsere Gefühlsebene."[7] Farben bringen das Rhythmische System und die seelischen Qualitäten zur Erscheinung.

„Auch in den Ich-geführten Erkenntnisvorgängen wirkt ein Ganzheitsbestreben im metamorphosierten Licht-Erkenntnis-Prozess. Licht und Auge geben uns die Wahrnehmungen der Welt, die zusammenhanglos und punktuell sind. Erst das Zusammenführen von Urteil und Begriff durch Denktätigkeit führt zum Verstehen, zur ‚Erleuchtung' ... Physiologisch gesehen findet bei allen Denk- und Erkenntnisprozessen durch Oxidations- und Auflösungsprozesse ein Freiwerden der adäquaten Lichtenergien aus dem inneren Stofflichen statt. Man kann von einer ‚Freisetzung der lichtvollen Gedanken' sprechen: Die Gedanken leuchten ein oder leuchten auf. Immaterielle und materielle Vorgänge im Menschen hängen also eng und gesetzmässig zusammen. Die Wesensgleichheit des im Menschen wirkenden Licht-Finsternis-Farbgeschehens mit äusseren kosmischen Licht-Finsternis-Farbwirkungen gibt uns die Möglichkeit, diese Gesetze therapeutisch anzuwenden.“[8]

Johann Wolfgang von Goethe (1749-1832) betrachtete die Farben phänomenologisch und unterschied die freie Farbe in der Atmosphäre konsequent von der an die Substanz gebundene Farbe. Präzise beschrieb er die Begriffe Trübe, Licht, Finsternis und Farbe in ihren Erscheinungen. In den Artikeln 145–164 seiner Farbenlehre[9] sprach er von freien Farben bis zu Farberscheinungen im Wässrigen. Die Urpolarität Gelb und Blau charakterisierte er wie folgt: Gelb liegt an der Grenze zur Helligkeit „zunächst am Licht“. Blau liegt an der Grenze zur Dunkelheit „zunächst an der Finsternis“. Das Licht hat entscheidenden Einfluss auf die Farbenbildung je nach Standpunkt des Menschen. Schauen wir durch die trübe Atmosphäre oder Finsternis in das Licht, sehen wir gelbe bis rote Farben am Himmel, je nach Steigerung und Intensität der Trübe. Schauen wir mit dem Licht durch die Trübe oder die Atmosphäre in die Dunkelheit, sehen wir blaue bis violette freie Farben am Himmel erscheinen, je nach Intensität der Trübe. Die Taten des Lichtes in der Trübe wirken auf den Menschen oder auf ein Objekt unterschiedlich, je nach seinem Standpunkt: vor dem Licht erscheint Gelb, vor der Dunkelheit Blau. Das Licht löst in der Wärme einen Impuls zur Bewegung aus, trennt die Elemente und die Farben vor und hinter dem Licht und schafft so einen Farbraum.[10]

Rudolf Steiner bearbeitete während dreizehn Jahren Goethes Farbentheorie und kannte sie bestens. Er charakterisierte die Wirkung der Farbe auf den Leib des Menschen: Rot als grundsätzlich Leben und Blau als prinzipiell Bewusstsein anregend.[11] Des Weiteren beschrieb er die Kulturentwicklung und stellte sie parallel zur Farb- und Menschenentwicklung. Er nahm dabei Bezug auf Gotthold Ephraim Lessing (1729-1781), der die Seelenentwicklung in *Die Erziehung des Menschengeschlechts* darlegte.[12] Durch Reinkarnation und Karma entwickelt sich jeder Mensch und nimmt Teil an der Kulturentwicklung in wiederholten Erdenleben.

Liane Collot d'Herbois lernte nach dem Kunststudium die Schriften Rudolf Steiners kennen, erfasste aus der Farbenlehre Goethes und der Anthroposophie Rudolf Steiners die freie ungebundene Farbe als Heilfarbe und erarbeitete in vielen Jahren die Methode Licht, Finsternis und Farbe für die Maltherapie. Bei Berücksichtigung der geisteswissenschaftlichen Hinweise zur Entwicklung der ersten nachatlantischen Zeit und deren Kulturepochen mit der Zuordnung zu den Farben und der damit verbundenen Menschenentwicklung wirkt die freie Farbe verändernd auf die Menschheit in seelischer, physischer und geistiger Weise. Collot d'Herbois erkannte in der freien Farbe die Vermittlerin zwischen Makrokosmos und Mikrokosmos. *„Bewusstseinslicht und Leibesfinsternis wirken aufeinander und geben den Farben der Seele Raum und Innerlichkeit.“*[13] Mit der kosmischen Entsprechung zu arbeiten bedeutet, die Gesetzmässigkeiten des Kosmos im Menschen mit seiner Ich-Präsenz lebendig werden zu lassen und den Zugang zu den Farben der Weltenseele anzuregen. Das Erleben der Farbprozesse ist für jeden Sehenden zugänglich. Wir erleben am Morgen- und Abendhimmel, im Wetter, im Kosmos, je nach Licht und Substanz, Wärme oder eben

Finsternis stets andere Farben. Wir nehmen daran Anteil und können es selber nachvollziehen. *„Dann allerdings muss man mit der Farbe zu leben wissen ... Denn, verstehen sie die Farbe, dann verstehen sie ein Ingrediens der ganzen Welt.*“[14]

Collot d'Herbois identifizierte folgende Farben, die am stärksten vom Licht beeinflusst und gebildet sind: 1. Gelb, 2. Gelbgrün, 3. Grün, 4. Türkis, 5. Kobaltblau. Alle anderen sichtbaren Farben entstehen da, wo die Finsternis stärker ist als das Licht: 6. Indigo, 7. Violett, 8. Magentarot, 9. Karminrot, 10. Scharlachrot, 11. Orange. Die zwölfte Farbe ist das sogenannte Pfirsichblüt, repräsentiert durch das Inkarnat des Menschen.[15] Die genannten Einzelfarben und ihre verschiedenen Aspekte – insbesondere für die Maltherapie – beschrieb die Künstlerin ausführlich in ihrem Buch *Licht, Finsternis und Farbe in der Maltherapie.*[16]

3. Techniken und Farben

In der Maltherapie mit Licht, Finsternis und Farbe setzt man die lichtechten Aquarellfarben Magenta, Karmin, Zinnober, Orange, Gelb, Gelbgrün, Viridian, Türkis, Kobalt, Ultramarin (dunkles Kobalt), Ultramarin, Indigo, Violett ein.[17] Die Farbpigmente sind mit dem fast farblosen Gummi arabicum, ein natürliches Akazienharz, gebunden.

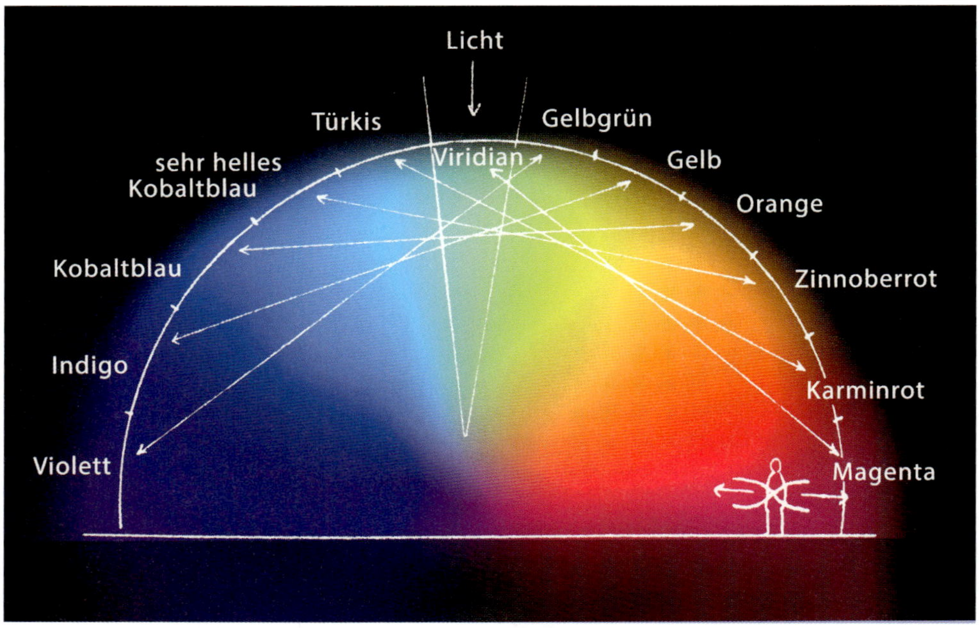

Abb. 2: Grottediagramm von Roland Tiller

Das Diagramm stellt eine dichte Atmosphäre dar, in der das Licht und die Finsternis die Farben in ihrer Gesetzmäßigkeit erscheinen lassen – und zwar aus der Perspektive und Position des Menschen (Gestalt unten rechts). Das Licht fällt von oben in der Mitte ein. Wenn die Gestalt ihre Position verlässt und sich von der Finsternis nach links in Richtung Licht(einfall) bewegt, durchläuft sie die farbige Atmosphäre und ihr Auge erlebt die Farben vor dem Licht: Magenta, Karminrot, Zinnoberrot, Orange, Gelb, Gelbgrün. Bewegt sich die Gestalt nun weiter, schreitet sie durch das lichtvolle Grün (Viridian) und erlebt in ihrer Position dann die Farben hinter dem Licht: Türkis, helles Kobaltblau, Kobaltblau, Indigo und Violett. Die letztgenannten Farben sieht der Mensch, je weiter die Lichtquelle hinter ihm liegt und verdämmert. Gleichzeitig bildet das Diagramm die Bezüge zu den Komplementärfarben ab. „Was vor dem Licht ist, wird komplementiert durch das, was hinter dem Licht ist und umgekehrt." (bitte neue Endnote einfügen:16a, siehe Literaturverzeichnis).[18] Indem der Ich-hafte Mensch – mit offener Lemniskate dargestellt – sich dem Farberleben hingibt, tritt er bewusster in die Farbätherwelt ein: außen durch die Farben der Atmosphäre und innen durch das bewusste Fühlen. „Man schreitet leichter auf dem Pfade der Imagination voran, wenn man sich darum bemüht, die Atmosphäre in all ihren Offenbarungen und Rhythmen zu erfahren." (bitte neue Endnote einfügen:16b, siehe Literaturverzeichnis)[19] Das Malen auf nassem Papier geschieht fließend. Es ist mehr ein traumhafter Zustand, Lebenskräfte erneuernd. Papierformat ca. 40 × 50 cm, Flachpinsel Nr. 16-18, Tierhaar oder mit synthetischen Haaren gemischt.

Das Malen in Schichten bringt bewusst Farbschleier über Farbschleier auf das trockene Papier, ein meditationsähnlicher Zustand. Dabei arbeitet man ausgeglichen in Denken, Fühlen und Wollen. Papierformat ca. 56 × 76 cm, 300g/m², Flachpinsel Nr. 18-24,Tierhaar oder mit synthetischen Haaren gemischt.

Die Arbeit mit Holzkohle spricht bewusst spirituelle Kräfte der Lebensbedingungen Licht, Wärme und Bewegung an. Die polaren Qualitäten von Licht und Wärme lassen sich erfahren und die verschiedenen Bewegungen erkennen. Denken und Handeln stehen hier im Zentrum. Papier mit leichter Textilstruktur 125-150g/m², ca. 50 × 65 cm.[20]

Pastellkreide regt Lebenssinne wie Tasten, Gleichgewicht und Bewegung unterstützend an.

Zeichnen, Beobachten und Plastizieren empfiehlt sich je nach Krankheit im therapeutischen Ansatz [→ Kapitel III.4].

4. Vorgehensweise und Diagnostik

Maltherapeutische Arbeit mit Licht, Finsternis und Farbe ist eine übende, individuelle Anregung hin zur sich immer neu bildenden, gesundenden funktionellen und seelischen Mitte aus den Urschöpferkräften Licht und Wärme. Hier wird der Mensch auf die Farbenatmosphäre aufmerksam, auf atmosphärische Erscheinungen des Wetters, seine Beziehung mit der Erde und manchmal auch auf spirituelle Wesen im Farbengeschehen. Dabei können die Menschen ihren intellektuellen Blick auf die Welt loslassen. Das Malen verbindet den eigenen Seelenraum mit der Weltenseele. *„Farbe ist Gefühl. Die Farben, die wir sehen, sind das Resultat von kosmischen Gefühlen. Wir werden beeinflusst durch die Farben, die wir sehen; sie verursachen Änderungen in unseren Gefühlen, und unsere Gefühle beeinflussen die Prozesse der Drüsensekretion und somit die Art, in der die Organe des Stoffwechselsystems funktionieren. Und da wir immer noch damit beschäftigt sind (und es noch für lange Zeit sein werden), unser Stoffwechselsystem zu schaffen, wirken die Farben leichter, schneller und schöpferischer in diesen Regionen als in der Welt des oberen Pols, wo alles bereits fertig war, bevor der Mensch sein volles Bewusstsein erreicht hatte."*[21]

Nach einführenden Gesprächen mit den Patient:innen in den ersten drei maltherapeutischen Begegnungen gestalten diese freie Werke, zwei Farbbilder und ein Kohlebild oder zwei Kohlebilder und ein Farbbild. Die zwölf Aquarellfarben stehen in der Farbreihe zur Wahl und werden wünschenswerterweise von den Patient:innen frei gewählt, ebenso das Papierformat. Eine kurze technische Anleitung zum Umgang mit Farbe und Kohle erfolgt auf einem separaten Arbeitsplatz durch die Therapeut:innen.

In diesen ersten Maltherapiesitzungen erweitert man die die maltherapeutische Diagnose zur Befunderhebung durch den Prozess der Bildentstehung, durch das Gespräch und durch die Beobachtungen zum Umgang mit der Aufgabe. Die eigenen Anliegen oder Wünsche der Patient:innen sowie der therapeutische Auftrag der zuweisenden Stelle fließen in die Befunderhebung mit ein. Bei und mit Kindern gestaltet man die Malprozesse freier. Die Führung durch die Therapeut:innen ersetzt die Ich-Präsenz, die das Kind erst entwickelt. Jugendliche lassen sich begeistern und nehmen die Licht-Finsternis-Arbeit gut an. Die Therapieziele sind zusammen mit dem Patient:innen aufgrund der Betrachtung der drei freien Werke zu besprechen und in kurzfristige, mittel- und langfristige Ziele zu formulieren. Die Bilder werden der zuweisenden Stelle oder dem interdisziplinären Team gezeigt und besprochen. Die Bilder sind ein Ausdruck einer individuellen Seele, in denen der momentane Zustand der schöpferischen Kräfte von Licht und Finsternis erscheint.

In der Bildbetrachtung ist auf spezifische Merkmale der drei Aspekte Licht, Finsternis und Farbe zu achten.

Lichtimpulse zeigen sich durch die Lichtquelle und ihre Qualitäten und Konsequenzen wie Helligkeit, kreisförmige und abnehmende Ausstrahlung, geradlinige Richtkraft mit einem Gegenüber, schnelle oder langsame Abnahme, dramatisch oder ruhig, Aushöhlung, dreidimensionalen Raum schaffend, Beleuchtung oder Durchleuchtung der Substanz. Finsternisprozesse zeigen sich durch die Konsistenz der Substanz, z.B. fein, grob, körnig, homogen, fleckig, wässrig, luftig, dunstig, erdig, atmosphärisch oder dicht. Die Qualität und Sorgfalt der Bearbeitung wird sichtbar durch aufsteigende oder sinkende Bewegung, durch Ausdehnung, Auflösung oder Ballung und Stau in der Substanz.

Farbbewegungen zeigen einen Beginn, Höhepunkt und Ausklang durch Rhythmus, Metamorphose, Verdünnung und Verdichtung, mit fehlender, durch- oder beleuchteter Farbe, als leeres oder angefülltes dreidimensionales Geschehen, durch Mischung von einer Farbe in eine andere Übergänge schaffend, Reflektionen, atmende Pufferzone und Intervalle. Farben können flächig, konzentriert, zersplittert, verhärtet, gebunden an Linien und Punkte gemalt sein. Blautöne leben in der hellen Mitte und verdichten sich am Rand; Rottöne zeigen sich intensiver durchleuchtet in der Mitte und sind dumpfer heller am Rand.

Wachendes Träumen – träumendes Wachen ist Farbe in ihrer Gesetzmäßigkeit.

5. Therapeutische Grunderfahrung

Die Beschäftigung mit dieser Malweise bietet den Patienten die Möglichkeit, in der Therapie gemachte Erfahrungen durch eigene Beobachtung der freien Farbe am Himmel, im Wettergeschehen, auf dem Wasser zu entdecken. Die Farbe strömt durch die Sinnesorgane in den Menschen hinein. „*Die Gesetze und Prozesse werden nicht nur beobachtet, sondern halb bewusst auch erlebt und mit unserem Wesen nachempfunden*“.[22,23]

Die Herausforderung dieser Methode in der Einzeltherapie sind die drei freien Bilder, ohne dass die Therapeut:innen unterstützen. Patient:innen hören gerne, wie es die Therapeut:innen werten. Die Malenden sollten ihre frei gewählten Farben in ihrer Umgebung entdecken, um einen ersten Transfer von der Maltherapie in den persönlichen Alltag zu vollziehen. Menschen, die selbst schon viel und abstrakt gemalt haben, weichen vor dieser Methode eher zurück, weil sie eine klare Führung beinhaltet. So liegt beispielsweise im Blau die Gesetzmäßigkeit, dass es sich beim Malen konkav bildet und wie zurückweichend auftritt, nahe am Licht hellt sich Blau auf und konzentriert sich an der Peripherie in intensiveren Farbflächen. Rot hingegen bildet sich beim Malen in der Blattmitte intensiver, stark leuchtend und erscheint zum Rand des Bildes dann heller und dumpfer. Für diese, häufig ganz neu gemachten Malerfahrungen braucht es viel Geduld.

In der gemeinsamen Besprechung der Bilder ist es wichtig, auf sichtbare Tendenzen hinzuweisen. Oft sind die Farben reich gewählt und auf dem Blatt vorhanden, werden jedoch beispielsweise in der gleichen Bewegung gemalt oder bilden keinen dreidimensionalen Raum ab. Die Quelle und Richtung des Lichts anzusprechen, ist ein wichtiger therapeutischer Schritt. Das reine L(ich)t ist unsichtbar und soll nicht zu tief ins Bild eintauchen. Farben beleben und bieten dem Licht die Möglichkeit, sich abzuschwächen und gesundend einen Farbraum zu gestalten. Es *„muss noch darauf hingewiesen werden, dass dieses rein geistige Prinzip der Ich-Organisation gegenüber den übrigen leiblichen Vorgängen stets den Puffer der menschlichen Seele benötigt, da nach den Forschungen Rudolf Steiners das unmittelbare Eingreifen geistiger Prinzipien in leibliche Strukturen zu deren Zerstörung führt.*"[24]

Das Malen in der Schichttechnik erfahren Patient:innen häufig als beruhigend und auf die Arbeit mit und an der Farbe fokussierend. Als Therapeutin begleite ich vorwiegend erwachsene Menschen in der ambulanten Praxis im Heilungsprozess in Krankheit oder Genesung, in einer schwierigen Lebenssituation, polytraumatischen Belastungsstörungen, in Schwangerschaft, vor der Geburt[25] und evtl. nach traumatischen Geburtsvorgängen. Nach meiner Erfahrung kommen die Patient:innen spät in die Maltherapie. Man wies sie vielleicht schon einmal darauf hin, mit Farben zu arbeiten, doch ohne dringende Not bewegt sich nichts. Umso erfreulicher ist zu erleben, wenn sich durch die Maltherapie die Beschwerden bessern. Bei Kindern ist das freie Spiel nicht zu unterschätzen und lässt sich anregend in farbigen Geschichten umwandeln. Im stationären Setting beleben die Farben schwierigste Momente und helfen nonverbal, selbst den Pinsel in die Hand zu nehmen und aktiv am Verwandlungsprozess teilzunehmen. Da wird die Patientin zur aktiv Handelnden und nimmt Anteil in und mit der Lebenskrise. Das Seelengleichgewicht kommt in Bewegung. Die Gedanken und Handlungen verändern sich und somit wirkt das Seelische bis in die Körperlichkeit oder ins Bewusstsein hinein. Die technische Handhabe der hier vorgestellten Malmethode ist äußerst einfach und jedem möglich.

6. Indikationen und Kontraindikationen

Das Buch *Licht, Finsternis und Farbe in der Maltherapie* bietet eine Fülle von Ideen für maltherapeutische Indikationen. Es ist ratsam, nicht zu schnell über die Hinweise hinwegzulesen. Ich habe es mir zur Gewohnheit gemacht, kleine Skizzen mit Farbstiften anzulegen, wenn Liane Collot d'Herbois therapeutische Übungen beschreibt. Im Kapitel Viridian – *„die mit dem Grün zusammenhängenden Krankheiten"*[26] – finde ich fünfzehn mögliche Farbübungen. Sie sind nicht nur hilfreich im hierfür angegebenen Krankheitsgeschehen, sondern auch als salutogene Farbwege, um gar nicht erst erkranken zu müssen.

Liane Collot d'Herbois nennt für jede Farbe die therapeutischen Qualitäten, ihre Indikationen und Kontraindikationen. So ist beispielsweise Karmin indiziert zur Harmonisierung der Wesensglieder Ich-Organisation, Astral-, Äther- und Physischer Leib. Die Farbe wirkt verbindend wie das Eisen und das Blut, zwischen Nerven-Sinnes- und Stoffwechsel-Gliedmaßen-System. Es nährt die Ideale, spendet Lebenskräfte, wirkt auf das Rhythmische System anregend, inkarniert durch die Aktivierung des Willens, unterstützt die Verdauung lösend, überwindet die Melancholie.[27]

Kontraindikationen gibt sie für viele Farben an, außer für Viridiangrün. Viridian kann man mit allen Patienten malen. Bei Karmin z. B. sind Herzbeschwerden, Bluthochdruck, Krebs im akuten Stadium Kontraindikationen. Karmin kann orientierungslos machen. Zu dunkel, zu dicht am Boden wird es unverdaulich.[28]

Kunst berührt auf der einen Seite den Geist, die Spiritualität oder die Religion und auf der anderen Seite die Wissenschaft. Je mehr Erlebnisse und Erfahrungen ich im kunsttherapeutischen Tun mache, umso mehr wird es für mich Wissenschaft. Obgleich sich diese Hinweise bei vielen Therapeut:innen in der Praxis bestätigen lassen, ist eine evaluierende Forschung in Zukunft notwendig.

Literaturempfehlungen

Bernard, C., Mager, J.: Color and the Human Being. Inspired by Johann W. von Goethe, Rudolf Steiner and Liane Collot d'Herbois. SchneiderEditionen Stuttgart 2020.

Groot, J. W. H.: Phänomenologische Untersuchungen über die sinnlich-anderssinnliche Natur der Farben, ihre Nichtableitbarkeit und Richtung ihres Ursprungs. Erkenntnistheoretische Überlegungen zu Licht, Substanz und Farbe. Cuvillier Verlag Göttingen 2018.

Hambrecht, E. L., Zucker, A.: Licht, Finsternis und Farbe in der Maltherapie (Fallstudien, Band 2.1). Verlag der Kooperative Dürnau 2007.

Hambrecht, E. L., Zucker, A.: Diagnose und Therapie durch Licht, Finsternis und Farbe bei sexuellem Missbrauch und Multipler Sklerose (Fallstudien, Band 2.2). Verlag der Kooperative Dürnau 2006.

Hambrecht, E. L., Zucker, A.: Licht, Finsternis und Farbe bei schizophrenen Störungen (Fallstudien, Band 2.3). Verlag der Kooperative Dürnau 2007.

Hambrecht, E. L., Zucker, A.: Licht, Finsternis und Farbe in Heilpädagogik und Sozialtherapie (Fallstudien, Band 2.4). Verlag der Kooperative Dürnau 2010.

Hambrecht, E. L.: Vom phänomenalen Grün von Franz Brentano über Rudolf Steiner zu Liane Collot d'Herbois. Verlag der Kooperative Dürnau 2021.

Literatur

1 Bernard, C., Mager, J.: Color and the Human Being. Inspired by Johann W. von Goethe, Rudolf Steiner and Liane Collot d'Herbois. SchneiderEditionen Stuttgart 2020, S. 199.
2 Selg, P., Schneider, W.: Werk und Leben Liane Collot d'Herbois. Raffael Verlag Ittigen 2013. S. 38.
3 Collot d'Herbois, L.: Farbensphären. IONA Verlag Owingen 1983.
4 Collot d'Herbois, L.: Licht, Finsternis und Farbe in der Maltherapie. Verlag am Goetheanum Dornach 1993.
5 Foto Liane Collot d'Herbois, freundlicherweise zur Verfügung gestellt von E. Leonore Hambrecht, erstmals publiziert in: Hambrecht, E. L.: Liane Collot d'Herbois – Ein Lebensweg. Band 2: Heilende Bilder. IONA Verlag der Kooperative Dürnau Owingen 2013.
6 Fintelmann, V.: Intuitive Medizin. Einführung in eine anthroposophisch ergänzte Medizin. Hippokrates Verlag Stuttgart 2000. S. 61.
7 Denzinger, I. et al.: Maltherapie auf der Grundlage der Kräfte von Licht, Finsternis und Farbe. In: Mees-Christeller, E., Denzinger, I., Altmaier, M. et al. (Hrsg.): Therapeutisches Zeichnen und Malen. Anthroposophische Kunsttherapie 2. Urachhaus Verlag Stuttgart 2003. S. 125 f.
8 Ebd. S. 133 f.
9 Goethe, J. W.: Zur Farbenlehre. Hofenberg Verlag Berlin 2016.
10 Collot d'Herbois, L.: Farbensphären. IONA Verlag Owingen 1983. S. 85, 93.
11 Steiner, R.: Das Wesen der Farbe (GA 291). Rudolf Steiner Verlag Dornach 1991. Vortrag vom 21.2.1923.
12 Steiner, R.: Von Jesus zu Christus (GA 131). Rudolf Steiner Verlag Dornach 1988. Vortrag vom 6.10.1911.
13 Collot d'Herbois, L.: Licht, Finsternis und Farbe in der Maltherapie. Verlag am Goetheanum Dornach 1993. S. 16.
14 Steiner, R.: Das Wesen der Farbe (GA 291). Rudolf Steiner Verlag Dornach 1991. Vortrag vom 9.6.1923.
15 Collot d'Herbois, L.: Farbensphären. IONA Verlag Owingen 1983. S. 30-31.
16 Collot d'Herbois, L.: Licht, Finsternis und Farbe in der Maltherapie. Verlag am Goetheanum Dornach 1993.
17 Ebd. S. 62.
18 Collot d'Herbois, L.: Farbensphären. IONA Verlag Owingen 1983. S. 94.
19 Ebd. S. 95.
20 Ebd. S. 38 f.
21 Collot d'Herbois, L.: Licht, Finsternis und Farbe in der Maltherapie. Verlag am Goetheanum Dornach 1993. S. 171.
22 Ausführliche Darstellungen für diagnostische Beispiele aus der Licht-Finsternis-Farbe-Maltherapie finden sich in: Bernard, C., Mager, J.: Diagnosis and Therapy after Liane Collot d'Herbois. Depression and Burnout, Pre-Cancer and Cancer. Schneider Editionen Stuttgart 2022.
23 Collot d'Herbois, L.: Farbensphären. IONA Verlag Owingen 1983. S. 70.
24 Fintelmann, V.: Intuitive Medizin. Einführung in eine anthroposophisch ergänzte Medizin. Hippokrates Verlag Stuttgart 2000. S. 50.
25 Gollmer, B.: Maltherapie in Schwangerschaft und Geburtsvorbereitung. Anthromedics, Fachportal für Anthroposophische Medizin vom 08.11.2018. https://www.anthromedics.org/PRA-0779-DE (Abruf Oktober 2023).
26 Collot d'Herbois, L.: Licht, Finsternis und Farbe in der Maltherapie. Verlag am Goetheanum Dornach 1993. S. 182.
27 Ebd. S. 103.
28 Ebd. S. 104.

KAPITEL V.3

Farbmeditationen nach Rose Maria Pütz

HILDEGARD PÜTZ

Nothing

Nothing like love to put blood
back in the language,
the difference between the beach and its
discrete rocks and shards, a hard
cuneiform, and the tender cursive
of waves; bone and liquid fishegg, desert
and saltmarsh, a green push
out of death. The vowels plump
again like lips or soaked fingers, and the fingers
themselves move around these
softening pebbles as around skin. The sky's
not vacant and over there but close
against your eyes, molten, so near
you can taste it. It tastes of
salt. What touches you is what you touch.

Margaret Atwood[1]

1. Einleitung

Rose Maria Pütz wurde am 13. Oktober 1913 in Mönchengladbach geboren und verstarb am 03. Juni 2002 in Ottersberg, Deutschland. Nach ihrer Ausbildung zur Jugendleiterin lernte sie im Jahr 1937 ihren späteren Ehemann, den Bildhauer und Werklehrer Siegfried Pütz (1907-1979), kennen. Mit ihm zusammen arbeitete sie in der Heilpädagogik, mit Jugendlichen in der Industrie und später an der Waldorfschule in Ottersberg, wo beide in den 1960er Jahren die „Freie Kunst-Studienstätte für das soziale Wirken der Kunst" gründeten und für den deutschsprachigen Raum den Begriff Kunsttherapie prägten.

Dieses Kapitel stellt die Ausführungen zu Farbmeditationen nach Rose Maria Pütz systematisch dar und dokumentiert sie zusammenfassend. Sie selbst stufte ihr Verfahren als „Methode weißer Rabe" ein. Unabhängig davon belegen Künstlerexpertisen aus der Farbfeldmalerei der Moderne die intensive Beforschung der Wirkdimensionen des Farberlebens während der meditativen Gestaltung und Betrachtung monochrom lasierter Farbaufträge. Bisher basierte die Lehre zu den in der Therapie eingesetzten Farbmeditationen auf größtenteils vergriffenen, knapp verschriftlichten Angaben bzw. mündlich weitergegebenen Erfahrungswerten sowie auf dem Vertrauen in die gut ausgebildete künstlerische Intuition der Anwender:innen. Das tief in der Anthroposophie Rudolf Steiners verwurzelte Verfahren entspricht in hohem Maß den Anforderungen an eine zeitgemäße künstlerisch-therapeutische Sinnespflege. Daher unterstützt die folgende Beschreibung seiner Indikationsmöglichkeiten und sicheren Anwendungsweisen neu aufgegriffene Ausbildungsansätze und im Bereich der Künstlerischen Therapien initiierte Forschungsansätze.

2. Hintergrund und Verbreitung des Ansatzes

Aus den Angaben Steiners für den Kunstunterricht in der Waldorfschule und der Farbenlehre Goethes (1749-1832) sowie Grunderfahrungen kunsttherapeutischer Praxis in der Heilpädagogik mit Jugendlichen in der Industrie entwickelte Rose Maria Pütz ihre anthroposophisch orientierte Maltherapie. Diese beinhaltete Metamorphosereihen zu Farb- und Naturphänomenen sowie spezielle Vorgaben zu den von ihr mit besonderer Intensität als Farbmeditationen erkundeten lasierenden Malweisen und dem meditativen Malen von Planetenmotiven. Ihr Ansatz ist in eigenen Publikationen und von weiteren Autor:innen dokumentiert.[2,3,4,5,6,7,8,9,10,11]

Basierend auf den Briefen Friedrich Schillers (1759-1805) über die ästhetische Erziehung, der Dreigliederung des Menschen und den Ausführungen Rudolf Steiners über „Goethe als Vater einer neuen Ästhetik" begründete das Ehepaar Pütz die „Rudolf-Steiner-Arbeits- und Studienstätte für das soziale Wirken der Kunst". Diese nahm im Mai 1967 als „Freie Kunst-Studienstätte Ottersberg" ihre Arbeit auf und erlangte 1984 die staatliche Anerkennung als Fachhochschule für Kunst, Kunstpädagogik und Kunsttherapie. 1986 erhielt Rose Maria Pütz die erste Professur für Kunsttherapie in Europa.[12] Als Hochschule für Kunst im Sozialen wurde die ehemalige Kunst-Studienstätte über fünf Jahrzehnte mit jährlich bis zu 90 Absolventen die führende Hochschulausbildung für Kunsttherapie. Damit konnte der Ansatz der Maltherapie nach Rose Maria Pütz zu einem der meist verbreiteten maltherapeutischen Verfahren entwickelt werden.

Aus kunsthistorischer Sicht sind die Farbmeditationen nach Pütz der ab dem Ende der 1940er / Anfang der 1950er Jahre entwickelten Farbfeldmalerei zuzuordnen. Sich der Abstraktion zuzuwenden, galt als eine Befreiung vom Zwang des Gegenständlichen. Künstler wie Barnett Newman (1905-1970) („Who's Afraid of Red, Yellow and Blue III") und Mark Rothko (1903-1970) („Weiß, Gelb, Rot auf Gelb") studierten die Wirkungen der Farben und machten diese zum Inhalt ihrer Werke. Rothko übertrug seine Erfahrungen von Transzendenz, die er aus der Aquarellmalerei schätzte, auf verdünnte Öl- und Acrylfarben.[13] In zig Schichten übereinander verrieb er Farbtöne miteinander, bis sie zu unterschiedlich dichten Flächen mit leicht abgestuften Wirkungen trockneten. Vor allem interessierten ihn die grundlegenden menschlichen Emotionen, die in den Farben hervortraten. In einem Vortrag beim Pratt Institute im November 1958 sagte er dazu: *„Meine derzeitigen Bilder befassen sich mit der Größenordnung menschlicher Gefühle, mit dem menschlichen Drama, so viel ich davon ausdrücken kann."*[14]

Seine malend erlebten spirituellen Erfahrungen fand Rothko in der Übertragung auf die Betrachter seiner Werke bestätigt, indem er ausführte: *„Die Leute, die vor meinen Bildern weinen, haben die gleiche religiöse Erfahrung wie ich, als ich sie gemalt habe."*[15]

Ab den 1960er Jahren setzte sich in Deutschland Gotthard Graubner (1930-2013) mit der Farbe als Gegenstand der Malerei auseinander. Er trug viele Farblasurschichten auf, wobei monochrome Bilder in feinsten Farbnuancen mit zu Kontemplation einladender Ruhe entstanden.[16] Nach Graubner befreit die Entwicklung des Eigenlebens der Farbe von dem Anspruch, etwas anderes darstellen zu müssen, als sich selbst:

„Die Aktion der Farbe ist das Entscheidende. Jeweils nur ein Farbbereich wird angesprochen. Die Kommunikation von kalten und warmen Werten bedingt Spannung und Austausch."[17]

Mit seinen Bildern versuchte er einen Raum zu schaffen, in den man sich hineinatmen müsse. Die Farbe sei von jedem literarischen Inhalt zu befreien:

„Rosa ist nicht Haut, Grün ist nicht Natur, Grau ist nicht Traurigkeit. Farbe besitzt eigenes Leben."[18]

3. Meditative Techniken und Farben

Das aus meditatio = „Ausrichtung zur Mitte“ vom lateinischen Adjektiv medius: „mittlerer“ abgeleitete Wort Meditation[19] bezeichnet geistige Übungen zu kontemplativer Versenkung nach verschiedenen Traditionen, die weltweit praktiziert und seit dem 20. Jahrhundert beforscht werden. Ein wesentliches Element meditativer Techniken ist das bewusste Steuern der Aufmerksamkeit. Positive Effekte auf Prozesse der Wahrnehmung, Erkenntnisgewinn, körperliche Empfindungen, An- und Entspannung, Stimmungslagen sowie auf die psychische Gesundheit sind wissenschaftlich belegt.[20] Wohlbefinden, Sinnfindung, Gefühle von universeller Verbundenheit, prosoziales Verhalten und Achtsamkeit können auch aus emotional berührenden Erfahrungen des Staunens und der Ehrfurcht hervorgehen. Als unbewusst wahrgenommene Aspekte von Spiritualität und Meditation sind sie eine gesundheitsrelevante Ressource, die nicht nur religiöse sondern auch religionsfreie Menschen erfahren können.[21]

In seiner Farbenlehre beschrieb Goethe Farbe als uranfängliche Naturerscheinung, die durch die Vermittlung des Auges auf das Gemüt wirke, indem sie *„in all ihren elementaren Erscheinungen, ohne Bezug auf Beschaffenheit oder Form eines Materials, an dessen Oberfläche wir sie gewahr werden, einzeln eine spezifische, in Zusammenstellungen eine teils harmonische, teils charakteristische, oft auch unharmonische, immer aber eine entschiedene und bedeutsame Wirkung hervorbringe, die sich unmittelbar an das Sittliche anschließt.“*[22]

Nach Goethe ist deshalb die Farbe als ein Element zu betrachten, das sich zu den höchsten ästhetischen Zwecken *mitwirkend* nutzen lässt.

Ebenso wie Goethe definierte Rudolf Steiner die Farben als an der Materie erscheinende Phänomene. Selbst sind diese jedoch ohne physische Realität und daher beseelten Wesen als Farberlebnisse zugänglich. Ihrer wahren Natur nach verortete Steiner die Farben in der Seelenwelt,[23] wo sie sich als von der Gegenständlichkeit losgelöster flutendender Strom der imaginativen Anschauung offenbaren. So ist es Ziel der Farbmeditation Rudolf Steiners, dieser inneren Schau den Weg zu bereiten. In dieser steigt ein schöpferisches Farbenerleben auf. Das Erfassen dieser innigen Beziehung zwischen Seele und dem Wesen einer Farbe kann im Erleben der Farbharmonik dazu führen, sich selbst zu verlieren in der Farbe und gleichzeitig sich selber in seinem wahren Wesen zu finden. In diesem Erleben vermag sich die Seele in ihrer Verwandtschaft mit der äußeren Natur zu erfahren.[24, 25] Nach Steiner lebt in der Farbe die Seele der Natur und des ganzen Kosmos. Daher nehmen wir in der Farberfahrung an dieser Seele teil.[26] Diesen Anschauungen entsprechend ordnete Steiner in unterschiedlichen Zusammenhängen Farben urbildlichen Prinzipien zu, die sich u. a. auch in Organ- und Seelentätigkeiten als analoge Gestalt- und Funktionsprinzipien abbilden. Dementsprechend variieren die Zuordnungen der Farben z. T. nach innerlichen oder auch künstlerisch-ästhetischen Aspekten.[27] Durchgängig beschrieben ist bei Steiner die Zuordnung von Rot und Blau sowie deren Mischfarbe Violett. Seine für die Eurythmie gegebenen Zuordnungen korrespondieren mit den Angaben Goethes zur Wirkung der Farben auf das Gemüt, wie sie in Tabelle 1 zu finden sind.

Wirkung der Farbe auf Psyche und Geist nach Goethe	
Violett	Rotblau: passiv vertiefend, Ausruhen fördernd Lila: lebhaft ohne Fröhlichkeit
Gelb	reines Gelb: munter, heiter Goldgelb: prächtig, edel, wonniglich, angenehm, erfreuend Warmgelb: behaglich, erwärmend grünlich-schwefeliges Gelb: unangenehm, schändlich
Grün	reale Befriedigung, ruhig und einfach, ausgleichend zwischen warmen und kalten Farben
Weiß	Polarität zur Dunkelheit im Schwarzen
Rot	Zinnober: erschütternd, beunruhigend Purpur-Karmin: Erleben von Ernst, Würde, Anmut
Orange	Gelb ins Rotgelbe gehend: warm, behaglich, herrlich, erfreulich
Blau	Reiz und Ruhe, zurückweichend, weitend – leer, kalt, traurig, ins Grüne gehend: lieblich, ins Rote gehend: beunruhigend

Tabelle 1: Wirkung der Farben nach Goethes Farbenlehre[28]

4. Beschreibung der Farbmeditation nach Rose Maria Pütz

Anwendungsvoraussetzungen

Die Anwendung von Farbmeditationen nach Rose Maria Pütz setzt ein breites Spektrum von personalen und fachlichen Kompetenzen voraus. In der Methode qualifizierte Anwender:innen verfügen über:

- künstlerische Intuition und Erkenntnisfähigkeit
- umfassende Selbsterfahrung der unterschiedlichen Wirkungen des meditativen Arbeitens mit Farben auf seelische und physiologische Funktionen
- Empathie- und Begeisterungsfähigkeit
- eine traumasensible Haltung und stabilisierende Interventionsmöglichkeiten
- ethisch reflektierte, verantwortungsbewusste und nachhaltige Handlungsfähigkeit
- praktische und theoretische Auseinandersetzung mit der Farbenlehre Goethes
- fachspezifische Fähigkeiten zur drei- und viergliedrigen Diagnostik und Krankheitslehre nach Grundsätzen der Anthroposophischen Medizin
- fachspezifische und -übergreifende Kenntnisse zu entzündungs- und skleroseartigen Erkrankungen sowie zu den Grundtypen psychischer und somatischer Erkrankungen mit auflösenden oder verfestigenden Tendenzen.

Nach Pütz gewährleistet nur das Erleben der unmittelbaren Wirkung „am eigenen Leibe" die sichere Anwendung der Farbmeditationen, denn *„nur eine theoretische Übernahme des meditativen Malverfahrens ist nicht zu verantworten."*[29] Damit bezieht sie sich auch auf den Umgang mit der individuell unterschiedlichen Intensität der durch die Maßnahme ausgelösten Tiefenwirkung der gebotenen Achtsamkeit und Sorgfaltspflicht gegenüber potenziellen, noch in das Bewusstsein zu integrierenden Erinnerungen und seelischen Trauerreaktionen oder Verletzungen.[30, 31, 32, 33]

Die hohen Anforderungen an die künstlerisch-intuitive Befähigung und die intensive Auseinandersetzung mit der Farbenlehre Goethes sind in direktem Zusammenhang mit den Annahmen Steiners zum Wirkungsbereich entsprechender Interventionen zu verstehen. Denn *„der Maler betritt die Welt des Seelenschaffens, indem er die Sphäre der Farben in seiner Arbeit leben lässt. Der Imaginierende dringt ein in die malende Welt.“*[34] Steiner sagte in seinem Vortrag zu Gesundheit und Krankheit im Zusammenhang mit der Wirkung der Farben auf den menschlichen Organismus zusammenfassend, man müsse von der Farbenlehre aus Gesundheit und Krankheit begreifen können.[35]

Indikationen, Kontraindikationen und Nebenwirkungen

Farbmeditationen kommen unterstützend zur Intensivierung der lösenden Wirkungen des Nass-in-Nass-Aquarellmalens und zur Anregung der Sinnestätigkeit zum Einsatz. Als „Aufwärmer“ wirken sie aktivierend und ausgleichend auf die in der Anthroposophischen Medizin für die Entstehung von Krankheit und Heilung als wesentlich beschriebenen psychophysiologischen Vorgänge zwischen Kognition, Emotion und Vitalfunktionen ein.[36]

Sie fördern Achtsamkeit und regen den Sehsinn, den Wärmesinn sowie weitere gefühlsverwandte Sinne an. Abb. 1 gibt die Sinneserlebnisse nach der Zuordnung Rudolf Steiners wieder. Je nach Farbwahl und Erfahrungstiefe entstehen Synästhesien mit dem Gehör-, Geschmacks- und dem Geruchssinn.

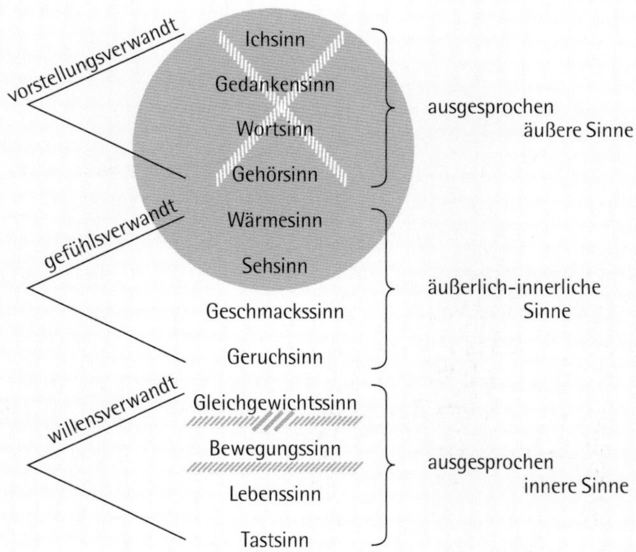

Abb. 1: Zeichnung nach der Wandtafelzeichnung von Rudolf Steiner zum Vortrag am 22. Juli 1921[37]

Der Maler Wassily Kandinsky (1866-1944) beschrieb diese Erfahrungen ausführlich. Darüber hinaus berichtete er von Farberlebnissen, die bis zum Tastsinn hinab reichen. Er kam zu dem Schluss, dass in der Farbe eine psychische Kraft zutage trete, welche seelische Vibrationen hervorruft, die über das Sehorgan hinaus auf die anderen Sinne übergehen: *„Im Allgemeinen ist also die Farbe ein Mittel, einen direkten Einfluss auf die Seele zu nehmen* (...) *Die Farbe ist eine Taste. Das Auge ist der Hammer. Die Seele ist das Klavier mit vielen Seiten. Der Künstler ist die Hand, die durch diese oder jene Taste zweckmäßig die menschliche Seele in Vibrationen bringt.“*[38]

Dementsprechend liegen ihre Indikationen im Bereich der psychischen Störungen, der psychosomatischen Prozesse sowie bei körperlichen Erkrankungen mit Zeichen der Stagnation und Depression, Verhärtung, Ablagerung und Erstarrung. Im Somatischen sind dies die skleroseartigen und z. T. auch geschwulstartigen Krankheitsbilder sowie Stoffwechselerkrankungen mit Ablagerungserscheinungen.[39] Farbmeditationen sind durch das Lösen von Anspannungen auch zur Schmerzlinderung und bei Asthma angezeigt. Sie sprechen physiologische und psychologische Prozesse und Erlebnisqualitäten an, wie beispielsweise das Anregen der Atmung und das Auslösen von Freude, Begeisterung und das Stärken von Vitalität und Wohlbefinden.[40] Als eindrucksbezogene Malübungen dienen sie der Verinnerlichung des seelischen Erlebens, bei dem es *„sowohl zu bewussten Selbsterfahrungen als auch zu unbewussten psychischen und organisch funktionellen Einflüssen und Veränderungen sowohl der Befindlichkeit wie von Organfunktionen oder psychischen Verhaltensgewohnheiten kommen kann.*"[41]

Kontraindikationen bestehen bei überschießenden Auflösungserscheinungen im somatischen und psychischen Bereich wie beispielsweise Entzündungs- und Angsterkrankungen, Traumafolgestörungen oder auch bei Störungen in der Verarbeitung von Sinneswahrnehmungen (z. B. Autismus).

Bei individueller Disposition, verändertem Tagesbefinden und/oder Überdosierung können vorübergehende Nebenwirkungen wie Geräusch- oder Lichtempfindlichkeit, Brennen in den Augen, Hitzeempfindungen, Schwitzen, Kopfschmerzen sowie nachlassende Konzentrationsfähigkeit oder starke Müdigkeit auftreten.[42, 43]

Künstlerische Mittel

Für Farbmeditationen soll ein gering strukturiertes und saugfähiges Aquarellpapier in der ungefähren Größe eines DIN A4-Formates verwendet werden. Besonders geeignet ist ein Extra White, 300g/m^2, satiniertes Baumwollaquarellpapier mit guter Oberflächenleimung. Diese macht das Papier widerstandsfähig, was für die hohe Anzahl von Malvorgängen wichtig ist. Für den Farbauftrag in der Feucht-in-feucht-Lasurtechnik eignen sich ca. 2 cm breite Flachpinsel mit hochelastischen Borsten aus Synthetikfasern. Sehr gut sind langstielige Katzenzungenpinsel in Größe 6. Ihre Borsten mit runden Seiten haben eine lange Gebrauchsdauer und die langen Stiele lassen das Sichtfeld frei.

Als Farben kommen mineralische Aquarellfarben oder Pflanzenfarben in Frage. Mineralische wirken von Anfang an hoch intensiv, bei pflanzlichen Farben entsteht die Wirkung milder und die Farbe nimmt nach dem Trocknen an Leuchtkraft zu. Ein weiterer Unterschied ist durch die stark riechenden Binde- und Konservierungsmittel der Pflanzenfarben gegeben. Mit ihren Beimischungen von Leinöl, Bienenwachs, Honig, Kiefernharz und Weihrauch beeinflussen sie die reine Wahrnehmung durch den Sehsinn und wirken von sich aus bereits sowohl reizend als auch entspannend. Erhältlich sind sie als gebrauchsfertige Flüssigfarben oder in Form von losen Farbpigmenten. Als zusatzstofffreies Bindemittel für Pigmente ist Gummi Arabicum geeignet. Es ist wasserlöslich und selbst einfach aus dem kristallisierten Exsudat afrikanischer Akazien-Bäume herzustellen.[44] Weitere benötigte Materialien sind Behälter zum Wässern des Papiers (praktisch sind flache Ätzschalen aus weißem Kunststoff), weiß beschichtete Malbretter, Tiegel und Stößel zum Verreiben der Pigmente, Teller oder Glasscheibe zum Mischen der Farben, Wasser und Naturschwamm.

Vorgehensweise

Eine wichtige Voraussetzung ist ein möglichst reizfreies Umfeld. In diesem Sinne sind weiß beschichtete Tischplatten oder ausreichend große weiße Malbretter günstig sowie bei Anwendungen in der Gruppe ausreichender Abstand untereinander, ein möglichst geräuschloser Umgang mit den Materialien und leise verbale Kommunikation, wenn diese nicht vermeidbar ist.

Die Farbqualitäten passen die Therapeut:innen im Verlauf individuell an, wobei am Anfang einer Therapie Sekundärfarben zu wählen sind und die intensiv wirkenden Primärfarben erst später Einsatz finden.

Die Vor- und Nachbereitung des Arbeitsplatzes und die Pflege der künstlerischen Mittel obliegen nach einer Einführung den Patient:innen. Das zuvor gut gewässerte Aquarellpapier wird auf dem Malbrett als Hochformat aufgebracht und mit dem Schwamm leicht angedrückt, sodass es gut und glatt haftet. Überschüssiges Wasser nimmt ein weicher Schwamm auf, bis eine feuchte, gleichmäßig glänzende Oberfläche vor dem Auge schimmert. Von der angerührten Aquarellfarbe bringt die Malende mit dem Pinsel geringe Pigmentspuren langsam von unten nach oben feucht in feucht in den Papiergrund ein. Dabei darf die Farbe nicht fließen. Sie wird voll vermalt, bevor die untere Kannte der Pinselborsten neue Pigmentspuren aufnimmt. Der Farbauftrag erfolgt in Achtsamkeit beschaulich und leicht, mit kleinen, rhythmischen Pinselbewegungen. Die Konzentration ist auch im Verweilen zwischen einigen Pinselbewegungen auf das Farberleben gerichtet. In den ersten Malvorgängen erscheint die Farbe hauchfein vor dem Auge. Bis zum oberen Ende des Blattes dauert ein Malvorgang etwa 15-20 Minuten. Das entstandene farbige Leuchten schauen die Malenden in der Kontemplation verweilend, noch nachwirkend an, was häufig zu einem tiefen Genießen führt. Danach legen sie das Blatt auf dem Malbrett zum Trocknen zur Seite.

Die ersten zwei bis drei Lasuren wirken am intensivsten. Daher ist neben der Einführung in Technik und Verhalten eine aufmerksam wahrnehmende Begleitung erforderlich. Eventuelle Auffälligkeiten des Erlebens oder physiologischer Prozesse lassen sich im begleitenden Gespräch stabilisieren und mit der komplementären Farbe oder mit Übungen aus dem Formenzeichnen ausgleichen.

Nach dem Abklingen der Eindrücke folgt eine individuell anzusetzende andere Übung. Die folgenden Therapieeinheiten beginnen mit dem Wässern des durchgetrockneten Blattes, das die Patientin danach sorgfältig auf das Malbrett aufbringt. Zuvor sind die Materialien in Ruhe bereitgestellt und die Farbe angemischt. Bis zur vollen Leuchtkraft der Farbe bedarf es zwischen dreißig und vierzig Malvorgänge, zwischen denen das Blatt jeweils durchtrocknen muss. Erst dann bleiben die Pigmente in der oberen Leimschicht des Papiers sicher haften.

Im Verlauf kann eine Farbe in der Mitte des Blattes den ursprünglich monochromen Mischton beibehalten, mag jedoch oben und unten durch Zunahme von Spuren weiterer Farben in kalte und /oder warme Varianten zu führen sein (Abb. 2, 4, 5, 6). Mit zunehmender Sichtbarkeit der Farbaufträge bei ca. 20-30 Aufträgen ergibt sich eine Farbstimmung, die der Malende gestalterisch weiterentwickeln kann, indem er die Lasuren beispielsweise nicht mehr bis ganz oben führt oder in der Mitte des Blattes auslässt (Abb. 7, 8). In dieser Phase können die individuellen Farberlebnisse stärker in der Gestaltung zum Ausdruck gebracht werden (Abb. 7). Parallel sind auch an mehreren Blättern in unterschiedlichen Farben in der Polarität kalt-warm, aktiv-passiv Erfahrungen zu sammeln, wie etwa bei Gelb und Blau im Wechsel (Abb. 9). Auch können zwei Farben auf einem Blatt Anwendung finden oder der Malende lasiert auf einem quadratischen Format, das in der Abfolge der Arbeitsgänge seitwärts zu drehen ist, was Neuorientierungen anregt (Abb. 3).[45] Die Vorgehensweise soll stets der individuellen Entwicklung angepasst sein.

In der stationären Versorgung ist es eher möglich, Farbmeditationen täglich zur selben Zeit anzusetzen. Für die Anwendung im ambulanten Bereich ist auf die Regelmäßigkeit der Termine zu denselben Uhrzeiten zu achten.[46, 47, 48, 49]

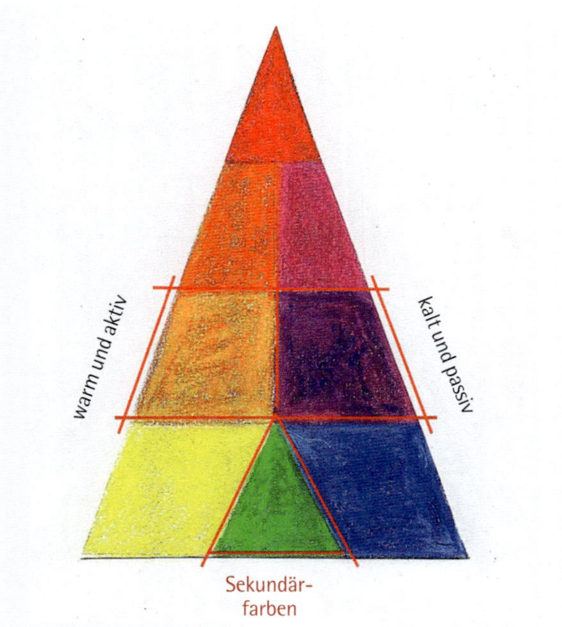

Abb. 2: Farbenpyramide nach Goethe zu Polarität und Steigerung der Farben nach warm und kalt, aktiv und passiv mit Sekundärfarben Grün, Orange und Violett (Skizze und Foto: Hildegard Pütz)

Abb. 3: Gelb warm und kalt von der Mitte aus fluktuierend (Bild und Foto: Hildegard Pütz)

Abb. 4.: Mittleres Gelb oben und unten gehalten in Lasuren mit Anklängen aus den kalt-passiven und warm-aktiven Schenkeln der Farbpyramide nach Goethe (Bild und Foto: Hildegard Pütz)

Abb. 5: Violett pulsierend zwischen aktiv-warmem Rotviolett und passiv-kühlem Violettblau (Bild und Foto: Hildegard Pütz)

Abb. 6: Blaugrün auf- und absteigend zwischen kühlem Blau und warmem Goldgelb (Bild und Foto: Hildegard Pütz)

Abb. 7: Goldgelb-Orange mit bewegtem Lichtraum in der Mitte (Bild und Foto: Hildegard Pütz)

Abb. 8: Indigo-Pfirsischblüt durchlichtet (Bild und Foto: Hildegard Pütz)

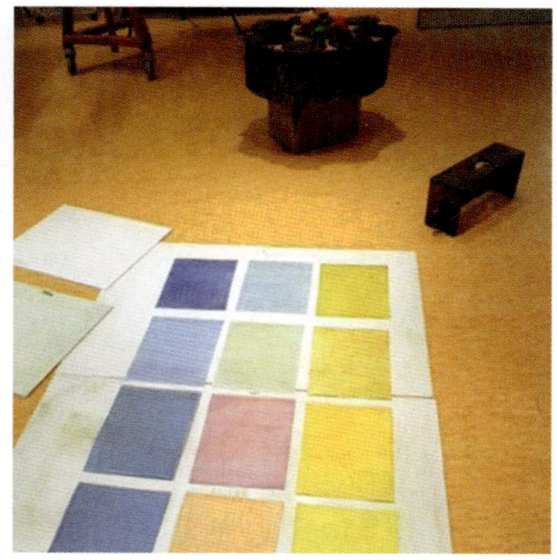

Abb. 9: Farbmeditationen in der interdisziplinären Station für Kinder- und Jugendpsychiatrie, Psychotherapie und Kinder- und Jugendmedizin im Gemeinschaftskrankenhaus Herdecke (Foto: Ulli Kleinrath)

5. Effekte und therapeutische Erfahrungen

Effekte

Aus der von Rose Maria Pütz publizierten umfangreichen Dokumentation der Selbsterfahrungsberichte Studierender lassen sich allgemeine und auf spezielle Farben bezogene Effekte zusammenfassen. Im Folgenden sei beispielhaft eine Auswahl allgemein übertragbarer Effekte und derjenigen von Sekundärfarben vorgestellt sowie eine Zusammenfassung zu den aktiv-warmen und passiv-kalten Farben nach der Farbenpyramide Goethes (Abb. 2). Unberücksichtigt bleiben hier Effekte, die im Rahmen der Ausbildungssituation bei Überdosierung und Kontraindikationen eingetreten sind.

Zu den allgemeinen Wirkungen zählen die positiven Erfahrungen des mit den Vorbereitungen und der Durchführung einer stets gleichbleibenden Aufgabe verbundenen kontemplativen Eintauchens in einen speziellen Wahrnehmungs- und Erlebensraum. Dieses Ritual schließt die Handlungen des Farbauftrags und genießenden Betrachtens innerhalb der mit ausreichender Fülle an Zeit verbundenen wiederkehrenden Abläufe ein. Sie geben Ruhe und Halt, öffnen die Sinne, sensibilisieren die Aufmerksamkeit, steigern die Wahrnehmungsfähigkeit und weiten das Erleben von Entspannung und Konzentration und manchmal auch von Zeit und Raum. Parallel vertiefen sich Aus- und Einatmung.[50, 51, 52] Allgemein eröffnen sich Erlebnisse einer neuen Wahrnehmung der Umgebung und eines inneren Berührtseins im Fühlen.[53] Die in der als Forschungsprojekt angelegten Sammlung von Selbsterfahrungsberichten Studierender beschriebene Sensibilisierung der seelischen Mitschwingungsfähigkeit und der positiven psychophysiologischen Effekte der Sekundärfarben Orange, Violett und Grün fasst die folgende Tabelle zusammen. Die Ergebnisse der Auswertung weisen auf die von Steiner in seinem Vortrag über die Sinneserlebnisse des oberen und des unteren Menschen dargestellten Wirkensbereiche der innerlich-äußerlichen gefühlsverwandten Sinne (Wärme-, Seh-, Geschmacks- und Geruchssinn) hin (vgl. Systematik in Abb. 1). Auf der psychophysiologischen Wirksamkeitsebene verweisen aus dem Zusammenklang der in der Farbmeditation gezielt angesprochenen Sinnestätigkeiten und Qualitäten des seelischen Erlebens und der hierdurch angeregten physiologischen Lebensvorgänge – wie z. B. der Wärmeregulation – darauf, dass sich malerische Meditationen mit Sekundärfarben zur ganzheitlichen Gesunderhaltung und Selbstheilung eignen. Ebenso kommt es durch Farbmeditationen neben der bewussten Selbsterfahrung auch zu unbewussten psychischen und organisch funktionellen Einflüssen und Veränderungen sowohl im Befinden als auch in den Organfunktionen.[54,55]

Beschriebene psychophysiologische Effekte von Sekundärfarben in der Farbmeditation		
Orange	**Violett**	**Grün**
erwärmend, anregend, wohltuend, angenehm, aktivierend, belebend, wachheitsfördernd, körperlich lösend, entspannend, wohltuend, harmonisierend, mit innerlichem Strahlen und Freude erfüllend, festlich leuchtend, zur Außenwelt führend, in Verbindung sein, schaffend, umkreisorientiert Erleben von Angenommensein, Zuversicht, Wohlgefühl, Glücksgefühl, Humor, Fülle an Vorstellungen, Ausgleich zwischen Antipathie und Sympathie, Beisichsein, Erwärmung des Solarplexus, Durchwärmung in den Füßen, festem Stand in den Füßen	entspannend, wärmend, einhüllend beruhigend bis einschläfernd, lösend, freundlich empfangend, unaufdringlich, wohltuend, ausgleichend, Phantasie anregend, träumerisch, verinnerlichend, voller Möglichkeiten, ohne Heiterkeit Erleben von innerer Fülle, Ruhe und Umhüllung, gut Aufgehobensein, ruhigere und tiefere Ausatmung, Beisichsein, Erwärmung der Hände, sich in den Füßen zu spüren und warm zu sein, Erwärmung und Krampflösung im Unterleib, Besserung von Bauchschmerzen	frisch, entspannend, ausgleichend, beruhigend, still, friedlich, träge, unaufdringlich, angenehm, ausgeglichen, versöhnend, bejahend Erleben von Wohlbefinden, Verweilen in passivem Zustand, Appetit anregend Blaugrün wirkt erfrischend und entschwellend bei Heuschnupfen

Tabelle 2: Zusammenfassung aus den Selbsterfahrungsberichten Studierender zu positiven Effekten von Farbmeditationen mit Sekundärfarben nach Rose Maria Pütz[56]

Im Rahmen dieses Kapitels sind die psychophysiologischen Effekte der sehr intensiv wirksamen Grundfarben Gelb, Blau und der sich hieraus ableitenden Rottöne nur unzureichend zu beschreiben. Wegen ihrer starken Wirkung auf die Atmungs- und Herzkreislauftätigkeit sind sie im Verlauf der Therapie in Abstufungen von warm bis kalt in Abstimmung auf die individuelle Situation eines Patienten anzumischen. Ersatzweise sind sie im Wechsel einzusetzen. Meditationen mit kontrastierenden Farben wie zum Beispiel Blau und Gelb im Wechsel unterstützen das Ein- und Austauchen in das Erleben von Lösen und Versammeln.[57] Als dritte Farbe kann auf einem weiteren Blatt Grün oder Rot hinzu kommen. (Abb. 9).

Therapeutische Erfahrungen

Anwendungen der Farbmeditationen nach Rose Maria Pütz sind aus der stationären und der ambulanten Versorgung beschrieben bei Kindern, Jugendlichen und Erwachsenen mit onkologischen und psychosomatischen Krankheitsbildern sowie bei Patienten mit Depressionen oder Schlafstörungen.[58,59,60,61,62]

Insgesamt wurden in den beschriebenen Fällen folgende Ziele erreicht: Sensibilisierung der gefühlsverwandten Sinnestätigkeiten (Wärme-, Seh- Geschmacks- und Geruchssinn), Verbesserung der Wahrnehmung des Umfeldes und der Verbindung mit dem eigenen Handeln, Verhaltensänderungen, vermehrte Achtsamkeit, Gehaltensein und seelische Stabilisierung durch den wiederholenden Übungsablauf, Harmonisierung psychophysiologischer Prozesse wie z. B. Entspannung, Durchwärmung, Atmung, bewusstes Erleben von Lösen und Versammeln, positive Beeinflussung von Schlafstörungen, Verinnerlichung des Erlebten, inneres Berührtsein.

So lasierte z. B. eine Brustkrebsüberlebende die Farben Gelb und Blau auf unterschiedlichen Blättern im Wechsel. Dabei sollte sie die gegensätzlichen Farbqualitäten des Ausstrahlens und des Stauens erleben. Allmählich wich die distanzierte Haltung gegenüber dem Malen zugunsten einer Beziehung zum Farbgeschehen, eigenen Handeln und einfühlenden Bemühen, ein Gleichgewicht abzuspüren. Gleichgültiges und distanziertes Verhalten wandelte sich im Malprozess in Empfänglichkeit und Entspannung. Die Herausforderung der Malweise und die regelmäßige Aufgabenstellung am Beginn der Therapiestunde vermittelten Halt und führten zu einer Erwärmung für die nachfolgenden Bilder.[63] Mehrere Autorinnen beschreiben in Fallbeispielen zu Patient:innen mit Depressionen die entspannende und lösende Wirkung von Farbmeditationen durch unterschiedliche, zwischen Blaurot und Rotblau spielenden Violettnuancen. Im Verlauf der Therapien wechselte die Vorgabe zu Indigo und Pfirsichblüt oder Stufungen von Orange, Goldgelb und sanften Grüntönen. In allen Verläufen traten Entspannung, verbesserte Atmung, Stimmungsaufhellungen und Anzeichen von Vitalisierung und Kräftezugewinn auf. Farbmischungen zwischen Rot und Blau bzw. der Suche nach dem Gleichgewicht zwischen Blau und Gelb sprachen auch hier das Erleben der Mitte an.[64,65]

Alle Meditationen wurden entsprechend der Farbenlehre Goethes in Farben angelegt, die auf unterschiedlichen Stufen ein Gleichgewicht zwischen den Polaritäten von Licht und Finsternis schaffen. Dabei ist das Erleben zumeist nach innen gerichtet. Seltener verbalisieren die Patient:innen das Erlebte. Unabhängig davon traten jedoch bei ausgeprägter Fähigkeit zur Selbstexploration, insbesondere bei der Anwendung von Pflanzenfarbe in aus Blau und Rot angemischtem Violett, unverarbeitete Verlusterlebnisse und der Umgang mit Trauer als Lösungs- und Integrationsprozess auf. Mit einem warmen Ton der Komplementärfarbe Gelb sind diese Prozesse gut zu begleiten. Am Beispiel der Farbmeditationen ist erlebbar, dass Farben im Rahmen einer therapeutischen Begleitung geeignet sind, bei der Aktivierung innerlicher Resonanz auf äußere Sinnesreize *mitzuwirken*.

So führte auch eine über sechs Wochen lang begleitete Epoche zu Meditationen mit Pflanzenfarben im Wechsel zwischen Blau und Gelb plus einer Farbe nach freier Wahl bei einer Gruppe von Jugendlichen in der Abteilung JONA für Psychosomatische Medizin und Psychotherapie am Gemeinschaftskrankenhaus Herdecke bei allen Teilnehmenden zu einem innerlichen Berührtsein (Abb. 9).

6. Forschungsfragen und Ausblick

Die schon ab Mitte der 1980er Jahre in freilassender Weise von Rose Maria Pütz gesammelten Selbsterfahrungsberichte Studierender standen am Anfang einer forschenden Untersuchung der Farbmeditationen. Für neue Forschungsansätze sind standardisierte Interviewbögen zu entwickeln, deren Struktur explorative Fragestellungen aber auch Selbstaussagen zulassen. Die Fragen sollten ausgerichtet sein auf die Erkundung der Eigenwahrnehmung des seelischen Erlebens sowie der physiologisch-körperlichen Veränderungen wie etwa Wärme- und Kälteempfindung, Atmung, Herz-Kreislaufreaktionen, Synästhesien etc. Weitere Forschungsfragen betreffen die differenzierte Wirkung von Pflanzenfarben nach ihrer Gewinnung aus der Blüte, dem Frucht- oder Wurzelprozess bzw. aus Rinden oder Blattwerk.

Literatur und Anmerkungen

1 Atwood, M.: Die Füchsin. Gedichte 1965 – 1995. Piper Verlag München 2020. S. 248.

2 Berufsverband für Anthroposophische Kunsttherapie (Hrsg.): Galerie der Wegbereiter, Prof. Rose Maria Pütz-Nelsen 2020. https://www.anthroposophische-kunsttherapie.de/pioniere.html (Abruf März 2022).

3 Goethe, J. W.: Farbenlehre, Bd. 1. Sechste Abteilung: Sinnlich-sittliche Wirkung der Farbe. Verlag Freies Geistesleben Stuttgart 1979.

4 Pütz, R. M.: Kunsttherapie. Eine Alternative zur Regeneration des Menschen, Bd. 1: Die Maltherapie. Bertelsmann Verlag Bielefeld 1981.

5 Pütz, R. M.: Blätter zur Berufskunde, Bd. 2. Kunsttherapeut. Bertelsmann Verlag Bielefeld 1978.

6 Pütz, R. M.: Farbmeditation. Untersuchungen von potenziellen Verfahren meditativer Malabläufe mit Pflanzenfarben als Basisbearbeitung für maltherapeutische Maßnahmen. Bertelsmann Verlag Bielefeld 1991.

7 Pütz, R. M., Trautmann, R.: Zur Maltherapie bei Krebskranken. Evolution – Ottersberger Schriftenreihe für Kunst, Kunsttherapie und Kunstpädagogik. Beiträge aus Praxis, Forschung und Lehre 1993; 2. S. 7-15.

8 Pütz, R. M.: Aus der maltherapeutischen Forschung. Evolution – Ottersberger Schriftenreihe für Kunst, Kunsttherapie und Kunstpädagogik, Beiträge aus Praxis, Forschung und Lehre 1993; 2. S. 55 ff.

9 Pütz, S.: Zur Kunst-Therapie. Studienmaterial der Kunst-Studienstätte Ottersberg. Unveröffentlichtes Typoskript 1975.

10 Mäckler, A.: Anthroposophie und Malerei, Gespräche mit 17 Künstlern. DuMont Buchverlag Köln 1992. S. 165-198.

11 Rickert, R.: Lehrbuch der Kunsttherapie. Param-Verlag Ahlerstedt 2015.

12 Mäckler, A.: Anthroposophie und Malerei, Gespräche mit 17 Künstlern. DuMont Buchverlag Köln 1992. S. 165-198.

13 Ashton, D.: Einführung. In: Clearwater B., Rothko, M.: Die Gewalt der Stille. Arbeiten auf Papier. Ritter Klagenfurt 1999. S. 8 ff.

14 Rothko, M.: Schriften 1934-1969. Essays, Briefe Interviews. Verlag Kurt Liebig Schmieheim 2008. S. 154 ff.

15 Rothko, M.: Die Retrospektive. Hamburger Kunsthalle Archiv, 16. Mai 2008 bis 14. September 2008. https://www.hamburger-kunsthalle.de/ausstellungen/mark-rothko (Abruf April 2022).

16 Unter https://www.wikiart.org/de/gotthard-graubner sind 24 Bilder aus dem Hauptwerk Graubners zur kontemplativen Betrachtung einsehbar (Abruf November 2022).

17 Graubner, G.: Mit den Bildern atmen, Ausstellungskatalog. Verlag der Buchhandlung Walther König Köln 2018. S. 9.

18 Graubner, G.: Chroma. Werke aus der Sammlung Böckmann / Paintings fom the Böckelmann Collection. Staatliches Museum für Kunst und Design in Nürnberg. o.J., S. 44.

19 Stangl, W.: Meditation. Online Lexikon für Psychologie und Pädagogik. https://lexikon.stangl.eu/418/meditation (Abruf November 2022).

20 Vieten, C., Wahbeh, H., Cahn, B. R. et al.: Future directions in meditation research: Recommendations for expanding the field of contemplative science. PLoS ONE 2018; 13 (11). e0205740. https://doi.org/10.1371/journal.pone.0205740.

21 Büssing, A.: Wondering Awe as a Perceptive Aspect of Spirituality and Its Relation to Indicators of Wellbeing: Frequency of Perception and Underlying Triggers. Frontiers in Psychology 2021; 738770. doi: 10.3389/fpsyg.2021.738770.

22 Goethe, J. W.: Farbenlehre, Bd. 1. Verlag Freies Geistesleben Stuttgart 1979. S. 275.

23 Steiner, R.: Kunst und Anthroposophie (GA 77b). Rudolf Steiner Verlag Dornach 1996. Vortrag vom 23. August 1921.

24 Ebd.

25 Steiner, R.: Das Wesen der Farben (GA 291a). Rudolf Steiner Verlag Dornach 2010.

26 Steiner, R.: Über Gesundheit und Krankheit. Grundlagen einer geisteswissenschaftlichen Sinneslehre (GA 348). Rudolf Steiner Verlag Dornach 1997. Zweiter Vortrag vom 21. Februar 1923.

27 Steiner, R.: Kunst und Kunsterkenntnis, Grundlagen einer neuen Ästhetik (GA 271). Verlag Freies Geistesleben Stuttgart 1961. S. 122 f.

28 Goethe, J. W.: Farbenlehre, Bd. 1. Verlag Freies Geistesleben Stuttgart 1979. Sechste Abteilung: Sinnlich-sittliche Wirkung der Farbe.

29 Pütz, R. M.: Farbmeditation. Untersuchungen von potenziellen Verfahren meditativer Malabläufe mit Pflanzenfarben als Basisbearbeitung für maltherapeutische Maßnahmen. Bertelsmann Verlag Bielefeld 1991. S. 107.

30 Pütz, R. M.: Kunsttherapie. Eine Alternative zur Regeneration des Menschen, Bd. 1: Die Maltherapie. Bertelsmann Verlag Bielefeld 1981.

31 Pütz, R. M.: Farbmeditation. Untersuchungen von potenziellen Verfahren meditativer Malabläufe mit Pflanzenfarben als Basisbearbeitung für maltherapeutische Maßnahmen. Bertelsmann Verlag Bielefeld 1991.

32 Pütz, R. M.: Die anthroposophisch orientierte Kunsttherapie. Evolution – Ottersberger Schriftenreihe für Kunst, Kunsttherapie und Kunstpädagogik, Beiträge aus Praxis, Forschung und Lehre 1996; 10. S. 4-11.

33 Mäckler, A.: Anthroposophie und Malerei, Gespräche mit 17 Künstlern. DuMont Buchverlag Köln 1992. S. 165-198.

34 Steiner, R.: Wege zu einem neuen Baustil (GA 286). Rudolf Steiner Verlag Dornach 1981. Vortrag vom 26. Juli 1914.

35 Steiner, R.: Das Wesen der Farben (GA 291). Rudolf Steiner Verlag Dornach 1991. S. 161.

36 Steiner, R., Wegman, I.: Grundlegendes für eine Erweiterung der Heilkunst nach geisteswissenschaftlichen Erkenntnissen (GA 27). Rudolf Steiner Verlag Dornach 1984. S. 20 ff.

37 Steiner, R.: Menschenwerden, Weltenseele und Weltengeist – Zweiter Teil (GA 206). Rudolf Steiner Verlag Dornach 2019. S. 25.

38 Kandinsky, W.: Über das Geistige in der Kunst. Benteli Verlag Bern 1952. S. 63 f.

39 Glöckler, M., Schürholz, J., Treichler, M.: Anthroposophische Medizin. In: Zentrum zur Dokumentation für Naturheilverfahren e.V. (Hrsg.): Dokumentation der besonderen Therapierichtungen und natürlichen Heilweisen in Europa, Bd. 1,1: In der Kostenerstattung anerkannte Medizinsysteme. VGM Verlag Ratingen 1991. S. 283.

40 Treichler, M., Born, R.: Kunsttherapie in der Onkologie an der Filderklinik. In: Henn, W., Gruber, H. (Hrsg.): Kunsttherapie in der Onkologie. Grundlagen, Forschungsprojekte, Praxisberichte. Claus Richter Verlag Köln o.J. S. 220.

41 Ebd.

42 Pütz, R. M.: Farbmeditation. Untersuchungen von potenziellen Verfahren meditativer Malabläufe mit Pflanzenfarben als Basisbearbeitung für maltherapeutische Maßnahmen. Bertelsmann Verlag Bielefeld 1991.

43 Rickert, R.: Lehrbuch der Kunsttherapie. Param-Verlag Ahlerstedt 2015.

44 Aufwendiger und gleichermaßen erfüllend ist die Herstellung eigener Pigmente aus einer Vielzahl von heimischen und exotischen Pflanzen. Vgl. hierzu Arendt, H.: Werkstatt Pflanzenfarben. Natürliche Malfarben selbst herstellen und anwenden. AT Verlag Aarau 2009.

45 Diese Vorgehensweise kommt den Ausführungen Max Imdahls (1925-1988) von 1987 zur Wirkung von Graupners Werken nahe. Demnach „kann der Beschauer die Gewissheit seines eigenen Standortes verlieren, er ist (...) aus allen Regeln rationaler Orientierung ausgeschlossen (...). Dass die Farbe unter Verzicht auf die Gegenständlichkeit die Erfahrung einer gänzlich unvordenklichen, unausmessbaren und empfindungserfüllten Räumlichkeit eröffnet, zählt zu den wesentlichsten Errungenschaften der neueren und neuesten Malerei." In den Werken ginge es „um die Farbe als eine unmittelbare Anschauungswirklichkeit, die aus dem vorschematisierten und pragmatisch verordneten Verhaltensmechanismen befreit." Siehe Imdahl, M.: Farbe als Beseelung. In: Gotthard Graubner – Malerei aus den Jahren 1984 bis 1986. Kunstsammlung Nordrhein-Westfalen Düsseldorf 1987. Helms, D.: Im Farblichtraum. Ausstellungskatalog. arp museum, Bahnhof Rolandseck 2018. Siehe auch: Graupner, G.: Mit den Bildern atmen. Verlag der Buchhandlung Walther König Köln. S. 13 und 15.

46 Pütz, R. M.: Farbmeditation. Untersuchungen von potenziellen Verfahren meditativer Malabläufe mit Pflanzenfarben als Basisbearbeitung für maltherapeutische Maßnahmen. Bertelsmann Verlag Bielefeld 1991.
47 Pütz, R. M., Trautmann, R.: Zur Maltherapie bei Krebskranken. Evolution – Ottersberger Schriftenreihe für Kunst, Kunsttherapie und Kunstpädagogik. Beiträge aus Praxis, Forschung und Lehre 1993; 2. S. 7-15.
48 Mäckler, A.: Anthroposophie und Malerei, Gespräche mit 17 Künstlern. DuMont Buchverlag Köln 1992. S. 165-198.
49 Rickert, R.: Lehrbuch der Kunsttherapie. Param-Verlag Ahlerstedt 2015.
50 Pütz, R. M., Trautmann, R.: Zur Maltherapie bei Krebskranken. Evolution – Ottersberger Schriftenreihe für Kunst, Kunsttherapie und Kunstpädagogik. Beiträge aus Praxis, Forschung und Lehre 1993; 2. S. 7-15.
51 Kandinsky, W.: Über das Geistige in der Kunst. Benteli Verlag Bern 1952. S. 182 ff.
52 Rickert, R.: Lehrbuch der Kunsttherapie. Param-Verlag Ahlerstedt 2015. S. 71.
53 Mäckler, A.: Anthroposophie und Malerei, Gespräche mit 17 Künstlern. DuMont Buchverlag Köln 1992. S. 165-198.
54 Treichler, M., Born, R.: Kunsttherapie in der Onkologie an der Filderklinik. In: Henn, W., Gruber, H. (Hrsg.): Kunsttherapie in der Onkologie. Grundlagen, Forschungsprojekte, Praxisberichte. Claus Richter Verlag Köln o.J. S. 220.
55 Mäckler, A.: Anthroposophie und Malerei, Gespräche mit 17 Künstlern. DuMont Buchverlag Köln 1992. S. 185.
56 Pütz, R. M.: Farbmeditation, Untersuchungen von potenziellen Verfahren meditativer Malabläufe mit Pflanzenfarben als Basisbearbeitung für maltherapeutische Maßnahmen. Bertelsmann Verlag Bielefeld 1991.
57 Ebd. S. 81.
58 Ergänzend liegen schriftliche Mitteilungen von Ulli Kleinrath zur Anwendung in der Kinder- und Jugendpsychiatrie am GKH Herdecke vor.
59 Pütz, R. M.: Kunsttherapie. Eine Alternative zur Regeneration des Menschen, Bd. 1: Die Maltherapie. Bertelsmann Verlag Bielefeld 1981.
60 Mäckler, A.: Anthroposophie und Malerei, Gespräche mit 17 Künstlern. DuMont Buchverlag Köln 1992. S. 165-198.
61 Pütz, R. M., Trautmann, R.: Zur Maltherapie bei Krebskranken. Evolution – Ottersberger Schriftenreihe für Kunst, Kunsttherapie und Kunstpädagogik. Beiträge aus Praxis, Forschung und Lehre 1993; 2. S. 7-15.
62 Rickert, R.: Lehrbuch der Kunsttherapie. Param-Verlag Ahlerstedt 2015.
63 Pütz, R. M., Trautmann, R.: Zur Maltherapie bei Krebskranken. Evolution – Ottersberger Schriftenreihe für Kunst, Kunsttherapie und Kunstpädagogik. Beiträge aus Praxis, Forschung und Lehre 1993; 2. S. 8.
64 Mäckler, A.: Anthroposophie und Malerei, Gespräche mit 17 Künstlern. DuMont Buchverlag Köln 1992. S. 165-198.
65 Pütz, R. M.: Kunsttherapie. Eine Alternative zur Regeneration des Menschen, Bd. 1: Die Maltherapie. Bertelsmann Verlag Bielefeld 1981.

KAPITEL V.4

Maltherapie auf Grundlage der Schulungsskizzen von Rudolf Steiner – Urbilder für therapeutische Prozesse

ANITA KAPFHAMMER

„So handelt es sich darum: das Geheimnis zu entdecken, malerisch, aus den Farben heraus, der Natur nachzuschaffen. Denn ein großer Teil des Wesenhaften, das wir überschauen, ist eben durchaus aus der schöpferischen Farbenwelt geboren. Wie die Vegetation aus dem Meere heraussprosst, so wächst das Lebendige aus der Farbenwelt heraus.“ Rudolf Steiner[1]

1.1 Schulungsskizzen für das künstlerische Schaffen

Im Mai 1922 fragte die Künstlerin Henny Geck (1884–1951), die am Goetheanum Malkurse gab und neun Jahre Schnitzarbeiten am ersten Bau ausführte, Rudolf Steiner nach einem objektiven Lehrgang für Maler:innen. *„Da habe Rudolf Steiner einen Fetzen herumliegenden Papiers genommen; mit Rotstift zwei Ballungen und daraus hervorgehend fünf Strahlungen gemacht, von unten etwas Purpurfarbe aufsteigen lassen und zwischen die roten Strahlungen Gelb gesetzt und sagte dann: ‚Fangen Sie doch mit so etwas an.‘“* Auf diese Weise entstand die erste Skizze, eine „Sonnenaufgangsstimmung“.[2]

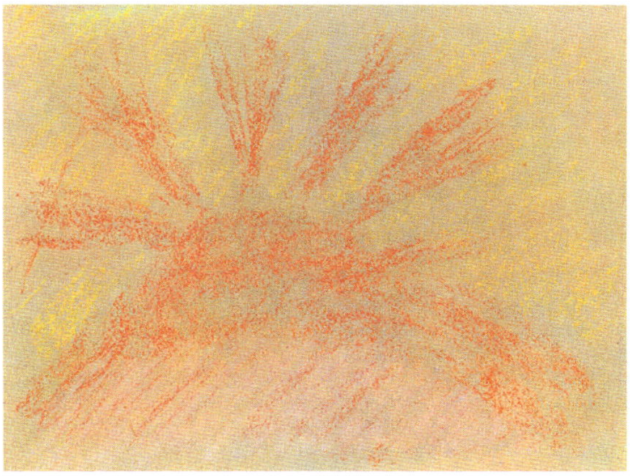

Abb. 1: Sonnenaufgang I von Rudolf Steiner

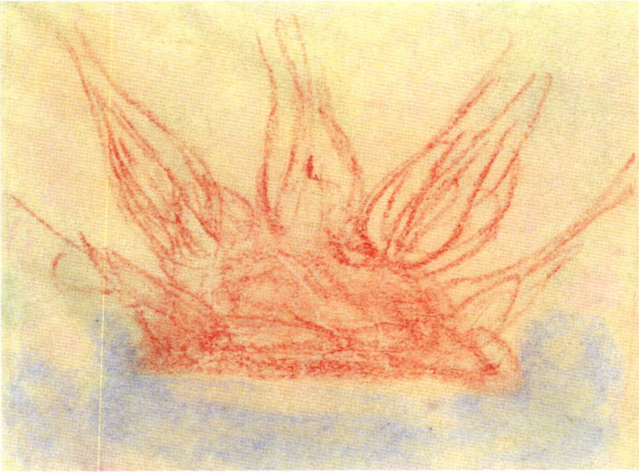

Abb. 2: Sonnenuntergang I von Rudolf Steiner

Beim nächsten Atelierbesuch am 14. Juli 1922 zeigte sich Rudolf Steiner mit dem in Aquarellfarben Umgesetzten zufrieden und gab eine zweite Skizze, einen „Sonnenuntergang“. *„Der Aufbau war dem der ersten Skizze ähnlich, aber als neue Stufe wurde die erste passive Farbe, das Blau, dazugefügt.“*[3,4]

Als drittes Motiv folgte sechs Tage später der „Scheinende Mond“, drei rötliche Monde in einem grünlichen Gelb, getragen von einer blauen Umgebung.

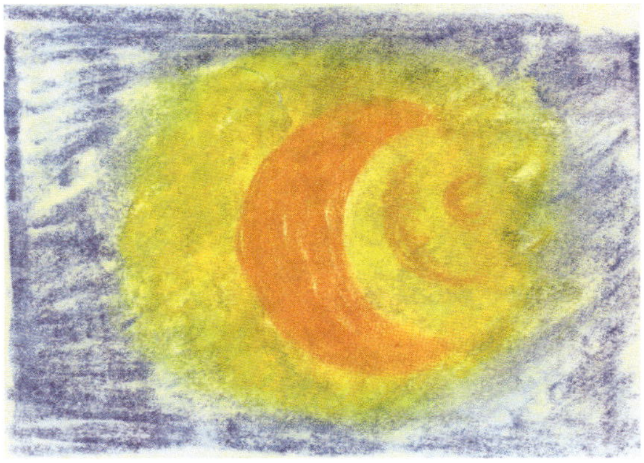

Abb. 3: Scheinender Mond von Rudolf Steiner

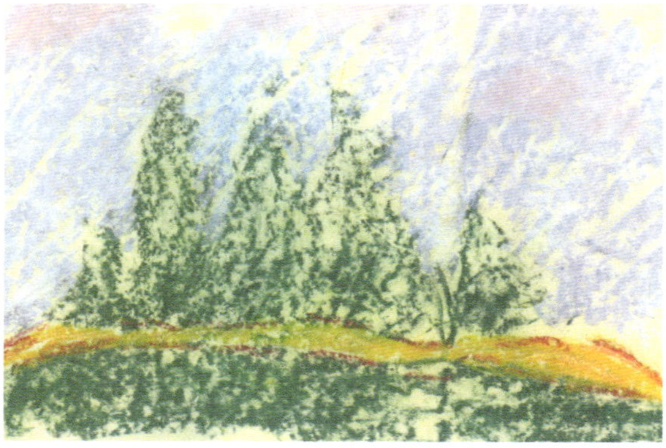

Abb. 4: Sommerbäume von Rudolf Steiner

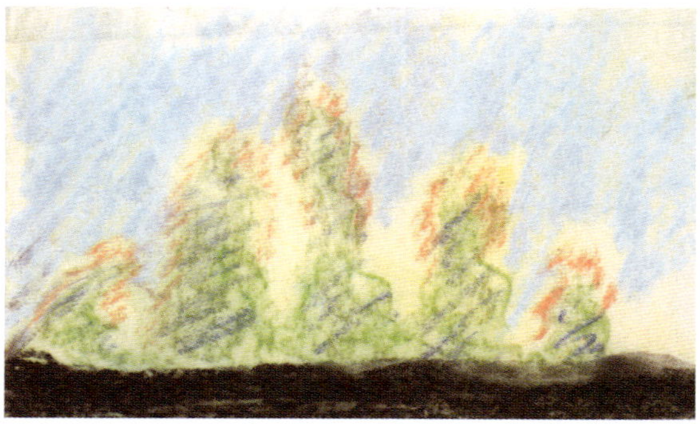

Abb. 5: Blühende und fruchtende Bäume von Rudolf Steiner

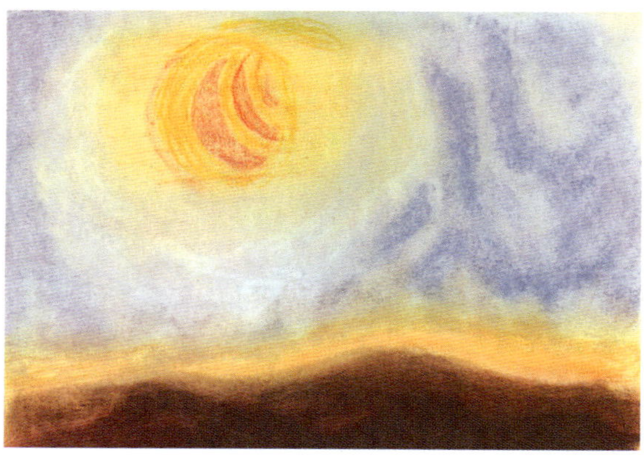

Abb. 6: Mondaufgang von Rudolf Steiner

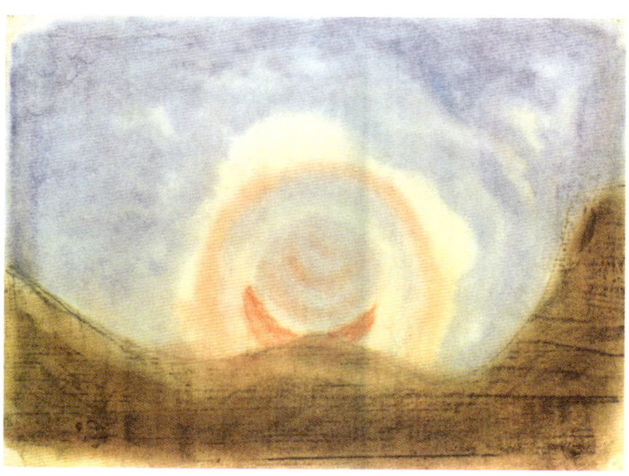

Abb. 7: Monduntergang von Rudolf Steiner

Die vierte Skizze, „Sommerbäume", gegeben am 28. Juli 1922, zeigt die Farben des Mondmotivs in verwandelter Form, so im gelbroten „Weg" und im frischen Grün.

Die fünfte Skizze greift das Baummotiv nochmals auf, jetzt jedoch ausgehend vom Schwarz, zudem ist das Grün zum Olivgrün gebrochen. Dieses gestaltet sich seiner Form nach eigenständiger, ist von Warmrot umhüllt und aus dem oberen Bildraum zieht mit der warmblauen Farbe Wärme ein: „Blühende und fruchtende Bäume".

Am 25. September schloss sich eine „Mondaufgangstimmung" und am 2. Oktober 1922 eine „Monduntergangstimmung" an, beide aus dem Farbenverhältnis von Braun und Rot heraus gemalt. Am 25. Oktober rundete ein zweites Skizzenpaar, „Sonnenaufgang" und „Sonnenuntergang", gemalt aus den Beziehungen Rot-Grün und Rot-Blau, die neun Naturstimmungen ab.

Für die Malschule von Henny Geck gab Rudolf Steiner weitere Schulungsskizzen, bis zum 14. Dezember 1923 insgesamt 22, wobei er für die 23., den „Mondenreiter", die Farbgrundlage nannte. Vom 19. Januar bis August 1924 entstanden fünf von Rudolf Steiner selbst ausgeführte große Aquarelle. Die Motiv-Folgen und Daten sind von Fritz Billing (1901-1970) anhand der Notizen von Henny Geck in der Festschrift zu Rudolf Steiners 100. Geburtstag beschrieben[5] und von Peter Stebbing in dem Buch „Gespräche mit Rudolf Steiner über Malerei" aufgelistet.[6]

1921 entstand in Dornach die sogenannte Fortbildungsstätte für junge Menschen, später als Friedwartschule bekannt. Hier gab Rudolf Steiner Anregungen für den Malunterricht, indem er selber vormalte. Er begann im Mai 1921 mit einem „Sonnenmotiv und Profil-Kopf"[7] auf demselben Blatt, gefolgt von Sonnenaufgang und Sonnenuntergang, diesmal beide Motive nebeneinander gemalt, und ließ die Schüler:innen anhand der Farbdynamik herausfinden, wie die Sonne aufsteigt oder untergeht. Als nächste Aufgabe malte R. Steiner auf zwei nebeneinander gehefteten Bögen „Bäume in sonniger Luft" und „Bäume im Sturm" vor. Es folgte einige Monate später „Besonnter Baum am Wasserfall". Am 18. November malte er den Schülern die sogenannte „Kopfstudie" vor. Im Februar 1924 gestaltete Rudolf Steiner eine „Farbensymphonie" aus dem Farbklang Blau-Gelb-Pfirsichblüt und gab damit ein „Madonnenmotiv", später „Friedwart-Madonna" genannt.

„Die Friedwart-Skizzen in der oben angeführten Reihenfolge können als ein sehr bemerkenswerter Schulungsweg für Jugendliche ebenso wie für Erwachsen erkannt werden."[8]

Vom 6. bis 8. Mai 1921 hielt Rudolf Steiner in Dornach drei grundlegende Vorträge über das Wesen der Farben. Er erweiterte Goethes Farbenlehre, indem er zwischen Glanz- und Bildfarben unterschied und jede Farbe in Beziehung zum Menschen und zum Kosmos brachte. Diese Farbenlehre lässt sich als eine farbige Menschenkunde betrachten [→ Kap. 3.XX].[9]

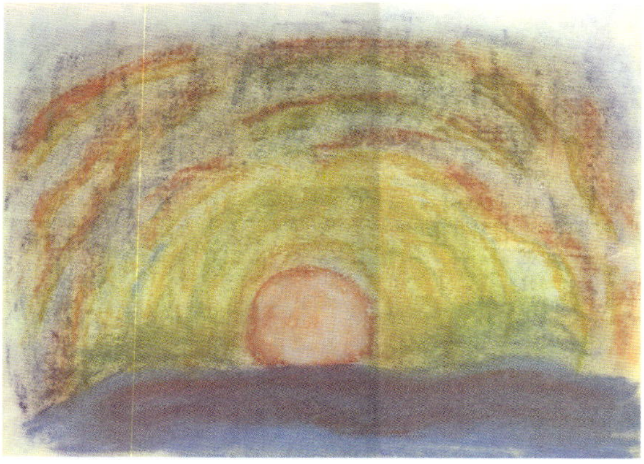
Abb. 8: Sonnenaufgang II von Rudolf Steiner

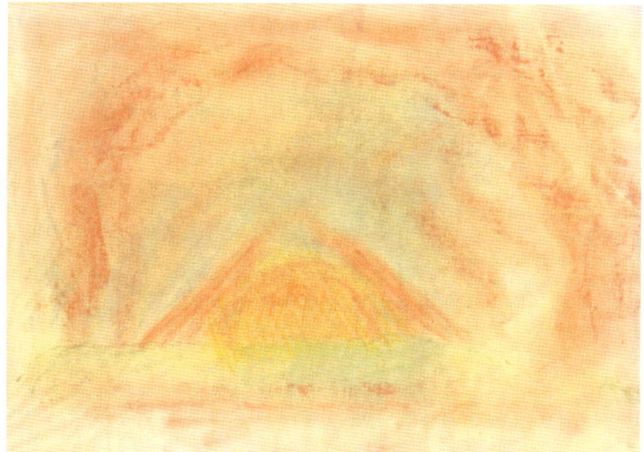
Abb. 9: Sonnenuntergang II von Rudolf Steiner

1.2 Die Naturstimmungen – eine Grundlage für die Maltherapie

Die Schulungsskizzen dienen zum Erkennen von Farbgesetzmäßigkeiten. Es sind unfertige Vorbilder, an denen sich das eigene Farb- und Formempfinden entwickeln kann. Die Inhalte sind nicht Abbilder der Natur, sondern schulen das innere Empfindungserleben, das gefühlsmäßig einem Naturvorgang ähnlich ist. Dieses Gefühlserleben wird angeregt, wenn man ein werdendes, wachsendes oder welkendes Geschehen in seinem ätherischen bewegten Streben innerlich begleitet. In diesem Sinne sind die Skizzen keine Naturstudien, sondern Übungselemente, eine innere Beweglichkeit anzuregen. Die Malerei entsteht durch ein verstärktes Hereinziehen der Kräfte des Astralleibes in den Ätherleib des Malenden. Somit greift das Üben an den Naturstimmungen in den Wesensgliederzusammenhang des Menschen ein. Die Erlebnisse der Seele entstehen nicht durch das Malen manifestierter Tatsachen, sondern durch das Malen und Wahrnehmen von Farb-Relationen und Farben-Beziehungen zwischen den Tatsachen, die man sich selber an dem malerischen Bildgeschehen verschafft.

Beobachtet man z. B. beim Malen einer gelben Farbe auf weißer Fläche, wie sich das Gelb ausbreitet und gleichzeitig eine innere Empfindung wachruft, nähert man sich in diesem Wechselspiel von äußerer Farbenwahrnehmung und gleichzeitiger Beobachtung der inneren Empfindung des Gelben, dem sinnlich-sittlichen Erleben der Farbe. Im fortschreitenden Malprozess, mit hinzukommenden Farben, bildet das Erfassen des sinnlich-sittlichen Farbenerlebens die Voraussetzung für das Suchen eines die Seele befriedigenden Farbengleichgewichtes. Die Pflege der sich an die Wahrnehmung der Farben anschließenden qualitativen Empfindungen kann sich zu einer ordnenden Kraft in der Seele ausbilden und im Gleichgewichtssuchen zu einer Stärkung des Ichs gegenüber den Kräften des Astralleibes führen. Dieser wiederum findet dann ein neues Verhältnis zum Ätherleib.

Hier sei auf Rudolf Steiners Satz in der „Theosophie" hingewiesen: *„Das Ich lebt in der Seele."*[10] Durch die Seele erfährt das Ich vom Leib und durch dessen Sinnesorganisation von der Außenwelt. Als geistiges Zentrum ist das Ich in der Seele aber auch das Tor, durch das der Geist in die Seele Einlass findet.

Was für alle Künste gelten mag, das gilt ganz besonders für das Malen mit Farben: Es regt die Verständigung des Ichs mit sich selbst und dem Kosmos an.

Gerard Wagner (1906-1999)[11] kam als junger, in England an der Kunsthochschule ausgebildeter Maler 1926 nach Dornach und lernte durch die Malschule von Henny Geck Rudolf Steiners Skizzenwerk kennen. Diese Skizzen bildeten den Ausgangspunkt für sein lebenslanges Kunstschaffen, Forschen und Ausbilden. Er entdeckte in diesem malerischen

Werk *„lebende Organismen; sie bilden nicht ab – sie leben."*[12] *„Es war ein Üben, um das eigene Farbempfinden zu schulen. Denn eines hatten die Skizzen Rudolf Steiners verhältnismäßig bald gelehrt: dass jenes Lebenselement, in das seine Farben stets eingetaucht sind und das durch diese geformt und sichtbar gemacht wird, nur ergriffen werden kann von einem Empfinden, das das ‚nur subjektive' Farbgefühl abgestreift hat. Man suchte Einlass in das Lebendige, in die Bildekräftewelt. Nur von einem übergeordneten Prinzip aus konnte und durfte dies geschehen. [...] Wer diesen Weg zu gehen versucht, kann zu der Gewissheit kommen, dass die Anweisungen Rudolf Steiners den, der sie genügend durchlebt, dazu führen können, die schöpferischen Bildekräfte der Farbe zu ergreifen und in dem Lebenselement zu gestalten, ohne es zu verletzen"*.[13]

Heilgart Umfrid (1928 – 2012) entschloss sich 1974, nach ihrer Lehrtätigkeit an der Akademie für Bildende Künste in Stuttgart im Fachbereich Buchbinderei und dem Studium in der Abteilung Buchgraphik, zu einer Ausbildung in Künstlerischer Therapie an der Margarethe Hauschka-Schule in Boll. Sie lernte während einer dortigen Gastepoche von Gerard Wagner und Elisabeth Wagner-Koch (1923–2022) den Malimpuls Rudolf Steiners kennen und beschloss, die Ausbildung an der Malschule in Dornach fortzusetzen. Zusammen mit dem Arzt Hans Bernard Andrae (1928-2005) und Gerard Wagner erarbeitete sie einen neuen maltherapeutischen Ansatz auf Grundlage von Rudolf Steiners Farbenlehre und Skizzenwerk unter dem Leitmotiv: *„Man muss von der Farbenlehre aus Gesundheit und Krankheit begreifen können"*.[14]

Auch erkannte Frau Umfrid die heilsame Wirkung der im Tiegel angeriebenen Pflanzenfarben und führte das Malen mit diesen Substanzen in die Maltherapie im Paracelsus Krankenhaus in Unterlengenhardt (Deutschland) ein [→ Kapitel III].[15]

1.3 Eigenes Üben der Therapeut:innen

Grundlage für die maltherapeutische Arbeit mit Patient:innen sind die eigene stetige Schulung der Farbenwahrnehmung und -empfindung im malerischen Üben sowie eine Vertiefung der geisteswissenschaftlichen Grundlagen.

Der Empfindung geht die Sinneswahrnehmung voraus; diese gilt es ins Bewusstsein zu heben. Dies ist Ich-Tätigkeit. Verbleibt die Sinneswahrnehmung unterhalb der bewussten Empfindungsschwelle, wirkt sie „unterschwellig" stark auf die Seele. Diesen Wahrnehmungsraum zu dehnen, im Erleben die Empfindung aufsteigen zu lassen und bewusst wahrzunehmen, jenseits von Sympathie und Antipathie, kann das Üben mit den Farbgängen der Motivskizzen von Rudolf Steiner schulen.

So ist das objektive Farbenerleben ein bewusster Umgang mit Empfindungen, die sich in der Seele des die Farbenwelt wahrnehmenden Menschen entzünden.

„Man muss dieses Farbenerlebnis haben können, sonst wird man nichts aus dem machen können, was die Welt der Farben überhaupt ist. Wenn man das kennenlernen will, was seine schönste, seine bedeutsamste Anwendung in der Phantasie erlebt, dann muss man auch in der Lage sein, im Bereich der Phantasie zu experimentieren."[16]

Mit diesem malerischen Experimentieren stellt sich der Mensch auch unmittelbar vor jene inneren Situationen, von denen Rudolf Steiner in dem grundlegenden Buch *„Wie erlangt man Erkenntnisse höherer Welten"* sprach; man lernt Sympathie und Antipathie umzubilden in ein objektives Erkenntnisorgan.

Diese Wahrnehmungs- und Empfindungsschulung wirkt sich auf allen Ebenen des Lebens aus; das Empfinden wird erkennend und das Erkennen empfindend.

So bildet die malkünstlerische Ausbildung eine fundierte Kenntnis der Farbenwelt, mehr noch wird das Leben in der Welt der Farben ein therapeutischer Schulungsweg für die Therapeut:innen selbst. Um Patient:innen in ihrem Krankheitsgeschehen maltherapeutisch begleiten zu können, sollten sich die eigenen künstlerischen Fähigkeiten im Sinne des Helfenwollens verwandeln. Für die Therapeut:innen selbst besteht der schöpferische Prozess darin, die Mittel und Wege zu finden, mit deren Hilfe Patient:innen in eine schöpferische Bewegung kommen können, die sie zur Bewältigung ihres Krankseins so dringend brauchen.

1.4 Der Weg ist das Ziel

Das Malen mit Patienten ist ein schrittweise sich entwickelnder Prozess. Das äußere, sichtbare Ergebnis stellt sich wohl als „Bild" dar, ist aber Ausdruck der zur Ruhe gekommenen seelischen Bewegung während des Malvorganges. Dieses Ziel ergibt sich aus der Farbe selbst.

Das Erscheinungsfeld der Farbe ist die Fläche, die zweidimensionale Ebene. Setzt man ohne Vorstellungsinhalt eine Farbe, scheint die Fläche vorzustreben oder zurückzuweichen, die Farbe farb-räumlich sich zu bewegen – es taucht die dritte Dimension auf. Diese lässt sich als aktiv – passiv, hinten – vorne, leicht – schwer, oben – unten, empfinden. Es bilden sich also qualitative Räume. Diese Farbräume kann man nur fühlend erfassen. Das Fühlen ist die Erkenntniskraft für die Farbe. Die Farbe fordert auf, seelisch aktiv zu werden. Es wird erfahrbar, dass Seelenräume ihr adäquates Bild in der Farbe finden. Seelenräume bilden sich durch Seelenkräfte. Im Menscheninnern erweisen sich diese seelischen Grundkräfte als Sympathie – Antipathie. Diese werden langsam bewusst als reine Kräfte, die im Innern rege Antwort geben auf den äußeren Sinneseindruck in all den farbigen Stufen der Farbbegegnung und -mischung, -steigerung, -durchdringung und -atmung.

Es besteht ein innerer Zusammenhang zwischen dem Atemrhythmus und dem Wahrnehmungsvorgang im Bereich der Gefühlssinne. Rudolf Steiner wies darauf hin, dass *„das Einatmen der Luft, das Verteilen der Luft im menschlichen Organismus, das Wiederausatmen, in einer außerordentlichen Art durch den ganzen Organismus wirkt. Wenn wir einatmen, geht zum Beispiel die eingeatmete Luft bis in die feinsten Verzweigungen der Sinne."*[17] So durchdringt und beseelt der Atemrhythmus die Sinneseindrücke, die sich dem ganzen Menschen mitteilen. Die sinnlich wahrnehmbaren Farben erweisen sich als Tore zwischen Innen und Außen.

Der malende Mensch erfährt sich als ein „in-der-Mitte-sich-Haltender" im Handhaben der Farben, im Verhältnis ihrer wesensgemäßen Beziehungen zueinander. Lebt man in diesem Bewegungsstrom des Farbraumbildens seelisch mitschwingend, so dass man sich nicht verliert oder vorstellend verhärtet, so kann man die rege Bewegung des Vor und Zurück im Gleichgewicht der Kräfte zur Ruhe bringen – das Bild atmet. Dies wirkt sich bis in die Leiblichkeit des Menschen aus.

Patient:innen und Therapeut:innen schreiten dann auf einem Weg, den das Licht des Farbenwesens selbst erhellt. Das bloße Geschmacksurteil weicht durch das höhere Prinzip des Farben-Gleichgewichts-Suchens immer mehr einem objektiven Empfindungsurteil. Im Fühlen des allseitig „Sich-Haltens" wird das „Bild" eine seelische Tatsache, das sich am Sinnlichen bildet. Der angedeutete Weg ist ein durchaus schöpferischer, künstlerischer Prozess. Dessen Kenntnis vermag dem Therapeuten zur bewussten Handhabung in seiner Arbeit mit Patienten zu verhelfen.

Kommt der/die Patient:in das erste Mal zu mir in die Therapiestunde, ermögliche ich vorab ein Einführungsgespräch, so dass wir beide eine Wahrnehmung vom Anderen haben und ich die von mir angewandte Malmethode darstellen kann. Diese Vorgehensweise habe ich aus dem jahrelangen Umgang mit den verschiedensten Patienten gewonnen. Fast immer steht die Angst, etwas falsch zu machen, nicht malen zu können oder dass man in die Bilder etwas hineininterpretieren würde, als Hindernis für die freie unbefangene Hinwendung zu den Farben im Wege.

In der Finsternis finde ich Gottes = Sein
Im Rosenrot fühl ich des Lebens Quell
Im Ätherblau ruht des Geistes Sehnsucht
Im Lebensgrün atmet alles Lebens Atem
In Goldesgelb leuchtet des Denkens Klarheit
In Feuers Rot wurzelt des Willens Stärke
Im Sonnenweiß offenbart sich meines Wesens Kern.

Mit diesem Farbenspruch[18] von Rudolf Steiner beginne ich mit jedem Patienten jede Therapiestunde. Der Spruch hilft, eine Brücke zu bauen, um von den alltäglichen Gegebenheiten, Sorgen, Ängsten, Schmerzen, Kümmernissen, Konflikten usw. etwas Abstand zu gewinnen und in die Farbenwelt einzutreten.

Erst dann spreche ich von der Malübung oder wir betrachten gemeinsam das in der Stunde zuvor begonnene Bild. Mir ist es ein Anliegen, hier „Hilfestellung zur Selbsthilfe" zu geben. Denn allzu leicht könnte man diese oder jene Korrektur geben, doch dann würde ich die „Selbsthilfekräfte" des Patienten brach liegen lassen. Es ist eine Gratwanderung, die richtigen Worte zu finden, so dass der Patient sich seinen eigenen Empfindungsraum aufschließen kann. Ich bemühe mich, aus dem Vertrauen in die Erweckung der menschlichen Seelenkräfte mit Hilfe der sich bewusstwerdenden Empfindungsschulung zu arbeiten. In diesem Sinne suchen Patient:in und ich gemeinsam, mit einem farbigen Stück Probepapier in der Hand, nach der nächsten notwendigen Farbe, und wir versuchen, die subjektive Lieblingsfarbe zu überwinden.

Beim Reiben der nun als notwendig befundenen Farbe kann sich der Patient mit dem Farbenwesen tiefer verbinden.

Sofern es von der physischen Gegebenheit, dem Alter oder dem Kräftezustand des Patienten aus möglich ist, findet die Maltherapie stehend oder gegebenenfalls sitzend an der Staffelei statt – also in der Aufr-Ich-te.

Als ich vor vielen Jahren mit dem therapeutischen Malen begann, arbeiteten die Patienten immer alleine, bis mich eine ältere Dame bat, doch auch an einem eigenen Bild zu malen, sie fühle sich ansonsten zu sehr beobachtet. Ich griff diese Bitte auf und empfinde dies seither als Hilfestellung, Patient:innen besser in die Farbwahrnehmung hineinzuführen. Anfänglich hatte ich Bedenken, dass mein Mittun ein Vormalen würde und so die Eigenaktivität bremst. Aber die Möglichkeit, dieselbe Farbe in zwei verschiedenen Bildgestaltungen in teils unterschiedlichen Farbgesten, Qualitäten, Formen, Menge usw. zu erleben, gibt ein breites Empfindungsspektrum und ermöglicht ein tastendes Suchen nach dem Farbgleichgewicht durch inneres Abwägen. Manchmal setze ich bewusst ein deutliches Ungleichgewicht bei mir ins Bild und wir versuchen, dann gemeinsam einen Ausgleich zu schaffen. Ich habe bemerkt, dass dies den Patienten Mut macht Neues auszuprobieren, ohne „Kopfwissen" und noch „dumpf-empfindend". In dem Moment, wo eine Tat geschieht, also ein Pinselstrich erfolgt, erwacht etwas im Seelenraum und beginnt sich zu regen. Auf diese innere Regsamkeit gilt es zu achten und sie ins Bewusstsein zu heben. Es lässt sich beobachten, wie die Patient:innen immer eigenständiger und sicherer werden. Und gelingt es, das „Schönmalen-Wollen" in ein „Neue-Schritte-Wagen" zu wandeln und sich auf die Verunsicherung einzulassen, erwacht ein Interesse am Farbgeschehen. Das Suchen nach dem nächsten Schritt, ganz aus dem Farben-Gleichgewichtsgefühl heraus, ist der eigentliche Farbenlehrer. So kann sich die Seele dienend dem Ich zur Verfügung stellen und frei zwischen der Farbwahrnehmung und der Formfindung hin und her schwingen. Dies drückt sich oftmals in hörbar vertiefter Atmung aus.

Am Ende der Therapiestunde treten wir von der Staffelei ganz zurück und betrachten das Gewordene. Ich spreche nochmals den Farbenweg durch und versuche, markante Äußerungen und Erlebnisse ins Bewusstsein zu rufen. Je nachdem, wie der/die Patient:in Fragen stellt oder die malerischen Erfahrungen mit seinen Erlebnissen in der „Welt draußen" in Beziehung setzt, gestaltet sich das Nachgespräch. Manchmal wollen die Patienten wissen, was ich in den Bildern sehe, aber eigentlich ist dies eine Frage nach sich selbst. Ich frage dann nach, ob sie sich noch an die Empfindung erinnern, wie es sich anfühlte, als dies oder jenes Farbproblem aufgetreten war und wie dann durch die Farben selber der Prozess wieder ins Gleichgewicht kam. Denn jede Krankheit, jede soziale und seelische Problematik, ist ein „Aus-dem-Gleichgewicht-Kommen".

Viel sprechen die Patient:innen von erschütternden Erlebnissen in der Vergangenheit. So thematisieren sie oft den Verlust von nahestehenden Menschen und verleihen der unverarbeiteten Trauer Ausdruck. Ich versuche, diesen Gefühlen Raum zu geben und suche nach Farbgängen, die hier unterstützen. Nach meiner Erfahrung sind die Farbenwege der Sonnen- und Monden-Motive aus dem Skizzenwerk Rudolf Steiners eine große Hilfe zur Schicksalsbewältigung.

In den Karma-Vorträgen (über diese Inhalte spreche ich nicht mit Patienten, aber ich trage sie in meiner Seele) sprach Rudolf Steiner von dem Monden-Tor, durch das der Mensch zur Geburt schreite. Der Mond ist das Tor, durch das die Vergangenheit in unser Menschenleben einzieht und er gibt uns die eigentliche Individualität, was uns zu diesem bestimmten Menschen macht und zu den Schicksalsbegegnungen den Weg weist.

Wie der Mensch sich dann in diese Schicksalsereignisse und Begegnungen hineinstellt, sie ergreift und bewältigt, das liegt in der absoluten Freiheit. Diese Tat-Sache des in Freiheit entschiedenen, gelebten Geschehens trägt der Mensch, durch das Sonnentor hinausschreitend, hinüber auf die andere Seite des Lebens. Es ist das Tor, das in die Zukunft gerichtet ist, in Richtung von Freiheit und Entschlussfähigkeit.

So gilt bei Verlustereignissen, gemeinsam erlebtes Schicksalhaftes anzuschauen, Begebenheiten neu zu beleuchten, innerlich zu verwandeln, um dann den Menschen, der nun auf der anderen Seite des Lebens wandelt, in Ge-DANK-en begleiten zu wollen. Und in dem Reich der Farben weben die Seelen von hier nach drüben und von der anderen Seite nach der diesseitigen Seinssphäre. Die Patient:innen äußern immer wieder, wie getröstet sie aus der Malstunde nach Hause kehren.

Das Tor der Sonne

Sonne, du Strahlentragende,
Deines Lichtes Stoffgewalt
Zaubert Leben aus der Erde
Unermesslich reichen Tiefen.

Herz, du seelentragendes
Deines Lichtes Geistgewalt
Zaubert Leben aus der Menschen
Unermesslich tiefem Innern.

Schau ich in die Sonne,
Spricht ihr Licht mir strahlend
Von dem Geiste, der gnadevoll
Durch Weltenwesen waltet.

Fühl ich in mein Herz
Spricht der Geist sein Eigenwort
Von dem Menschen, den er
Liebt durch alle Zeit und Ewigkeit.

Sehen kann ich aufwärtsblickend
In der Sonne hellem Rund
Das gewalt'ge Weltenherz

Fühlen kann ich einwärtsschauend
In des Herzens warmem Schlag
Die beseelte Menschensonne.[19]

Alle hohen Kulturen der Menschheit schöpften aus der Verehrung des Sonnenwesens, so zeugen u. a. die Steinkreise der Druiden, die Altäre der Perser und die Tempelstätten der Ägypter von den Feiern der Sonnenopfer. Rudolf Steiner erneuerte für den modernen Menschen, durch den Erkenntnisweg der Anthroposophie, die Hinwendung zum Sonnen-Mysterium, indem er für jedes Lebensalter und jede Lebensstufe Hinweise, Meditationen, Gebete und Bilder von dem das Erdenleben tragende Sonnen-Wesen gab.[20] Die Sonne ist das Weltenherz und das Herz ist die Menschensonne. Und so eröffnete Steiner den Reigen der neun Naturstimmungen und der Friedwart-Schulungsskizzen mit Motiven der Sonne – dem Quell des Farbenwesens und aller Schöpfung.

1.6 Therapeutische Farbgänge

Was ich im Folgenden beschreibe, ist nur *eine* Möglichkeit, mit diesen Motiven zu arbeiten, denn der Inhalt dieses Ausbildungsweges gibt dem Therapeuten Frei-Räume, die so umfassend sind, wie der Mensch bereit ist, diese beschreiten zu wollen.

Kommt ein/e Patient:in das erste Mal in die Maltherapie oder nach längerer Pause zu einer erneuten Therapieepoche, beginne ich gerne mit Gelb auf einer weißen, querformatigen Fläche. Oftmals stehen noch Vorstellungen, Angst nicht malen zu können, Antipathien gegen die Farbe oder dergleichen im Wege; jedoch schafft das gemeinsame Suchen nach dem Gelbwesen Raum, um in den Atemprozess von Ballen und Lösen einzutauchen. Das Gelb kräftigt sich in seiner Mitte und verstrahlt sich gänzlich in die Peripherie, ins Weiß. Es ist bemerkenswert, wie das Gelbmalen lösend auf Ängste und Verkrampfungen wirkt, aber auch, durch kraftvolle Mittebildung, Halt gibt. Zudem unterstützt das Vor- und Zurücktreten an der Staffelei den Atemprozess. Die Patient:innen wirken meist freudig gestimmt und beginnen gerne zu sprechen. Je nach Temperament, Ausdauer oder auch Forschergeist dauert es bis zu zwei Therapiestunden, bis das Gelb in der Auseinandersetzung mit dem Weiß sein Gleichgewicht findet.

Die nächste Farbe entscheide ich auf Grundlage der somatischen und seelischen Verfassung des Patienten, gerne wähle ich Blau – den Glanz der Seele. Die Patient:innen empfinden oft schon beim Reiben des blauen Indigo die von dieser Farbe ausgehende Ruhe und Tiefe. Es erfordert dann immer wieder Mut, die Dunkelheit der Bläue mit dem lichtvollen Gelb ins Gespräch zu bringen. Im behutsamen Herantasten an das Gelb lässt sich erleben, wie durch Dunkelheit und Begrenzung das Gelb leuchtender wird. Die meisten Patient:innen genießen diesen Prozess sehr. Oft kommen dann Gespräche über soziale, zwischenmenschliche Ereignisse zustande, denn Kraft gewinnt man nicht mit einem schwachen Gegenüber, sondern man kräftigt sich durch die Auseinandersetzung und an der Stärke des Anderen.

Je ausgewogener die Opposition von Licht und Finsternis im Malprozess erscheint, desto friedlicher, „paradiesischer" wird die Stimmung, viele Patient:innen möchten gerne das Bild so belassen. Hier ist der Therapeut aufgerufen, ganz aus der Wahrnehmung der Erkrankungssituation die nächsten „Farbschritte" anzuregen oder auch das Bild in dieser lichtvollen Farbenbegegnung zu belassen. Für Patienten, die nahe an der Schwelle zur anderen Seite des Lebens stehen, mag dies eine Brücke bilden. Gerade für sterbende Menschen kann das „Vormalen" des Kunsttherapeuten am Krankenbett eine „Wegzehrung" sein.

Fragt man dann z. B. nach dem eigenen „Standpunkt" im Bild: „Könnte man hier stehen?", so empfinden Patient:innen mit einer solchen Frage bis in die Leiblichkeit hinein die Wirksamkeit der Farben bewusster. Das lichte Gelb und das ruhige Blau bieten keinen festen Boden. Aber indem man das Blau über das Gleichmaß hinaus weiter malt, lässt sich fühlen, wie es dem Gelb eng wird – es staut sich, man bekommt weniger Luft. Wie kann man mit der Bläue helfen? Die Bläue, sie vermag ihr Eigensein ein wenig aufzugeben und mit dem Gelb zusammen Grün zu werden. Aber wo findet man das Grün draußen in der Natur? Das Grün gibt den Boden, auf dem man steht.

Fasst dann der/die Patient:in Mut, das Blau ins Gelb hineinzuführen und mit wahrnehmendem Pinselstrich Qualität und Quantität des Grünwerdens abzuwägen, erlebt er/sie, wie durch das „Bodenschaffen" das Gelb sich öffnet und freier wird, wie in der oberen Bildhälfte Weite entsteht und ein neuer Atemprozess in Gang kommt.

Nun entwickelt sich ein neues Gleichgewichtsringen mit diesen drei Farben, denn indem das Grün Gewicht gewinnt, schwächt sich das Gelb ab, es atmet sich ganz aus.

Wie ist nun dem Gelb zu helfen? Hier fühlen fast alle Patient:innen den Wunsch nach einem warmen Rot – dem Glanz des Lebens.

Schon bei der Zubereitung des Krapprot in der Reibschale wird man sich der Rotqualität bewusst. Vor allem melancholisch temperierte oder depressive Patient:innen haben oftmals Angst vor der Kraft und Stärke der Röte. Die Röte will „beherrscht" werden, ansonsten beherrscht sie den Menschen. Sie kommt auf einen zu, was den Mut herausfordert und zur Auseinandersetzung aufruft.

In dieser Gestimmtheit treten Patient:innen an ihr bisher geschaffenes Werk heran und suchen, manchmal mit Hilfe der Therapeuten:innen, den „wahren" Ort für den ersten Pinselstrich. Man kann wahrnehmen, wie Patient:innen mit angehaltenem Atem allen

Mut zusammennehmen, die Luft kurz anhalten und nach dem ersten roten Pinselstrich befreiend durchatmen. Das Rot tastet sich in das gesamte Farbengeschehen hinein, bewirkt im Grün eine noch stärkere Einatmung – es wird im Grün zum Braun und bewirkt eine Schwere. Dies erfordert einen Ausgleich im Umkreis, gleichzeitig kommt ein Kraftzuwachs zustande. Es bedarf des Ausgleichschaffens zwischen Mitte und Umkreis, oben und unten, Ein- und Ausatmung.

Es ist bemerkenswert, mit welch starker Konzentration die Patient:innen die Röte malen. Es ist sinnvoll, sie immer wieder aufzufordern, von der Staffelei zwei Schritte zurückzutreten, um mit Abstand das Malgeschehen wahrzunehmen, so dass die Kraft der Röte sie nicht überwältigt, sondern sICH bewusst behaupten können.

Je nachdem wie stark die Röte ihre Wirksamkeit auslebte, regt ein Gelb-Orange die Ausatmung an, oder aber ein Grün hilft das Rot-Gewicht abzustützen.

Violett als letzte Farbe stärkt das Licht im Gelb und schafft durch seine Verwandtschaft zum Blau Innerlichkeit.

Dies ist ein sehr therapeutischer Farbenweg für Patient:innen mit kardiologischen Erkrankungen.

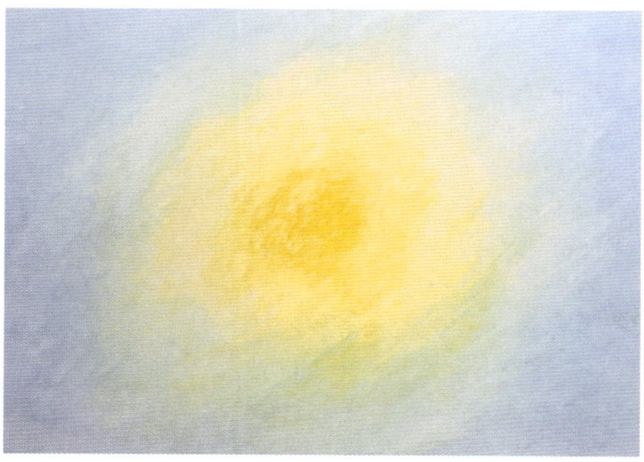

Abb. 10: Patientenbild Gelb-Blau

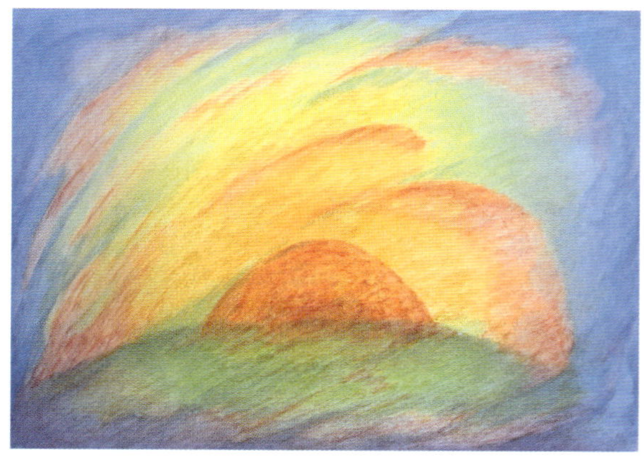

Abb. 11: Patientenbild Gelb-Blau-Rot

Die Begegnung von Gelb und Blau bildet eine Grundlage für vielfältige Gestaltungsmöglichkeiten, je nach dem Format des Malblattes und vor allem der Wahl der dritten Farbe. Bricht man z.B. das Warmrot mit einem mittleren Grün, so entsteht Braun; das Rot – Glanz des Lebens – zusammen mit Grün – totes Bild des Lebens. Es kommt zu einer gewissen Schwere, Dichte und Festigkeit. Man kann das „Erde-Werden" erleben. Bringt man nun dieses Braun in den Begegnungsraum von Gelb-Blau: Wie wird es sich darin gebärden und wie reagiert diese, im Gleichgewicht der Farbkräfte geschaffene Licht-Finsternis-Stimmung auf de Dunkelheit und Schwere? Die Bräune soll sich dem Vorgefundenen tastend anpassen. Sie kann das Gelb und sein in ihm wohnendes Licht bewusst machen und das ruhige Blau in Bewegung versetzen. Das Braun, es „verholzt", wird zur aufgestülpten Erde. Diesen ersten tastenden Pinselstrich mit der Bräune in diese friedvolle ruhige Farbstimmung hinein erleben viele Patient:innen schmerzlich. Oftmals finden sie dabei die Verbindung zum eigenen Schicksal oder ihrer Erkrankung. Gelingt es dann, das Braun seinem Wesen nach zu gestalten, gewinnt man eine neue Standfestigkeit und Halt. Rudolf Steiner gab diese Skizze den jungen Menschen an der Friedwartschule, die an der Schwelle zum Erwachsenwerden standen.[21] Krankheiten und Lebenskrisen sind ebenfalls Schwellensituationen, wo „Dunkelheiten/Finsternisse" hereinbrechen und zu bewältigen sind.

Beispielhafte Farbenwege in der Maltherapie

Hier folgen einige Beispiele aus dem therapeutischen Malen mit diesem Farbengang:

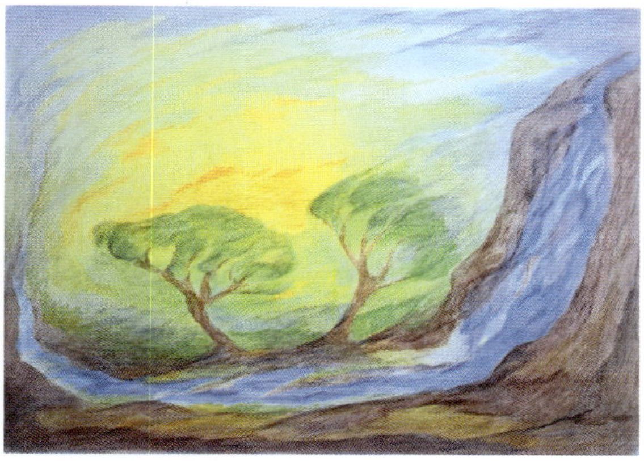

Abb. 12: Patientenbild Gelb-Blau-Braun-Grün

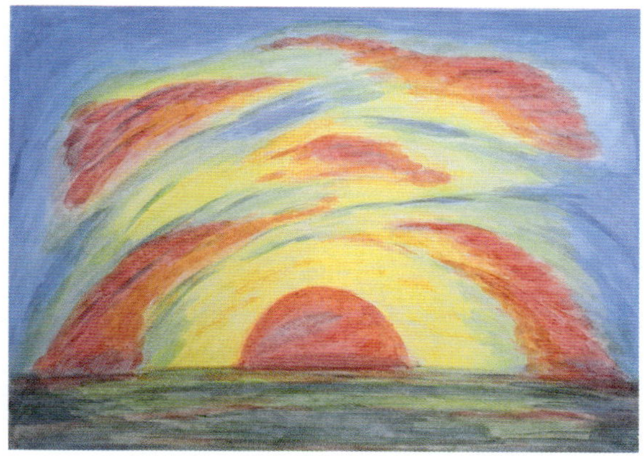

Abb. 13: Beispiel aus der Maltherapie I

Je nach dem Erkrankungsbild von Patient:innen wählt man verschiedene Farbgänge zur Stärkung der Lebenskräfte und zur Erkraftung der „inneren Sonne". Gerade für Patient:innen mit Bluthochdruck, kardialer Herzerkrankung oder psychophysischer Erschöpfung bietet sich Grün (Bild des Lebens), die erste Farbe, als bodenschaffende, ruhige Fläche an.

Auch die Wahl des Papierformates ist ein wichtiger Gesichtspunkt im therapeutischen Malen. Im Querformat breitet sich die Fläche in der horizontalen Ebene aus, dies ist die Bewegungsrichtung des Ätherischen und unterstützt die Erkraftung des Herzens. Das Hochformat spricht durch die vertikale Aufrichtung besonders das Ich des Patienten an. Das Malen im Hochformat erfordert eine gewisse Kraft, weshalb ich dieses Format nicht zu Beginn einer Therapieeinheit anbiete.

Hier folgen zwei Beispiele, wie sich die Farbgänge von den Sonnenmotiven hochformatig gestalten lassen:

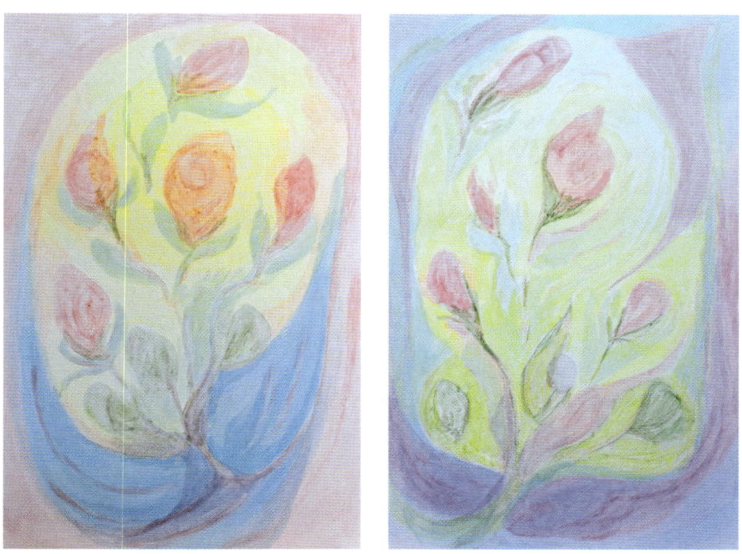

Abb. 14: Beispiele aus der Maltherapie II

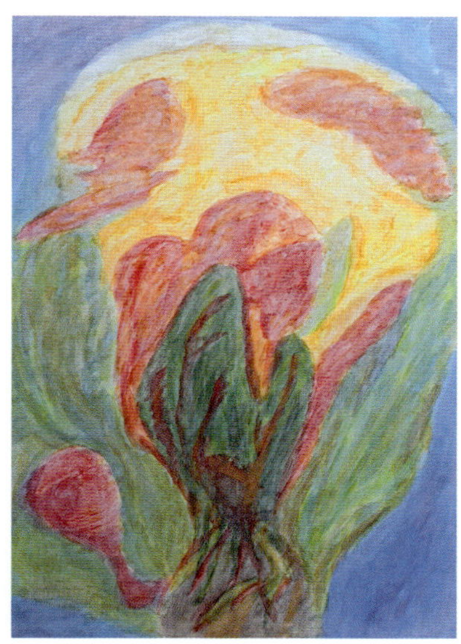

Abb. 15: Beispiel aus der Maltherapie III

Für die Therapie ist der Farbenweg von der „Sonne zum Mond" hilfreich, den Rudolf Steiner in den Naturstimmungen anregte.

Im Folgenden sind andeutungsweise Farbenwege beschrieben, die sich durch das Üben an den Motivskizzen ständig erweitern, wodurch sich auf den einzelnen Patienten mit individuellen Farbenreihenfolgen eingehen lässt.

Eine Übung, die zum „Scheinenden Mond" führt

Für diese Übung grundiert man das weiße Blatt mit einem hellen Blau. Ein Zitronengelb ist dann auch die erste Farbe. Kaum ein/e Patient:in verspürt große Lust, das strahlende Gelb auf das blau getönte Papier zu bringen.

Ich rege dazu an, das Gelb-Gefühl zu benennen und wie es sich anfühlen muss, wenn man als strahlendes, freudiges, leuchtendes, lichtes und leichtes Wesen einen etwas abgedunkelten, kühlen, weiten, luftigen, aber auch gedämpft-verhaltenen Raum betritt. Das Gelb kann sich seinem Wesen nach nicht aussprechen, es muss die Stimmung der Gegebenheit aufnehmen, sich adäquat „benehmen". Es vermag sich nicht mehr in seinem Ur-Eigen-Sein zur Wirksamkeit zu entfalten, also sich nicht ins Blau zu verströmen. Sein Strahlen dämpft sich zum Scheinen, es nimmt etwas von der Ruhe der Bläue in sich hinein und wandelt sich somit zur ruhigen, etwas grünlich tingierten Fläche. Nun gibt es verschiedene Möglichkeiten, den Malprozess weiter zu betreiben. Zum einen kann man die gleiche Farbenreihenfolge wie bei der Sonnenstimmung wählen, so dass die Bläue das Gelb wieder zum Leuchten bringt und die Röte im Anschluss Kraft in das Bildgeschehen schickt. Dieser Farbgang führt zur ersten Mondskizze „Scheinender Mond" von Steiner.[22]

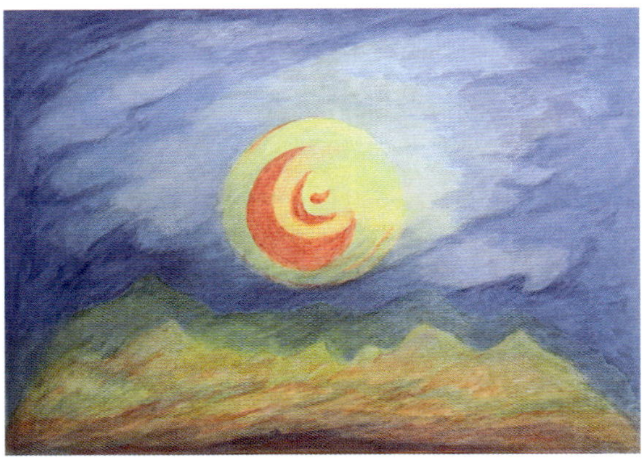

Abb. 16: Beispiel aus der Maltherapie IV

Vom therapeutischen Gesichtspunkt aus betrachtet, bietet sich der Weg durch die Bildfarbenreihenfolge an (Schwarz bzw. Braun, Grün, Rot, Blau, Gelb).

Hier veranschaulicht ein auf Heilgart Umfrid zurückgehendes Farbenexperiment die Verwandlung der Glanzfarben in Bildfarben: Gelb und Blau mischt man im Wasserglas zusammen, so dass ein schönes mittleres Grün entsteht. Nun fügt man langsam tropfenweise rote Farbe hinzu; also in das Tote Bild des Lebens (Grün) taucht der Glanz des Lebens (Rot) ein. Die Grünheit gerinnt zusammen mit der Röte zu einem Braun. Diese Bräune ist nicht mehr (wie zuvor das Grün) im ganzen Wasserglas verteilt, sondern setzt sich am Boden ab, wird also Bodensatz. Diesen Vorgang nehmen die Patient:innen jedes Mal mit großem Staunen auf und er führt mitunter zu weitreichenden Lebensfragen. Sie erkennen nun, wo das Braun auf dem Bild seinen Platz findet. Durch das Braun kommt Schwere ins Bild, so dass das grünlich tingierte Gelb leichter erscheint.

Stimmungsmäßig kann ein Bild von nächtlicher Einsamkeit, Kühle und Melancholie entstehen. Oftmals erinnern sich die Patient:innen an Nachtgedichte, nächtliche Kindheitserlebnisse, Ängste oder Erlebnisse in Verbindung mit dem Tod. Gibt man dieser Stimmung Raum, kommt meist das Bedürfnis nach Belebung auf. Eine ältere Patientin sprach dies einmal so aus: „Jetzt ist der Ackerboden gut durchgepflügt, nun kann das Korn wachsen."

Schon der nächste Pinselstrich Grün lässt die Seele aufatmen. Es bedeutet eine echte Wohltat, Leben in diese „trostlose" Einsamkeit hineinzubringen. Das Grün wächst aus dem Boden zum mondlichen Lichtschein hinauf. Es ist gut, den Patienten anzuhalten, zwischen der Schwere unten und der Leichte oben aus dem Gleichgewichtsgefühl heraus zu gestalten. Auch hier tauchen immer wieder Gespräche über das Pflanzenwachstum und das Mondlicht auf. Viele Patienten äußern, dass das Malen an diesen Motiven eine feinere Wahrnehmung für die Naturprozesse wachruft.

Bleibt man beim Grünmalen wach – was nicht unbedingt durch die Farbe gegeben ist, denn die in ihr liegende Ruhe und Beschaulichkeit lässt einen gern ein wenig wegträumen – ist erlebbar, wie die Schwere aufgehoben und die Einsamkeit überwunden wird. Gleichzeitig wurde das Gelb schwach, so dass hier Hilfe nötig scheint. Fragt man sein Farbgefühl nach dem nächsten impulsierenden Schritt, so kommt nun das warme Rot zum Einsatz. Dieses findet aber kein reines Gelb vor, sondern muss sich auch auf die Gegebenheiten einlassen und sich ihnen anpassen. Es kann sich nicht wie beim vorangegangenen Motiv mitten im Gelb bequem machen und sich darin ausbreiten.

Hier hilft beim Suchen nach der richtigen Stelle ein roter Farbstreifen. Man beginnt zu fühlen, wie wenig Röte notwendig ist, um das Bild „aufzuwecken". Die Mondenform selber findet man in jedem Kalender, wobei man sich auf diese auch nicht festlegen sollte. Wesentlich ist nur zu erleben, wie das wenige Rot eine ganze Welt belebt.

Die Röte kann subtil auch in die grüne Fläche eintauchen und lässt dieses durch das Braunwerden an manchen Stellen etwas absterben. Dadurch gestaltet sie die grüne „Masse" und lässt sie lebendig erscheinen. Es ist zu erleben, wie ein „Absterbendes" gleichzeitig mehr Leben innerhalb des Bildgeschehens hervorruft: Eine tiefe Wahrheit lässt sich fühlen!
Die nächste Farbe wählt man aus dem nun notwendigen Farbgeschehen, oftmals braucht das Rot eine Ausatmung ins Gelb hinein, jedoch gebietet das Blau einem Überschuss von Rot auch Einhalt. Allein die Farbempfindung soll der Maßstab sein.

Kommt das Bild zum Abschluss, erlebt man deutlich, wie das ehemals gebrochene Gelb, das eigentlich zur Bildfarbe wurde, durch das Eintauchen in die blaue Grundierung infolge des Farbenweges wieder einen Glanz gewann – diesmal nicht aus seinem Eigenwesen heraus, sondern durch die „Mitarbeit" einer ganzen Farbenwelt.

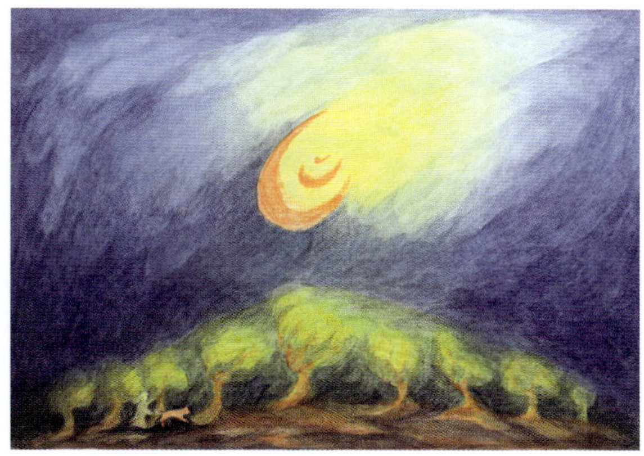

Abb. 17: Beispiel aus der Maltherapie V

Eine Übung zum Blau, dem Glanz der Seele

„Wenn Fra Angelico blaue Flächen gleichmäßig aufträgt, so ruft er gewissermaßen ein Überirdisches in die irdische Sphäre herein [...] Er würde sich nicht gestatten, in der Menschheitssphäre eine gleichmäßig blaue Fläche zu haben; denn das Blau als solches, durch seine eigne Wesenheit, durch seinen eigenen Charakter, gestatte nicht eine glatte blaue Fläche [...] Das Blaue fordert durch seine innere Wesenheit das genaue Gegenteil vom Gelben. Es fordert nämlich, dass es vom Rande nach innen einstrahlt. Es fordert, am Rande am gesättigsten und im Inneren am wenigsten gesättigt zu sein. Dann ist das Blaue in seinem ureigenen Elemente, wenn wir es am Rande gesättigter und im Inneren weniger gesättigt machen [...] Das Blaue, das staut sich an seinen Grenzen und rinnt in sich selber, um so einen Stauwall um ein helleres Blau herum zu machen. Dann offenbart es sich in seiner ureigenen Natur, das Blau [...] Wir kommen da überall, ich möchte sagen, zu Empfindungen, Sehnsuchten, die die Seele hat, wenn sie den Farben entgegentritt. Und wenn diese erfüllt werden, das heißt, wenn der Maler wirklich dem entgegenkommt, wenn er also so malt, dass er aus der Farbe heraus malt, was die Farbe selber fordert, wenn er also sich denkt: Jetzt hast du den Pinsel in das Grüne eingetaucht, jetzt mußt du ein bißchen Philister werden; wenn er denkt: Jetzt malst du das Gelbe,

das mußt du ausstrahlen lassen, da mußt du dich in den Geist versetzen, in den strahlenden Geist; wenn er, indem er das Blau malt, denkt: Ich ziehe mich in mich selbst zusammen, ich ziehe mich in mein eigenes Inneres und bilde gewissermaßen eine Kruste um mich, und so male ich auch, indem ich dem Blau eine Art von Kruste gebe, dann lebt er in der Farbe drinnen, dann malt er auf das Bild dasjenige, was die Seele sich eigentlich wünschen muss, wenn sie sich dem Wesen der Farbe hingibt."[23]

Der Weg vom Blau ausgehend ist sehr hilfreich für Patient:innen, die seelische traumatische Erlebnisse verarbeiten müssen und in gewisserweise „schutzbedürftig" sind, unter Erschöpfung infolge Überforderung leiden oder eine depressiven Phase zu bewältigen haben. Aber auch zur salutogenetischen Stressregulation malen Menschen gerne diesen Farbengang. Hier ist es ebenfalls sinnvoll, sie in die Gestimmtheit der Bläue hinein zu führen. Wie fühlt sich das Blau auf der weißen Fläche an? Es schafft Weite und einen Raum, bringt Licht und Luft. Raum aber bildet sich nur dort, wo das Sein sich begrenzt; ebenso ist es mit dem Licht, dieses kommt nur dort zur Erscheinung, wo es auf Finsternis trifft.

So finden die Patient:innen in der Regel gut in die Blau-Gebärde hinein und erleben dieses Hüllenschaffende als eine große Wohltat. Ich habe den Eindruck, dass der heutige Mensch sich vermehrt solche „Seelen-Schutzräume" schaffen muss, um den Wogen der verschiedenen Eindrücke und seelischen Attacken Stand zu halten.

Je länger man am Blau malt und Vertiefung schafft, desto stärker leuchtet das Weiß (das seelische Bild des Geistes) innerhalb der Bläue auf. Diese Tatsache lässt auch manche Patient:innen eine Beziehung herstellen zu dem, was es heißt, an sich selbst zu arbeiten.

Wenn das Blau seinem Wesen auf der weißen Fläche Ausdruck verliehen hat, führen die nächstfolgenden Farben zu den verschiedenen Motivgestaltungen. Soll die Polarität von Licht und Finsternis farblich Ausdruck erhalten, dann fühlt sich das Gelb in die Bläue hineingezogen. Es erfüllt den inneren Lichtraum und bildet mit dem Blau zusammen Grün. Das Grün-Werden empfinden viele Menschen als Boden schaffend.

Mit diesem Farbgang lassen sich Kinder gut in die Schöpfungsgeschichte und Pubertierende in das Geheimnis der Menschwerdung hineinführen. Denn wenn ein Kind auf die Erde kommen will, so verbindet sich seine Seele (Blau) mit seinem inneren Geisteslicht (Gelb) und sucht sich zwei Menschen aus, die in Liebe ihren Seelenraum öffnen, um diesem geistig-seelischen Wesen Platz zu bieten in ihren Herzen. Und wenn sich dieses Blau mit Gelb verbindet, entsteht das Grün als ein Abbild des Lebendigen. Der Zeugungsakt lässt sich auch als ein Grün-Werden empfinden.

Je dichter das Grün durch die Verbindung von Blau und Gelb wird, desto stärker wächst das Bedürfnis nach Stütze im Umkreis der Bläue, oder aber man fühlt sich aufgerufen, innerhalb der Bläue der „Grün-Einladung" mit dem Rot Folge zu leisten.

Die Aufeinanderfolge der Farbengänge muss man ganz aus der Suche nach dem Gleichgewicht finden.

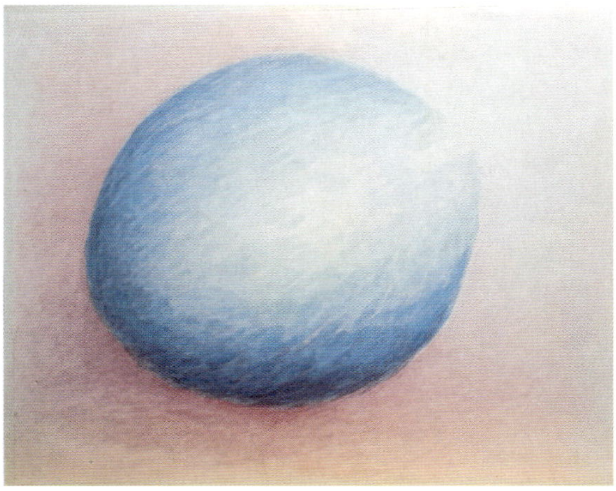

Abb. 18: Beispiel aus der Maltherapie VI

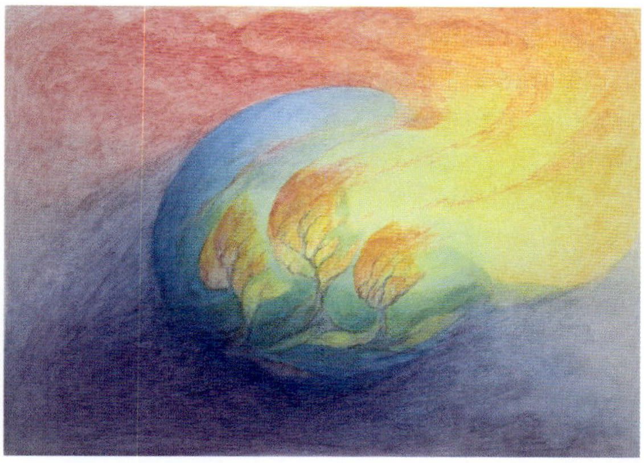

Abb. 19: Beispiel aus der Maltherapie VII

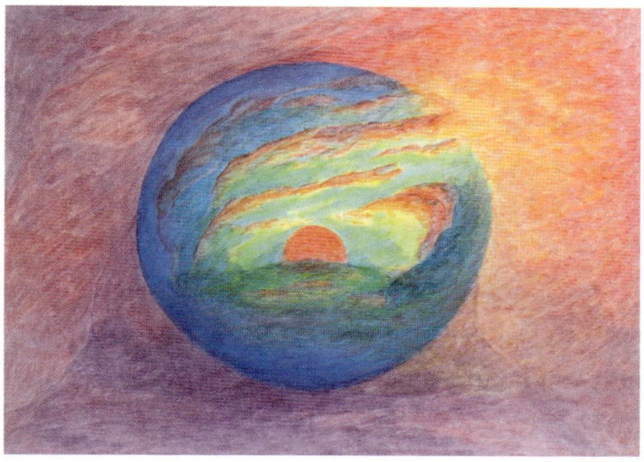

Abb. 20: Beispiel aus der Maltherapie VIII

Im Hochformat sind Möglichkeiten der Gestaltung des Madonnenmotivs zu finden. Diese Übung nehme ich gerne für Menschen, die unter einer Tumorerkrankung oder Depression leiden. Man erlebt beim Malen, wie sich ein inneres Licht bildet und Wärme die Seele erfüllt.
Dafür lasse ich vorab das Blatt mit einem warmen Hellrosa grundieren, so dass der Patient sich in die Pfirsichblüt-Farbe einstimmt. Das Blau, der Glanz der Seele, taucht in das lebendige Bild der Seele ein.

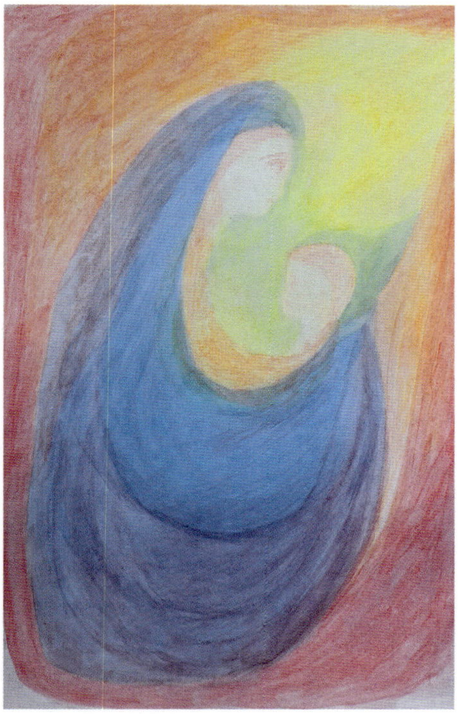

Abb. 21: Beispiel aus der Maltherapie IX

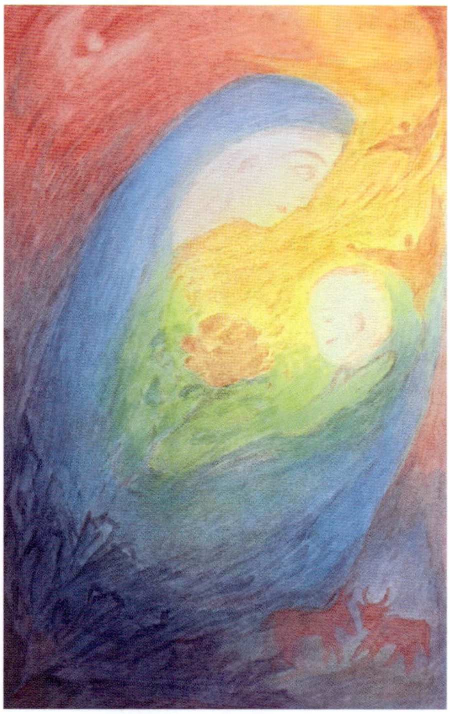

Abb. 22: Beispiel aus der Maltherapie X

Schlussbemerkung

Die Schulungsskizzen, Naturstimmungen und Motivskizzen mit den fünf großen Aquarellen Rudolf Steiners stehen in einem engen zeitlichen Zusammenhang mit dem Inhalt der drei Vorträge über das „Wesen der Farben", die als eine farbige Menschenkunde anzuschauen sind.

Die Skizzen stellen keine fertigen Vorbilder dar, sondern führen zu einer Methode (griechisches Wort für: einen Weg gehen), die Wahrnehmungsfähigkeit für das Farbenwesen anzuregen und damit der inneren Empfindungsfähigkeit, jenseits von Sympathie und Antipathie, im Malen Ausdruck zu verleihen. Dies bildet sich in der Seele durch das bewusst wahrgenommene Farbenerlebnis zu einer ordnenden Kraft aus. Denn das Ich lebt in der Seele und ordnet und führt den Astralleib durch das Gleichgewichtsuchen im Malvorgang. Dies wirkt sich auch auf den Ätherleib aus, da das Malen die Kräfte des Astralleibes stärker in den Ätherleib hineinzieht. Die Wirkung eines so geleiteten malerischen Prozesses ordnet nicht nur das Seelenleben, sondern greift auch in das leibliche Befinden helfend, ordnend und gestaltend ein.

Literatur

1 Steiner, R.: Architektur, Plastik und Malerei des ersten Goetheanum (GA 289). Rudolf Steiner Verlag Dornach 1982. Vortrag vom 25.1.1920.

2 Stebbing, P.: Gespräche mit Rudolf Steiner über Malerei. Verlag Ita Wegman Institut Arlesheim 2015. S. 117 f.

3 Ebd. S. 119.

4 Billing, F.: Die Motivskizzen von Rudolf Steiner; Einzelheft. Atelier Farbentor Dornach 1961.

5 Ebd.

6 Stebbing, P.: Gespräche mit Rudolf Steiner über Malerei. Verlag Ita Wegman Institut Arlesheim 2015. S. 119.

7 Ebd. S. 95.

8 Biermann-Binnie, E. B.: , Linde, A., Cerri, A.: Erinnerungen an Rudolf Steiner und die Fortbildungsschule am Goetheanum (1921-1928). Zbinden Verlag Basel 1982. S. 18.

9 Steiner, R.: Das Wesen der Farben (GA 291). Rudolf Steiner Verlag Dornach 1991.

10 Steiner, R.: Theosophie (GA 9). Rudolf Steiner Verlag Dornach 2021. Kapitel IV.

11 Stebbing, P.: Gespräche mit Rudolf Steiner über Malerei. Verlag Ita Wegman Institut Arlesheim 2015. S. 202-215.

12 Wagner, G.: Die Kunst der Farbe. Verlag Freies Geistesleben Stuttgart 1980. Kapitel: Der Künstler als Eremit und Welt-Mensch. S. 25-26.

13 Ebd. S. 26.

14 Steiner, R.: Das Wesen der Farben (GA 291). Rudolf Steiner Verlag Dornach 1991. S. 161.

15 Stavenhagen, M., Hauschka, R.: Die Pflanzenfarbe und ihre Verwendung im künstlerisch-therapeutischen Unterricht. Natura 1930; 1-2 (Beiblatt). S. 9.

16 Steiner, R.: Das Wesen der Farben (GA 291). Rudolf Steiner Verlag Dornach 1991. S. 27.

17 Steiner, R.: Das Verhältnis der Sternenwelt zum Menschen und des Menschen zur Sternenwelt (GA 219). Rudolf Steiner Verlag Dornach 2022. S. 107.

18 Steiner. R.: Farbenerkenntnis (GA 291a). Rudolf Steiner Verlag Dornach 1990. S. 206 f.

19 Steiner. R.: Mantrische Sprüche. Seelenübungen II (GA 268). Rudolf Steiner Verlag Dornach. 1999. S. 109.

20 Steiner, R.: Vier Mysteriendramen (GA 14). Rudolf Steiner Verlag Dornach 2013. Drama: Die Pforte der Einweihung.

21 Biermann-Binnie, E. B., Linde, A., Cerri, A.: Erinnerungen an Rudolf Steiner und die Fortbildungsschule am Goetheanum (1921-1928). Zbinden Verlag Basel 1982.

22 Wagner-Koch, E., Wagner, G.: Individualität der Farbe. Verlag Freies Geistesleben Stuttgart 2009. S. 84 f.

23 Steiner, R.: Das Wesen der Farben (GA 291). Rudolf Steiner Verlag Dornach 1991. S. 44 f.

KAPITEL V.5

Maltherapie nach der Methode „Stella Maris"

CARLA BORRI · ANGELO FIERRO

Dieser Beitrag gibt einen Einblick in „Stella Maris", eine Methode innerhalb der Anthroposophischen Kunsttherapien. Der Text basiert auf der umfassenderen Veröffentlichung „Stella Maris Method. A Path for Art-Therapy of the Colour."[1]

1. Die Geburt der Stella-Maris-Methode und ihre Beziehung zu Italien

Die geistigen Hintergründe der maltherapeutischen Stella-Maris-Methode finden sich im Erbe der Mithras-Mysterien und in der anthroposophischen Menschenkunde. Die Römer verehrten Mithras als Sonnengott und sein Kult breitete sich zunächst von Persien über Kleinasien und Griechenland aus, dann nach Rom und weiter nach Palästina, bis hin nach Germanien und Britannien. Auf dem Wege der Verinnerlichung sollte der Mensch die kosmische Ordnung im Herzen nachempfinden und danach das äußere praktische Leben regeln. Die Hauptelemente des Kultes haben durch ihre künstlerischen Darstellungen die Jahrhunderte überdauert und wer heute beginnt, unsere Übungen zu malen, findet in der Übung des Blaus die mithraische Höhle, in der des Gelbs den kosmischen Mantel des Gottes, von dem die Sonnenstrahlen ausgehen, in der Übung des Rots das subtile Licht des Empyreums, in der des Regenbogens die Geburt der sieben Farben und schließlich in den Übungen der Bäume in den vier Jahreszeiten den Rhythmus des Kosmisch-Ätherischen. Die Sonne-Mond-Beziehung, die in die mithraischen Mysterien eingewoben ist, hat uns zur Wahl des Namens unserer maltherapeutischen Methode Stella Maris inspiriert. Stella Maris setzt sich das Ziel, dem immerwährenden Leben des Lichts, dem Licht, das die Wasser beherrscht – dem Meereslicht – als Wegbereiter zum christlichen Logos – dem Sonnenlicht – zu dienen.

Rudolf Steiner bezeichnete die letzte Phase der Renaissancezeit, um 1530, als Anbruch des Zeitalters der Entwicklung der Bewusstseinsseele und damit auch der Geburt des Nationalcharakters des italienischen Volkes.[2] In einem anderen Zusammenhang schrieb er der italienischen Volksseele auch die Qualitäten zu, die geeignet sind, die Empfindungsseele durch das Ich mittels der Kunst zu entwickeln.[3] Mit der Stella-Maris-Methode, die sich in Italien entwickelte, wollen wir einen künstlerischen Weg des Dialogs zwischen der empfindenden und der bewussten Seele aufzeigen und für die maltherapeutische Arbeit zur Verfügung stellen.

2. Rudolf Steiners Farbenlehre als Inspirationsquelle

> *„Und da wir eindringen wollen in das Wesen des Farbigen, so müssen wir schon, da wir ja bei der Farbe etwas empfinden, gewissermaßen die ganze Betrachtung heraufheben in unser Empfindungsleben."*
>
> Rudolf Steiner[4]

Die goethesche Charakterisierung der Farbe als Wechselwirkung zwischen Licht und Dunkelheit übernahm Rudolf Steiner und vertiefte sie in der Unterscheidung zwischen Glanz- und Bildfarben. Die Glanzfarben strahlen das Licht auf verschiedene Weise aus;

die Bildfarben werden zum materiellen Abbild des viergegliederten menschlichen Wesens [→ Kapitel I und Kapitel III.3]. Zu den Glanzfarben, die sich dreigegliedert zwischen Geist (Gelb), Seele (Blau) und Leben (Rot) unterscheiden, fügte Fiorenza De Angelis (1932-2016), die unseren künstlerischen Impuls prägende Meisterin, die Glanzfarbe des Todes hinzu: Braun, gebildet aus allen drei vorgenannten Farben. In der Beschäftigung mit den Komplementärfarben haben wir mit dem Orange die Glanzfarbe der Weisheit und mit dem Violett die Glanzfarbe der Hingabe ergänzt.

Die Dreigliederung der Glanzfarben war für uns der Ausgangspunkt, um im Rahmen der Entwicklung der Stella-Maris-Methode zu bestimmen, welche der drei Grundfarben für die Zuschreibung von Glanz des Denkens, Fühlens und Wollens verantwortlich ist: In der Reihenfolge wurden Gelb, Blau und Rot identifiziert.

Die Wahl, den kunsttherapeutischen Bildweg mit der Übung der Farbe Blau und ihrer zentralen Stellung in der Bildtafel der Methode zu beginnen, entspricht der Bedeutung des Gefühlslebens in der meditativen Erfahrung der Farbe.

„Die Krankheit ist nur ein abnormes Gefühlsleben des Menschen.“[5] Rudolf Steiner forderte uns in dem Vortrag, in dem er diesen Satz aussprach, dazu auf, auf Veränderungen des Gefühlslebens zu achten, um rechtzeitig mögliche Deformationen auf der ätherischen Ebene zu erfassen, die sich im Laufe der Zeit in der Physis manifestieren können. Die Malerei hat das Privileg, die Gesetze des Astralleibes (der Seele) zu offenbaren, die im Ätherleib (Lebensleib) wirken. Die Gesetze des Astralleibes prägen folgende seelische Glieder: Empfindungs-, Verstandes- oder Gemüts- und Bewusstseinsseele. Die Empfindungsqualität bewegt sich in der Polarität von Sympathie und Antipathie, die Verstandesqualität in den Gesetzen der Logik, ihre affektive Version in den Gesetzen der inneren Distanz und die Bewusstseinsseele in den Gesetzen der Metamorphose, des Sich-in-Beziehung-Setzens und als Träger des Ichs. Die Kenntnis dieser Prinzipien befähigt die Kunsttherapeut:innen, von Bild zu Bild zu erfassen, welche Seelentätigkeit im Spiel ist und wie sie mit den ätherischen Kräften von Wärme, Licht, Klang und Leben interagiert.

In einem weiteren Entwicklungsschritt der Stella Maris-Methode wählten wir sieben archetypische Übungen für die sieben Lebensprozesse aus. Diese Übungen sind eng mit den verschiedenen Erscheinungsformen der Glanzfarben verbunden.

3. Die drei Phasen und sieben Prozessstufen

Die Übungen der Stella-Maris-Methode stützen sich auf die (unbewussten) Willenskräfte, was zwei Entscheidungen fördern: 1. auf trockenem Papier zu malen, was einen größeren Aufwand in der Umsetzung erfordert und 2. halbdichte Farben zu verwenden, mit der Möglichkeit, in die Tiefen der materiellen Farbe einzutauchen und mit Hilfe von Wasser ihren lichten Aspekt zu enthüllen.

Die Stella-Maris-Methode basiert auf einem Weg, der in drei Phasen unterteilt ist und aus sieben Stufen besteht, die den sieben Prozessen des menschlichen Lebens entsprechen [→ Kapitel III.5]. Die drei Phasen lassen sich wie folgt unterscheiden: Die erste ist festigend, formgebend, stabilisierend (Sal), die zweite flüchtig-flüssig (Merkur) und die dritte luftig-feurig (Sulfur). Diese Abfolge ahmt die menschliche Embryogenese nach – als wenn dieser malerische Übungsweg jeweils die Entwicklung von Leib, Seele und Geist impulsiert und erneuert. Jede Prozessstufe leitet eine archetypische Übung ein, die merkuriale Eigenschaften aufweist, die sowohl festigende, inkarnierende als auch lösende, exkarnierende Elemente beinhaltet. Die erste Phase der Methode umfasst fünf Übungen in ständiger Abfolge. Diese Phase hat einen formgebenden Aspekt, bezieht sich ausschließlich auf den Wahrnehmungsprozess und hat die Schaffung eines Bildes des Klienten zum Ziel, das in der Zusammenarbeit mit Ärztin oder Arzt der diagnostischen Erweiterung dient. Die Kunsttherapeut:innen notieren die wahrgenommenen Ergebnisse.

Die zweite Phase hat einen merkuriellen Aspekt, wobei es entscheidend ist, die Klient:innen einzubeziehen und sie mit dem Sinn dieses malerischen Weges zu verbinden. Sie beginnt mit der zweiten archetypischen Übung, die dem Aufwärmprozess entspricht, setzt sich mit der Wiederholung der ersten archetypischen Übung fort und es folgen weitere Übungen, z. B. mit Komplementärfarben.

Die dritte Phase ist in fünf Stufen unterteilt, die auf den verbleibenden fünf Lebensprozessen basieren: Ernährung, Absonderung, Erhaltung, Wachstum und Reproduktion. Sie hat einen luftig-feurigen Charakter, weil sie intendiert, die Patient:innen zur Auseinandersetzung mit ihrer Erkrankung zu ermutigen und als eine Chance für neue (Lebens-) Entscheidungen, Entwicklungen und ggf. neue Beziehungen zu ergreifen.

Bilder aus der ersten Phase

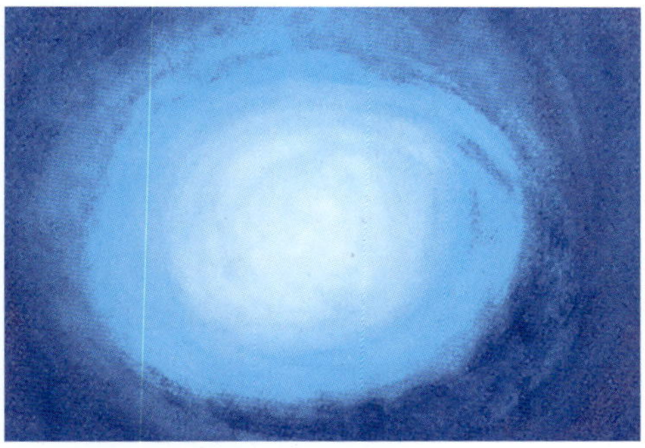

Abb. 1: Blau

Abb. 2: Gelb

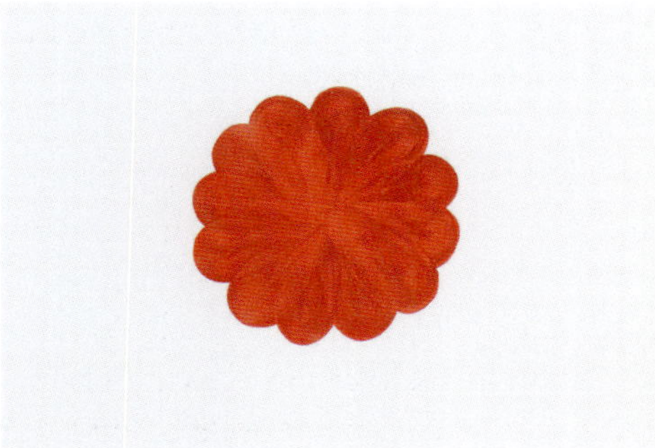

Abb. 3: Rot

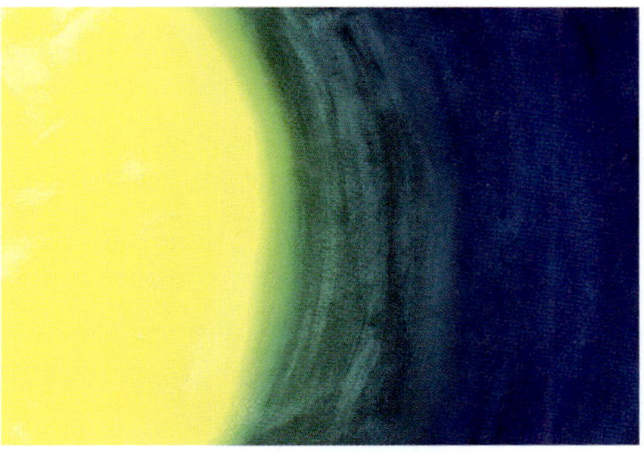

Abb. 4: Die Geburt des Grüns

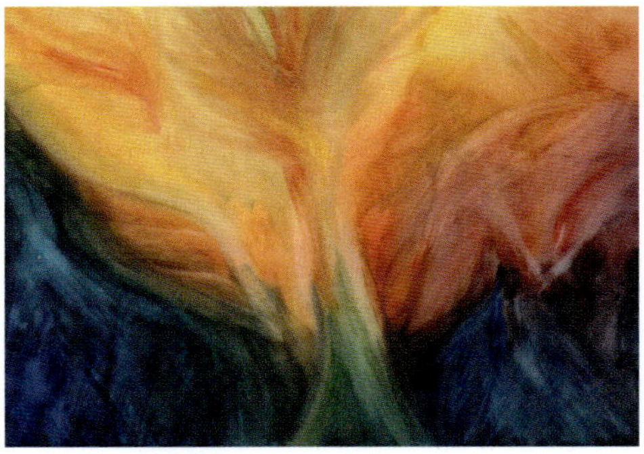

Abb. 5: Die Freiheit des Willens

Bilder aus der zweiten Phase

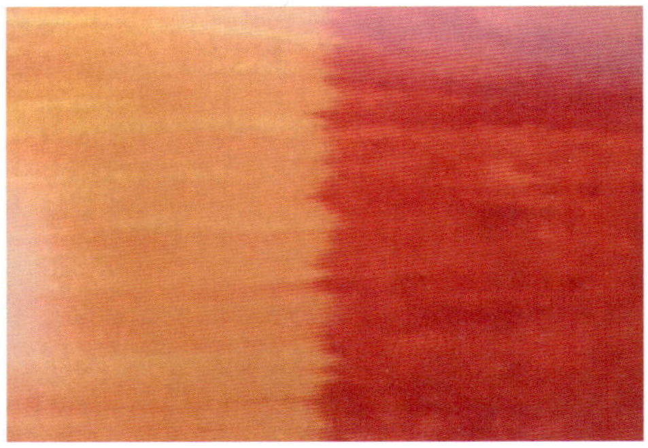

Abb. 6: Apollo und Dionysos

Abb. 7: Violett

Abb. 8: Aufgelichtetes Grün

Abb. 9: Das Meer

Bilder aus der dritten Phase

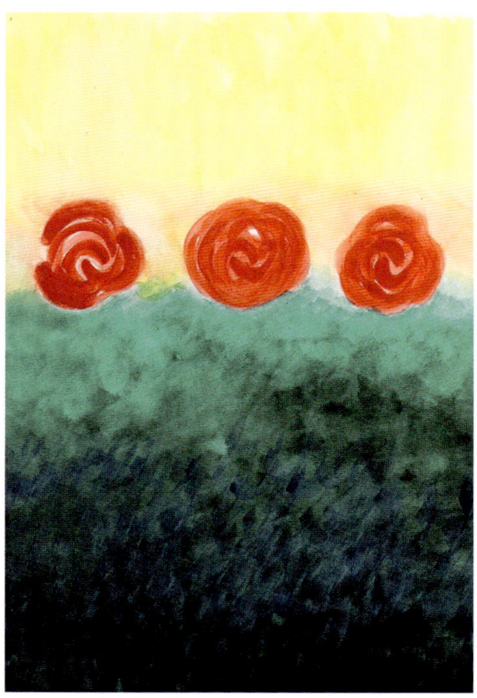

Abb. 10: Vier Elementarwesen

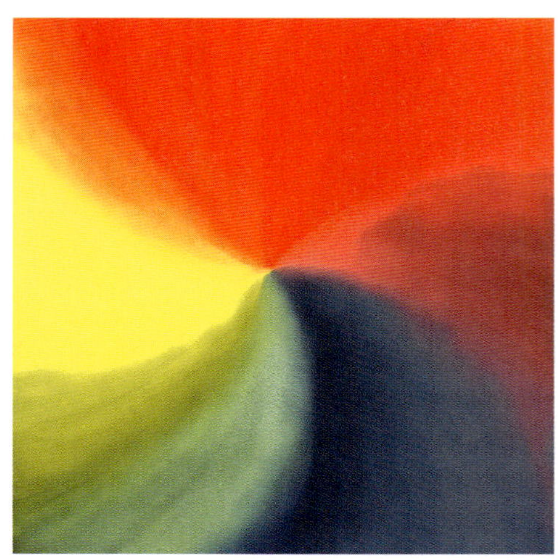

Abb. 11: Kosmischer Regenbogen

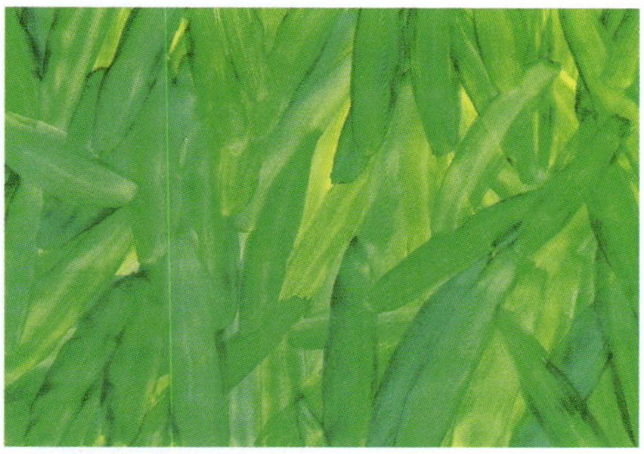

Abb. 12: Ätherisches Licht

4. Zur therapeutischen Wirksamkeit der Methode

Die in den künstlerischen Übungen gestaltete Methode appelliert an die tieferen, unbewussten Schichten der Seele. Die Übungen werden zunächst nach dem Kriterium der o. a. Wahrnehmungsergebnisse durch die Therapeut:innen und im weiteren Verlauf nach den individuellen Bedürfnissen der Patient:innen ausgewählt. Durch die angemessene und dosierte Abfolge der Übungen treten verborgene Gefühle und verdrängte emotionale Inhalte ins Bewusstsein, welche die Versenkung in das Farberlebnis verdünnen, abmildern, aufhellen und transformieren.

Durch die innere Erfahrung der reinen Farben, die nicht auf äußere Motive bezogen ist, nimmt der malende Mensch allmählich Kontakt mit seiner spirituellen Kraft auf, die im Unbewussten steckt und ihn durch die biografischen Wechselfälle führt. Die künstlerische Erfahrung wird therapeutisch, weil sie zunächst ein Gefühl des Staunens (ein „Schlüsselgefühl" der emotional-empfindsamen Seele) bei der Erarbeitung der Farbe und bei der Beobachtung ihrer Veränderungen in der Begegnung mit anderen Farben hervorruft. Während und am Ende des Ausführens der Übungen können sich auch Gefühle der Verehrung und der Hingabe einstellen (Schlüsselgefühle der affektiven bzw. bewussten Seele). Diese Gefühle sind notwendige Begleiter der Selbsterkenntnis, um in der Verwirrung des eigenes Leids die innere Kraft zu finden, sich den „Prüfungen des Lebens" zu stellen. Die Wiederholung der Übungen zu Hause prägt die therapeutische Botschaft dem ätherischen Leib ein, bestätigt sie im Laufe der Zeit und verstärkt die durchlaufenen Entwicklungsschritte.

Mit diesem Ansatz, dass ein vertieftes Farbenerleben physiologische Neuschöpfungen im menschlichen Leib hervorruft, arbeitet unsere Methode. Sie möchte letztlich die Ich-Kraft des Menschen (den reflektierten Willen) im Malen ansprechen, die seelenphysiologisch durch den Astralleib zieht, sich im Ätherleib wirkend fortsetzt, gegebenenfalls bis in den physischen Leib hinein. Rudolf Steiner beschrieb diesen Vorgang in seinem Vortrag „Die schöpferische Welt der Farbe" so: *„Der Mensch muss aber* [...] *die Möglichkeit finden, den Astralleib wiederum zu vergeistigen, wiederum zu durchdringen mit dem, was das Ich sich erarbeitet. Und indem der Mensch den Astralleib vergeistigt und so den Weg zurückfindet, muss er wiederum finden das flutende Farbenwellen und Farbenwogen, aus dem er emporgestiegen ist zu der Höhe des Ich, so wie der Mensch, wenn er aus dem Meer emporsteigt, um sich herum dasjenige schaut, was draussen ist und nicht mehr das, was die Wellen unten selber besorgen. Wir leben wirklich schon in einer Zeit, in der beginnen muss – wenn nicht das Miterleben des Menschen mit der Welt überhaupt absterben soll – dieses Untertauchen in die geistigen Fluten der Naturgewalten, das heisst der hinter der Natur liegenden Geistgewalten. Wir müssen wiederum die Möglichkeit gewinnen, mit der Farbe wirklich zu leben,* *die innere Lebekraft der Farbe mitzuerleben. Entdecken müssen wir die innere Lebekraft des Farbigen. Das können wir nicht, wenn wir bloss malerisch studieren, [...] das können wir nur, wenn wir wiederum untertauchen mit der Seele in die Elementargewalten des Farbigen, in die Art, wie Rot, wie Blau zum Beispiel flutet, wenn uns das Farbenfluten unmittelbar lebendig wird. Wir können es nur, [...] wenn wir in die Lage kommen, dasjenige, was in der Farbe ist, so zu beleben, dass wir nicht etwas Farbensymbolik treiben, [...] sondern dass wir das, was schon in der Farbe ist, was in der Farbe drinnen ist, [...] wirklich entdecken.*"[6]

Bei der Stella Maris-Methode wird die Farbe, ausgehend von ihrer halbdichten Stofflichkeit, vermalt, „*denn das ist die Außenseite des Willens, der Stoff. Innerlich ist der Stoff Wille, wie das Licht innerlich Gedanke ist.*"[7]

5. Zur Bildbetrachtung mit der Methode „Stella Maris"

Im Umgang mit den Farben und auf der Grundlage der erhaltenen Instruktionen für die einzelnen Basisübungen, wird das Malblatt zum Lebensraum für die Reflexion des Lichts der Seele des malenden Menschen. In der Tat könnte die Seele sich selbst nicht wahrnehmen, wenn sie nicht einen Spiegel vor sich hätte, der sie reflektiert. Das kann ein menschliches Gegenüber sein, aber auch ein Blatt Papier. Das Verstehen und Würdigen des malerischen Ausdrucks eines Patientenbildes in der anthroposophischen Maltherapie möchte helfen, den verborgenen Sinn der Krankheit zu enthüllen und die „farbige" Erzählung seiner Geschichte auf einer bewussten Ebene hervortreten lassen. In diese Hermeneutik fließen die von den anthroposophisch orientierten Maltherapeut:innen bereits etablierten Betrachtungskriterien ein, wie das Thema des Bildes, die verwendeten Materialien und ihre Transformation, die Form, die Linie, die Oberfläche, das Erlebnis, der Charakter und die Kraft der Farbe [→ Kapitel III.8]. Die Stella-Maris-Methode erkennt den Wert dieser Kriterien voll an und vertieft, ausgehend von der Realität und dem Sinn der Krankheitserfahrung der Patient:innen, das Wirken ihrer Seelenkräfte in dem ständigen Bewusstsein, dass jedes Bild ein Diskurs ist, der im sozio-kulturell-biografischen Panorama kontextualisiert werden muss.

Die therapeutische Beziehung und die Empathie der Kunsttherapeut:innen erweitern die Betrachtung der bildlichen Darstellungen und ermöglichen trotz eventueller Mehrdeutigkeiten, Auslassungen und Einseitigkeiten das Erkennen von Sinnhorizonten in der Krankheit. Die Bildbetrachtung erfolgt nach Merkmalen, die ein objektives Bild entstehen lassen. Interpretationen gibt es nicht.

Zur Bildbetrachtung der Grundübungen sind folgende Dreiteilungen des vertikalen Blattformates vorzunehmen: Im oberen Drittel bildet sich die Kraft des Denkens ab, die dem Nerven-Sinnes-System entspricht. Im mittleren Drittel zeigt sich die Kraft des Fühlens, die mit dem Rhythmischen System korreliert und im unteren Drittel bildet sich die Kraft des Wollens ab, die mit dem System des Stoffwechsel-Gliedmaßen-Systems verbunden ist (siehe Abb. 13). Diese Gliederung wenden wir ebenfalls auf das horizontale Blattformat an (siehe Abb. 14).

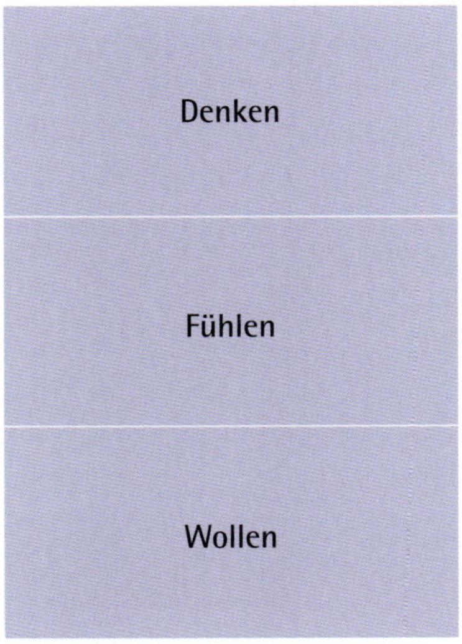

Abb. 13: Die seelische Dreigliederung im vertikalen Blattformat

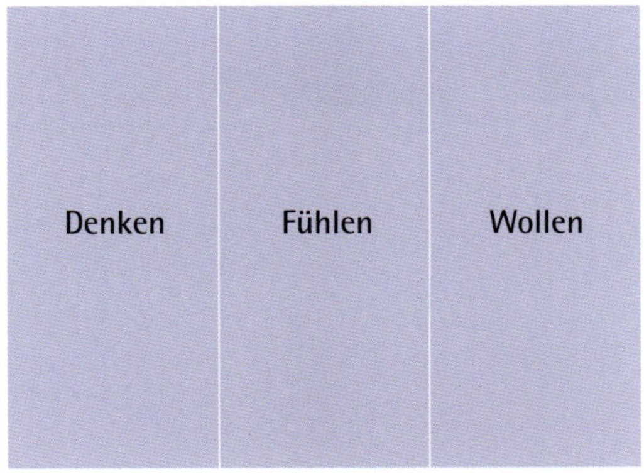

Abb. 14: Die seelische Dreigliederung im horizontalen Blattformat

Werden die Abbildungen 13 und 14 ineinander gefügt, ergibt sich Abbildung 15 und es wird eine Neungliederung für die Bildbetrachtung möglich.

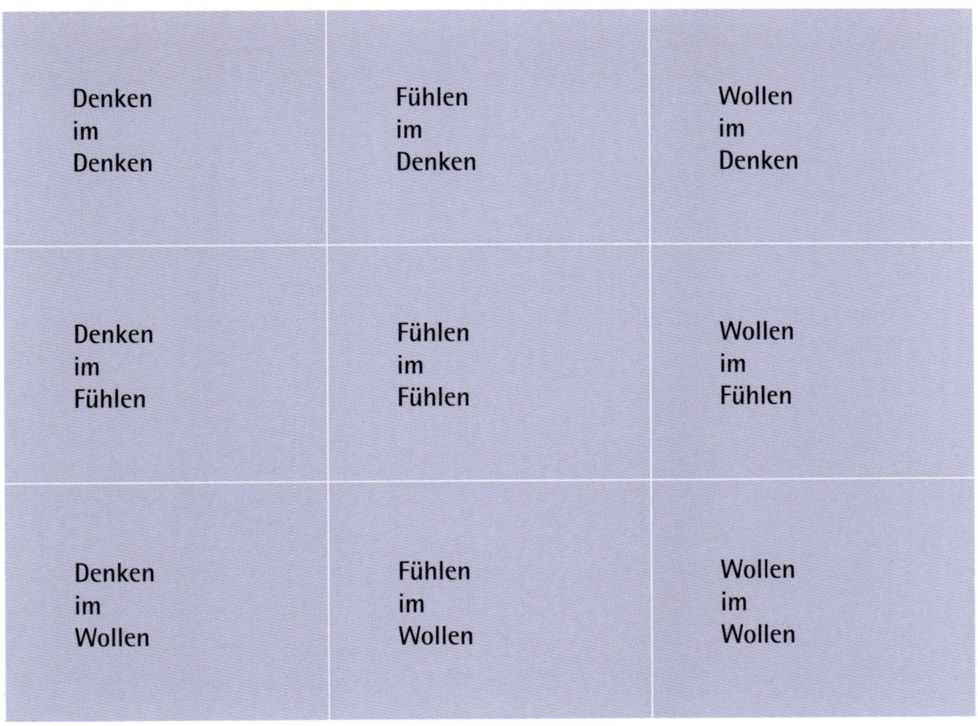

Abb. 15: Die seelische Dreigliederung vertikal und horizontal integriert

Das komplexe Schema hat die Funktion, die Variabilität und Mobilität der Seelentätigkeit explizit zu machen und zu spezifizieren. Die Betrachtung der Bilder muss mit der gebotenen Ruhe erfolgen, ohne Vorurteile und ohne in ein schematisches Rastern zu verfallen.

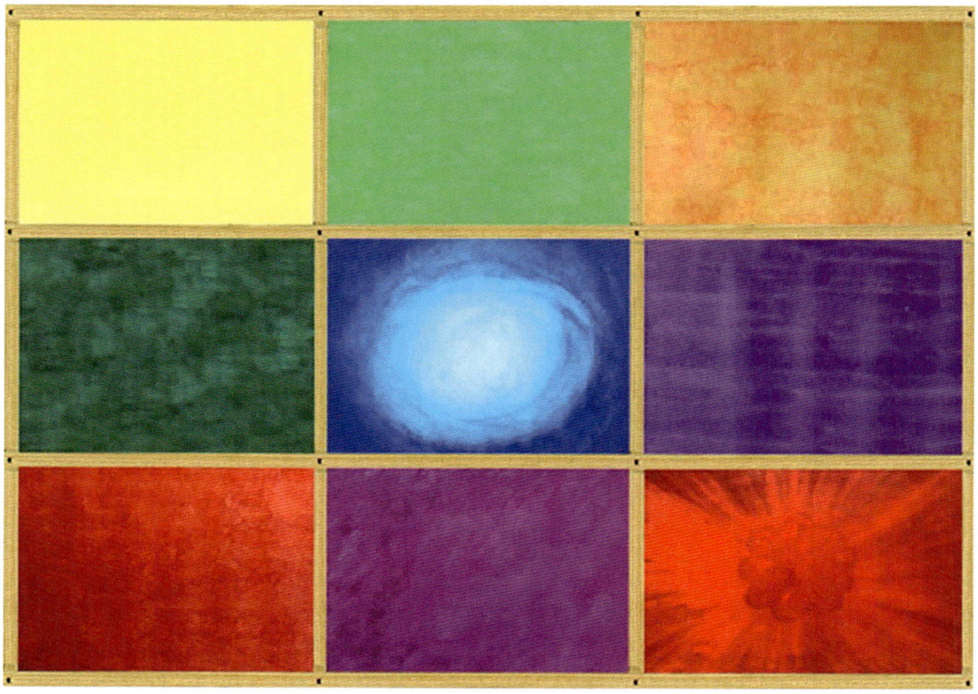

Abb. 16: Die Neungliederung mit den Glanz- und Komplementärfarben

Eine weitere Möglichkeit der Betrachtung beruht auf dem Abbilden der Viergliederung des Menschen: Physischer Leib, Ätherleib, Astralleib und Ich [→ Kap. I]. Abbildung 17 weist sie in der vertikalen Betrachtungsrichtung aus.

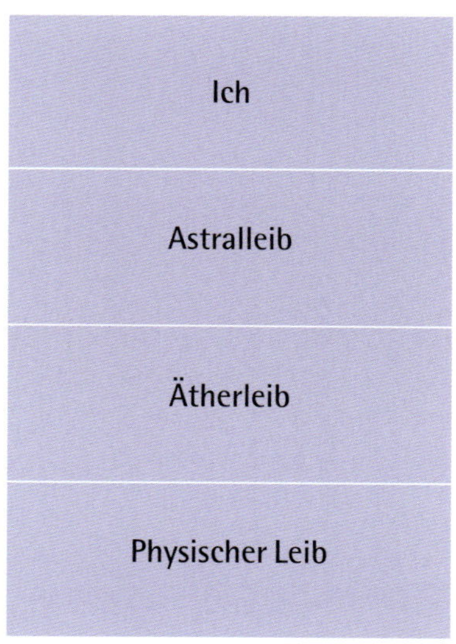

Abb. 17: Die vier Wesensglieder im vertikalen Blattformat

Merkmale der Stella-Maris-Methode

An dieser Stelle wollen wir neun Bedingungen aufführen, die unsere Methode charakterisieren. Wir betonen, dass insbesondere die vierte Bedingung und die Auswahl der bildnerischen Übungen für den kunsttherapeutischen Weg nicht dogmatisch bestimmt oder quasi automatisch abzuleiten sind, sondern die Stella-Maris-Methode wie jede professionelle Therapie die Individualität des Klienten berücksichtigt.

1. Patienten:innen oder Klient:innen malen im Sitzen
2. Verwendung von trockenem Papier
3. Einsatz von halbdichter Farbe
4. Personalisierte Anleitung des kunsttherapeutischen Weges
5. Gliederung des kunsttherapeutischen Weges in drei Phasen, geordnet nach den sieben Lebensprozessen
6. Der „Fokus" der Methode: das Neuner-Raster
7. Die Bildbetrachtungsschlüssel zur Drei- und Viergliederung (Abb. 13 bis 17)
8. Die Verwendung von Quadraten für Notizen in der ersten Phase
9. Das Lesen des Bildes als Spiegel der Seele

Wie bei allen Formen der Kunsttherapie ist auch bei der von Rudolf Steiners Farbenlehre inspirierten Stella-Maris-Methode die Zusammenarbeit zwischen Kunsttherapeut:in und Ärztin oder Arzt grundlegend.

Literatur

1 Borri, C., Fierro, A. A.: Stella Maris Method. A Path for Art-Therapy of the Colour. Editrice Cambia Menti Bologna 2010.

2 Steiner, R.: Wesen und Bedeutung Mitteleuropas und die europäischen Volksgeister (GA159). Rudolf Steiner Verlag Dornach 2005.

3 Steiner, R.: Die Mission einzelner Volksseelen (GA 121). Rudolf Steiner Verlag Dornach 1982. Vortrag vom 16.6.1910.

4 Steiner, R.: Das Wesen der Farben (GA 291). Rudolf Steiner Verlag Dornach 1991. Vortrag vom 6.5.1921. S. 24.

5 Steiner, R.: Meditative Betrachtungen und Anleitungen zur Vertiefung der Heilkunst (GA 316). Rudolf Steiner Verlag Dornach 1994. S. 34.

6 Steiner, R.: Wege zu einem neuen Baustil (GA 286). Rudolf Steiner Verlag Dornach 1982. Vortrag vom 26.7.1914. S. 102.

7 Steiner, R.: Die Brücke zwischen der Weltgeistigkeit und dem Physischen des Menschen (GA 202). Rudolf Steiner Verlag Dornach 1993. Vortrag vom 5.12.1920. S. 77.

KAPITEL VI

Anerkennung des Berufsbildes und Bedingungen der Berufsausübung Anthroposophischer Kunsttherapeut:innen in der Schweiz, Deutschland und Österreich

KAPITEL VI

Anerkennung des Berufsbildes und Bedingungen der Berufsausübung Anthroposophischer Kunsttherapeut:innen in der Schweiz, Deutschland und Österreich

HILDEGARD PÜTZ

1. Einleitung

Die in diesem Band vermittelten Grundlagen zur Praxis des Therapeutischen Malens und Zeichnens zeigen Einsatzmöglichkeiten der Künstlerischen Therapien in vielfältigen Bereichen der Medizin, Heilpädagogik, Sozialtherapie und als Kunst im Sozialen aus anthroposophischer Sichtweise.

In Publikationen der Weltgesundheitsorganisation (WHO) sind Interventionen mit künstlerischen Mitteln als Bestandteil einer ganzheitlichen, integrierten und patientenzentrierten Versorgung definiert, die in den europäischen Mitgliedsstaaten der WHO begleitend zur Unterstützung von biomedizinischen und komplementärmedizinischen Behandlungsverfahren mit wissenschaftlich evaluiertem Nutzen zum Einsatz kommen.[1] Parallel zu dem von der WHO beauftragten und 2019 publizierten Untersuchungsbericht über die Bedeutung der Künste in Prävention, Gesundheitsförderung und Therapie beschreibt die „WHO-Traditional & Complementary Medicine Strategy 2014-2023" Ausbildungsstandards für die verschiedenen Berufsgruppen der Anthroposophischen Medizin (AM). Diese bilden ab, was die AM-Community als Mindeststandards für die Ausbildung im Sinne von Verbraucherschutz, Patientensicherheit und Qualitätssicherung betrachtet.[2] Spezifische Anpassungen an die nationalen Anforderungen sind durch die Berufsverbände bzw. Fachgesellschaften der AM zu vollziehen. Darüber hinaus ist es für die Verbände der jeweiligen Berufsgruppen der AM erforderlich, in Kooperation mit Berufsverbänden anderer Ansätze zur Komplementärmedizin auf eine an nationalen Kriterien ausgerichtete berufs- und sozialrechtliche Regulierung hinzuwirken.[3,4]

Mit Bezug auf den WHO-Report zum Nutzen der Künste für die Gesundheit betreiben die im European Consortium for Arts Therapies Education (ECArTE) zusammengeschlossenen 33 staatlich anerkannten Hochschulausbildungen aus 15 europäischen Ländern sowie deren Berufsverbände und Fachgesellschaften für Künstlerische Therapien die Regulierung des Berufs gemeinsam auf nationaler Ebene. Zwischen den Vertreter:innen der Hochschulen und den untereinander vernetzten Berufsorganisationen für Kunst-, Musik-, Tanz- und Dramatherapie u. a. besteht eine produktive Zusammenarbeit.[5] Vor diesem Hintergrund können die folgenden Beschreibungen zum Berufsbild und zum Rechtsstatus der Berufsausübung Anthroposophische Kunsttherapeutin / Anthroposophischer Kunsttherapeut nur den aktuellen Entwicklungsstand wiedergeben. Wie die Schweiz zeigt, korrelieren die Chancen zu einer berufsrechtlichen Regulierung mit dem Potential der Berufsorganisationen zur Entwicklung einer übergeordneten methodenneutralen und fachbereichsübergreifenden Beschreibung eines gemeinsamen kompetenzorientierten Berufsbilds und der nationalhoheitlichen Bereitschaft eines Staates zur Integration komplementärer Therapieformen in das jeweilige Gesundheitssystem.

Zur Verdeutlichung der Gemeinsamkeiten der Anthroposophischen Kunsttherapie mit anderen, von der WHO als ergänzende Verfahren der Komplementärmedizin klassifizierten Therapien mit künstlerischen Mitteln, führt Kap. 6.2 die vielfältigen Komponenten der Anthroposophischen Kunsttherapie zu einer Gesamtschau zusammen und verortet diese im methodenübergreifenden Kontext.

2. Anthroposophische Kunsttherapie als Verfahren der Komplementärmedizin

Entwicklung der Anthroposophischen Kunsttherapie in der Anthroposophischen Medizin

Vom 28. Dezember 1914 bis 4. Januar 1915 hielt Rudolf Steiner acht Vorträge zur Begründung des anthroposophischen Ansatzes der Künstlerischen Therapien. In diesen Vorträgen beschrieb er die Beziehung der Künste zu den Wesensebenen des Menschen und stellte die Kunst als Weg zur gesunden Ergreifung des Ichs in den Fokus.[6] Ab 1920 führten Steiners Vorträge für Ärztinnen, Ärzte und Medizinstudierende zur Entwicklung einer durch Anthroposophie erweiterten Medizin.[7] Heute ist die Anthroposophische Medizin als integrative Medizin definiert, die ihren ganzheitlich ausgerichteten Ansatz in die konventionelle Medizin einbringt.[8]

1921 folgten weitere Vorträge Steiners über das Verstehen von Gesundheit und Krankheit von der Farbenlehre aus. Diese bildeten die Grundlage zur therapeutischen Anwendung der Farben.[9] In Zusammenarbeit mit Ärzt:innen, Heilpädagog:innen, Künstler:innen und Waldorfpädagog:innen erforschte Dr. med. Ita Wegman (1876-1943) ab 1927 diese Impulse weiter und setzte sie in therapeutische Interventionen um. Von Beginn an galt der Anspruch, dass das Künstlerische von Grund auf zu beherrschen sei und sich gleichermaßen Zusammenhänge von Krankheitszuständen und Therapiemöglichkeiten nach wissenschaftlichen Kriterien erfassen lassen.[10]

Im Zeitraum von 1930 bis zum Beginn des 21. Jahrhunderts entwickelten anthroposophisch orientierte Kunsttherapeut:innen ihre Ansätze zu den Künstlerischen Therapien weiter. Im Bereich der bildenden Kunst verfolgten sie sowohl die an den Gesetzmäßigkeiten von Malerei, Zeichnung und Plastik orientierte „künstlerische“ Regulationstherapie nach Margarethe Hauschka (1896-1980)[11] als auch die auf der urtherapeutisch ausgerichteten Kunstpädagogik für den Waldorflehrplan basierende anthroposophische „Kunsttherapie“ nach dem Ansatz von Siegfried (1907-1979) und Rose Maria Pütz (1913-2002). Diese leiteten ihre Therapeutik von der ästhetischen Erziehung und der heilenden Wirkung der Kunst zur Selbst- und Sozialgestaltung ab.[12] Dieser „Kunsttherapie“ standen die auf den indikationsbezogenen Einsatz von Farben, Formen und Naturerscheinungen ordnungstherapeutisch ausgerichteten künstlerischen Ansätze von Margarethe Hauschka, Liane Collot d'Herbois (1907-1999) sowie das Formenzeichen nach Elke Frieling (1939-2022) gegenüber.[13,14,15] Bei diesen kommt es nicht allein auf ein äußerliches Ergebnis an, sondern auf die Gestaltung von innerlich ausgleichenden Prozessen, Erlebnissen und Erkenntnissen der Patient:innen.[16]

Bei der Maltherapie nach Margarethe Hauschka und Liane Collot d'Herbois sowie bei dem von Hauschka entwickelten frühen plastisch-therapeutischen Gestalten (z. B. Platonischer Körper) ergab sich zunächst eine Orientierung an den Vorgaben für die Heileurythmie. Diese zeichnete sich als Regulationstherapie aus, die der Aktivierung des menschlichen Organismus durch die therapeutische Arbeit mit modifizierten Bewegungsgebärden aus der Kunst- und der pädagogischen Eurythmie dient. Dafür hatten Steiner und Wegman – neben der gesundenden Rückwirkung genau angepasster Übungen – die Notwendigkeit guter Kenntnis des menschlichen Organismus und einer sachgemäßen anthroposophisch-medizinischen Diagnostik betont.[17]

Als Gemeinsamkeit der unterschiedlichen Ansätze zur Künstlerischen Therapie nach Hauschka und der Kunsttherapie nach Siegfried und Rose Maria Pütz gelten das Krankheits- und Gesundheitsverständnis der Anthroposophischen Medizin, die Sinneslehre Steiners, die Phänomenologie der künstlerischen Mittel und Prozesse sowie die Orientierung an Naturerscheinungen.

Für die Maltherapie untersuchten anthroposophische Kunsttherapeut:innen die Zusammenhänge des Werkentstehungsprozesses mit der Beziehung zwischen Patient:in und Werk sowie der Beziehung zwischen Patient:in und Therapeut:in. Nach den Forschungsergebnissen von Rhoda Born korrelieren die heilsamen Erfahrungen des Selbsterlebens und -erkennens der erkrankten Menschen mit ihrem Zugang zum bildnerisch-therapeutischen Prozess und ihrer gelungenen Bindung an das als relevant erlebte selbst geschaffene Werk. Damit ist die ursprünglich vorherrschende Ausrichtung am regulatorischen Übungscharakter und die Erkenntnis der Relevanz der kreativen Kompetenzen der Patient:innen um die therapeutische Beziehung für einen positiven Verlauf erweitert.[18] Als für ihr Erleben wichtige Faktoren der anthroposophischen Maltherapie beschrieben in einer Studie von Kröz et al. 78% der teilnehmenden Brustkrebspatient:innen übereinstimmend an erster Stelle die Kongruenz der therapeutischen Beziehung und die Entspannung, zweitens die innere Entwicklung und Stimmung, gefolgt von den erworbenen künstlerischen Fähigkeiten und der Übereinstimmung mit den gestellten Anforderungen.[19]

Zum Beginn des 21. Jahrhunderts basiert die Anthroposophische Kunsttherapie auf dem gezielten Einsatz vielfältig differenzierbarer künstlerischer Medien und Prozesse, der Werkbindung der Patient:innen und der therapeutischen Beziehung. Ihre Maßnahmen umfassen sowohl eindrucks- als auch ausdruckbezogene Interventionen, die sich entweder rezeptiv empfangend oder aktiv gestaltend zur ganzheitlich verstandenen Regulation seelischer, leiblicher und geistiger Funktionen indikationsspezifisch einsetzen lassen.[20]

Im Rahmen des Projektes „Traditional, Complementary and Integrative Medicine 2014–2023" der World Health Organization (WHO) wurden für neun verschiedene Berufsgruppen der Anthroposophischen Medizin internationale Ausbildungsstandards beschrieben. Für die Anthroposophische Kunsttherapie haben sie vor allem in Ländern Bedeutung, in denen keine nationalhoheitlichen Regulierungen für die Ausbildung Künstlerische Therapeutin/Künstlerischer Therapeut und/oder für die Implementierung der Künstlerischen Therapien in das jeweilige Gesundheitssystem bestehen.[21] Dort dienen sie als Referenz zur Evaluation von Ausbildungen, falls keine anderen Maßgaben bestehen.[22]

Anthroposophische Kunsttherapie im Kontext der Künstlerischen Therapien als Verfahren der Komplementärmedizin

Die Komplementärmedizin umfasst eine Vielzahl von Verfahren, die zusätzlich zur konventionellen Medizin zur Anwendung kommen. Zur Komplementärmedizin gehören Therapiesysteme wie beispielsweise die Anthroposophische Medizin, aber auch unterschiedliche Ansätze zur Kunst-, Musik- und Tanztherapie sowie die Theatertherapie und andere künstlerische Therapieformen. Nach einem Scoping Review der WHO finden in deren europäischen Mitgliedsstaaten therapeutische Interventionen mit künstlerischen Mitteln als risikoarme, nichtmedikamentöse Behandlungsoptionen Berücksichtigung, die insbesondere zur Behandlung von psychischen Erkrankungen, aber auch in der Prävention und Gesundheitsförderung, in der Bewältigung von akuten somatischen Erkrankungen sowie in der Palliation und Rehabilitation Anwendung finden.[23,24,25,26,27]

In ihrem Report über die Rolle der Künste zur Verbesserung der Gesundheit stellte die WHO 2019 heraus, dass mit ihrer Hilfe eine sektorenübergreifende, ganzheitliche, integrierte und patientenzentrierte Versorgung möglich ist, insbesondere bei komplexen, versorgungsrelevanten Herausforderungen, für die es aktuell keine Lösungen gibt.[28]

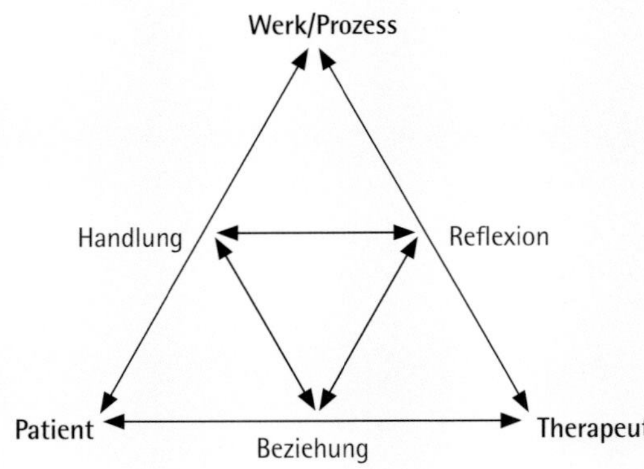

In Deutschland sind die Künstlerischen Therapien von der Bundesarbeitsgemeinschaft Künstlerische Therapien (BAG KT) ansatzübergreifend definiert. Sie basieren *„auf dem Interaktionsgeschehen zwischen Patient, Therapeut und schöpferisch-künstlerischem Prozess bzw. Werk.*

Die handlungsorientierte Anwendung künstlerischer Medien und Prozesse verbessert auf der Basis der therapeutischen Beziehung insbesondere die Wahrnehmung, die Regulation von Verhalten und Emotionen sowie kommunikative Fähigkeiten und soziale Interaktionen.

Mit ihren spezifischen Interventionen fördern Künstlerische Therapeuten vor allem den Zugang zu präverbalen und nonverbalen psychischen Funktionen. Sie ermöglichen damit die Selbstreflexion und erleichtern die Integration von belastenden und traumatischen Erlebnissen und Erfahrungen.

Da auf aktuell auftretende Ereignisse innerhalb der Beziehungs- und Gestaltungsprozesse eingegangen wird, ist der Patient stets unmittelbar und aktiv an der Bestimmung des therapeutischen Prozessverlaufs beteiligt. Der die Sinnesorgane ansprechende, mediale Zugang und die ‚Evidenz' des Werkes ermöglichen eine intersubjektive Auseinandersetzung mit psychischen Funktionen. Somit können sowohl eine nachhaltige Stabilisierung der Patienten als auch die Entwicklung und Stärkung von Kompetenzen erreicht werden. Dies begünstigt einen langfristigen Heilungserfolg. Künstlerische Therapien leisten daher einen unverzichtbaren Beitrag zur Verbesserung der psychosozialen Versorgung."[29]

Diese Kurzdefinition lässt sich durch das Ergebnis einer empirischen Untersuchung kunsttherapeutischer Interventionen von Gruber und Weis anschaulich ergänzen. Mit den Patientenbedürfnissen übereinstimmende Wirkebenen der Kunsttherapie sind:

- ästhetisch-aktive, schöpferisch-gestalterische Tätigkeit
- Ausdruck von Emotionen
- psychische Entlastung / Druck nehmen
- Suche nach Sicherheit und Halt
- Integration der Erkrankung ins Selbstbild und Selbsterleben
- Bezug zum eigenen Körper gewinnen
- Sinnsuche und Spiritualität
- soziale Nähe herstellen durch die Arbeit mit Angehörigen oder der Familie
- Würde und Werterleben[30]

Seit 2015 führt das an der Alanus-Hochschule für Kunst und Gesellschaft eingerichtete Forschungsinstitut für Künstlerische Therapien / Research Institute for Creative Arts Therapies (RIArT) entsprechende Projekte durch. Es dient der wissenschaftlichen Weiterentwicklung der Künstlerischen Therapien und der Nachwuchsförderung. In einem übergreifenden Forschungsansatz untersuchen die Forschenden die Effektivität und die Wirkfaktoren aller Künstlerischen Therapien einschließlich der Anthroposophischen Kunsttherapie und der Heileurythmie / Eurythmietherapie. Die evidenzbasierte Outcome- und Wirkfaktorenforschung des RIArT macht die Identität und Spezifität der künstlerisch-therapeutischen Methoden sichtbar und treibt die Erkenntnis der zentralen Wirkmechanismen Künstlerischer Therapien mit empirischer Erforschung voran.[31]

3. Berufsbild und rechtliche Stellung Anthroposophischer Kunsttherapeut:innen in der Schweiz, Deutschland und Österreich

3.1 Schweiz

Berufsbild und Anerkennung des Berufs

In der Schweiz gründeten Verbände Künstlerischer Therapeut:innen im Jahr 2002 die heutige Organisation der Arbeitswelt (OdA) ARTECURA als Konferenz Schweizer Kunsttherapieverbände (KSKV/CASAT). Gemeinsames Ziel war die Etablierung eines Berufsabschlusses für alle Fachrichtungen. Nach der Neudefinition des Begriffes „Kunsttherapie" umfasst dieser auf berufspolitischer Ebene und in der Dachorganisation methodenübergreifend alle therapeutisch eingesetzten künstlerischen Ausdrucksformen.

Das für die Berufe in den Bereichen Gesundheit, Soziales und Kunst verantwortliche Bundesamt für Berufsbildung und Technologie (BBT) stellte der OdA KSKV/CASAT die Möglichkeit eines eigenen Berufstitels in Aussicht und unterstützte die Entwicklung des Berufsbildes finanziell. 2006 kam eine Bedarfsanalyse für den Beruf Kunsttherapeutin / Kunsttherapeut zu einem positivem Abschluss.[32] 2004-2006 erfolgte eine wissenschaftlich fundierte Erhebung zu kunsttherapeutischen Schlüsselkompetenzen unter den Mitgliedern der angeschlossenen Verbände und der zuweisenden Fachpersonen.[33] Auf dieser Basis verabschiedeten die Verbände im selben Jahr das kompetenzbasierte Berufsbild und die Ausarbeitung der Qualifikationsprüfung, die im März 2011 in Kraft trat. Das Berufsbild gilt für die Fachrichtungen Bewegungs- und Tanztherapie, Drama- und Sprachtherapie, Gestaltungs- und Maltherapie, Intermediale- sowie Musiktherapie. Tätig werden Dipl.-Kunsttherapeut:innen (ED) selbständig in eigener Praxis oder angestellt in:

- psychiatrischen und somatischen Spitälern / Kliniken und Rehabilitationseinrichtungen,
- Gefängnissen und der Betreuung von Migranten und alten Menschen
- sowie in Schulen und Heimen.

Im Jahr 2022 umfasste die Organisation zehn Mitgliedsverbände und 22 von diesen anerkannte Ausbildungsinstitute. Mitgliedsverband ist u. a. der Schweizer Verband für Anthroposophische Kunsttherapie (SVAKT). Mit Stand 2019 beschreibt das Berufsbild die in Tabelle 1 abgebildeten Handlungskompetenzen nach methodenneutralen Kriterien.[34]

Allgemeine Handlungskompetenzen von Kunsttherapeut:innen mit eidgenössischem Diplom	
Transdisziplinäre und generische Kompetenzen Diplomierter Kunsttherapeut:innen (ED)	
intervenieren klientelorientiert	Sie integrieren ärztliche Diagnosen sowie sonderpädagogische Einschätzungen in methodenspezifische Befunde, intervenieren klientelzentriert und evaluieren ihre Therapieergebnisse systematisch.
entwickeln Behandlungsangebote	Sie entwickeln und bewerten bedürfnis- und bedarfsgerechte Angebote im intra- und interprofessionellen Team und verfügen über ein transdisziplinäres Verständnis der Kunsttherapie.
leben und fördern Kunst	Sie handhaben ihre Ausdrucksmittel kompetent und individuell. Sie beherrschen innovative Darbietungen und Darstellungen im öffentlichen Raum und die Gestaltung eines künstlerischen Settings.
gestalten Beziehung therapeutisch	Sie gestalten die therapeutische Beziehung respektvoll und authentisch und beherrschen die verbale und nonverbale Gestaltung der Beziehung und die verantwortliche Begleitung der Interaktionen in der Triade von Klientel, Gestaltung und sich selber.
kommunizieren und kooperieren	Sie koordinieren die eigne Arbeit mit Fachpersonen im interdisziplinären Team, vertreten ihre Klientel, kommunizieren zielgruppengerecht und beherrschen Methoden des begleitenden Gesprächs und der Konfliktbewältigung.
organisieren Betriebsabläufe	Sie leiten interdisziplinäre Teams des Gesundheits- und Sozialwesens, analysieren den Bedarf und die Bedürfnisse der Klientel in Organisationen und verantworten die Qualitätssicherung und Evaluation.
lernen und entwickeln	Sie entwickeln neue methodische Ansätze und Behandlungsstrategien, reflektieren eigene Kenntnisse, Haltungen und Fähigkeiten und engagieren sich in der Weiterentwicklung der Organisation und des Berufs.

Tabelle 1: Übersicht zu Handlungskompetenzen von Kunsttherapeut:innen mit eidgenössischem Diplom nach dem Berufsbild der OdA ARTECURA 2019

Eine von der OdA ARTECURA zertifizierte Ausbildung umfasst aktuell modularisierte theoretische und praktische Anteile in einem Umfang von 3.000 Lernstunden und eine dreijährige einschlägige Berufserfahrung.[35] Entsprechend des Lebenslangen Lernens sind geeignete Vorqualifikationen anteilig oder als ganze Module anzurechnen. Mit der Höheren Fachprüfung (HFP) und dem Eidgenössischen Diplom in Kunsttherapie mit Fachrichtungsbezeichnung schließt die Ausbildung ab. Die HFP entspricht in etwa dem Handwerksmeister in Deutschland. Da die verschiedenen Qualifikationen als Praktiker bzw. als akademisch ausgebildete Berufsangehörige nach dem Europäischen Qualifikationsrahmen (EQR) an verschiedenen Lernorten erworben werden, entstehen unterschiedliche Spezialisierungen und Akzentsetzungen. Daher sind die Qualifikationen – z. B. bei Stellenbesetzungen – auch nicht immer gegeneinander austauschbar. Dementsprechend ist die Qualifikation Meister nicht in einen Bachelorabschluss „umzuschreiben", ebenso wenig ist dies umgekehrt möglich. Demnach siedelt das Eidgenössische Departement für Bildung und Forschung WBT die HFP mit vertikal durchlässigen Grenzen zwischen den EQR-Referenzstufen 5-7 an, was zentral einem praxisorientierten Bachelorniveau zugeordnet ist.[36] Aus diesem Grund verfügen einige in der OdA ARTECURA organisierte Kunsttherapeut:innen über Abschlüsse nationaler und internationaler Ausbildungsinstitute auf Bachelor- oder Masterniveau bzw. über entsprechende Hochschul-Diplome.

Berufsausübung und Kostenübernahme

Die OdA ARTECURA vertritt die berufspolitischen Interessen der Dipl.-Kunsttherapeut:innen (ED) in der Schweiz. Mit der reglementierten Abschlussprüfung (HFP) üben diese einen eidgenössisch anerkannten Beruf nach gesamtschweizerisch gültigen Standards aus.

Für die Anerkennung und Abrechnung kunsttherapeutischer Leistungen in Institutionen des Gesundheits- und Sozialwesens sowie im pädagogischen und sonderpädagogischen Bereich sind die Kantone zuständig. Die Schweizerische Operationsklassifikation (CHOP) erfasst alle stationären Aufenthalte im Rahmen einer medizinischen Statistik (z. B. Diagnosen, Behandlungen). Für die Kunsttherapien in der stationär-klinischen Versorgung bestehen zehn verschiedene Codes für diagnostische und therapeutische Maßnahmen. Diese umfassen einen Code für alle Fachrichtungen sowie Zusatzcodes für palliativmedizinische, psychosomatische und psychotherapeutische, multimodale psychotherapeutische und physikalisch-medizinische Komplexbehandlungen, multimodale Komplexbehandlungen bei extrapyramidal-motorischen Krankheiten, multimodale schmerztherapeutische Kurzzeitbehandlung, konventionelle Schmerztherapie, sozialpädiatrische, neuropädiatrische und pädiatrisch-psychosomatische Therapie und die psychosomatische und psychotherapeutische Komplexbehandlung.[37]

In der ambulanten Versorgung gilt für alle Kunsttherapien, dass nur private Zusatzversicherungen die Kosten erstatten. Ohne Zusatzversicherung besteht keine Möglichkeit zur Rückvergütung der Therapiekosten. Voraussetzung zur Kostenübernahme ist die Registrierung der Dipl.-Kunsttherapeut:innen (ED) bei der Schweizerischen Stiftung für Komplementärmedizin ASCA oder beim Erfahrungsmedizinischen Register (EMR). Das EMR ist eine qualitätssichernde Zertifizierungsstelle, die mit der OdA ARTECURA im Sinne des Patientenschutzes zusammenarbeitet. Patient:innen, die nur über eine Grundversicherung verfügen, können einen auf den Einzelfall bezogenen Tarif vereinbaren.[38] Manche Kassen fordern eine ärztliche Zuweisung, andere erstatten bei wissenschaftlichen Evidenznachweisen.

3.2 Deutschland

Berufsbild und Anerkennung des Berufs

Infolge des Gesundheitsreformgesetzes aus dem Jahr 2000 gründeten die Berufsverbände für Anthroposophische Kunsttherapie und Heileurythmie zusammen mit dem Deutschen Fachverband für Kunst- und Gestaltungstherapie und der Deutschen Gesellschaft für Künstlerische Therapieformen die Arbeitsgemeinschaft Diagnosis Related Groups der Fachverbände für Künstlerische Therapien (AG DRG FKT). Ziel der AG war die Erhaltung der Künstlerischen Therapien in den „somatischen" Akutkrankenhäusern.[39] Denn zum 1. Januar 2003 ersetzte das DRG-Fallpauschalensystem die bis dahin bestehende Mischfinanzierung der Krankenhäuser. Zur Aufnahme der Künstlerischen Therapien in das Klassifikationssystem des Prozeduren- und Operationsschlüssels (OPS-301) waren wissenschaftliche Nachweise eingefordert. Die Grundlagen dafür erbrachten Zusammenstellungen von internationalen Studien zur Begründung der psychosozialen Diagnostik und Verfahren Künstlerischer Therapien. Berufsverbände und Therapeut:innen aus allen Fachrichtungen und Ansätzen stellten Nachweise zur Relevanz (d. h. fachlich unverzichtbar, fachlich etabliert, wissenschaftlich evaluiert) sowie Angaben zum Evidenzgrad zitierter Studien und zu anderen internationalen Prozedurenklassifikationen nach wissenschaftlichen Kriterien zusammen.[40] Als erste Codierung Künstlerischer Therapien erreichten die Verbände unter dem Kapitel „Psychosoziale Interventionen“ folgende Abbildung:

> *„9-401.4 Künstlerische Therapie*
> *Inkl.: Kunst- und Musiktherapie u. a.*
> *Hinw.: Therapeutische Maßnahmen, die Wahrnehmungs- und*
> *Gestaltungsprozesse umfassen sowie therapeutische Anwendung künstlerischer Medien.“*

Diese Abbildung ist die Grundlage für alle weiteren diagnosebezogenen Abrechnungscodierungen. Im Jahr 2022 umfassten diese bereits 38 Codes für Künstlerische Therapien.[41] Durch weitere Zusammenstellungen von Studien gelang es, die Künstlerischen Therapien in 21 Leitlinien der Arbeitsgemeinschaft der Wissenschaftlichen Medizinischen Fachgesellschaften (AWMF) im Sinne einer good medical practice zu implementieren.[42] Zugleich stellte diese für die Künstlerischen Therapien gelungene Arbeit die Verbände vor die Herausforderung, ein methoden- und fachbereichsübergreifendes Berufsbild zu entwickeln. Vier fachrichtungsspezifische Konferenzen lieferten die Vorleistungen in Anlehnung an den Europäischen bzw. Deutschen Qualifikationsrahmen (EQR/DQR) als kompetenzbasierte Fassungen. Die inzwischen zehn in der BAG KT organisierten Berufs- und Fachverbände verabschiedeten ein umfassendes Konsensberufsbild für die Fachbereiche Kunst-, Musik-, Tanz-, Eurythmie- und Theatertherapie. Die Beschreibung fußt auf dem Anforderungslevel 6 / Bachelor des Deutschen Qualifikationsrahmens. In Anlehnung an die Matrix des Hochschulverbunds der Gesundheitsfachberufe stimmten die Mitgliedsverbände in einem Konsensprozess für fünf nach den modifizierten Vorarbeiten der fachspezifischen Arbeitsgruppen prozessuale Kompetenzebereiche.[43] Eine Übersicht gibt Tabelle 2.

Fachbereichsübergreifende Handlungskompetenzen Künstlerischer Therapeut:innen

Künstlerische Therapeut:innen verfügen über die dem allgemein anerkannten Stand entsprechenden und auf den jeweiligen Fachbereich bezogenen wissenschaftlichen, psychologischen, pädagogischen, medizinischen und weiteren Erkenntnissen. Sie beherrschen grundlegende personale, künstlerische sowie fachlich-methodische, soziale und umsetzungsorientierte Verfahren und Methoden sowie Handlungskompetenzen, die für eine eigenverantwortliche künstlerisch-therapeutische Versorgung von Patient:innen aller Altersstufen unter Berücksichtigung der Belange von Menschen mit Behinderungen, chronischen Erkrankungen, der konkreten Lebenssituation, des sozialen, biographischen, kulturellen und religiösen Hintergrunds, der sexuellen Orientierung, der Lebensphase der zu Behandelnden sowie der Unterstützung von deren Recht auf Selbstbestimmung und Selbständigkeit erforderlich sind.

1. Fachspezifische Anamnese und Diagnostik	• Bedarfserhebung, Situationsanalyse und deren Bewertung hinsichtlich versorgungsrelevanter Probleme und Ressourcen mit dem Ziel einer künstlerisch-therapeutischen Befundung
2. Planung Konzeption	• Konzeption und Entwicklung therapeutischer Interventionen, Dokumentation, Reflexion und Evaluation der Interventionen
3. Umsetzung	• Realisierung der geplanten Maßnahmen im künstlerisch-therapeutischen Prozess unter Berücksichtigung relevanter individueller, gesetzlicher, ethischer und interdisziplinärer Kontextfaktoren
4. Evaluation	• Konzeption und Entwicklung therapeutischer Interventionen, Dokumentation, Reflexion und Evaluation der Interventionen
5. Professionalität	• Reflexion und Bewertung von Interventionen, Maßnahmen, Programmen, theoretischen Konzepten, Praxisprojekten als Grundlage für die Qualitätssicherung • Vereinbarung und Formulierung des künstlerisch-therapeutischen Ziels • Begleitung des therapeutischen Prozesses im Sinne einer Steuerungs- und Optimierungsfunktion und eines summativen Rückblicks z. B. als Therapiebericht

Tabelle 2: Zusammenfassung zum Ausbildungsziel und zu fachbereichsübergreifenden Handlungskompetenzen Künstlerischer Therapeut:innen nach dem Konsensberufsbild der BAG KT 2019

Damit ist das Berufsbild Künstlerische Therapeutin / Künstlerischer Therapeut im Bereich der akademischen Gesundheitsberufe angesiedelt.

Im Sinne der Patientensicherheit hat die BAG KT für den Beruf einen gesetzlichen Regelungsbedarf angemeldet. Dieser Regelungsbedarf wurde 2019 in dem im Auftrag des Instituts für Qualität und Wirtschaftlichkeit im Gesundheitswesen (IQWiG) erstellten Health Technology Assessment Bericht HTA Nr. HT17-021.0 zu Musiktherapie und Krebs für den Beruf Musiktherapeut:in beschrieben und ergibt sich ebenso für die anderen Berufszweige der Künstlerischen Therapien.

Im Vorfeld der Wahl zum Deutschen Bundestag erklärten 2021 einige Parteien und Gesundheitspolitiker:innen, dieses Anliegen in der folgenden Legislaturperiode zu unterstützen. Nun bildet der Koalitionsvertrag eine generelle Neuordnung der Arbeitsverteilung im Gesundheitswesen ab. Dazu soll ein Gesundheitsberuferat eingesetzt und ein Allgemeines Heilberufegesetz geschaffen werden. Dieses soll die allfällige Akademisierung der Gesundheitsfachberufe und die Förderung der sektorenübergreifenden Versorgung regeln. Durch diese gesetzliche Regelung wäre die Berufsbezeichnung Künstlerische Therapeutin / Künstlerischer Therapeut geschützt und die Ausbildung und Prüfung standardisiert. Damit würden die wichtigsten Voraussetzungen zur legalen Berufsausübung und zur Kostenübernahme durch GKV in der Grundversorgung geschaffen.

Im Zuge der Neuordnung der Gesundheitsberufe senden sowohl der Spitzenverband der Heilmittelverbände aus den Bereichen der Ergotherapie, Physiotherapie, Sprachtherapie und Logopädie als auch die Berufsorganisationen der Heilpraktiker klare Botschaften an das Bundesministerium für Gesundheit. Zusammen mit der Bundespsychotherapeutenkammer sind sie sich einig über die von ihnen gewollte Abschaffung der selektiven Heilerlaubnisse. An deren Stelle soll für die Gesundheitsfachberufe die Möglichkeit zum Direktzugang ohne ärztliche Zuweisung treten. Darüber hinaus fordert der Spitzenverband der Heilmittelverbände e.V., die Heilmittelbrufe attraktiver zu gestalten. Als Voraussetzung dafür gelten zeitgemäße Ausbildung, Karrieremöglichkeiten und eine angemessene Entlohnung sowie die Anhebung der Ausbildung auf Hochschulniveau. Die Gespräche mit Politiker:innen und Entscheidungsträger:innen werden intensiv fortgesetzt.

Berufsausübung und Kostenübernahme

Zur quantitativen Wahrnehmung der im Kontext der Anthroposophischen Medizin und der Künstlerischen Therapien tätigen Künstlerischen Therapeut:innen führt z. B. die Gesundheitsberichterstattung des Bundes in einer Online-Datenbank Erhebungen zur Gesundheitspersonalrechnung an zentraler Stelle zusammen. Die Daten liegen als Vollzeitäquivalente ab 1.000 Beschäftigte vor. Für die Jahre 2012-2018 sind für die Berufe in der Musik- und Kunsttherapie inklusive Theatertherapie insgesamt 10.000 vollzeit äquivalent Beschäftigte ausgewiesen. Davon verfügten pro Referenzjahr nur 2.000 über eine Vollzeitstelle. Ab 2014 weist die Datenbank zwischen 3.000 und 4.000 Vollzeitäquivalente aus, die mit in Teilzeit oder geringfügig beschäftigten Künstlerischen Therapeut:innen besetzt waren.[44] Die Beschäftigungsart und -häufigkeit der Musik- und Kunsttherapeut: innen korreliert mit der Abbildung Künstlerischer Therapien in den S3-Leitlinien der AWMF. Dem Stand der Leitlinienmedizin entsprechend sind die Ziffern für krankheitsspezifische Prozeduren, die Künstlerische Therapien enthalten, als psychosoziale Leistungen der somatischen Akutkrankenhäuser abrechenbar.

Aus Umfragen in der Mitgliedschaft des BVAKT geht hervor, dass es in Krankenhäusern für Anthroposophische Medizin überwiegend Teilzeitbeschäftigungen für Künstlerische Therapeut:innen gibt. Bis zur Einführung des Fallpauschalensystems DRG für die diagnosespezifische Abrechnung arbeiteten z. B. in allen Fachbereichen der Künstlerischen Therapien des anthroposophisch orientierten Gemeinschaftskrankenhauses Herdecke ca. 40 Kolleginnen und Kollegen. Bis August 2006 waren dort nur noch 24 tätig, wobei die Anzahl der vollzeitäquivalenten Stellen von 25 auf 14 sank. Davon wurde ein Teil über Drittmittel für einen begrenzten Zeitraum finanziert.[45] Inzwischen gibt es dort nur noch eine Vollzeitstelle.

Die von der AG Implementierung der BAG KT geschaffenen Abbildungen in den medizinischen Leitlinien und Abrechnungsziffern nutzen anthroposophisch orientierte Krankenhäuser in unterschiedlichem Umfang. Da die Codierungen die Etablierung der Künstlerischen Therapien in den somatischen Akutkrankenhäusern ermöglichen, sichern sie darüber hinaus die Ausübung des Berufs für Mitglieder des BVAKT außerhalb von anthroposophisch orientierten Akutkrankenhäusern.

Im Jahr 2018 zählten die Verbände der BAG KT zusammen 4.000 Mitglieder. Davon waren 546 im BVAKT organisiert. Hiervon gehörten den Fachbereichen Malerei und Plastik 378 Mitglieder (69%) an. Wie in den Jahren zuvor verfügten nur wenige über eine Vollzeitbeschäftigung. Die meisten waren zusätzlich in unterschiedlichen Bereichen innerhalb und außerhalb des Gesundheitswesens tätig. Eine insgesamt breite Fächerung der Tätigkeitsbereiche bildet sich vor allem bei den Freiberufler:innen ab. Sie sind in der ambulanten Akut- und Heilbehandlung in eigener Praxis oder als Honorarkräfte in stationären oder teilstationären Settings überwiegend außerhalb der AM tätig, ebenso in der Rehabilitation. Zusätzlich arbeiten sie in der Heilpädagogik, Sozialtherapie, Kinder- und Jugendhilfe oder in der Aus-, Fort- und Weiterbildung.[46,47]

Für die selbständige heilkundliche Arbeit in freier Niederlassung müssen Künstlerische Therapeut:innen in Deutschland über eine Erlaubnis nach dem Heilpraktikergesetz bzw. über eine Approbation als Ärztin, Arzt oder Psychotherapeut:in verfügen. Laut der Berufsgruppenanalyse (BgA-KT) der Universität Ulm und der Hochschule für Kunsttherapie Nürtingen verfügten im Erhebungsjahr 2013 42% der teilnehmenden Therapeut:innen aus allen Fachrichtungen und Ansätzen über entsprechende Erlaubnisse. Mit 32,2% hatte die Mehrheit eine Erlaubnis als Heilpraktiker:in im Bereich der Psychotherapie.[48] Dafür ist eine Prüfung vor der unteren Gesundheitsbehörde verpflichtend.

Den vielfältigen Arbeitsfeldern entsprechend, gaben die an der BgA-KT teilnehmenden selbständig bzw. freiberuflich in Institutionen arbeitenden Künstlerischen Therapeut:innen mehr als 15 verschiedene Kostenträger an. Diese sind in Tabelle 3 dargestellt.

Kostenträger	Häufigkeit	Prozent (Gesamtstichprobe)	Prozent (Selbständige n = 1364)
Patient / Klient als Selbstzahler	846	36,7	62,0
Institution	388	16,8	28,4
Gesetzliche Krankenkasse	301	13,1	22,1
Zusatzversicherung / private Krankenkasse	216	9,4	15,8
Gesetzliche Krankenkasse in Einzelfallregelung	178	7,7	13,0
Pflegekasse	41	1,8	3,0
Beihilfe	51	2,2	3,7
Haftpflichtversicherung	2	0,1	0,1
Unfallversicherung	31	1,3	2,3
Öffentliche Mittel (Stadt, Kommune, Land)	124	5,4	9,1
Sozialamt (Eingliederungshilfe, Frühförderung)	86	3,7	6,3
Jugendamt	111	4,8	8,1
Verein (z. B. Förderverein)	210	9,1	15,4
Stiftung	112	4,9	8,2
Sonstige	81	3,5	5,9

Tab. 3: Kostenträger für Künstlerische Therapien mit Mehrfachnennungen der an der BgA-KT Teilnehmenden[49]

Für die Anthroposophische Kunsttherapie dürfen Gesetzliche Krankenkassen (GKV) seit 2005 die Kosten übernehmen, wenn sie dazu entsprechende Regelwerke entwickeln.[50] Für einige Ansätze zu den Künstlerischen Therapien ist entweder keine Kostenübernahme erlaubt (Musik- und Tanztherapie) oder sie erfolgt für die Kunst- und Gestaltungstherapie in Einzelfallentscheidung.

Dagegen übernehmen in den Niederlanden, wo der Beruf Künstlerischer Therapeut:innen seit 2006 gesetzlich geregelt ist, nur einige Zusatzversicherungen die Kosten für die ambulante Versorgung. Trotz staatlicher Berufsregulierungen werden z. B. in Italien und im Vereinigten Königreich die Leistungen ebenfalls nur im stationären und institutionellen Bereich vergütet.[51,52] Damit bilden in Deutschland die Kostenübernahmen im Rahmen der Grundversorgung für ambulante Behandlungen mit Künstlerischen Therapien als Einzelfallregelungen bzw. im Rahmen der besonderen Therapierichtung Anthroposophische Medizin eine europaweite Ausnahme. Deren Bestand korreliert mit der Weiterentwicklung des Berufsbildes in Analogie zu bereits anerkannten Gesundheitsfachberufen und zusätzlichen wissenschaftlichen Wirksamkeitsnachweisen.

3.3 Österreich

Berufsbild und Anerkennung des Berufes

In Österreich ist die Behandlung von Patient:innen ausschließlich Ärzt:innen und gesetzlich anerkannten Therapieberufen vorbehalten. Da Kunsttherapie keine ärztliche oder psychotherapeutische Tätigkeit darstellt, hat die Berufsbezeichnung „Kunsttherapeutin" bzw. "Kunsttherapeut" keinen gesetzlichen Schutz.[53]

Auf diesem Hintergrund setzt sich der Fachverband für Mal- und Gestaltungstherapie (FMGT) mit seiner Petition „Arbeitsplätze schaffen und sichern! Berufsgesetz für Mal- und Gestaltungstherapie/Kunsttherapie" für die Schaffung eines Berufsgesetzes für die Mal- und Gestaltungstherapie sowie die Kunsttherapie ein. Ziel ist, diesen Beruf in die Liste der Gesundheitsberufe aufzunehmen und rechtmäßig förderbare Arbeitsverhältnisse für die Berufsgruppe zu ermöglichen.

Mit Verweis auf die fehlende Abbildung der Berufsgruppe im Leistungskatalog des Sozialministeriums für Gesundheitsberufe bezieht sich die Petition auf Erhebungen vom Juni 2019 des Österreichischen Berufsverbands für Kunsttherapie (ÖBKT), nach denen mehr als 2.000 diplomierte Mal- und Gestaltungstherapeut:innen / Kunsttherapeut:innen keine Chance auf ein ihrem Berufsstand entsprechendes, gesetzlich anerkanntes und förderbares Angestelltenverhältnis haben. Somit sind sie gezwungen, sich im Graubereich zu bewerben. Als besonders tragisch gilt das fehlende Berufsgesetz wegen der Verluste bereits bestehender Arbeitsverhältnisse infolge immer strengerer Überprüfungen der Arbeitsverträge seitens der Kranken- und Sozialversicherungsträger. Angesichts der 2009 von der Bundesregierung für weniger als 250 diplomierte Musiktherapeut:innen erlassenen Berufsgesetzes hält der FMGT ein Berufsgesetz für mehr als 2.000 diplomierte Mal- und Gestaltungstherapeut:innen / Kunsttherapeut:innen für längst überfällig. Das Bundesministerium für Soziales, Gesundheit, Pflege und Konsumentenschutz beauftragte bereits 2019 die Gesundheit Österreich GmbH, die Grundlagen für ein Berufsbild der Kunsttherapie zu bearbeiten. Seitens des Ministeriums gab es bisher keine Information bzw. Stellungnahme bezüglich der Ergebnisse oder der nächsten Schritte.

Mit Inkrafttreten des österreichischen Bundesgesetzes über die berufsmäßige Ausübung der Musiktherapie (Musiktherapiegesetz – MuthG34) im Juli 2009 ist die Berufsbezeichnung „Musiktherapeut:in" in Österreich gesetzlich geschützt und somit ein Teilbereich der Künstlerischen Therapien anerkannt. Für eine mitverantwortliche Berufsausübung ist der Abschluss eines entsprechenden Bachelorstudiums erforderlich. Die eigenverantwortliche berufliche Ausübung der Musiktherapie ist erst nach Abschluss eines zusätzlichen Masterstudiengangs möglich.[54]

Da die Institutionen im Rahmen des Leistungskatalogs nur ein streng reglementiertes Kontingent an Therapien vergeben können, sind zur Beschäftigung der Mal- und Gestaltungstherapeut:innen / Kunsttherapeut:innen „kreative" Lösungen zu finden. Auf Grund gesetzlich geregelter Therapieschlüssel und knapp bemessener Förderungen bleiben zu wenig finanzielle Mittel für die Mal- und Gestaltungstherapie / Kunsttherapie übrig, solange diese ohne Berufsgesetz als nicht förderbar gilt. Daher fordert der FMGT eine Öffnung des Arbeitsmarktes durch ein Berufsgesetz. Auf einem gesetzlich fundierten Boden sollen der Zugang erleichtert und bestehende Arbeitsverhältnisse legalisiert und gesichert werden. Nach Ablauf der Einreichungsfrist für die Petition waren 4.556 Stimmen eines benötigten Quorums von 18.000 Befürwortungen eingegangen. Davon kamen 4.405 Stimmen aus Österreich.[55]

Unabhängig von dieser Petition beschreiben Berufsorganisationen und Ausbildungsinstitute für Kunst-, Mal- und Gestaltungstherapie eigene Berufsbilder mit unterschiedlichen Anforderungen an Dauer, Umfang und Inhalt der Aus- oder Weiterbildung. Eine zusammenführende Organisation, die von einem „Dachverband für Kunsttherapie" oder einem Verband, der sich als „Interessenvertretung für Kunsttherapie in Österreich" präsentiert, zu erwarten wäre, ist nicht erkennbar, sodass ein Gesamtüberblick zu Methoden, Verbänden sowie Aus- und Weiterbildungen schwer zu gewinnen ist.

Den Ansatz zur Anthroposophischen Kunsttherapie für die Bereiche Plastik, Malerei, Zeichnen, Musik und Sprachgestaltung vertritt die Österreichische Vereinigung Anthroposophisch Orientierter Kunsttherapien (ÖVAOK). Die Vereinigung veröffentlicht allgemeine Berufsrichtlinien und ein Rahmencurriculum für die Ausbildung. Im Weiteren fördert die ÖVAOK die Weiterentwicklung, Etablierung und Anerkennung des Berufes Anthroposophischer Kunsttherapeut:innen und arbeitet zusammen mit anderen Dach- und Berufsverbänden sowie mit der Medizinischen Sektion am Goetheanum in Dornach, Schweiz.[56] In diesem Kontext ist die ÖVAK Mitglied der International Federation of Anthroposophic Therapies (IFAT).[57] IFAT versteht sich als internationale Plattform für nichtärztliche Therapeut:innen der Anthroposophischen Medizin und ist u. a. Mitglied bei EUROCAM. Diese Dachorganisation engagiert sich in Zusammenarbeit mit anderen Vertretern der Komplementärmedizin für zukunftsweisende Veränderungen der Gesundheitssysteme.[58]

Berufsausübung und Kostenübernahme

Nach der Ansicht des Bundesministeriums für Gesundheit und Frauen (BMGF) war für die rechtliche Absicherung der Kunsttherapie *„eine auf alle relevanten Rechtsbereiche bezogene einheitliche Antwort aufgrund der bestehenden Rechtslage nicht möglich"*.[59] Es wurde dargestellt, dass Kunsttherapie keine Methode sei, die als ärztliche oder psychotherapeutische Tätigkeit im Sinne des Psychotherapiegesetzes auszuüben sei. Dies bedeutet aus der verwaltungsrechtlichen Sicht des BMFG zum Stand von 2006, dass *„die Kunsttherapie, auch wenn sie mit kranken Menschen durchgeführt wird, keine den Ärzten/Ärztinnen und Psychotherapeuten/Psychotherapeutinnen vorbehaltene Tätigkeit darstellt. Mangels eines ausdrücklichen gesetzlichen Verbots ist die Kunsttherapie als eine erlaubte Tätigkeit einzustufen, die derzeit keiner besonderen berufsrechtlichen Reglementierung unterliegt."*[60]

Hinsichtlich der kunsttherapeutischen Berufsausübung gilt die dringende Empfehlung einer engen Kooperation mit Angehörigen gesetzlich geregelter Gesundheitsberufe, insbesondere mit Ärzt:innen, Psychotherapeut:innen und klinischen Psycholog:innen. Zum berufsethischen Umgang mit Patient:innen erscheint mangels gesetzlich festgeschriebener Berufspflichten eine Orientierung am Berufskodex für Psychotherapie nach der Richtlinie des BMFG als sinnvoll.[61]

Für die ambulante Kunsttherapie übernimmt keine Krankenkasse die Kosten. Sie sind von den Klient:innen selbst aufzubringen, wobei die Honorare unterschiedlich ausfallen können.[62] Neben der beschriebenen Kooperation besteht die Möglichkeit zur selbstständigen Berufsausübung im Rahmen des Gewerbes der Lebens- und Sozialberatung.[63]

An der fehlenden Kostenübernahme in der ambulanten Versorgung würde eine berufsrechtliche Regulierung wie bei der Musiktherapie nichts ändern. Bisher zählt diese in Österreich nicht zu den therapeutischen Leistungen der Krankenversicherung. Sie ist keine der ärztlichen Hilfe nach § 135 ASVG gleichgestellte Leistung wie die der Ergotherapie, Logopädie und Physiotherapie. Insofern erfolgt grundsätzlich keine Kostenübernahme bei der ambulanten Inanspruchnahme durch das staatliche Krankenversicherungssystem Österreichs. Im Kinder- und Jugendbereich übernimmt die Kinder- und Jugendhilfe fallweise die Kosten für die anerkannte Musiktherapie. In einzelnen Bundesländern gibt es Therapiezuschüsse in Form von Beihilfen.[64]

4. Ethische Grundsätze

Die ethischen Standards für Künstlerische Therapeut:innen sind in den Berufsordnungen ihrer jeweiligen Berufs- und Fachverbände beschrieben. Sie basieren auf der Erklärung der Menschenrechte, wie sie u. a. in den demokratischen Verfassungen der jeweiligen Länder abgebildet sind, sowie auf den Verpflichtungen zu Hilfeleistung, Verschwiegenheit, Datenschutz, Qualitätssicherung und Kollegialität. Als Orientierung dienen die Berufsordnungen für Psychotherapeut:innen. Im Entwurf zur Präambel der BAG KT heißt es: „*Die Berufsordnung der Künstlerischen Therapeut*innen regelt deren Berufsausübung in Deutschland. Sie sieht sich im Einklang mit berufsethischen Traditionen akademischer Gesundheitsberufe auf nationaler und internationaler Ebene und bezieht sich auf die ethischen Wertentscheidungen, wie sie in den Grundrechten des Grundgesetzes der Bundesrepublik Deutschland verankert sind.*

*Diese Berufsordnung stellt die Verpflichtung der Künstlerischen Therapeut*innen zu berufsethischem Verhalten gegenüber Patient*innen, Kollegen, anderen Partnern im Gesundheitswesen sowie zum Verhalten in der Öffentlichkeit dar. Die Berufsordnung dient folgenden Zielen:*

- *das Vertrauen zwischen Patient*innen und den sie behandelnden Künstlerischen Therapeut*innen zu fördern,*
- *den Schutz der Patient*innen und ihrer Rechte zu sichern,*
- *die Qualität der künstlerisch-therapeutischen Tätigkeit im Interesse der Gesundheit der Bevölkerung sicherzustellen,*
- *die freie Berufsausübung zu sichern,*
- *das Ansehen des Berufs zu wahren und zu fördern,*
- *auf berufswürdiges Verhalten hinzuwirken und berufsunwürdiges Verhalten zu verhindern.*“[65]

In ihrem vollen Umfang ist diese Berufsordnung von der Website der BAG KT abrufbar.

5. Ausbildung

5.1 Europäischer Qualifikationsrahmen

Der Europäische Qualifikationsrahmen (EQR) fungiert als Übersetzungsinstrument für nationale Qualifikationen. Er dient als gemeinsamer Referenzrahmen für den Vergleich der verschiedenen nationalen Qualifikationssysteme und besteht im Kern aus acht Referenzniveaus. Diese beschreiben das Wissen und die Fähigkeiten, mit denen Lernende ihre Ausbildung abschließen. Entsprechend werden die Lernergebnisse als „Learning Outcomes" auf den einzelnen Niveaus jeweils in den drei Kategorien „Kenntnisse", „Fertigkeiten" „Verantwortung und Selbständigkeit" ermittelt. Der von europäischen Institutionen als Metarahmen 2017 aktualisierte EQR wird europaweit umgesetzt, indem die Mitgliedstaaten eigene nationale Qualifikationsrahmen entwickeln.

Der Deutsche Qualifikationsrahmen (DQR) beschreibt – wie der EQR – acht Niveaus. Akademische und gehobene Qualifikationen beginnen auf Niveau 6 Bachelor, Niveau 7 schließt mit Master ab, die höchste Qualifikationsstufe 8 mit der Promotion.

Nach der Matrix des DQR wird ab Niveau 6 entsprechend der Bachelor-Ebene für akademisch ausgebildete Berufe der Bereich Fachkompetenz/Wissen definiert als *„breites und integriertes Wissen einschließlich der wissenschaftlichen Grundlagen, der praktischen Anwendung eines wissenschaftlichen Faches sowie eines kritischen Verständnisses der wichtigsten Theorien und Methoden"* oder als *„breites und integriertes berufliches Wissen einschließlich der aktuellen fachlichen Entwicklungen* (...) sowie als *„Kenntnisse zur Weiterentwicklung eines wissenschaftlichen Faches oder eines beruflichen Tätigkeitsfeldes"* im Sinne eines einschlägigen Wissens an Schnittstellen zu anderen Bereichen.[66]

In Europa und den USA erfolgt die Ausbildung der Gesundheitsfachberufe in Bachelorstudiengängen. Dieser Ausbildungslevel soll in Deutschland in der Legislatur 2021-2025 bei der Neuordnung der Gesundheitsberufe durch das Allgemeine Heilberufegesetz Berücksichtigung finden.

In der die Schweiz ist ein anderes Bildungssystem etabliert, für das ein dem EQR angenäherter Referenzrahmen besteht.

5.2 Schweiz

In der Schweiz schließen die von der QdA ARTECURA zertifizierten Ausbildungen mit acht Modulen im Umfang von 3.000 Lernstunden und einer einschlägigen Berufserfahrung von drei Jahren mit einer Abschlussprüfung auf dem Niveau der Höheren Fachprüfung (HFP) ab. Die modulare Ausbildung baut auf einem tertiären Vorberuf aus den Bereichen Gesundheit, Soziales, Pädagogik, Kunst oder äquivalenter Berufserfahrung auf. Die eidgenössische HFP stellt eine fortgeschrittene Stufe der Spezialisierung dar. Wer die HFP erfolgreich abschließt, erwirbt ein eidgenössisches Diplom. Dieses Diplom ist als eidgenössisches Meisterdiplom bekannt. Die eidgenössische HFP entspricht dem Schweizer Zuordnungsbericht zum Europäischen Qualifikationsrahmen zufolge der höchsten in einem Berufsfeld zu erlangenden Qualifikation und ist in vertikal durchlässiger Analogie den Niveaustufen 6 bis 7 zugeordnet.[67]

Ausbildungsgänge, die mit einer HFP abschließen, sind mit einer finanziellen Unterstützung von maximal 50% der anrechenbaren Kosten durch die Eidgenossenschaft förderbar, wenn die Auszubildenden eine entsprechende Prüfung absolvieren und zur Zeit der Prüfung ihren Wohnsitz in der Schweiz haben. Bei Erfüllung bestimmter Bedingungen erfolgt die Zahlung von Teilbeiträgen. Hinweise auf die von der OdA ARTECURA zertifizierten Bildungsinstitute gibt es unter https://www.artecura.ch/. Anthroposophisch fundierte Ausbildungsstätten sind zusätzlich beim SVAKT ausgewiesen unter https://www.svakt.ch/.

5.3 Deutschland

Nach Auskunft der Bundesregierung auf die Kleine Anfrage der Fraktion BÜNDNIS 90/DIE GRÜNEN zur Professionalisierung und Expansion Künstlerischer Therapien in Deutschland boten im Jahr 2021 bundesweit circa 50 Institute und Hochschulen eine Aus- oder Weiterbildung in Kunsttherapie und circa 30 für den Bereich der Musiktherapie an.[68]

Ohne berufsgesetzliche Regelung sind weder die Berufsbezeichnungen Künstlerische Therapeutin / Künstlerischer Therapeut geschützt, noch werden die Standards für die Ausbildung und Prüfung verlässlich umgesetzt. Auf diesem Hintergrund zielen die in der BAG KT organisierten neun Berufs- und Fachverbände auf die Qualitätssicherung der Praxis auf der Basis eines umfassenden und zeitgemäßen fachbereichsübergreifenden Kompetenzerwerbs. Dazu ist die BAG KT in Kontakt mit Studiengängen und Weiterbildungen aller entsprechenden Fachrichtungen. Dieser Austausch erfolgt teilweise direkt, teilweise über die Mitgliedsverbände der BAG KT. Zur Orientierung für Arbeitgeber und Kostenträger führt die BAG KT auf ihrer Website eine Liste der von ihren Mitgliedsverbänden anerkannten Aus- und Weiterbildungen. Diese Liste nennt aktuell 66 Studiengänge bzw. Weiterbildungen in Kunst-, Musik-, Tanz-, Eurythmie- und Theatertherapie. Die Bildungsangebote sind entweder hochschulrechtlich anerkannte Bachelor- oder Masterstudiengänge oder stellen auf analogem Niveau privatrechtliche Ausbildungen dar.

In ihrem Positionspapier zur Integration Künstlerischer Therapien in das Gesundheitswesen fordert die BAG KT die Bundesregierung zum Schutz der Patient:innen auf, den „Wildwuchs" unseriöser Aus- und Weiterbildungsanbieter, deren Angebote die hohen Anforderungen an die professionelle Ausbildung qualifizierter Künstlerischer Therapeuten nicht erfüllen, durch ein Berufsgesetz zu stoppen.

Zur Eröffnung des Bachelor-Studiengangs Kunsttherapie/Sozialkunst an der Alanus Hochschule für Kunst- und Gesellschaft (Alfter) betonten Michaela Glöckler und Dagmar Brauer für die Medizinische Sektion am Goetheanum, dass mit der staatlichen Anerkennung von Bachelor- und Masterstudiengängen für Anthroposophische bzw. Integrative Kunsttherapie in Deutschland und Holland die Grundausbildung immer stärker als eine akademische veranlagt werde. Daher sei *„ein Fach- bzw. Hochschulstudium, in dem die Anthroposophische Kunsttherapiemethode neben weiteren ganzheitlich ausgerichteten Ansätzen ausgebildet wird, (...) auch künftig innerhalb und außerhalb Europas ein gültiges Modell für die Ausbildung"*. Auch in der Schweiz habe sich mit dem Zusammenschluss von ehedem privatrechtlich handelnden Ausbildungsstätten zu einer Akademie mit Zertifizierungsprogramm und der Durchführung von Modulen die Möglichkeit des Zugangs zur Höheren Fachprüfung eine äquivalente Entwicklung vollzogen.[69]

Im Jahr 2021 war das Konzept des Teilzeitstudiengangs Kunsttherapie/Sozialkunst mit 99 Studierenden gut etabliert und seine Absolvent:innen konnten sich mit ihrem qualifizierten Zugang zu unterschiedlichen Ansätzen und Verfahren der Künstlerischen Therapien in vielfältige Arbeitsbereiche und in soziale Berufsfelder integrieren.

Seit 2005 besteht eine von der Hochschule der Künste im Sozialen (Ottersberg) zertifizierte, in Zusammenarbeit mit dem Integrativen Begleitstudium Anthroposophische Medizin an der Universität Witten Herdecke durchgeführte Weiterbildung in klinisch-anthroposophischer Kunsttherapie am Gemeinschaftskrankenhaus Herdecke. Zugangsvoraussetzung ist ein Bachelor- oder Masterabschluss in einer Richtung der Künstlerischen Therapien mit Bildender Kunst. Damit verfügen die Absolvent:innen ebenfalls über eine breit gefächerte Qualifikation mit dem Schwerpunkt einer Praktikerausbildung in Anthroposophischer Kunsttherapie.

5.4 Österreich

Ohne berufsrechtliche Regelung existieren in Österreich keine verbindlichen Ausbildungsstandards für Kunsttherapeut:innen. Daher unterscheiden sich die Ausbildungen und Studiengänge in Zugangsvoraussetzungen, Inhalten, Dauer und erreichtem Abschluss je nach Einrichtung. Den verschiedenen Ausbildungen liegen vielfältige Ansätze zugrunde und es gibt unterschiedliche Schwerpunkte. So sind auf den unterschiedlichsten Niveaustufen Diplomstudiengänge für Mal- und Gestaltungstherapie/klinische Kunsttherapie und zahlreiche privatrechtliche Bildungsangebote zugänglich. Unter anderem gibt es in Wien eine dreijährige Ausbildung in Anthroposophischer Kunsttherapie. Diese schließt mit einem Zertifikat ab und ihr Curriculum liegt, wie viele andere auch, dem Bundesministerium für Soziales, Gesundheit, Pflege und Konsumentenschutz zur Bearbeitung vor. Diverse private Hochschulen und Universitäten führen Masterstudiengänge in Kunsttherapie durch, sind jedoch nicht Mitglied im ECArTE.

Literatur und Anmerkungen

1 Hu, J., Jinhuan, Z., Liyu, H. et al.: Art Therapy: A Complementary Treatment for Mental Disorders. Frontiers in Psychology 2021; 12. doi:10.3389/fpsyg.2021.686005.

2 World Health Organization: WHO benchmarks for training in anthroposophic medicine. World Health Organization 2023. https://apps.who.int/iris/handle/10665/366645. Lizenz: CC BY-NC-SA 3.0 IGO. S. 9. (Abruf Juli 2023).

3 Die Zusammenarbeit mit Berufsverbänden anderer Ansätze ist erforderlich. Für die Künstlerischen Therapien in Deutschland ist dies die BAG KT: https://bagkt.de/ueber-uns/mitglieder/ (Abruf November 2022).Die Ebenen von Berufs- und Sozialrecht sind getrennt zu betrachten.

4 Schoen-Angerer, T. v., Almeida Benevides, I. de, Blanning, A. et al.: Weiterentwicklungen in den Ausbildungen in Anthroposophischer Medizin und die „WHO Benchmarks for Training in Anthroposophic Medicine". Der Merkurstab 2022; 75 (1). S. 4-11.

5 European Consortium for Arts Therapies Education (Hrsg.): Promoting Excellence in Arts Therapies Education at a European level, The State of the Arts Therapies Training in Europe, (SATTIE) 2021. https://www.ecarte.info/_files/ugd/a16ace_a31c84dcf8714b87ad194a981b5dee74.pdf. S. 6 ff. (Abruf März 2022).

6 Steiner, R.: Die Kunst im Lichte der Mysterienweisheit (GA 275). Rudolf Steiner Verlag Dornach 1990.

7 Steiner, R.: Geisteswissenschaft und Medizin (GA 312). Rudolf Steiner Verlag Dornach 1990.

8 Kienle, G. S., Albonico, H.-U., Baars, E. et al.: Anthroposophic medicine: an integrative medical system originating in Europe. Global Advances in Health and Medicine 2013; 2 (6). S. 20-31.

9 Steiner, R.: Das Wesen der Farben (GA 291). Rudolf Steiner Verlag Dornach 1980.

10 Bonin, D. v. (Hrsg.): Materialien zur Therapeutischen Sprachgestaltung. Förderstiftung Anthroposophische Medizin Dornach 2008. S. 22.

11 Hauschka-Stavenhagen, M.: Zur Künstlerischen Therapie, Bd. 1. Schule für Künstlerische Therapie Bad Boll 2000. (Vertrieb über den Salumed Verlag Berlin)

12 Jäger, R. M.: Gestaltungstherapie, Kreative Therapie, Künstlerische Therapie, Kunsttherapie, Ein Beitrag zur Begriffsgeschichte, Gemeinschaftsbildung & Identitätsklärung, Inaugural-Dissertation zur Erlangung des Grades eines Doctor rerum medicinalium der Universität Witten/Herdecke, Fakultät für Gesundheit, https://www.verwandeln-verlag.de/kunsttherapie/ (Abruf Dezember 2020).

13 Hauschka-Stavenhagen, M.: Zur Künstlerischen Therapie, Bd. 1. Schule für Künstlerische Therapie Bad Boll 2000. (Vertrieb über den Salumed Verlag Berlin)

14 Collot d'Herbois, L.: Licht, Finsternis und Farbe in der Maltherapie. Verlag am Goetheanum Dornach 1993.

15 Frieling, E.: Therapiewege im Formenzeichen. Ein Beitrag zur Anthroposophischen Kunsttherapie. Verlag für Akademische Schriften Bad Homburg v. d. Höhe 2008.

16 Hauschka-Stavenhagen, M.: Zur Künstlerischen Therapie, Bd. 1. Schule für Künstlerische Therapie Bad Boll 2000. S. 65. (Vertrieb über den Salumed Verlag Berlin)

17 Steiner, R., Wegman, I.: Grundlegendes für eine Erweiterung der Heilkunst nach geisteswissenschaftlichen Erkenntnissen (GA 27). Rudolf Steiner Verlag Dornach 1984.

18 Born, R.: Der kompetente Patient. Die subjektive Wahrnehmung und Verarbeitung künstlerischer Therapien durch Patienten an einer Klinik. Eine Patientenbefragung in der Kunsttherapie. Peter Lang Frankfurt am Main 2006.

19 Kröz, M., Mehl, A., Didwiszus, A. et al.: Reliability and first Validity of the Inner Correspondence Questionnaire for Painting Therapy (ICPTh) in a Sample of Breast Cancer Patients. Complementary Therapy in Medicine 2019; 42. S. 355-360.

20 BVAKT (Hrsg.): Leitlinie zur Behandlung mit Anthroposophischer Kunsttherapie (BVAKT)® für die Fachbereiche Malerei, Plastik, Musik, Sprachgestaltung 2017. https://www.anthroposophische-kunsttherapie.de/images/pdf/2017_04_03_Leitlinie_AKT_BVAKT-1.pdf (Abruf Februar 2022).

21 WHO (Hrsg.): Agreement for Performance of Work, Services, Initial Terms of Reference 2021. https://www.who.int/docs/default-source/integrated-health-services-(ihs)/rfps/tor_health-services-resilience_jan2021.pdf?sfvrsn=d0f55696_6 (Abruf Mai 2021).

22 Schoen-Angerer, T. v., Almeida Benevides, I. de, Blanning, A. et al.: Weiterentwicklungen in den Ausbildungen in Anthroposophischer Medizin und die „WHO Benchmarks for Training in Anthroposophic Medicine". Der Merkurstab 2022; 75 (1). S. 4-11.

23 Fachverband für Mal- und Gestaltungstherapie (Hrsg.): Petition „Arbeitsplätze schaffen und sichern! Berufsgesetz für Mal- und Gestaltungstherapie/Kunsttherapie" 2022. https://www.openpetition.eu/at/user/profile/1366559517241 (Abruf Februar 2022).

24 Fancourt, D., Finn, S.: What is the evidence on the role of the arts in improving health and well-being? Nordic Journal of Arts Culture and Health 2020; 2 (11). S. 77-83.

25 Hu, J., Jinhuan, Z., Liyu, H. et al.: Art Therapy: A Complementary Treatment for Mental Disorders. Frontiers in Psychology 2021; 12. doi:10.3389/fpsyg.2021.686005.

26 Fancourt, D., Finn, S.: What is the evidence on the role of the arts in improving health and well-being? Nordic Journal of Arts Culture and Health 2020; 2 (11). S. 77-83.

27 Deutsche Rentenversicherung (Hrsg.): KTL Klassifikation therapeutischer Leistungen in der medizinischen Rehabilitation Ausgabe 2015. https://www.deutsche-rentenversicherung.de/SharedDocs/Downloads/DE/Experten/infos_reha_einrichtungen/klassifikationen/dateianhaenge/KTL/ktl_2015_pdf.html (Abruf November 2022).

28 Fancourt, D., Finn, S.: What is the evidence on the role of the arts in improving health and well-being? Nordic Journal of Arts Culture and Health 2020; 2 (11). S. 77-83.

29 BAG Künstlerische Therapien (2017). Flyer BAG KT (Druckversion).

30 Gruber, H., Weis, J.: Therapeutic action in art therapy: Results of an empirical study. European Journal of Integrative Medicine 2010; 2 (4). S. 179.

31 Alanus Hochschule, Forschungsinstitut für Künstlerische Therapien / Research Institute for Creative Arts Therapies (RIArT). https://www.alanus.edu/de/hochschule/einrichtungen-gremien/detail/einrichtung/forschungsinstitut-fuer-kuenstlerische-therapien-research-institute-for-creative-arts-therapies-riart (Abruf Februar 2022).

32 OdA ARTECURA (Hrsg.): Geschichte / Ziele, Entstehung der Organisation der Arbeitswelt OdA ARTECURA. https://www.artecura.ch/ziele_geschichte.php (Abruf Februar 2022).

33 Bonin, D. v., Müller, M.: Competencies in arts therapies: A rating of importance, training and performance by practitioners and referring professionals in Switzerland. The Arts in Psychotherapy 2007; 34 (1). S. 11-21.

34 OdA ARTECURA (Hrsg.): Berufsbild und Qualifikationsprofil Kunsttherapie mit Fachrichtung 2019. https://www.artecura.ch/_tmc_daten/File/Berufsbild%20und%20Qualifikationsprofil.pdf (Abruf Februar 2022).

35 OdA ARTECURA (Hrsg.): Qualifikation und Ausbildung der Kunsttherapeutinnen und Kunsttherapeuten 2016. https://www.artecura.ch/_tmc_daten/File/Bildungsabschluesse KST.pdf (Abruf Februar 2022).

36 Eidgenössisches Departement für Bildung und Forschung WBT (Hrsg.): Schweizer EQR-Zuordnungsbericht 17. Dezember 2015. file:///C:/Users/ASUS/AppData/Local/Temp/schweizer_eqr-zuordnungsbericht.pdf (Abruf Februar 2022).

37 OdA ARTECURA (Hrsg.): Kostenträger, CHOP 2018. https://www.artecura.ch/leistungstraeger.php (Abruf Februar 2022).

38 BVAKT (Hrsg.): Leitlinie zur Behandlung mit Anthroposophischer Kunsttherapie (BVAKT)® für die Fachbereiche Malerei, Plastik, Musik, Sprachgestaltung 2017. https://www.anthroposophische-kunsttherapie.de/images/pdf/2017_04_03_Leitlinie_AKT_BVAKT-1.pdf (Abruf Februar 2022).

39 Die Einführung der diagnosebezogenen Codierungen erfolgte in Allgemeinkrankenhäusern mit überwiegenden Abteilungen für somatische Erkrankungen. Künstlerische Therapien sind dort als psychosoziale Therapien z. B. in der Inneren Medizin, Kardiologie, Neonatologie, Neurologie, Onkologie, Palliativmedizin und in der Schmerztherapie etabliert. Somatische Krankenhäuser können zusätzlich kleinere Abteilungen für psychosomatische und psychiatrische Krankheitsbilder beherbergen. Deren Leistungen werden anders als die der psychiatrischen Krankenhäuser abgerechnet. Für diese gilt die Richtlinie zur Personalausstattung in Psychiatrie und Psychosomatik. In dieser kommen Künstlerische Therapeut:innen als Spezialtherapeut:innen zum Einsatz (Gemeinsamer Bundesausschuss (2022), Richtlinie über die Ausstattung der stationären Einrichtungen der Psychiatrie und Psychosomatik mit dem für die Behandlung erforderlichen therapeutischen Personal gemäß § 136a Absatz 2 Satz 1 SGB V – PPP-RL, https://www.g-ba.de/richtlinien/113/ (Abruf Februar 2022)).

40 Vgl. OdA ARTECURA (Hrsg.): Qualifikation und Ausbildung der Kunsttherapeutinnen und Kunsttherapeuten 2016. https://www.artecura.ch/_tmc_daten/File/Bildungsabschluesse KST.pdf, (Abruf Februar 2022) sowie OdA ARTECURA (Hrsg.): Kostenträger, CHOP 2018. https://www.artecura.ch/leistungstraeger.php, (Abruf Februar 2022).

41 Grießmeier, B., Krauß, O., Roschmann, R. et al.: Leitfaden zum OPS 2022, Psychosoziale Leistungen im somatischen Akutkrankenhaus dokumentieren und kodieren. http://www.bag-pva.de/ (Abruf Februar 2022).

42 Kunzmann, B., Aldridge, D., Gruber, H. et al.: Künstlerische Therapien: Zusammenstellungen von Studien zu Künstlerischen Therapien in der Onkologie und Geriatrie. Hintergrund – Umsetzung – Perspektiven – Aufforderung. Musik-, Tanz- und Kunsttherapie 2005; 16 (2). S. 77-86.

43 BAG Künstlerische Therapien (Hrsg.): Konsenspapier zum Berufsbild 2018. https://bagkt.de/informationen/ (Abruf Februar 2022).

44 Gesundheitsberichterstattung des Bundes: Beschäftigte in den Berufen der Musik- und Kunsttherapie, Gesundheitspersonal in 1.000. Gliederungsmerkmale: Jahre, Deutschland, alle Altersgruppen, Beschäftigungsart, Beruf 2021. https://www.gbe-bund.de (Abruf Mai 2021).

45 Ganß, M., Huber, S., Kleinrath, U. et al.: Forschungsprojekt „Berufsfeldspezifische Bedingungen der Kunsttherapie im klinischen Rahmen". Ein Kooperationsprojekt der Fachhochschule Ottersberg mit dem Gemeinschaftskrankenhaus Herdecke1. September 2005 bis 31. August 2006. http://www.kunsttherapieforschung.de/02_forschungsprojekte/archiv/klinischer_rahmen.php (Abruf November 2022).

46 Oster, J.: Berufsgruppenanalyse Künstlerische Therapeutinnen und Therapeuten (BgA-KT): Ergebnisbericht 2014, S. 118. https://oparu.uni-ulm.de/xmlui/bitstream/handle/123456789/3867/vts_9856_15018.pdf?sequence=1&isAllowed=y (Abruf November 2022).

47 Pütz, H., Notholt, C.: Geschäftsbericht BVAKT 2018 (unveröffentlicht).

48 Oster, J.: Berufsgruppenanalyse Künstlerische Therapeutinnen und Therapeuten (BgA-KT): Ergebnisbericht 2014. https://oparu.uni-ulm.de/xmlui/bitstream/handle/123456789/3867/vts_9856_15018.pdf?sequence=1&isAllowed=y (Abruf November 2022).

49 Ebd. S. 118.

50 BVAKT (Hrsg.): Informationen zur Kostenübernahme für Anthroposophische Kunsttherapie (BVAKT)® durch Gesetzliche Krankenkassen 2020. https://www.anthroposophische-kunsttherapie.de/fuer-therapeuten/arbeiten-lernen/downloads.html (Abruf Februar 2022).

51 Pubblicata nella Gazz (Hrsg.): L. 14 gennaio 2013, n. 4 (1). Disposizioni in materia di professioni non organizzate 2013. https://www.informazionefiscale.it/IMG/pdf/legge_4-2013.pdf (Abruf Februar2022).

52 GOV UK (Hrsg.): Art and Related Therapies 2015. https://assets.publishing.service.gov.uk/government/uploads/system/uploads/attachment_data/file/438842/arttherapist.pdf (Abruf Februar 2022).

53 Arbeitsmarktservice Österreich (Hrsg.): Berufslexikon, Stichwort: KunsttherapeutIn. https://www.berufslexikon.at/berufe/2370-KunsttherapeutIn/ (Abruf November 2022).

54 Bundesministerium für Gesundheit, Familie und Jugend (Hrsg.): Bundesgesetz über die berufsmäßige Ausübung der Musiktherapie (Musiktherapiegesetz – MuthG) 2008. https://www.ris.bka.gv.at/eli/bgbl/I/2008/93 (Abruf Februar2022).

55 Fachverband für Mal- und Gestaltungstherapie: Petition „Arbeitsplätze schaffen und sichern! Berufsgesetz für Mal- und Gestaltungstherapie/Kunsttherapie". https://www.openpetition.eu/at/petition/blog/arbeitsplaetze-schaffen-und-sichern-berufsgesetz-fuer-mal-und-gestaltungstherapie-kunsttherapie/5 (Abruf November 2022).

56 Österreichische Vereinigung Anthroposophisch Orientierter Kunsttherapien. https://anthroposophische-kunsttherapien.at/ (Abruf Februar 2022).

57 EUROCAM. https://cam-europe.eu/foundation-of-cam-umbrella-organisations/ (Abruf November 2022).

58 https://ifat-medsektion.net/ (Abruf November 2022).

59 Bundesministerium für Gesundheit und Frauen (Hrsg.): Anfrage betreffend rechtliche Absicherung der Kunsttherapie 2006. https://www.arttherapy.at/wp-content/uploads/2018/11/Erledigung-BMGF-93500_0329-I_7_2006_21_12_2006_ABOAT-1070Wien-1.pdf. S. 1 (Abruf Februar 2022).

60 Ebd. S. 2.

61 Ebd.

62 Kunsttherapie at (Hrsg.): Wegweiser Kunsttherapie. https://www.kunsttherapie.at/contents/13785/wegweiser-kunsttherapie (Abruf Februar 2022).

63 Arbeitsmarktservice Österreich (Hrsg.): Berufslexikon, Stichwort: KunsttherapeutIn. https://www.berufslexikon.at/berufe/2370-KunsttherapeutIn/ (Abruf November 2022).

64 Kienle, G. S., Albonico, H.-U., Baars, E. et al.: Anthroposophic medicine: an integrative medical system originating in Europe. Global Advances in Health and Medicine 2013; 2 (6). S. 20-31.

65 BAG Künstlerische Therapien (Hrsg.): Berufsordnung. https://bagkt.de/ (Abruf Februar 2022).

66 Bundesministerium für Bildung und Forschung (Hrsg.): DQR-Niveaus 2022. https://www.dqr.de/dqr/de/der-dqr/dqr-niveaus/dqr-niveaus_node.html;jsessionid=F770E6B53736C58196EF7EAD4FCFFA16.live091 (Abruf Februar 2022).

67 Eidgenössisches Departement für Bildung und Forschung WBT (Hrsg.): Schweizer EQR-Zuordnungsbericht 17. Dezember 2015. file:///C:/Users/ASUS/AppData/Local/Temp/schweizer_eqr-zuordnungsbericht.pdf (Abruf Februar 2022).

68 Deutscher Bundestag: Antwort der Bundesregierung auf die Kleine Anfrage der Abgeordneten Dr. Kirsten Kappert-Gonther, Dr. Janosch Dahmen, Maria Klein-Schmeink, weiterer Abgeordneter und der Fraktion BÜNDNIS 90/DIE GRÜNEN – Drucksache 19/29074 – Ansätze zur Professionalisierung und Expansion künstlerischer Therapien in der psychotherapeutischen Versorgung. https://dserver.bundestag.de/btd/19/296/1929610.pdf. S. 6 (Abruf Februar 2022).

69 Glöckler, M., Brauer, D.: Zur Entwicklung und Perspektive künstlerischer Therapien. Perspektiven der Anthroposophischen Kunsttherapie. Zukünftige Aus- und Weiterbildungssituation. In: Rolff, H., Gruber, H. (Hrsg.): Anthroposophische Kunsttherapie. Grundlagen und Aspekte. Sammelband zur Tagung am 1.10.2011, Alanus Hochschule. EBVerlag Berlin 2016. S. 22-23.

KAPITEL VII

Der spirituelle Entwicklungsweg der Therapeut:innen

KAPITEL VII

Der spirituelle Entwicklungsweg der Therapeut:innen

MATTHIAS GIRKE

Bereits bei der ersten Begegnung mit Patient:innen ist die Notwendigkeit der eigenen inneren Entwicklung unübersehbar. Stelle ich die richtige Frage? Komme ich zu einem tieferen Verständnis der Situation? Und: Finde ich die hilfreichen therapeutischen Intuitionen? Immer wieder tritt im Zusammenhang mit diesen Patientenbegegnungen jener Augenblick aus der Parzivalsage in die Erinnerung, in dem Parzival die Gralsburg betritt und die schicksalsentscheidende Frage nicht stellt. Gelingt es, in der Patientenbegegnung diese Frage zu finden und zu stellen, oder muss man unverrichteter Dinge diesen Ort der Begegnung und damit den im Leide befindlichen Menschen verlassen? Diese entscheidende Frage hängt nicht nur von Wissensinhalten ab, sondern setzt Geistesgegenwart voraus, die erst mühsam zu erringen ist.

Das therapeutische Handeln braucht im paracelsischen Sinne Liebe- und Mitleidsfähigkeit. Letztere meint selbstverständlich nicht das bedauernde Klagen, sondern die Fähigkeit, Betroffenheit im Angesicht des Leidens eines anderen Menschen zu entwickeln. Aus dem intensiven Wahrnehmen der Situation und dem Verständnis des Krankheitsbildes bestimmt sich der „Heilbedarf". „*Denn sehen Sie, was man erwirbt als das Wissen vom Heilmittel, das ist sogar, wenn es wirkliches imaginatives oder inspiriertes Wissen ist – es braucht nicht einmal eine eigene Imagination zu sein, sondern nur eine, die ein anderer hat* [...] *das ist ein wirkliches Heilmittel, das hat Heilkräfte in sich. Die Idee zu haben von einem Heilmittel, das wirkt, aber es wirkt nur solange, als Sie furchtlos sind. Furcht ist nämlich der entgegengesetzte Pol der Liebe. Gehen Sie in eine Krankenstube mit Furcht, so hilft die ganze Therapie, die Sie angestellt haben, nichts. Gehen Sie hinein mit Liebe, können Sie von sich absehen, ja können Sie die ganze Seele hinwenden auf diejenigen, die Sie zu heilen haben, können Sie in Liebe leben in Ihrer imaginativen, inspirierten Erkenntnis, dann werden Sie sich* [...] *nicht als die furchttragende Persönlichkeit des Erkennenden, sondern als die liebetragende Persönlichkeit des Erkennenden hineinstellen in den Heilungsprozess.*"[1]

Diese Empathie- oder besser Liebequalität bedarf eines inneren Mutes, der die „furchttragende Persönlichkeit"[2] überwindet. Es ist der Heilermut, der die lähmende Furcht bezwingt und die Grundlage für eine Vermenschlichung und Humanisierung der Medizin bildet.

Durch das Erkennen der Lebenssituation der Patient:innen entsteht ein starker Wille zur Hilfeleistung. Dieser ist als geheimnisvolle Kraft zu spüren und für den Heilungsvorgang von entscheidender Bedeutung. Diese Willenskraft des Heilens bestimmt den weiteren Krankheitsverlauf mit. Wenn man einen Patienten nach dem Motto „Ich kann für Sie nichts mehr tun" aufgibt, so lähmt es seine Heilungskräfte, umgekehrt sind sie durch den Willen zum Heilen und die aus ihm entstehenden kleinen Hilfestellungen in leiblicher, seelischer und geistiger Hinsicht zu fördern.

1. Die sechs Eigenschaften oder Tugenden

Für die Begegnung mit den Patient:innen legen „sechs Eigenschaften", die den meditativen Erkenntnisweg der Anthroposophie als wesentliche Grundlage begleiten, das entscheidende Fundament. Rudolf Steiner beschrieb diese ausführlich[3] und sie bilden die wesentliche Grundlage für den meditativen Erkenntnisweg von Ärzt:innen und Therapeut:innen.

Gedankenkontrolle (1)

Sachlichkeit und Folgerichtigkeit im Denken: „*Innere Festigkeit und die Fähigkeit, streng bei einem Gegenstande zu bleiben, das ist, was das Denken in sich selbst heranziehen muss. Deshalb sollen entsprechende ‚Denkübungen' nicht an fernliegenden und komplizierten Gegenständen vorgenommen werden, sondern an einfachen und naheliegenden. Wer sich überwindet, durch Monate hindurch täglich wenigstens fünf Minuten seine Gedanken an einen alltäglichen Gegenstand (zum Beispiel einen Bleistift usw.) zu wenden und während dieser Zeit alle Gedanken auszuschließen, welche nicht mit diesem Gegenstande zusammenhängen, der hat nach dieser Richtung hin viel getan. Man kann täglich einen neuen Gegenstand bedenken oder mehrere Tage einen festhalten.*"[4]

Diese Übung lässt sich auf das Patientengespräch anwenden. Wir kennen Gesprächsverläufe, die assoziativ von einem Punkt zum nächsten springen und dann sehr häufig das eigentliche Thema verlieren. Erst nach längerer Zeit fällt dem kranken Menschen vielleicht ein, „was er eigentlich sagen wollte". Andere Gespräche erstarren in kurzen Mitteilungen zu den Beschwerden. Es ist dann manchmal mühsam, die wesentlichen Dinge „heraus zu fragen". Die menschlichen Seelenfähigkeiten sind in die Polarität einer auflösenden und einer befestigenden Kraft gestellt, welche die Anthroposophie als die luziferischen und ahrimanischen Mächte bezeichnet. Die Ich-Aktivität erobert die Mitte zwischen diesen beiden polaren Kräften und lernt sie in ihren jeweiligen Berechtigungen souverän handhaben. Gewinnen sie aber eine Übermacht gegenüber der Ich-Aktivität, so schränken sie deren Führungskompetenz und Autonomie ein. Kräfte, welche die Freiheit und Autonomiefähigkeit des Menschen einschränken, gelten als „böse". Diese polare Kräftewirksamkeit in der Seele des Menschen konfrontiert uns mit der Doppelnatur des Bösen und fordert auf, durch innere Schulung und Übung die Ich-Wirksamkeit zu verstärken, um immer mehr ein „wahrer" Mensch zu werden.

Die Übung der Gedankenkontrolle hilft, dass zeitraubende flache Gespräch in ein konzentriertes, das Wesentliche berührende zu verwandeln. Unser Alltag ist oftmals durch Multitasking und die damit verbundene Unkonzentriertheit gekennzeichnet. Patient:innen bemerken unmittelbar, ob Therapeut:innen aufmerksam ihrer Schilderung folgen, oder mit anderem beschäftigt sind. Die Konzentration auf den Gesprächsinhalt hilft dem Patienten, sich selbst auf das ihm Wesentliche zu besinnen, um nicht später bemerken zu müssen, dass er das „Wichtigste" gar nicht vorbrachte. Durch Konzentrationsübungen auf einfache Gegenstände und Themen vertieft sich diese Qualität des Zuhörens. In dem Raum konzentrierter Aufmerksamkeit entstehen neue Gedanken und Einsichten. Eine Frucht echten Zuhörens ist die „Geburt" der entscheidenden Gedanken und Perspektiven. Der Raum der Aufmerksamkeit schafft im Gespräch mit dem Patienten den geeigneten „Geburtsort" für neue Einsichten und Perspektiven.[5]

Ähnliches gilt für die Willensübung (2)

„*Für die höhere Schulung muss sich der Mensch daran gewöhnen, seinen eigenen Befehlen streng zu gehorchen. Wer sich an solches gewöhnt, dem wird es immer weniger und weniger beifallen, Wesenloses zu begehren. Das Unbefriedigende, Haltlose im Willensleben rührt aber von dem Begehren solcher Dinge her, von deren Verwirklichung man sich keinen deutlichen Begriff macht. Solche Unbefriedigung kann das ganze Gemütsleben in Unordnung bringen, wenn ein höheres Ich aus der Seele hervorgehen will. Eine gute Übung ist es, durch Monate hindurch sich zu einer bestimmten Tageszeit den Befehl zu geben: Heute ‚um diese bestimmte Zeit' wirst du ‚dieses' ausführen. Man gelangt dann allmählich dazu, sich die Zeit der Ausführung und die Art des auszuführenden Dinges so zu befehlen, dass die Ausführung ganz genau möglich ist. So erhebt man sich über das verderbliche: ‚ich möchte dies; ich will jenes', wobei man gar nicht an die Ausführbarkeit denkt."*[6]

Im Alltag beginnt diese Übung mit den scheinbar äußerlichen Dingen. Wie oft hat man vielleicht einer Patientin oder einem Patienten noch ein Gespräch angeboten und es aus vielen verständlichen Gründen dann doch vergessen. Für Menschen, die vielleicht lange darauf gewartet haben, sind Verlässlichkeit und Verbindlichkeit durch die erlebte Enttäuschung in Frage gestellt. Das einmal Vorgenommene und realistisch Eingeplante zu tun, ist eine ganz entscheidende Frucht der Willensübung. Diese Übung fördert die Entwicklung des Heilerwillens.

Gelassenheitsübung (3)

Auch die Entwicklung des Gefühlslebens ist von großer Bedeutung, hier die Gelassenheit: *„Dazu ist nötig, dass diese Seele Beherrscherin werde über den Ausdruck von Lust und Leid, Freude und Schmerz. Gerade gegenüber der Erwerbung dieser Eigenschaft kann sich manches Vorurteil ergeben. Man könnte meinen, man werde stumpf und teilnahmslos gegenüber seiner Mitwelt, wenn man über das „Erfreuliche sich nicht erfreuen, über das Schmerzhafte nicht Schmerz empfinden soll". Doch darum handelt es sich nicht. Ein Erfreuliches soll die Seele erfreuen, ein Trauriges soll sie schmerzen. Sie soll nur dazu gelangen, den Ausdruck von Freude und Schmerz, von Lust und Unlust zu beherrschen. Strebt man dieses an, so wird man alsbald bemerken, dass man nicht stumpfer, sondern im Gegenteil empfänglicher wird für alles Erfreuliche und Schmerzhafte der Umgebung, als man früher war. Es erfordert allerdings ein genaues Achtgeben auf sich selbst durch längere Zeit, wenn man sich die Eigenschaft aneignen will, um die es sich hier handelt. Man muss darauf sehen, dass man Lust und Leid voll miterleben kann, ohne sich dabei so zu verlieren, dass man dem, was man empfindet, einen willkürlichen Ausdruck gibt. Nicht den berechtigten Schmerz soll man unterdrücken, sondern das unwillkürliche Weinen; nicht den Abscheu vor einer schlechten Handlung, sondern das blinde Wüten des Zorns; nicht das Achten auf eine Gefahr, sondern das fruchtlose ‚sich fürchten' und so weiter."*[7]

Es ist das Ziel dieser Übung, den dynamischen Formen des Gefühlslebens einen „menschlichen" Ausdruck zu geben, indem in ihnen das Ich, die Persönlichkeit wirkt. Jede:r therapeutisch Tätige kennt Patientenmitteilungen, die Sympathie oder Antipathie wecken. Wenn Patient:innen Themen zum wiederholten Male und ebenso ausführlich darstellen, können Ungeduld, Ärger und andere emotionale Reaktionen entstehen. Diese sind menschlich verständlich, allerdings lebt der Zuhörende dann mehr „in sich selbst" – gibt sich seiner eigenen Emotionalität und Ungeduld hin – und ist nicht beim kranken Menschen. Insofern „verblindet" sich das Wahrnehmen. Andererseits enthüllt ein aktives Miterleben der Patientensituation neue Botschaften und Mitteilungen. „Man sieht nur mit dem Herzen gut", formulierte es Antoine de Saint-Exupéry (1900-1944).[8] Fühlen kann sich demzufolge „nach innen" wenden, indem die Zuhörer:innen in ihrer eigenen Gefühlswelt leben, oder sinnesorganartig nach außen orientieren und neue Botschaften in der Patientenwahrnehmung erfahren. Wir kennen das „Bauchgefühl": Aus den Befunden und Mitteilungen des Patienten entwickelt sich die „Ahnung" oder Überzeugung, was ggf. dem Krankheitsbild zugrunde liegen könnte. Dem Erahnen folgt dann durch die weitere Abklärung die Gewissheit.

Positivitätsübung (4)

Der vierte Schritt ist die Positivitätsübung durch die Weiterbildung von Denken und Fühlen: *„Das Irrtümliche, Schlechte, Hässliche soll die Seele nicht abhalten, das Wahre, Gute und Schöne überall zu finden, wo es vorhanden ist. Nicht verwechseln soll man diese Positivität mit Kritiklosigkeit, mit dem willkürlichen Verschließen der Augen gegenüber dem Schlechten, Falschen und Minderwertigen.* [...] *Man kann das Schlechte nicht gut, den Irrtum nicht wahr finden; aber man kann es dahin bringen, dass man durch das Schlechte nicht abgehalten werde, das Gute, durch den Irrtum nicht, das Wahre zu sehen."*[9]

Diese Übung lenkt den Blick auf das sich im Heilungsverlauf positiv Entwickelnde, das trotz manchen Rückschlägen im Krankheitsverlauf und des vielleicht momentan schwankenden Befindens fraglos erobert wurde. In der Onkologie bemerken wir vielleicht die Tumorprogression und erleben die „aussichtslose" Situation, in der alle Hoffnung stirbt. Demgegenüber gilt es den Blick für das sich entwickelnde Positive zu verstärken: Patient:innen berichten von vielen positiven Erfahrungen in palliativen Erkrankungssituationen, dankbar erleben sie oftmals die Begegnung mit der Natur, z. B. mit der Sonne. Aber auch Beziehungen zum menschlichen Umkreis entwickeln sich manchmal erstaunlich schnell und mit tiefer Qualität, welche die Oberflächlichkeit vieler Begegnungen abstreift. Schließlich ergeben sich oftmals neue Sichtweisen und spirituelle Erfahrungen, aus denen eine tiefe Dankbarkeit, neue Lebenssicherheit und Zukunftsperspektiven entstehen. Selbst die kleinen medizinischen Fortschritte heben sich von den Rückschlägen positiv ab: So bessern sich u. U. eine Schmerzsymptomatik oder die belastende Müdigkeit und Kraftlosigkeit. Diese positiven Entwicklungen sollen die Patient:innen bemerken, sie geben neue Kräfte für den weiteren Verlauf.

Unbefangenheitsübung (5)

Eine weitere Übung besteht in der Unbefangenheit durch Weiterbildung von Denken und Wollen: *„Von jedem Luftzug, von jedem Baumblatt, von jeglichem Lallen eines Kindes kann man lernen, wenn man bereit ist, einen Gesichtspunkt in Anwendung zu bringen, den man bisher nicht in Anwendung gebracht hat. Es wird allerdings leicht möglich sein, in Bezug auf eine solche Fähigkeit zu weit zu gehen. Man soll ja nicht etwa in einem gewissen Lebensalter die Erfahrungen, die man über die Dinge gemacht hat, außer Acht lassen. Man soll, was man in der Gegenwart erlebt, nach den Erfahrungen der Vergangenheit beurteilen. Das kommt auf die eine Waagschale; auf die andere aber muss für den Geistesschüler die Geneigtheit kommen, immer Neues zu erfahren. Und vor allem der Glaube an die Möglichkeit, dass neue Erlebnisse den alten widersprechen können."*[10]

Unbefangenheit bedeutet in der Patientenbegegnung, ständig Neues zu lernen und nicht unberechtigt an Altem festzuhalten. Vorgefasste Meinungen behindern den unbefangenen Blick. Auch können bisherige Diagnosen Voreingenommenheit im Wahrnehmen der Patient:innen entstehen lassen. Die berühmte Antwort Hans-Georg Gadamers (1900-2002) auf die Frage nach der wesentlichen Erkenntnis seines philosophischen Forschens lautete sinngemäß: Der andere könnte Recht haben. Der Satz beschreibt eine Meisterschaft der Unbefangenheit. Denn auch hier begegnen uns die Gefahren der auflösenden und verfestigenden Mächte: Wir vermögen auf der einen Seite so „unbefangen" zu sein, dass wir alles, trotz gegensätzlicher Erfahrung, „glauben", auf der anderen Seite trüben Vorurteile und feste Überzeugungen (wie: „Potenzierte Arzneimittel wirken nicht, denn in ihnen ist ja nichts drin.") den Blick. Es geht um die Bereitschaft, von allem zu lernen, Neues kennenzulernen und sich noch über etwas „verwundern" und „staunen" zu können. Die Fähigkeit des Hinterfragens und Verwunderns, über die Kinder in so berührender Weise verfügen, gilt es neu zu erobern. Sie führt zu weiteren Erkenntnissen und zu einem tieferen Begegnen mit dem anderen Menschen und der Welt.

Damit sind fünf wichtige Übungen beschrieben, die in ihren Zielsetzungen die therapeutische Beziehung prägen[11]:

- Konzentration und Schaffen eines Aufmerksamkeitsraumes
- therapeutisches Handeln, Heilerwille
- Liebe in der therapeutischen Beziehung
- Wertschätzung
- Interesse

Die Übungen der Konzentration, der Willenskräfte und des Fühlens beziehen sich besonders auf das innere Wesen des Menschen, Positivität und Unbefangenheit lenken demgegenüber den Blick auf seine Umwelt.

Harmonischer Einklang (6)

Sie sind auch nicht in demselben Maße „im stillen Kämmerlein" zu üben wie beispielsweise eine Konzentrationsarbeit. Im „Organismus" dieser Übungen lebt der Pendelschlag zwischen dem Inneren und dem Äußeren, zwischen Selbst und Welt. Ein gesunder Erkenntnisweg besteht nicht in der einseitigen Beschäftigung mit sich selbst, sondern setzt ein gesundes, bewegliches Atmungsverhältnis zwischen Selbst und Welt voraus. Er macht lebenstüchtig, nicht lebensfremd. Insofern fassen sich diese bislang beschriebenen fünf Übungen in einer sechsten zusammen, die nun wechselweise unterschiedliche Übungen gemeinsam aufgreift und dadurch die zu entwickelnden Fähigkeiten zu einem Ganzen, einer geistigen Organbildung zusammenführt.

Harmonischer Einklang zwischen Seele und Umwelt: *„Damit sind fünf Eigenschaften der Seele genannt, welche sich in regelrechter Schulung der Geistesschüler anzueignen hat: die Herrschaft über die Gedankenführung, die Herrschaft über die Willensimpulse, die Gelassenheit gegenüber Lust und Leid, die Positivität im Beurteilen der Welt, die Unbefangenheit in der Auffassung des Lebens. Wer gewisse Zeiten aufeinanderfolgend dazu verwendet hat, um sich in der Erwerbung dieser Eigenschaften zu üben, der wird dann noch nötig haben, in der Seele diese Eigenschaften zum harmonischen Zusammenstimmen zu bringen. Er wird sie gewissermaßen je zwei und zwei, drei und eine und so weiter gleichzeitig üben müssen, um Harmonie zu bewirken."*[12]

2. Meditativer Erkenntnisweg

Der meditative Erkenntnisweg der Anthroposophie und ihrer Medizin vertieft die Beziehung zu den Patient:innen und zur Welt: *„Anthroposophie ist ein Erkenntnisweg, der das Geistige im Menschenwesen zum Geistigen im Weltenall führen möchte"*, formulierte es Rudolf Steiner.[13] Meditation steht dabei in einer doppelten Ausrichtung: Auf der einen Seite ist sie ein zentrales Element des Erkenntnisweges, der die Seele zum Geistigen führen, ihre übersinnlichen Sinnesorgane inspirationsfähig machen und schließlich für die geistige

Erkenntnis öffnen soll. Das ist das Wesen dieses Weges. Auf der anderen Seite klingt in dem Wort „Meditation“ „mederi“, also „heilen“ mit. Meditation verbindet sich mit den heilenden Kräften. Wir kennen seit vielen Jahren die physiologischen und gesundheitsfördernden Wirksamkeiten meditativer Tätigkeit. Durch die meditative Arbeit verstärken sich die heilenden und therapeutischen Kräfte. Das meditativ vertiefte Denken orientiert sich also einerseits zum Licht des Erkennens, andererseits zum Leben und damit zu den Heilungskräften. In der Meditation leben die Lichtkräfte des Denkens, die sich aus den verwandelten Lebenskräften des Organismus entwickeln. Licht und Leben charakterisieren auf diese Weise das Wesen der Meditation. Nun kommt aber noch eine dritte Qualität hinzu: Meditation ist eine gesteigerte Form von Hingabe. Jeder Selbstbezug in der meditativen Tätigkeit lenkt von dieser ab. Sie verlangt eine ständig sich vertiefende Hingabe und Liebe, ein Absehen von sich selbst. So begegnen uns in der Meditation die drei Qualitäten von Licht, Liebe und Leben, die ihr Wesen ausmachen und sie gleichzeitig mit dem dreigliederigen Organismus verbinden. Meditation ist in diesem Sinne eine ganz dem Menschen entsprechende und seinem dreigliedrigen Wesen zugehörige Tätigkeit. In den Qualitäten von Erkennen und Heilen, also Licht und Leben, wirkt eine geistig-wesenhafte Qualität. Seit alters her ist das Heilen mit dem Erzengel Raphael verbunden, der bereits in seinem Namen das Heilen trägt – hebräisch רפאל rafa'el; „Gott heilt“ – und besonders in der Tobiaslegende seine Beziehung mit den heilenden Kräften offenbart. Das Erkennen entfaltet demgegenüber eine michaelische Qualität, die durch die Sinneswahrnehmung hindurch mit dem Geistigen verbindet, von der Welt der Erscheinungen zu derjenigen des Wesenhaften führt. Die mittlere Qualität der Hingabe und Liebe steht mit dem Christus in Beziehung, dem Lehrer der Menschenliebe.[14]

Rudolf Steiner gab 1924 zahlreiche Meditationen zur Entwicklung und Vertiefung des Arztseins. Diese beinhalten verschiedene Übungsziele und die Entwicklung von Fähigkeiten. Es kommt darauf an, zunächst den vorbereitenden Erkenntnisweg zu gehen, um sich dann dem Inhalt der Meditation zu nähern. Viele dieser Übungen sind auch für andere therapeutische Berufsgruppen hilfreich.[15] Die nachfolgend beschriebene Meditation zur Leuchtekraft und Schweremacht steht den maltherapeutischen Fragen nahe.

3. Meditation zur Leuchtekraft und Schweremacht

Das veränderte Verhältnis der Wesensglieder zueinander bedingt die Krankheit und wird – wie wir gesehen haben – in differenzierter Weise in den Erstbildern der Patient:innen anschaubar. Ich- und astralische Organisation haben nicht mehr eine rhythmisch wechselnde, physiologische Beziehung zum ätherischen und physischen Leib, sondern dringen zu tief in diese ein oder werden von den Kräften der unteren Wesensglieder überwältigt. Die meditative Vertiefung dieser Zusammenhänge kann zu einer wesensgemäßen Erkenntnis der Krankheit und den notwendigen Heilungskräften in den unterschiedlichen Therapien führen.

Eine in diesem Zusammenhang wesentliche Meditation bezieht sich auf das Verhältnis der Wesensglieder im gesunden und kranken Menschen. Zunächst lenkt man die Aufmerksamkeit auf die innere Qualität der Seele. Im Alltäglichen erleben wir diese in den wechselnden Bewusstseinsinhalten, Gefühlen und Willensimpulsen. Es ist ihre mehr äußerliche Seite, ihr inneres Wesen hängt mit dem Licht zusammen: Jedes Erwachen der Seele aus dem Schlaf weist auf ihre Lichtnatur, in dem das „Bewusstseinslicht“ erscheint. Ein Licht, das dem äußeren Licht in den Sinneserscheinungen entgegenleuchtet und sich im Erkennen der Welt mit ihm verbindet. Diese Lichtkräfte des Seelischen sind aber nicht direkt erfahrbar; wir werden vielmehr erst durch die aus ihnen „geronnenen" Gedanken und Bewusstseinsinhalte auf sie aufmerksam, welche die Nervenorganisation zum Alltagsbewusstsein bringt. Als Bewusstseinslicht sind sie dann nicht mehr lebendig, sondern haben ihr Leben in der Konturiertheit und Abstraktion der Gedanken verloren. Losgelöst vom Leib erscheinen diese bewusstseinsschaffenden Kräfte lebendig, als lebendiges Licht, „ist die Seele in Wirklichkeit, in der Tat Licht."[16] Nun kommt es darauf an, sich nicht auf das abgestorbene, kalte Licht des abstrakten Bewusstseins zu konzentrieren, sondern auf die zugrunde liegende Kraft der Seele, ihre „Leuchtekraft". Dieser stellt sich in deutlichem Kontrast die Schwere unseres Körpers gegenüber. Die Schwere ist nun nicht mehr eine abstrakte Gewichtsangabe, sondern eine immense Kraft, die den Körper „nach unten" zieht und sich als „Schweremacht" der nach oben, in die Leichte führenden Leuchtekraft gegenüberstellt. Die meditative Vertiefung in diese beiden erlebbaren Qualitäten des menschlichen Wesens schafft den ersten Einstieg in die Meditation:

Schau in deiner Seele
Leuchtekraft
Fühl in deinem Körper
Schweremacht

Nun stellen sich diese Qualitäten in einen größeren Zusammenhang. In der Leuchtekraft der Seele ist das geistige Wesen des Menschen, sein Ich anwesend. Es wirkt, strahlt in der Leuchtekraft der Seele. Der der Schwere unterworfene Körper ist nun keineswegs das materielle und damit unbedeutendere oder gar geringwertige Wesensglied des Menschen. In seinem Bau und den Funktionen wirkt eine umfassende Weisheit. Seine Vollkommenheit ist größer als diejenige des „Ich". Die Leber ist in ihrer Funktion nicht „steigerbar", kann nicht „noch mehr Leber werden", sondern ist „vollkommen". Das menschliche Ich ist demgegenüber ein werdendes, wandlungsfähiges Wesen, dass sich der fernen Vollkommenheit erst entgegen entwickelt. Der menschliche Leib galt deswegen in früheren Zeiten als der „Tempel der Gottheit", *„der Körper ist nicht des Menschen, der Körper ist Gottes."*[17] Er entstand aus dem Göttlichen heraus. Insofern fährt die Meditation fort mit den Zeilen:

In der Leuchtekraft
Strahlet Geistes-Ich
In der Schweremacht
Kraftet Gottes-Geist.

Nun dürfen sich diese polaren Wirksamkeiten nicht vermischen. In jedem Schlaf trennen sich die oberen Wesensglieder, Ich und astralischer Leib, von den unteren, ätherischer und physischer Leib. Mit dem Erwachen kommt es zu ihrer stärkeren Verbindung. Erfolgt kein rhythmischer Ausgleich, entsteht Krankheit. Jede akute Entzündung verbraucht ätherische Kräfte, es vollzieht sich ein abbauender Stoffwechsel, indem die oberen Wesensglieder tief in die Leiblichkeit eingreifen und sich mit dem Körper unphysiologisch verbinden. Erst in der aufbauenden Nachtphase der Entzündung, ihrer Heilungsphase, entwickeln sich die heilenden, aus dem ätherischen Leib stammenden Kräfte. Aber auch die Prozesse der Karzinogenese und Sklerose stehen in diesem Zusammenhang. Es lösen sich die Wesensglieder aus ihren physiologischen Funktionen und finden sich in eine Aktivität hereingepresst, die sonst im Nerven- und Sinnessystem beheimatet ist. Seele und Geist ergreifen in unphysiologischer Wirksamkeit den Körper.

Auf der anderen Seite können auch die unteren Wesensglieder zu stark in die oberen einwirken. Wenn Lebenskräfte der ätherischen Organisation nicht ihre physiologische Metamorphose zu den Bewusstseinskräften erfahren, sondern in ungebremster Dynamik in der Seele wirken, entstehen produktive Psychosen mit halluzinativen Bewusstseinsinhalten. Lebenskräfte des Körpers verwandeln sich nicht regulär zu Bewusstseinsfähigkeiten, die das Ich beherrscht, sondern dringen unverwandelt und chaotisierend in die Seele. Es kann aber auch die Schweremacht des Körpers in diese eindringen und zu Niedergeschlagenheit und Depression führen. „*Wenn Leuchtekraft die Schweremacht fasst, entstehen die Krankheiten des Körpers; wenn Schweremacht in Leuchtekraft dringt, entstehen die sogenannten Seelenkrankheiten.*"[18] Die Gründe für eine Seelenfinsternis – und damit oftmals für eine Depression – liegen keinesfalls nur in der Seele selbst. Immer mehr Befunde sprechen dafür, dass leibliche Faktoren in die Seele hereindrängen. So ist inzwischen gut bekannt, dass die chronische Entzündung, die wir bei vielen Erkrankungen finden – z.B. Diabetes, COPD/Asthma, kardiovaskuläre Erkrankungen, Arteriosklerose – im Seelischen zu depressiver Stimmung disponiert.[19] Die Schwere des Leibes dringt in die Seele und lässt Dunkelheit und Nacht in ihr entstehen. Wir wissen auch, dass traumatische Erfahrungen als chronische Entzündungen ihre Spuren im Leib hinterlassen und die Seele verdunkeln.

Nun kommt es darauf an, dieses Krankheitsverständnis mit dem „*nötigen moralischen Impuls zu denken, durchzuempfinden, durchzufühlen, und dann [...] allmählich wirklich die Dinge und Vorgänge der Welt so anschauen zu lernen, dass Ihr darauf kommt, wie man wiederum, wenn Leuchtekraft die Schweremacht erfasst hat, wegbringt die Leuchtekraft von der Schweremacht durch irgendetwas, was den ätherischen Leib vom astralischen Leib her unterstützt durch irgend eine äußere Substanz oder durch einen Vorgang im Menschen.*"[20] Damit ergibt sich die Gesamtgestalt der Meditation:

Schau in Deiner Seele
Leuchtekraft
Fühl in deinem Körper
Schweremacht
In der Leuchtekraft
Strahlet Geistes-Ich
In der Schweremacht
Kraftet Gottes-Geist
Doch darf nicht
Leuchtekraft
Ergreifen
Schweremacht
Und auch nicht
Schweremacht
Durchdringen
Leuchtekraft
Denn fasset Leuchtekraft
Die Schweremacht
Und dringet Schweremacht
In Leuchtekraft,
So binden in Welten-Irre
Seele und Körper
In Verderbnis sich.[21]

Der Inhalt dieser Meditation bezieht sich in den ersten Zeilen auf das gesunde Wirken der Wesensglieder des Menschen, dann auf das pathologische, das zur „Verderbnis", also der Krankheit, führt. Das Wahrnehmen des Zusammenwirkens von Leuchtekraft und Schweremacht im Patienten wird geschult.[22] Die Mahnung „Doch darf nicht" weist zum einen auf das Kranksein des Menschen, zum anderen weckt sie die Kraft, die heilenden Substanzen für die Leiden des Menschen zu finden. Das pathologische Ergreifen bzw. Durchdringen von Leuchtekraft und Schweremacht manifestiert sich ja trotz der Mahnung in jeder Erkrankung und begegnet uns als Ärzt:innen und Therapeut:innen alltäglich. Die in dieser Meditation lebende „innere Aufforderung" bildet eine Kraft der Therapiefindung: Durch die meditative Arbeit entwickelt sich ein tieferes Verständnis für das Wirken der Wesensglieder im gesunden und kranken Menschen, ein Empfinden für die heilenden Substanzen und Elemente aus der Natur sowie die Potenziale der anderen Therapien, auch der Heileurythmie. „*Die Heilkräfte werden erst verraten von den Dingen, wenn man an sie herantritt mit gewissen geweckten Seelenkräften.*"[23]

4. Meditative Verbindung mit den vier Elementen und Qualitäten des Lebendigen (Ätherarten)

In der Bildbetrachtung begegnen uns die vier Elemente des Festen, Flüssigen, Luftförmigen und der Wärme. Die Erscheinungsformen der sinnlich beobachtbaren Welt sind durch diese vier Elemente bestimmt. Dabei kommt ihnen keine im eigentlichen Sinne stoffliche Dimension zu: Das Element des Wässrigen erschöpft sich nicht in dem chemisch definierten Wasser (H_2O), sondern umfasst alles Flüssige, das Luftelement entsprechend alles Gasförmige. Insofern sind bereits diese vier Elemente „überstofflich", eine verdichtete ätherische Qualität, und konstituieren die elementarische Welt.

In der Welt des Lebendigen finden sich entsprechend vier zugrundeliegende Qualitäten. Zunächst besteht eine Polarität zwischen dem physischen Körper und der ätherischen Kräftewelt: Materie unterliegt der Schwerkraft, orientiert sich also zum Mittelpunkt der Erde. An der menschlichen Gestalt entdecken wir oftmals das „Lastende" und in die „Schwere fallende". Demgegenüber folgen die ätherischen Kräfte der „Leichte" und orientieren sich zum Umkreis. Das „schwerelose" Licht strömt aus der Peripherie in die Lebensprozesse des Organismus.[24]

Die Wärme steht in der Mitte und trägt in ihrem Wesen den Wärmeäther als auch die elementarische Wärme. Das aus dem Umkreis strahlende Licht durchleuchtet die Luft. Als Lichtäther bringt dieses Lebensprinzip das Geistige in die räumliche Erscheinung. Die musikalischen Qualitäten des Klangäthers wirken in den Zahlenverhältnissen der chemischen Prozesse und „klingen" dort als zahlenmäßige Ordnung der Substanzwelt. Der Lebensäther führt das sich entwickelnde Leben bis zur festen Struktur und ist deswegen mit dem Erdenelement verbunden. Die in einem Notizbuch Rudolf Steiners zu findende Meditation verbindet die Elemente mit den Ätherarten, die elementarische, zur Erde orientierte Welt mit dem Ätherischen, das in Beziehung zur Sonne steht.[25]

Erlebe das Feuer			
Du wandelst mit dem Sonnenwesen.	*Wärme*	♄	*(Saturn)*
Erlebe die Luft			
Du wandelst mit dem Sonnenlicht.	*Licht*	☉	*(Sonne)*
Erlebe das Wasser			
Du wandelst mit dem Sonnenwirken.	*Chem.*	☾	*(Mond)*
Erlebe die Erde			
Du wandelst mit dem Sonnenleben.		♂ ☿	*(Venus und Merkur)*

Januar 1924, Notizbuch

In der Abfolge dieser Zeilen drückt sich die kosmologische Entwicklung aus. Diese beginnt mit der Wärme des Saturns, führt über die Sonnenwelt von Licht und Luft zum Mondenzustand (Wasser und Chemismus) bis zur festen Erde und dem zu ihr gehörenden Lebensäther.

Die Begegnung mit den Elementen und der Welt des Ätherischen ist für alle Therapeut:innen von großer Bedeutung. Die angeführte Meditation Rudolf Steiners kann die innere Beziehung zu den Elementen vertiefen und sie dadurch auch zur therapeutischen Wirksamkeit bringen.

5. Ausgewählte Licht- und Farbmeditationen Rudolf Steiners

DAGMAR BRAUER

Der Farbmeditation liegt die kontemplative Versenkung unseres Bewusstseins in einzelne Farbqualitäten zugrunde. Farben erscheinen zwar an äußeren Gegenständen – am Stein, an der Pflanze, an den Tieren, an meteorologischen Himmelssituationen –, haben jedoch selbst keine materielle Realität. Sie gehören ihrer wahren Natur nach der Seelen-, der imaginativen und der Astralwelt an, die wir mit allen beseelten Wesen teilen. In dem ruhigen Imaginieren einer Farbe oder Farbenkombination wenden wir unsere Augen von dem äußerlich-sinnlichen Eindrücken ab und lassen stattdessen in unserer Seele ein inneres Farberleben aufsteigen. Es ist ein intensiver schöpferischer Akt, bei dem *„man lernt, sich in seiner Seele mit der Farbe zu identifizieren,* [...] *man lernt durch die Farbenharmonik hindurch gleichzeitig sich selbst zu verlieren in der Farbe, gleichzeitig sich selber zu finden in seiner wahren Wesenheit. Dadurch, dass die Seele sich als Farbe erlebend findet, erlebt sie sich zugleich in ihrer inneren Verwandtschaft mit der äußeren Natur, die sie auch als eine farbige erlebt, indem sie sich des äußeren physischen Organismus bedient.*"[26] Und doch ist das seelisch-geistige Farbenerleben nicht gleich dem durch unsere Augen in der äußeren Sinneswelt vermittelte, sondern man empfindet *„durch die geistige Wahrnehmung Ähnliches* [...] *wie wenn man einen physischen Farbeneindruck hat.*"[27]

Haben wir den imaginativen Charakter der Farben in einer meditativen Vertiefung kennengelernt, erleben wir, wie sich die verschiedenen Seelenregungen in ihrer „Moralität", in ihrer wesenhaften „Sittlichkeit" oder immanenten „Spiritualität" farblich ausleben. Eine einerseits von Liebe erfüllte oder andererseits aufgewühlte Seele lässt sich beispielsweise in nuancierten Rottönen erleben. Wie lebt sich die nachdenkliche oder betende Seele farblich aus? Wie die in Ehrfurcht oder Gleichgültigkeit versunkene Seele? In der imaginativen Welt der intensiven und flutenden Farben gehören auch das Licht und die Finsternis. Die imaginative Auseinandersetzung mit den Qualitäten unseres seelisch erlebbaren Farbenspektrums bildet die vertiefte Brücke der Maltherapeut:innen zu ihrer Arbeit mit den Patient:innen.

In der anthroposophischen Praxis laden folgende spezifische Meditationen zur inneren Arbeit ein:

1
In der Finsternis finde ich Gottes-Sein
2
Im Rosenrot fühl ich des Lebens Quell
3
Im Ätherblau ruht des Geistes Sehnsucht
4
Im Lebensgrün atmet alles Lebens Atem
5
In Goldesgelb leuchtet des Denkens Klarheit
6
In Feuersrot wurzelt des Willens Stärke
7
Im Sonnenweiß offenbart sich meines Wesens Kern.[28]

Im Farbenschein des Äthermeeres
Gebirt des Lichtes webend Wesen
Der Menschenseele Geistgewebe;
Und geistbefruchtet reifend strebt
In Farbendunkels Raumestiefe
Hinaus die Lichtes-durst'ge Seele.
Bedürftig ist Natur des Geistes,
Der aus dem Seelensein ihr kraftet;
Bedürftig auch die Menschenseele
Der Kraft des Lichts im Weltenäther.[29]

Farbmeditation zu Zinnoberrot

„Wir nehmen einfach den Fall, daß wir unseren Blick auf eine gleichmäßig in stark zinnobrigem Rot leuchtende Farbenfläche richten, und wir nehmen ferner an, daß wir dazu gelangen, alles übrige, das um uns herum ist, zu vergessen, uns zu konzentrieren ganz auf das Erleben dieser Farbe, so daß wir diese Farbe nicht bloß als etwas vor uns haben, das auf uns wirkt, sondern so, daß wir diese Farbe als etwas haben, worin wir selber sind, daß wir eins werden mit dieser Farbe. Wir werden dann gleichsam die Empfindung haben können: Du bist jetzt in der Welt, du bist selbst in dieser Welt ganz Farbe geworden, das Innerste deines Seelenwesens ist ganz Farbe geworden, wo du auch hinkommen magst in der Welt mit deiner Seele, wirst du als roterfüllte Seele hinkommen, du wirst überall in Rot, mit Rot und aus Rot leben. – Dies aber wird man bei intensivem Seelenleben nicht erleben können, ohne daß die entsprechende Empfindung übergeht in ein moralisches Erleben, in wirkliches moralisches Erleben.“[30]

Samenkorn-Meditation

„Man stelle sich einer Pflanze gegenüber, die sich auf der Stufe der vollen Entwickelung befindet. Nun erfülle man sich mit dem Gedanken, daß die Zeit kommen werde, wo diese Pflanze abstirbt. Nichts wird von dem mehr sein, was ich jetzt vor mir sehe. Aber diese Pflanze wird dann Samenkörner aus sich entwickelt haben, die wieder zu neuen Pflanzen werden. Wieder werde ich gewahr, daß in dem, was ich sehe, etwas verborgen ruht, was ich nicht sehe. Ich erfülle mich ganz mit dem Gedanken: diese Pflanzengestalt mit ihren Farben wird künftig nicht mehr sein. Aber die Vorstellung, daß sie Samen bildet, lehrt mich, daß sie nicht in Nichts verschwinden werde. Was sie vor dem Verschwinden bewahrt, kann ich jetzt ebenso wenig mit Augen sehen, wie ich früher die Pflanze im Samenkorn habe sehen können. Es gibt also in ihr etwas, was ich nicht mit Augen sehe. Lasse ich diesen Gedanken in mir leben und verbindet sich das entsprechende Gefühl in mir mit ihm, dann entwickelt sich wieder, nach angemessener Zeit, in meiner Seele eine Kraft, die zur neuen Anschauung wird. Aus der Pflanze wächst wieder eine Art von geistiger Flammenbildung heraus. Diese ist natürlich entsprechend größer als die vorhin geschilderte. Die Flamme kann etwa in ihrem mittleren Teile grünlichblau und an ihrem äußeren Rande gelblichrot empfunden werden.“[31]

Literaturempfehlungen

- Girke, M.: Innere Medizin. Grundlagen und therapeutische Konzepte der Anthroposophischen Medizin. Salumed Verlag Berlin 2022. Kapitel XXXIII: Vom Mediziner zum Arzt.
- Girke, M. (Hrsg.): Die Menschenseele in Meditationen von Rudolf Steiner. Medizinische Sektion am Goetheanum Dornach 2020.
- Girke, M. (Hrsg.): Licht in Meditationen von Rudolf Steiner. Mit einer Einführung von Matthias Girke. Medizinische Sektion am Goetheanum Dornach 2019.
- Girke, M. (Hrsg.): Rudolf Steiner Meditationen zur Wärme. Mit einer Einführung von Matthias Girke. Medizinische Sektion am Goetheanum Dornach 2018.
- Glöckler, M. (Hrsg.): Meditation in der Anthroposophischen Medizin. Ein Praxisbuch für Ärzte, Therapeuten, Pflegende und Patienten. Salumed Verlag Berlin 2021.
- Glöckler, M. (Hrsg.): Meditationen zur Herztätigkeit gegeben von Rudolf Steiner. Medizinische Sektion am Goetheanum Dornach 2013.
- Steiner, R.: Das Wesen der Künste. In: Kunst und Kunsterkenntnis (GA 271). Rudolf Steiner Verlag Dornach 1985. S. 63-80.

Literatur

1 Steiner, R.: Meditative Betrachtungen und Anleitungen zur Vertiefung der Heilkunst (GA 316). Rudolf Steiner Verlag Dornach 2008. Vortrag vom 8. Januar 1924, S. 116.
2 Ebd.
3 Steiner, R.: Die Geheimwissenschaft im Umriss (GA 13). Rudolf Steiner Verlag Dornach 1989. Kapitel: Die Erkenntnis der höheren Welten (Von der Einweihung oder Initiation).
4 Ebd.
5 Girke, M.: Qualitäten in der Arzt-Patienten-Beziehung: Dimensionen des Hörens. In: Maio, G. (Hrsg): Auf den Menschen hören: Für eine Kultur der Aufmerksamkeit in der Medizin. Herder Verlag Freiburg/Breisgau 2017. S. 214-236.
6 Steiner, R.: Die Geheimwissenschaft im Umriss (GA 13). Rudolf Steiner Verlag Dornach 1989. Kapitel: Die Erkenntnis der höheren Welten (Von der Einweihung oder Initiation).
7 Ebd.
8 Saint-Exupéry, A. de: Der kleine Prinz. Karl Rauch Verlag Düsseldorf 1982. Kapitel XXI.
9 Steiner, R.: Die Geheimwissenschaft im Umriss (GA 13). Rudolf Steiner Verlag Dornach 1989. Kapitel: Die Erkenntnis der höheren Welten (Von der Einweihung oder Initiation).
10 Ebd.
11 Girke, M.: Innere Medizin. Grundlagen und therapeutische Konzepte der Anthroposophischen Medizin. Salumed Verlag Berlin 2020. S. 1656.
12 Steiner, R.: Die Geheimwissenschaft im Umriss (GA 13). Rudolf Steiner Verlag Dornach 1989. Kapitel: Die Erkenntnis der höheren Welten (Von der Einweihung oder Initiation).
13 Steiner, R.: Anthroposophische Leitsätze (GA 26). Rudolf Steiner Verlag Dornach 1998. 1. Leitsatz.
14 Steiner, R.: Ritualtexte für die Feiern des freien christlichen Religionsunterrichts (GA 269). Rudolf Steiner Verlag Dornach 1997. Vortrag vom 4. Oktober 1921.
15 Glöckler, M., Heine, R.: Führungsfragen und Arbeitsformen in der anthroposophisch-medizinischen Bewegung. Kapitel: Die Arbeitsfelder der Internationalen Koordination Anthroposophische Medizin / IKAM und ihre meditativen Impulse. Verlag am Goetheanum Dornach 2015.
16 Steiner, R.: Meditative Betrachtungen und Anleitungen zur Vertiefung der Heilkunst (GA 316). Rudolf Steiner Verlag Dornach 2008. Vortrag vom 9. Januar 1924.
17 Ebd.
18 Ebd.
19 Berk, M., Williams, L. J., Jacka, F. et al.: So depression is an inflammatory disease, but where does the inflammation come from? BMJ Medicine 2013; 11. doi: 10.1186/1741-7015-11-200.
20 Steiner, R.: Meditative Betrachtungen und Anleitungen zur Vertiefung der Heilkunst (GA 316). Rudolf Steiner Verlag Dornach 2008. Vortrag vom 9. Januar 1924.
21 Ebd.
22 Ebd.
23 Ebd.
24 Steiner, R.: Meditative Betrachtungen und Anleitungen zur Vertiefung der Heilkunst (GA 316). Rudolf Steiner Verlag Dornach 2008. Vortrag vom 6. Januar 1924.
25 Steiner, R.: Mantrische Sprüche. Seelenübungen (GA 268). Rudolf Steiner Verlag Dornach 1999. S. 300.
26 Ebd.
27 Steiner, R.: Wie erlangt man Erkenntnisse der höheren Welten? (GA 10). Rudolf Steiner Verlag Dornach 1993. S. 64.
28 Steiner, R.: Mantrische Sprüche. Seelenübungen II (GA 268). Rudolf Steiner Verlag Dornach 1999. S. 34.
29 Steiner, R.: Farbenerkenntnis (GA 291a). Rudolf Steiner Verlag Dornach 1990. S. 208.
30 Steiner, R.: Das Wesen der Farben (GA 291). Rudolf Steiner Verlag Dornach 1991. S. 99.
31 Steiner, R.: Wie erlangt man Erkenntnisse der höheren Welten? (GA 10). Rudolf Steiner Verlag Dornach 1993. S. 63-64.

ANHANG

Weiterführende Informationen

Internationale Institutionen

Internationale Koordination Anthroposophischer Kunsttherapien (ICAAT) – Netzwerk für die weltweite Zusammenarbeit aller anthroposophisch orientierten Kunsttherapien untereinander und mit den Fachbereichen der Anthroposophischen Medizin:
https://www.icaat-medsektion.net

Internationale Akademie für Anthroposophische Kunsttherapieausbildungen (iARTe) – ein Zusammenschluss der von der Medizinischen Sektion am Goetheanum in Dornach (Schweiz) anerkannten und akkreditierten Aus- und Weiterbildungen weltweit:
https://www.icaat-medsektion.net/iarte/aus-weiterbildung/iarte

International Federation of Anthroposophic Therapies (IFAT) – eine Vereinigung, welche die Berufsverbände und Landesgruppen der Heileurythmie, der Körper- und der Kunsttherapien in ihren politischen und rechtlichen Belangen länderübergreifend vertritt. In der IFAT können Berufsverbände Mitglied werden:
https://ifat-medsektion.net

Medizinische Sektion am Goetheanum, Freie Hochschule für Geisteswissenschaft in Dornach (Schweiz) – Internationales Zentrum für Anthroposophische Medizin zur Förderung und Koordination von Aus- und Weiterbildung, Forschung und Entwicklung der Anthroposophischen Medizin und ihren verschiedenen Therapieformen:
https://medsektion-goetheanum.org

Fachinformationen, auch zu den Anthroposophische Kunsttherapien

Der Merkurstab – Zeitschrift für Anthroposophische Medizin:
https://www.merkurstab.de
oder Merkurstab online:
https://www.anthromedics.org/merkurstab_online

Anthromedics – Online-Fachportal für Anthroposophische Medizin:
www.anthromedics.org

CAMbase – Complementary and Alternative Medicine, Zeitschriftendatenbank:
https://cambase.uni-wh.de/camdb/de

Online-Bibliothek der Alanus Hoschule für Kunst und Gesellschaft:
https://www.alanus.edu/de/service/bibliothek

Forschungsergebnisse zur Anthroposophischen Kunsttherapie:
https://medsektion-goetheanum.org/forschung/investigating-clinical-fields/arts-therapies,
https://www.anthroposophische-kunsttherapie.de/anthro-medizin/kunsttherapie/wissenschaftliche-informationen.html

Berufsverbände in Deutschland, Schweiz, Österreich

Berufsverband für Anthroposophische Kunsttherapie (BVAKT) in Deutschland:
https://www.anthroposophische-kunsttherapie.de

Schweizer Verband für Anthroposophische Kunsttherapie (SVAKT):
https://www.svakt.ch

Österreichische Vereinigung Anthroposophisch Orientierter Kunsttherapien (ÖVAOK):
https://anthroposophische-kunsttherapien.at

Index

A

B

C

D

E

F

G

H

I

K

L

M

N

O

P

R

S

T

U

V

W

Z

Über die Autor:innen

Dr. Annemarie Abbing

Sie ist eine in den Niederlanden ausgebildete anthroposophische Kunsttherapeutin. Anschließend studierte sie Veterinärmedizin an der Universität Utrecht (2005). Nach ihrer Tätigkeit als Forschungskoordinatorin im niederländischen Ministerium für Landwirtschaft, Natur und Lebensmittelqualität erhielt sie 2010 eine Stelle an der Professur für Anthroposophische Gesundheitsfürsorge an der University of Applied Sciences Leiden. Im Jahr 2020 promovierte sie über Kunsttherapie bei Angstzuständen und die Entwicklung einer Leitlinie für Fallberichte. Sie ist Senior Researcher/Dozentin für Kunsttherapie an der Fakultät für Gesundheit der Hochschule Leiden und hat zudem eine Postdoc-Stelle im Bereich Kunsttherapien an der Open University in den Niederlanden inne.

Prof. Dr. med. Erik W. Baars, MSc Epidemiologie

Er ist seit mehr als fünfzehn Jahren in der Anthroposophischen Medizin tätig, seit 2000 leitender Gesundheitsforscher am Louis Bolk Instituut in Bunnik (Niederlande) und seit 2007 Professor für Anthroposophische Medizin an der University of Applied Sciences Leiden. Erik Baars ist Autor und Coautor von mehr als 250 Veröffentlichungen. Zusammen mit Prof. Peter Kooreman erhielt er 2012 den „Excellence in Integrative Medicine Research Award“ (Kategorie Klinische Forschung) von der Europäischen Gesellschaft für Integrative Medizin. Er ist außerdem Mitglied des Redaktionsausschusses der Fachzeitschriften *Healthcare* und *Medicines.*

Lothar Birth

Er ist Arzt für Allgemeinmedizin in hausärztlicher Praxis im Südschwarzwald. Die Zeit bis zum Beginn des Medizinstudiums überbrückte er als Klavierbegleiter für den Eurythmieunterricht an einer Waldorfschule und lernte dort die Anthroposophie kennen. Er besuchte u.a. die Vorträge des anthroposophischen Arztes Herbert Sieweke (1917-1993) am Goetheanum in Dornach (Schweiz). Nach dem Staatsexamen war er Assistenzarzt in einer Rheumaklinik. Darauf folgten Tätigkeiten in der anthroposophischen Kliniken Sonneneck in Badenweiler, Friedrich-Husemann in Buchenbach, Studenhof in Urberg sowie als Praxisvertreter. Seit 1989 war er Heimarzt im heilpädagogischen Institut Sonnenhalde in Görwihl. Seit 2009 begleitet er menschenkundlich die kunsttherapeutischen Fortbildungen von Inge Denzinger in Hottingen.

Carla Borri

Sie begann 1983 mit ihrer künstlerischen Ausbildung bei Fiorenza De Angelis (1932-2016) und bildete sich 1992 in der „Scuola di Luca“ in Florenz (Italien) in Zusammenarbeit mit anthroposophischen Ärzten in Anthroposophischer Kunsttherapie weiter. Von 1996 bis 2007 unterrichtete sie Kunst an einer Waldorfschule in Bologna. 2003 gründete Carla Borri die anthroposophische Ausbildung „Stella Maris", deren künstlerische Leiterin sie bis heute ist. 2007 erhielt sie das Zertifikat für Kunsttherapie der Medizinischen Sektion am Goetheanum, Dornach (Schweiz). 2017 begründete Carla Borri die Italienische Vereinigung anthroposophischer Kunsttherapeuten mit. Zusammen mit Dr. Angelo Fierro veröffentlichte sie ein Buch zur Methode „Stella Maris" in der Maltherapie, die von der Italienischen Gesellschaft für Anthroposophische Medizin und von der Europäischen Akademie für Anthroposophische Kunsttherapien anerkannt wurde.

Dagmar Brauer

Sie ist Medizinische Dokumentarin und anthroposophische Kunsttherapeutin und absolvierte ein Upgrade-Masterstudium Klinische Kunsttherapie an der Sigmund-Freud-Universität Berlin. Von 1986 bis 2010 war sie als Dokumentarin in verschiedenen Einrichtungen tätig, z.B. im Deutschen Rheuma-Forschungszentrum und im Forschungsinstitut Havelhöhe, Berlin. Von 2001 bis 2008 arbeitete Dagmar Brauer als internationale Koordinatorin für Anthroposophische Kunsttherapie der Medizinischen Sektion am Goetheanum, Dornach und ist dort seit 2011 als wissenschaftliche Mitarbeiterin tätig. Kunsttherapeutische Erfahrungen sammelte sie in der gynäkologischen Onkologie, Psychosomatik und neurologischen Rehabilitation, sie ist als Kunsttherapiedozentin und -autorin aktiv.

Walter J. Dahlhaus

Er ist Heilpädagoge sowie Facharzt für Psychiatrie, Psychosomatik und Psychotherapie und übte unterschiedliche klinische Tätigkeiten aus, u. a. als leitender Arzt in der Friedrich-Husemann-Klinik in Buchenbach bei Freiburg/Breisgau. Seit mehr als 25 Jahren arbeitet er in seiner eigenen Praxis als anthroposophischer Arzt (GAÄD) mit dem Schwerpunkt der Betreuung von Menschen mit Assistenzbedarf und zusätzlichen seelischen Erkrankungen. Zu diesem Thema veröffentlichte er das Buch „Seelische Erkrankungen bei Menschen mit Behinderung" (Urachhaus). Walter Dahlhaus ist zusätzlich als Dozent an verschiedenen Ausbildungsstätten tätig und arbeitet mit dem Verband Anthroposophische Heilpädagogik und Sozialtherapie in der Schweiz zusammen.

Inge Denzinger

Seit 1988, damals 43 Jahre, ist sie als Kunsttherapeutin in freier Praxis tätig; zehn Jahre zusammen mit Ursula Zaiser in Köngen. Die Grundausbildung in Blaubeuren bezog sich vor allem auf Margarethe Hauschka (1896-1980). Es folgt eine Fortbildung zur Licht-Finsternis-Maltherapeutin in Den Haag. Schwerpunkt der therapeutischen Arbeit lag von Anfang an auf der Licht-Finsternis-Therapie nach Liane Collot d'Herbois (1907-1999), insbesondere infolge einer tiefen persönlichen Begegnung mit ihr. Seit 2000 führt sie jährliche Fortbildungskurse in dieser Methode im eigenen Atelier in Rickenbach-Hottingen (Schwarzwald) durch, begleitet durch den Arzt Lothar Birth. Seit zehn Jahren berücksichtigt sie in der Arbeit karmische Hintergründe, was die therapeutische Wirksamkeit sehr vertieft. Frühere Ausbildungen als Lehrerin und Sekretärin waren bei der Ateliergründung und der Arbeit mit Kindern eine große Hilfe.

Elisa Dudinsky

Sie ist Kunst- und Waldorfpädagogin und in der Leitung der Matthias-Grünewald-Kunstschule in Freiburg. Bildung durch Kunst ist ihr zentrales Anliegen, sowohl allgemeinbildend als auch durch persönliche Förderung. Dies geschieht über Kunstateliers; insbesondere für Kinder ist Entwicklungsunterstützung durch Malen hilfreich. Es werden aber auch Ateliers für Erwachsene angeboten. Elisa Dudinsky hält Vorträge über Kunst und Pädagogik, führt Werkbetrachtungen durch und veranstaltet Kunstexkursionen. Sie hat eine langjährig aufgebaute Expertise in der Herstellung und Verwendung von Pflanzenfarben.

Rita Eckart

Sie studierte Kunstgeschichte, Pädagogik und Anthroposophische Kunsttherapie in München und übt seit vielen Jahren die kunsttherapeutische Tätigkeit in eigener Praxis, in der Heilpädagogik und im Strafvollzug aus. Rita Eckart ist Teammitglied der Nothilfeorganisation stART international e.V. emergency aid for children mit langjähriger Einsatzerfahrung in Krisengebieten. Seit über zwanzig Jahren entwickelt sie Sozialkunstprojekte auf der Grundlage von Rudolf Steiners Nebenübungen; in diesem Zusammenhang erforscht sie Wege der Selbststabilisierung für große, internationale Projektgemeinschaften unter Zuhilfenahme moderner Kommunikationsmittel. Rita Eckart ist Dozentin für Anthroposophische Kunsttherapie, Notfall- und Trauma-Kunsttherapie sowie Sozialkunst und lehrt im In- und Ausland. Sie veröffentlichte zahlreiche Artikel.

Katrin Fichtmüller

Sie wurde nach ihrem Abitur in München zur Heilpädagogin in einem anthroposophischen Kontext und anschließend zur Kunsttherapeutin ausgebildet, seither ist sie in anthroposophischen Einrichtungen in der Schweiz tätig. Anfang der 1990er Jahre ergab sich eine persönliche Begegnung mit Liane Collot d'Herbois, woraufhin dieser Ansatz zum Hauptmotiv ihrer künstlerischen und therapeutischen Weiterbildung wurde. Sie engagiert sich in Aus- und Weiterbildungen für den Licht-Finsternis-Farbe-Ansatz.

Dr. med. Angelo Antonio Fierro

1981 schloss er sein Medizinstudium in Bologna ab und spezialisierte sich 1984 in Padua in Ernährungswissenschaften. Er lernte die Anthroposophische Medizin während einer Krankheit kennen, bildete sich hierin weiter und ist seit 2011 Leiter der italienischen Ausbildung in Anthroposophischer Medizin. Er leitet zudem das Terapeuticum Heliopolis in Bologna. Seit 2005 ist er wissenschaftlicher Leiter der Kunsttherapieausbildung „Stella Maris". Zusammen mit Carla Borri ist er Coautor einer Publikation zu dieser Methode und darüber hinaus Autor von „I sette processi vitali" mit Carla Borri, „L'alveare di Calore e di Luce nell'uomo" (beide Ed. Cambiamenti), „Sfogliando I petali della vita" und „Corpo e denaro" (beide Ed. OM). Er wirkt als aktiver Dozent und Vortragender.

Dagmar von Freytag-Loringhoven

Sie hat als Kunsttherapeutin reiche Praxiserfahrung in den unterschiedlichsten Bereichen. Neben einer kunsttherapeutischen Praxis und Tätigkeit in der Heilpädagogik arbeitete sie jahrelang mit psychiatrisch erkrankten Jugendlichen und jungen Erwachsenen in der stationären Einrichtung „Reha und Jugendhilfe Gutenhalde" in Filderstadt bei Stuttgart. Heute ist sie an der Friedrich-Husemann-Klinik in Buchenbach (bei Freiburg/Breisgau) engagiert und unterrichtet im In- und Ausland zu Themen der Anthroposophischen Kunsttherapie. Ausbildung: Anthroposophische Kunsttherapie (BVAKT, Seminar für künstlerische Therapie Blaubeuren), Studium: Intermediale Kunsttherapie und Kreativpädagogik M.A. (Internationale Hochschule Calw), Weiterbildungen: Anthroposophische Biografiearbeit (Gudrun Burkhardt (1929–2022), Joop Grün, Arlesheim bei Basel), Supervisorin für soziale Berufe (Leibniz Universität Hannover).

Dr. med. Matthias Girke

Er ist Arzt für Innere Medizin, Diabetologie und Palliativmedizin und war Mitbegründer und über 21 Jahre Leitender Arzt der Allgemeinen Inneren Medizin im Gemeinschaftskrankenhaus Havelhöhe, Klinik für Anthroposophische Medizin, Berlin. Anschließend wurde er in einer Konsultant/Berater-Funktion und in der Ambulanz dieser Klinik tätig. Matthias Girke gibt die Fachzeitschrift *Der Merkurstab* heraus. Er übt eine umfangreiche Autorentätigkeit aus und schrieb z. B. das Grundlagenwerk „Innere Medizin. Grundlagen und Konzepte der Anthroposophischen Medizin", das 2020 in dritter Auflage im Salumed Verlag erschien. Von September 2016 bis September 2023 leitete er die Medizinische Sektion der Freien Hochschule für Geisteswissenschaft am Goetheanum in Dornach, Schweiz und ist seit April 2017 Vorstandsmitglied der Allgemeinen Anthroposophischen Gesellschaft.

Bernadette Gollmer-Hollenstein

Sie ist diplomierte medizinische Laborantin und war bis 1987 in Schweizer Spital-Laboratorien tätig, zudem ist sie diplomierte Kunsttherapeutin (ED), Fachrichtung Gestaltungs- und Maltherapie, ausgebildet in Anthroposophischer Maltherapie nach Licht, Finsternis und Farbe an der Schule Jakchos in Zürich. Von 2005 bis 2020 war sie als Maltherapeutin im Paracelsus-Spital Richterswil im Bereich Innere Medizin, Onkologie und dem Schwerpunkt Geburtshilfe und Frauenheilkunde in Kooperation mit Hebammen, Pflegenden, Therapeut:innen und Ärzt:innen tätig. Seit 2000 bietet sie Maltherapie in eigener Praxis in Zusammenarbeit mit anthroposophischen Ärzten an. Von 2008 bis 2018 gab sie Weiterbildungskurse in der genannten Malmethode und seit 2019 ist sie Dozentin im Studiengang Anthroposophische Kunsttherapie in Dornach, Schweiz.

Joost Groot

Er wurde in Amsterdam geboren, studierte Wissenschaftsphilosophie und absolvierte die Freie Pädagogische Akademie in Zeist (Holland). Später, in England und Holland, kamen die Kunsttherapie und die Maltherapie bei Liane Collot d'Herbois hinzu. In verschiedenen Spitälern in Zürich arbeitend, trat er 1990 dem Bauverein Paracelsus-Klinik bei, um als Gründungsmitglied von 1994 bis 2020 im Paracelsus-Spital in Richterswil (bei Zürich) die Maltherapie aufzubauen und dort tätig zu sein. Sein Hauptanliegen war, in einem Team die Grundlagen dieser Therapie weiter auszuarbeiten und für akutmedizinische Situationen fruchtbar zu machen. Er ist aktiv in der Ausbildung sowie in Seminar- und Vortragstätigkeit.

Martin Gull

Von 1971 bis 1972 besuchte er die Konstfackskolan (University of Arts, Crafts and Design) in Stockholm und bildete sich 1973 am Rudolf Steiner Seminar in Järna (Schweden) in Eurythmie aus. Er absolvierte von 1974 bis 1977 die Rudolf Steiner Schule für Sprachgestaltung am Goetheanum in Dornach und nahm dann das Malstudium bei Gerard Wagner (1906-1999) in der Malschule am Goetheanum auf, periodenweise bis 1985. Bis 1991 besuchte er das Seminar für künstlerische Therapie in Blaubeuren (bei Ulm). Martin Gull begründete 1984 das Steiner-Kunstseminar in Helsinki und gab selbst Kurse und Seminare. Er war bis 2014 Kunstpädagoge und -therapeut in der heilpädagogischen Schule in Sylviakoti, Lahti (Finnland). Seit 2011 ist er Dozent an der Schule für künstlerische Therapie in St. Petersburg, die er auch mitbegründete.

Dr. med. Hartmut Horn

Er studierte Medizin an den Universitäten Hohenheim und Tübingen. Es folgten ärztliche Weiterbildungen und berufliche Tätigkeiten in Kliniken und Praxen mit den Richtungen Allgemeinmedizin, Kinder- und Jugendheilkunde, Innere Medizin, Notfallmedizin und Psychosomatik. Begleitend erfolgten Fortbildungen in Naturheilkunde und Psychotherapie. Facharztanerkennungen liegen für Kinder- und Jugendheilkunde sowie für Psychotherapie (tiefenpsychologisch fundiert) vor. Seine wissenschaftliche Tätigkeit führte zu verschiedenen Veröffentlichungen. Seine jetzige Arbeit als Arzt in Privatpraxis mit den Schwerpunkten anthroposophisch-naturheilkundliche Medizin und Psychotherapie findet in der gesunden Umgebung eines Waldgebietes in Deutschland statt.

Dr. med. Sonny Jung

Sie ist Fachärztin für Orthopädie und Unfallchirurgie sowie diplomierte Sportlehrerin und war zunächst 12 Jahre in der Erwachsenenbildung der Ausbildungsgänge des deutschen Sports tätig. Von 2007 bis 2013 absolvierte sie parallel zu ihrem Medizinstudium den Integrierten Begleitstudiengang Anthroposophische Medizin (IBAM) an der Universität Witten/Herdecke. Seit 2013 arbeitet sie, mit kurzen Unterbrechungen, als Ärztin in der chirurgischen Abteilung des Gemeinschaftskrankenhauses in Herdecke/Ruhr. Sie ist Dozentin des IBAM der Universität Witten/Herdecke und Lehrbeauftragte für medizinische Themen an der Alanus Hochschule in Alfter (bei Bonn) für den Studiengang Kunsttherapie. Beruflich strebt sie danach, die Implementierung von anthroposophischen Haltungs- und Wirkprinzipien in den Klinikalltag der operativen Fächer zu realisieren.

Anita Kapfhammer

Sie ist examinierte Krankenschwester (Uniklinik Würzburg) mit einjähriger Weiterbildung in Psychosomatik, Psychiatrie und Psychotherapie (Uniklinik Ulm) und war in einer psychosomatischen Fachklinik in Isny (Allgäu) tätig. Anita Kapfhammer war am Aufbau einer psychiatrischen Tagesklinik beteiligt und dort auch als Mitarbeiterin engagiert. Hier hat sie die Kunsttherapie kennengelernt und sich zu einer Ausbildung entschlossen, zunächst in der Freien Kunstschule in Bad Boll. Nach einer Familienpause nahm sie die malerische Ausbildung auf Grundlage der Schulungsskizzen R. Steiners bei Gerard Wagner, Elisabeth Wagner-Koch (1923-2022), Caroline Chanter und Peter Stebbing in Dornach (Schweiz) auf. Ihre kunsttherapeutische Weiterbildung fand bei Helgart Umfrid (1928-2012) im Paracelsus-Krankenhaus in Unterlengenhardt, Bad Liebenzell statt. Sie arbeitet mit Pflanzenfarben in Praxisgemeinschaft mit dem anthroposophischen Arzt Walter Kapfhammer.

Sabine Klitzke-Pettener

Sie wurde in Berlin geboren und bildete sich dort von 1984 bis 1988 an der Artaban Schule für Kunsttherapie aus. Praktika absolvierte sie in einer Camphill-Dorfgemeinschaft in

Schottland, in der Park Attwood Clinic in England und im Gemeinschaftskrankenhaus Herdecke/Ruhr in Deutschland. Kunsttherapeutisch war sie von 1990 bis 1999 in der Filderklink bei Stuttgart tätig. Von 1994 bis 1998 absolvierte sie eine Weiterbildung am Seminar für Malerei in Stuttgart. Seit 1999 arbeitet sie als Kunsttherapeutin im Gemeinschaftskrankenhaus Havelhöhe in Berlin, inzwischen im stationären Schwerpunkt Psychosomatik. Seit 10 Jahren doziert sie an der Alanus Hochschule für Kunst und Gesellschaft in Alfter bei Bonn. Sie ist Mitautorin des Buches „Die Behandlung von Magersucht – ein integrativer Therapieansatz", das im Verlag Freies Geistesleben erschien.

Susanne Koszyk

Sie ist ausgebildete Kunsttherapeutische Beraterin, registriert bei der Britischen Vereinigung für Beratung und Psychotherapie (BACP), und Mitglied im Berufsverband der Anthroposophischen Kunsttherapien (AATA) in Großbritannien. Susanne Koszyk hat am Royal College of Art in London und in der Tobias School of Art & Therapy in East Grinstead studiert. Ihre Tätigkeit umfasste in den letzten vier Jahren sowohl individuelle und gruppentherapeutische Arbeit mit Erwachsenen im Kairos Rehabilitationszentrum in London als auch individuelle Therapien mit Kindern und Jugendlichen aus Pflege- und Adoptivfamilien in Schulen in Kent.

Dr. med. Angela Kuck

Sie ist Frauenärztin und Geburtshelferin und war viele Jahre bis 2017 Chefärztin der Frauenklinik und Geburtshilfe des Paracelsus-Spitals in Richterswil (bei Zürich), das auf der Grundlage der Anthroposophischen Medizin arbeitete. In der Filderklinik bei Stuttgart lernte sie, die Geburtshilfe mit der Anthroposophischen Medizin und den Kunsttherapien zu verbinden. Dies ist ihr zur wesentlichen Grundlage für ihr ärztlichen Handeln geworden. Heute bietet sie Sprechstunden für Gynäkologie und Schwangerschaftsbegleitung in Zürich an. Sie ist in der ärztlichen Aus- und Weiterbildung sowie als Vortragende aktiv.

Dr. med. David McGavin

Er ist Arzt für Allgemeinmedizin, praktiziert und unterrichtet Anthroposophische Medizin. Sein besonderes Interesse gilt den Patient:innen mit Langzeiterkrankungen und chronischen Schmerzen, worüber er auch publizierte. David McGAvin ist Mitbegründer des Blackthorn Medical Centre in Maidstone und des Kairos Rehabilitation Trust in London.

Maya Moussa

Sie ist ausgebildete Waldorflehrerin und Kunsttherapeutin sowie Mitbegründerin der Anthroposophischen Kunsttherapie-Weiterbildung in Spanien „Asociación Arteterapia Antroposófica (AAA)", die seit 1998 existiert. Seitdem arbeitet sie als Dozentin in kunsttherapeutischen Ausbildungsstätten, u. a. in Spanien, Portugal, Finnland, Mexiko, Peru, Kolumbien, Chile und Thailand. Daneben ist sie als Kunsttherapeutin mit Schwerpunkt Kinderpsychiatrie und Sonderschule tätig. Seit 2011 leitet sie Gruppen zur Trauerarbeit und seit 2014 die salutogenetische Arbeit „Matices del Alma" (Schattierungen der Seele).

Hildegard Pütz

Sie studierte an der Hochschule für Kunst im Sozialen in Ottersberg (Deutschland). Als Diplom-Kunsttherapeutin und -pädagogin (FH) arbeitet sie mit psychosomatisch und psychisch erkrankten Patient:innen, Senioren und Hochbetagten. Sie bildete in Verfahren zur Anthroposophischen Kunsttherapie sowie in Berufskunde und Berufsrecht aus, begleitete die Gründung der Europäischen Akademie für Anthroposophische Kunsttherapien und wirkte in der ICAAT (International Coordination of Anthroposophic Arts Therapies) als Koordinatorin für die Anerkennung des Berufs. In Deutschland ist sie Mitglied des Geschäftsführenden Vorstands des Berufsverbands für Anthroposophische Kunsttherapie und des Vorstands der Bundesarbeitsgemeinschaft Künstlerische Therapien (BAG KT) sowie in deren Arbeitsgruppen zu einem methodenübergreifenden Berufsbild und zur berufsrechtlichen Anerkennung.

Dr. med. Wolfgang Rißmann

Er ist Facharzt für Psychiatrie und war von 1987 bis 2013 Leitender Arzt und Mitglied der Geschäftsleitung der Friedrich-Husemann-Klinik Buchenbach bei Freiburg/Breisgau, Fachkrankenhaus für Psychiatrie und Psychotherapie. Seit 2014 ist er in eigener Privatpraxis in Hamburg-Volksdorf tätig. Seit langem steht er in kontinuierlichem Austausch mit Pharmazeuten in der Bearbeitung und Entwicklung von Arzneimitteln bei seelischen Erkrankungen. Außerdem ist er beteiligt an der Ausbildung von Medizinstudenten, Ärzten und anderen medizinisch Tätigen neben kontinuierlicher Mitarbeit in der Anthroposophischen Gesellschaft und der Freien Hochschule für Geisteswissenschaft.

Johanna Ryser

Sie ist Lehrerin für Bildnerisches Gestalten/Kunst an einem Gymnasium und wohnhaft in der Schweiz. Als Kunsttherapeutin ist sie Mitglied des Schweizerischen Verbandes für Anthroposophische Kunsttherapien (SVAKT) und führt eine eigene Praxis in Chur und Tamins. Sie hat sich in Zürich und in den Niederlanden, dort bei der Emerald Foundation in Den Haag, zur Kunsttherapeutin im Ansatz Licht-Finsternis-Farbe nach Liane Collot d'Herbois ausgebildet. Seit Jahren beschäftigt sie sich mit den Gesetzmäßigkeiten der Entstehung der Farben im Zusammenspiel von Licht und Finsternis und deren Beziehung zum Menschen. Als Kursleiterin mit Fachausweis Ausbildnerin führt sie interessierte Menschen in die künstlerische Arbeit mit Licht-Finsternis-Farbe ein.

Cordula Schwarz

Sie ist ausgebildete Pädagogin (Erwachsenenbildung/Psychologie), Mediatorin, Systemische Beraterin, Kunsttherapeutin (BVAKT) und Heilpraktikerin für Psychotherapie. Seit 2007 führt sie eine eigene Praxis für Kunsttherapie auf dem Gelände des Gemeinschaftskrankenhauses Havelhöhe in Berlin und ist seit 2016 Mitarbeiterin der Klinik im Fachbereich Plastizieren und Malen.

Georg Soldner

Nach seinem Medizinstudium absolvierte er eine Weiterbildung zum Facharzt für Kinder- und Jugendmedizin. Seit 1994 arbeitet er in einer Praxisgemeinschaft in München mit Schwerpunkt Behandlung chronisch kranker Kinder. Seit 1993 Mitarbeit im Vorstand und seit 2013 Leitung der Akademie Anthroposophische Medizin der Gesellschaft Anthroposophischer Ärztinnen und Ärzte in Deutschland (GAÄD). Georg Soldner ist seit vielen Jahren als Vortragender und Publizierender tätig, schrieb u. a. mit seinem Kollegen H. Michael Stellmann (1925-2010) zusammen das Lehrbuch „Individuelle Pädiatrie“ sowie mit Jan Vagedes das „Kindergesundheitsbuch“ und ist für die Herausgabe des Vademecums Anthroposophische Arzneimittel mitverantwortlich. Von September 2016 bis September 2023 hatte er die stellvertretende Leitung der Medizinischen Sektion an der Freien Hochschule für Geisteswissenschaft am Goetheanum in Dornach inne.

Katja Sommer

Ihr Erstberuf ist Krankenschwester mit Zusatzausbildung Expertin für Anthroposophische Pflege (IFAP). Sie arbeitete langjährig als Dozentin in der Carus-Akademie in Hamburg und absolvierte das vierjährige Studium zur Kunsttherapeutin an der Kunstakademie Hamburg. Im Anschluss war sie in der Rehabilitationsklinik Schloss Hamborn bei Paderborn tätig (Schwerpunkt Kunsttherapie mit Krebserkrankten und Menschen mit Erschöpfungszuständen oder Burnout) und arbeitete im Gemeinschaftskrankenhaus Herdecke/Ruhr in der Psychosomatik mit Kindern und Jugendlichen. Seit 2010 ist sie in Hamburg selbständig tätig und seit 2015 für die Inhalte und Organisation der Ausbildung Kunsttherapie an der Kunstakademie Hamburg zuständig. Sie arbeitet auch als Dozentin für Kunsttherapie.

Linda Teipen

Sie studierte anthroposophische Kunsttherapie (BA) an der Hogeschool in Leiden (Niederlande). Anschließend absolvierte sie die einjährige Weiterbildung zur klinischen anthroposophischen Kunsttherapeutin am Gemeinschaftskrankenhaus Witten/Herdecke und übernahm dort eine Stelle als bildende Kunsttherapeutin (Malen, Zeichnen, Plastizieren) für die Schwerpunktabteilungen Innere Medizin und Onkologie (auch Palliativmedizin). Zudem ist sie als Maltherapeutin im Hospiz am Ostpark in Dortmund tätig. Aktuell befindet sie sich in Weiterbildung zur anthroposophischen Biographiearbeiterin und Koordinatorin für Therapeutisches Malen und Plastizieren für die Internationale Koordination Anthroposophische Kunsttherapien der Medizinischen Sektion am Goetheanum in Dornach.

Markus Treichler

Er besuchte die Waldorfschule in Stuttgart und studierte Theaterwissenschaften, Philosophie, Psychologie und Medizin. In der Zeit begann seine Beschäftigung mit der Anthroposophie. Von 1987 bis 2012 war Markus Treichler als Psychiater, Psychotherapeut und Leitender Arzt der Abteilung für Psychosomatische Medizin, Psychotherapie, Kunsttherapie und Heileurythmie an der Filderklinik bei Stuttgart tätig. Viele Jahre war er Mitglied im erweiterten Vorstand der GAÄD in Deutschland. Von 2012 bis 2019 hatte er eine ambulante psychosomatisch-psychotherapeutische Sprechstunde an der Filderklinik. 2019 gründete er zusammen mit Johannes Reiner das Institut Anthroposophie-basierte Psychotherapie in Stuttgart. Arbeitsschwerpunkte: Anthroposophische Psychiatrie, Psychosomatik und Psychotherapie; Psychoonkologie und Kunsttherapie. Er weist eine ausgedehnte Lehr- und Vortragstätigkeit auf sowie zahlreiche Veröffentlichungen.

Dr. med. Johannes Weinzirl

Er wurde in Wien geboren, studierte dort Humanmedizin und promovierte (Dr. med. univ.) zum Thema Farblichttherapie an der Universität Bern (Schweiz). Seine Dissertation (Dr. med.) schrieb er zur Physiologie der Milz am Institut für Integrative Medizin der Universität Witten/Herdecke. Johannes Weinzirl absolvierte die Weiterbildung zum Facharzt für Allgemeine Innere Medizin (FMH), die Weiterbildung in Anthroposophischer Medizin an der Eugen-Kolisko-Akademie in Filderstadt bei Stuttgart und in dem von ihm mitbegründeten International Postgraduate Medical Training (IPMT) in Böhmisch Krummau (Tschechien). Aktuell ist er als Oberarzt in der Abteilung für Innere Medizin der Klinik Arlesheim bei Basel tätig. Er ist Mitherausgeber von Studienkommentaren zum medizinischen Werk Rudolf Steiners (u. a. Salumed Verlag Berlin) an der Seniorprofessur für Medizinische Anthropologie der Universität Witten/Herdecke und geht einer umfangreichen internationalen Vortragstätigkeit nach, unter anderem im Leitungskollegium der Akademie Arlesheim.

Ursula Zaiser

Sie ist Mutter von zwei Kindern und wohnt in der Nähe von Stuttgart. Sie hat eine kaufmännische Ausbildung absolviert und war tätig in der Geschäftsführung der Familienbildungsarbeit. Im Seminar für Kunsttherapie in Blaubeuren wurde sie zur Kunsttherapeutin ausgebildet und ist seit 1990 als solche tätig mit Schwerpunkt auf dem Licht-Finsternis-Ansatz nach Liane Collot d'Herbois. Sie ist vom deutschen Berufsverband für Anthroposophische Kunsttherapie (BVAKT) anerkannt.

Dr. med. Roland Zerm

Nach dem Studium der Humanmedizin an der Charité Berlin begann er seine ärztliche Tätigkeit im Gemeinschaftskrankenhaus Havelhöhe in Berlin als Weiterbildungsassistent für Innere Medizin in der Allgemein Inneren Abteilung von Matthias Girke. Nach der Facharztprüfung für Innere Medizin folgten Zusatzweiterbildungen in Diabetologie, Geriatrie und zum Arzt für Anthroposophische Medizin. Seit 2009 ist er Oberarzt für Diabetologie und seit 2016 leitet er die Abteilung für Geriatrie am Gemeinschaftskrankenhaus Havelhöhe. Seit Beginn der ärztlichen Tätigkeit arbeitet er im Forschungsinstitut Havelhöhe in der Arbeitsgruppe für Saluto- und Hygiogeneseforschung mit.

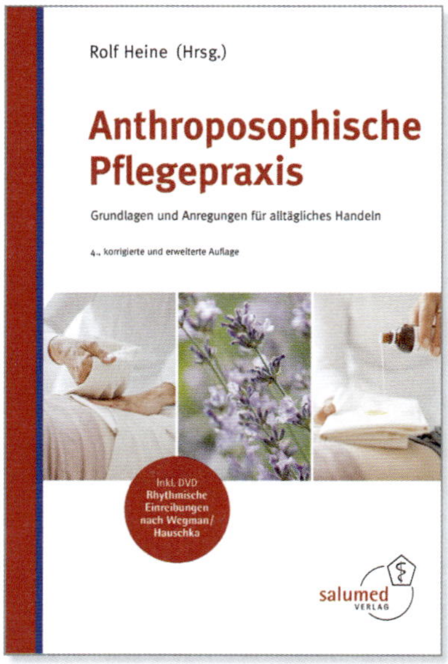

ROLF HEINE (HRSG.)

Anthroposophische Pflegepraxis

4., korrigierte und erweiterte Auflage

Grundlagen und Anwendungen für alltägliches Handeln

Das Buch vermittelt in umfassender Weise theoretische und praktische Grundlagen der anthroposophischen Pflege: Altenpflege, Ganzkörperwaschungen, Häusliche Pflege, Kinderkrankenpflege, Menschenkundliche Grundlagen, Onkologische Pflege, Palliative Care, Pflege als Übungsweg, Pflege bei Demenz, Pflegerische Gesten, Psychiatrische Pflege, Rhythmische Einreibungen, Schwangerschaft und Geburt, Sterbebegleitung, Wickel und Auflagen.

Mit 19 Fachbeiträgen.

Herausgeber: Rolf Heine, Gesundheits- und Krankenpfleger

728 Seiten · inkl. DVD
gebunden · 88 €
ISBN: 978-3-928914-38-3

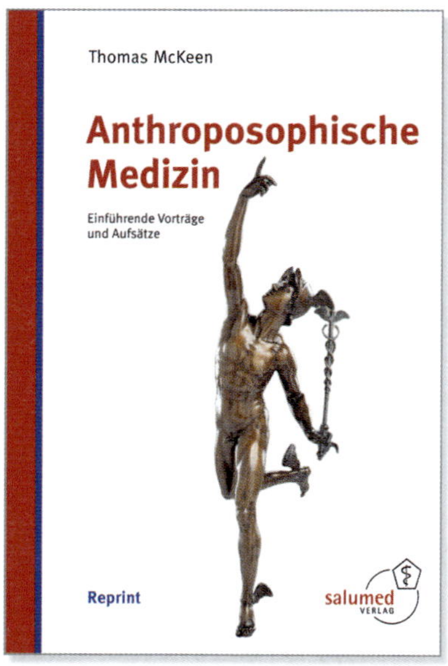

THOMAS MCKEEN

Anthroposophische Medizin

Einführende Vorträge und Aufsätze

Thomas McKeen (1953–1993) inspirierte als Leiter des von ihm gegründeten Anthroposophischen Ärzteseminars an der Filderklinik (heute Eugen-Kolisko-Akademie) in den 1980er-Jahren eine ganze Generation von Medizinern. Seine gut verständlichen Vorträge und Aufsätze sind bis heute spannend zu lesen. Sie eröffnen einen ersten, unkomplizierten Zugang zur anthroposophischen Medizin und Menschenkunde – der Reprint ist für Ärzte, Pharmazeuten, Therapeuten und Pflegende gleichermaßen eine anregende Lektüre!

Autor: Thomas McKeen (1953–1993), Arzt

296 Seiten · gebunden · 48 €
ISBN: 978-3-9815535-9-8

c/o Gemeinschaftskrankenhaus Havelhöhe
Kladower Damm 221 · 14089 Berlin
Tel. +49(0)30/364 313 85 · info@salumed-verlag.de

salumed VERLAG